W0397001

Pathologie des Herzens

Pathologie des Herzens

Ein Farbatlas

Von Anton E. Becker
und Robert H. Anderson
Mit einem Geleitwort
von Eugene Braunwald
und Dwight C. McGoon

Deutsche Übersetzung von Gertrud Gollmann
656 meist farbige Abbildungen

1985
Georg Thieme Verlag Stuttgart · New York

Titel der Originalausgabe: Cardiac Pathology.
Gower Medical Publishing, London 1983

© Copyright 1983 by Gower Medical Publishing Limited

Robert H. Anderson, B. Sc., M. D., M. R. C. Path.
Joseph Levy Professor of Paediatric Cardiac Morphology,
Cardiothoracic Institute University of London;
Honorary Consultant, Brompton Hospital
London, UK

Anton E. Becker, M. D., F. A. C. C., F. C. C. P.
Professor of Pathology,
Academic Medical Center University of Amsterdam;
Professor of Cardiovascular Pathology,
Interuniversity Cardiology Institute
The Netherlands

Zeichnungen von
Mick Brennan, Hari Copeland, Pauline Henry, Robin Nicholl,
Andrew Park, Sharyn Wong

CIP-Kurztitelaufnahme der Deutschen Bibliothek
Becker, Anton E.:
Pathologie des Herzens : e. Farbatlas / von Anton
E. Becker u. Robert H. Anderson. Mit e. Geleitw.
von Eugen Braunwald u. Dwight C. McGoon. Dt. Übers.
von Gertrud Gollmann. [Zeichn. von Mick Brennan . . .]
. - Stuttgart ; New York : Thieme, 1985.
Einheitssacht.: Cardiac pathology ⟨dt.⟩

NE: Anderson, Robert H.:

Geschützte Warennamen (Warenzeichen) werden *nicht* besonders kenntlich gemacht. Aus dem Fehlen eines solchen Hinweises kann also nicht geschlossen werden, daß es sich um einen freien Warennamen handele.

Alle Rechte, insbesondere das Recht der Vervielfältigung und Verbreitung sowie der Übersetzung, vorbehalten. Kein Teil des Werkes darf in irgendeiner Form (durch Photokopie, Mikrofilm oder ein anderes Verfahren) ohne schriftliche Genehmigung des Verlages reproduziert oder unter Verwendung elektronischer Systeme verarbeitet, vervielfältigt oder verbreitet werden.

© 1985 Georg Thieme Verlag, Rüdigerstraße 14,
D-7000 Stuttgart 30
Printed in Germany
Satz und Texteindruck: Appl, Wemding

ISBN 3-13-673901-9 1 2 3 4 5 6

Wichtiger Hinweis: Medizin als Wissenschaft ist ständig im Fluß. Forschung und klinische Erfahrung erweitern unsere Kenntnisse, insbesondere was Behandlung und medikamentöse Therapie anbelangt. Soweit in diesem Werk eine Dosierung oder eine Applikation erwähnt wird, darf der Leser zwar darauf vertrauen, daß Autoren, Herausgeber und Verlag größte Mühe darauf verwandt haben, daß diese Angabe genau dem **Wissensstand bei Fertigstellung des Werkes** entspricht. Dennoch ist jeder Benutzer aufgefordert, die Beipackzettel der verwendeten Präparate zu prüfen, um in eigener Verantwortung festzustellen, ob die dort gegebene Empfehlung für Dosierungen oder die Beachtung von Kontraindikationen gegenüber der Angabe in diesem Buch abweicht. Das gilt besonders bei selten verwendeten oder neu auf den Markt gebrachten Präparaten und bei denjenigen, die vom Bundesgesundheitsamt (BGA) in ihrer Anwendbarkeit eingeschränkt worden sind.

Für Jesse E. Edwards
dem Doyen der Herzpathologen
in Bewunderung und Dankbarkeit

Danksagung

Ohne die Hilfe zahlreicher Freunde und Kollegen wären wir nicht in der Lage gewesen, dieses Werk zu vollenden. Unendlichen Dank schulden wir Dr. JESSE E. EDWARDS, der uns bei unseren ersten Schritten in das Studium des Herzens eingeführt hat, den einen von uns (A. E. B.) durch persönliche Unterweisung, den anderen durch das geschriebene Wort. Es ist uns eine Freude und Ehre, ihm den Band zu widmen.
Weiters danken wir FERGUS MACARTNEY, MICHAEL TYNAN, ELLIOT SHINEBOURNE und TOM LOSEKOOT für die vielen Anregungen und die Mithilfe bei der Untersuchung der angeborenen Mißbildungen. Andere haben uns die Reproduktion ihres persönlichen Materials gestattet. Sie werden an den entsprechenden Textstellen gewürdigt, doch ergreifen wir diese Gelegenheit, ihnen kollektiv zu danken. Die Erledigung der profaneren Aufgaben, wie die Vorbereitung der Illustrationen und Manuskripte oder die Kontrolle der Literaturverweise, wäre ohne die bereitwillige Hilfe von WILFRIED MEUN, RUUD VERHOEVEN, SIEW YEN HO, RINUS KLAVER, MARSCHA SCHENKER und CHRISTINE ANDERSON nicht gelungen. Während der ganzen Arbeit wurden die Bestrebungen des einen von uns (R. H. A.) von der British Heart Foundation unterstützt.
Schließlich ist es uns ein Vergnügen, der Redaktion und dem künstlerischen Stab der Gower Medical Publishing unsere Dankbarkeit zu bekunden, denen der größere Teil der Ehre für die Herstellung eines Buches gebührt, das nach unserer Auffassung ebensosehr ein Kunstwerk wie eine Darstellung der Herzpathologie ist.

London, November 1982

ANTON E. BECKER
ROBERT H. ANDERSON

Geleitwort zur Originalausgabe

Während der beiden letzten Jahrzehnte sind in allen Aspekten der angiokardiologischen Wissenschaft und der klinischen Kardiologie bemerkenswerte Fortschritte eingetreten. So haben wir wichtige Einsichten in die Kontraktionsmechanismen des normalen und des insuffizienten Herzens gewonnen; die elektrophysiologischen Grundlagen vieler Arrhythmien wurden geklärt, und unser Verständnis für die Ursachen und Folgen der Myokardischämie hat sich enorm erweitert. Gleichzeitig gab es dramatische Verbesserungen der Diagnosemethoden, besonders der nicht-invasiven Techniken, einschließlich verschiedener Formen der Echokardiographie, einer Vielzahl von Radionuklid-Bildverfahren und der eben am Horizont auftauchenden Struktur- und Funktionsuntersuchungen mittels Kernspin-Resonanz.

Diese Entwicklungen in der kardiovaskulären Diagnostik wurden von nicht weniger beeindruckenden Fortschritten in der kardiovaskulären Therapie begleitet: chirurgische Behandlung praktisch aller Formen angeborener und erworbener Herzkrankheiten, stark verbesserte Pharmakotherapie der Hypertonie, Arrhythmien und Herzinsuffizienz und sogar ermutigende Entwicklungen in der Prophylaxe der Atherosklerose. Diese und viele andere Errungenschaften haben den vordem entmutigenden Trend zur steigenden kardiovaskulär bedingten Mortalität in den entwickelten Ländern zum Stillstand gebracht, ja sogar umgekehrt.

Die Schlußanalyse ergibt, daß sich die Bestrebungen der internistischen und pädiatrischen Kardiologen sowie der Herz- und Gefäßchirurgen und -radiologen auf die Prophylaxe, Besserung oder Rückbildung von Herzkrankheiten richten, die fast alle eine eindeutige morphologische Manifestation aufweisen. Da sowohl die Diagnostik als auch die Therapie der Herzkrankheiten rasche Fortschritte macht, ist eine Kenntnis der morphologischen Manifestationen kardiovaskulärer Krankheiten wichtiger als je zuvor. Genauso jedoch, wie die modernen bildgebenden Verfahren die Nativ-Thoraxröntgenaufnahme zur Beurteilung der Struktur und Funktion des Herzens weitgehend ersetzt haben, hat es dramatische, wenn auch vielleicht nicht so allgemein bekannte Fortschritte bei den Methoden zur makroskopischen, histologischen und elektronenmikroskopischen Untersuchung des Herzens und in unseren Vorstellungen über die Beziehungen zwischen kardialer Morphologie und Funktion gegeben.

Diese erregenden Entwicklungen sind in dem prachtvollen Band von Becker und Anderson eingefangen. Dieses Buch ist eine außerordentliche Errungenschaft. Gewiß ist es ein ausgezeichneter Atlas der Herzpathologie, aber es ist viel mehr; es offenbart mit außergewöhnlicher Klarheit die Wechselwirkung zwischen der gestörten kardialen Struktur und Funktion. Aus diesem Grunde wird es für Studierende, die sich ernsthaft mit der Wissenschaft der Angiokardiologie befassen, und für die vielen Praktiker, Pädiater, Chirurgen und Radiologen, die für die Betreuung Herzkranker verantwortlich sind, von ausnehmendem Wert sein.

Eugene Braunwald, M. D., M. A.
(Hon.), Professor, Chairman,
Department of Medicine
Boston, Massachusetts

Bezüglich des gesunden und kranken Herzens und Kreislaufs hat jede Facette der Wahrheit für den Herzchirurgen, der bestrebt ist, bei der Versorgung seiner Patienten das Beste zu erreichen, einige wertvolle Elemente. Keine der verschiedenen Subkategorien dieses Wissens hat jedoch mehr Bedeutung als die Beschäftigung mit der normalen und der pathologischen Struktur. Die Struktur ist das Medium, in dem der Chirurg seine einzigartige therapeutische Aufgabe ausführt. Diese enge, für den Chirurgen so unerläßliche Vertrautheit mit der Struktur wird zweifellos am besten, wenn auch nur langsam, durch die Erfahrung am lebenden Patienten erreicht. Gleich an zweiter Stelle dahinter, und natürlich eine Voraussetzung dafür, ist das Studium repräsentativer Beispiele. Der relative Wert einer solchen Sammlung ist in ihrer Reichhaltigkeit, der Genauigkeit ihrer Darstellung und ihrer Organisation proportional.

Gemessen an diesen Kriterien stellt das vorliegende Buch eine einmalige Spitzenleistung dar. Die Autoren sind hervorragende Herzpathologen, die im Laufe ihrer arbeitsreichen Karriere riesige Schätze von Material, das bei der Autopsie registriert worden ist, erworben haben. Dieses Buch ist eine ausgewählte Sammlung von Musterexemplaren, die diesen Schätzen entnommen wurden. Fortschritte in Farbreproduktion und Druck, Ökonomie und Klarheit des Textkommentars, Diagramme und Tabellen, wo sie angebracht sind, und eine durch die spezielle Einsicht dieser Autoren in die Klassifikation der Herzpathologie ermöglichte Reihung der einzelnen Krankheitsbilder – alle diese besonderen Qualitäten verleihen dem Werk höchstes Niveau. Wie für die *Anatomie des Herzens* von demselben Autorenteam muß für dieses Meisterwerk in der Bibliothek des Herzchirurgen an griffbereiter Stelle Platz eingeräumt werden.

Dwight C. McGoon, M. D.,
Professor of Surgery,
Mayo Medical School
Rochester, Minnesota

Vorwort

Die Pathologie des Herzens ist in erster Linie ein visueller Gegenstand. Ihre Darstellung demonstriert die Binsenwahrheit, daß ein Bild mehr sagt als tausend Worte. In diesem Buch haben wir versucht, ermutigt durch die Aufnahme der *„Anatomie des Herzens“*, die bildlichen Aspekte des kranken Herzens unter Berücksichtigung der erworbenen wie der angeborenen Störungen zu veranschaulichen. Es war nicht unser Bestreben, den Text in enzyklopädischer Form auszuarbeiten, sondern vielmehr so zu verfassen, daß er die zahlreichen Illustrationen in geeigneter Weise begleitet und miteinander verbindet. Ebensowenig waren allumfassende Literaturangaben geplant. Wir haben einschlägige, instruktive Arbeiten zusammen mit älterer Literatur, die nach unserer Ansicht bereits „Klassik“ geworden ist, ausgewählt. Das Endergebnis ist mehr ein Leitfaden, der unsere Methode, an die Diagnose und Beschreibung der Herzkrankheiten heranzugehen, demonstriert. Der Leser wird bemerken, daß unsere Methode beträchtlich von der konventionellen Art und Weise, die Herzpathologie darzustellen, abweicht. In unserem Einleitungskapitel wird die Anpassung des Herzens geschildert, die ein Kompensationsphänomen ist, aber selbst deletäre Auswirkungen hat. Da die Pathologie des Herzens ohne Bezugnahme auf die Lunge nicht ausreichend untersucht werden kann, befaßt sich das nächste Kapitel mit der Wechselwirkung zwischen diesen beiden Organen. Kapitel 3 ist sehr umfangreich, was aber gerechtfertigt ist, da es jene Erkrankungen umfaßt, die primär die Kontraktilität betreffen; unter diesen ist die Ischämie die Hauptursache der kardialen Morbidität in der westlichen Welt. In Kapitel 4 beschäftigen wir uns dann mit Krankheiten, die hauptsächlich als Druck- oder Volumenüberlastung ihre Wirkung ausüben. Kapitel 5–8 behandeln Erkrankungen des Perikards, Verletzungen des Herzens, das alternde Herz sowie Tumoren. Kapitel 9 führt die Sequenzanalyse zur Diagnose angeborener Herzfehler ein, ein Prozeß, der die Beschreibung auch der komplexesten Anomalien vereinfacht. Die folgenden Kapitel beinhalten Darstellungen der wichtigsten angeborenen Mißbildungen. Wir haben uns in dem Band durchweg auf funktionelle Gesichtspunkte konzentriert und auf diese Weise versucht, die Kluft zwischen der klassischen Pathologie des Herzens und der modernen klinischen Kardiologie zu überbrücken. Wir hoffen, daß der daraus resultierende Band allen, die das Herz studieren, nützlich sein wird.

Amsterdam und London

Anton E. Becker
Robert H. Anderson

Inhaltsverzeichnis

1 Anpassung des Herzens und ihre Folgeerscheinungen

Das Herz kann als elektrisch betriebene Muskelpumpe aufgefaßt werden; es ist daher zu erwarten, daß unter Belastung Anpassungsmechanismen sowohl von der „elektrischen“ als auch von der „mechanischen“ Seite her kommen können. Das Herz kann entweder seine Kontraktionsfrequenz oder sein Schlagvolumen den Erfordernissen anpassen. Die beiden hängen natürlich eng zusammen, denn eine Abnahme der Schlagfrequenz geht unter normalen Umständen mit einer Zunahme des Schlagvolumens einher et vice versa.
Die Bedeutung dieser physiologischen Anpassungsmechanismen liegt in ihrer Auswirkung auf die Myokardperfusion. Die effektive Perfusion des Herzmuskels findet hauptsächlich während der Diastole statt und wird daher von der Länge des Herzzyklus beeinflußt (Abb. 1.**1**). Je kürzer der Zyklus, um so höher die Frequenz und um so kürzer das diastolische Zeitintervall; infolgedessen steht weniger Zeit für eine effektive Myokardperfusion zur Verfügung. Andererseits führt eine Verlängerung des Zeitintervalls und die damit einhergehende Zunahme der diastolischen Füllungszeit zu einer Vergrößerung des Ventrikelvolumens und stärkeren Erweiterung des Ventrikelkavums. Das letztgenannte Phänomen hat auch einen zumindest potentiell negativen Effekt auf die Myokardperfusion besonders der subendokardialen Schichten. Unter normalen Verhältnissen, wenn sich das Herz fast konstant auf Veränderungen der Vor- und Nachspannung (pre- and afterload) anzupassen hat, arbeiten diese Mechanismen zufriedenstellend. Bei übermäßiger Beanspruchung reicht das physiologische Kontrollsystem aber unter Umständen nicht aus, und es wird daher eine Anpassung des Herzmuskels selbst notwendig. Die Möglichkeiten dazu sind begrenzt: das Herz kann seine Kammern entweder erweitern, um eine vergrößerte Volumenbelastung zu kompensieren, oder es kann seine Muskelmasse vergrößern, um eine erhöhte Druckbelastung zu kompensieren. Die beiden Mechanismen wirken oft Hand in Hand.

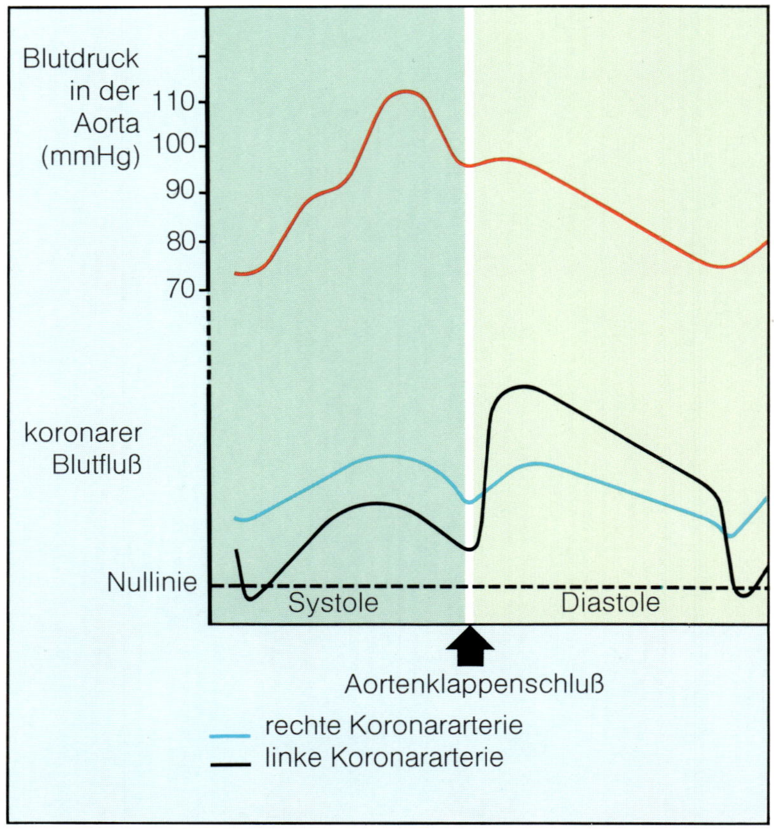

Abb. 1.**1** Blutfluß in der rechten und der linken Koronararterie in Beziehung zum Aortendruck und Herzzyklus.

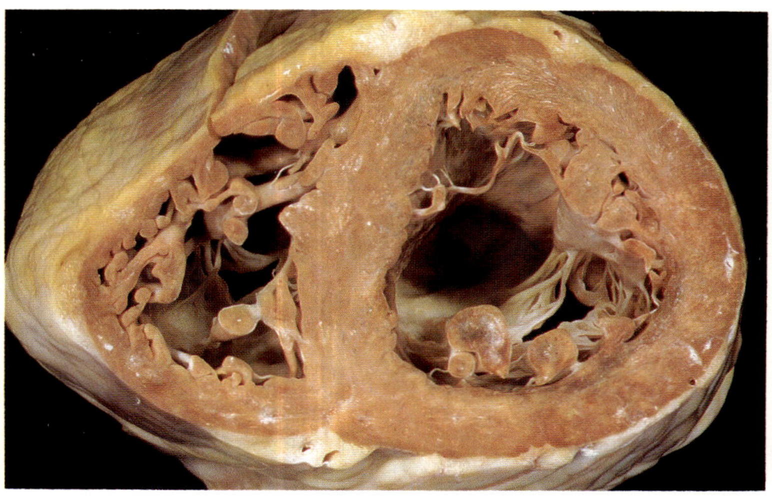

Abb. 1.**2** Akut dilatierter linker Ventrikel.

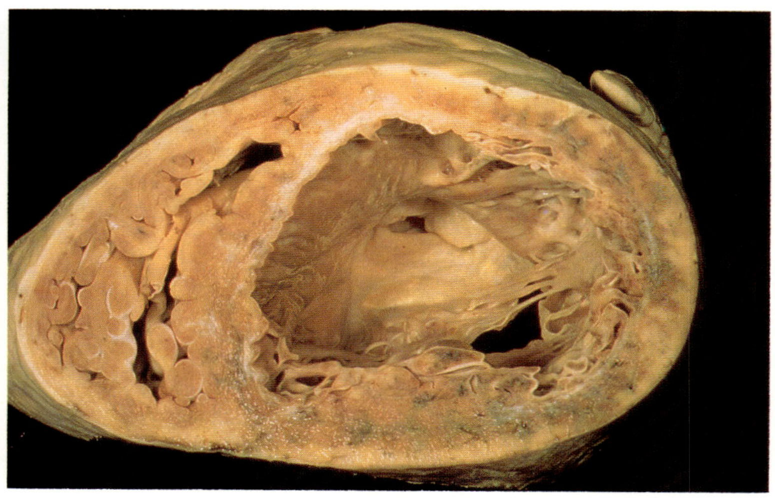

Abb. 1.**3** Chronisch dilatierter linker Ventrikel bei ischämischer Herzschädigung.

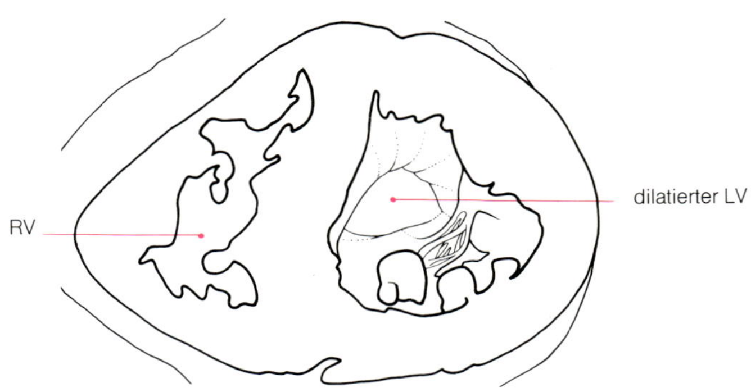

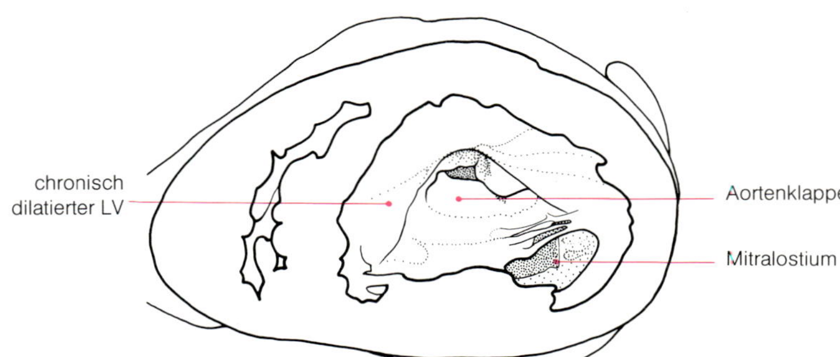

Dilatation

Bei einer plötzlichen Volumenüberlastung erweitert sich das Herz gewöhnlich augenblicklich (Abb. 1.2). Durch „Wahl" der optimalen Herzfrequenz und des optimalen Schlagvolumens wird ein fein abgestimmtes Gleichgewicht hergestellt, um unter den gegebenen Umständen ein wirksames Pumpen sicherzustellen. Je nach der Ursache der Volumenüberlastung kann die anfängliche Dilatation zurückgehen oder im Rahmen der hämodynamischen Anpassung bestehen bleiben oder schließlich als „chronische" Volumenüberlastung enden, oft mit gestörter Hämodynamik (Abb. 1.3).

Ein wichtiger Sekundäreffekt der Ventrikeldilatation ist eine Dysfunktion der Atrioventrikularklappen, die besonders für die Mitralklappe Bedeutung hat. Im normalen Herzen funktioniert der Mitralklappenkomplex (Perloff u. Roberts 1972) aufgrund eines fein abgestimmten Wechselspiels zwischen seinen verschiedenen Komponenten (Anderson u. Becker 1980). Die beiden Papillarmuskeln des linken Ventrikels stehen eng gruppiert beisammen in idealer Position, um die Klappensegel zu halten (Abb. 1.4). Eine Dilatation des Ventrikels, ob diffus oder fokal, kann zu einer Verziehung des Ventrikels und damit unter Umständen zu einer Papillarmuskeldysfunktion führen (Abb. 1.5). Besonders bei „akuten" Störungen ist dies einer der häufigsten Mechanismen, die einer Mitralinsuffizienz zugrundeliegen. Bei „chronischer", gewöhnlich durch eine ischämische Myokardschädigung bedingter Herzdilatation (Abb. 1.3) kommt dieser Mechanismus ebenfalls vor und kann durch eine Ausweitung des Atrioventrikularklappenrings selbst noch verstärkt werden.

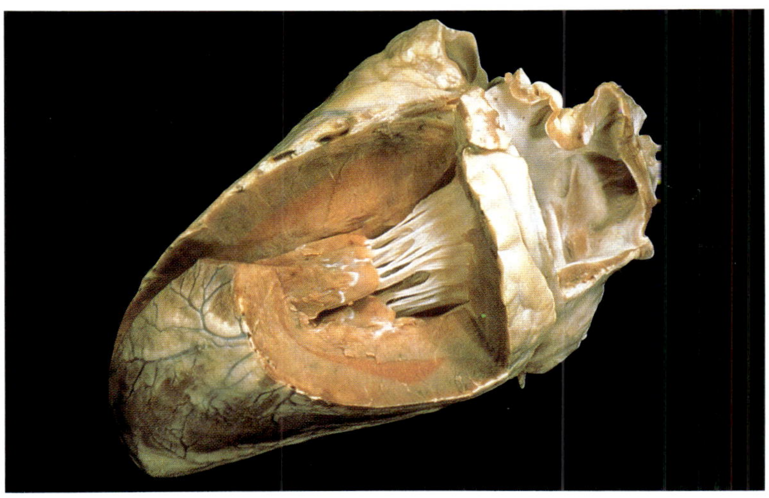

Abb. 1.4 Die eng gruppierte Anordnung der linksventrikulären Papillarmuskeln bewirkt eine optimale mechanische Effizienz der Mitralklappensegel.

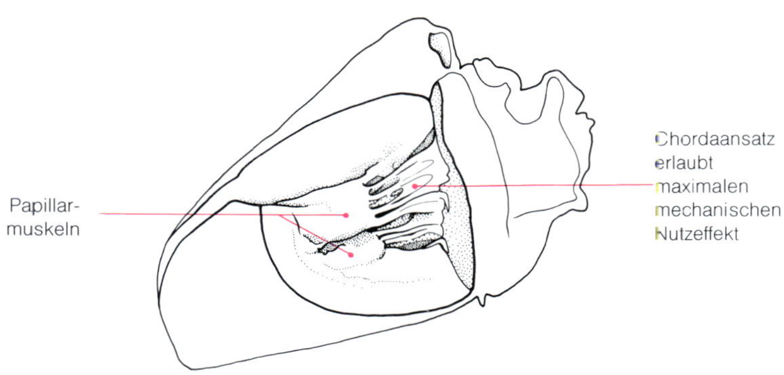

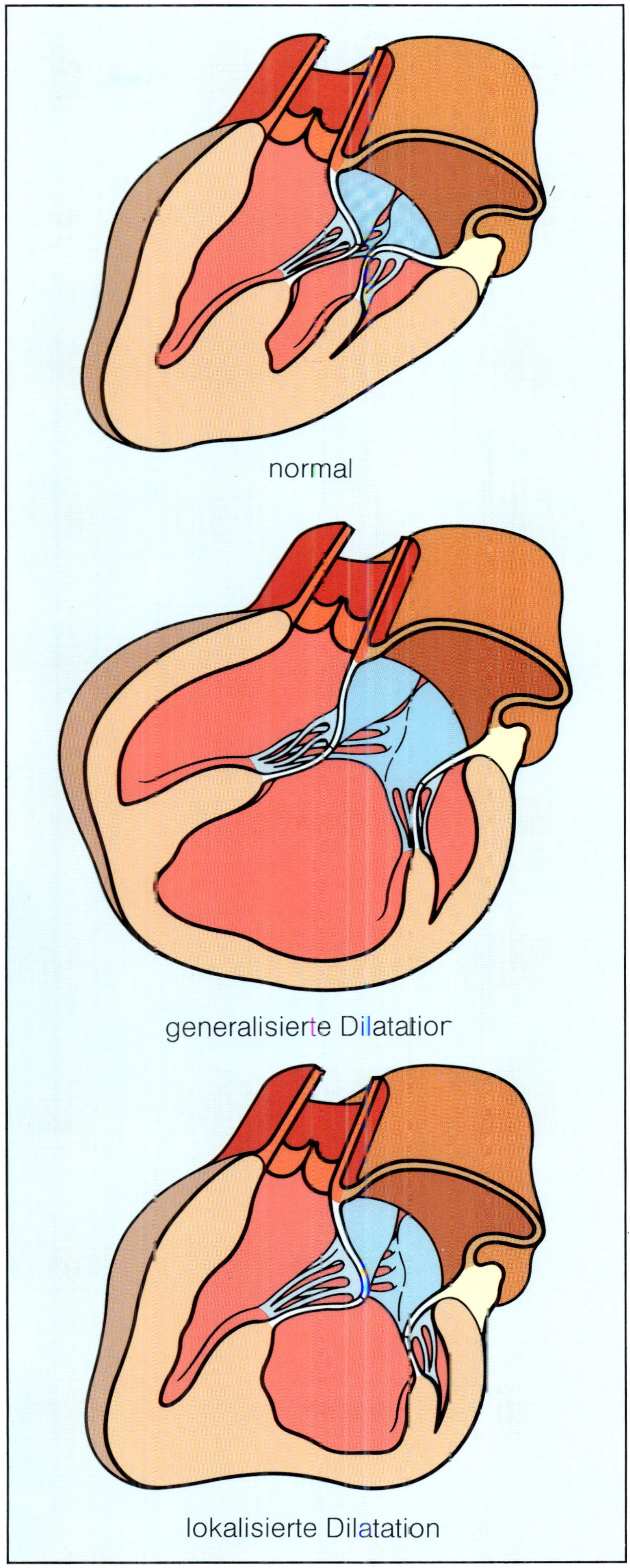

Abb. 1.5 Eine Herzdilatation – generalisiert oder lokal – verändert die Anordnung der Papillarmuskeln und führt zur Klappeninsuffizienz.

Hypertrophie

Im Falle einer „chronischen“ Ventrikeldilatation hat sich das Herz unter Umständen in einem solchen Ausmaß adaptiert, daß der klinische Status fast normal ist. Nur bei der invasiven oder nicht-invasiven Beurteilung der Hämodynamik treten dann die zugrundeliegenden pathologischen Verhältnisse zutage. Daß das Herz kompensieren kann, obwohl es so beeinträchtigt ist, beruht auf der Tatsache, daß der Herzmuskel selbst sein Volumen vergrößert hat.

Die Hypertrophie ist definitionsgemäß durch eine Zunahme des Myozytenvolumens gekennzeichnet (Abb. 1.**6**); dieser Prozeß ist potentiell reversibel. Es ist nicht anzunehmen, daß die Hypertrophie selbst zu einer Zelldegeneration führen kann. Hypertrophierte Zellen haben einen Querschnittsdurchmesser von über 12 μm. Der Kern der hypertrophierten Zelle ist vergrößert und hat oft eine bizarre Kontur. Bei der Untersuchung mit dem Elektronenmikroskop wird sichtbar, daß diese Kontur durch Einfaltung der Kernmembran entsteht; die Mitochondrien sind in den hypertrophierten Zellen allgemein stark vermehrt und oft irregulär geformt (Abb. 1.**7**), auch die Zahl der kontraktilen Elemente ist erhöht (Ferrans u. Mitarb. 1975, Olsen 1976).

Unter Umständen ist von der kardialen Hypertrophie nur eine Kammer betroffen, gewöhnlich sind es aber zwei, drei oder alle vier, abhängig von

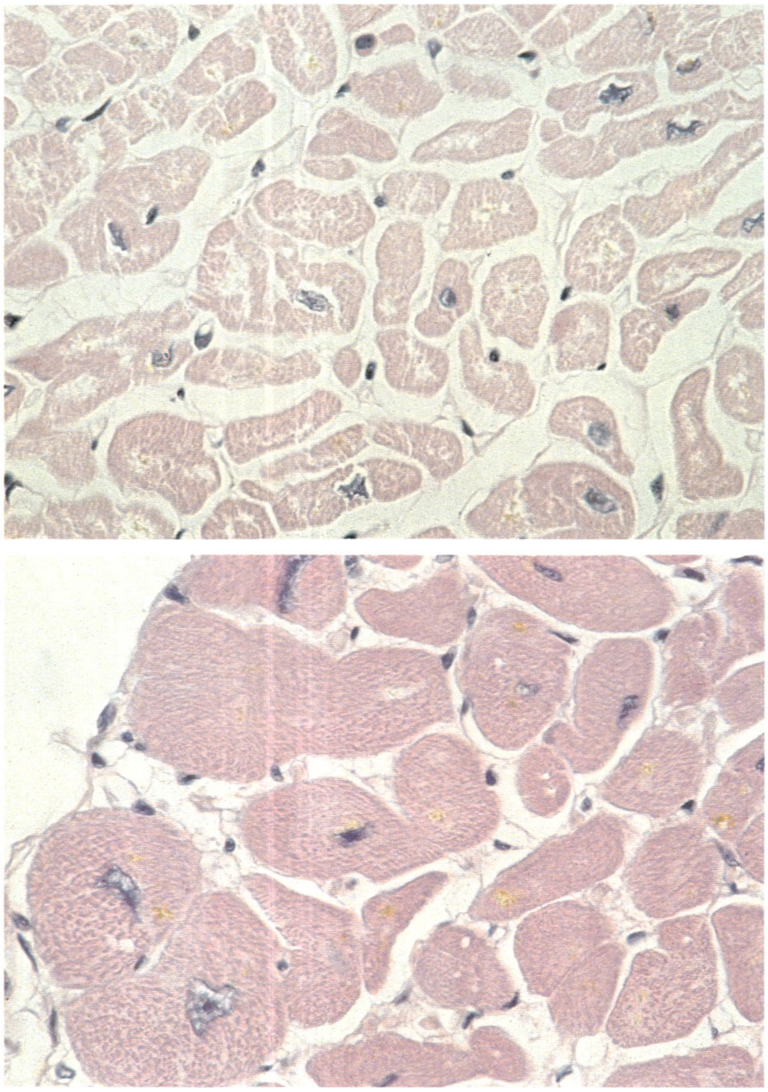

Abb. 1.**6** Histologisches Bild normaler Myozyten (oben) im Vergleich zum Bild der Hypertrophie (unten) bei derselben Vergrößerung. Hämatoxylin-Eosin-Färbung (HE).

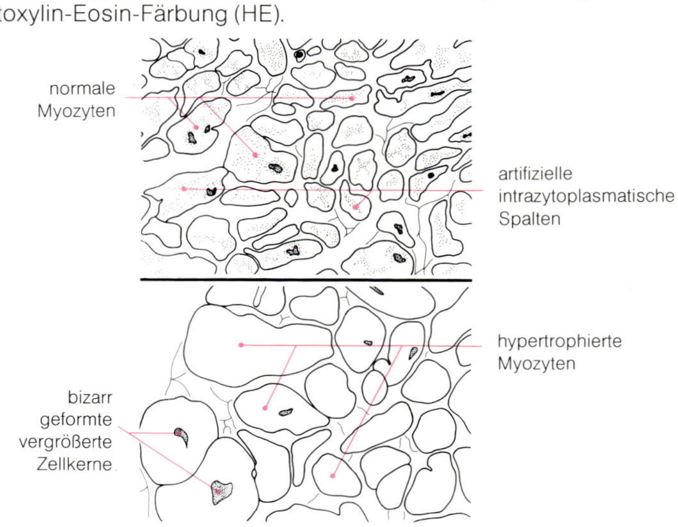

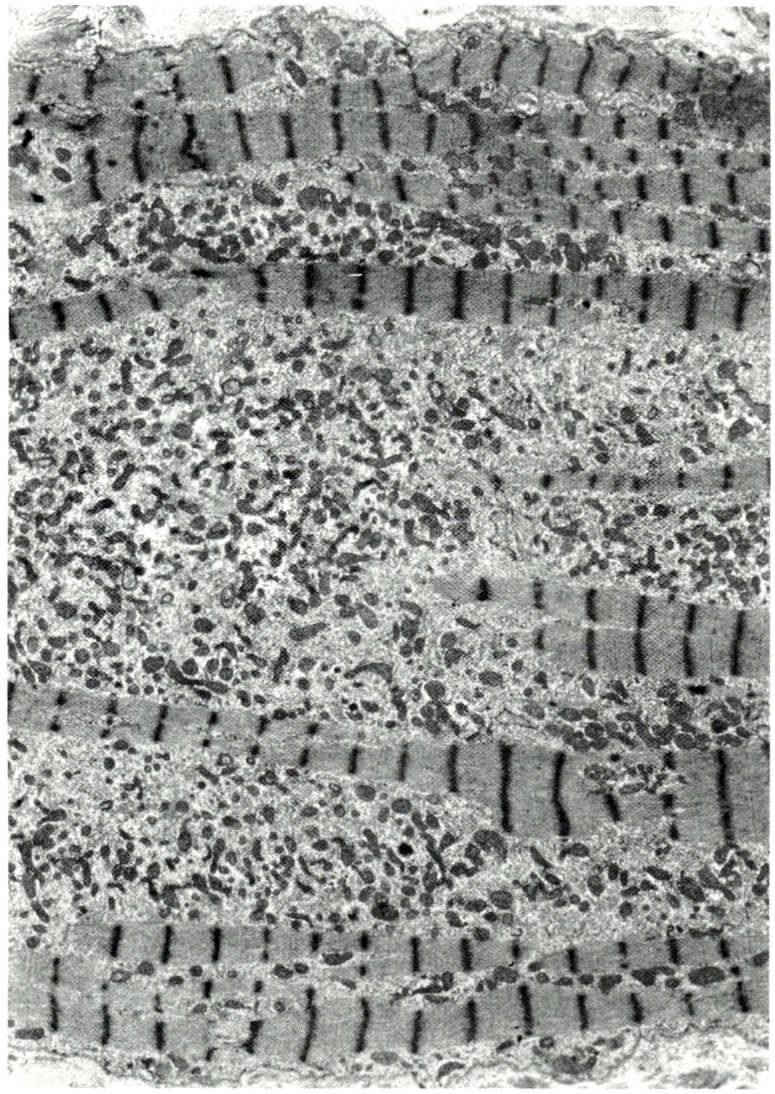

Abb. 1.**7** Hypertrophierter Myozyt mit vermehrten Mitochondrien. EM, 8500fache Vergr. (von Dr. *K. P. Dingemans*).

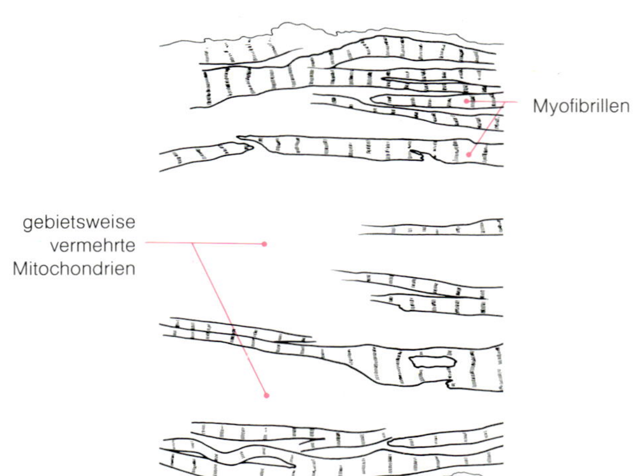

der zugrundeliegenden Ursache (Abb. 1.**8**). Die Mechanismen, die ursprünglich zur primär linksventrikulären Hypertrophie führen, können mit der Zeit auch eine Hypertrophie des rechten Ventrikels verursachen (s. auch Kap. 2). Umstritten ist immer noch, aufgrund welcher Mechanismen eine isolierte Hypertrophie des rechten Ventrikels zu einer Hypertrophie des linken Ventrikels führt, ohne daß eine erklärende Ursache für diese faßbar wäre (Harinck u. Mitarb. 1977).

Sowohl die rechts- als auch die linksventrikuläre Hypertrophie hat einen schwerwiegenden Einfluß auf die Gestalt des Ventrikelseptums und damit auf die Ventrikelarchitektur. Bei der Hypertrophie des linken Ventrikels ist die nach rechts gerichtete Konvexität des Septums am Mittelpunkt zwischen Basis und Spitze überbetont (Abb. 1.**9**, oben); bei ausgeprägter Hypertrophie des rechten Ventrikels, besonders wenn sie mit einer Dilatation verbunden ist, wird das Septum dagegen viel gerader (Abb. 1.**9**, unten). In welchem Ausmaß diese Formveränderungen des Ventrikels für die Störung der Funktion eine Rolle spielen, steht noch nicht fest.

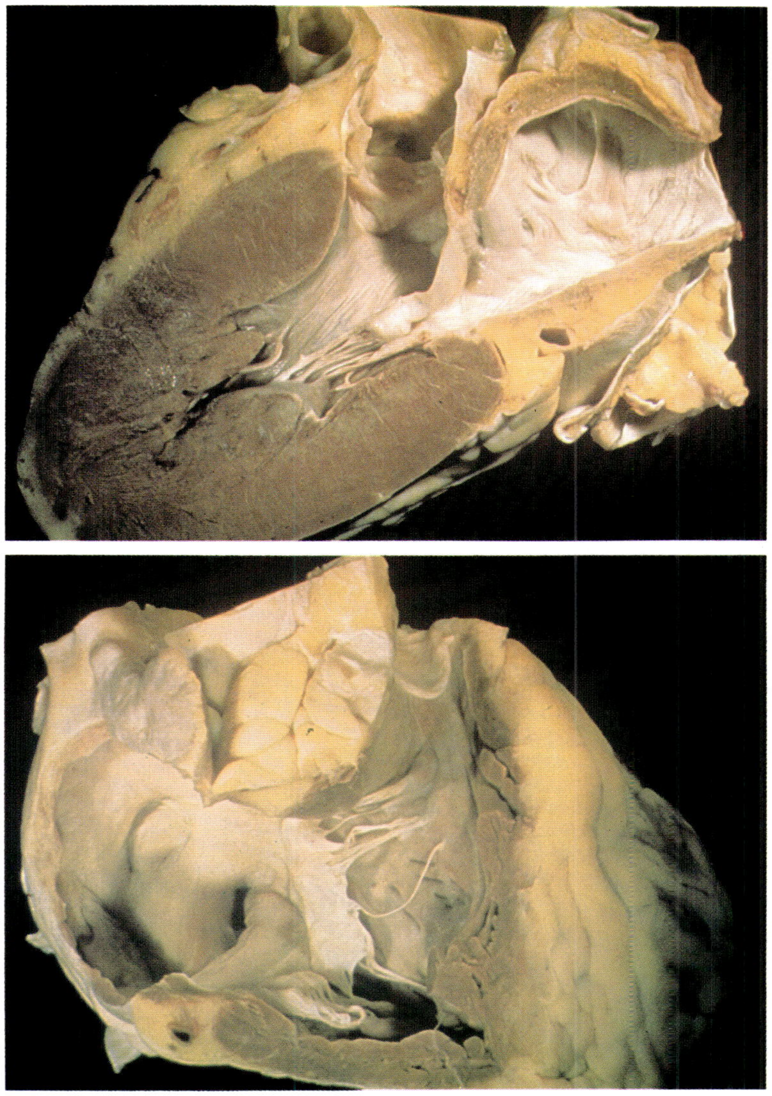

Abb. 1.**8** Myokardhypertrophie im linken (oben) und rechten Ventrikel (unten).

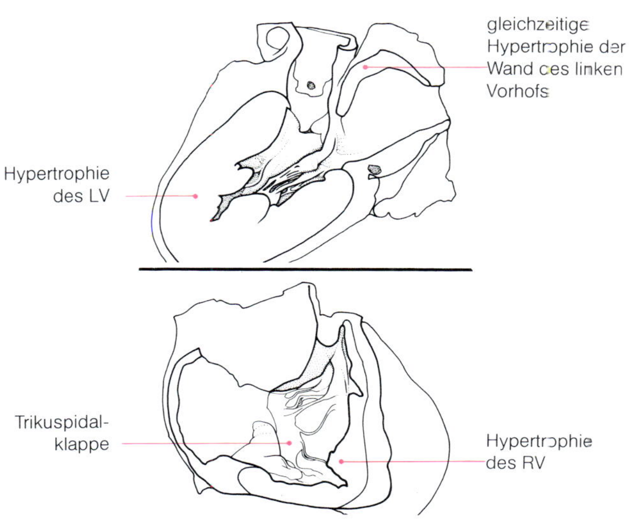

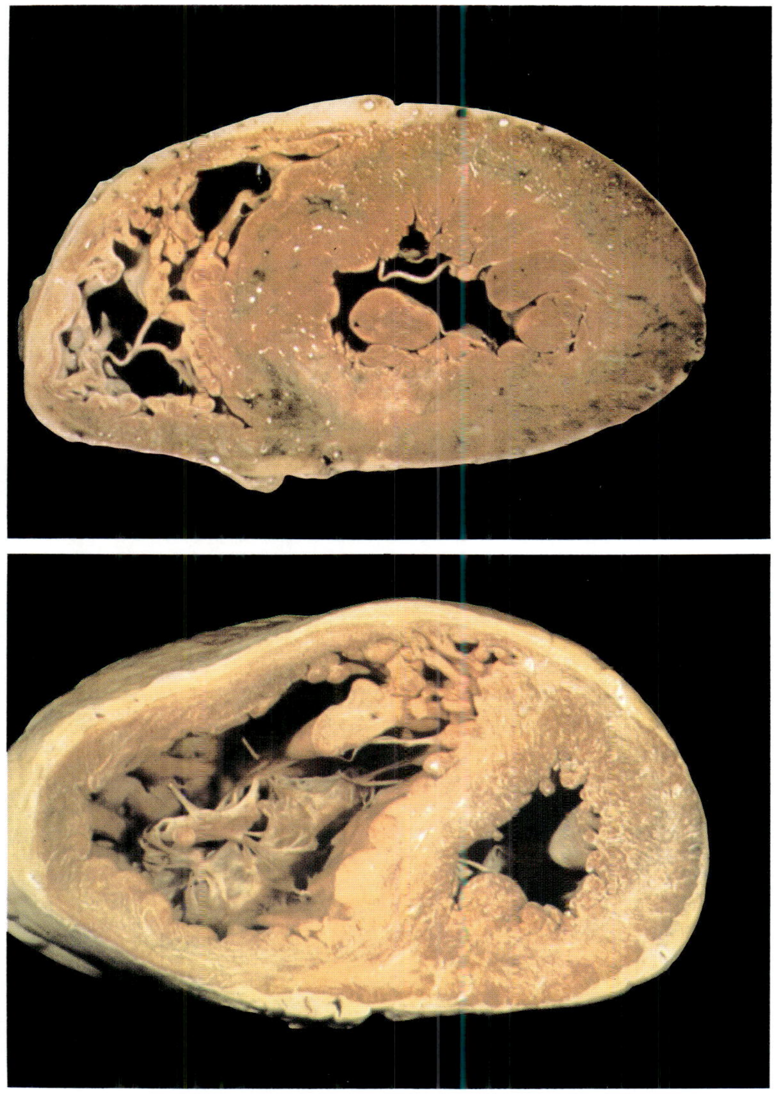

Abb. 1.**9** Die Hypertrophie des linken Ventrikels bewirkt eine Vorwölbung des Septums nach rechts (oben); die Hypertrophie des rechten Ventrikels bewirkt, daß das Septum eine fast gerade Konfiguration annimmt (unten).

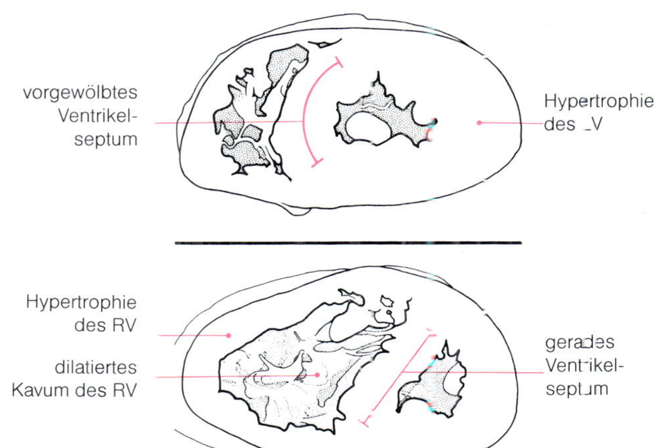

Als weitere Folge der Hypertrophie wird der Sauerstoffbedarf des Myokards steigen, was funktionell gesehen höchst bedeutsam sein kann. Das trifft besonders zu, wenn die Hypertrophie mit einer Dilatation kombiniert ist – ein sehr ungünstiger Zustand für die Myokardperfusion. Nach den Regeln des Laplace-Gesetzes kann ja die Hypertrophie als solche die Wandspannung vermindern und theoretisch die Myokardperfusion erleichtern. Wenn sie aber in Verbindung mit einer Radiusvergrößerung auftritt, wie es bei einer Ventrikeldilatation der Fall ist, kann sie die Wandspannung erhöhen (Abb. 1.**10**). Dadurch entsteht eine kritische Situation für die Koronarperfusion, und es kann eine Myokardischämie, wenn nicht sogar -nekrose drohen (Abb. 1.**11**). Die ischämischen Veränderungen bei Hypertrophie sind in manchen Fällen zwar augenfällig, in anderen aber unter Umständen subtil (Abb. 1.**12**) und werden leicht übersehen, wenn nicht mit einer histologischen Untersuchung sorgfältig danach gefahndet wird (Abb. 1.**13**).

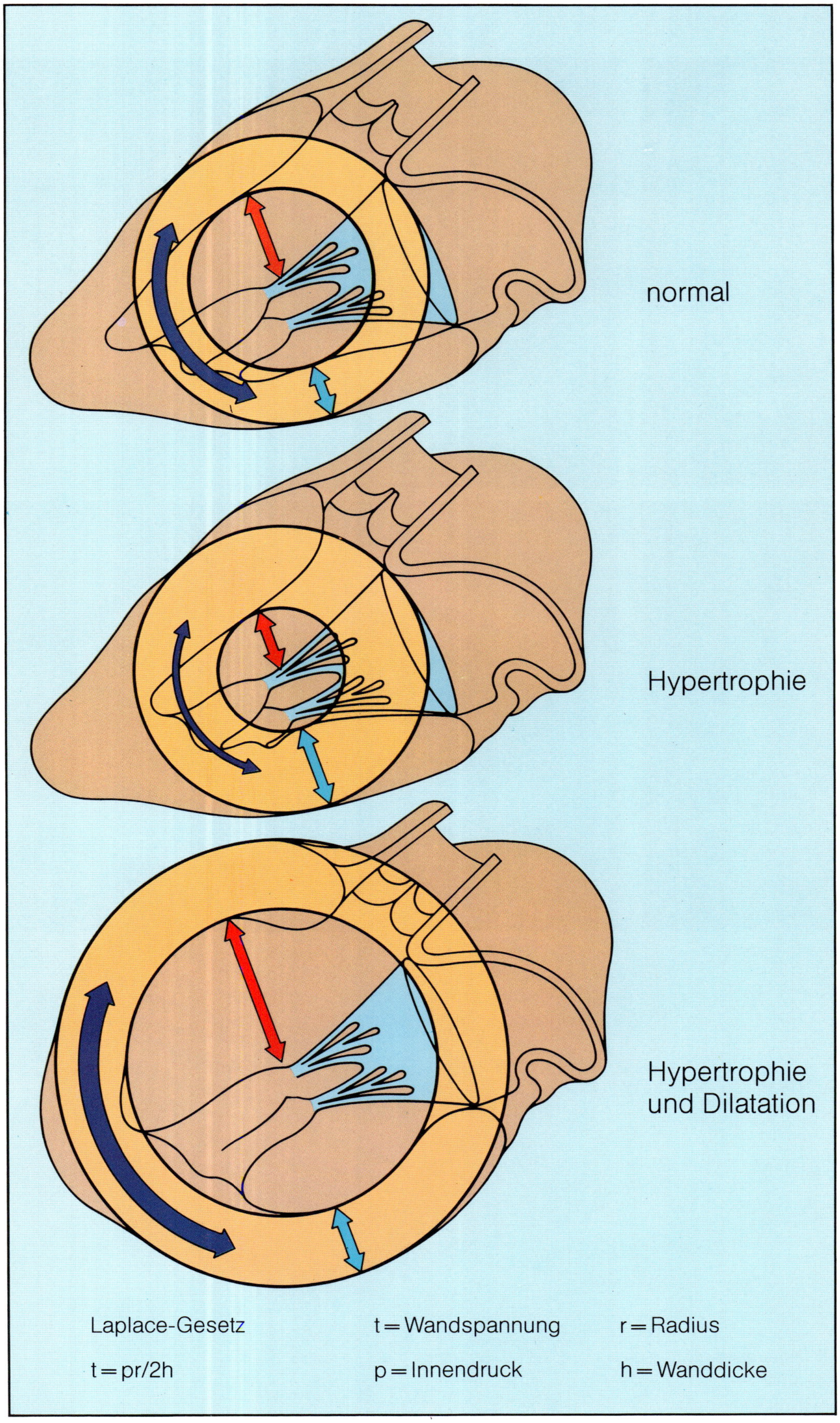

Abb. 1.**10** Laplace-Gesetz, wenn sowohl eine Hypertrophie als auch eine Dilatation besteht.

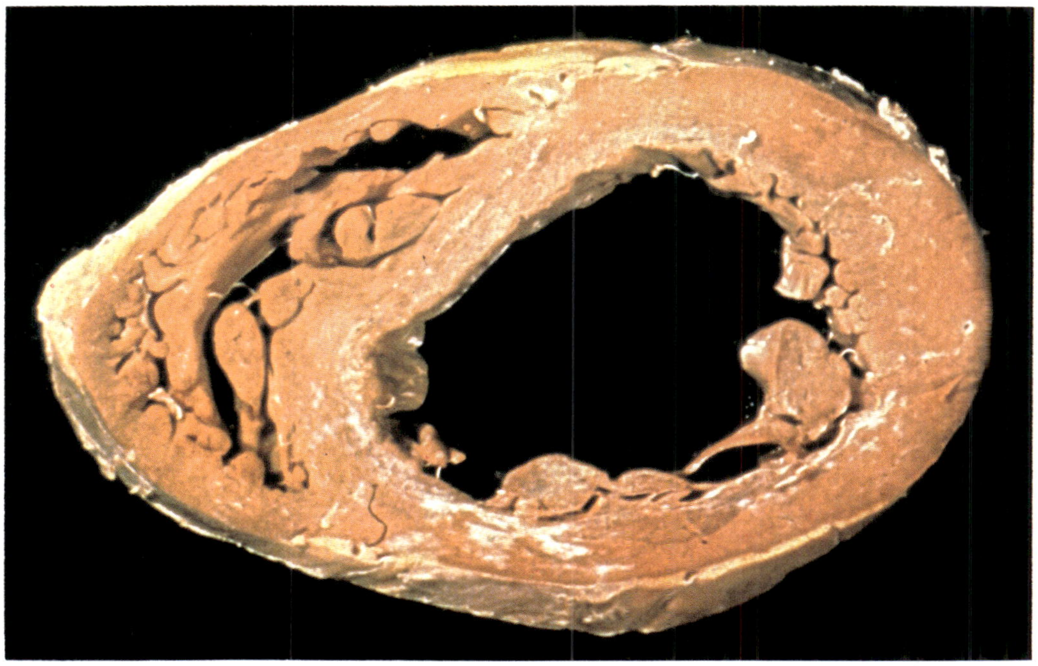

Abb. 1.**11** Hypertrophie des linken Ventrikels mit starker subendokardialer, fast zirkulärer Fibrose.

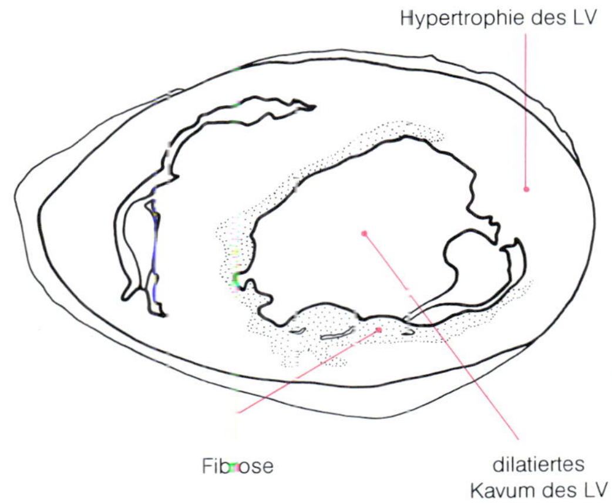

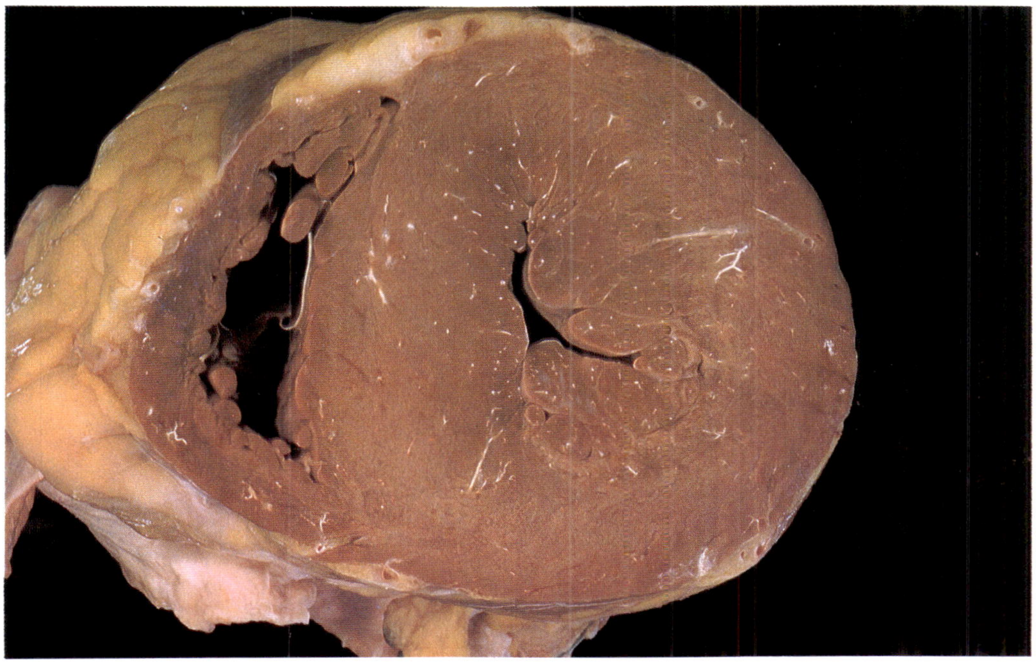

Abb. 1.**12** Ausgeprägte Hypertrophie des linken Ventrikels ohne sichtbare makroskopische Anzeichen einer Ischämie.

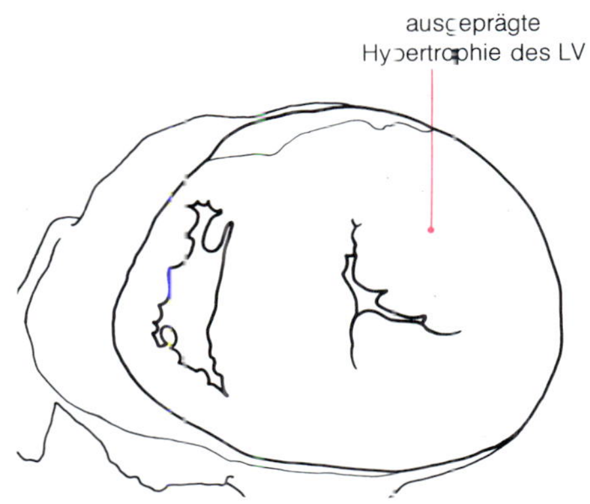

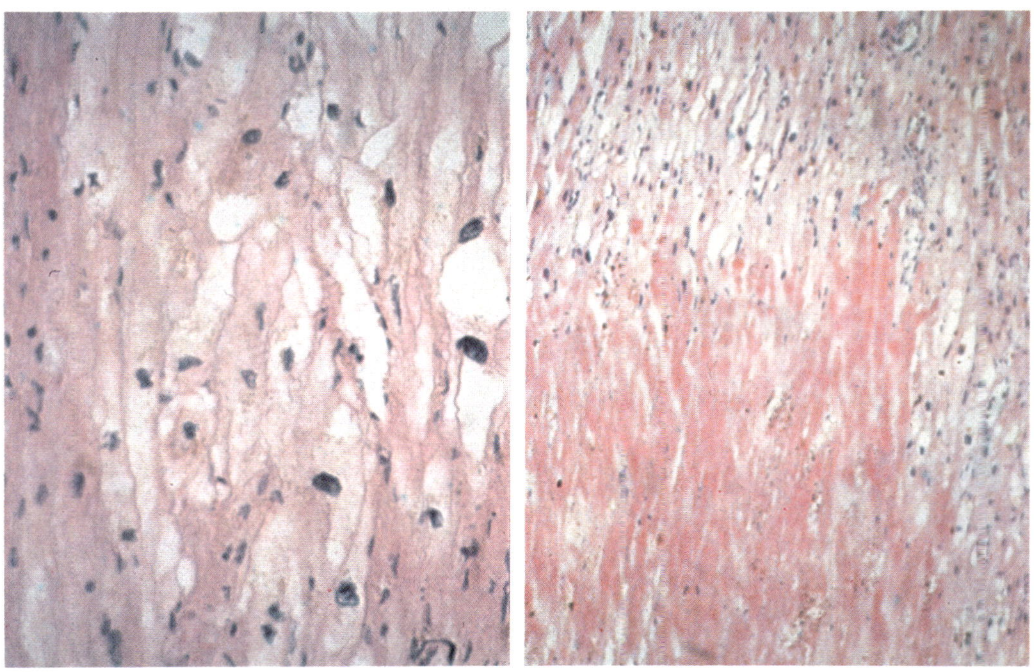

Abb. 1.**13** Histologisch findet sich (links) eine hydropische Schwellung und (rechts) eine Koagulationsnekrose im Myokard eines Herzens ohne makroskopische Zeichen einer subendokardialen Ischämie. HE.

In dieser Beziehung ist es wesentlich, daß man weiß, ob das Koronararteriensystem stenosierende Veränderungen enthält oder nicht, da unter den oben besprochenen Umständen sogar „geringfügige" Verengungen schwerwiegende Auswirkungen haben können (Abb. 1.**14**). Eine Erhöhung des enddiastolischen Druckes beeinflußt stark den effektiven Perfusionsdruck des Koronarsystems jenseits eines Strömungshindernisses. Für die Erhaltung des Myokards können dann Kollateralarterien eine wichtige Rolle spielen (Schaper u. Nienaber 1982).

Eine umfassende Beschreibung der verschiedenen in Wechselwirkung stehenden Mechanismen bei beeinträchtigter Kontraktilität oder Druck-Volumen-Überlastung des Herzens geht über den Rahmen dieses Buches hinaus. Interessierte Leser seien auf die ausführlichen Abhandlungen über die kardiovaskuläre Hämodynamik und Pathophysiologie verwiesen, die in modernen ausgezeichneten Lehrbüchern wie jenen von Shepherd u. Vanhoutte (1980) und van der Werf (1980) zu finden sind. Wir haben die allgemeinen Konsequenzen von Anpassungsprozessen hervorgehoben. Ihr Einfluß auf die Funktion kann von Individuum zu Individuum schwanken. Es darf aber nie vergessen werden, daß adaptive Veränderungen als solche weitere deletäre Veränderungen auslösen können, die eine Gefahr für die Herzleistung bilden.

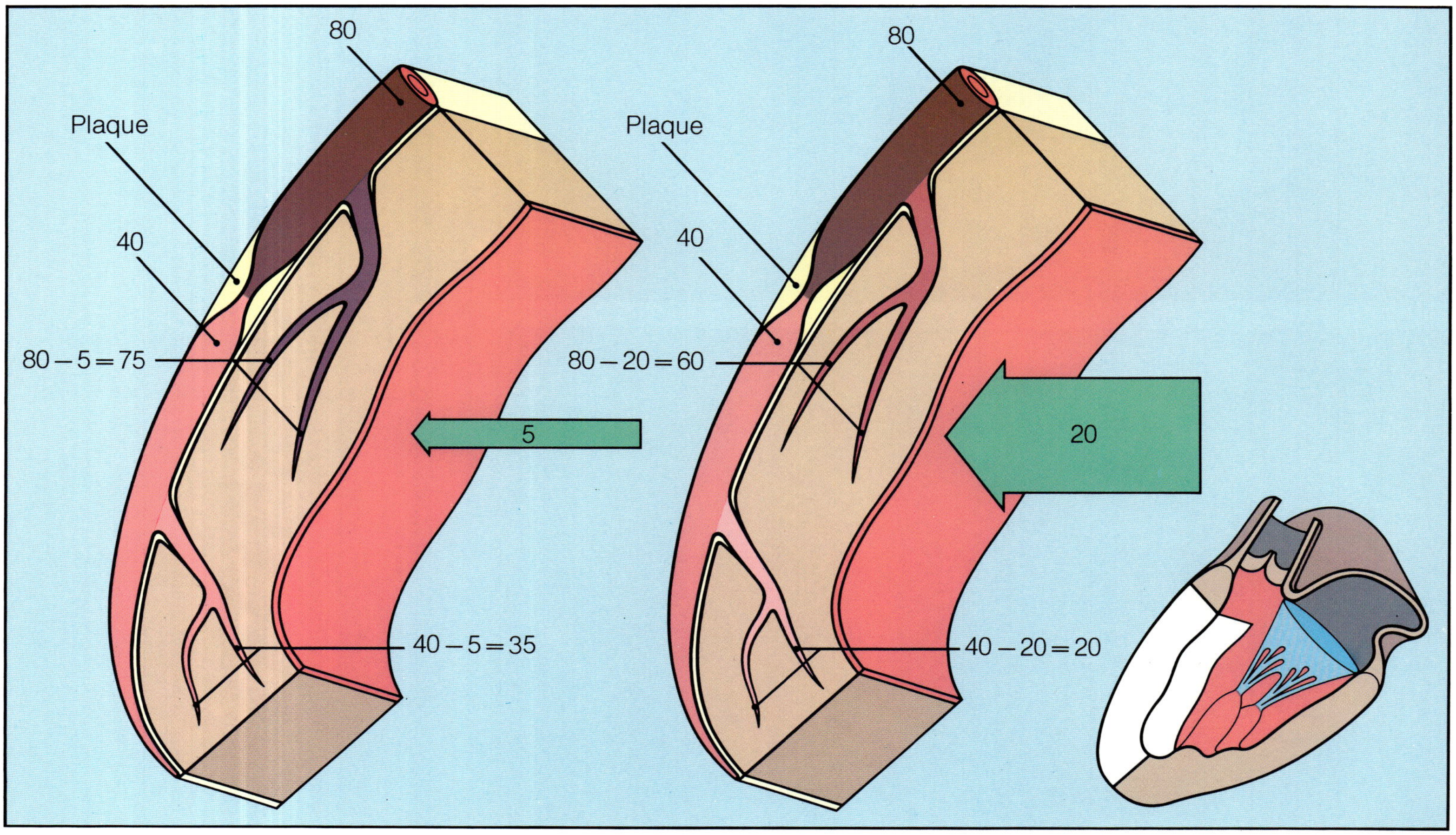

Abb. 1.**14** Auswirkungen des enddiastolischen Ventrikeldrucks auf die effektive Myokardperfusion bei Bestehen einer stenosierenden Koronararterienläsion. Ein Anstieg des Ventrikelinnendrucks von 5 auf 20 mmHg vermindert den Perfusionsdruck distal der Stenose von 35 auf 20 mmHg.

Literatur

Anderson, R. H., A. E. Becker: Anatomie des Herzens. Thieme, Stuttgart 1982 (S. 69–77)

Ferrans, V. J., M. Jones, B. J. Maron, W. C. Roberts: The nuclear membranes in hypertrophied human cardiac muscle cells. Amer. J. Path. 78 (1975) 427–446

Harinck, E., A. E. Becker, A. C. Gittenberger-de Groot, A. Oppenheimer-Dekker, A. Versprille: The left ventricle in congenital isolated pulmonary valve stenosis. A morphological study. Brit. Heart J. 39 (1977) 429–435

Olsen, E. G. J: Structural and ultrasound basis of myocardial disease. Proc. roy. Soc. Med. 69 (1976) 195–197

Perloff, J. K., W. C. Roberts: The mitral apparatus-functional anatomy of mitral regurgitation. Circulation 46 (1972) 227–239

Schaper, W., C. Nienaber: Collateral blood flow. In: Julian, D. G., K. I. Lie, L. Wilhelmsen: What is Angina? Hässle, Mölndal (Sweden) 1982 (pp. 91–95)

Shepherd, J. T., P. M. Vanhoutte: The Human Cardiovascular System. Facts and Concepts. Raven Press, New York 1980

van der Werf, T: Cardiovascular Pathophysiology. Oxford University Press, London 1980

2 Wechselwirkung zwischen Herz und Lunge

Man kann die Pathologie des Herzens nicht studieren, ohne auch die Lunge zu berücksichtigen. Wie alle anderen Organe wird die Lunge für ihre eigene Ernährung mit arteriellem Blut aus dem Körperkreislauf versorgt, und zwar über die Bronchialarterien, doch die Hauptgefäßbahn ist jene, die von den Lungenarterien zum Zwecke der Sauerstoffaufnahme des Blutes gebildet wird. In dieser Beziehung nimmt die Lunge eine einzigartige Stellung ein, da sie - zumindest nach der Ausreifung - das gesamte von einem Ventrikel ausgeworfene Blutvolumen erhält. Das sauerstoffarme Blut wird durch ein ausgedehntes Netz von Arterien und Arteriolen in Kapillaren geleitet, die enge Beziehung zu den Alveolarräumen haben. Hier in den Alveolen findet ja der notwendige Austausch von Sauerstoff und Kohlendioxid statt. Das oxygenierte und gereinigte Blut wird in den Lungenvenolen und -venen wieder gesammelt, die es schließlich in den linken Vorhof abführen (Abb. 2.**1**). Die funktionelle Reserve der Lungengefäßkapazität ist enorm. Das spielt eine wichtige Rolle als Kompensationsmechanismus bei vielen Krankheiten, die zu einer Volumenüberlastung der Lungengefäße führen.

Gewöhnlich müssen die Lungengefäße einen weit größeren Blutstrom bewältigen als vergleichbare Abschnitte des Körperkreislaufs. Die Drucke sind jedoch viel niedriger. Infolgedessen haben Lungengefäße eher einen weiteren Durchmesser, aber eine dünnere Wand verglichen mit Körperarterien ähnlicher Größe. Postmortal angefertigte normale Angiogramme zeigen eine ausgedehnte Verästelung des Arterienbaums, die oft zu einer Verschleierung der Peripherie führt (Abb. 2.**2**, links).

Die Position des zwischen rechtem und linkem Herzen eingeschalteten Lungenkreislaufs bedingt es, daß das eine Organ nicht ohne das andere studiert werden kann. Alle pathologischen Veränderungen des Herzens, ob erworben oder angeboren, ob die Kontraktilität beeinträchtigend oder eine primäre Volumen- oder Drucküberlastung bewirkend, haben Auswirkungen auf den Lungenkreislauf. Andererseits verändern auch primäre Lungenparenchymerkrankungen wie chronische Bronchitis, Emphysem und interstitielle Fibrose das Lungengefäßbett und beeinflussen daher unter Umständen das Herz.

Ganz allgemein können die Lungengefäße entweder durch Erhöhung oder Verminderung des Gefäßwiderstands reagieren. Derartige funktionelle Veränderungen können anfangs Teil eines allgemeinen Anpassungsmechanismus sein und sind als solche potentiell reversibel. Es können aber schließlich morphologische Veränderungen nachfolgen, und manche davon schreiten dann zur irreversiblen Obstruktion der Lungengefäße fort (Wagenvoort u. Mitarb. 1964, Wagenvoort u. Wagenvoort 1977).

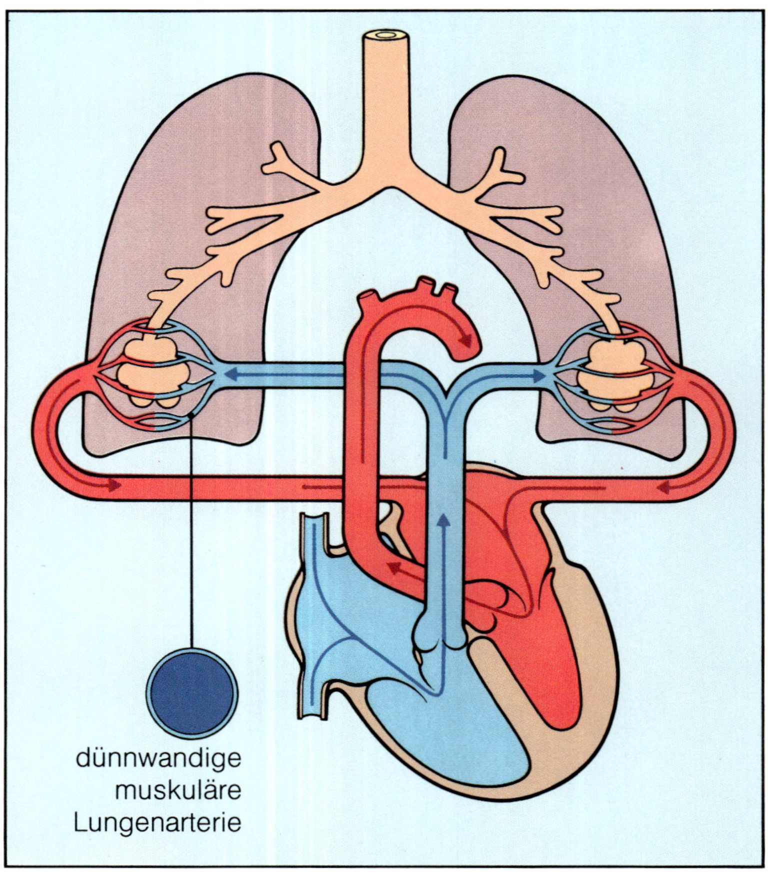

Abb. 2.**1** Schema des zwischen rechtem und linkem Herzen eingeschalteten Lungengefäßbetts.

Herzkrankheiten, die die Lunge beeinflussen

Viele pathologische Veränderungen des Herzens beeinflussen entweder direkt oder indirekt das Lungengefäßsystem. Die durch angeborene Herzfehler hervorgerufenen Lungengefäßveränderungen sind dafür exemplarisch. Grundsätzlich kann eine anfängliche Zunahme des Blutflusses mit oder ohne Drucksteigerung oder eine Verminderung des Blutflusses vorkommen. Bei einigen angeborenen Anomalien, etwa der kompletten Transposition (s. Kap. 14), wird aber die Obstruktion der Lungengefäße vielleicht eher aufgrund der Auswirkungen der Sauerstoffarmut des Blutes als aufgrund einer primären Zunahme des Blutflusses oder des Druckes eingeleitet. Von den Veränderungen des Blutflusses und der Sauerstoffarmut ist hauptsächlich der arterielle Sektor des Lungenkreislaufs betroffen. Es kann jedoch auch eine Venenstauung vorkommen, nicht nur bei angeborenen Herzfehlern, sondern auch bei vielen verschiedenen Typen erworbener pathologischer Veränderungen des linken Herzens. Fast alle Zustände, die primär entweder die Kontraktilität oder die Druck-Volumen-Belastung der linken Herzhöhlen beeinflussen, können zu einer Lungenvenenstauung und schließlich zu sekundären Gefäßveränderungen sowohl in Venen als auch in Arterien führen. In dieser Beziehung ist dies der Vorläufer eines erhöhten Lungengefäßwiderstands. Ganz allgemein sind deutlich erhöhte Pulmonalarteriendrucke bei „chronischer" Linksinsuffizienz von geringerer Bedeutung, während die gleichen Drucke bei einem angeborenen Links-rechts-Shunt letal sein können.

Primär vermehrter pulmonaler Blutfluß

Links-rechts-Shunts können innerhalb des Herzens vorkommen, beispielsweise bei Vorhof- oder Ventrikelseptumdefekten, und ebenso außerhalb des Herzens bei offenem Ductus arteriosus (Botalli), Truncus arteriosus communis oder aortopulmonalem Fenster. Klinisch werden diese Kommunikationen in solche, die einen prätrikuspidalen und solche, die einen posttrikuspidalen Shunt gestatten, eingeteilt. Links-rechts-Shunts durch einen Vorhofseptumdefekt oder über Fehlmündungen der Lungenvenen führen primär zu einer Volumenbelastung der rechtsventrikulären und pulmonalen Strombahn, während bei posttrikuspidalen Shunts noch die linksventrikuläre Druckerhöhung hinzu kommt. Infolgedessen treten Lungengefäßveränderungen bei posttrikuspidalen Shunts häufiger und in einem früheren Alter als bei prätrikuspidalen auf. Unabhängig von der Lokalisation des Shunts wird es jedoch schließlich zu pathologischen Veränderungen der Lungengefäße kommen (Abb. 2.**3**).

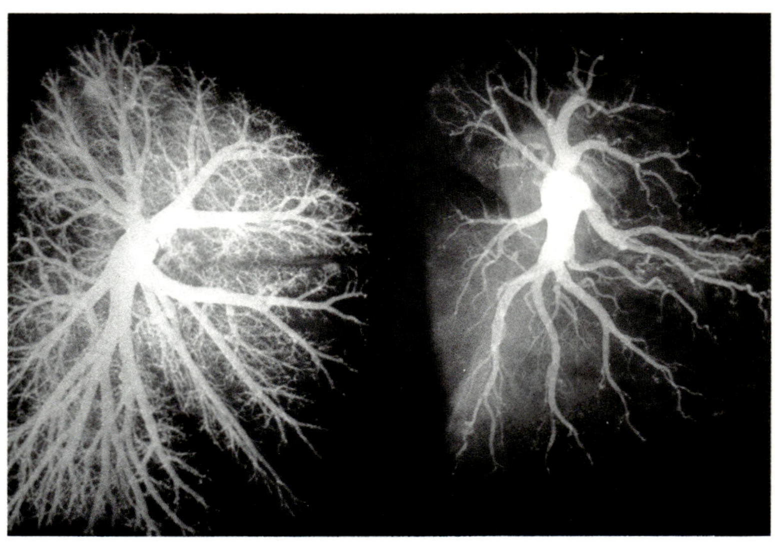

Abb. 2.**2** Postmortal angefertigte Angiogramme. Links: normale Gefäßfüllung, rechts: Bild des „entlaubten Winterbaums" bei irreversibler Obstruktion der Lungengefäße.

Die auf diese Weise in Gang gesetzten Lungengefäßveränderungen werden kollektiv „plexogene pulmonale Arteriopathie“ (WHO-Kommittee über Primäre pulmonale Hypertonie 1975) genannt. Dieser Terminus umfaßt ein Spektrum von strukturellen Veränderungen der Lungenarterien, denen die plexiforme Läsion als Endergebnis gemeinsam ist. Die plexogene pulmonale Arteriopathie kommt nicht nur bei angeborenen Herzfehlern mit Links-rechts-Shunt, sondern auch bei primärer pulmonaler Hypertonie vor (WAGENVOORT u. WAGENVOORT 1977). Die Pathogenese der strukturellen Veränderungen ist noch unbekannt, aber es ist wahrscheinlich, daß eine langdauernde Vasokonstriktion beliebiger Ursache der erste Schritt in einer Kette von Ereignissen ist, die schließlich zu einem irreversiblen Schaden führt. Postmortal angefertigte Pulmonalarteriogramme zeigen in solchen Fällen, daß die hauptsächliche Blockierung im Lungengefäßbett durch einen Verschluß der mittleren und kleinen Lungenarterien zustandekommt. Diese Erscheinung liegt dem klassischen Bild des entlaubten „Winterbaums“ des Lungenarteriensystems zugrunde (Abb. 2.**2**, rechts).

Bei Patienten, bei denen die Pulmonalarteriendrucke schon von Geburt an erhöht sind, kann die A. pulmonalis in Stamm und Hauptästen die reguläre lamelläre Architektur wie in der Aorta beibehalten. Beide arteriellen Hauptstämme haben während der Fetalzeit eine lamelläre Wand. In den Aa. pulmonales kann sich frühzeitig eine Atherosklerose entwickeln, und es wurden Aneurysmen dokumentiert.

Unter Kardiologen wie Pathologen ist es allgemein üblich, die Schwere der Lungengefäßveränderungen in dem von HEATH u. EDWARDS (1958) eingeführten Gradsystem auszudrücken. Die von 1 bis 6 fortschreitende Gradeinteilung wurde geschaffen, um potentiell reversible von irreversiblen Lungengefäßveränderungen abzugrenzen (HEATH u. EDWARDS 1958). Im letzten Jahrzehnt wurden jedoch gewichtige Einwände gegen das Heath-Edwards-System erhoben, vor allem der, daß es die verschiedenen Typen der Intimafibrose nicht berücksichtigt (WAGENVOORT 1973, WAGENVOORT u. WAGENVOORT 1974, WAGENVOORT 1981). Wenn man da und dort eine Lungenarterie mit okkludierender Intimafibrose inmitten von Arterien findet, die nur eine Mediahypertrophie oder spärliche Intimaproliferation aufweisen, so hat das eine ganz andere Bedeutung, als wenn man eine solche okkludierende Fibrose in fast allen Lungenarterien beobachtet. Desgleichen ist eine exzentrische Intimafibrose oft Ausdruck organisierter Thromben, während eine konzentrische Intimafibrose gewöhnlich Ausdruck der plexogenen pulmonalen Arteriepathie ist. Es ist daher für die Bewertung ein deskriptives Vorgehen vorzuziehen, besonders weil die Lungenbiopsie als präoperatives diagnostisches Instrument zunehmende Bedeutung erlangt.

Frühveränderungen

Die Frühveränderung ist durch eine Mediahypertrophie der muskulären Lungenarterien gekennzeichnet (Abb. 2.**4**, links). Grundsätzlich ist diese Veränderung reversibel. Überdies kann sich die Muskelschicht peripher bis in Arteriolen erstrecken, die unter normalen Verhältnissen keine nennenswerte Tunica media enthalten (Abb. 2.**4**, rechts). Diese Erscheinung, die sogenannte Muskularisation, kommt nicht nur bei Links-rechts-Shunts, sondern auch bei andauernder Hypoxie und bei chronischer Lungenvenenstauung vor (HEATH u. Mitarb. 1958, WAGENVOORT u. WAGENVOORT 1977). Eine Muskularisation von Arteriolen kann auch ohne Mediahypertrophie der größeren Arterien auftreten, wahrscheinlich als Ausdruck eines vermehrten Blutflusses (RABINOVITCH u. Mitarb. 1980). Wenn man diese Frühveränderungen bei angeborenen Herzfehlern analysiert, muß man auch die Anzahl der Lungengefäße berücksichtigen, und zwar deshalb, weil bei einigen angeborenen Herzmißbildungen wie ventrikulären und atrioventrikulären Septumdefekten die Anzahl der Arterien, die die Alveolargänge begleiten, verringert ist (HISLOP u. Mitarb. 1975, HAWORTH u. REID 1977). Dieser Befund könnte gut erklären, warum die erfolgreiche chirurgische Korrektur in manchen Fällen nicht mit der erwarteten Senkung des Lungengefäßwiderstands einhergeht.

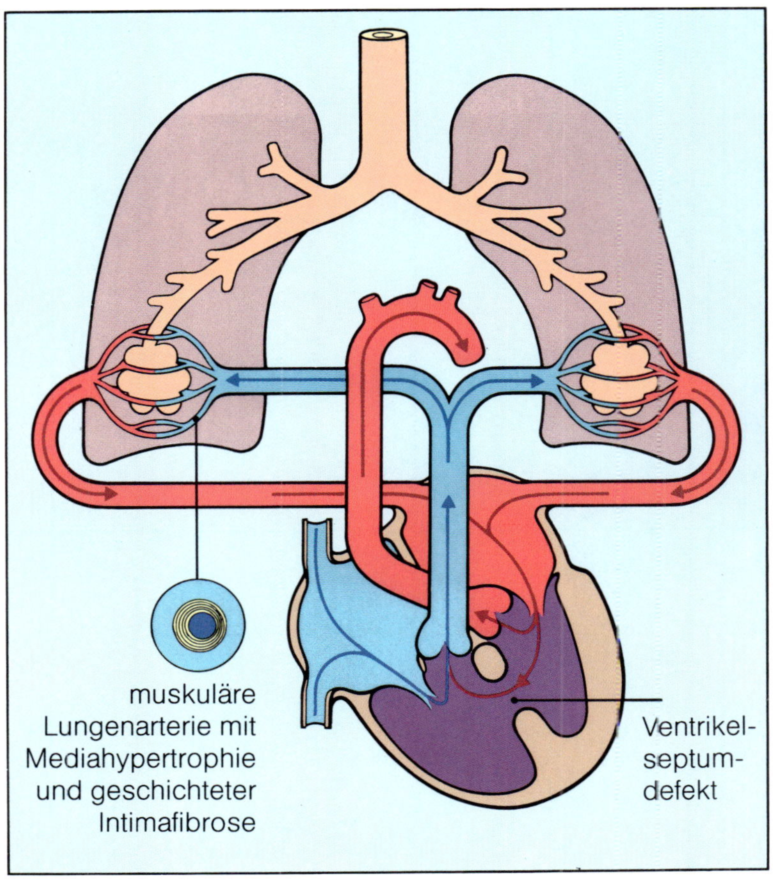

Abb. 2.**3** Schema der Beziehungen zwischen Herz und Lunge bei bestehendem Septumdefekt.

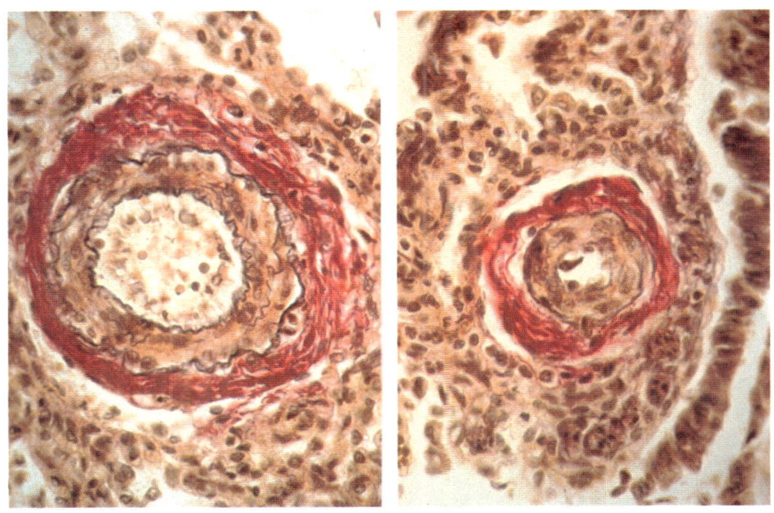

Abb. 2.**4** Mediahypertrophie einer muskulären Lungenarterie (links). Die abnorme Muskelschicht reicht bis in die Lungenarteriolen (rechts). Elastika-van-Gieson-Färbung (E-vG)

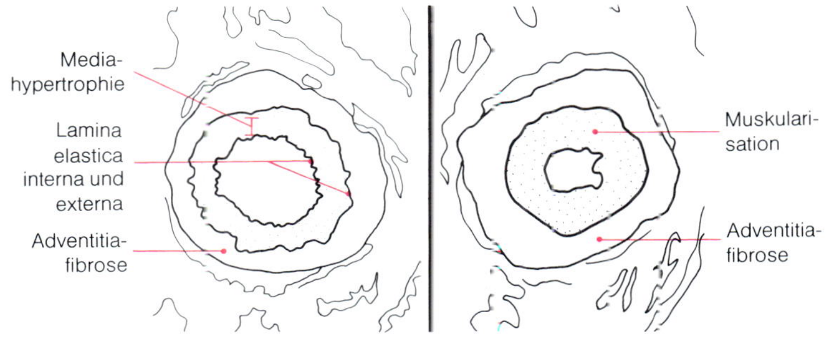

Intimaproliferation

Diese Veränderung betrifft die muskulären Arterien und Arteriolen und besteht in einer Proliferation von Intimazellen, die das Lumen obliterieren (Abb. 2.**5**). Untersuchungen der Ultrastruktur haben aufgeklärt, daß die Zellvermehrung auf einer Proliferation der glatten Muskelzellen beruht (Abb. 2.**6**, Balk u. Mitarb. 1979).
Grad und Ausmaß der Intimaproliferation können von Ort zu Ort verschieden sein. Für die Erstellung der Prognose ist eine genaue Bewertung dieser Schwankungen erforderlich. Die Veränderung ist potentiell reversibel und sollte der Möglichkeit einer chirurgischen Korrektur keinen Abbruch tun, trotz der Tatsache, daß ein guter Teil der davon betroffenen Arterien lichtmikroskopisch unter Umständen eine fast vollständige Obliteration des Lumens aufweist. Tatsächlich hat man gute Anhaltspunkte dafür, daß sich diese proliferativen Frühveränderungen, sogar wenn sie etwas Kollagen enthalten, zu einem Stadium zurückbilden können, in dem sie klinisch bedeutungslos sind (Wagenvoort u. Wagenvoort 1977).

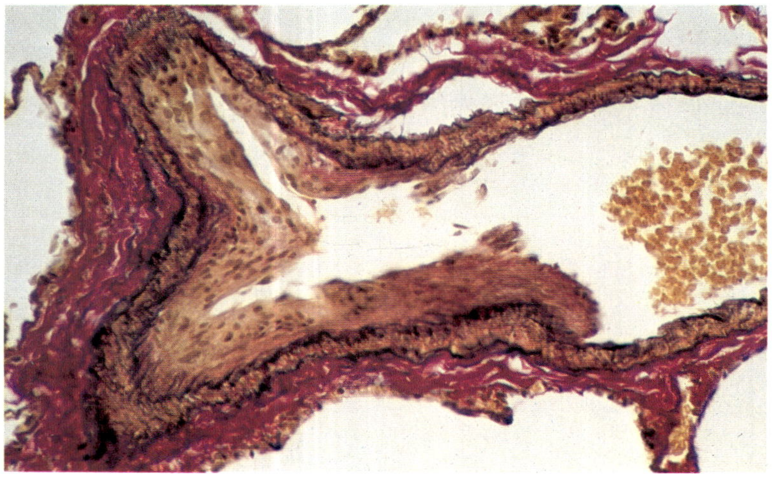

Abb. 2.**5** Intimaproliferation an der Teilungsstelle einer muskulären Lungenarterie. E-vG.

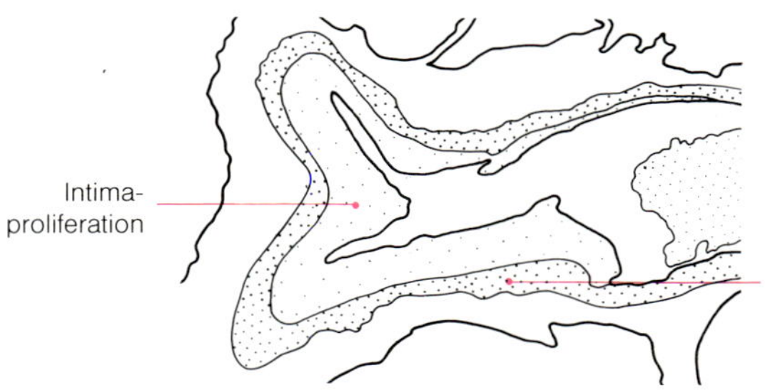

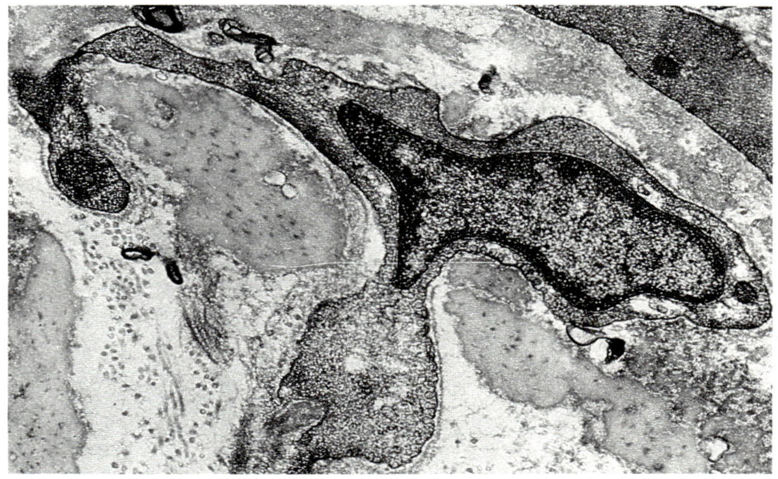

Abb. 2.**6** Glatte Muskelzelle, die durch einen Spalt in der Lamina elastica interna in die Intima eingedrungen ist. EM, 15 900fache Vergr. (*A. G. Balk:* Virchows Arch. path. Anat. 382 [1979] 139–150).

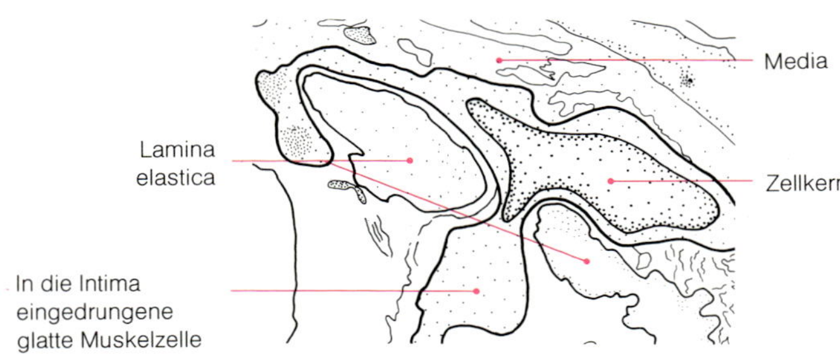

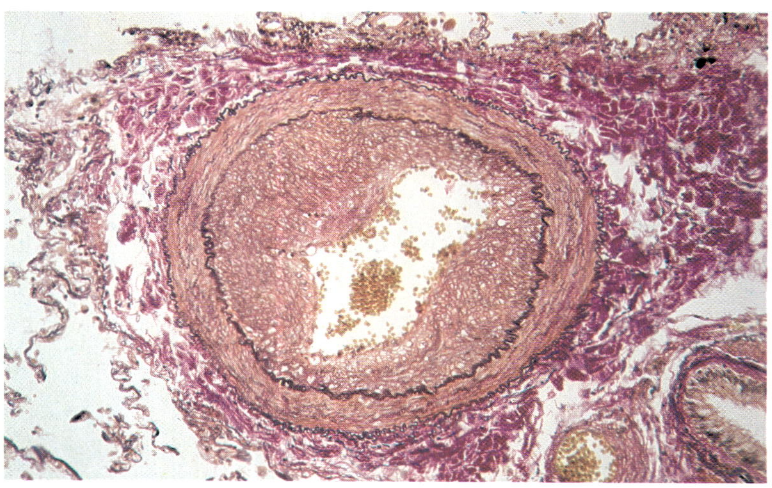

Abb. 2.**7** Lungenarterie: Intimafibrose vermischt mit Proliferation. E-vG.

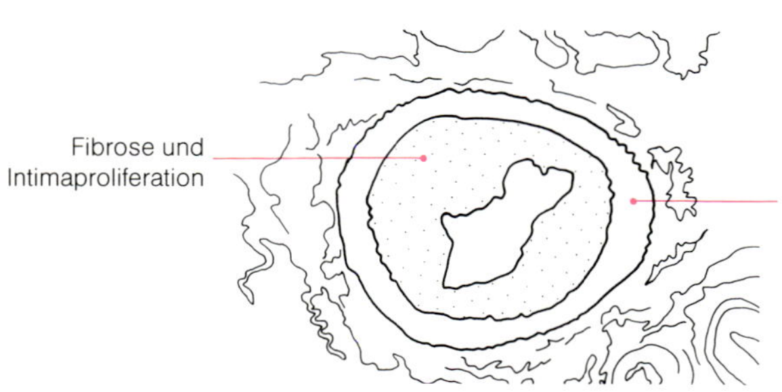

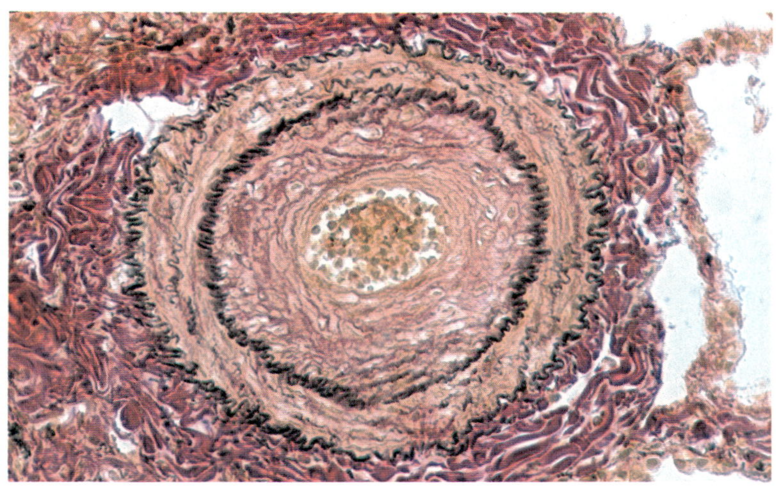

Abb. 2.**8** Lungenarterie mit Intimafibrose, die sich aus konzentrisch geschichtetem dichtem Kollagen zusammensetzt. E-vG.

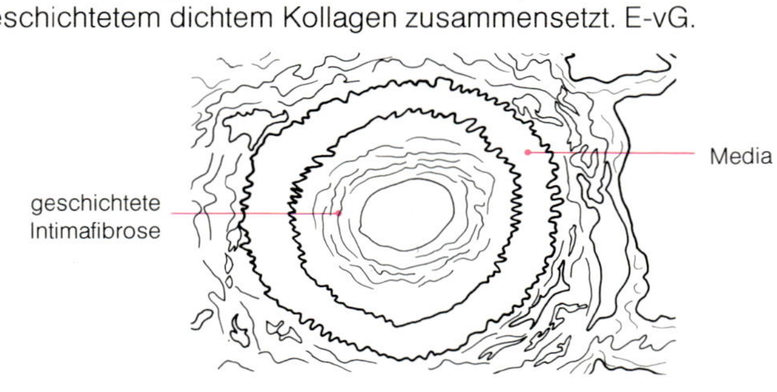

Intimafibrose

Die Fibrose der Intima gilt allgemein als fortgeschrittenere Form der Intimaproliferation. Sie besteht in der Ablagerung von Kollagen, zwischen dem oft noch zellige Elemente zu erkennen sind (Abb. 2.**7**). In anderen Fällen kann die Kollagenablagerung jedoch vorherrschen, oft in konzentrischer Form (Abb. 2.**8**). Gelegentlich kann die Intimaproliferation auch kondensierte elastische Fasern enthalten (Abb. 2.**9**); das kommt besonders bei angeborenen Herzfehlern vor.
Im allgemeinen entwickelt sich die Intimafibrose eher in der oben besprochenen konzentrischen Form und zeigt oft zentripetale „Reifungsstadien" (Abb. 2.**10**). In anderen Fällen kann eine konzentrische Schichtung des Kollagens zu einem „zwiebelschalenartigen" Bild führen (Abb. 2.**11**) – ein Phänomen, das offenbar eine rapid progressive Veränderung widerspiegelt und daher eine wichtige klinische Mitbedeutung hat. Ähnliche Veränderungen kommen bei primärer pulmonaler Hypertonie vor (Wagenvoort u. Wagenvoort 1977).
Grad und Ausmaß der Intimafibrose können an verschiedenen Stellen der Arterie sehr unterschiedlich sein. In manchen Bereichen können die Arterien fast vollständig verschlossen sein, an anderen Stellen dagegen sind die Veränderungen unter Umständen minimal oder fehlen sogar. Für die Bewertung der Funktion sollte daher das Gesamtbild berücksichtigt werden, besonders deshalb, weil die Intimafibrose als grundsätzlich irreversibel gilt. Nichtsdestoweniger gibt es sichere Hinweise darauf, daß ein weiteres Fortschreiten derartiger Veränderungen nach der Korrektur der zugrundeliegenden kardialen Anomalie eventuell aufgehalten wird.
Im Rahmen der plexogenen pulmonalen Arteriopathie kann eine „kissenartige" Intimafibrose vorkommen, die aber gewöhnlich auf Teilungs-

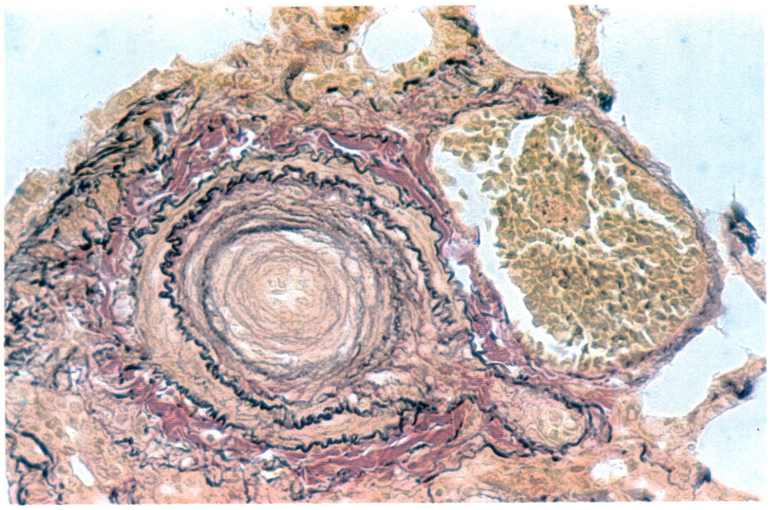

Abb. 2.**9** Lungenarterie mit Intimaelastose. E-vG.

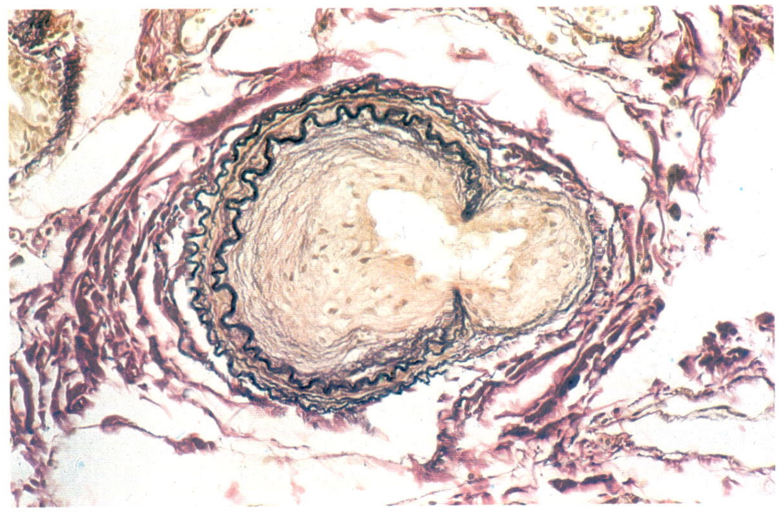

Abb. 2.**10** Lungenarterie: Intimafibrose mit zentripetaler Reifung. E-vG.

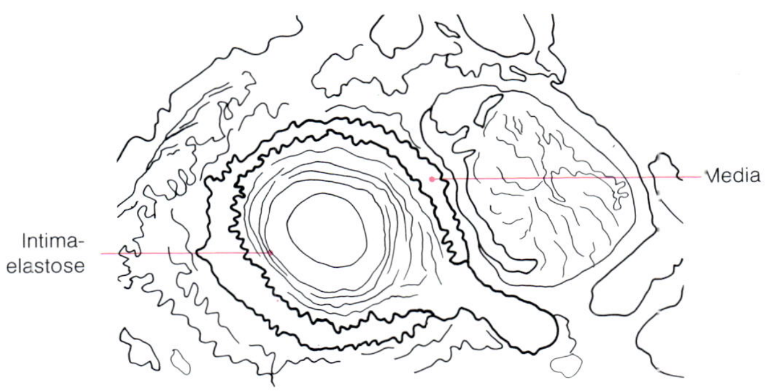

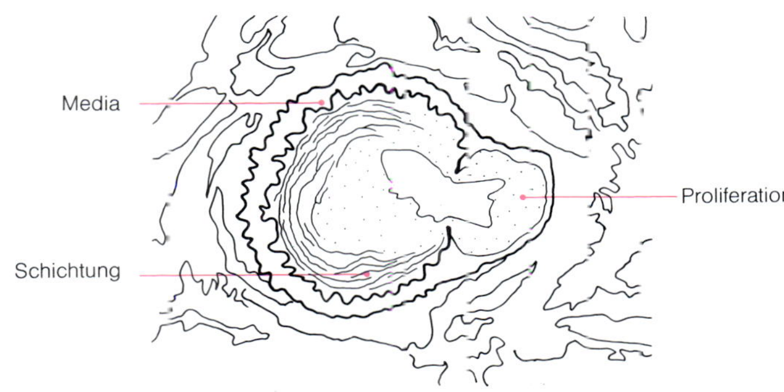

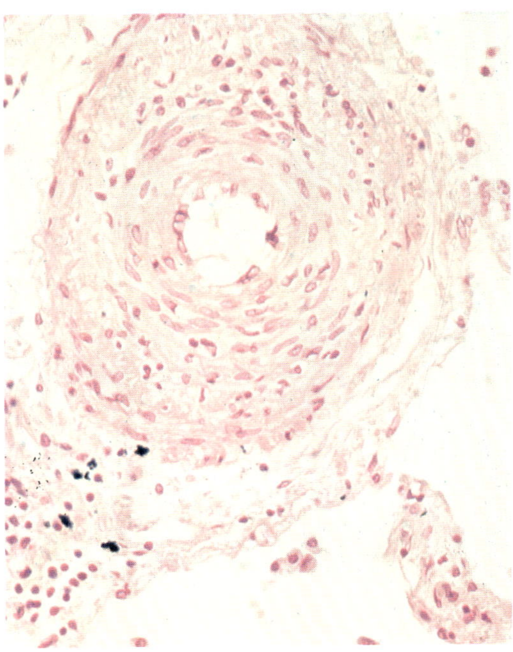

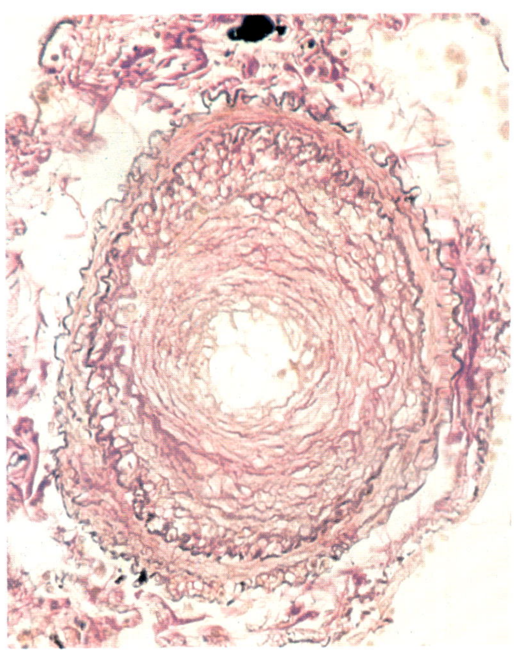

Abb. 2.**11** Die histologischen Schnitte einer muskulären Lungenarterie zeigen ein „zwiebelschalenartiges" Bild mit Zellreichtum (links) und konzentrisch geschichteter Fibrose (rechts). HE (links), E-vG (rechts).

stellen von Arterien beschränkt ist (Abb. 2.**12**) und daher von organisierten Thromben abgegrenzt werden muß (s. Abb. 2.**28**).

Plexiforme Läsionen

Die plexiforme Läsion besteht aus einem stark erweiterten Segment einer Lungenarterie, das sich gewöhnlich unmittelbar hinter einer Teilungsstelle befindet. Die Arterienwand ist verdünnt und die Gefäßlichtung wird

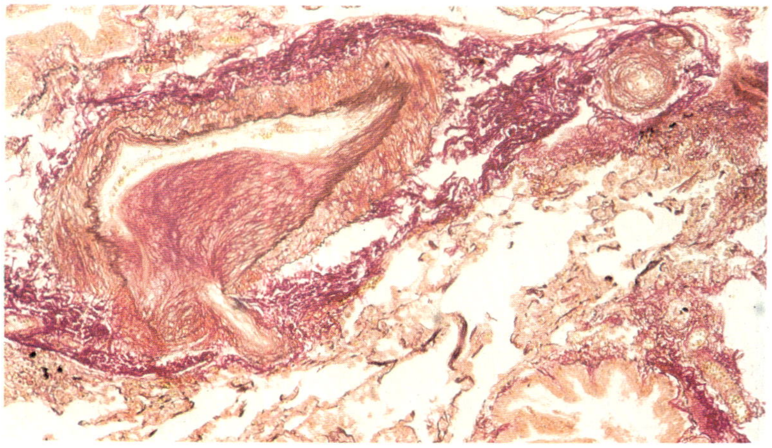

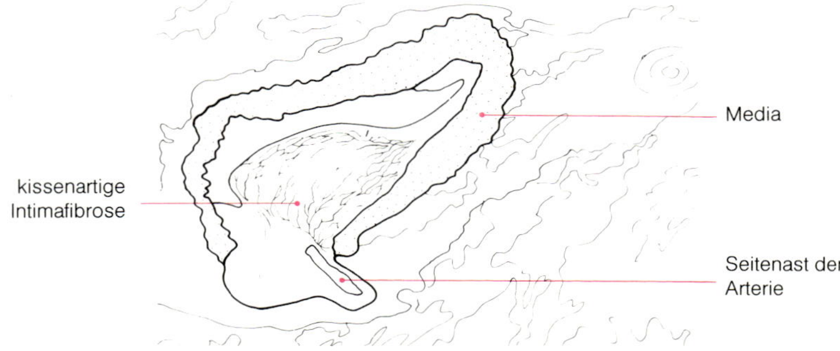

Abb. 2.**12** Lungenarterie mit kissenartiger Intimafibrose an einer Teilungsstelle. E-vG.

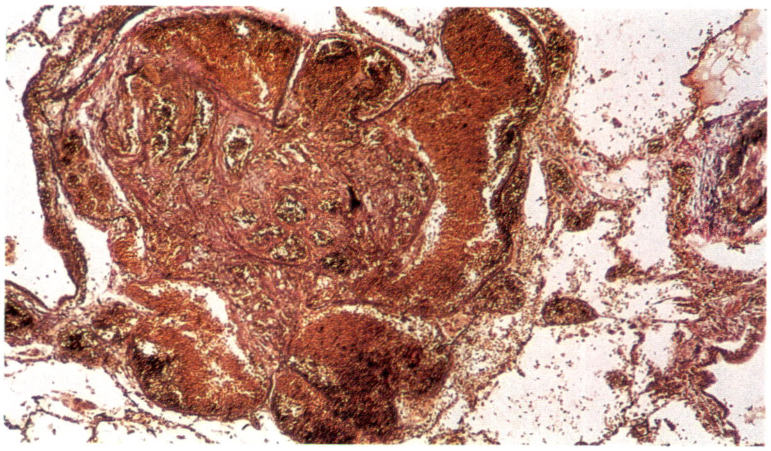

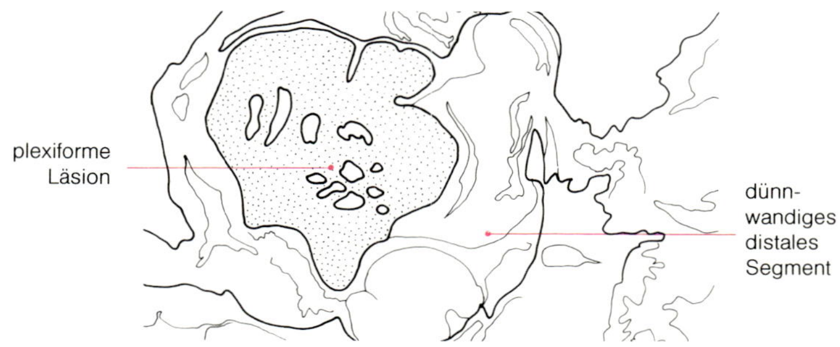

Abb. 2.**13** Lungenarterie mit plexiformer Läsion. E-vG.

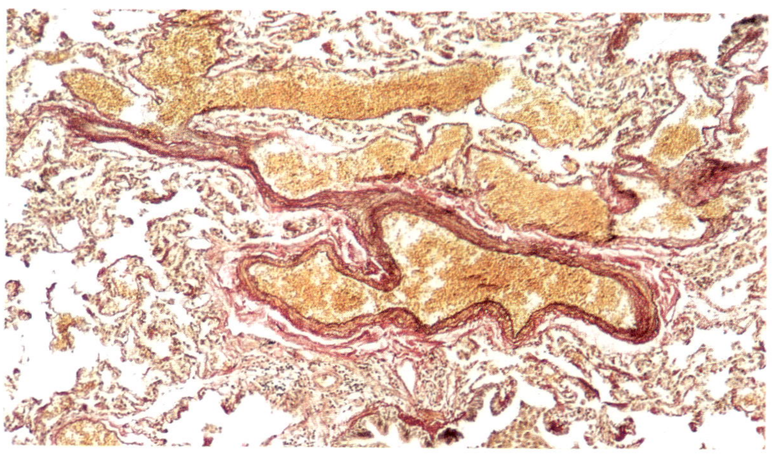

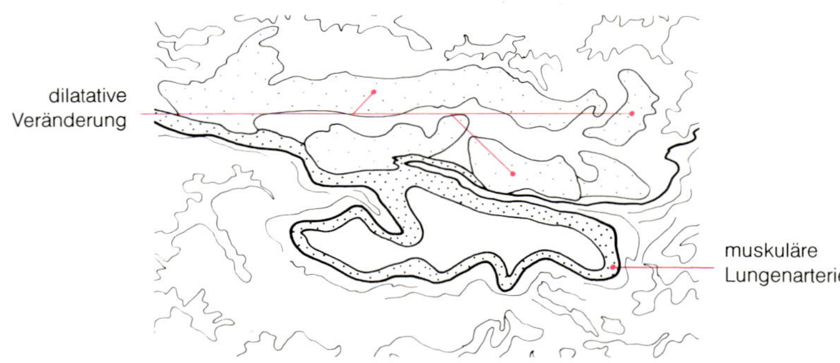

Abb. 2.**14** Lungenarterie mit dilatativer Veränderung ohne jede plexiforme Veränderung. E-vG (von Prof. *C. A. Wagenvoort*).

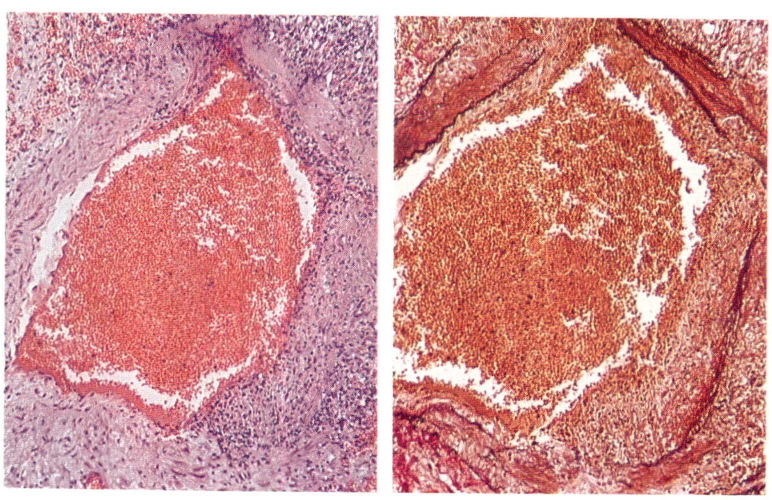

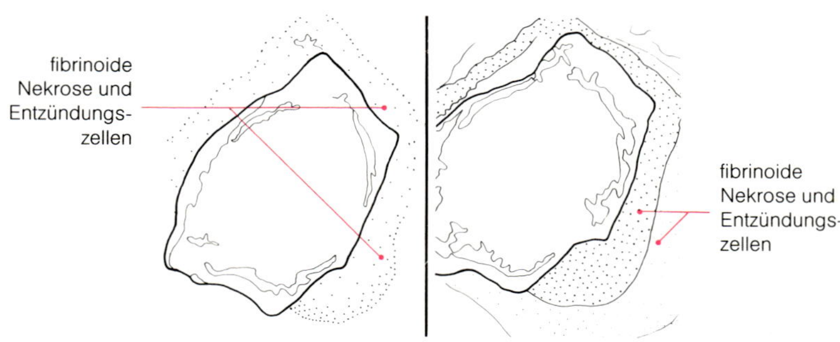

Abb. 2.**15** Muskuläre Lungenarterie mit fibrinoider Nekrose. HE (links), E-vG (rechts).

von proliferierenden, um schlitzartige Lumenspalten zusammengedrängten Zellen eingenommen (Abb. 2.**13**). Die proliferierenden Zellen sind ähnlich wie bei beginnenden zellulären Intimaläsionen; sie sind oft mit einer fibrinoiden Substanz zusammengeklebt, was zur Komplexität des histologischen Bildes beiträgt. Jenseits des „Plexus" setzt sich die Arterie als stark erweitertes, geschlängeltes und extrem dünnwandiges Gefäß fort. Die Läsion entwickelt sich wahrscheinlich auf der Basis einer fibrinoiden Nekrose. Plexiforme Läsionen gelten als irreversibel und ihr Auftreten ist ein ungünstiges prognostisches Zeichen.

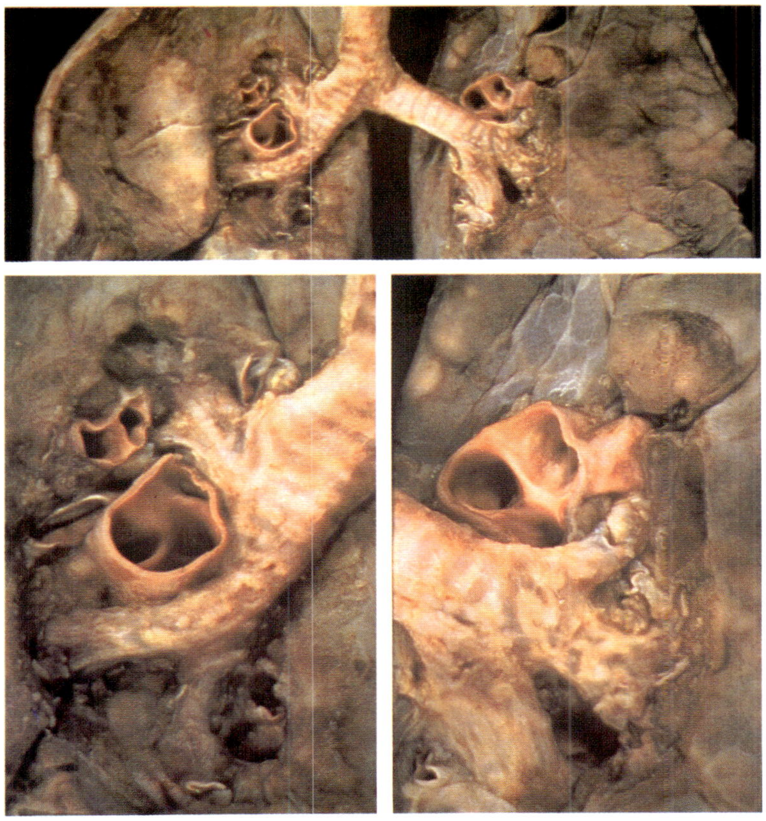

Abb. 2.**16** Topographie der A. pulmonalis dextra und sinistra in Beziehung zum Bronchialbaum. Gesamtansicht (oben) sowie anatomische Details des rechten und des linken Bronchus (unten links und rechts).

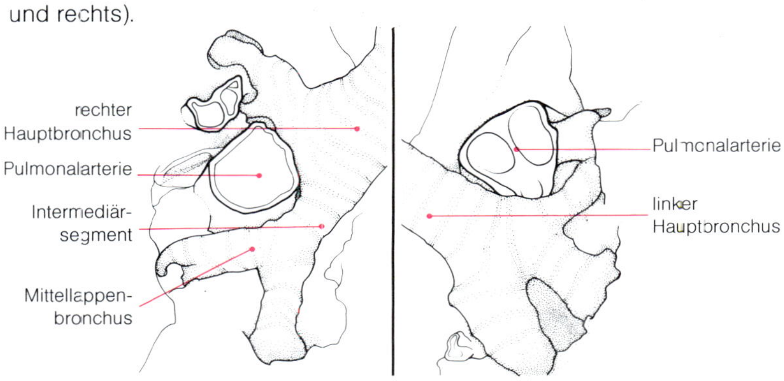

Dilatative Veränderungen

Kennzeichnend für diese Veränderungen sind dünnwandige, geschlängelte, dilatierte Gefäße wie bei der plexiformen Läsion, doch fehlt ein intraluminaler Plexus (Abb. 2.**14**). Sie zeigen ein recht fortgeschrittenes irreversibles Stadium der plexogenen pulmonalen Arteriopathie an. Sie können als gestaute Venen fehlinterpretiert werden.

Fibrinoide Arteriitis

Diese Veränderung ist durch fibrinoide Nekrose eines Arterienwandsegments charakterisiert, die gewöhnlich von einer Intimaproliferation, wie sie oben beschrieben wurde, begleitet wird. Gelegentlich kann die fibrinoide Nekrose jedoch mit entzündlichen Infiltraten einhergehen (Abb. 2.**15**). In diesem Fall muß die fibrinoide Läsion von septischen Emboli unterschieden werden. Gewöhnlich ist die Unterscheidung leicht, da die fibrinoide Arteriitis ein recht fortgeschrittenes Stadium der plexogenen pulmonalen Arteriopathie darstellt und daher fast immer mit verschiedenen anderen fortgeschrittenen obliterierenden Veränderungen vergesellschaftet ist. Die fibrinoide Arteriitis gilt ja als Vorläufer der plexiformen Läsion (Wagenvoort u. Wagenvoort 1977, Harris u. Heath 1977).

Bronchuskompression

Die angeborenen Herzmißbildungen, die einen signifikanten Links-rechts-Shunt erlauben, können auch eine derartige Dilatation der Pulmonalarterien mit stark erhöhten Drucken bewirken, daß sie zu einer Bronchuskompression führen. Eine Bronchuskompression kann jedoch auch Anomalien komplizieren, bei denen unübliche Gefäßverhältnisse bestehen (Habbema u. Mitarb. 1980), oder solche, bei denen eine starke Erweiterung der Pulmonalarterien und niedrige Drucke vorliegen wie bei einer Fallot-Tetralogie, verbunden mit dem Fehlen der Pulmonalklappe.

Die normale anatomische Beziehung der Pulmonalarterien zum Bronchialbaum begünstigt das Eintreten einer Bronchuskompression (Stanger u. Mitarb. 1969). Bei Situs solitus überkreuzt die A. pulmonalis dextra nach Abgabe der Arterie für den rechten Oberlappen das Intermediärsegment des Bronchus und deszendiert dorsal vom rechten Mittellappenbronchus (Abb. 2.**16**, unten links). Das Intermediärsegment und der rechte Mittellappenbronchus können daher von einer dilatierten rechten Pulmonalarterie komprimiert werden (Abb. 2.**17**). Auf der linken Seite überkreuzt die A. pulmonalis sinistra selbst den linken Hauptbronchus, wobei sie die Basis des linken Oberlappenbronchus als „Drehpunkt" benützt (Abb. 2.**16**, unten rechts). Eine dilatierte linke Pulmonalarterie kann demnach den linken Hauptbronchus und ebenso den Ursprung des linken Oberlappenbronchus komprimieren (Abb. 2.**17**). Klinisch kann die Bronchuskompression zur Dyspnoe führen und entweder mit Blähung oder Atelektase der betroffenen Lungensegmente einhergehen.

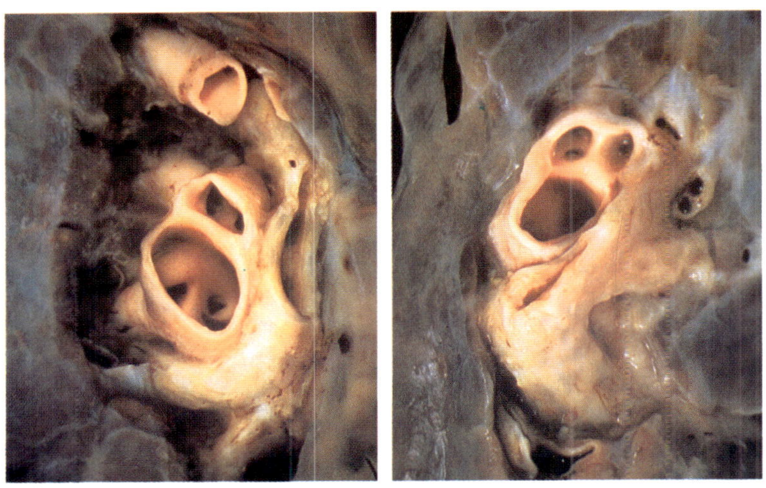

Abb. 2.**17** Bronchialkompression durch erweiterte Pulmonalarterien: Kompression des morphologisch rechten Bronchus (links) und des morphologisch linken Bronchus (rechts).

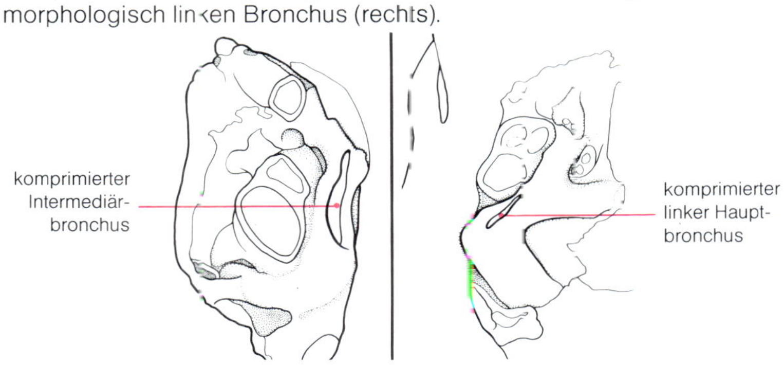

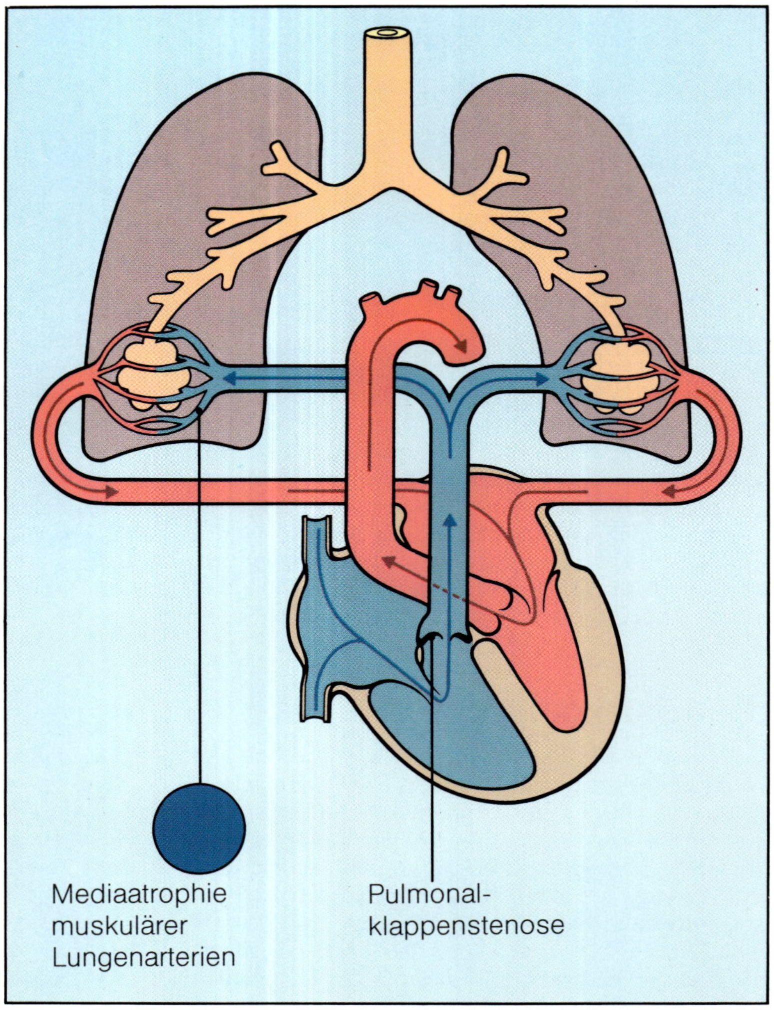

Abb. 2.**18** Schema der Folgen des verminderten pulmonalen Blutflusses für das pulmonale Gefäßbett bei Pulmonalklappenstenose.

Primär verminderter pulmonaler Blutfluß

Die Veränderungen, die eine Verminderung des pulmonalen Blutflusses bewirken, sind meist ebenfalls konnataler Natur (Abb. 2.**18**); das Musterbeispiel dafür ist die Fallot-Tetralogie (s. Kap. 13). Im pulmonalen Gefäßbett ist eine generalisierte Atrophie der Gefäßwände nachweisbar (Abb. 2.**19**). Arterien vom elastischen Typ nehmen einen geschlängelten Verlauf und haben dünne Wände mit gewellten elastischen Lamellen. Muskuläre Lungenarterien sind extrem dünnwandig und besitzen oft keine Media (Abb. 2.**20**).
Der Zustand eines verminderten pulmonalen Blutflusses, oft verschlimmert durch eine Erhöhung des Hämatokrits, fördert eine spontane intravaskuläre Thrombose, die durch Organisationsprozesse schließlich zur Entstehung von fibrösen Gewebssträngen in den Arterienlumina führen kann. Diese kann man in größerkalibrigen Gefäßen mit bloßem Auge (Abb. 2.**21**) und in kleineren Arterien mit dem Mikroskop erkennen (Abb. 2.**22**). Nur selten werden sie allerdings den pulmonalen Blutfluß behindern.

Pulmonale venöse Hypertonie

Fast alle angeborenen oder erworbenen Veränderungen, die die Körperkreislaufseite des Herzens betreffen, können schließlich zu einem Anstieg des Pulmonalvenendrucks führen. Als Beispiel können wir die Veränderungen studieren, die durch eine Mitralstenose oder -insuffizienz in Gang gesetzt werden (Abb. 2.**23**). Diese lösen eine Kette von Geschehnissen in der Lunge aus, die den Pulmonalarteriendruck beeinflussen. Wahrscheinlich bilden sich die Veränderungen als kompensatorisches Schutzphänomen. Unabhängig von der Ursache weist die Lunge eine Stauung und Dilatation der Venen auf, oft begleitet von einer Dilatation der Lymphgefäße und einem Ödem der Intralobularsepten (Abb. 2.**24**). Durch die letztgenannten Veränderungen entstehen die sogenannten Kerley-B-Linien, die oft auf dem Thoraxröntgenbild sichtbar sind. Es kommt zur Konstriktion der Arterien, und die Permeabilität der Kapillar-Alveolar-Schranke nimmt ab. Besonders bei Mitralklappenfehlern ist der Blutfluß durch die Bronchialvenen gesteigert, wahrscheinlich als Ausdruck von Anastomosen zwischen Bronchial- und Pulmonalvenen. Die Hämoptoe, die bei diesen Patienten vorkommen kann, findet ihre Erklärung in Blutungen aus diesen Gebilden in die Bronchiolen.

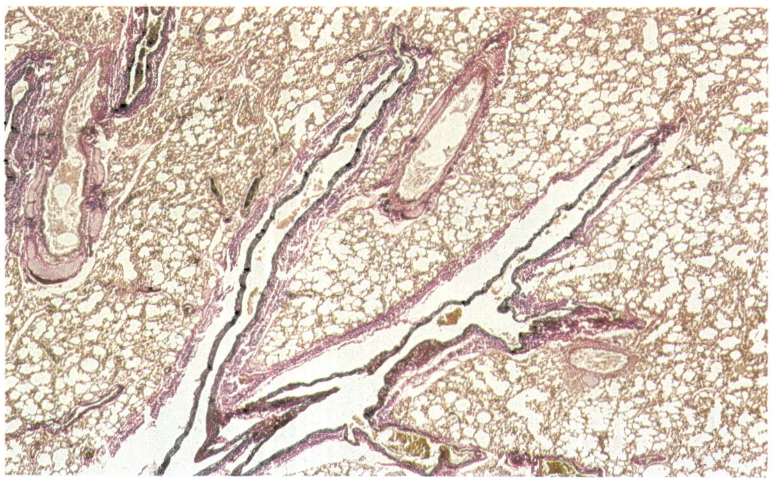

Abb. 2.**19** Histologisches Bild der Lunge bei vermindertem pulmonalem Blutfluß: generalisierte Atrophie der Gefäßwände. E-vG.

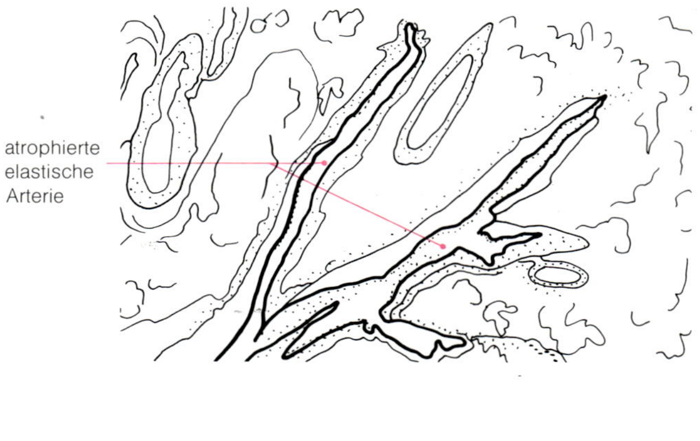

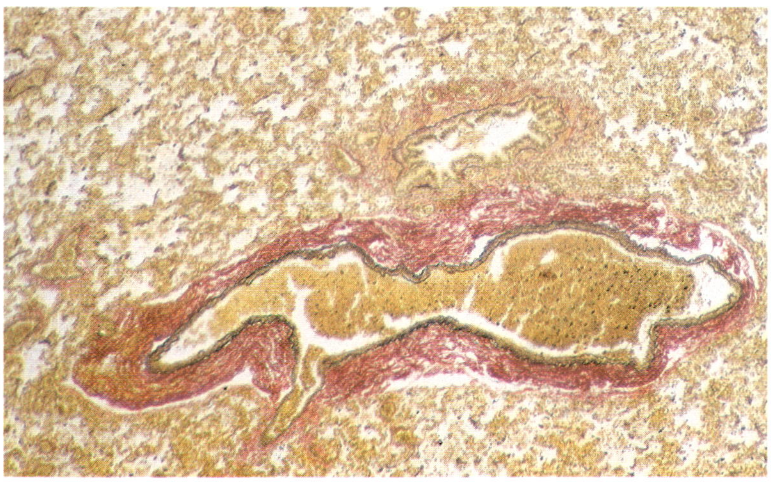

Abb. 2.**20** Extrem erweiterte, dünnwandige muskuläre Lungenarterie. E-vG.

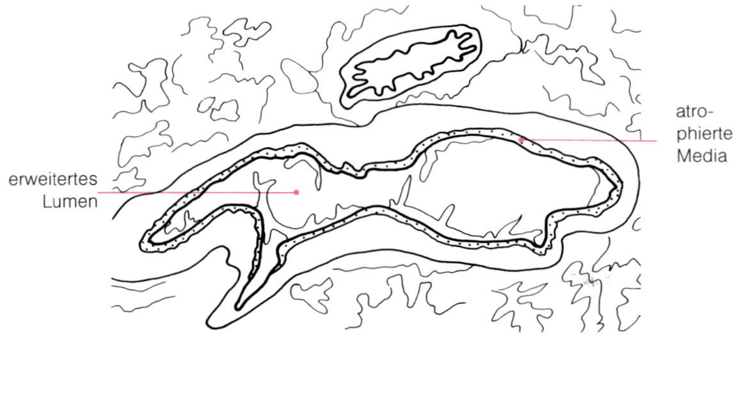

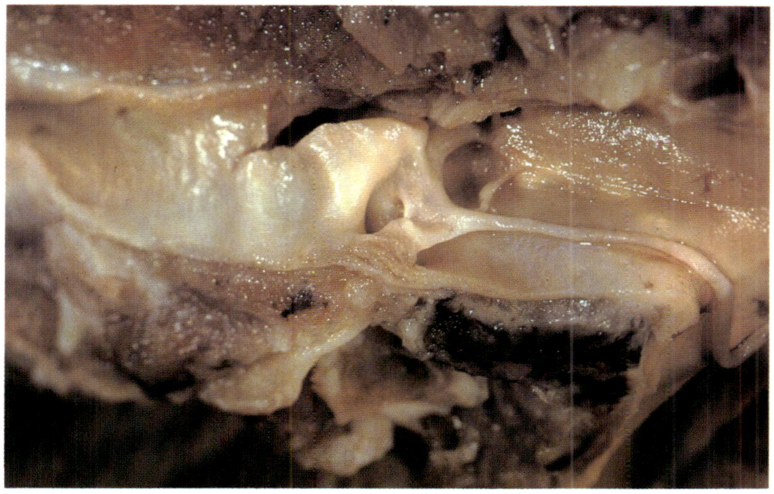

Abb. 2.**21** Lungenarterie mit intraluminalen fibrösen Gewebssträngen.

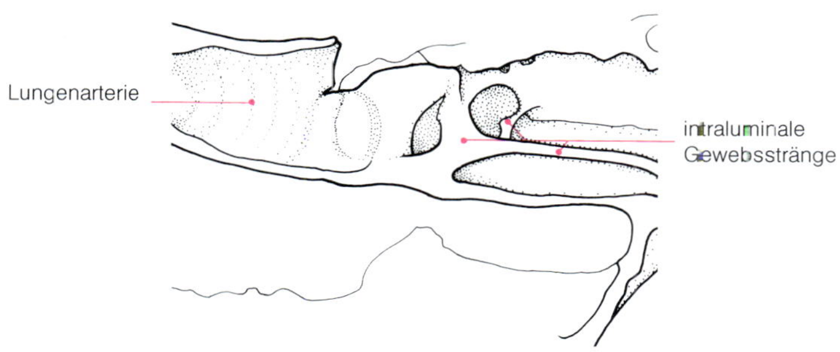

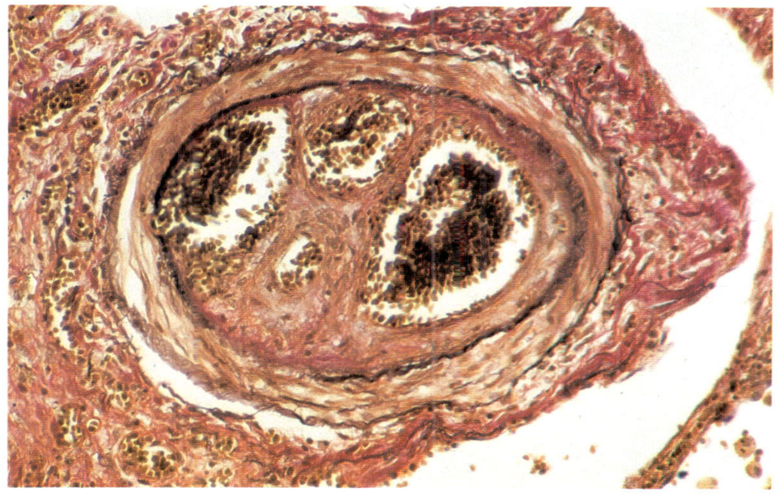

Abb. 2.**22** Schnitt durch Lungenarterie mit fibrösen Gewebssträngen. E-vG.

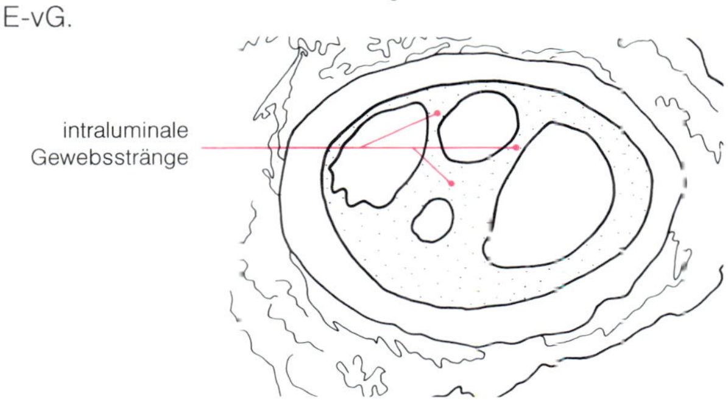

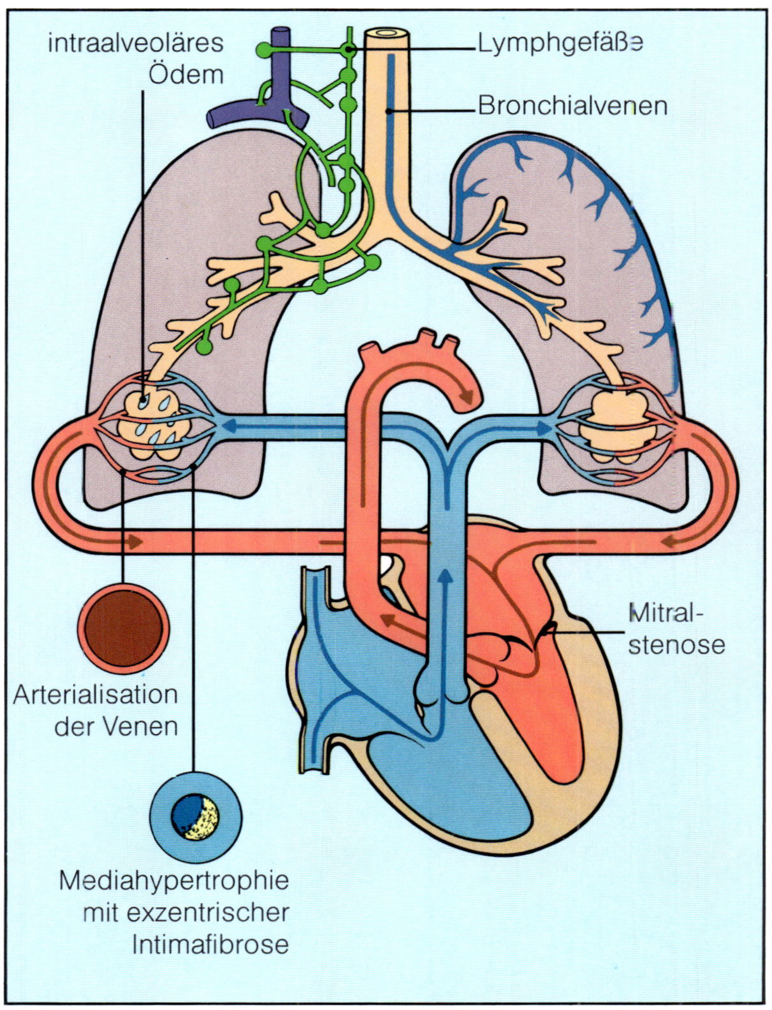

Abb. 2.**23** Schema der hämodynamischen Folgeerscheinungen der pulmonalen venösen Hypertonie bei Mitralstenose. In der rechten Lunge sind die erweiterten Lymphgefäße dargestellt, in der linken Lunge die erweiterten Bronchialvenen.

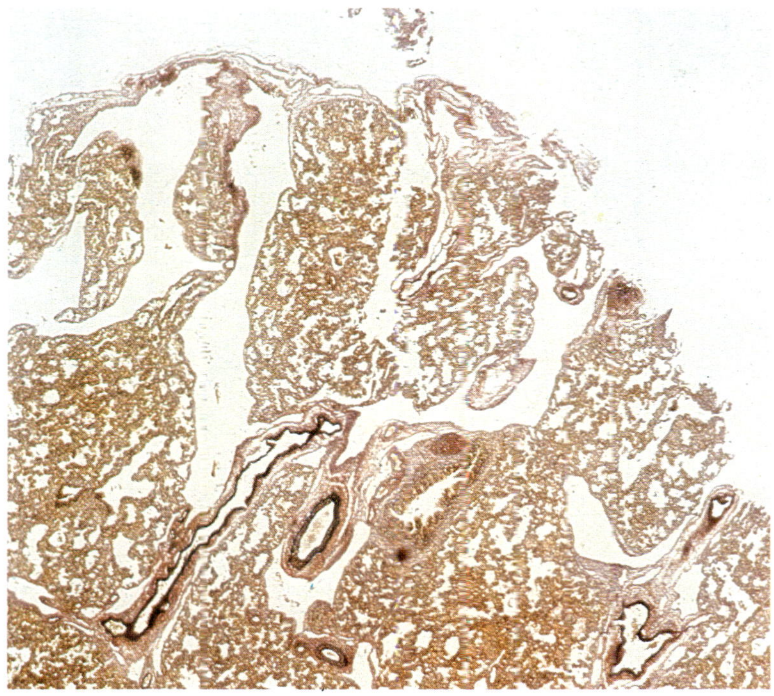

Abb. 2.**24** Erweiterte Venen und Lymphgefäße mit Ödem der Intralobulärsepten in der Lunge. E-vG.

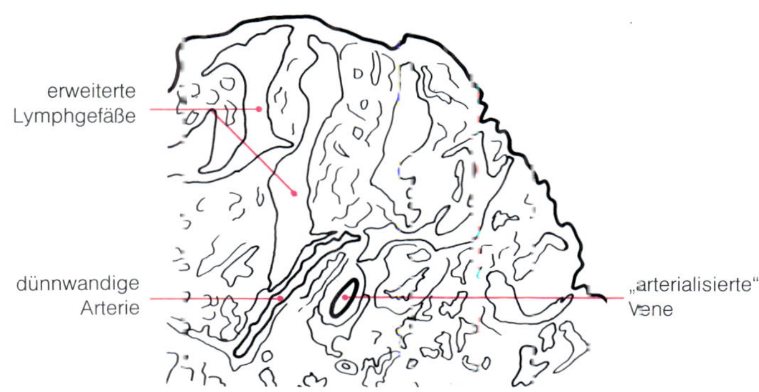

Wenn ihr nicht Einhalt geboten wird, kann die Stauung bis zur Entwicklung eines intraalveolaren Ödems fortschreiten, das zur klassischen klinischen Symptomatik der Linksinsuffizienz führt. In chronischen Fällen kommt es zu strukturellen Veränderungen (Samuelson u. Mitarb. 1970, Wagenvoort 1970). In den Lungenvenen und -venolen entwickelt sich eine Hypertrophie der Media, die sich als Anpassung an die erhöhten Venendrucke deuten läßt. Die Mediahypertrophie wird oft von einer Neubildung und Umlagerung der elastischen Fasern begleitet. Durch diese Veränderungen bekommen die Venen eine oberflächliche Ähnlichkeit mit Lungenarterien, daher die Bezeichnung „Arterialisation" (Abb. 2.**25**). Eine Intimafibrose der Venen ist häufig; sie muß von der naturbedingten altersabhängigen Intimafibrose abgegrenzt werden.
Bei langdauernder pulmonaler venöser Hypertonie verändert sich auch das pulmonale arterielle Gefäßbett. Die A. pulmonalis in Stamm und Haupästen zeigt fortgeschrittene Altersveränderungen, zu denen nicht nur eine exzessive Ablagerung von Mukopolysacchariden und ein ausgedehnter Schwund von elastischen Fasern, sondern auch eine höhergradige Atherosklerose gehören (Abb. 2.**26**). Die intrapulmonalen Arterien vom elastischen Typ besitzen eine dicke Media und tragen oft ähnliche Intimaveränderungen. Die muskulären Lungenarterien weisen eine ausgeprägte Mediahypertrophie und Muskularisation der Arteriolen auf (s. Abb. 2.**4**, rechts). Überdies entwickeln sich longitudinale Bündel von glatter Muskulatur, die entweder an der Intima- oder der Adventitiaseite der Media liegen können (Abb. 2.**27**). Der bei diesen Patienten erhöhte arterielle Gefäßwiderstand steht höchstwahrscheinlich mit der ausgedehnten Hyperplasie der Mediamuskulatur in Zusammenhang.
Dieser Prozeß wird durch eine meist leichte bis mäßige Intimafibrose noch weiter kompliziert, die oft exzentrischer (Abb. 2.**28**), gelegentlich aber konzentrischer Natur ist. Diese Intimaveränderungen weisen nicht das charakteristische „Zwiebelschalenbild" und die zelluläre Intima-

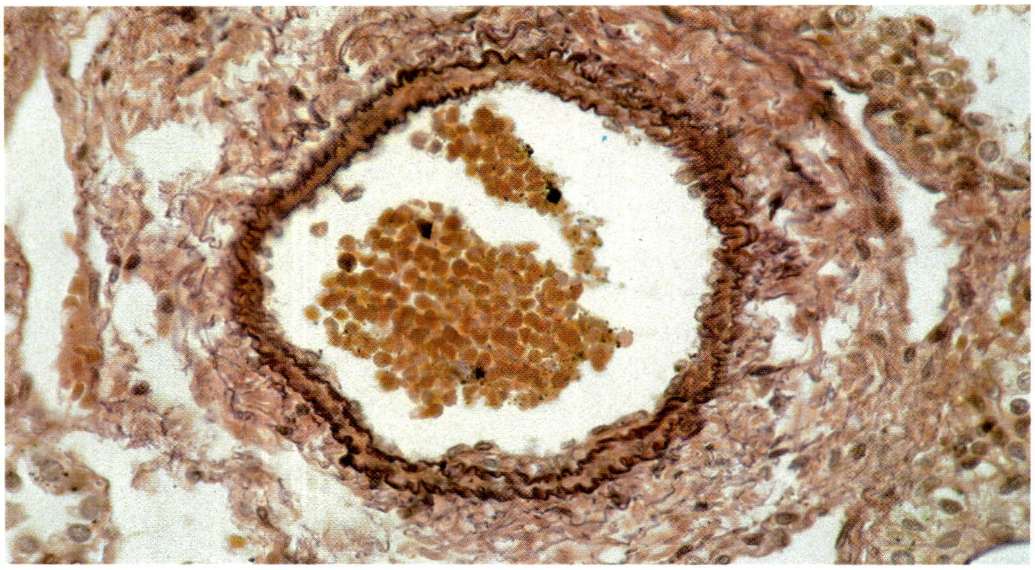

Abb. 2.**25** Lungenvene mit Mediahypertrophie und „Arterialisation". E-vG.

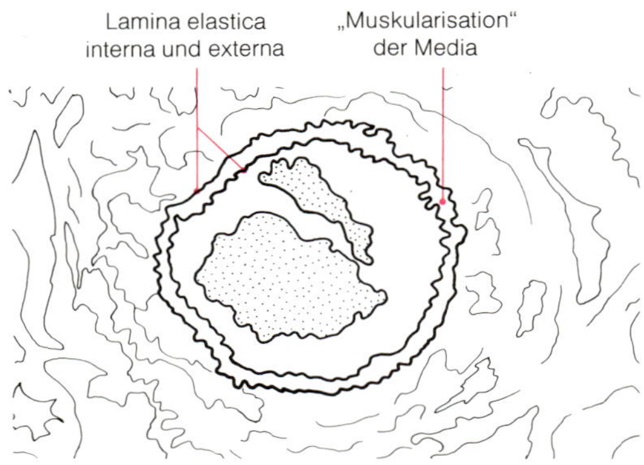

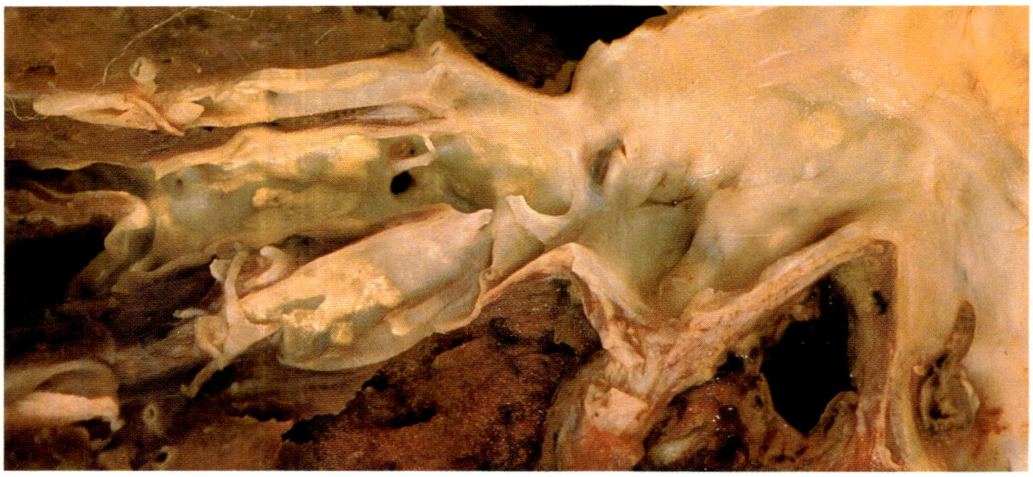

Abb. 2.**26** Atherosklerose der zentralen Pulmonalarterienäste.

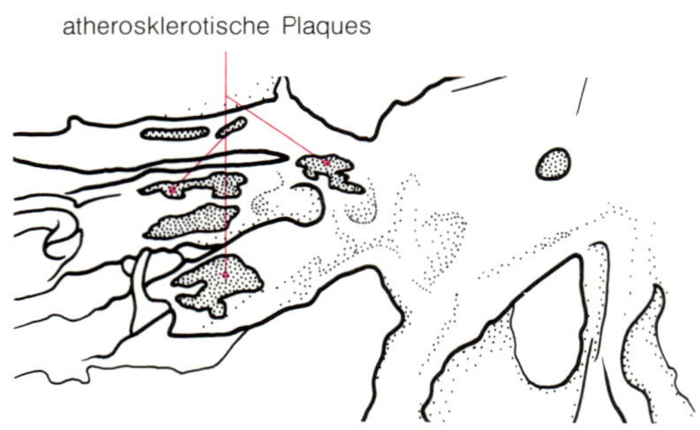

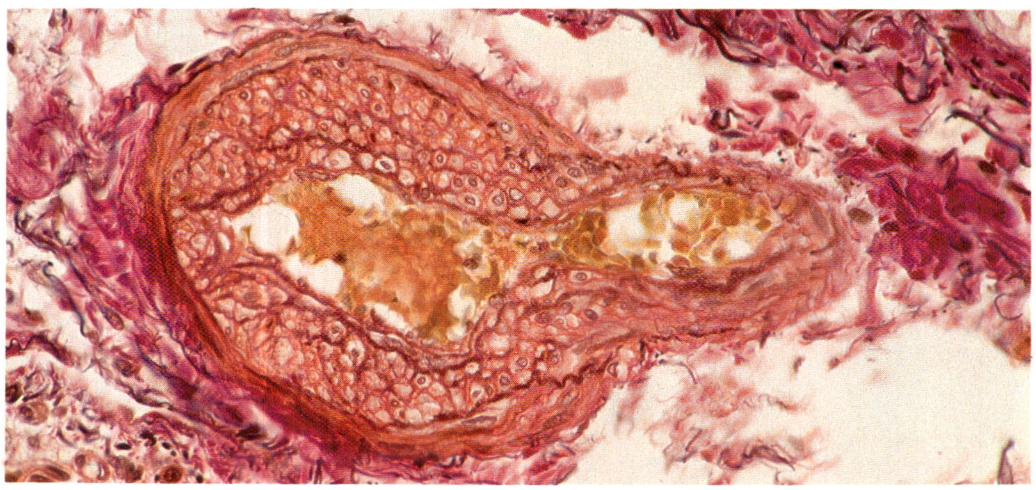

Abb. 2.**27** Muskuläre Lungenarterie mit reichlichen longitudinalen Bündeln glatter Muskelfasern in den inneren Schichten. E-vG.

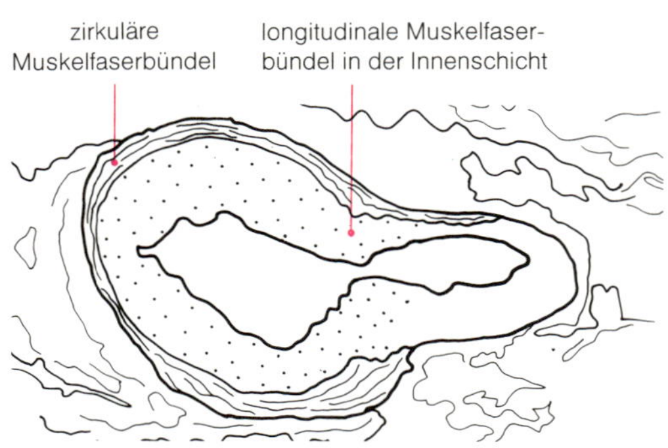

hyperplasie auf, die bei plexogener pulmonaler Arteriopathie zu beobachten sind (s. Abb. 2.**11**). Plexiforme und dilatative Veränderungen kommen nicht vor (Wagenvoort 1959). Vielleicht ist es die geringe Anzahl von fortgeschrittenen obstruktiven Lungengefäßveränderungen bei langdauernder pulmonaler venöser Hypertonie, die den deutlichen Unterschied in der Prognose zwischen diesen Patienten und den an einem Links-rechts-Shunt leidenden erklärt, da das Niveau des Pulmonalarteriendruckes bei beiden Gruppen im gleichen Maße erhöht sein kann.
Im Gegensatz zu anderen Typen der pulmonalen Hypertonie sind die Gefäßveränderungen bei chronischer venöser Stauung regional verteilt – die unteren Geschosse der Lunge sind schwerer betroffen als die oberen. Das ist wahrscheinlich auf den zusätzlichen Einfluß des hydrostatischen Druckes zurückzuführen. Infolge der chronischen Venenstauung kann die Lunge „steif" werden und es kann sich schließlich eine interstitielle und subpleurale Fibrose entwickeln. Eine besonders wichtige Komplikation ist die Alveolarwandfibrose.

Lungenkrankheiten, die das Herz beeinflussen

Viele Erkrankungen der Lunge können eine Erhöhung des Lungenarterienwiderstands und -drucks verursachen, wenn auch die Ätiologie der Krankheiten und die Pathogenese der Gefäßveränderungen erheblich variieren können. Die häufigsten Krankheiten, die einen klinisch relevanten Effekt auf das Herz ausüben, sind chronische Bronchitis, Lungenemphysem, Asthma bronchiale und die große Zahl der Krankheiten, die eine interstitielle Fibrose zur Folge haben. Die thromboembolische pulmonale Hypertonie, besonders Fälle, bei denen chronische und klinisch „stumme" Emboli über Jahre hinweg zu einer ungeklärten pulmonalen Hypertonie geführt haben, sind ebenfalls dieser Kategorie zuzurechnen. Eine ungeklärte pulmonale Hypertonie sollte von der sogenannten primären pulmonalen Hypertonie differentialdiagnostisch abgegrenzt werden, was mit einer morphologischen Untersuchung leicht zu bewerkstelligen ist (Wagenvoort u. Wagenvoort 1977).
Unabhängig von der zugrundeliegenden Krankheitsursache wird jede langdauernde Erhöhung des Pulmonalarteriendrucks das rechte Herz beeinflussen. Es kommt zu einer Wandhypertrophie und meist zu einer Dilatation des rechten Ventrikels (Abb. 2.**29**). Diese Konfiguration verändert die Form des Ventrikelseptums und damit auch jene des linken Ventrikelkavums (s. S 5, Abb. 1.**9**). Ob diese Veränderungen klinische Bedeutung haben, muß erst entschieden werden, doch hat man vermutet, daß sie eine Rolle bei der Pathogenese des „rein" rechtsventrikulären Infarkts spielen (s. S. 36, Middelhoff u. Mitarb. 1980). Eine chronische Druck-Volumen-Überlastung des rechten Ventrikels kann schließlich zu einer Dilatation und Hypertrophie des rechten Vorhofs führen. Dabei kommt es häufig zum Vorhofflimmern, das schließlich zur Entwicklung einer Rechtsinsuffizienz beitragen kann.

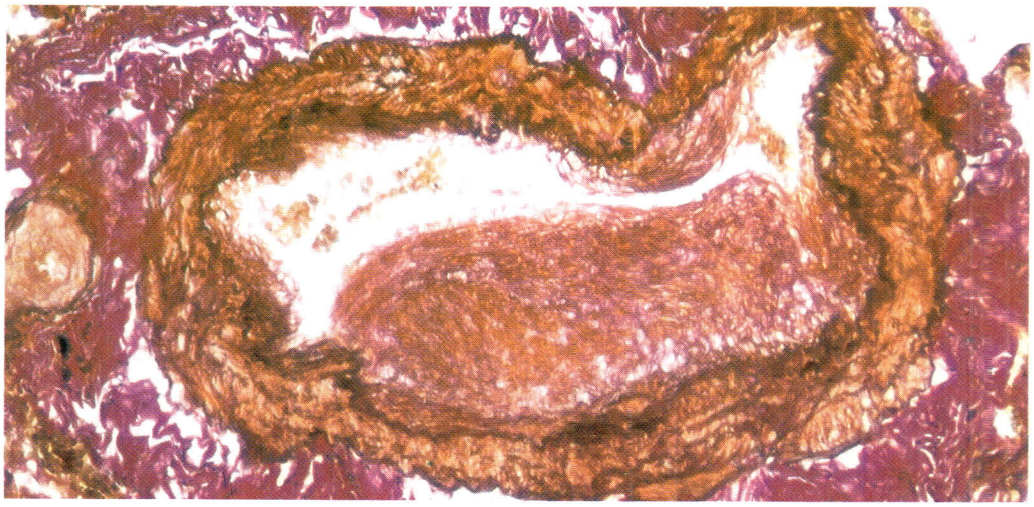

Abb. 2.**28** Muskuläre Lungenarterie mit exzentrischer kissenartiger Intimafibrose, bedingt durch einen organisierten Thrombus in einem Fall von Mitralstenose. E-vG.

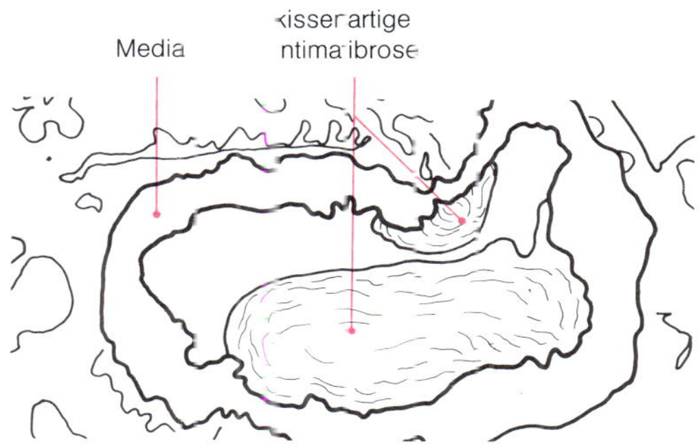

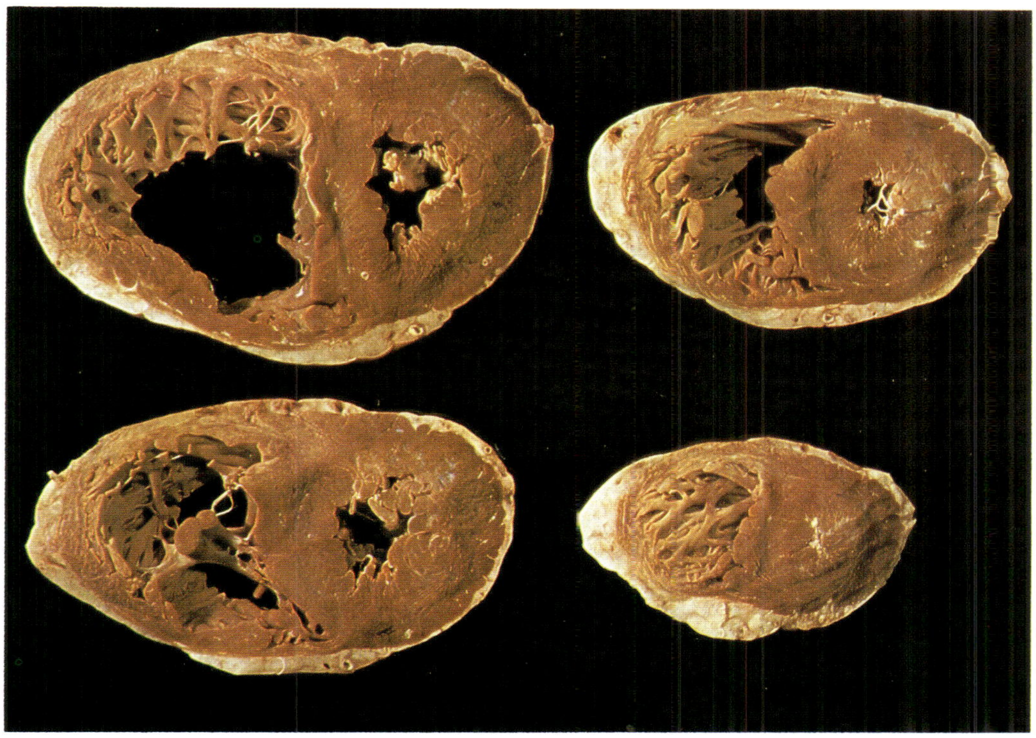

Abb. 2.**29** Transversal geschnittenes Herz mit ausgeprägter Hypertrophie und Dilatation des rechten Ventrikels bei chronischem Emphysem.

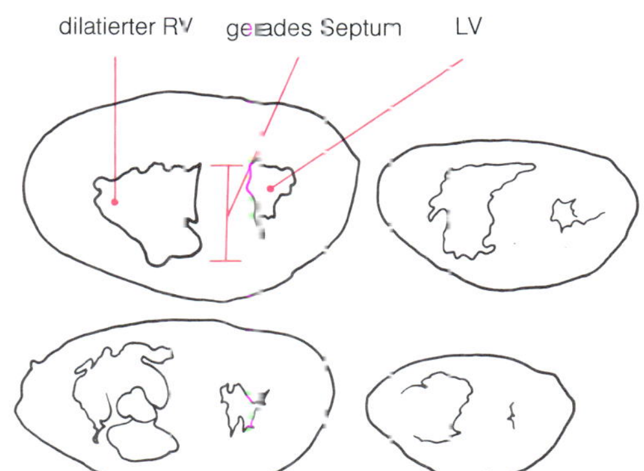

Literatur

Balk, A. G., K. P. Dingemans, C. A. Wagenvoort: The ultrastructure of the various forms of pulmonary arterial intimal fibrosis. Virchows Arch. path. Anat. 382 (1979) 139–150

Habbema, L., T. G. Losekoot, A. E. Becker: Respiratory distress due to bronchial compression in persistent truncus arteriosus. Chest. 77 (1980) 230–232

Harris, P., D. Heath: The Human Pulmonary Circulation. Its Form and Function in Health and Disease, 2nd ed. Churchil-Livingstone, Edinburgh 1977

Haworth, S. G., L. Reid (1977) Quantitative structural study of pulmonary circulation in the newborn with pulmonary atresia. Thorax, 32 (1977) 129–133

Heath, D., J. E. Edwards: The pathology of hypertensive pulmonary vascular disease: a description of six grades of structural changes in the pulmonary arteries with special references to congenital cardiac septal defects. Circulation 18 (1958) 533–547

Heath, D., H. F. Helmholtz, H. B. Burchell, J. W. DuShane, J. W. Kirklin, J. E. Edwards: Relation between structural changes in the small pulmonary arteries and the immediate reversibility of pulmonary hypertension following closure of ventricular and atrial septal defects. Circulation 18 (1958) 1167–1174

Hislop, A., S. G. Haworth, E. A. Shinebourne, L. Reid: Quantitative structural analysis of pulmonary vessels in isolated ventricular septal defect in infancy. Brit. Heart J. 37 (1975) 1014–1021

Middelhoff, C. J. F. M., W. Büthker, A. E. Becker: Pure right ventricular infarction. Europ. Heart J. 1 (1980) 369–374

Rabinovitch, M., S. G. Haworth, Z. Vance, G. Vawter, A. R. Castenada, A. S. Nadas, L. M. Reid: Early pulmonary vascular changes in congenital heart disease studied in biopsy tissue. Hum. Path. Suppl. 11 (1980) 499–509

Samuelson, A., A. E. Becker, C. A. Wagenvoort: A morphometric study of pulmonary veins in normal infants and infants with congenital heart diesease. Arch. Path. 90 (1970) 112–116

Stanger, P., R. V. Lucas, J. E. Edwards: Anatomic factors causing respiratory distress in acyanotic congenital cardiac disease: special reference to bronchial obstruction. Pediatrics 43 (1969) 760–769

Wagenvoort, C. A.: The morphology of certain vascular lesions in pulmonary hypertension. J. Path. Bact. 78 (1959) 503–511

Wagenvoort, C. A.: Morphologic changes in the intrapulmonary veins. Hum. Path. 1 (1970) 205–213

Wagenvoort, C. A.: Hypertensive pulmonary vascular disease complicating congenital heart disease: a review. Cardiovasc. Clin. 5 (1973) 43–60

Wagenvoort, C. A.: Grading of pulmonary vascular lesions – a reappraisal. Histopathology 5 (1981) 595–598

Wagenvoort, C. A., D. Heath, J. E. Edwards: The Pathology of the Pulmonary Vasculature. Thomas, Springfield/Ill. 1964

Wagenvoort, C. A., N. Wagenvoort: Pathology of the Eisenmenger syndrome and primary pulmonary hypertension. Advanc. Cardiol. 11 (1974) 123–130

Wagenvoort, C. A., N. Wagenvoort: Pathology of Pulmonary Hypertension. Wiley & Sons, New York 1977

World Health Organization: Primary Pulmonary Hypertension. Report of Committee. WHO, Geneva 1975

3 Erworbene Krankheiten, die primär die Kontraktilität des Myokards beeinflussen

Eine Vielzahl von Krankheiten beeinträchtigt primär die Pumpfunktion des Herzens. Bei weitem am häufigsten ist in der westlichen Welt die ischämische Herzschädigung, der eine koronare Verschlußkrankheit zugrundeliegt. Myokardischämie und -nekrose können sich jedoch auch als Komplikation bei Krankheiten, die primär die Druck- oder Volumenbelastung des Herzens beeinflussen (s. Kap.4), sowie bei den meisten Formen angeborener Herzfehler finden. Darüber hinaus können alle anderen Krankheiten, die primär die Myokardkontraktilität beeinträchtigen, wenn sie auch selbst im Grunde nicht ischämischer Natur sind, ernstlich durch eine Ischämie kompliziert werden, trotz minimalem Grad und Ausmaß der koronaren Verschlußkrankheit. Im allgemeinen kann gesagt werden, daß alle Umstände, die ein Mißverhältnis zwischen Sauerstoffbedarf und -verbrauch des Myokards bedingen, eine Myokardischämie und daher einen Infarkt auslösen können.

Ischämie

Koronarsklerose

In den letzten Jahren hat man im Hinblick auf die Pathogenese der Atherosklerose viel gelernt. Gegenwärtig hat man die Vorstellung, daß sie eine multifaktorielle Krankheit ist, die durch einen Prozeß von Schädigung und Reparatur bedingt ist (Wissler 1974, McCullagh 1976, Ross u. Glomset 1976, Steinberg 1979, 1981, Becker 1982).

Die Konzeption ist im Grunde einfach (Abb. 3.**1**). Die Erstläsion wird durch eine Schädigung der Endothelzellen eingeleitet, die unter normalen Verhältnissen eine komplexe Barriere bilden und sich in einem dynamischen Gleichgewicht mit ihrem unmittelbaren Milieu befinden. Die Schadfaktoren sind verschiedenartig, es sind darunter die Einwirkungen von Scherbeanspruchung, erhöhter Plasmakonzentration der Low-density-Lipoproteine, Immunschädigung, Metaboliten, Toxinen und Hormonen. Viele davon finden ihr Seitenstück in den gegenwärtig anerkannten Hauptrisikofaktoren für die Atherogenese, wie etwa Hypertonie, Hyperlipoproteinämie, Zigarettenrauchen und Diabetes mellitus. Endothelzellen, die einmal geschädigt sind, sind ihrem „unfreundlichen“ Milieu nicht mehr gewachsen, und es kommt in der Folge zur Thrombozytenaggregation und zum Einsickern von Plasmabestandteilen ins Gewebe. Das löst eine Gewebereaktion aus und liefert damit die Basis für eine atherosklerotische Plaque. Anfangs kommt es zu einer Proliferation von glatten Muskelzellen und Fibroblasten (Abb. 3.**1**). Das Einströmen von Low-density-Lipoproteinen spielt höchstwahrscheinlich eine wichtige Verstärkerrolle bei dieser Reaktion. Normalerweise haben Low-density-Lipoproteine eine Affinität zu spezifischen Membranrezeptoren an peripheren Zellen, was in der Folge zur Inkorporierung und zum Abbau der Moleküle führt. Bei familiärer Hypercholesterinämie sind diese peripheren Membranrezeptoren vermindert, ein Befund, der die akzelerierte Atherosklerose bei solchen Patienten erklären könnte.

Ein wichtiger Gesichtspunkt der Konzeption von „Schädigung und Reaktion“ ist, daß die wiederholte Schädigung zur persistierenden Proliferation von Zellen, die Bindegewebselemente produzieren, führen wird. Unter diesen Elementen befindet sich eine extrazelluläre Matrix, die Glykosaminoglykan enthält. Diese Substanz hat eine starke Neigung, Lipoproteine zu binden. Durch chronische Schädigung kann daher schließlich die klassische atherosklerotische Plaque entstehen. Es ist jedoch die Möglichkeit gegeben, daß sich die Läsion zurückbildet, wenn die Stimuli für Schädigung und Proliferation beseitigt werden (Abb. 3.**1**). Die meisten Interventionsstudien, die eine Minimierung der Hauptrisikofaktoren für die Atherogenese zum Ziel haben, nehmen sich diese Konzeption der Rückbildung zum Ausgangspunkt.

Koronararterien sind aufgrund ihres geringen Kalibers besonders anfällig für eine Verengung des Lumens durch atherosklerotische Plaques in einem relativ frühen Stadium. Die Schwere einer solchen Koronarsklerose wird gewöhnlich mit der Bezeichnung Ein-, Zwei- oder Dreigefäßerkrankung ausgedrückt. Nicht nur, daß diese Definitionen keine einstimmige Anerkennung finden, wird damit das klinische Problem der koronaren Verschlußkrankheit allzu sehr vereinfacht. Pathologisch-anatomische Untersuchungen zeigen sogar bei jungen Menschen ohne klinisch in Erscheinung tretende Koronarsklerose, daß atherosklerotische Plaques gewöhnlich weitum im ganzen Koronararterienbaum verteilt (Abb. 3.**2**) und nur selten auf eine einzige Stelle beschränkt sind. Bei klinisch manifester Koronarerkrankung sind die atherosklerotischen Läsio-

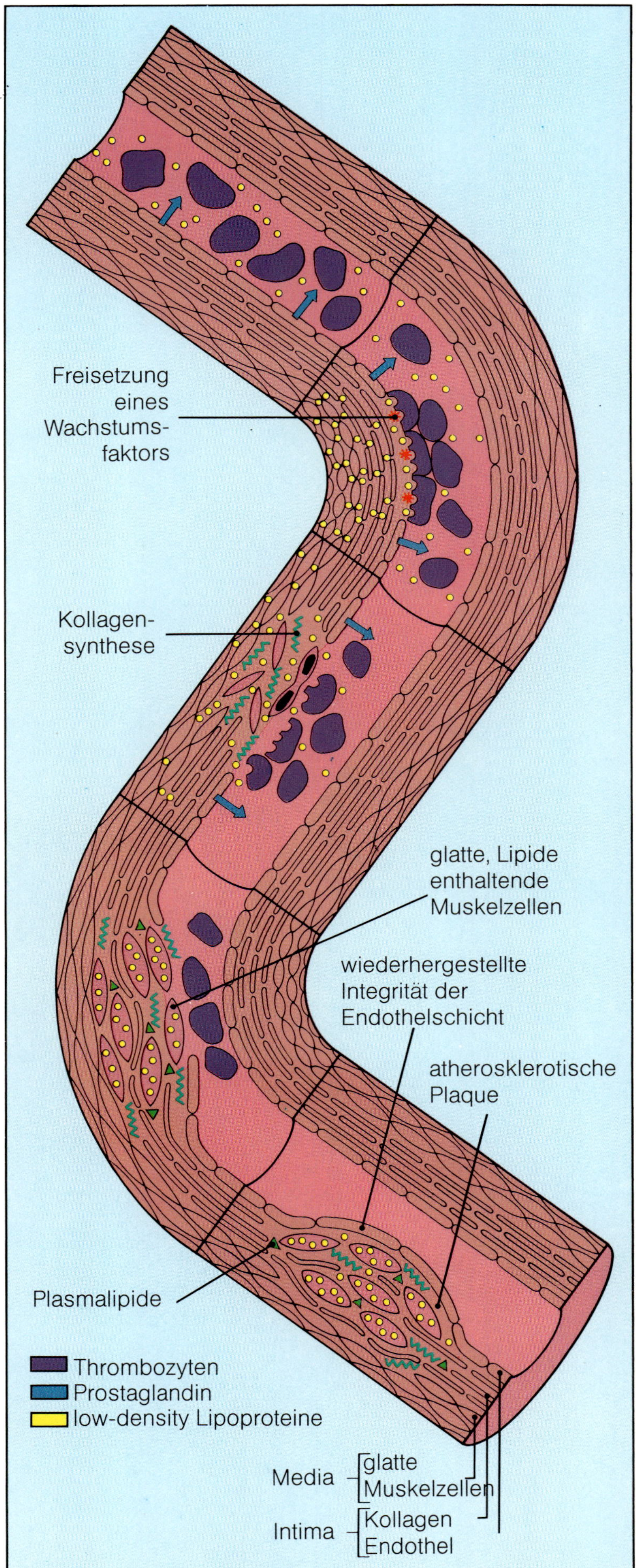

Abb. 3.**1** Die Arteriensegmente zeigen verschiedene Stadien der Atherogenese nach der Konzeption von *Ross* und *Glomset*, modifiziert von *Shepherd* und *Vanhoutte*.

nen fast immer weit verstreut und in Grad und Ausdehnung sehr variabel, trotz der Tatsache, daß sich klinisch das Bild einer isolierten Stenose in einer einzigen Arterie bieten kann. Isolierte Stenosen im Hauptstamm der linken Koronararterie kommen zwar tatsächlich vor (Abb. 3.3), doch in der Regel decken pathologisch-anatomische Untersuchungen zusätzliche Läsionen andernorts auf.

Diese Gesichtspunkte sind für die Interpretation von intravitalen Koronarogrammen relevant. Wenn eine schwere proximale Stenose vorhanden ist, kann die Darstellung der distalen Segmente und damit auch die Gesamtinterpretation der Schwere der Erkrankung stark davon beeinflußt werden. Die in ihrem Wesen liegende weite Verteilung ist auch für das Grundverständnis der Koronarsklerose als Krankheit relevant.

Histologisch sind die atherosklerotischen Läsionen proliferativer Art. Die Intima ist meistens exzentrisch verdickt (Abb. 3.4). Im Profil gesehen kann dieses Phänomen bei der Angiographie zu dem falschen Eindruck führen, daß der Lumendurchmesser normal ist. Die atheromatöse Plaque enthält fetthaltigen Detritus mit leicht identifizierbaren Cholesterinspalten inmitten von dichtem Kollagen (Abb. 3.4). Dieses kann eine fibröse Kappe bilden, die die Ansammlungen von fetthaltigem Detritus gegen das Arterienlumen abdeckt.

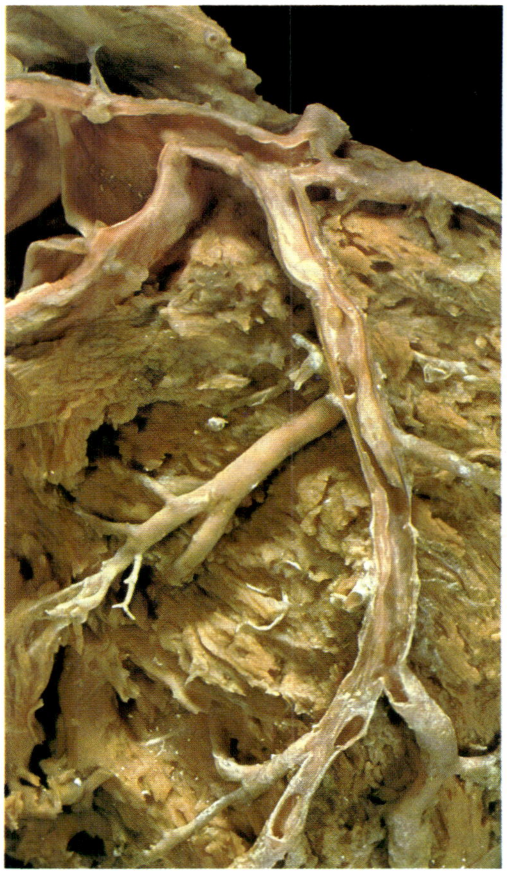

Abb. 3.**2** Aortenwurzel und linke Koronararterie. Im R. descendens anterior obstruktive atherosklerotische Veränderungen an multiplen Stellen.

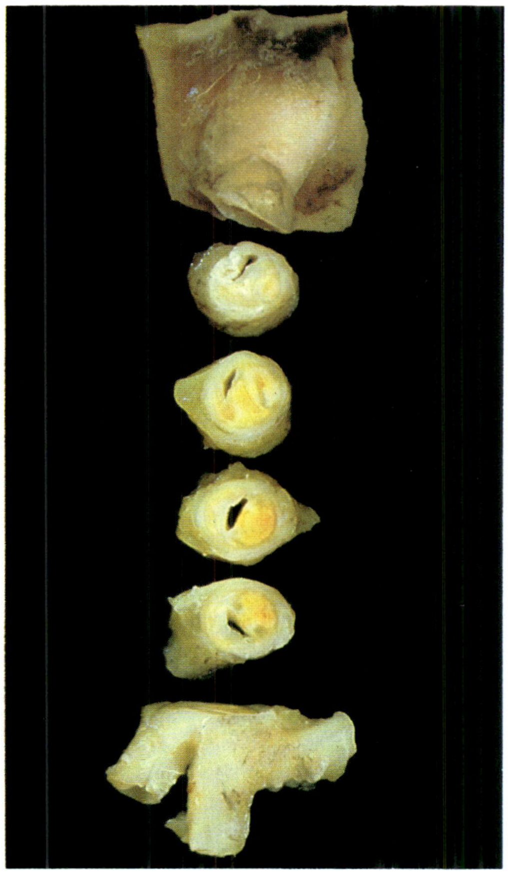

Abb. 3.**3** Schwere koronare Verschlußkrankheit des Hauptstamms der linken Koronararterie, demonstriert in Querschnitten vom Abgang aus der Aorta (oben) bis zur Dreiteilung in den R. circumflexus, intermedius und descendens anterior (unten).

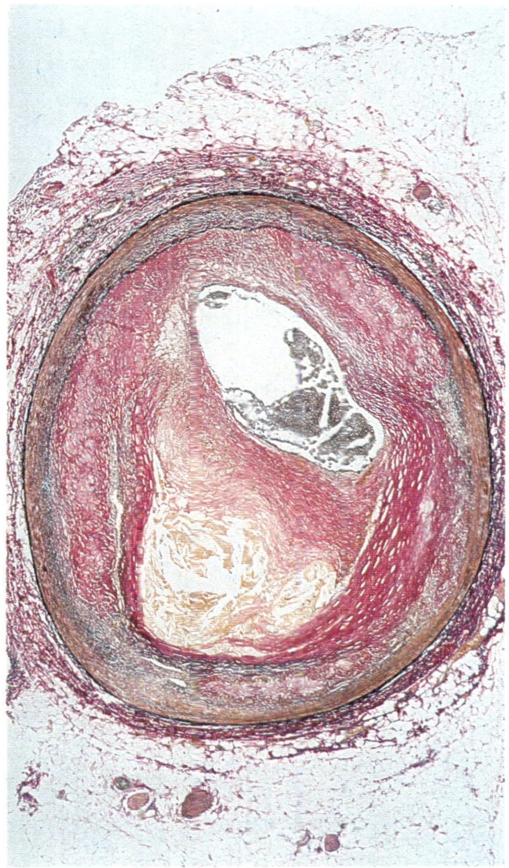

Abb. 3.**4** Koronararterie mit klassischer atherosklerotischer Läsion. Der Hauptbestandteil der Flaque ist fetthaltiger Detritus. E-vG.

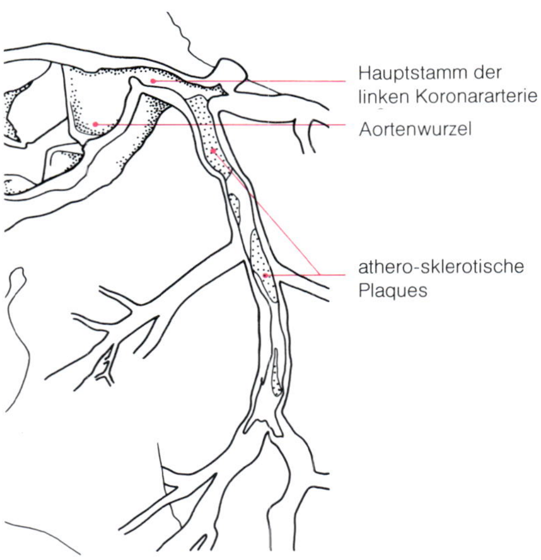

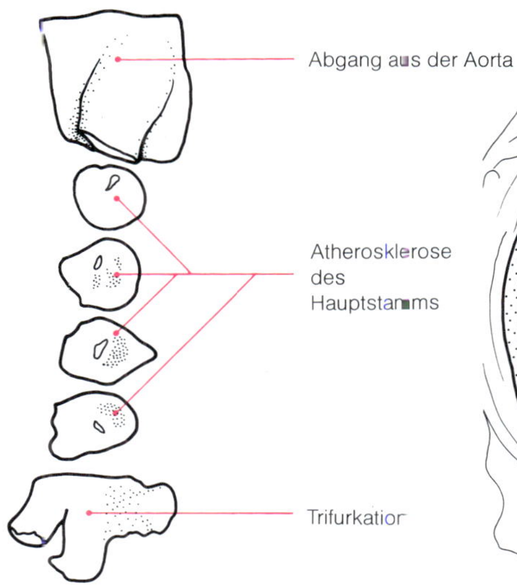

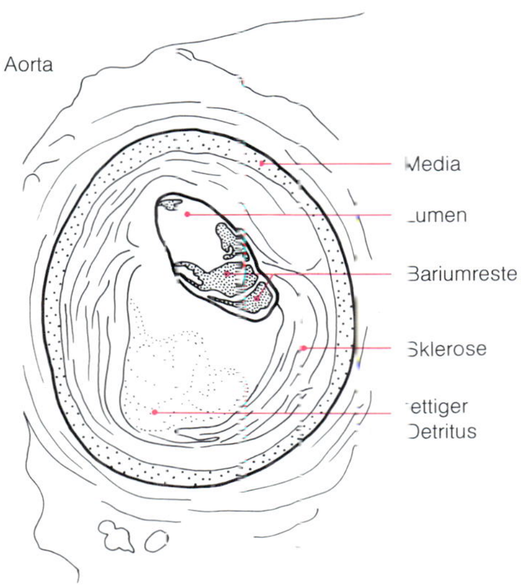

In der Mehrzahl der Fälle weist die stenosierende Läsion nicht diese klassischen Züge auf, sondern besteht stattdessen fast ausschließlich aus sklerotischem Kollagen (Abb. 3.**5**, Roberts 1974) mit nur spärlicher Fetteinlagerung (Abb. 3.**6**). In anderen Fällen ist die proliferative fibromuskuläre Natur der Läsion noch erkennbar (Abb. 3.**7**). Weniger häufig, aber nichtsdestoweniger klinisch relevant, ist die Obstruktion konzentrisch (Abb. 3.**7**). Diese Läsionen können entweder fokal oder segmentär vorkommen und klinisch gelegentlich einen Koronarspasmus imitieren.

Man muß sich unbedingt darüber im klaren sein, daß das übliche histologische Erscheinungsbild der Koronarsklerose die Möglichkeit eines Gefäßspasmus nicht ausschließt. Die Muskelschicht der Media ist oft intakt (Abb. 3.**8**). Wenn sie schwächer ist, beschränkt sich dies gewöhnlich auf den Bereich der Plaque. Die von Pathologen jahrzehntelang zum Musterbeispiel der Koronarsklerose auserkorene Läsion hat zu der falschen Vorstellung geführt, daß atherosklerotische Arterien massive Kalkablagerungen enthalten (Abb. 3.**9**) und keine nennenswerte Media oder Lichtung besitzen (Abb. 3.**10**), so daß das Potential für eine Vasokonstriktion fehlt. Derartige Läsionen kommen vor, sollten aber als Produkte des Endstadiums einer Krankheit, die über viele Jahre fortgeschritten ist, angesehen werden. Tatsächlich steht die gegenwärtige Konzeption hinsichtlich der Mechanismen, die Koronarspasmen auslösen, jener, die für die Atherogenese vorgeschlagen wird, sehr nahe (Ellis u. Mitarb. 1976).

Bei Patienten mit klassischer Belastungsangina gilt die obstruktive Koronarsklerose allgemein als die hauptsächliche Grundkrankheit (Abb. 3.**11**), wenn auch pathologisch-anatomische Untersuchungen bei dieser Patientenkategorie selten sind. Bei Patienten mit instabiler und progredienter Belastungsangina, die aus verschiedenen Ursachen verstorben sind, haben neuere Untersuchungen eine schwere, generalisierte koronare Verschlußkrankheit aufgedeckt (Holmes u. Mitarb. 1981, Roberts 1982). Diese Beobachtungen repräsentieren höchstwahrscheinlich die Extreme in einem Spektrum obstruktiver Läsionen (Lie u. Becker 1982).

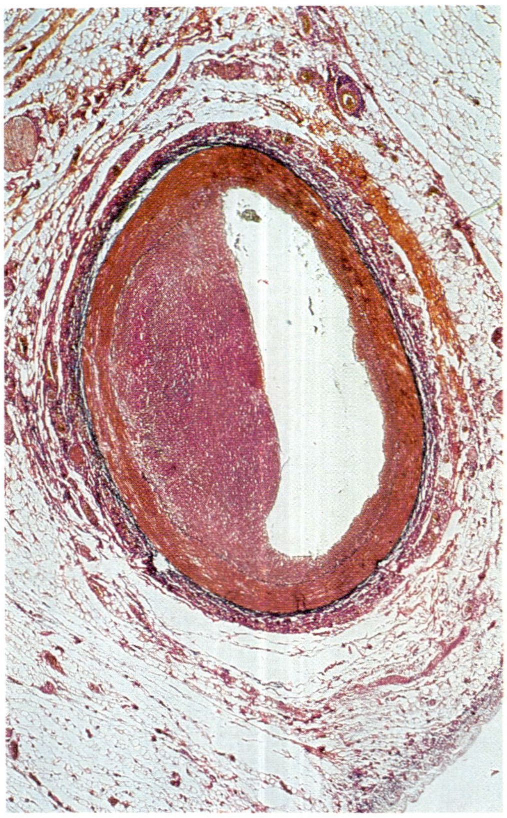

Abb. 3.**5** Koronararterie mit obstruktiver atherosklerotischer Läsion, die hauptsächlich aus dichtem Kollagen besteht. E-vG.

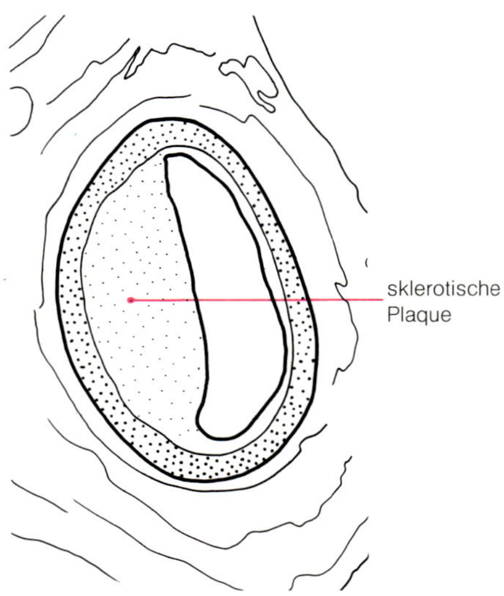

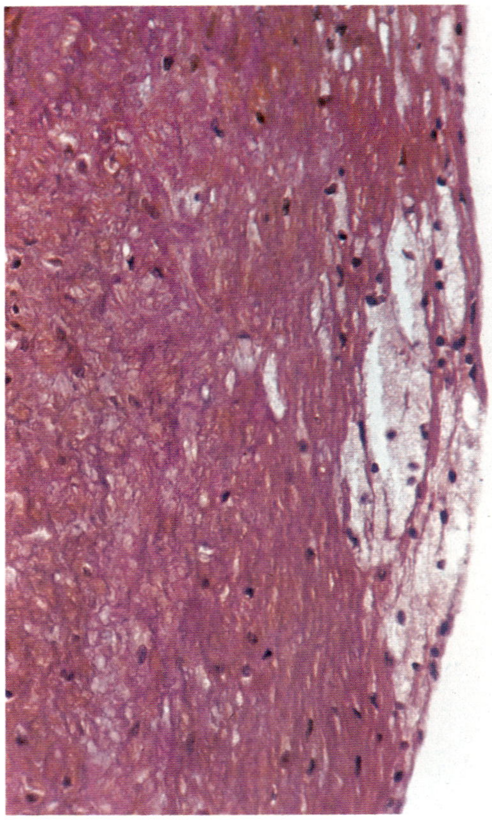

Abb. 3.**6** Detail einer sklerotischen Intimaläsion in einer Koronararterie: lumenwärts spärliche Fettablagerungen. E-vG.

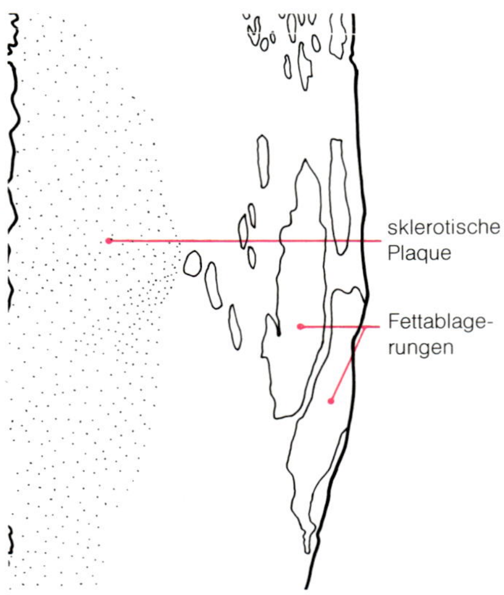

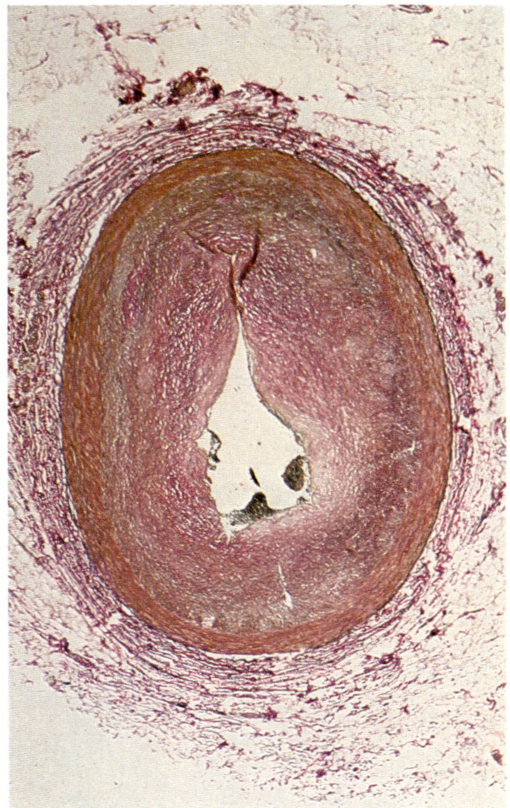

Abb. 3.**7** Koronararterie mit atherosklerotisch bedingter konzentrischer Verengung; die Läsion besteht hauptsächlich aus fibromuskulärem Gewebe statt aus Atherom oder dichtem Kollagen. E-vG.

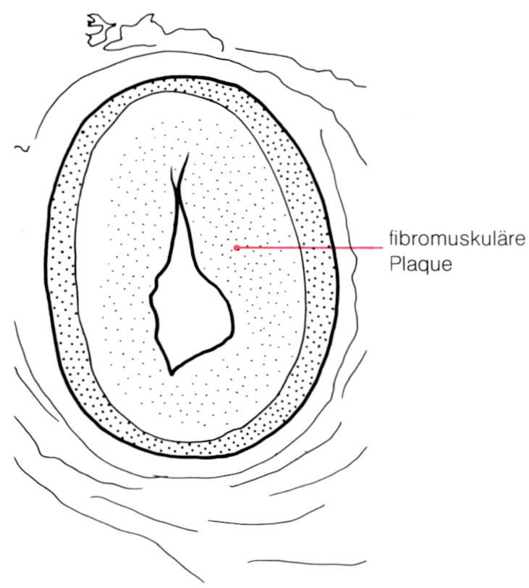

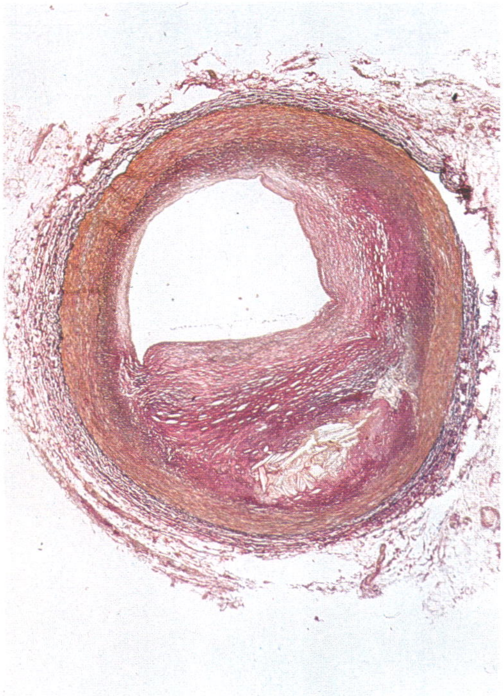

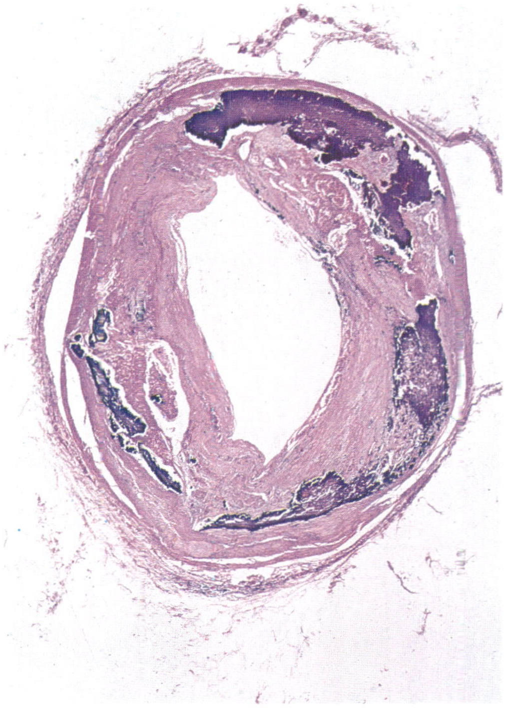

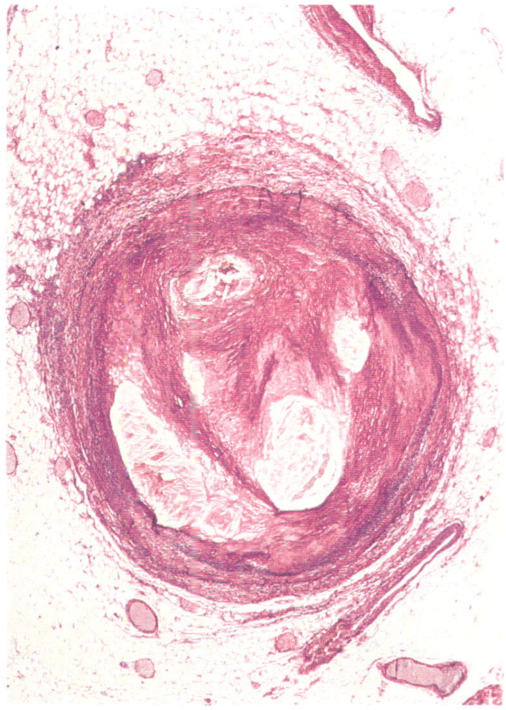

Abb. 3.**8** Atherosklerotische Koronararterie mit intakter Media. Es ist leicht begreiflich, daß Vasospasmen auftreten können. E-vG.

Abb. 3.**9** Atherosklerotische Koronararterie mit massiven Verkalkungen inmitten von dichtem Kollagen. HE.

Abb. 3.**10** Atherosklerotische Koronararterie. Man beachte die unregelmäßige Schichtung der atheromatösen Plaques mit den dazwischenliegenden fibrösen Bändern. E-vG.

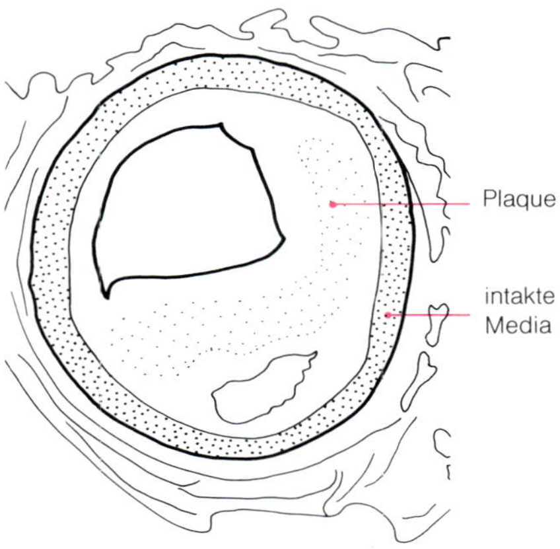

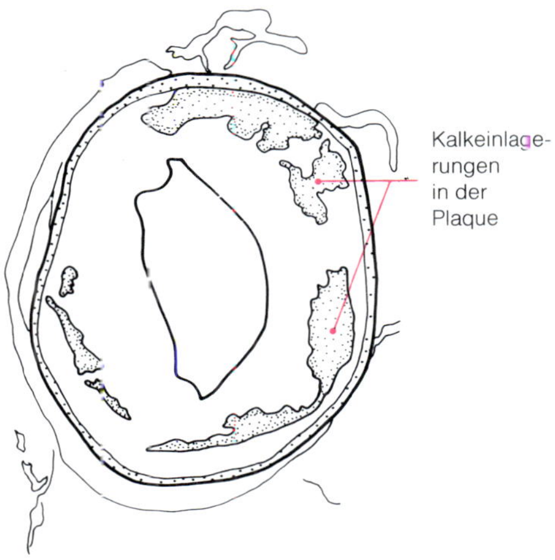

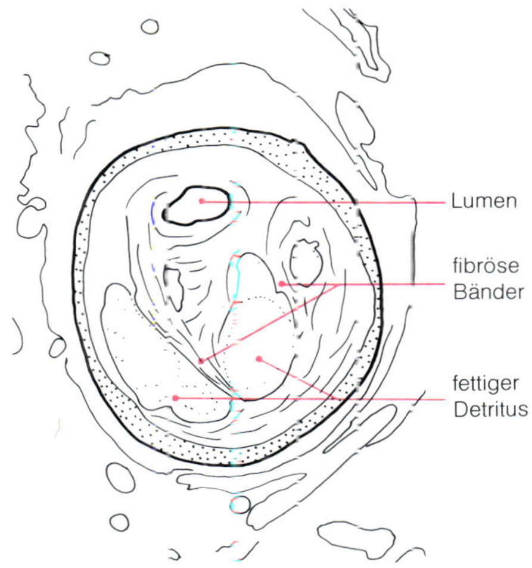

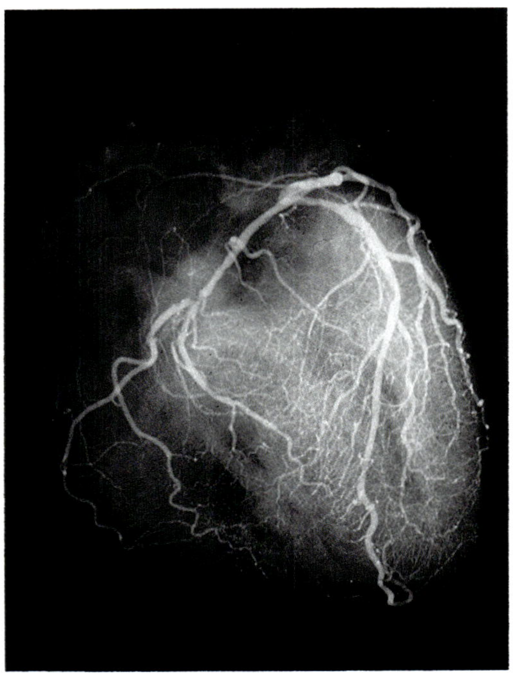

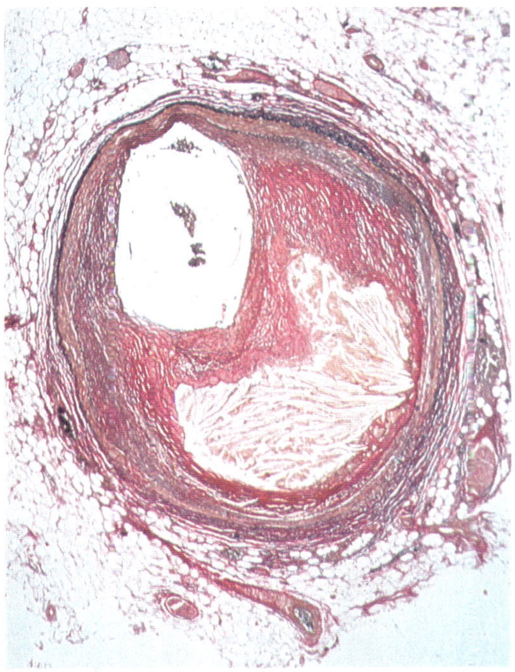

Abb. 3.**11** Postmortales Koronarogramm: dominante linke Koronararterie (links). Der Schnitt durch den R. descendens anterior im Bereich der stärksten Stenosierung zeigt eine klassische atherosklerotische Plaque (rechts). E-vG.

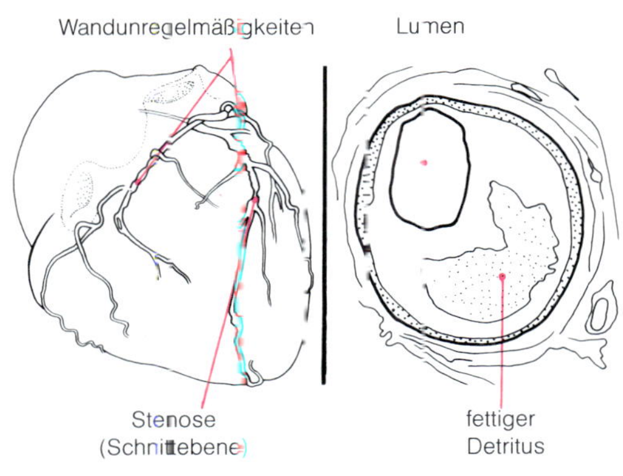

In manchen Fällen kann eine „klassische" Belastungsangina und gelegentlich auch ein Myokardinfarkt auf den „Melkeffekt" von Myokardbrücken zurückzuführen sein (Noble u. Mitarb. 1976, Endo u. Mitarb. 1978). Am häufigsten davon betroffen sind der R. descendens anterior und seine Hauptäste (Abb. 3.**12**). In der Vergangenheit gab es über die Frage, ob der intramurale Verlauf zur Entwicklung einer Atherosklerose prädisponiert oder nicht, viele Diskussionen (Geiringer 1951, Edwards u. Mitarb. 1956, Polácek u. Králové 1961). Nach unserer Erfahrung ist das intramurale Segment entschieden nicht vor einer Atherosklerose geschützt. Gegenwärtig ist jedoch das Interesse an dieser anatomischen Variante auf die klinische Bedeutung der systolischen Verengung umgeschwenkt. Es wurde neuerdings sogar die Vermutung geäußert, daß Myokardbrücken dem unerwarteten, plötzlichen Tod augenscheinlich gesunder Personen zugrundeliegen könnten (Morales u. Mitarb. 1980). Chirurgisch kommt in solchen Fällen die Myotomie der Deckfasern in Betracht (Binet u. Mitarb. 1975, Grondin u. Mitarb. 1979).

Bei Patienten mit atypischer Angina („variant angina") wurde eindeutig nachgewiesen, daß Spasmen eine wichtige Rolle spielen (Maseri u. Mitarb. 1976, 1978b). Darüber hinaus bestehen bei den meisten Patienten zirkadiane Schwankungen, so daß eine leichte körperliche Belastung am frühen Morgen eventuell stenokardische Anfälle auslöst, aber sogar anstrengende körperliche Tätigkeiten am Nachmittag nicht (Yasue u. Mitarb. 1982). Das Auftreten einer durch eine fixe Stenose bedingten klassischen Belastungsangina schließt jedoch die Möglichkeit nicht aus, daß Spasmen eine komplizierende Rolle spielen.

Außer zur einfachen Lumenverengung kann eine Koronarsklerose noch zu anderen Komplikationen führen. Die wichtigste ist die Thrombose. Gewöhnlich haftet der Thrombus direkt an dem atheromatösen Bestandteil der Läsion (Abb. 3.**13**). Bei der genauen makroskopischen (Abb. 3.**14**) und mikroskopischen (Abb. 3.**15**) Untersuchung derartiger Gefäße entdeckt man oft eine „aufgebrochene Plaque", die an einen ursächlichen Zusammenhang denken läßt. Damit man die Gewißheit hat, daß der Aufbruch echt ist und nicht bei der Präparation erzeugt wurde, ist es unbedingt erforderlich, die Koronararterien vor dem Zuschneiden der Präparate zu entkalken. Ein Indizienbeweis, daß tatsächlich ein echter Riß eine Rolle spielt, ist das häufige Vorkommen einer Blutung innerhalb der Plaque und die Inkorporierung von fetthaltigem Detritus in dem aufgelagerten Thrombus (Abb. 3.**16**). Als verursachender Mechanismus wurden Arterienspasmen genannt (Hellström 1977, 1979, Maseri u. Mitarb.

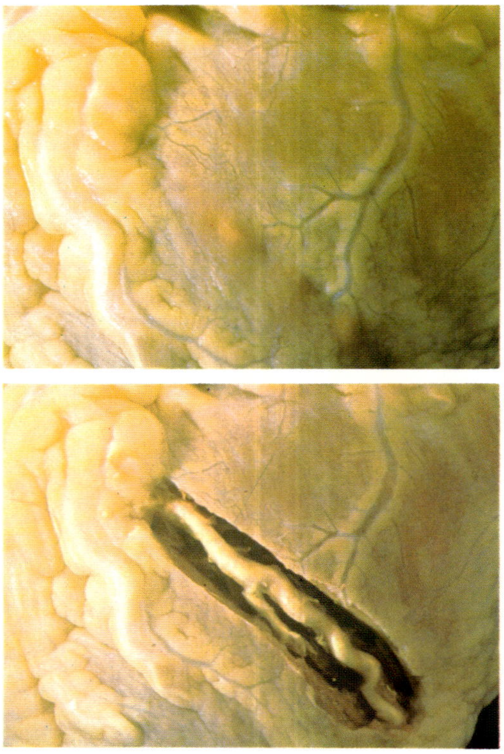

Abb. 3.**12** Lateraler Rand des linken Ventrikels vor (oben) und nach (unten) Freilegung eines intramural verlaufenden R. diagonalis.

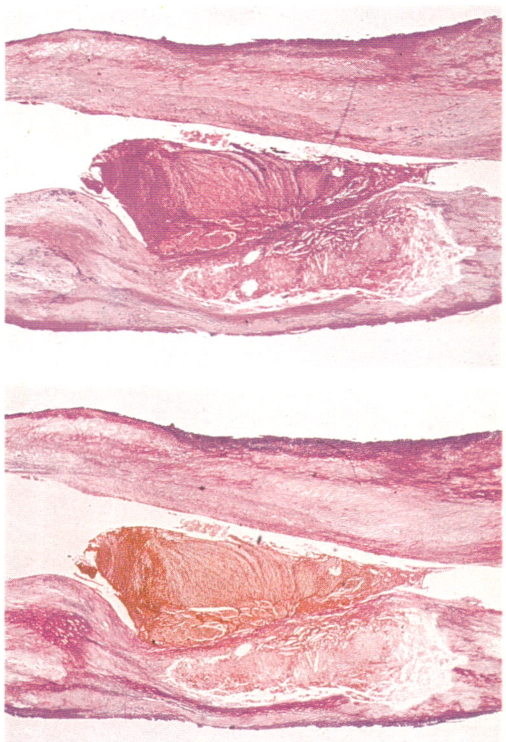

Abb. 3.**13** Längsschnitt durch eine Koronararterie mit okkludierendem, an einer „aufgebrochenen" Plaque haftendem Thrombus. HE (oben), E-vG (unten).

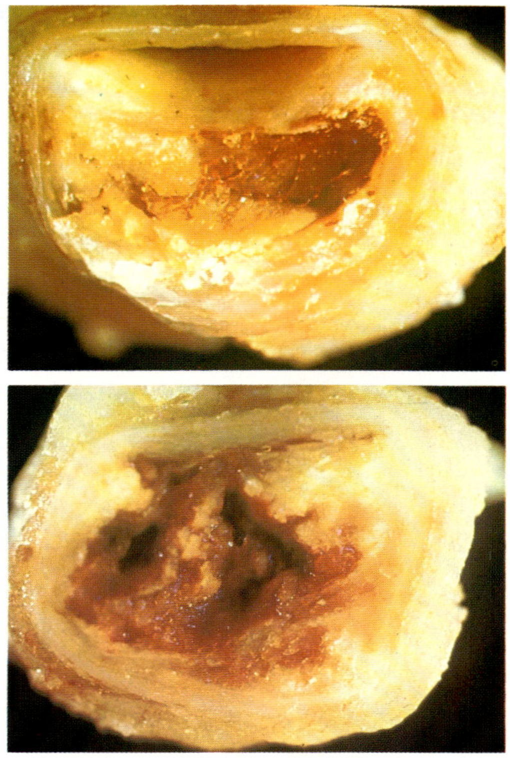

Abb. 3.**14** Koronararterie mit klassischer atherosklerotischer Plaque. Oben: exzentrisch gelagerte atheromatöse Bröckel mit intaktem fibrösem Überzug; unten: im angrenzenden Segment rupturierte, das Lumen verschließende Plaque.

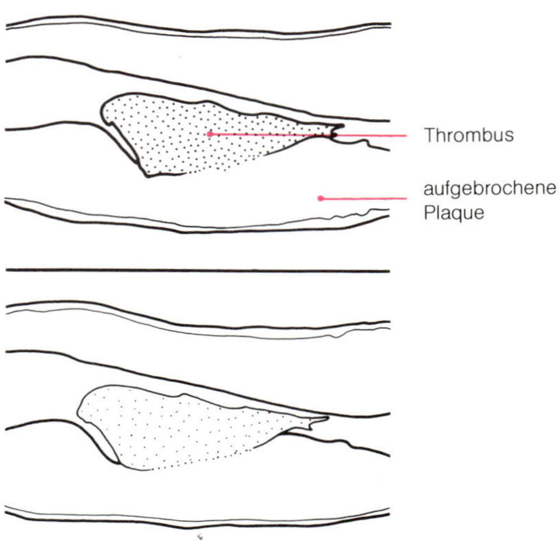

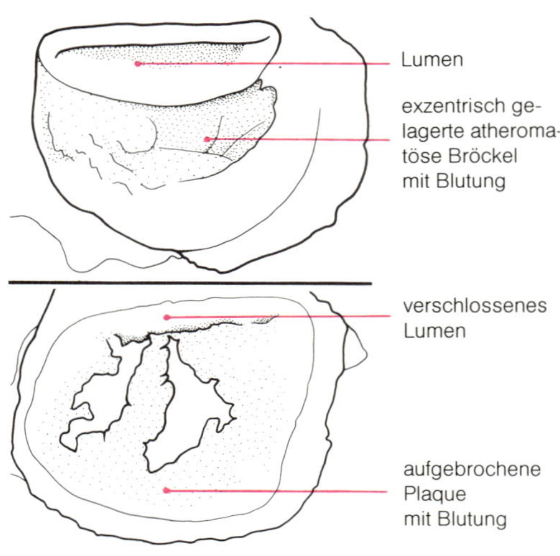

1987 a), doch können auch hämodynamische Veränderungen eine primäre Rolle spielen.
In einer Minderzahl der Fälle ist der Thrombus an einer sklerotischen Läsion angelagert (Abb. 3.**17**), und ein erkennbarer Aufbruch fehlt. In diesen Fällen ist der fibröse Überzug gewöhnlich deutlich dünner und oft mit Blutbestandteilen durchsetzt.

Andererseits wird man bei genauer Beobachtung nicht-thrombosierter Koronararterien oft bemerken, daß das dichte sklerotische Kollagen der fibrösen Kappe mit feinen Thrombozytenaggregaten und Fibrinfäden überzogen ist (Abb. 3.**18**). Wahrscheinlich trägt dieser Prozeß nicht nur zur Progredienz der Läsion bei, sondern kann unter verschiedenen Umständen rasch zu einer makroskopischen Thrombose fortschreiben.

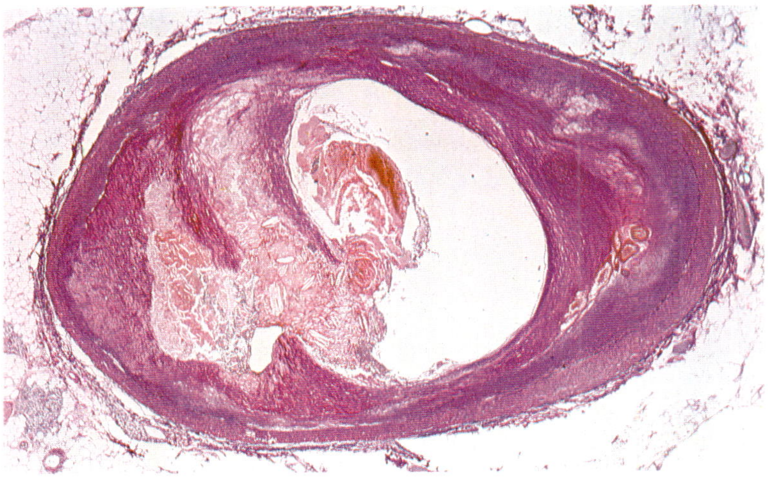

Abb. 3.**15** Koronararterie mit geschichtetem Atherom. An der Oberfläche des Atheroms ist die Plaque geborsten. E-vG.

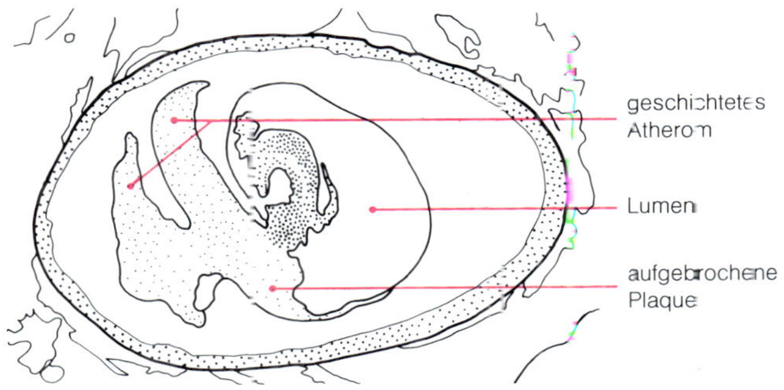

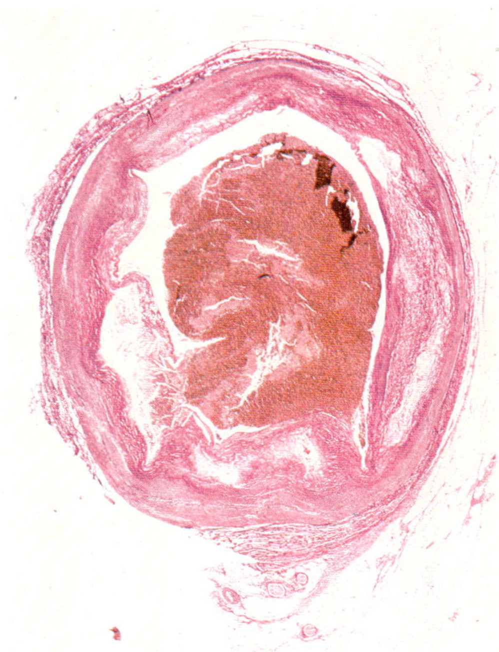

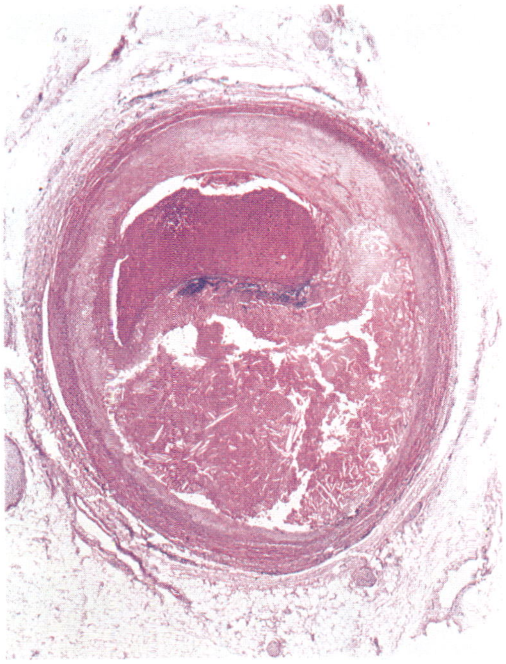

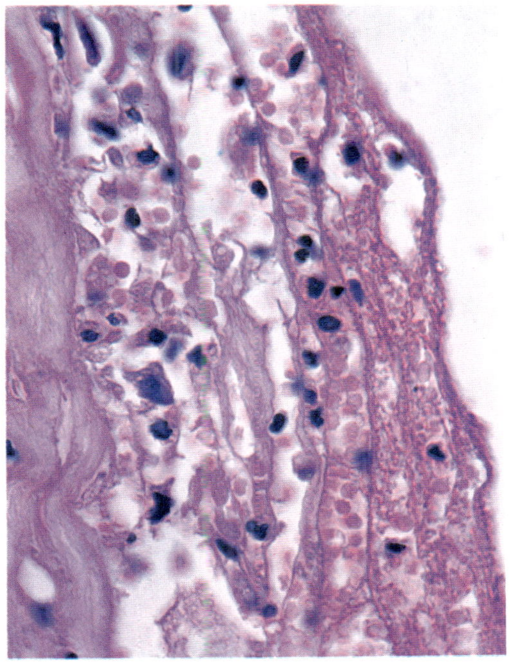

Abb. 3.**16** Koronararterie mit aufgebrochener Plaque und angelagertem Thrombus, der fetthaltigen Detritus aus der Plaque enthält. E-vG.

Abb. 3.**17** Das Lumen der Koronararterie wird von einem Thrombus verlegt, der an dem intakten fibrösen Überzug eines klassischen Atheroms haftet. E-vG.

Abb. 3.**18** Detailansicht der Thrombozyten-Fibrin-Auflagerungen auf der Oberfläche der fibrösen Kappe. HE.

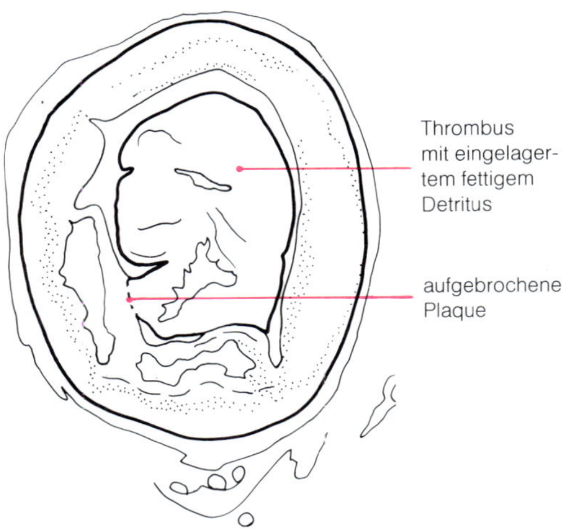

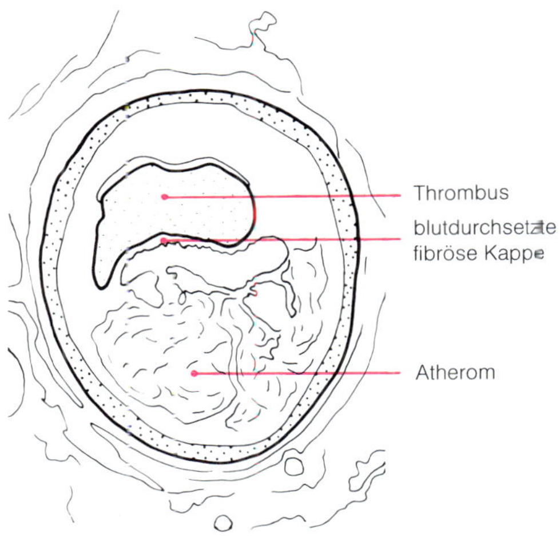

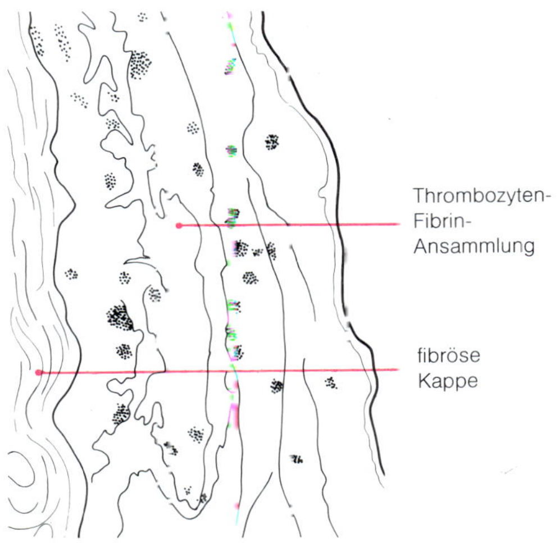

Die Rolle der Koronararterienthrombose beim Myokardinfarkt ist noch immer umstritten (Chandler u. Mitarb. 1974). Die klassische Konzeption einer Häufigkeitszunahme von Thromben nach einem Infarkt, die eher für eine sekundäre Rolle als für ein Primärereignis spricht, wurde in letzter Zeit aufgrund pathologisch-anatomischer und klinischer Beobachtungen in Frage gestellt (DeWood u. Mitarb. 1980, Brosius u. Roberts 1981). Unsere eigenen pathologisch-anatomischen Studien lassen vermuten, daß Thromben insgesamt im Verlauf der Zeit nach dem In-

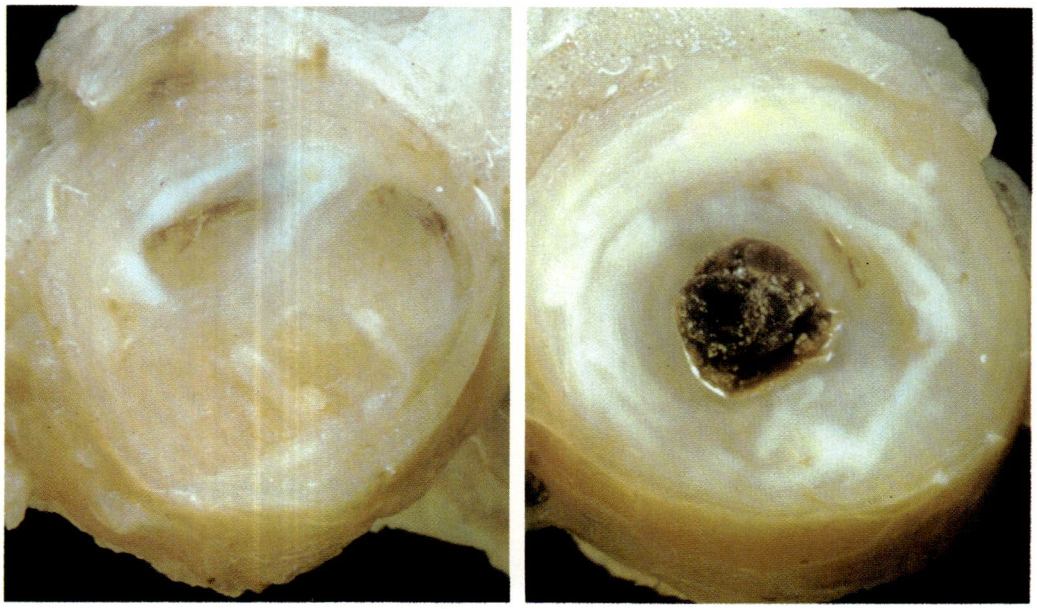

Abb. 3.**19** Koronorarteriensegmente. Links: Verschluß durch Atherosklerose; rechts: Verschluß des angrenzenden Segments durch einen Thrombus.

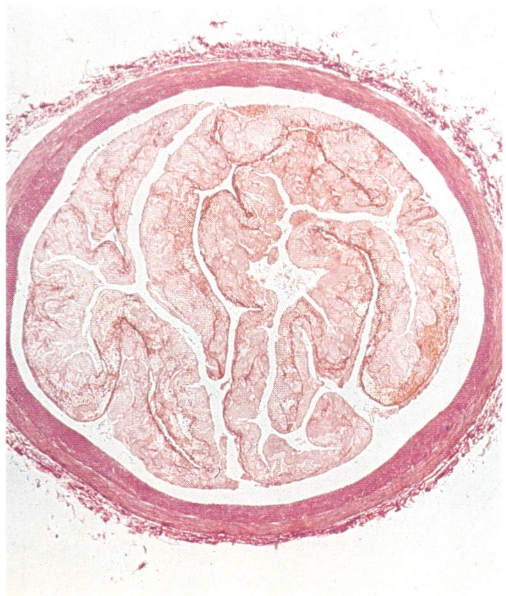

Abb. 3.**20** Thromboembolus in einer Koronararterie. E-vG.

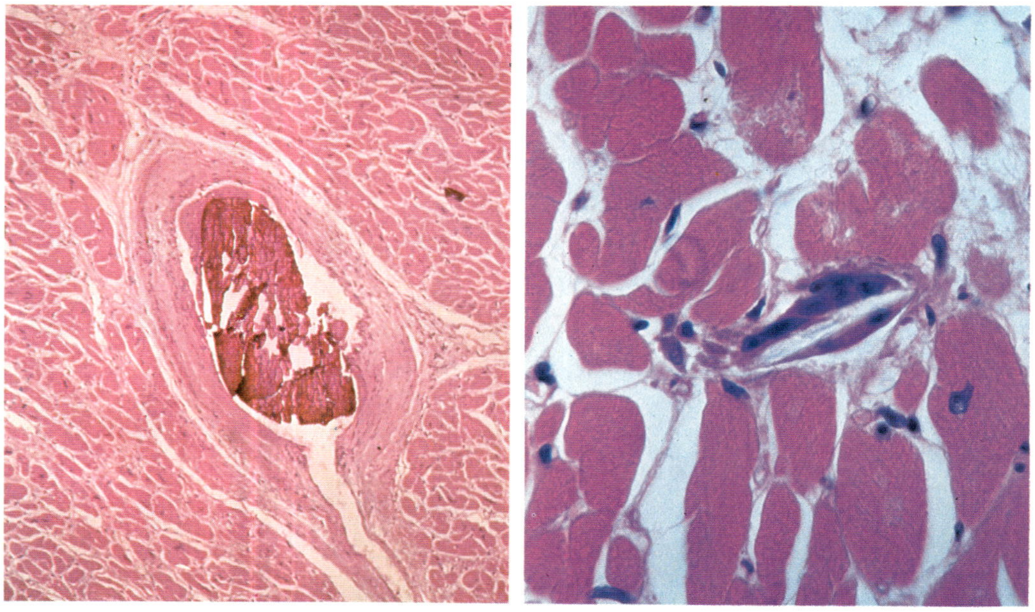

Abb. 3.**21** Murale Koronararterie mit (links) verkalktem, von Aortenklappenverkalkungen stammendem Thrombus; rechts: Cholesterinembolus mit Riesenzellreaktion, der einen kleinen intramuralen Koronararteriolenast verschließt. HE.

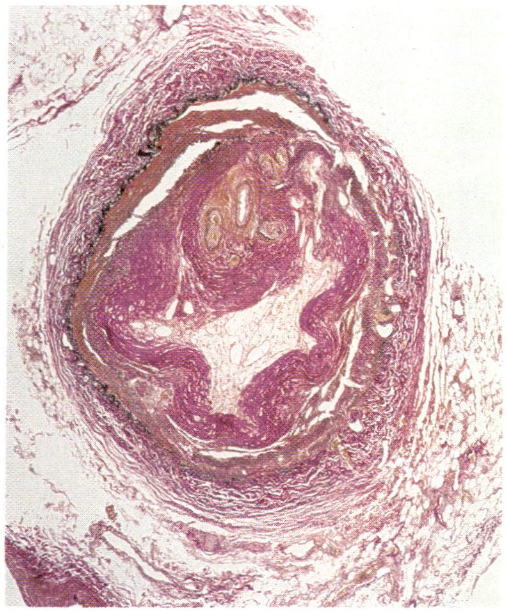

Abb. 3.**22** Fibröser Verschluß der Koronararterie als Endergebnis der Thrombose. E-vG.

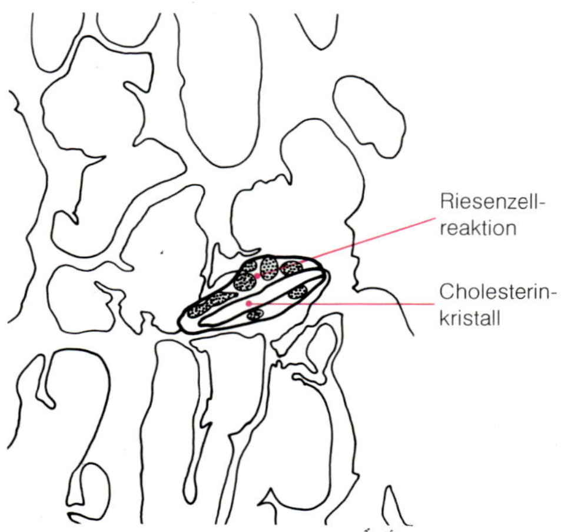

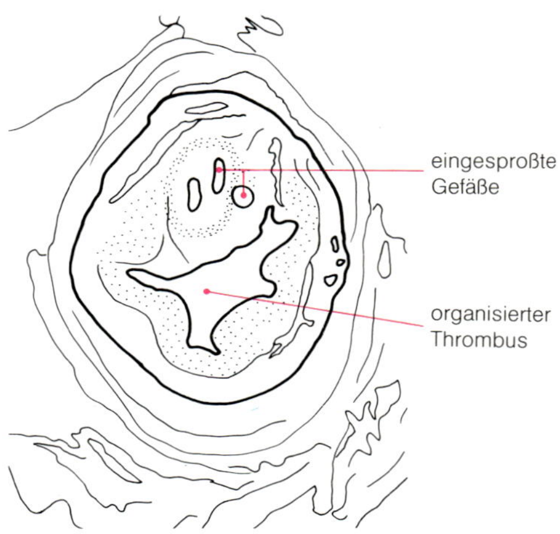

farkt zahlreicher werden, möglicherweise ausgenommen in Fällen, in denen der okkludierende Thrombus am Ort präexistenter atherosklerotischer Läsionen mit einer Einengung von weniger als 75% auftritt. Die klinische Bedeutung der Koronararterienthrombose ist besonders fragwürdig, wenn der Thrombus in einem unmittelbar an eine präexistente nahezu vollständige Obstruktion anschließenden Arteriensegment auftritt (Abb. 3.**19**). Der Pathologe sollte diese Möglichkeit beachten, um die Existenz der Thrombose in der richtigen Perspektive zu interpretieren. Andererseits sollte man bei der Erwägung der Relevanz von Koronarthromben den Typ des Infarkts berücksichtigen. Regionale Infarkte (s. S. 35) haben offenbar eine positive Relation zur Thrombose, diffuse Infarkte (s. ebenfalls S. 35) aber nicht (Davies u. Mitarb. 1979).

Die Koronararterienthrombose sollte von der relativ selten vorkommenden Koronarthromboembolie abgegrenzt werden (Abb. 3.**20**). Thromboemboli bleiben gewöhnlich peripher in epikardialen Arterien stecken, oft an einer Teilungsstelle, und lassen eine eindeutige Beziehung zu atherosklerotischen Plaques vermissen (Roberts 1974). Unter Umständen werden sie erst in histologischen Schnitten intramural entdeckt. Kalk- und Cholesterinemboli (Abb. 3.**21**) sind meist von so geringer Größe, daß ihre Absiedlung in intramuralen Ästen die Regel ist.

Nach längerer Dauer wird die Koronararterienthrombose schließlich zur Verstopfung des Lumens mit fibrösem Gewebe führen (Abb. 3.**22**). Gelegentlich kommt es zu einer Revaskularisation größeren Ausmaßes (Abb. 3.**23**), in manchen Fällen sogar bis zur effektiven Wiederherstellung der Strombahn.

Eine weitere Komplikation der Atherosklerose, die fast immer ein weit fortgeschrittenes Stadium anzeigt, sind Aneurysmen der Koronararterien. Gewöhnlich sind es lokalisierte sakkuläre Aneurysmen (Abb. 3.**24**), die zu ihrem größten Teil mit einem Thrombus gefüllt sind; zuweilen kommen jedoch multiple spindelförmige Aneurysmen vor, oft in Gesellschaft atherosklerotischer Aneurysmen der Aorta abdominalis. Nur selten sind andere Krankheiten die Ursache von Koronararterienaneurysmen bei Erwachsenen, zumindest in der westlichen Welt.

Dissezierende Aneurysmen der Koronararterien sind selten, über Einzelfälle wurde berichtet. Meist ist die Ursache ein chirurgisches Trauma oder das Weitergreifen eines dissezierenden Aortenhämatoms; außerdem kann beim Marfan-Syndrom eine Lazeration und anschließende Dissektion der Koronararterienwand als Komplikation vorkommen (Van Mantgem u. Becker 1975).

Ein wichtiger Gesichtspunkt bei der koronaren Verschlußkrankheit ist die Entwicklung von Kollateralen (Abb. 3.**25**). Ausmaß und Qualität des Kollateralkreislaufs sind von Fall zu Fall höchst unterschiedlich. Bei der cineangiographischen Beurteilung wird die Existenz von Kollateralen wahrscheinlich unterschätzt. Im allgemeinen nimmt die Menge der Kollateralen mit der Dauer und Schwere der Verschlußkrankheit zu, doch ist wenig über die Geschwindigkeit dieser Entwicklung bekannt. Der Nachweis ihrer klinischen Bedeutung steht daher noch aus, aber es gibt gute Anhaltspunkte dafür, daß sie eine Myokardnekrose verhüten können, zumindest wenn sich eine effektive Kollateralperfusion rasch nach dem Einsetzen der Ischämie entwickelt (Schaper u. Nienaber 1982,

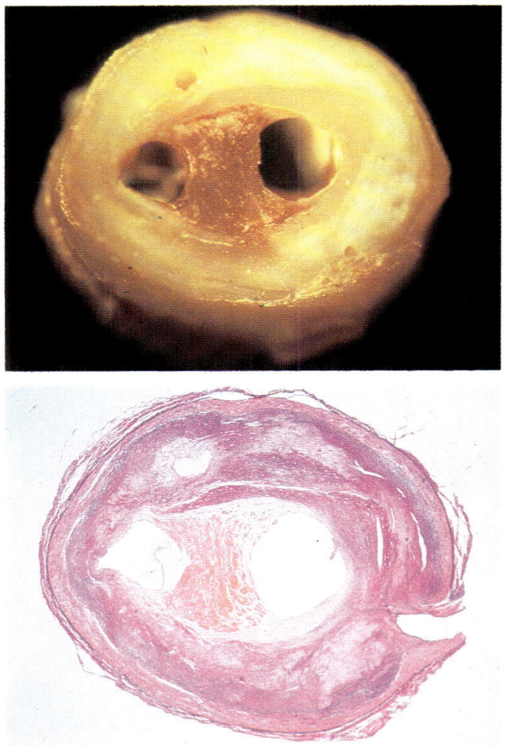

Abb. 3.**23** Rekanalisierter, organisierter Koronararterienthrombus; oben: makroskopisches Bild, unten: Histologie. E-vG.

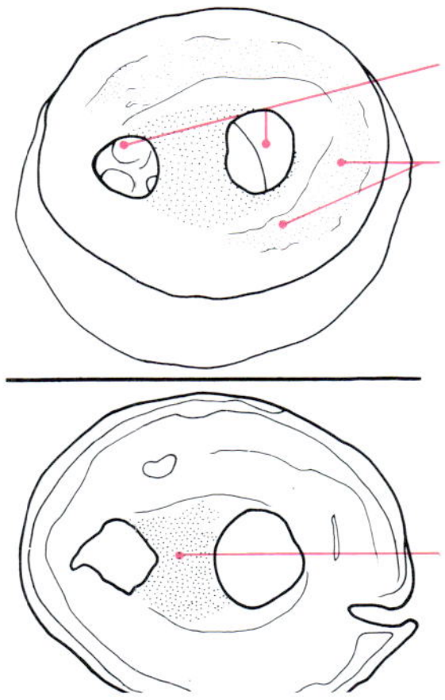

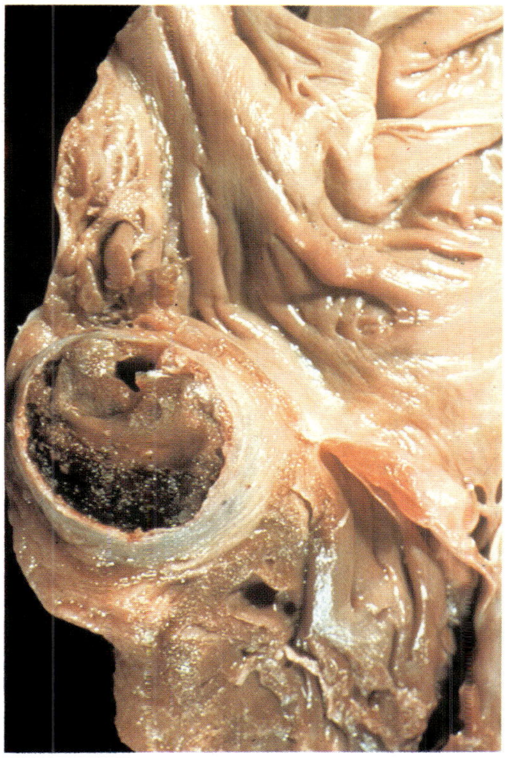

Abb. 3.**24** Transversaler Schnitt durch die rechte Atrioventrikularverbindung: atherosklerotisches, größtenteils thrombengefülltes Aneurysma der rechten Koronararterie.

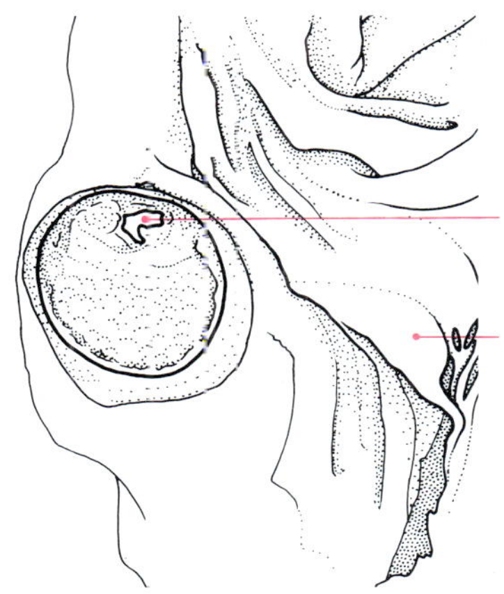

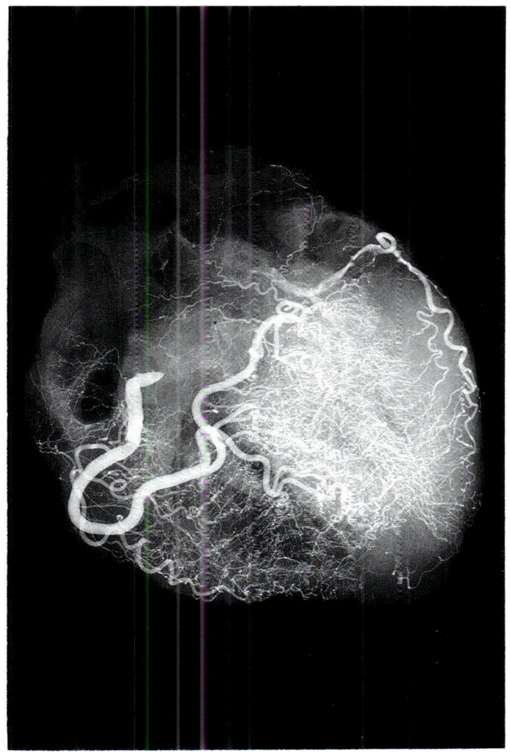

Abb. 3.**25** Postmortales Koronarogramm: ausgedehnte Kollateralfüllung des linken Koronararteriensystems, nachdem nur in die rechte Koronararterie Kontrastmittel gespritzt wurde.

Schwartz u. Mitarb. 1982). Andererseits genügt die Existenz von Kollateralen an sich nicht, um eine Infarzierung zu verhindern. Kollateralen finden sich bei Patienten mit akutem Infarkt, die an einer Ruptur sterben, weniger häufig als bei Patienten mit etwa gleich großem Infarkt, die an einem „einfachen" Pumpversagen sterben (Van Mantgem u. Becker, unveröffentlichte Beobachtungen).
Eine Beeinträchtigung der Koronarperfusion kann auch durch eine Atherosklerose der Aorta ascendens verursacht werden, die zu einer Verlegung der Koronarostien führt (Abb. 3.**26**). Andere extrakoronare Faktoren, etwa eine Kompression der Koronararterien durch ein Aneurysma dissecans der Aorta, sind zu den seltenen Ursachen einer Myokardischämie und -nekrose zu rechnen.
Die Behandlung der koronaren Verschlußkrankheit ist symptomatisch. Internistische Maßnahmen und Koronarbypass-Operationen sind gegenwärtig die Alternativen (s. S. 50). In jüngster Zeit wurde die transluminale Angioplastie als Mittelding zwischen konservativer und chirurgischer Behandlung propagiert. In ausgewählten Fällen wurden günstige Ergebnisse erzielt (Kent u. Mitarb. 1982). Es wurde jedoch nachgewiesen, daß die Dilatation der Stenose ein Aufbrechen der Plaque verursacht (Baugham u. Mitarb. 1981, Block u. Mitarb. 1981) und daher das Risiko einer Verletzung der Media (Abb. 3.**27**) oder einer zellulären Plaque beinhaltet, die eine zur baldigen Restenosierung führende fibrozelluläre Reaktion auslöst (Essed u. Mitarb. 1983).
Dieser Abschnitt wäre ohne eine kurze Besprechung der Erkrankung der kleinen Gefäße („small-vessel disease") oder intramyokardialen Koronarsklerose unvollständig. Eingeführt als „Ausflucht", um das Vorkommen eines Myokardinfarkts ohne koronare Verschlußkrankheit zu erklären, hat sich die „small vessel disease" heute als echte Rarität entpuppt. Nichtsdestoweniger gibt es Fälle, bei denen die Mehrzahl der intramyokardialen Arterien Intimaverdickungen verschiedenen Grades, die gewöhnlich auf fibrozellulärer Proliferation beruhen, aufweist (Abb. 3.**28**). Die Pathogenese dieses Phänomens ist nicht geklärt. Die zelluläre Reaktion als solche ist eine vertraute Erscheinung, doch die zugrundeliegende Schädigung, die die Reaktion auslöst, ist unbekannt. Ähnliche Gefäßveränderungen kommen in den Papillarmuskeln, in der Basis des Ventrikelseptums alter Menschen und bei hypertrophischer Kardiomyopathie vor (s. S. 71), was an einen mechanischen Effekt denken läßt. Solche Veränderungen sind jedoch auf diese Stellen beschränkt.
Obstruktive Koronararterienveränderungen im Säuglings- und Kindesalter sind selten, können aber vorkommen, entweder als frühe, aber an-

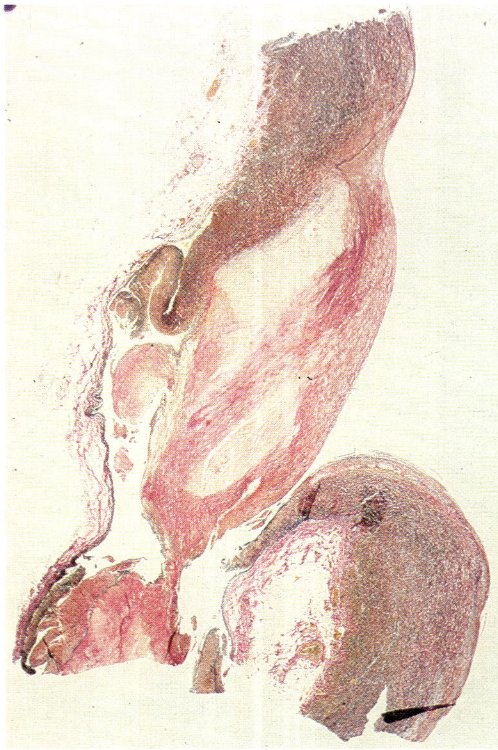

Abb. 3.**26** Starke Verengung des Koronarostiums durch atherosklerotische Plaque der Aorta. E-vG.

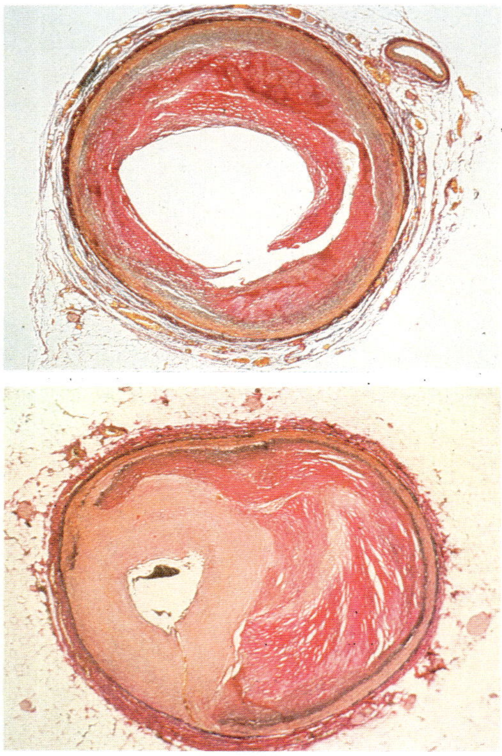

Abb. 3.**27** Folge einer transluminalen Angioplastie. Oben: postmortale Dissektion einer präexistenten atherosklerotischen Läsion; unten: intravital erzeugte Lazeration. Der Patient verstarb 7 Monate später (von Dr. *C. E. Essed*). E-vG.

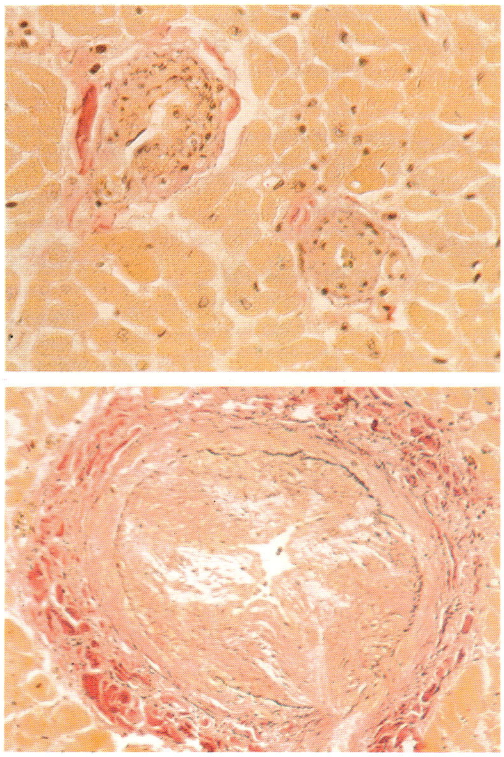

Abb. 3.**28** „Small vessel disease" intramuraler Koronargefäße. Oben: Proliferation in kleinen Arteriolen; unten: großkalibrige Arterie mit starker Intimaproliferation. E-vG.

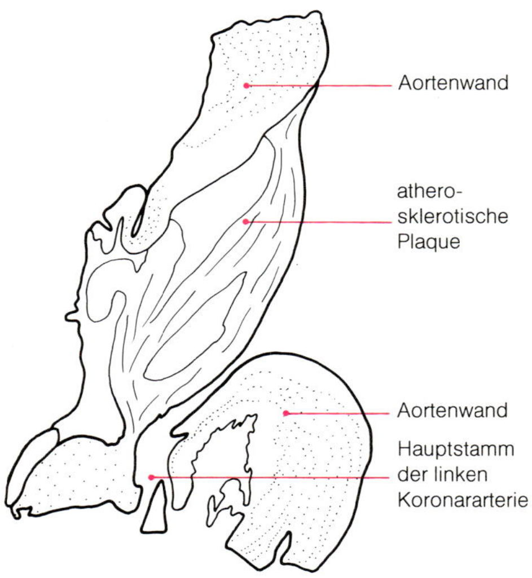

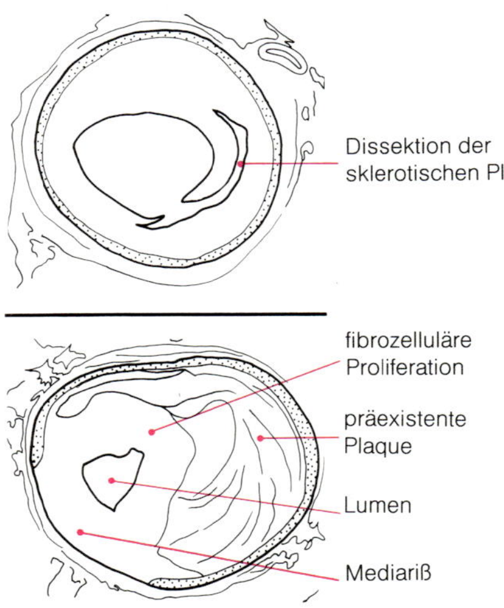

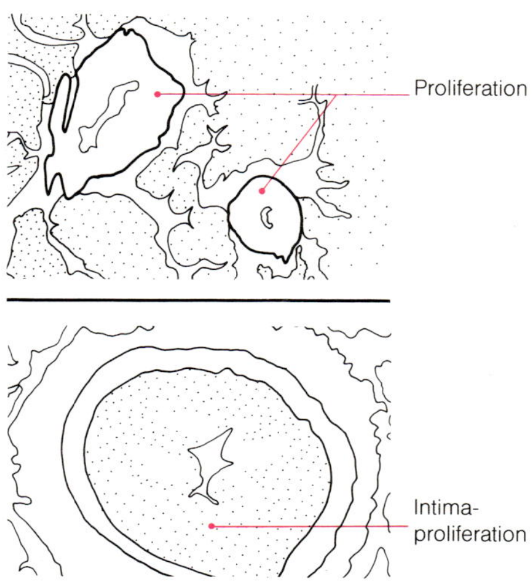

sonsten klassische Atherosklerose, in anderen Worten bei der homozygoten Form der Hyperbetalipoproteinämie Typ II (ROBERTS u. Mitarb. 1970), oder als diffuse fibromuskuläre Proliferation, die gewöhnlich sowohl die Media als auch die Intima befällt. Die letztgenannte Erkrankung kann nach Virusinfektionen in der Schwangerschaft auftreten, aber auch allgemeine Stoffwechselstörungen wie Mukopolysaccharidosen begleiten. Eventuell nachfolgende Verkalkungen können zu einem Krankheitsbild führen, das als „idiopathische infantile Arterienverkalkung" bezeichnet wird (WITZLEBEN 1970).

Ischämie und Infarkt – Gegenüberstellung und Allgemeines

Myokardischämie ist der Zustand, bei dem in den Herzmuskelzellen ein Defizit zwischen Sauerstoffbedarf und -verbrauch entstanden ist; der Prozeß ist potentiell reversibel. Infarkt ist der Zelltod, der klassischerweise durch eine anhaltende Ischämie bedingt ist. Die Morphologie dieser Zustände ist verschieden, und man kennt mindestens zwei Haupttypen der Myokardnekrose. Beiden ist die Ischämie als ätiologischer Faktor gemeinsam, aber die zum Zelltod führenden pathogenetischen Mechanismen sind verschieden.

Ischämie

In der Mehrzahl der Fälle wird sich bei der Ischämie kein nachweisbares morphologisches Substrat finden, trotz der Tatsache, daß eine einmal zustandegekommene Ischämie rasch elektrische Störungen und sogar den plötzlichen Tod durch Kammerflimmern zur Folge haben kann. Andererseits ist wohlerwiesen, daß der Zellstoffwechsel durch die Ischämie schnell entgleist. Es kommt zur anaeroben Glykolyse, die zu einer ungenügenden Versorgung mit Adenosintriphosphat und zur Azidose der Zelle führt; beides beeinträchtigt die Effizienz der Natriumpumpe. Infolgedessen verändert sich die Osmolarität der Zelle, und es strömt reichlich Wasser in die Zelle ein. Die Morphologie dieser Veränderung wird als hydropische Schwellung der Zelle bezeichnet (Abb. 3.**29**). Kennzeichnend ist eine Verlagerung der Myofibrillen an die Peripherie, wodurch die Zelle leer wirkt.
Die hydropische Zellschwellung begleitet klassische Infarkte und bevorzugt die Subendokardialschicht (Abb. 3.**30**). Zonen hydropischer Zellen können auch intramyokardiale Arterien innerhalb des Infarktbezirks umgeben (Abb. 3.**31**) und ebenso in der Übergangszone zwischen Infarkt und vitalem Myokard vorkommen. Diese Beobachtungen sprechen dafür, daß die Zellen an diesen Orten durch eine langdauernde Ischämie weniger geschädigt werden als ihre Nachbarzellen. In alten Infarkten findet sich ja gewöhnlich ein schmaler Saum von vitalen Zellen an der subendokardialen Seite der Narbe, und mitten im dichten Kollagen können fast isolierte Manschetten von lebenden, die Blutgefäße umgebenden Zellen vorkommen. Die hydropische Schwellung scheint also ein potentiell reversibler Prozeß zu sein. Dennoch bewirkt sie eine Vulnerabilität der Zelle, nicht nur gegenüber der anhaltenden Ischämie sondern auch gegenüber der wiederhergestellten Perfusion (s. unten).

Infarkt

Beim klassischen Myokardinfarkt ist die Koagulationsnekrose der Myozyten das führende morphologische Substrat. Es wurde jedoch nachgewiesen, daß ein zweiter Typ der Myokardnekrose vorkommen kann. Eine richtige Unterscheidung dieser beiden Typen fördert das Verständnis für die verschiedenen pathogenetischen Mechanismen, die der ischämischen Myozytennekrose zugrundeliegen (BAROLDI 1975, BECKER 1981).

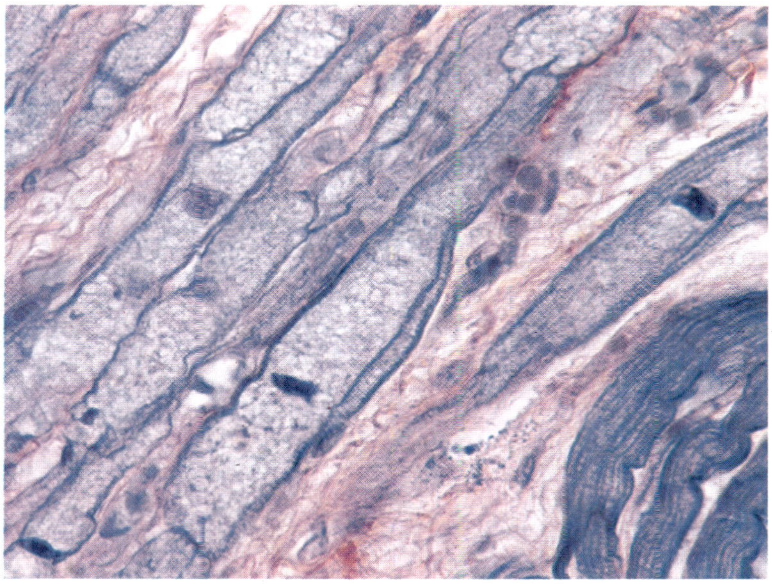

Abb. 3.**29** Myokard mit hydropischer Schwellung der Zellen. Mallory-(Phosphorwolframsäure-Hämatoxylin-)Färbung (PTAH).

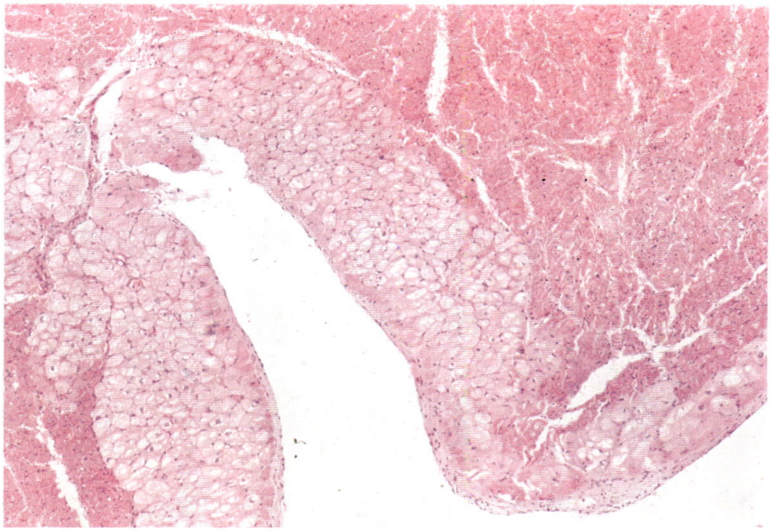

Abb. 3.**30** Hydropische Schwellung der Zellen in der subendokardialen Zone am Rand eines klassischen Infarkts. HE.

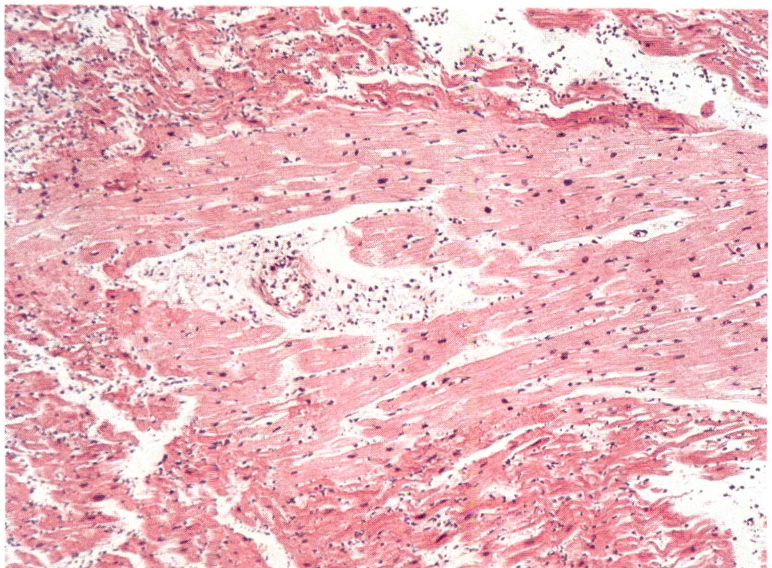

Abb. 3.**31** Myokardschnitt. Hydropische Schwellung der Zellen rund um eine intramurale Koronararterie im Inneren eines klassischen Infarkts. HE.

Koagulationsnekrose

Zellen, die eine Koagulationsnekrose aufweisen, sind durch Eosinophilie des Zytoplasmas und Kernpyknose gekennzeichnet (Abb. 3.**32**). Die Querstreifung ist anfangs erhalten, und eine genaue Beobachtung zeigt, daß die Z-Streifen geringfügig weiter voneinander entfernt sind als üblich. Diese morphologischen Veränderungen sind Ausdruck der intrazellulären Azidose und einer mangelhaften Funktion der Kalziumpumpe, die zu einem Kontraktilitätsverlust führen. Mitochondrienschwellung und Veränderungen in den Strukturmerkmalen des Sarkolemms sind die ersten Alterationen.

Diese Strukturveränderungen können erklären, warum im schlagenden Herzen ischämisch geschädigte Myokardfasern dünner werden können, so daß sie in histologischen Schnitten wellig aussehen (s. S. 37). Die Welligkeit ist eine unspezifische Veränderung, die nicht auf die Ischämie beschränkt ist.

Kontraktionsbandnekrose

Dieser zweite Typ des Myozytentods ist durch eine Verklumpung kontraktiler Elemente gekennzeichnet, die unter dem Lichtmikroskop als Ansammlung von eosinophilem Material erscheint (Abb. 3.**33**). Untersuchungen der Ultrastruktur ergeben, daß die Kontraktionsbänder aus elektronendichtem Material bestehen. Die Sarkomere sind verkürzt und das Sarkolemm wirft sich in tief gebuchteten Wellen (Abb. 3.**34**). Die Myofilamente setzen sich in die Kontraktionsbänder fort und zeigen dort einen sehr ungeordneten Verlauf (Abb. 3.**35**).

Das Bild spricht dafür, daß sich die Zelle in einem hyperkontrahierten Zustand befindet, wobei die Kontraktionsbänder wahrscheinlich Ansammlungen von Z-Streifen-Material darstellen. Diese Veränderungen können sehr unterschiedliche Grade und Ausmaße annehmen und werden leicht übersehen, wenn man nicht sorgfältig danach sucht. Kontraktionsbänder finden sich immer in Zellen, die eine hydropische Schwellung aufweisen (Abb. 3.**36**), obwohl sie auch hier nicht immer gleich auf-

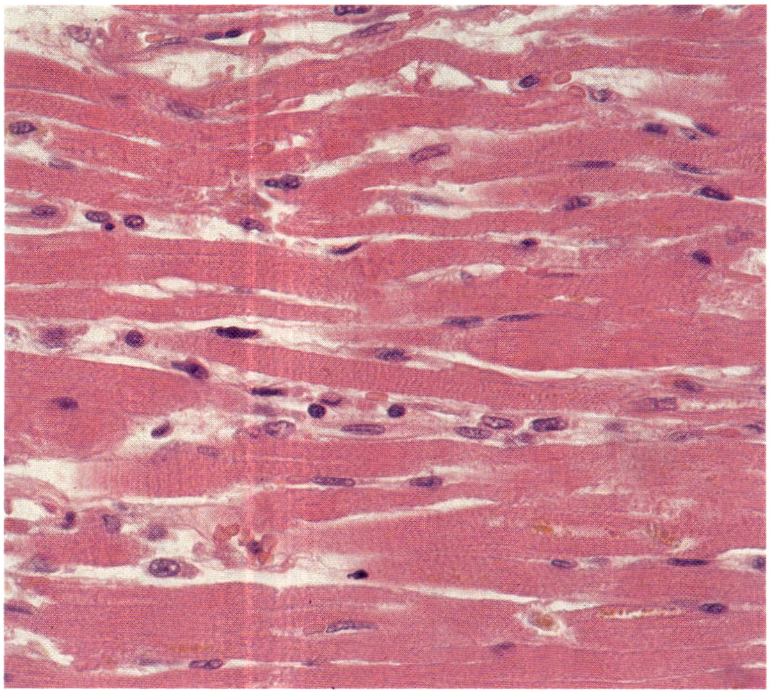

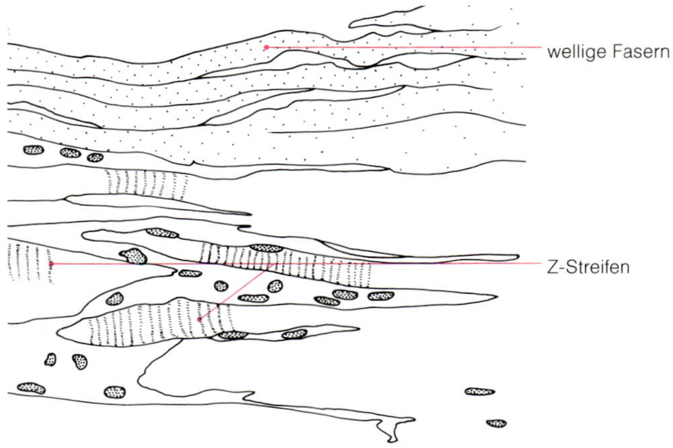

Abb. 3.**32** Myokardschnitt mit Koagulationsnekrose im Frühstadium. Die Z-Streifen sind noch erkennbar, aber weiter voneinander entfernt. Einige Fasern zeigen einen welligen Verlauf. HE.

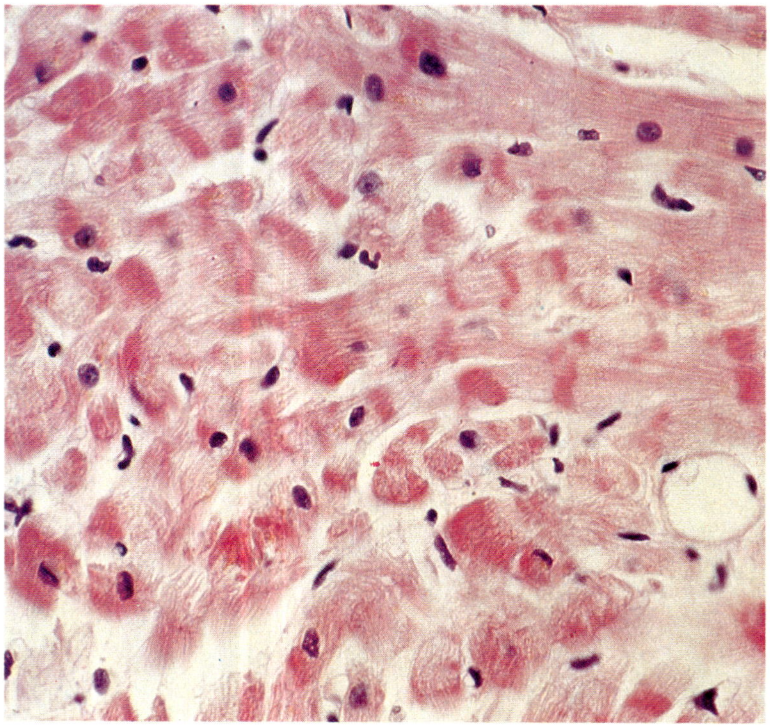

Abb. 3.**33** Myokardschnitt mit Koagulationsnekrose, die durch Verklumpungen von eosinophilem Material gekennzeichnet ist. HE.

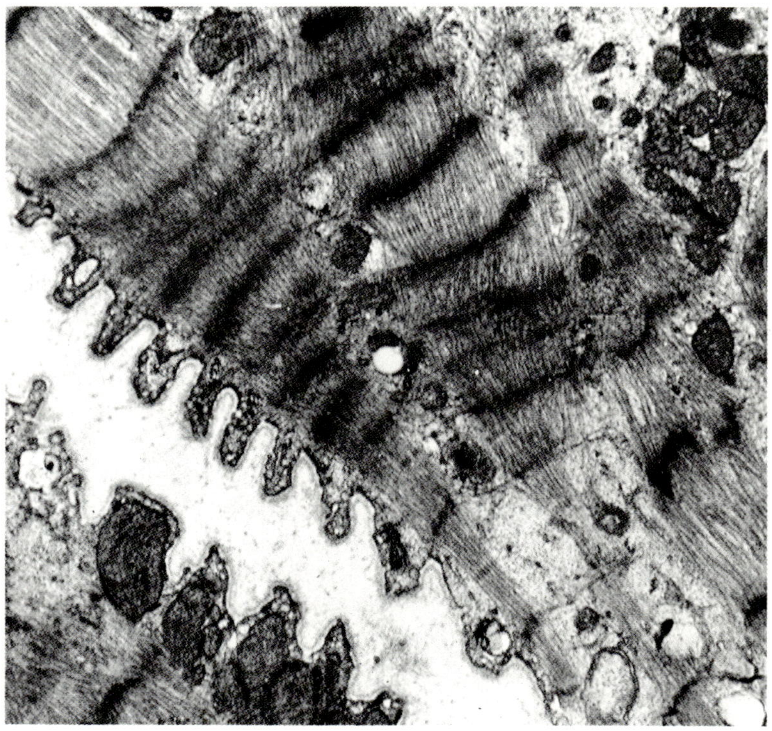

Abb. 3.**34** Die myokardialen Kontraktionsbänder bestehen aus elektronendichtem Material ähnlich den Z-Streifen. EM, 12 400fache Vergr. (von Dr. *K. P. Dingemans*).

fallen; sie treten unter verschiedenen Voraussetzungen auf. Wenn auch weit verstreut, können sie in der Zone von potentiell lebensfähigen Zellen direkt neben anderen, von einer Koagulationsnekrose befallenen Zellen zu sehen sein, wie bei klassischen Infarkten (Abb. 3.37). Ob dieses Phänomen mit der Kollateralblutversorgung zusammenhängt, bleibt Vermutung (s. unten). Außerdem sind Kontraktionsbänder das morphologische Substrat des „Steinherzens" (HUTCHINS u. SILVERMAN 1979, s. auch Komplikationen der Koronarbypass-Chirurgie, S. 53) und der Herzveränderungen bei Phäochromozytom (ALPERT u. Mitarb. 1972, SCHAFFER u. Mitarb. 1981) und Hirndrucksteigerung (SCHLESINGER u. REINER 1955).

Diese Gemeinsamkeiten sprechen dafür, daß unter den ursächlichen Faktoren Katecholamine mit eine Rolle spielen. Die Verknüpfung mit der Ischämie ist nichtsdestoweniger experimentell bekannt und beim Menschen durch die Beobachtung belegt, daß Kontraktionsbandnekrosen bei Patienten mit intrakranialen Prozessen auf das bereits durch eine kritische koronare Verschlußkrankheit gefährdete Myokard beschränkt waren (DÜREN u. BECKER 1976).

Experimentelle Untersuchungen haben gezeigt, daß die Wiederherstellung der Durchblutung nach einer kritischen Periode der Zellischämie das Auftreten von Kontraktionsbändern bewirkt (WHALEN u. Mitarb. 1974). Dieses Phänomen geht mit der Akkumulation von Kalzium in den Mitochondrien einher (KLONER u. Mitarb. 1874).

Die Ansicht, daß Kontraktionsbandnekrosen nur in Zellen vorkommen, die zum Absterben bestimmt sind, wurde in Frage gestellt (nachzulesen bei BECKER 1981). In einer Zelle mit potentiell reversibler ischämischer Schädigung kann die plötzliche Perfusion ein kritisches Ereignis bilden. Vor dem Ablauf einer bestimmten Zeit profitiert die Zelle unter Umständen von der Wiederdurchblutung. Nach dieser kritischen Periode bewirkt die Wiederdurchblutung jedoch eine zusätzliche Schädigung. Das hat in Hinblick auf die Erhaltung des Myokards, sei es in der Herzchirurgie oder bei einem akuten Myokardinfarkt, klinische Konsequenzen. Um günstig zu wirken sollte die Wiederherstellung der Durchblutung kurz nach dem Eintritt des Infarkts erfolgen, oder es sollte als Alternative der metabolische Bedarf des Myokards in einem solchen Ausmaß herabgesetzt werden, daß eine späte Wiederdurchblutung – ob auf natürlichem Wege oder künstlich herbeigeführt – in einem für den Zellstoffwechsel frühen Stadium erfolgt.

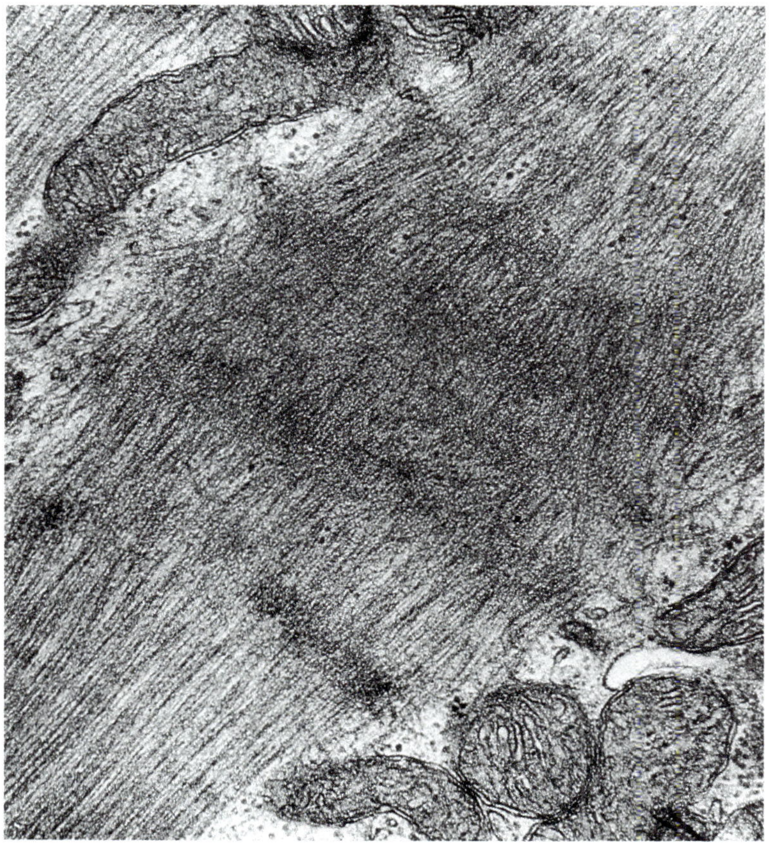

Abb. 3.**35** Die Myofilamente setzen sich in die abnormen Bänder fort und zeigen einen sehr ungeordneten Verlauf. EM, 40760fache Vergr. (von Dr. *K. P. Dingemans*).

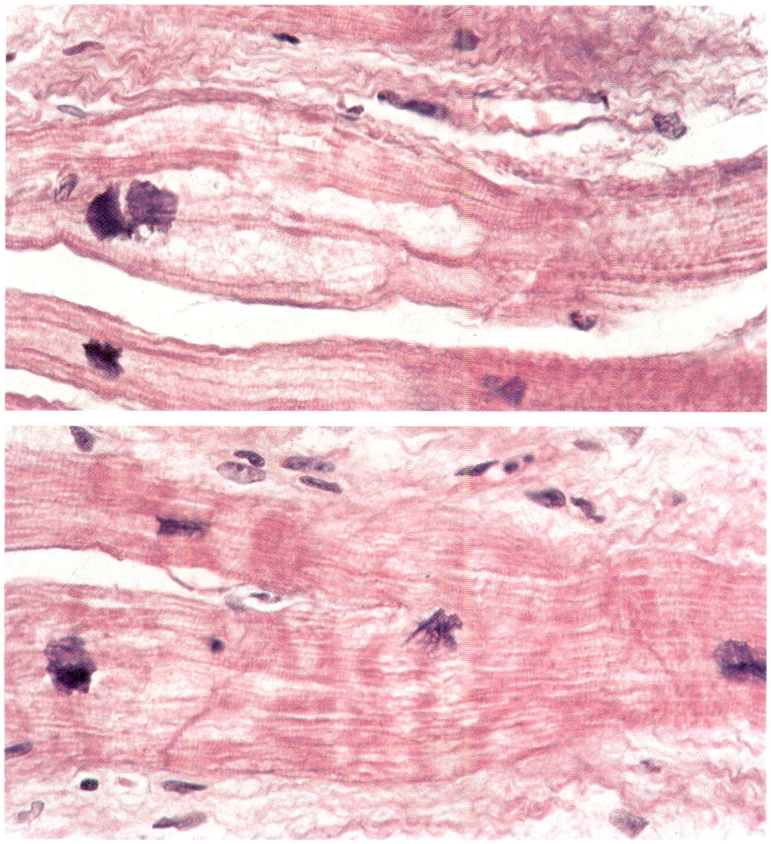

Abb. 3.**36** Myokardschnitte. Oben: nur hydropische Schwellung der Zellen; unten: hydropische Schwellung in Verbindung mit Kontraktionsbändern. HE.

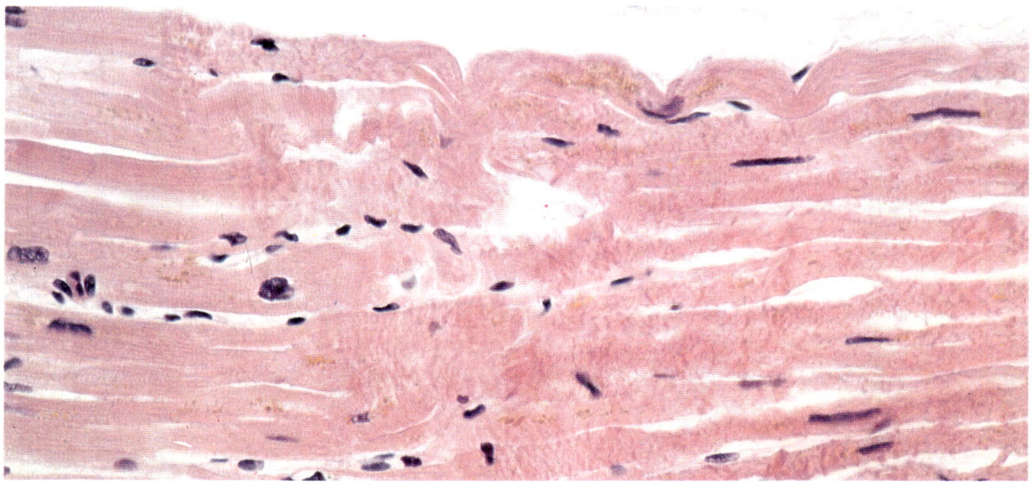

Abb. 3.**37** Myokardhistologie in der Detailansicht der Infarktrandzone. Links im Bild: hydropische Schwellung; rechts: Koagulationsnekrose und Verdünnung der Fasern mit Tendenz zu welligem Verlauf. In der Übergangszone dazwischen massenhaft Kontraktionsbänder. HE.

Literatur

Alpert, L. I., H. P. Soo, F. G. Zak, S. Werthammer: Cardiomyopathy associated with a phaeochromocytoma: report of a case with ultrastructural examination of the myocardial lesions. Arch. Path. 93 (1972) 544-548

Baroldi, G.: Different types of myocardial necrosis in congenital heart disease: a pathophysiologic review of their functional significance. Amer. Heart J. 89 (1975) 742-752

Baughman, K. L., R. C. Pasternak, J. T. Fallon, P. C. Block: Transluminal angioplasty of postmortem human hearts. Amer. J. Cardiol. 48 (1981) 1044-1047

Becker, A. E., Hamer, J., D. J. Rowlands: The pathology of ischaemic myocardial necrosis. In Recent Advances in Cardiology. Churchill-Livingstone, Edinburgh 1981 (pp. 305-321)

Becker, A. E.: Current concepts of atherosclerosis: William of Ockham revisited. In Julian, D. G., K. I. Lie, L. Wilhelmsen: What is Angina? Hässle, Mölndal (Sweden) 1982 (pp. 68-77)

Binet, J. P., C. L. Piot, C. L. Planche, H. Leriche, A. Raza, M. Bourdil, A. Kone: Pont myocardique comprimant l'artère interventriculaire antérieure. A propos d'un cas opéré avec succès. Arch. Mal. Coeur 68 (1975) 85-90

Block, P. C., R. K. Myler, S. Stertzer, F. T. Fallon: Morphology after transluminal angioplasty in human beings. New Engl. Med. 305 (1981) 382-385

Brosius, F. C. III, W. C. Roberts: Significance of coronary arterial thrombosis in transmural acute myocardial infarction. Circulation, 63 (1981) 810-816

Chandler, A. B., . I. Chapman, L. R. Erhardt, W. C. Roberts, C. J. Schwartz, D. Sinapius, D. M. Spain, S. Sherry, P. M. Ness, T. L. Simon: Coronary thrombosis in myocardial infarction: report of a workshop on the role of coronary thrombosis in the pathogenesis of acute myocardial infarction. Amer. J. Cardiol. 34 (1974) 823-832

Davies, M. J., W. F. M. Fulton, W. B. Robertson: The relation of coronary thrombosis to ischaemic myocardial necrosis. J. Path. (1979) 99-110

DeWood, M. A., J. Spores, R. Notske, L. T. Mouser, R. Burroughs, M. S. Golden, H. T. Lang: Prevalence of total coronary occlusion during the early hours of transmural myocardial infarction. New Eng. J. Med. 303 (1980) 897-902

Düren, D. R., A. E. Becker: Focal myocytolysis mimicking the electrocardiographic pattern of transmural anteroseptal myocardial infarction. Chest 69 (1976) 506-511

Edwards, J. C., C. Burnsides, R. L. Swarm, A. L. Lansing: Arteriosclerosis in the intramural and extramural portions of coronary arteries in the human heart. Circulation 13 (1956) 235-241

Ellis, E. F., O. Oelz, L. J. Roberts II, N. A. Payne, B. J. Sweetman, A. S. Nies, J. A. Oates: Coronary arterial smooth muscle cell contraction by a substance released from platelets: evidence that it is thromboxane A_2. Science 193 (1976) 1135-1137

Endo, M., Y. Woo Lee, H. Hayashi, J. Wada: Angiographic evidence of myocardial squeezing accompanying tachyarrhythmia as a possible cause of myocardial infarction. Chest 73 (1978) 431-432

Essed, C. E., M. van den Brand, A. E. Becker: Transluminal coronary angioplasty. Fibrocellular occlusion following medial laceration. Brit. Heart J. (1983)

Geiringer, E.: The mural coronary. Amer. Heart J. 41 (1951) 359-368

Grondin, P., M. G. Bourassa, J. Noble, R. Petitclerc, I. Dydra: Successful course after supraarterial myotomy for myocardial bridging and milking effect of the left anterior descending artery. Ann. thorac. Surg. 24 (1977) 422-429

Hellström, H. R.: The injury-vasospasm hypothesis of ischaemic heart disease revisited. Amer. Heart J. 94 (1977) 642-648

Hellström, H. R.: Evidence in favor of the vasospastic cause of coronary artery thrombosis. Amer. Heart J. 97 (1979) 447-452

Holmes Jr., D. R., G. O. Hartzler, H. C. Smith, V. Fuster: Coronary artery thrombosis in patients with unstable angina. Brit. Heart J. 45 (1981) 411-416

Hutchins, G. M., K. J. Silverman: Pathology of the stone heart syndrome. Massive myocardial contraction band necrosis and widely patent coronary arteries. Amer. J. Path. 95 (1979) 745-752

Kent, K. M., L. G. Bentivoglio, P. C. Block, M. J. Cowley, G. Dorros, A. J. Gosselin, A. Grüntzig, R. K. Myler, J. Simpson, S. H. Stertzer, D. O. Williams, L. Fisher, M. J. Gillespie, K. Detre, S. Kelsey, S. M. Mullin, M. B. Mock: Percutaneous transluminal coronary angioplasty: report from the registry of the National Heart, Lung and Blood Institute. Amer. J. Cardiol. 49 (1982) 2011-2020

Kloner, R. A., C. E. Ganote, D. A. Whalen Jr., R. B. Jennings: Effect in a transient period of ischaemia on myocardial cells. II. Fine structure during the first minutes of reflow. Amer. J. Path. 74 (1974) 399-422

Lie, K. I., A. E. Becker: Classification of angina. In Julian, D. G., K. I. Lie, L. Wilhelmsen: What is Angina? Hässle, Mölndal (Sweden) 1982 (pp. 14-18)

McCullagh, K. G.: Revised concepts of atherogenesis. A review. Cleveland Clin. Quart. 43 (1976) 247-266

Maseri, A., O. Parodi, S. Severi, S. A. Pesola: Transient transluminal reduction of myocardial blood flow, demonstrated by thallium-201 scintigraphy, as a cause of variant angina. Circulation 54 (1976) 280-289

Maseri, A., S. Severi, M. De Nes, A. L'Abbate, S. Chierchia, M. Marzilli, A. M. Ballestra, O. Parodi, A. Biagini, A. Distante: 'Variant' angina: one aspect of a continuous spectrum of vasospastic myocardial ischaemia. Pathogenetic mechanisms, estimated incidence and clinical and coronary arteriographic findings in 138 patients. Amer. J. Cardiol. 42 (1978 b) 1019-1035

Maseri, A., A. L'Abbate, G. Baroldi, S. Chierchia, M. Marzilli, A. M. Ballestra, S. Severi, O. Parodi, A. Biagini, A. Distante, A. Pesola: Coronary vasospasm as a possible cause of myocardial infarction: a conclusion derived from the study of ‚preinfarction' angina. New Engl. J. Med. 299 (1978 a) 1271-1277

Morales, A. R., R. Romanelli, R. J. Boucek: The mural left anterior descending coronary artery, strenuous exercise and sudden death. Circulation 62 (1980) 230-237

Noble, J., M. G. Bourassa, R. Petitclerc, I. Dydra: Myocardial bridging and milking effect of the left anterior descending coronary artery: normal variant or obstruction. Amer. J. Cardiol. 37 (1976) 993-999

Polácek, P., H. Králové: Relation of myocardial bridges and loops on the coronary arteries to coronary occlusions. Amer. Heart J. 61 (1961) 44-52

Roberts, W. C.: Coronary thrombosis and fatal myocardial ischaemia (editorial). Circulation 49 (1974) 1-3

Roberts, W. C.: Amounts of coronary narrowing by atherosclerotic plaques in clinically isolated angina pectoris as determined by the quantitative approach. In Julian, D. G., K. I. Lie, L. Wilhelmsen: What is Angina? A. B. Hässle, Mölndal (Sweden) 1982 (pp. 78-82)

Roberts, W. C., R. I. Levy, D. S. Fredrickson: Hyperlipoproteinaemia. A review of the five types with necropsy findings in type III. Arch. Path. 90 (1970) 46-56

Ross, R., J. A. Glomset: The pathogenesis of atherosclerosis. New Engl. J. Med. 295 (1976) 369-377; 420-425

Schaffer, M. S., P. Zuberbuhler, G. Wilson, V. Rose, W. J. Duncan, R. D. Rowe: Catecholamine cardiomyopathy: an unusual presentation of phaeochromocytoma in children. J. Paediat. 99 (1981) 276-278

Schaper, W., C. Nienaber: Collateral blood flow. In Julian, D. G., K. I. Lie, L. Wilhelmsen: What is Angina? Hässle, Mölndal (Sweden) 1982 (pp. 91-95)

Schlesinger, M. J., L. Reiner: Focal myocytolysis of the heart. Amer. Path. 31 (1955) 433-453

Schwartz, F., J. Schaper, V. Becker, W. Kübler, W. Flameng: Coronary collateral vessels: their significance for left ventricular histologic structure. Amer. J. Cardiol. 49 (1982) 291-295

Steinberg, D.: Research related to underlying mechanisms in atherosclerosis. Circulation 60 (1979) 1559-1565

Steinberg, D.: Underlying mechanisms in atherosclerosis. J. Path. 133 (1981) 75-87

Van Mantgem, J. P., A. E. Becker: The coronary arteries in Marfan's syndrome. A morphologic study. Amer. J. Cardiol. 36 (1975) 315-321

Whalen Jr., D. A., D. G. Hamilton, C. E. Ganote, R. B. Jennings: Effect of a transient period of ischaemia on myocardial cells. I. Effects on cell volume regulation. Amer. J. Path. 74 (1974) 381-397

Wissler, R. W.: Development of the atherosclerotic plaque. In Braunwald, E.: The Myocardium: Failure & Function, chapt. 15. H. P. Publishing, New York 1974

Witzleben, C. L.: Idiopathic infantile arterial calcification – a misnomer. Amer. J. Cardiol. 26 (1970) 305-309

Yasue, H., S. Omote, A. Takizawa, M. Nagao: Circadian variation in angina pectoris. In Julian, D. G., K. I. Lie, L. Wilhelmsen: What is Angina? Hässle, Mölndal (Sweden) 1982 (pp. 102-110)

Myokardinfarkt: Allgemeines

Myokardinfarkte werden je nach ihrer Beziehung zur Hauptkoronararterie in regionale oder diffuse Infarkte, je nach ihrer Position in anteriore, laterale, inferior/posteriore oder septale Infarkte (oder eine Mischung davon) und je nach ihrer Ausdehnung in der Herzwand in transmurale oder subendokardiale Infarkte eingeteilt. Selbstverständlich betonen diese Einteilungen unterschiedliche Aspekte, sie werden daher oft kombiniert angewandt.

Regionale Infarkte sind auf einen Bezirk der Ventrikelwand beschränkt, der von einer der Hauptkoronararterien versorgt wird (Abb. 3.**38**). Diffuse Infarkte zeigen eine fleckförmige Verteilung, die über die Grenzen des Versorgungsgebiets einer einzelnen Arterie hinausgeht (Abb. 3.**39**). Mischungen dieser beiden Grundtypen sind häufig, und es spielen oft extrakardiale Faktoren bei ihrer Entstehung eine Rolle. So kann zum Beispiel im akuten Stadium eines regionalen transmuralen Infarkts ein Anstieg des linksventrikulären enddiastolischen Volumens und Drucks zu einer subendokardialen Ischämie und einer Nekrose bevorzugt in diesem Bereich führen, eine Situation, die auch als „Ausbreitung des Infarkts" bezeichnet wird (Abb. 3.**40**). Im chronischen Stadium, wenn ein initialer regionaler Infarkt überlebt wurde, der aber eine sehr unzulängliche Pumpleistung des linken Ventrikels hinterläßt – oft bei bestehender multifokaler koronarer Verschlußkrankheit – kann es durch dieselben Grundmechanismen zu einem Reinfarkt kommen (Abb. 3.**41**).

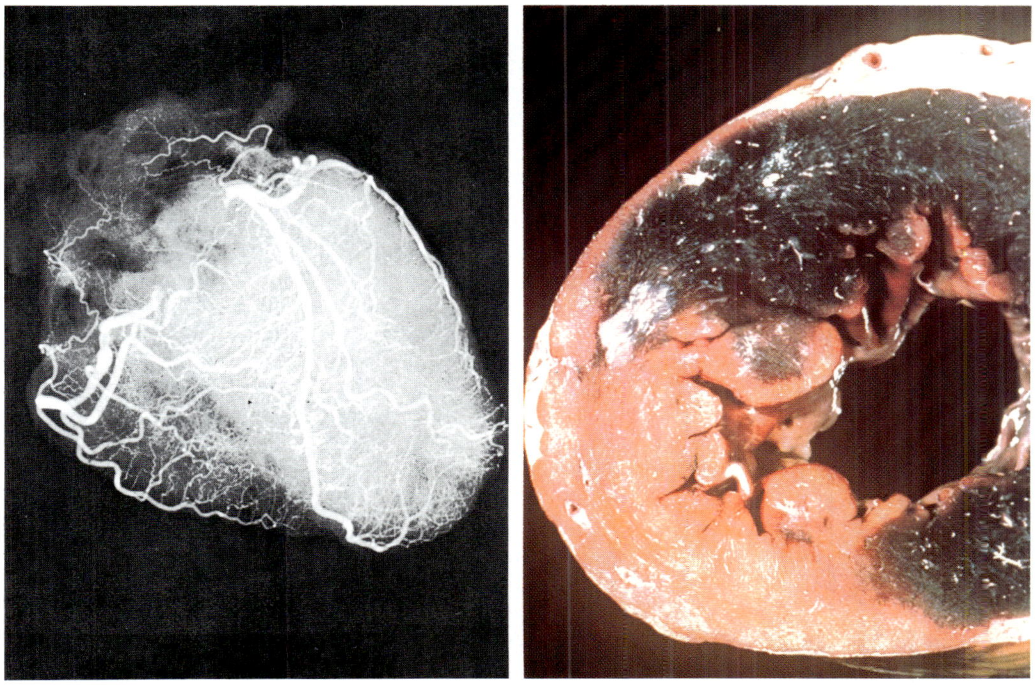

Abb. 3.**38** Links: postmortales Koronarogramm, hochgradige Stenose im linken R. marginalis; rechts auf den Versorgungsbereich der stenosierten Arterie beschränkter transmuraler Infarkt. Nitroblautetrazoltechnik (NBT) (dunkelblaue Färbung des erhaltenen Muskelgewebes).

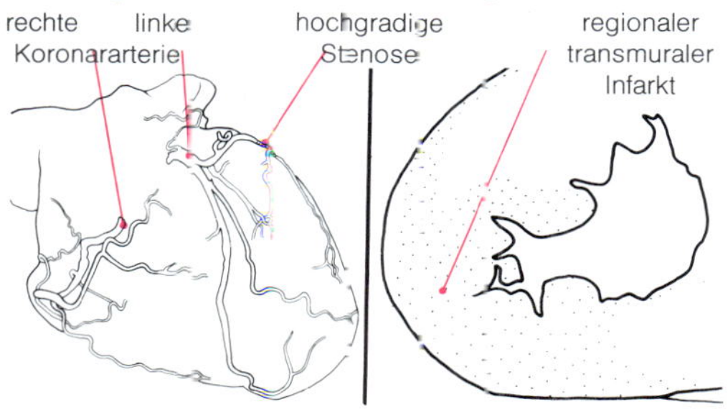

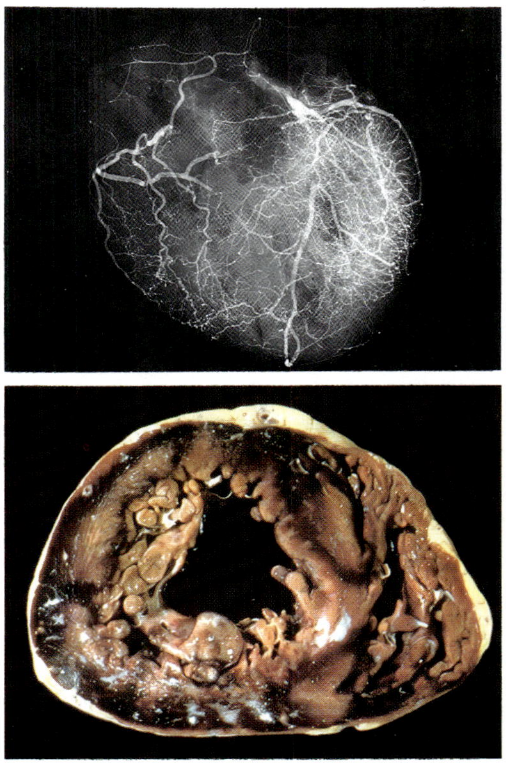

Abb. 3.**39** Oben: postmortales Koronarogramm, multifokale Verschlußkrankheit in allen drei Hauptgefäßen; unten: die ausgedehnten, Infarkte anzeigenden fleckförmigen Verfärbungen sind nicht auf den Bereich einer einzelnen Arterie beschränkt. Die weißen Flecke sind durch injiziertes Barium bedingt. NBT.

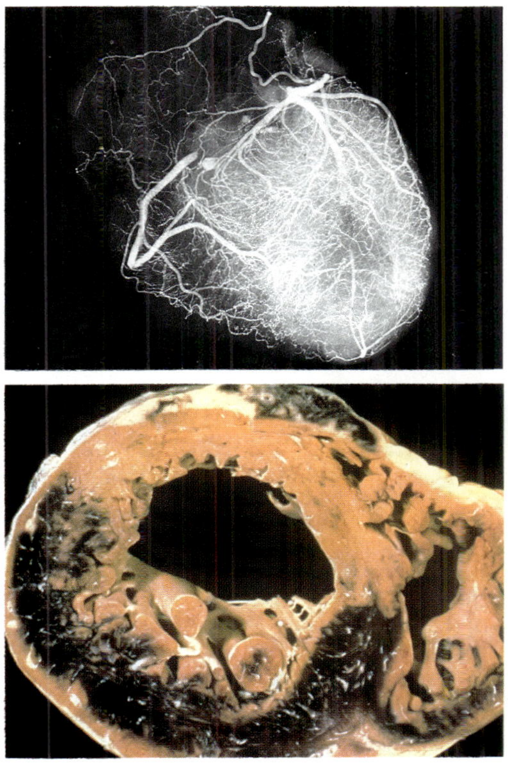

Abb. 3.**40** Oben: postmortales Koronarogramm, Verschluß des R. descendens anterior; unten: regionaler anteroseptaler Infarkt mit subendokardialer Ausbreitung über die Zirkumferenz. Eine derart ausgeprägte rechtsventrikuläre Ausdehnung ist ungewöhnlich. NBT.

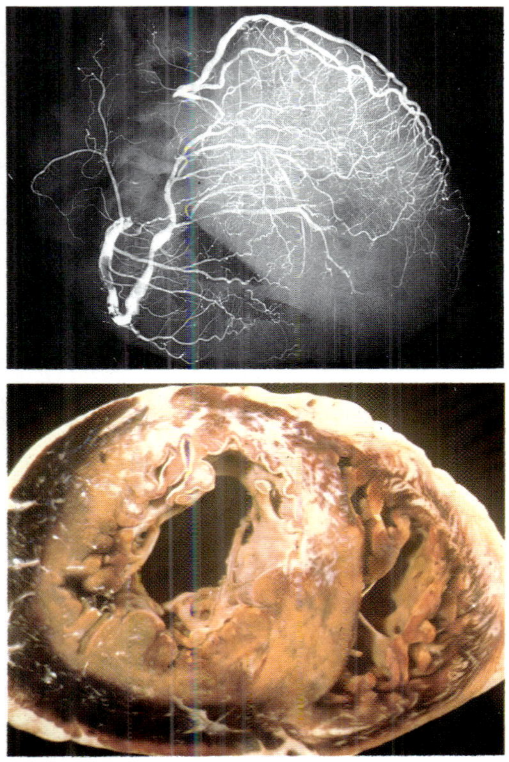

Abb. 3.**41** Reinfarkt. Oben: postmortales Koronarogramm, vollständiger Verschluß des R. descendens anterior und multiple Stenosen in der dominierenden rechten Koronararterie; unten: anteroseptale Narbe und frischer zirkulärer Infarkt, der im Septum transmural und in der freien Wand des linken Ventrikels subendokardial ist. NBT.

Die Bezeichnungen „regional" und „diffus" lassen eine direkte Korrelation mit dem Grad und der Ausdehnung der koronaren Verschlußkrankheit vermuten. Das ist jedoch nicht der Fall. Bei jedem der beiden Typen kann eine unifokale oder eine multifokale koronare Verschlußkrankheit mit sehr verschiedengradiger Stenose vorliegen. Akute subendokardiale diffuse Infarkte sind allerdings oft mit einer ausgedehnten koronaren Verschlußkrankheit verbunden, eine Feststellung, die umgekehrt nicht anwendbar ist. Infarkte über die ganze Zirkumferenz, die unter den Rahmenbedingungen einer primären Volumen- oder Drucküberlastung vorkommen können, gehören auch eher der subendokardialen Variante an (Abb. 3.**42**), obwohl die zugrundeliegende koronare Verschlußkrankheit in solchen Fällen minimal sein kann. Bei akuten regionalen Infarkten findet sich mit großer Häufigkeit eine frische okkludierende Thrombose in der Hauptarterie, bei diffusen Infarkten üblicherweise aber nicht (Davies u. Mitarb. 1979).
Die Ausbreitung eines linksventrikulären Infarkts in die Wand des rechten Ventrikels ist ein geläufiger Befund (Abb. 3.**43**), wenn auch die Häufigkeit und die klinische Bedeutung dieses Ereignisses bis jetzt noch nicht feststehen. Anteroseptale Infarkte zeigen gewöhnlich wenig oder keine Ausdehnung in den rechten Ventrikel, bei Infarkten in der unteren Wand des linken Ventrikels ist eine Beteiligung des rechten Ventrikels dagegen viel häufiger. Wenn eine Dominanz der rechten Koronararterie mit einer Stenose proximal vom rechten R. marginalis vorliegt, kann sogar eine ausgedehnte Infarzierung der Wand des rechten Ventrikels einen relativ kleinen Infarkt des linken Ventrikels komplizieren. Zusätzliche Komplikationen wie etwa die totale oder partielle Beteiligung der posteromedialen Papillarmuskelgruppe mit resultierender Papillarmuskeldysfunktion können die durch den Ausfall der rechtsventrikulären Muskulatur bedingten hämodynamischen Folgen noch verschlimmern. Klinisch kann daher eine Rechtsinsuffizienz hämodynamisch im Vordergrund stehen, besonders wenn ein erhöhter Pulmonalgefäßwiderstand vorliegt (Cohn 1979). Ebenfalls dokumentiert wurden hämodynamische Verhältnisse ähnlich wie bei einer konstriktiven Perikarditis (Jensen u. Mitarb. 1978).
Ein reiner Infarkt des rechten Ventrikels, das heißt, ein Infarkt, der nicht durch Übergreifen eines linksventrikulären Infarkts bedingt ist, findet sich außerordentlich selten (Middelhoff u. Mitarb. 1980). Er kommt gewöhnlich nur bei schwerer, langdauernder Lungenparenchymerkrankung und starker Hypertrophie und Dilatation des rechten Ventrikels vor (Abb. 3.**44**). Daß ein Infarkt des rechten Ventrikels, ob „rein" oder von einem linksventrikulären Infarkt ausgehend, richtig diagnostiziert wird, ist vom therapeutischen Gesichtspunkt wichtig (Coma-Canella u. Mitarb. 1979, Cohn 1979).
Eine weitere wichtige morphologische Erscheinung von klinischer Relevanz ist die Expansion eines akuten Myokardinfarkts. Sie ist durch eine Wandverdünnung im Bereich des Infarkts gekennzeichnet (Abb. 3.**45**). Vor kurzem wurde behauptet, daß diese den Pathologen schon jahrzehntelang bekannte Erscheinung nur in mindestens einen Tag alten Infarkten vorkomme (Hutchins u. Bulkley 1978), in unserem eigenen Material wurde aber eine Wandverdünnung von über 50% innerhalb von ein paar Stunden nach dem Eintritt des Infarkts beobachtet (Becker 1981). Eine Expansion im akuten Stadium der Infarzierung läßt sich echokardiographisch nachweisen und ist ein schlechtes prognostisches Zeichen.
Ein häufiges Begleitphänomen des akuten Infarktstadiums ist ferner die Perikarditis. Ihr Auftreten ist ein fast definitives Zeichen eines transmuralen Infarkts. Das perikardiale Reibegeräusch ist durch fibrinöses Exsudat bedingt (Abb. 3.**46**). Wenn der akute Myokardinfarkt durch eine Stauungsherzinsuffizienz kompliziert wird, kann sich im Herzbeutel sehr viel Flüssigkeit ansammeln. In der Regel verschwindet das perikardiale Reiben beim akuten Myokardinfarkt binnen einiger Tage und es bleiben keine morphologischen Restveränderungen zurück. Im Falle einer drohenden Ruptur können jedoch die beiden Perikardblätter miteinander „verkleben" und es kann schließlich eine fibröse Einscheidung erfolgen. Eine chronische Perikarditis unter diesen Vorzeichen sollte von der als

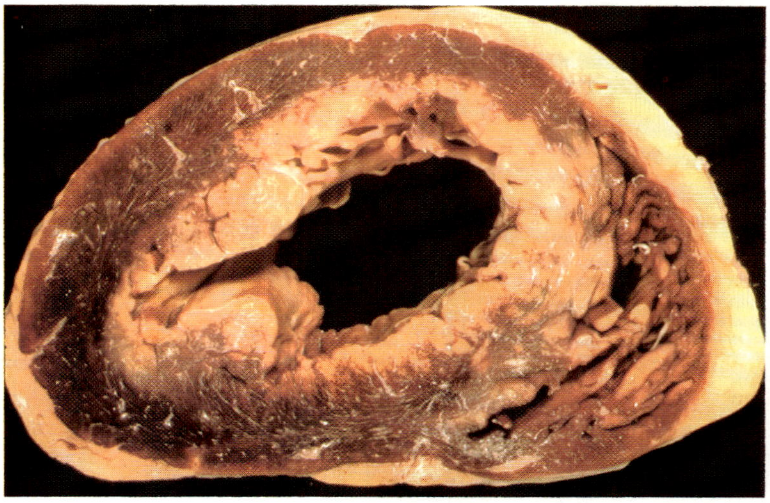

Abb. 3.**42** Die Zirkumferenz umgreifender, hauptsächlich subendokardialer Infarkt in einem Fall von primärer Volumenüberlastung des linken Ventrikels bei Aorteninsuffizienz mit minimaler koronarer Verschlußkrankheit. NBT.

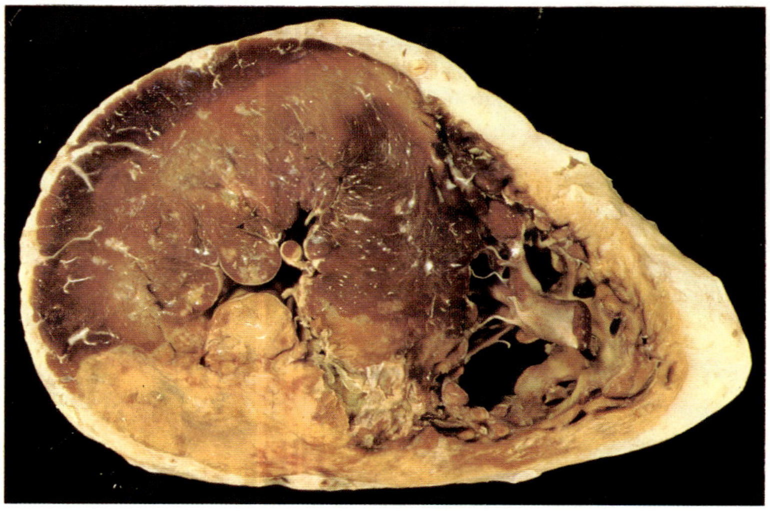

Abb. 3.**43** Weite Ausdehnung eines frischen Infarkts der unteren Wand des linken Ventrikels in die untere Wand des hypertrophierten rechten Ventrikels. Es ist zur Septumruptur gekommen. NBT.

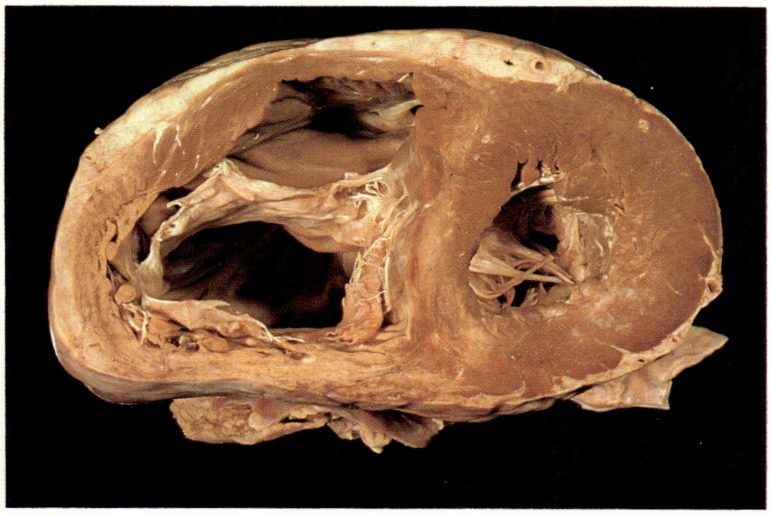

Abb. 3.**44** Starke Hypertrophie und Dilatation des rechten Ventrikels. Frischer Infarkt, der sich nicht in den linken Ventrikel ausdehnt.

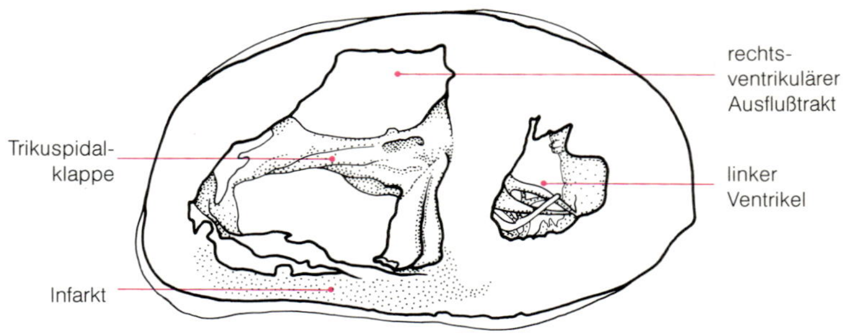

Teil des Postmyokardinfarktsyndroms auftretenden Spätperikarditis unterschieden werden (s. Kap. 4).

Identifizierung und histologische Datierung

Auf die irreversible Zellschädigung folgt eine entzündliche Reaktion, deren Endergebnis eine Myokardnarbe ist.
Makroskopisch ist ein Infarkt in den ersten paar Stunden fast unmöglich zu erkennen. Der betroffene Bezirk kann blaß, glänzend und weich erscheinen, aber sonst gibt es kein Anzeichen. Die Nitroblautetrazoltechnik, angewandt an frischen Herzschnitten (NACHLAS u. SCHNITKA 1963, ANDERSON u. Mitarb. 1979), ist die empfindlichste Methode, die gegenwärtig zur Demonstration frischer Infarkte zur Verfügung steht. Das zum Zeitpunkt des Todes erhaltene Myokard ist dunkelblau gefärbt, drei bis vier Stunden alte Infarkte erscheinen dagegen als blasse Zonen (s. Abb. 3.**38**, rechts). Das Ausbleiben der Formazanbildung beruht auf dem Fehlen der obligatorischen Koenzyme, die aus der nekrotischen Zone verschwunden sind (KLEIN u. Mitarb. 1981). Die Methode gestattet es, Ort und Ausdehnung eines frischen Infarkts zu beurteilen. Bei fortgeschrittener Autolyse werden die Ergebnisse jedoch unverläßlich. Desgleichen ist die Methode für den rechten Ventrikel nur zuverlässig, wenn er hypertrophiert ist.
Histologisch zeigen irreversibel geschädigte Zellen eine Eosinophilie des Zytoplasmas und Kernpyknose (s. Abb. 3.**32**). In vielen Fällen, wenn der Tod durch akutes Pumpversagen eintritt, sind die Herzmuskelzellen deutlich verschmälert und zeigen einen welligen Verlauf (Abb. 3.**47**). Welligkeit (BOUCHARDY u. MAJNO 1974) unter den Vorzeichen eines akuten Infarkts ist gewöhnlich ein verläßlicher Indikator für die Infarzierung, wenn auch das Phänomen eher auf einer Überdehnung der Myokardfasern als auf einer Infarzierung der Myozyten beruht. Die Kombination von Welligkeit und Eosinophilie der Zellen angrenzend an eine Zone mit hydropischer Schwellung und mit Kontraktionsbändern im Übergang (Abb. 3.**48**) kann als diagnostisch beweisend für einen Infarkt im Frühstadium angesehen werden, da andere Störungen, die die Integrität der Zellen verletzen und deren Kontraktionsfähigkeit beeinträchtigen, ähnlich histologische Bilder ergeben können (s. unten).
Die reparative Reaktion auf die Infarzierung wurde eingehend studiert

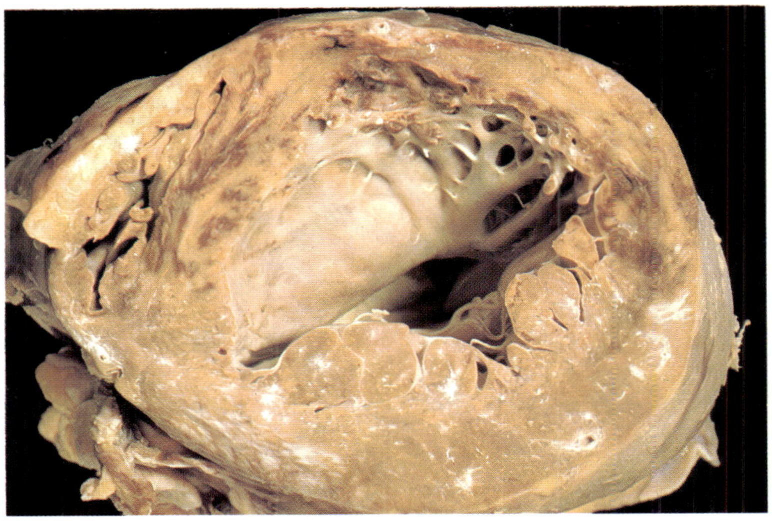

Abb. 3.**45** Durch ausgeprägte Wandverdünnung gekennzeichnete Expansion eines anteroseptalen Infarkts. Es besteht eine inkomplette Ruptur.

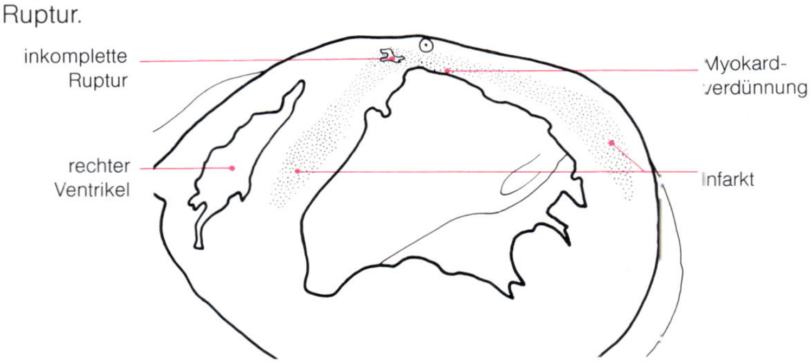

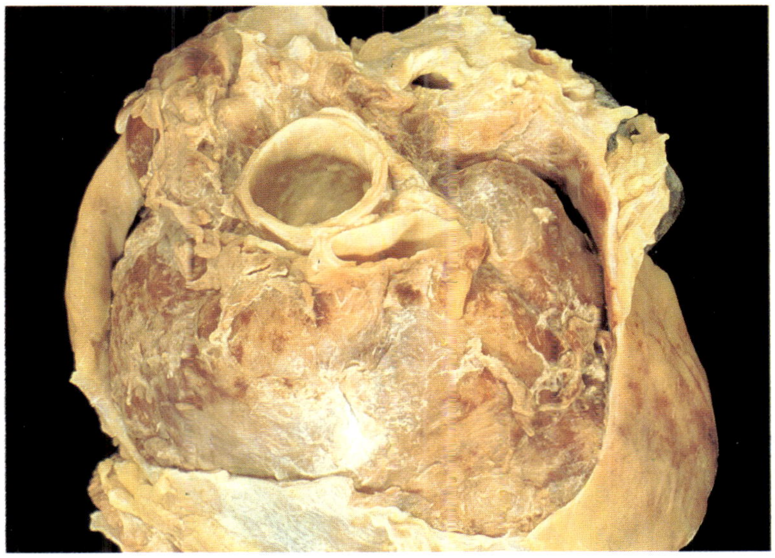

Abb. 3.**46** Durch fibrinöse Exsudation gekennzeichnete Perikarditis im Rahmen eines akuten transmuralen Infarkts.

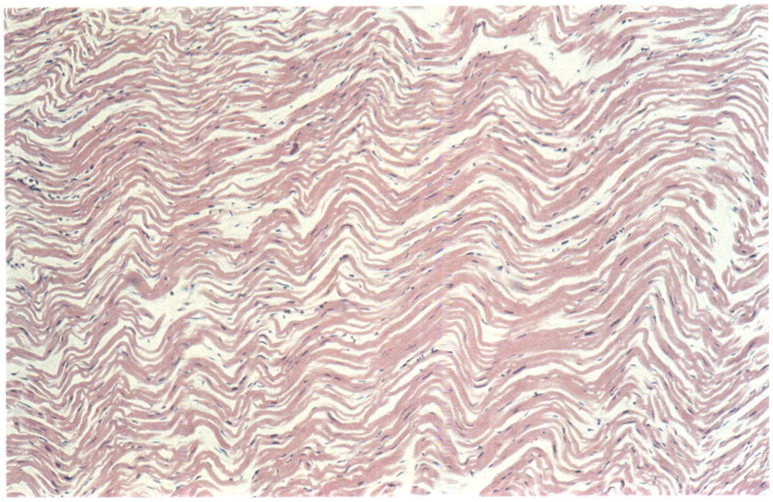

Abb. 3.**47** Welligkeit der Myokardfasern bei frischem Infarkt, die eine Überdehnung der Zellen anzeigt. HE.

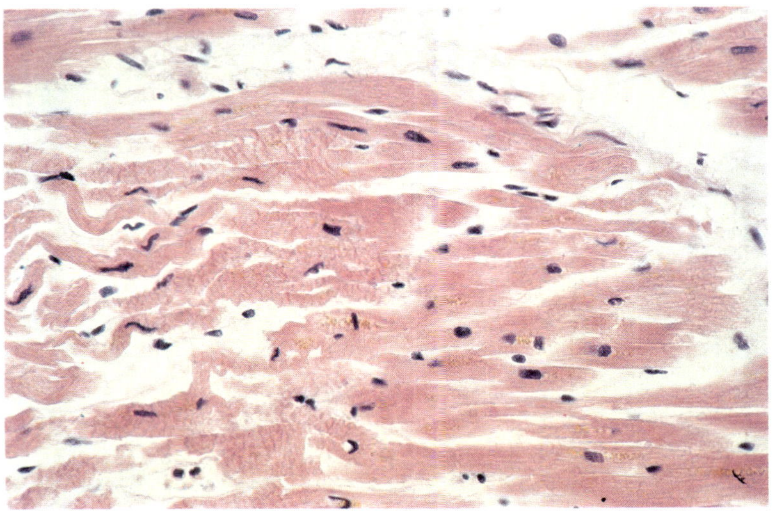

Abb. 3.**48** Histologische Frühzeichen eines Myokardinfarkts. Von links nach rechts: Welligkeit esosinophiler Zellen, Übergangszone mit Kontraktionsbändern, hydropische Schwellung. HE.

(Mallory u. Mitarb. 1939, Lodge-Patch 1951, Fishbein u. Mitarb. 1978). Die Datierung von Infarkten durch den Pathologen basiert auf den Veränderungen, die aufeinander folgen (Abb. 3.**49**). Im allgemeinen dominiert in der ersten Woche eine akute entzündliche Reaktion. Während der zweiten Woche erfolgt eine Verschiebung zur chronischen Form der entzündlichen Reaktion. In der dritten Woche kommt es dann zu einer aktiven Bindegewebsproliferation. Innerhalb dieses Grundgerüsts gibt es jedoch starke Schwankungen.

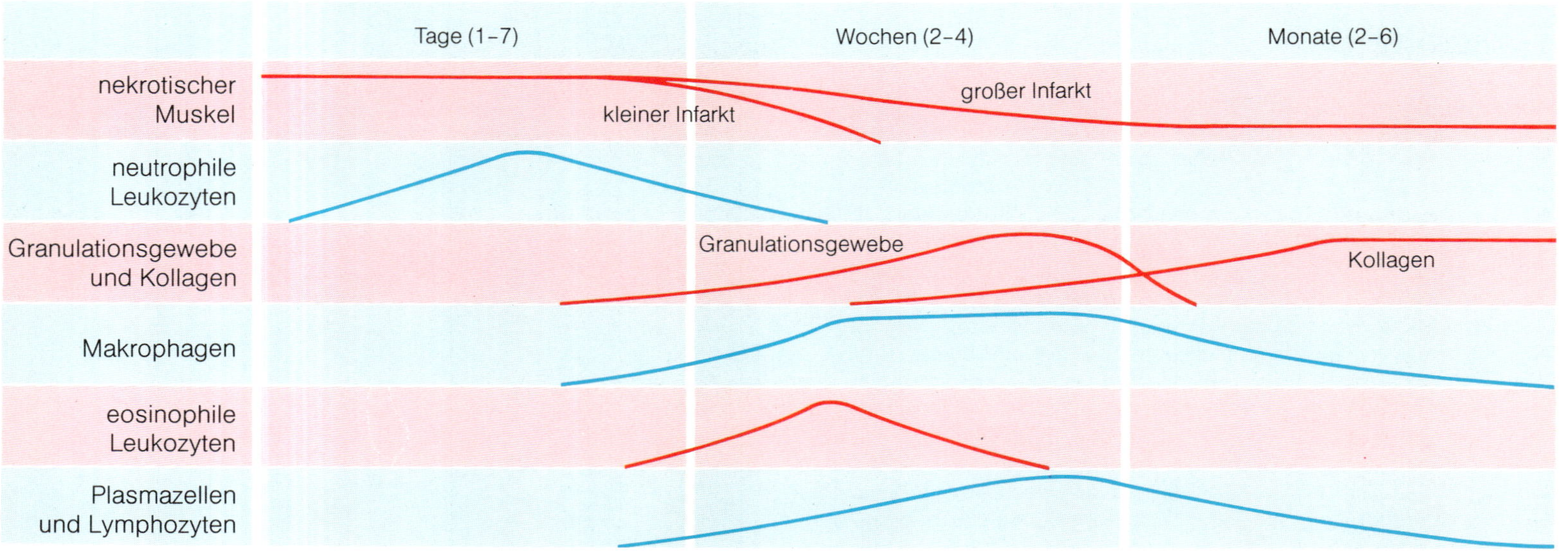

Abb. 3.**49** Schema der Histologie in den verschiedenen Stadien der Infarktreparation.

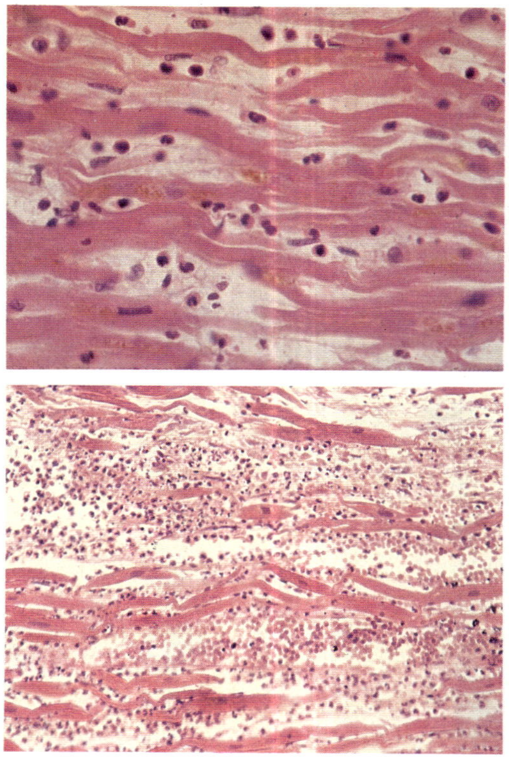

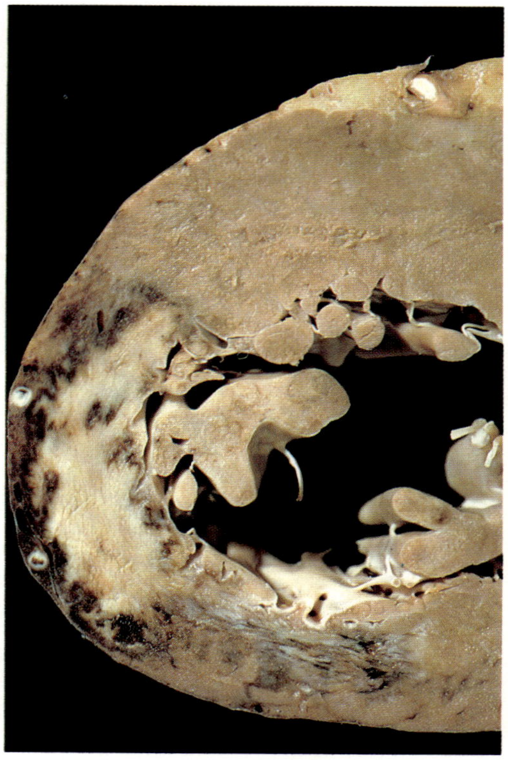

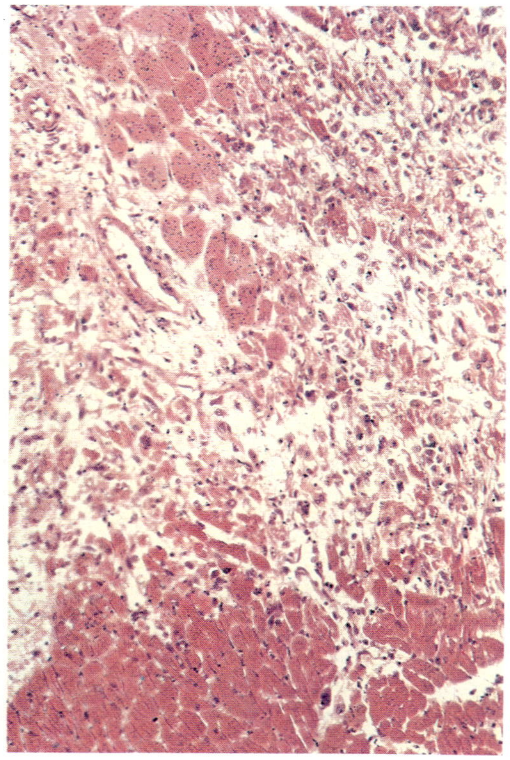

Abb. 3.**50** Myokardhistologie. Oben: Ödem und beginnende Auswanderung von Granulozyten; unten: massive Infiltration mit Leukozyten. HE.

Abb. 3.**51** Etwa 5–7 Tage alter transmuraler Infarkt des linken Ventrikels; man beachte die benachbarte Narbe von einem vorangegangenen Infarkt.

Abb. 3.**52** 2–3 Wochen alter Myokardinfarkt. Aktive Beseitigung nekrotischer Muskelzellen. Es besteht ein gemischtzelliges Infiltrat, aber Makrophagen dominieren. HE.

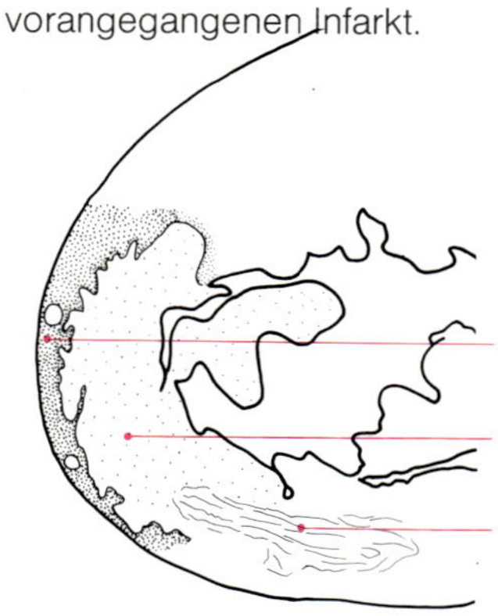

Eine der frühesten Veränderungen ist das Ödem. Das erste verläßliche Zeichen dieser Veränderung ist eine reaktive Hyperämie in der peripheren Zone des Infarkt, begleitet von einer Vermehrung und Margination der Granulozyten. Dieses Phänomen ist gewöhnlich innerhalb von 12 Stunden zu beobachten, wird aber unter Umständen erst bei sorgfältiger Untersuchung richtig erkannt. Innerhalb von 12 Stunden kommt es zu einem Austritt von Leukozyten ins Gewebe (Abb. 3.**50**, oben), der bis zum dritten Tag seinen Höhepunkt erreicht (Abb. 3.**50**, unten). Der auf diese Weise entstandene große Zellreichtum bleibt etwa bis zum sechsten oder siebenten Tag nach Eintritt des Infarkts bestehen. Granulozytendegeneration und Myozytenzerfall verlaufen zeitlich fast parallel. Die Mehrzahl der Leukozyten gehört dem neutrophilen Typ an, doch können auch eosinophile Leukozyten auftreten, wenn auch meist mit ein wenig Verspätung. Ihre Zahl ist von Fall zu Fall verschieden, gewöhnlich bleiben sie aber unauffällig.

Ein fünf bis sieben Tage alter Infarkt ist bei der makroskopischen Inspektion an seiner gelblichen Farbe und peripheren hyperämischen Reaktionszone üblicherweise leicht zu erkennen (Abb. 3.**51**). Die Reparation ist an der epikardialen Fläche und den seitlichen Rändern des Infarkts gut begrenzt, weniger gut jedoch an der endokardialen Seite, wo die Reaktion vollständig fehlen kann. Die Zahl der Granulozyten nimmt in der zweiten Woche ab. Andererseits hat zwischen dem dritten und fünften Tag nach Eintritt des Infarkts die Zahl der Lymphozyten, Plasmazellen und Gewebemakrophagen zugenommen; sie erreicht in der zweiten Woche ihre höchste Konzentration. Gleichzeitig erfolgt eine Proliferation von bindegewebsbildenden Zellen. Die nekrotischen Herzmuskelzellen werden aktiv entfernt, und das ganze Bild wechselt von der aktiven entzündlichen Reaktion zum Ersatz durch Narbengewebe (Abb. 3.**52**). Es können leere Sarkolemmschläuche zurückbleiben, oft mit eingestreuten Eisenpigmenten und erweiterten Kapillaren (Abb. 3.**53**). Kleine Herde mit dieser Histologie können entweder durch klassische miliare Infarkte oder Kontraktionsbandnekrosen bedingt sein.

Die klassische Konzeption eines aktiven Einsprossens von Kapillaren in den Infarktbezirk wurde in Frage gestellt (Baroldi u. Silver 1975). Es ist wahrscheinlich, daß die Kollagenbildung in dem Bezirk von zurückgebliebenen Sarkolemmkomponenten des präexistenten Gewebes ausgeht. Durch die Reperfusion werden präexistente Kapillaren erweitert, wodurch sich die Ähnlichkeit mit Granulationsgewebe verstärkt (Abb. 3.**54**). In diesem Stadium hat sich das makroskopische Erscheinungsbild des Infarkts drastisch verändert. Die Wand ist gewöhnlich stark verdünnt und besteht aus wäßrigem, blassem Gewebe, das an der frischen Schnittfläche einsinkt (Abb. 3.**55**).

Ab der zweiten und dritten Woche nimmt die Zahl der Entzündungszellen weiter ab. Oft bleiben hämosiderinhaltige Makrophagen als die letzten auffallenden Komponenten dieser Episode zurück (Abb. 3.**56**).

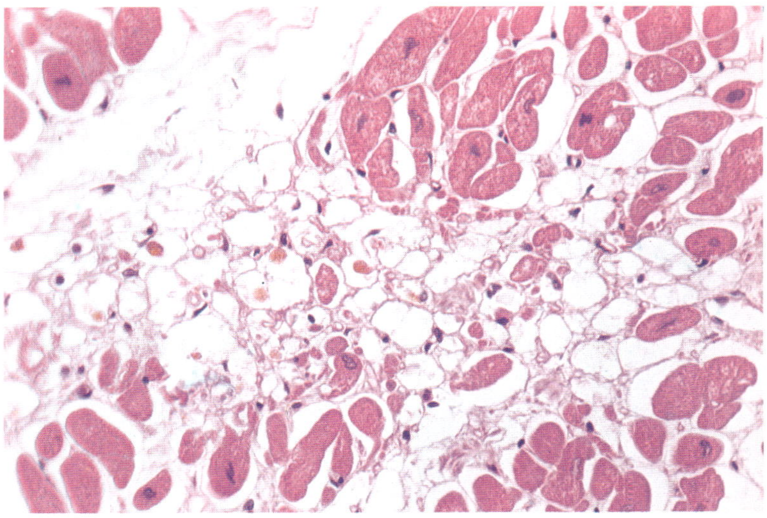

Abb. 3.**53** Histologie des Myokards im Stadium der Reparation. Nach der Entfernung der toten Kardiozyten bleiben leere Sarkolemmschläuche zurück. HE.

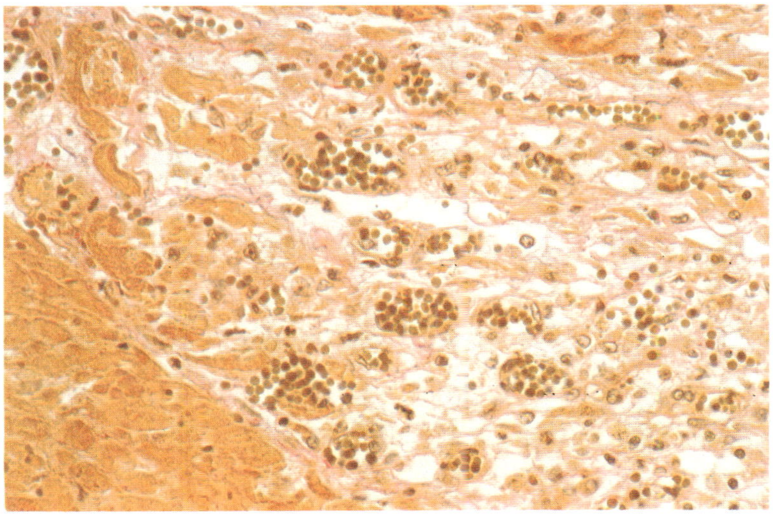

Abb. 3.**54** Histologie des Myokards im Stadium der Reparation. Starke Dilatation und Stauung präexistenter Kapillaren. E-vG

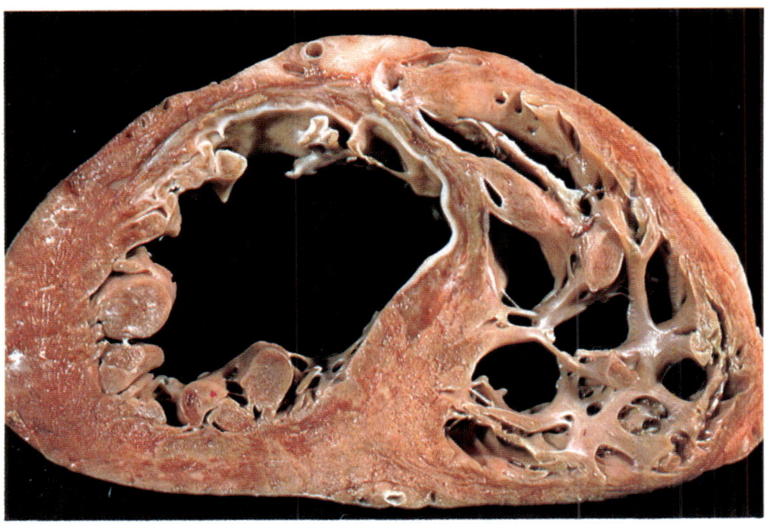

Abb. 3.**55** Etwa 2–3 Wochen alter transmuraler anteroseptaler Infarkt mit ausgeprägter Wandverdünnung und Ersatz des Myokards durch weiches, wäßriges Gewebe. Man beachte die Endokardverdickung.

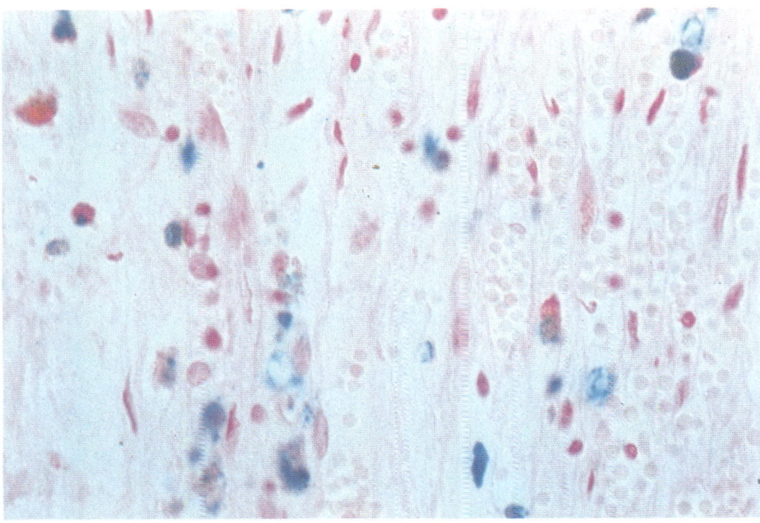

Abb. 3.**56** Histologie des Myokards im Stadium der Reparation. Eisenhaltige Makrophagen, kenntlich an ihrer blauen Farbe. Perls-Färbung.

Schließlich verwandelt sich das zelluläre Bindegewebe (Abb. 3.**57**, links) in eine sklerotische und fast zellfreie Narbe (Abb. 3.**57**, rechts).
In diesem Stadium bietet sich makroskopisch unmißverständlich das Bild einer Narbe. Sie ist als grau-weißes Gewebe erkennbar, oft umgeben von anderem Gewebe, das aufgrund der stärkeren Vaskularisierung eine dunklere Farbe aufweist, und repräsentiert das bleibende Mal vergangenen Geschehens (Abb. 3.**58**).

Die Zeitspanne, in der diese Ereignisse ablaufen, unterliegt großen individuellen Schwankungen. Oft bleiben nekrotische Muskelfasern lange Zeit zurück und verschwinden in manchen Fällen niemals vollständig. Wahrscheinlich spielen die Größe des Infarkts und die Fähigkeit zur Durchblutung des umgebenden vitalen Myokards und Perikards für das Zustandekommen einer adäquaten Gewebereaktion eine Schlüsselrolle.

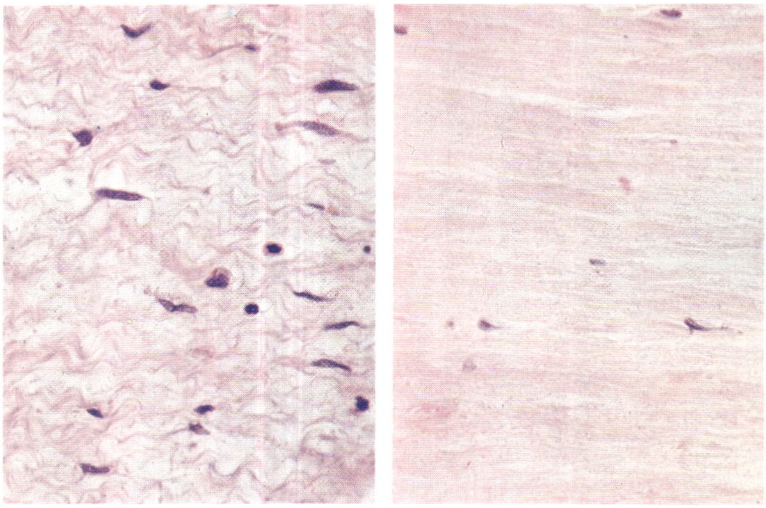

Abb. 3.**57** Histologie des Myokards: Zelluläres Bindegewebe (links), das sich nach und nach in eine sklerotische zellfreie Narbe umwandelt (rechts). HE.

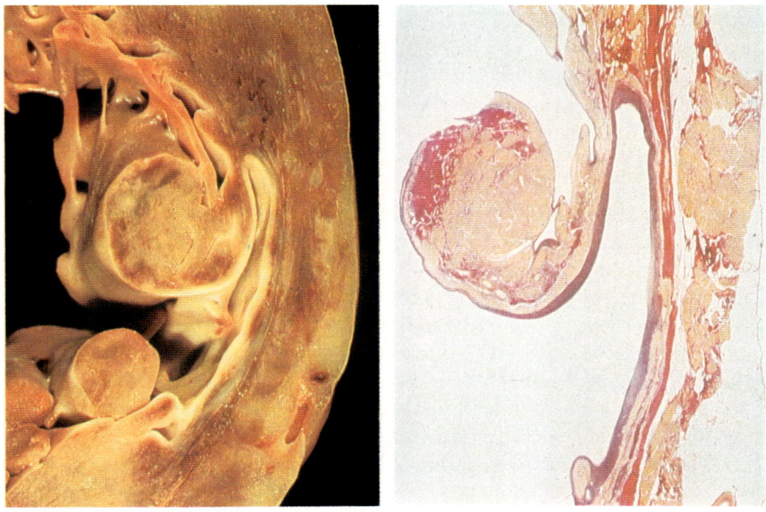

Abb. 3.**58** Endergebnis eines Infarkts. Links: bandartige Narbe, die vom verdickten Endokard durch einen schmalen Saum vitalen Muskelgewebes getrennt ist. Auf der epikardialen Seite das verbliebene Myokard und Fett. Rechts: Histologie. E-vG.

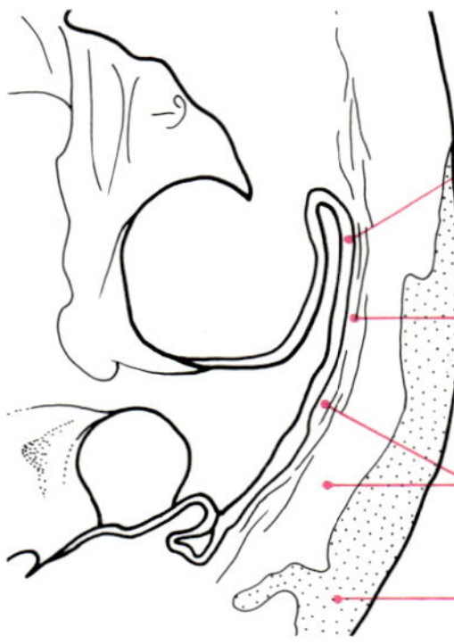

Literatur

Anderson, K.R., A. Popple, D.J. Parker, R. Sayer, R.J. Trickey, M.J. Davies: An experimental assessment of macroscopic enzyme techniques for the autopsy demonstration of myocardial infarction. J. Path. 127 (1979) 93–98

Baroldi, G., M.D. Silver: The healing of myocardial infarct in man. G. ital. Cardiol. 514 (1975) 465–476

Becker, A.E.: The pathology of ischaemic myocardial necrosis. In Hamer, J., D.J. Rowlands: Recent Advances in Cardiology. Churchill-Livingstone, Edinburgh 1981 (pp. 305–321)

Bouchardy, B., G. Majno: Histopathology of early myocardial infarcts. A new approach. Amer. J. Path. 74 (1974) 301–330

Cohn, J.N.: Right ventricular infarction revisited. Amer. J. Cardiol. 43 (1979) 666–668

Coma-Canella, I., J. Lopez-Sendon, C. Gamallo: Low output syndrome in right ventricular infarction. Amer. Heart J. 98 (1979) 613–620

Davies, M.J., W.F.M. Fulton, W.B. Robertson: The relation of coronary thrombosis to ischaemic myocardial necrosis. J. Path. 127 (1979) 99–110

Fishbein, M.C., D. Maclean, P.R. Maroko: The histopathologic evolution of myocardial infarction. Chest 73 (1978) 843–849

Hutchins, G.M., B.H. Bulkley: Infarct expansion versus extension: two different complications of acute myocardial infarction. Amer. J. Cardiol. 41 (1978) 1127–1132

Jensen, D.P., J.P. Goolsby Jr., P.B. Oliva: Hemodynamic pattern resembling pericardial constriction after acute inferior myocardial infarction with right ventricular infarction. Amer. J. Cardiol. 42 (1978) 858–861

Klein, H.H., S. Puschmann, J. Schaper, W. Schaper: The mechanism of the tetrazolium reaction in identifying experimental myocardial infarction. Virchows Arch. A path. Anat. 393 (1981) 287–297

Lodge-Patch, I.: The ageing of cardiac infarcts and its influence on cardiac rupture. Brit. Heart J. 13 (1951) 37–42

Mallory, C.K., P.D. White, J. Salcedo-Salgar: The speed of healing of myocardial infarction. A study of pathologic anatomy in seventy-two cases. Amer. Heart J. 18 (1939) 647–671

Middelhoff, C.J.F.M., W. Büthker, A.E. Becker: Pure right ventricular infarction. Europ. Heart J. 1 (1980) 369–374

Nachlas, M.M., T.K. Shnitka: Macroscopic identification of early myocardial infarcts by alterations in dehydrogenase activity. Amer. Path. 42 (1963) 379–405

Myokardinfarkt: Komplikationen

Die Mehrzahl der Infarktkomplikationen gehört entweder zur Kategorie des Pumpversagens oder zur Kategorie der Störungen im Erregungssystem. Diese Erscheinungen können natürlich kombiniert vorkommen – die Entwicklung von Störungen der Erregungsleitung und -bildung im Rahmen eines Pumpversagens ist besonders gut bekannt.

Komplikationen, die in erster Linie die Herzpumpe betreffen

Gegenwärtig ist das Pumpversagen die wichtigste Ursache der Krankenhausmortalität beim akuten Myokardinfarkt.

Myokardverlust

Die häufigste pathologisch-anatomische Grundlage dieser Komplikation ist der ausgedehnte Verlust von Myokardgewebe (Abb. 3.**59**). In diese Kategorie fallen Infarkte, die 40% oder mehr des linksventrikulären Myokards betreffen (Harnarayan u. Mitarb. 1970, Page u. Mitarb. 1971, Alonso u. Mitarb. 1973). Klinisch sind zwei spezielle Syndrome bekannt, nämlich der kardiogene Schock und die therapierefraktäre Stauungsherzinsuffizienz. Beiden Gruppen ist eine schwere Verschlußkrankheit des R. descendens anterior der linken Koronararterie gemeinsam. Besonders bedeutsam ist eine Obstruktion proximal vom ersten Septumast. Bei Patienten mit kardiogenem Schock besteht jedoch gewöhnlich auch eine Verschlußkrankheit über lange Strecken der Hauptgefäße. Im Gegensatz dazu ist die Häufigkeit schwerer Stenosen in der A. coronaria dextra und im linken R. circumflexus bei Patienten mit refraktärer Stauungsherzinsuffizienz eher geringer (Wackers u. Mitarb. 1976). Ein refraktäres Pumpversagen kann jedoch auch bei kleinen Infarkten, die durch eine Papillarmuskeldysfunktion kompliziert werden, vorkommen (Abb. 3.**60**). In diesen Fällen kann eine Diskrepanz zwischen der klinisch festgestellten Infarktgröße und der hämodynamischen Situation bestehen.

Myokardruptur

Die Ruptur des Myokards ist die zweithäufigste Ursache eines Pumpversagens; sie ist für etwa ein Fünftel aller Sterbefälle an Pumpversagen im Rahmen eines akuten Myokardinfarkts verantwortlich (Bates u. Mitarb. 1977). In der Mehrzahl dieser Fälle handelt es sich um eine Ruptur der freien Wand mit Herzbeuteltamponade. Auch eine Beteiligung des Ventrikelseptums und der Papillarmuskelgruppen kommt vor, und zwar jeweils in etwa ein bis zwei Prozent der Todesfälle durch Ruptur.

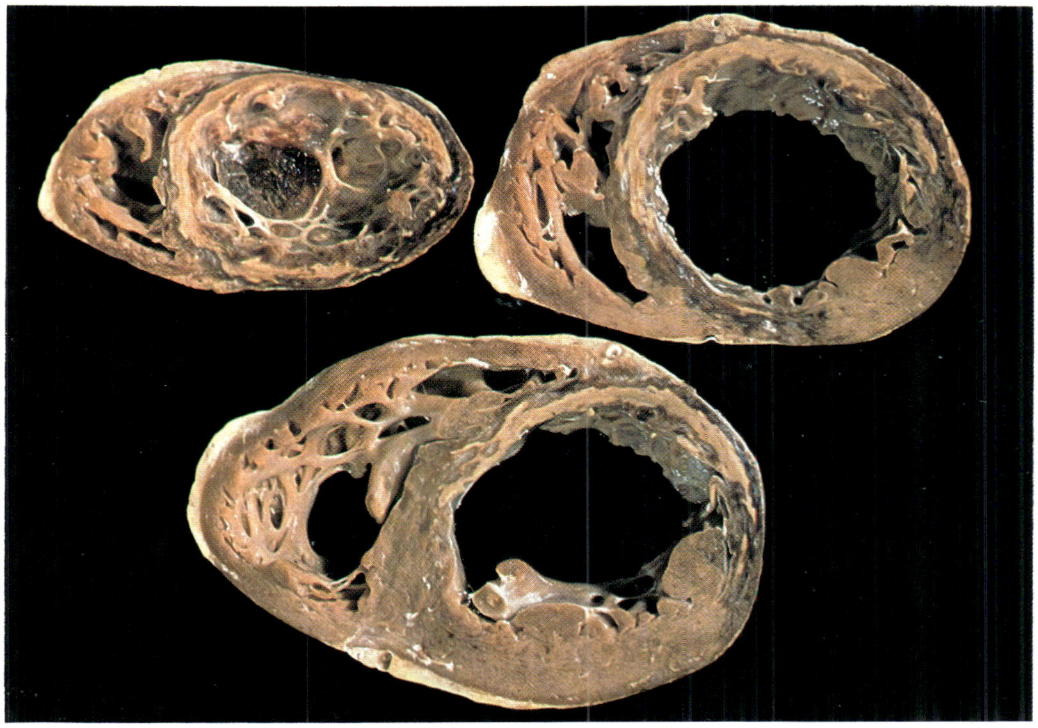

Abb. 3.**59** Transversale Schnitte von einem Herzen mit ausgedehntem frischem Myokardinfarkt, der über 40% des ursprünglichen linksventrikulären Myokards zerstört hat; der Patient verstarb an fortschreitendem Pumpversagen.

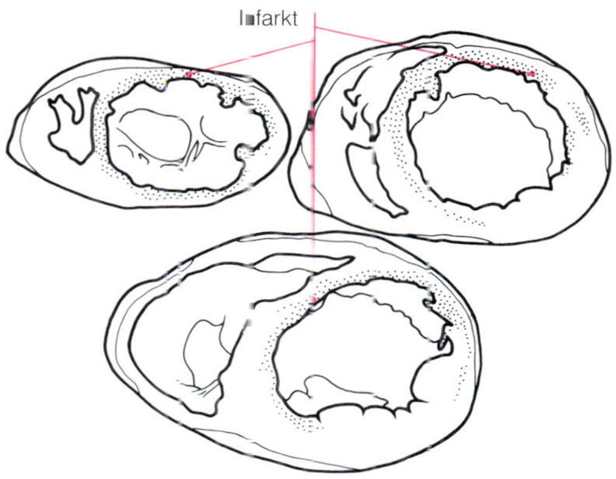

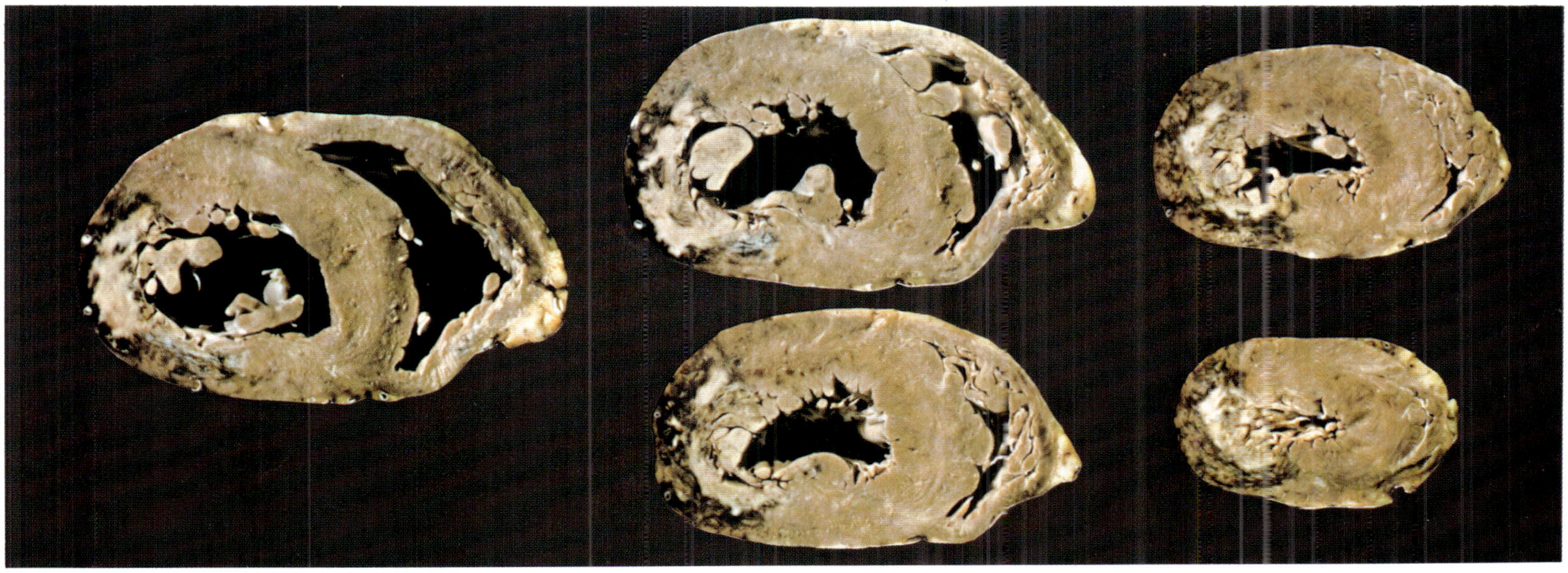

Abb. 3.**60** Transversale Schnitte von einem Herzen mit einem relativ kleinen lateralen Infarkt, der jedoch auf beide Papillarmuskelgruppen übergegriffen hat; es kam zu einem therapierefraktären Pumpversagen mit Mitralinsuffizienz

Ruptur der freien Wand

Eine Ruptur der freien Wand führt rasch zum Austritt von Blut in den Herzbeutel und damit zur Herzbeuteltamponade (Abb. 3.**61**). Gewöhnlich finden sich 300 bis 400 ml Blut. In der Regel tritt eine Herzbeuteltamponade unter besonderen Voraussetzungen ein. Es handelt sich um ältere Menschen (60 Jahre oder darüber), die keinen Myokardinfarkt in der Vorgeschichte hatten. Die postmortale Koronarographie zeigt eine Ein-Gefäß-Erkrankung mit einer lokalisierten Stenose (Abb. 3.**62**). Häufig findet sich ein thrombotischer Verschluß im Bereich der Stenose. Kollateralen sind schlecht entwickelt (WESSLER u. Mitarb. 1958), und dieser Unterschied ist beim Vergleich mit Patienten, die an einem unkomplizierten Pumpversagen sterben, statistisch signifikant (VAN MANTGEM u. BECKER, unveröffentlichte Beobachtungen).

Etwa die Hälfte aller Rupturen der freien Wand erfolgt innerhalb von 24 Stunden nach Eintritt des Infarkts. Von den übrigen Rupturen ereignen sich etwa drei Zehntel innerhalb der ersten Woche und ein Fünftel im Laufe einer Periode, die sich bis zu 12 Wochen erstrecken kann. Die Ruptur liegt gewöhnlich im Zentralbereich des Infarkts (Abb. 3.**63**). Bezogen auf das Ventrikelrelief sind der vordere und der hintere Septumansatz bevorzugte Orte (Abb. 3.**64**). Oft findet sich an der Stelle der Ruptur eine Expansion des Myokards (Abb. 3.**65**); eine derart ausgeprägte Verdünnung der infarzierten Herzwand kann innerhalb von 12 Stunden auftreten (s. auch S. 36). Die Expansion spielt vielleicht eine Rolle in der Pathogenese der Ruptur (SCHUSTER u. BULKLEY 1979). Allerdings sind Grad und Ausmaß der Expansion dieselben bei Patienten, die an unkompliziertem Pumpversagen sterben (VAN MANTGEM u. BECKER, unveröffentlichte Beobachtungen).

Morphologisch gesehen gibt es zwei Grundtypen der Herzruptur (BEKKER u. VAN MANTGEM 1975). In den meisten Fällen ist der Riß schlitzförmig und gut begrenzt (Abb. 3.**66**). Das ist die übliche Morphologie der Rupturen, die entweder binnen 24 Stunden nach Eintritt des Infarkts oder erst nach mehreren Wochen in Fällen mit extremer Wandverdünnung und Herzdilatation eintreten (Abb. 3.**67**).

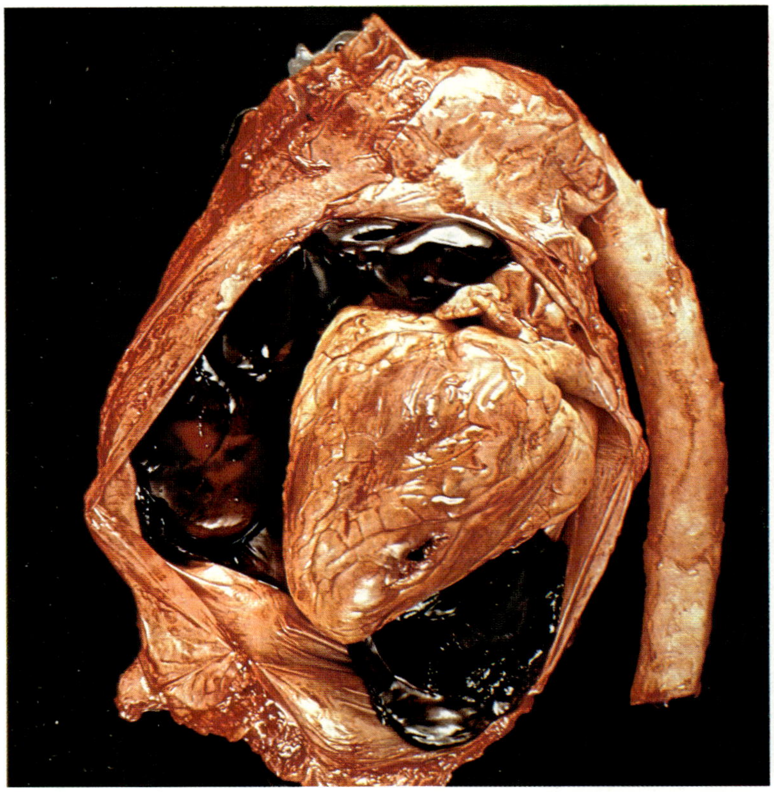

Abb. 3.**61** Herztamponade als Folge einer Ruptur der freien Wand des linken Ventrikels nach akutem Infarkt (von Dr. *J. Edwards*).

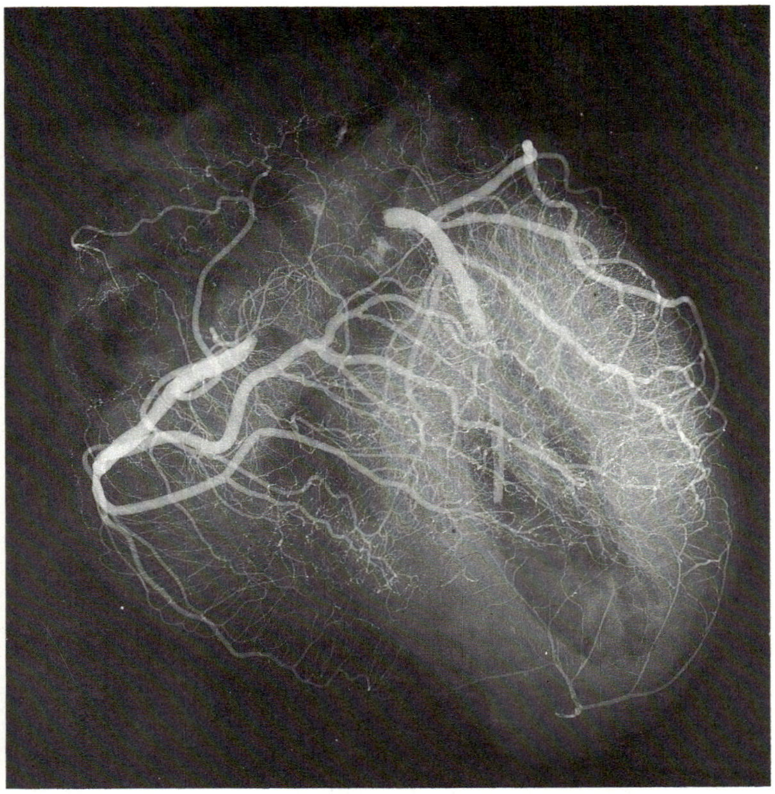

Abb. 3.**62** Postmortales Koronarogramm: Ein-Gefäß-Erkrankung mit vollständigem Verschluß des R. descendens anterior in einem Fall von Herzruptur.

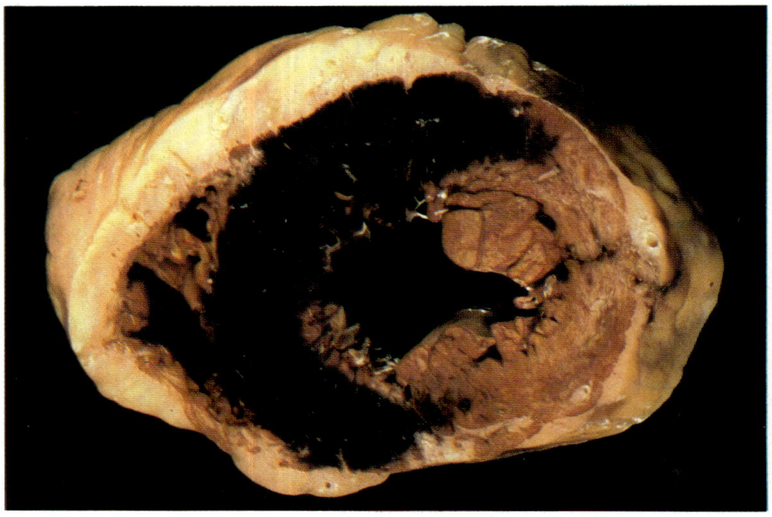

Abb. 3.**63** Ruptur der freien Seitenwand, der Riß verläuft durch das Zentrum des Infarkts. NBT.

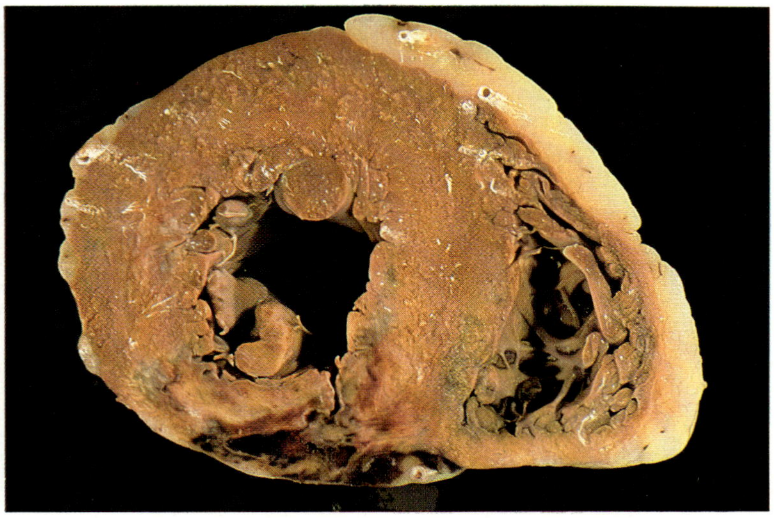

Abb. 3.**64** Infarkt der unteren Wand, die Ruptur ist neben dem Septumansatz erfolgt.

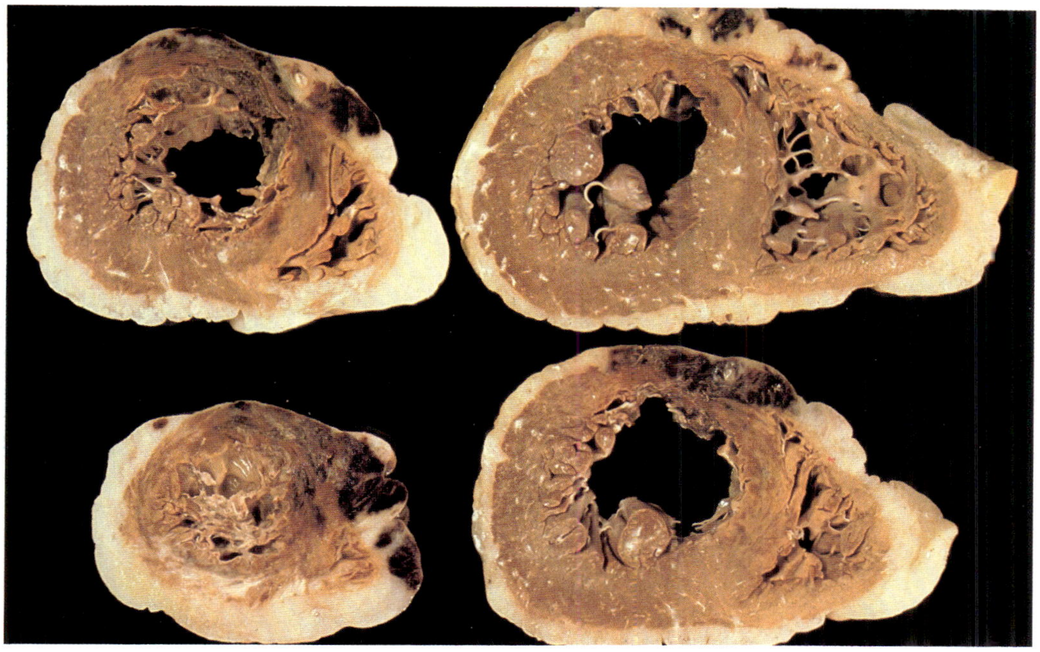

Abb. 3.**65** Transversale Schnitte von einem Herzen mit anteroseptalem Infarkt, bei dem eine Ruptur im Bereich einer starken Expansion eintrat.

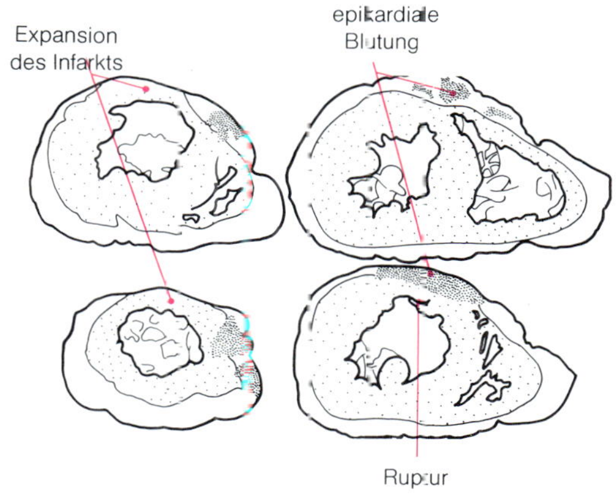

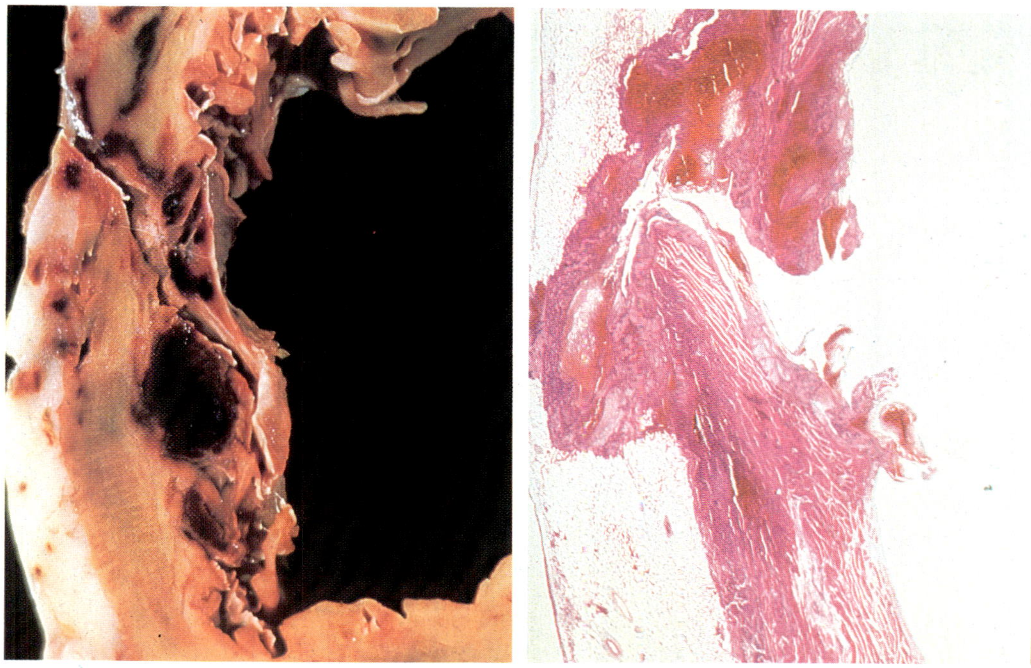

Abb. 3.**66** Durchbruch durch den expandierten Infarktbereich; links: makroskopisch, rechts: histologisch. HE.

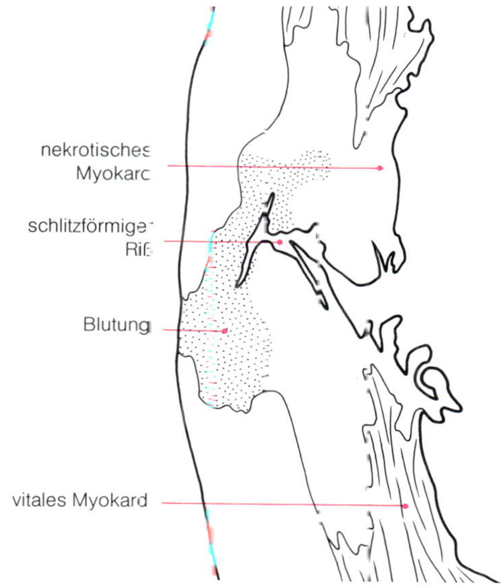

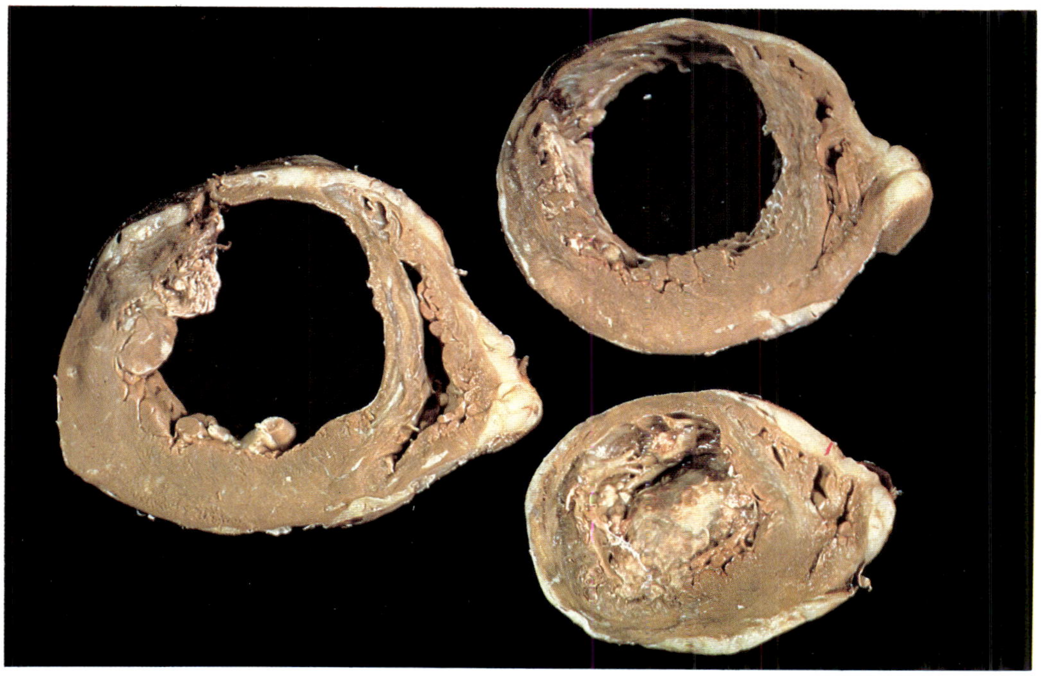

Abb. 3.**67** Ruptur mit schlitzförmigem Riß 28 Tage nach Eintritt des Infarkts. Dilatation des linken Ventrikels und extreme Wandverdünnung mit intramuraler Blutung.

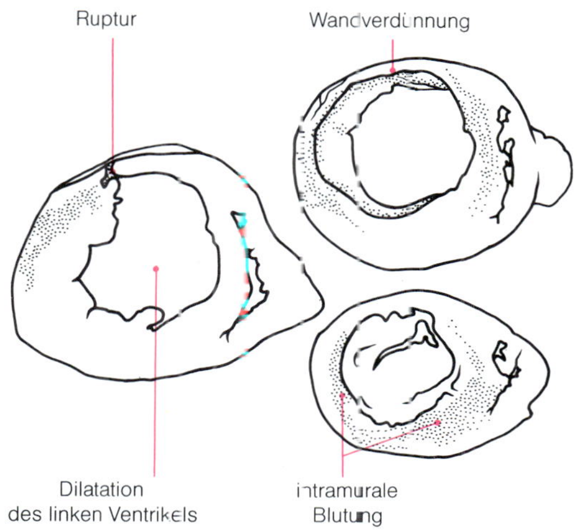

Der zweite, nicht so häufige Rupturtyp ist durch eine weite Aushöhlung des infarzierten Myokards gekennzeichnet (Abb. 3.**68**). Er kommt eher in der zweiten und dritten Infarktwoche vor, unter Umständen aber auch in den ersten 24 Stunden. Dieser Typ zeigt eine ausgesprochene Bevorzugung der hinteren und vorderen Ansatzstellen des Septums. Die Aushöhlung kann so ausgedehnt sein, daß der tatsächliche Durchbruch durch

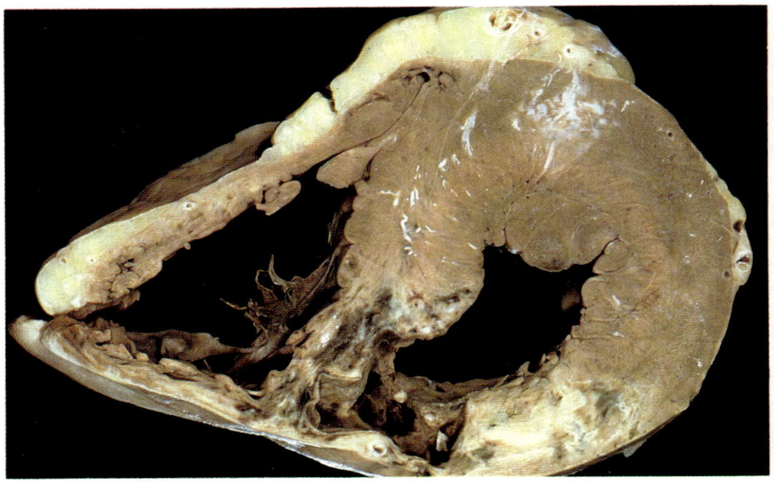

Abb. 3.**68** Inferoseptaler Infarkt mit weiter Aushöhlung und zur Tamponade führender Ruptur.

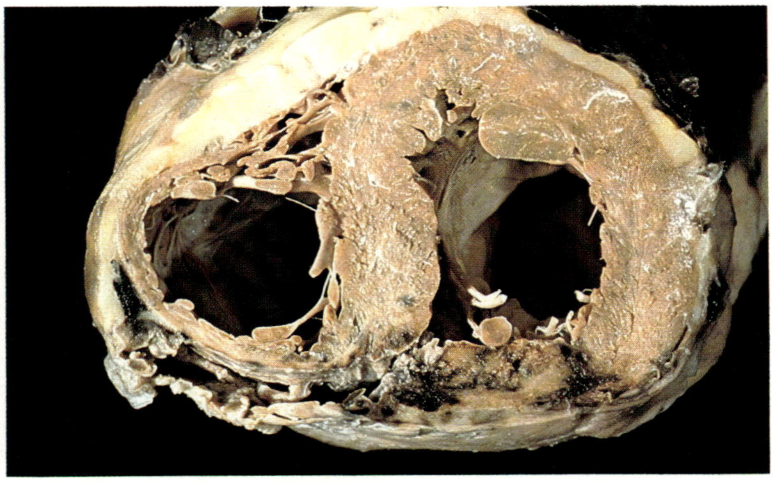

Abb. 3.**69** Infarkt der unteren Wand mit Aushöhlung des nekrotischen Myokards und Ruptur, die zur Dissektion der unteren Wand des rechten Ventrikels führt.

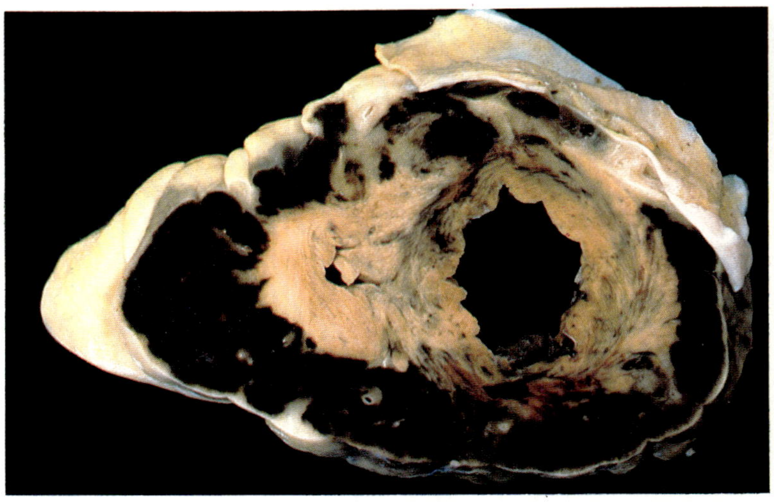

Abb. 3.**70** Ruptur der freien Wand des linken Ventrikels mit anfänglich starker Blutung, die durch das Epikard eingedämmt wurde.

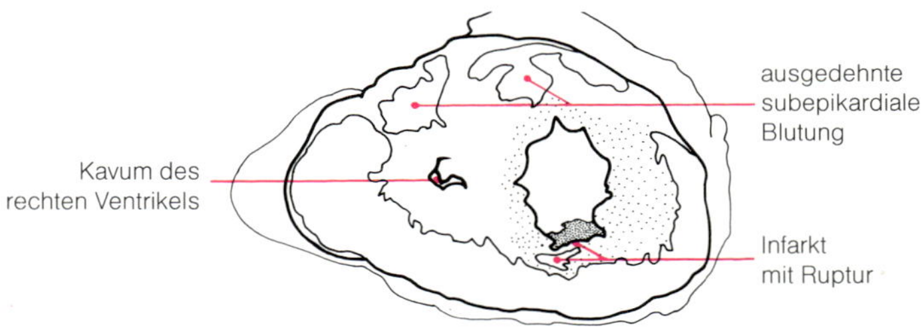

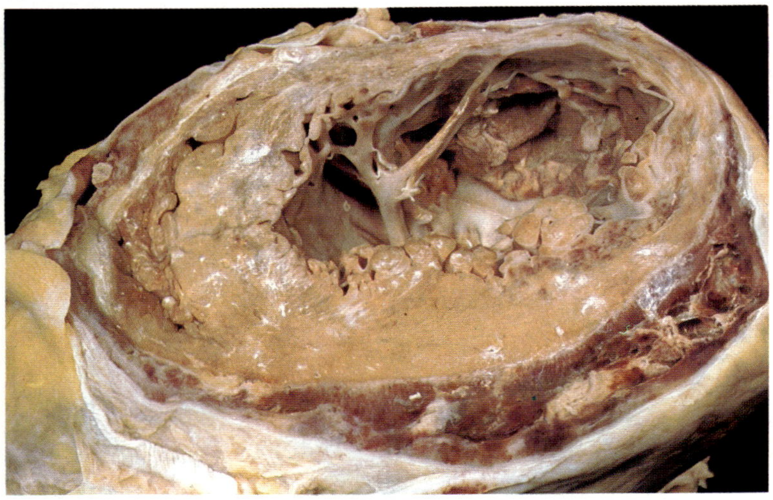

Abb. 3.**71** Hämorrhagische Perikarditis als Folge einer Spätruptur; die Rupturstelle wurde durch die verklebten Perikardblätter abgeriegelt.

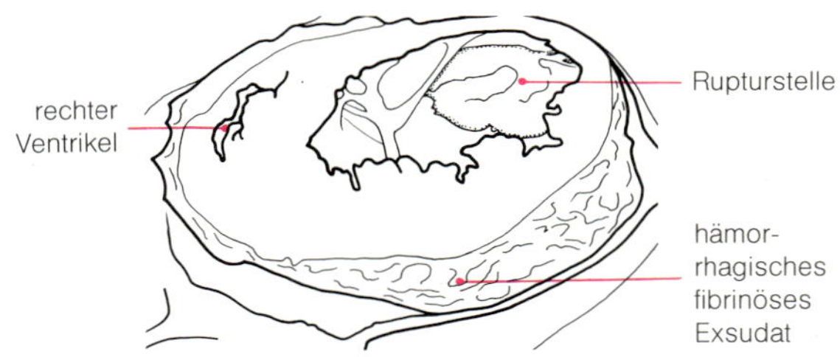

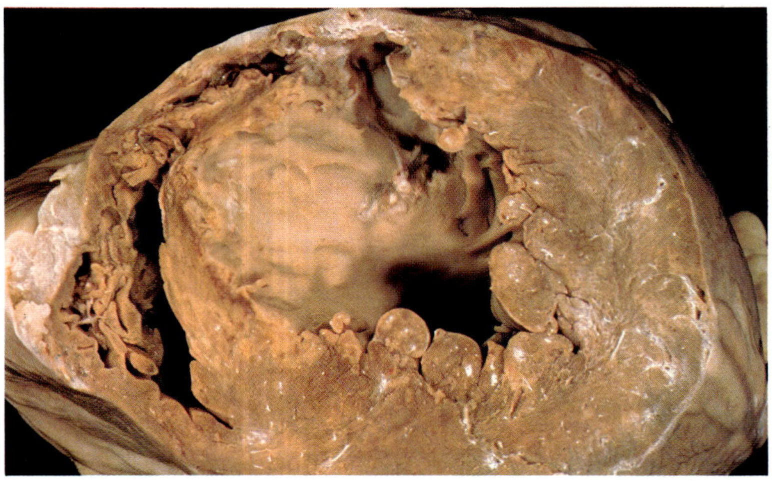

Abb. 3.**72** Ruptur des Ventrikelseptums bei starker Expansion.

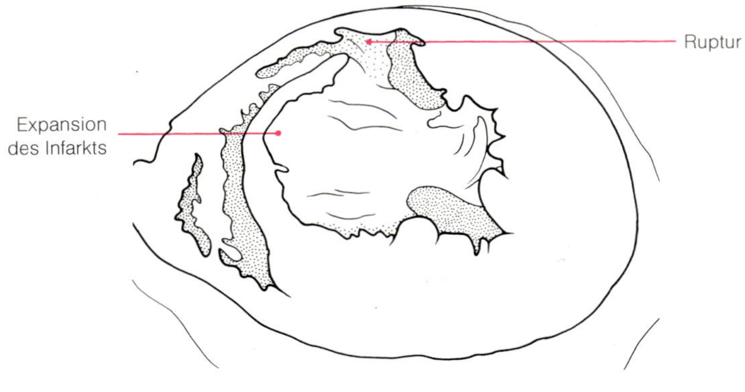

das Epikard über der Oberfläche des rechten Ventrikels liegt (Abb. 3.**69**), so daß fälschlich der Eindruck eine Ruptur des rechten Ventrikels entsteht.

Zuweilen kann das Epikard dem Druck nach der Herzruptur ziemlich lange standhalten. Das kann dann zu einer ausgedehnten epikardialen Blutung führen (Abb. 3.**70**) und den seltenen Fällen einer inkompletten Ruptur zugrundeliegen. Schließlich kann sich ein „falsches Herzaneurysma“ entwickeln. Es gibt ja gute Beispiele dafür, daß in manchen Fällen ziemlich viel Zeit zwischen dem Eintritt der Ruptur und dem endgültigen Durchbrechen, das zur Herzbeuteltamponade führt, verstreichen kann (Lautsch u. Lanks 1967, Becker u. Van Mantgem 1975). Gelegentlich ist der Eintritt der Ruptur sogar das erste Zeichen des dahinterstehenden Myokardinfarkts (Lautsch u. Lanks 1967, Van Tassel u. Edwards 1972, Van Mantgem u. Becker 1976).

Bei Spätrupturen können die Perikardblätter schon durch eine fibrinöse Perikarditis miteinander verklebt sein. Dann kann es durch das Aussikkern von Blut zu einer hämorrhagischen fibrinösen Exsudation statt zu einer klassischen Ruptur mit Herztamponade kommen (Abb. 3.**71**).

Septumruptur

Septumrupturen sind eher häufiger bei Vorderwandinfarkten als bei Infarkten in der unteren Wand. Die stenosierenden Veränderungen sind gewöhnlich ausgedehnter und betreffen besonders den R. descendens anterior der linken Koronararterie und die rechte Koronararterie. Es wurde vermutet, daß das apikale Myokard besonders gefährdet ist, doch stimmt das mit unseren eigenen Erfahrungen nicht überein. Es besteht meist eine starke Verdünnung des Septums (Abb. 3.**72**), die etwa dem Ausmaß der Expansion bei Rupturen der freien Wand entspricht. Rupturen an den Ansatzstellen des Ventrikelseptums gehen oft mit einer gleichzeitigen Wandruptur einher. Es können auch multiple Septumdefekte entstehen. Zu Septumrupturen kommt es am häufigsten, wenn ein großer Infarkt mit massiver Beteiligung des Ventrikelseptums vorliegt. Die Ruptur führt theoretisch zu einer Überlastung beider Ventrikel, aber die Herzinsuffizienz ist höchstwahrscheinlich eher durch die Infarktgröße als durch die Ruptur als solche bedingt. Eine Rechtsinsuffizienz kann jedoch verstärkt werden, wenn gleichzeitig die Papillarmuskeln der Trikuspidalklappe rupturiert sind (Abb. 3.**73** u. 3.**74**).

Etwa die Hälfte der Patienten mit Ventrikelseptumruptur stirbt innerhalb einer Woche (Dugall u. Mitarb. 1975). Nur etwa 7% sind nach einem Jahr noch am Leben (Longo u. Cohen 1976); die längste bekannte spontane Überlebensdauer beträgt 13 Jahre (Landale u. Schlappi 1962).

Wenn eine Ventrikelseptumruptur ohne chirurgische Intervention überlebt wird, entwickelt sich eine ausgeprägte Hypertrophie des rechten und des linken Ventrikels (Abb. 3.**75**). Die Obstruktion der Lungengefäße ist letztlich für die Prognose bestimmend.

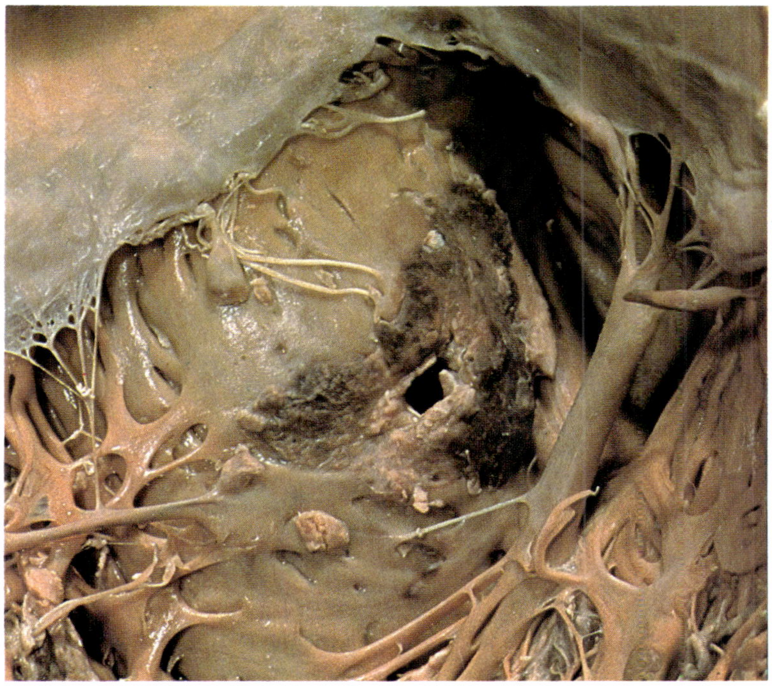

Abb. 3.**73** Ventrikelseptuminfarkt mit Septum- und Papillarmuskelruptur vom rechten Ventrikel gesehen.

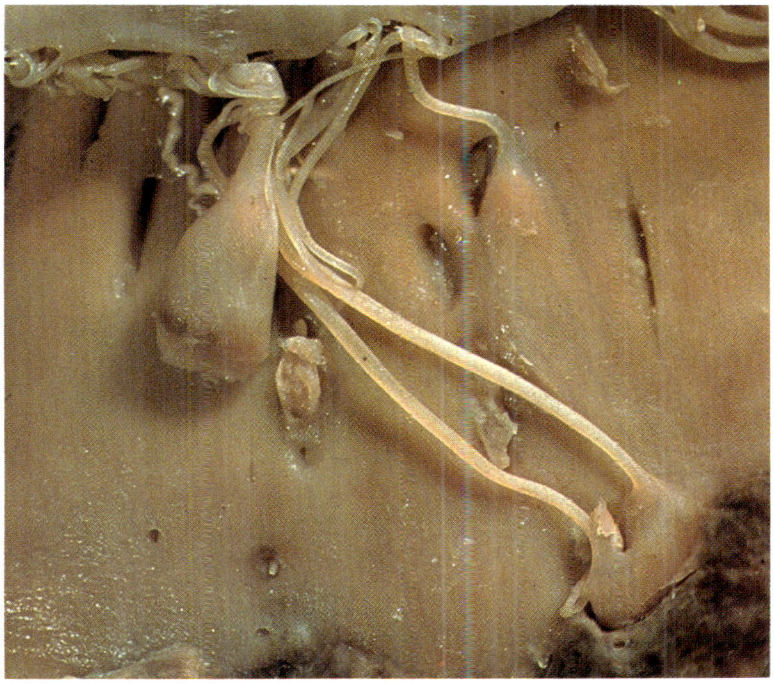

Abb. 3.**74** Ausschnitt aus Abb. 3.73 mit dem rupturierten Papillarmuskel der Trikuspidalklappe.

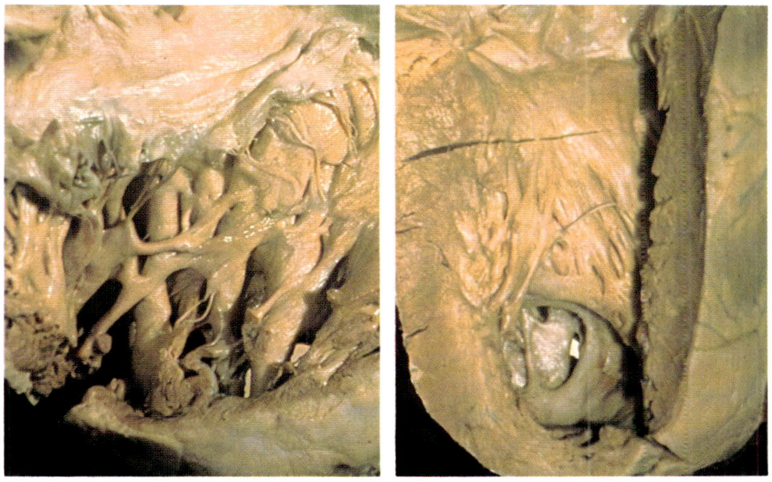

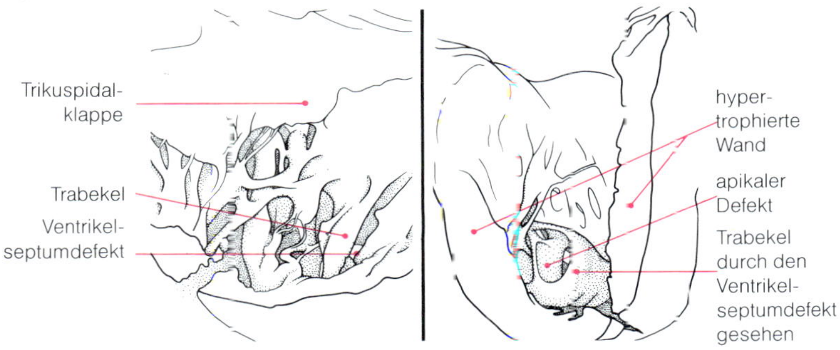

Abb. 3.**75** Ventrikelseptumdefekt als Folge einer 10 Monate vor dem Tod erfolgten Infarktruptur. Links: ausgeprägte Hypertrophie des rechten Ventrikels, der Defekt ist hinter dicken Trabekeln verborgen; rechts: Hypertrophie des linken Ventrikels mit apikalem Defekt.

Papillarmuskelruptur

Daß sich eine Papillarmuskelruptur häufiger in der posteromedialen als in der anterolateralen Gruppe findet, hängt vielleicht mit der peripheren Aufteilung der dominierenden rechten Koronararterie und des linken R. circumflexus zusammen. Bei etwa der Hälfte aller Herzen befindet sich die posteromediale Papillarmuskelgruppe im Bereich der „Wasserscheide“ zwischen den peripheren Verästelungen dieser Systeme (Reiss u. Becker 1981). Wie bei Septumrupturen beschränkt sich die Ausdehnung der koronaren Verschlußkrankheit gewöhnlich nicht auf ein einziges Gefäß.

Es kommen zwei Haupttypen von Papillarmuskelrupturen vor (Abb. 3.**76**). Eine komplette Ruptur an der Basis eines Papillarmuskelstammes ist eine schwere Katastrophe (Abb. 3.**77**, links) und führt, da jeder Papillarmuskel die Hälfte von jedem Mitralklappensegel trägt, zu einem massiven Mitralklappenprolaps (Abb. 3.**77**, rechts) und zur Mitralinsuffizienz. Gelegentlich kommt es zu einer partiellen Ruptur, besonders in der posteromedialen Muskelgruppe, die oft multiple, mit der Ventrikelwand verschmolzene Muskelköpfe besitzt (Abb. 3.**78**). In solchen Fällen kann der Patient die plötzlich eintretende Mitralinsuffizienz überleben, während bei kompletter Ruptur die Überlebenschancen sehr gering sind. Bei einer Papillarmuskelruptur sterben 70% der Patienten innerhalb von 24 Stunden, und nur 9% sind nach zwei Monaten noch am Leben (Vlodaver u. Edwards 1977). Die Prognose ist nicht nur vom Grad der Insuffizienz, sondern auch von der verbleibenden Kapazität des linken Ventrikels und damit von der Größe des initialen Infarkts abhängig. Diese Verhältnisse sind sehr ähnlich wie bei der Septumruptur.

Wandthrombose

Eine parietale Thrombose ist eine geläufige Komplikation bei einem Pumpversagen im Rahmen eines akuten Myokardinfarkts (Abb. 3.**79**). Es ist gut belegt, daß sich eine Wandthrombose im akuten Stadium auch ohne Pumpversagen entwickeln kann. Thromboembolische Komplikationen sind eine bekannte Gefahr, die durch eine Antikoagulantienbehandlung in der akuten Phase des Infarkts verringert werden kann. Morphologisch gesehen tritt die Thrombose bei bestehender Dyskinesie einer durch die Infarzierung bereits geschädigten Wand auf, was vielleicht nicht überrascht. Eine intrakavitäre Thrombose kann jedoch ohne Erosion der Endokardoberfläche vorkommen.

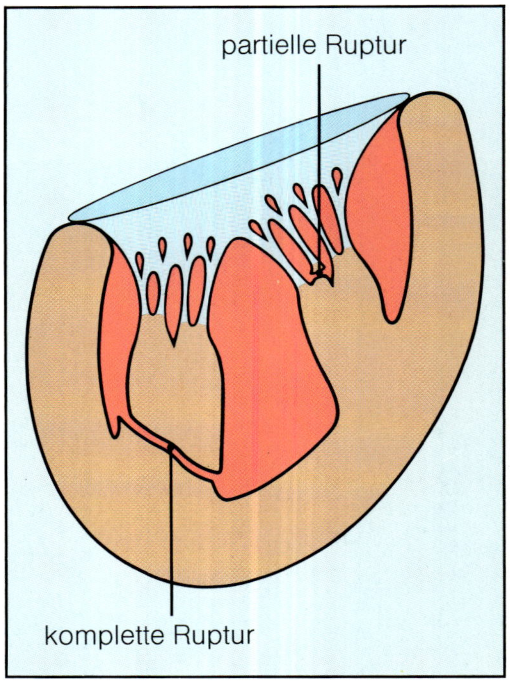

Abb. 3.**76** Schematische Darstellung der beiden Hauptformen der Papillarmuskelruptur: komplette und partielle Ruptur.

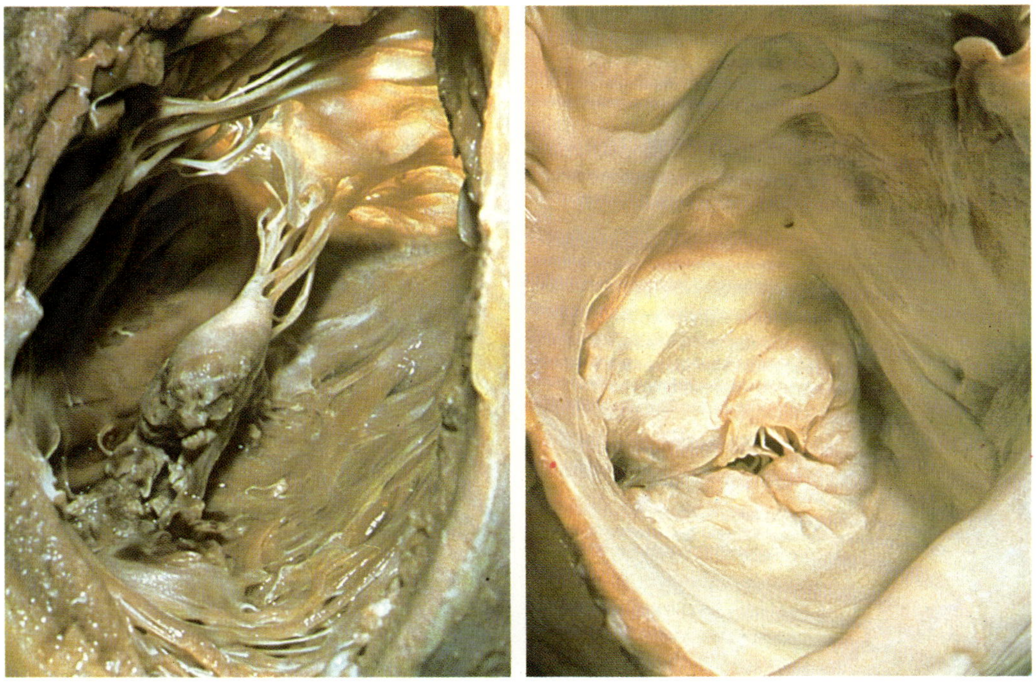

Abb. 3.**77** Ruptur am Stamm des linksventrikulären posteromedialen Papillarmuskels. Links: Ansicht vom linken Ventrikel, rechts: vom linken Vorhof gesehen ist ein Prolaps der Klappensegel um die posteromediale Kommissur zu erkennen.

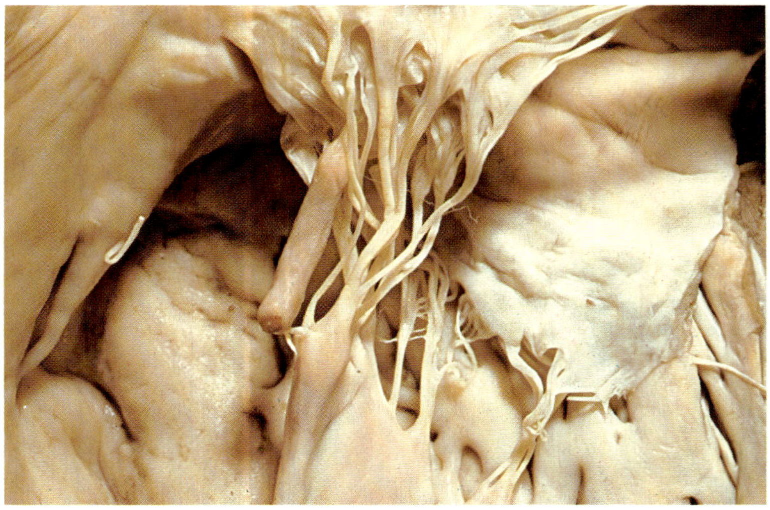

Abb. 3.**78** Partielle Ruptur eines Muskelkopfes der mit der Wand verbundenen posteromedialen Papillarmuskelgruppe.

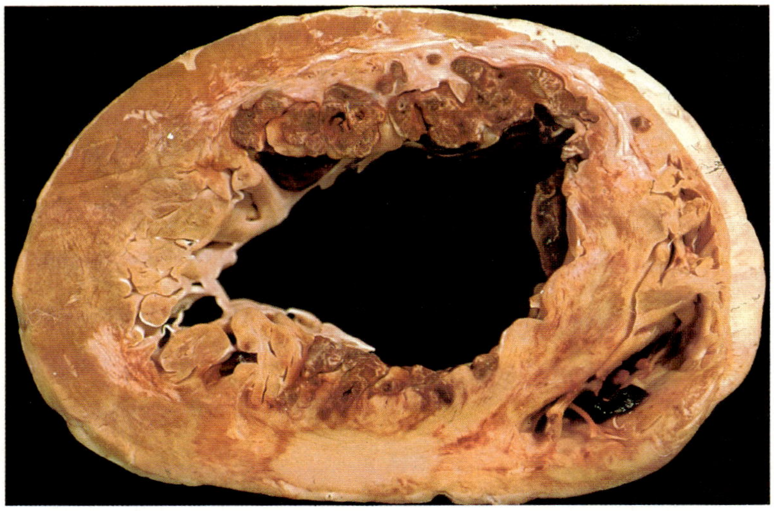

Abb. 3.**79** Transversaler Schnitt von einem Herzen mit ausgedehnten alten und frischen Infarkten und einer Wandthrombose im dilatierten Ventrikel. Die Todesursache war ein Pumpversagen.

Störungen im Erregungssystem

Rhythmusstörungen wie Extrasystolen, Tachykardie und Flimmern, sei es, daß sie von den Vorhöfen oder von den Ventrikeln ausgehen, sind im Rahmen eines akuten Infarkts häufig. Es ist ja gut belegt, daß ein großer Teil der plötzlichen, unerwarteten Todesfälle auf ein Kammerflimmern als unmittelbare Infarktfolge zurückzuführen ist. Doch muß ein plötzliches Kammerflimmern nicht unbedingt mit einem Infarkt in Zusammenhang stehen. Bis jetzt besitzen wir keine überzeugenden morphologischen Grundlagen für diese frühzeitigen Rhythmusstörungen. Weitaus mehr läßt sich über die morphologischen Substrate spezifischer Erregungsleitungsstörungen beim akuten Infarkt sagen. Es muß ein großer Unterschied zwischen posteroinferioren Wandinfarkten und anteroseptalen Infarkten gemacht werden. Bei den erstgenannten kommt es häufig zu einem temporären kompletten oder inkompletten AV-Block, der ein paar Stunden oder Tage bestehen bleiben kann, doch normalisiert sich der Rhythmus gewöhnlich binnen einer Woche vollständig. Dieses Phänomen steht höchstwahrscheinlich mit der zugrundeliegenden Gefäßpathologie in Zusammenhang, da meistens die rechte Koronararterie betroffen ist. Daher kann eine Ausbreitung des Infarkts auf die untere Wand des rechten Ventrikels und auf das benachbarte Vorhofgewebe einschließlich des Atrioventrikularknotens vorkommen. Die Erholung beruht höchstwahrscheinlich auf der relativ hohen Resistenz des Erregungsleitungsgewebes gegen die Hypoxie.

Die Entwicklung von Erregungsleitungsstörungen bei anteroseptalen Infarkten hat eine ganz andere Prognose. Auf den proximalen Abschnitt der Schenkel wirkt sich die Ischämie gewöhnlich aus (Abb. 3.**80**), aber eine richtige Nekrose des Erregungsleitungsgewebes ist selten (Abb. 3.**81**). AV-Knoten und -Bündel sind in solchen Fällen offenbar nicht betroffen (Becker u. Mitarb. 1978). Die beobachteten Veränderungen sprechen für einen potentiell reversiblen Prozeß. Dieser Befund stützt die Konzeption, daß die Prognose des akuten anteroseptalen Infarkts primär eher von der Ausdehnung des Infarkts als von der Nekrose des Erregungsleitungsgewebes abhängig ist (Abb. 3.**82**).

Sonstige Komplikationen

Es handelt sich dabei um Myokardinfarktkomplikationen, die nicht ohne weiteres als Pumpversagen oder Erregungsstörung klassifiziert werden können, wenn sie auch oft zu einer dieser Störungen oder zu beiden Anlaß geben.

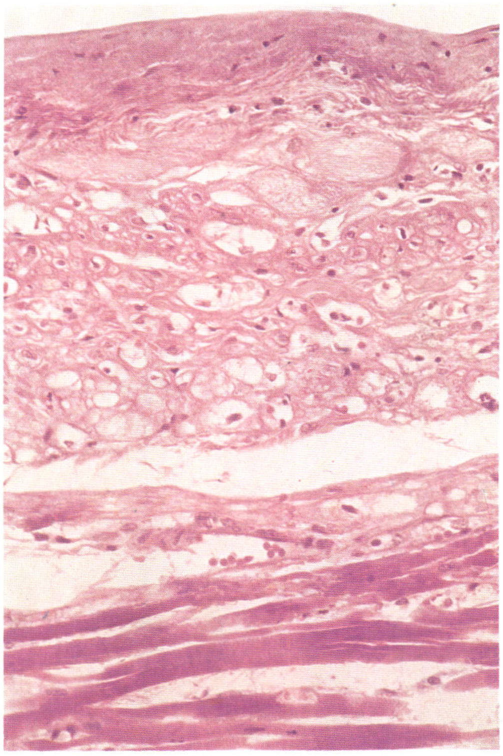

Abb. 3.**80** Hydropische Schwellung im proximalen linken Schenkel. HE.

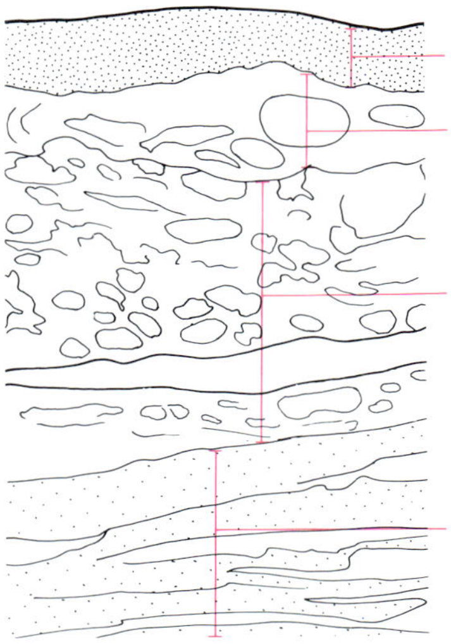

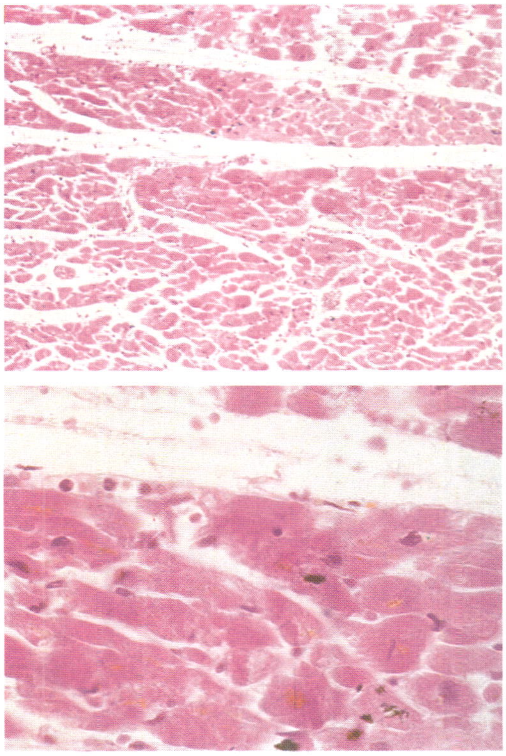

Abb. 3.**81** Rechter Schenkel im Ventrikelseptum bei einem ausgedehnten anteroseptalen Infarkt. Oben: schwache Vergrößerung, unten: im Ausschnitt sind teilweise Nekrosen zelliger Elemente erkennbar. HE.

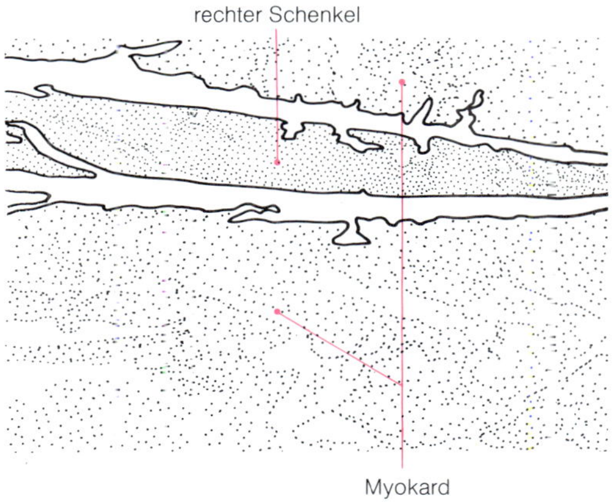

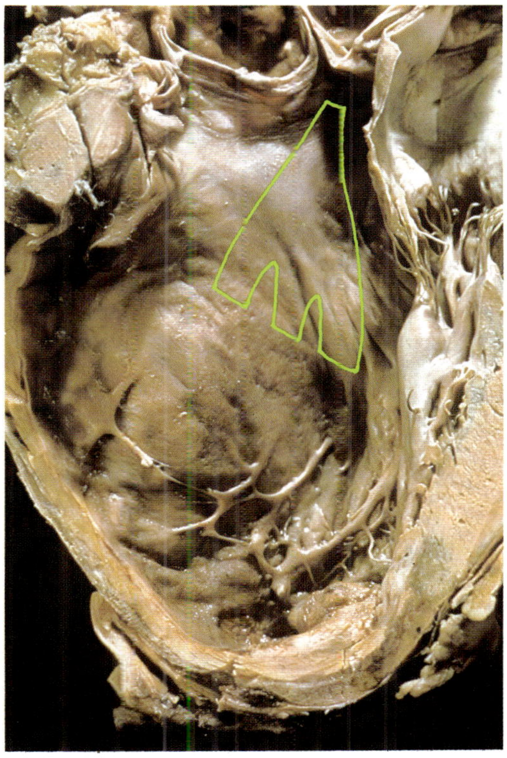

Abb. 3.**82** Ausgedehnter anteroseptaler Infarkt, der so groß war, daß er einen AV-Block verursachte, vom linken Ventrikel aus gesehen.

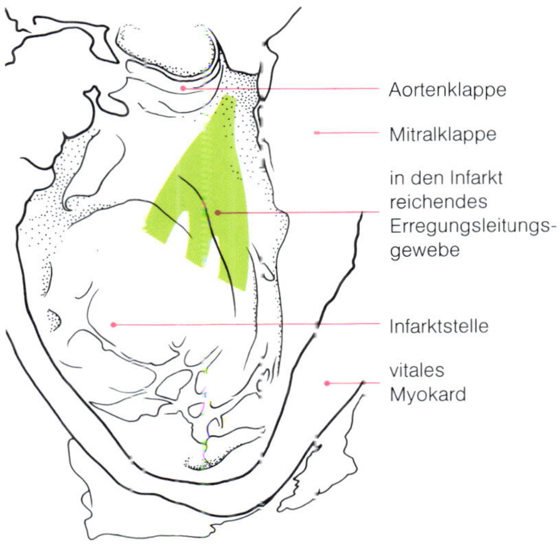

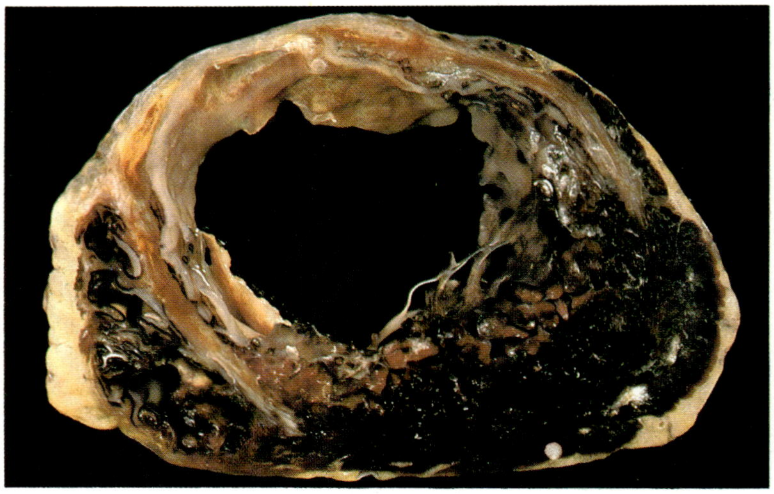

Abb. 3.**83** Aneurysma der Vorderwand des linken Ventrikels als Frühkomplikation eines frischen Infarkts. NBT.

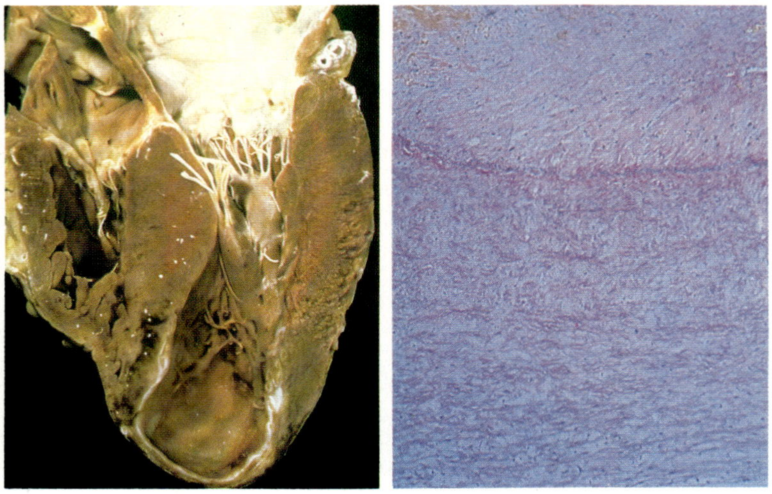

Abb. 3.**84** Apikales Aneurysma des linken Ventrikels. Links: die Aneurysmawand besteht aus Narbengewebe, die Endokardauskleidung ist porzellanartig; rechts: „Aortisation" des Endokards mit Schichtung von vorwiegend elastischen Fasern und Kollagenfasern. E-vG.

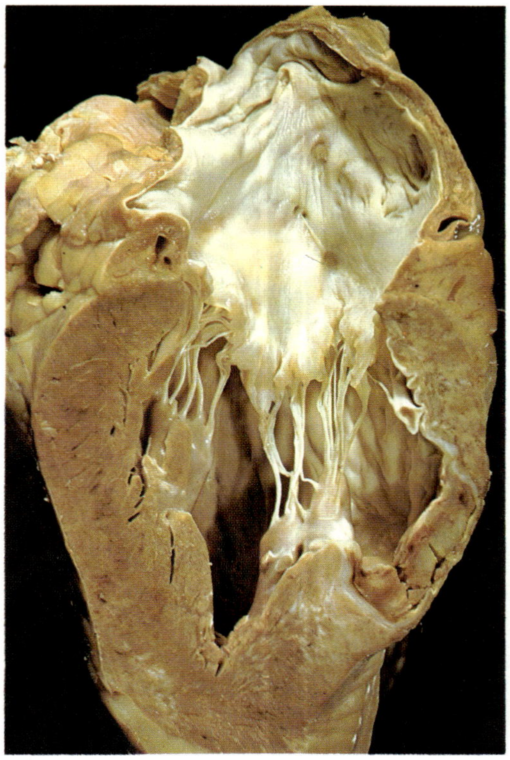

Abb. 3.**85** Zum Teil mit einem Thrombus gefülltes Aneurysma der unteren Wand.

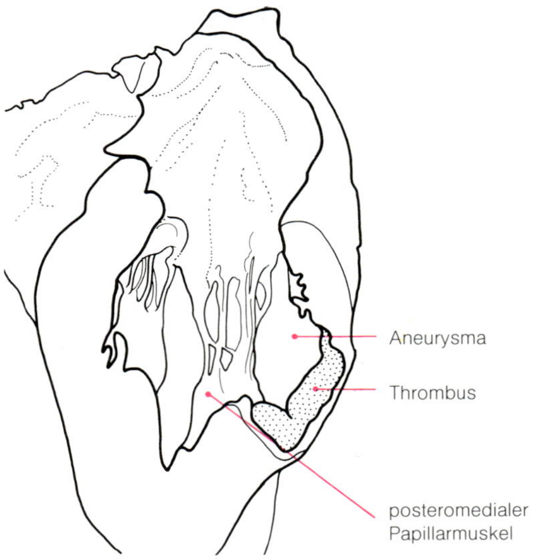

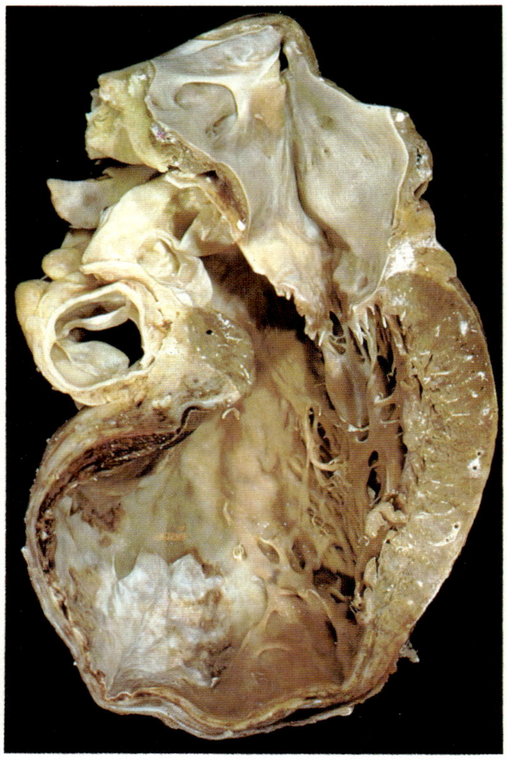

Abb. 3.**86** Riesiges anteroseptales und apikales Aneurysma des linken Ventrikels. Das Leitsymptom war Pumpversagen.

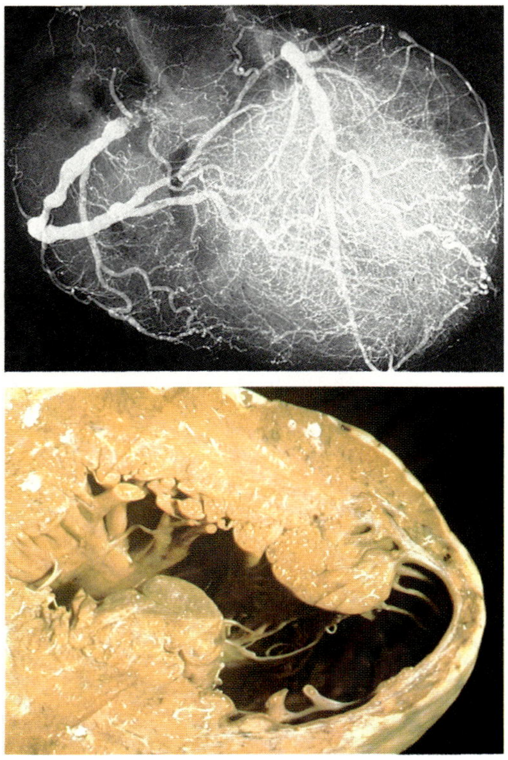

Abb. 3.**87** Oben: postmortales Koronarogramm mit muliplen stenosierenden Läsionen in den großen Koronarien; unten: alter Seitenwandinfarkt mit Aneurysma.

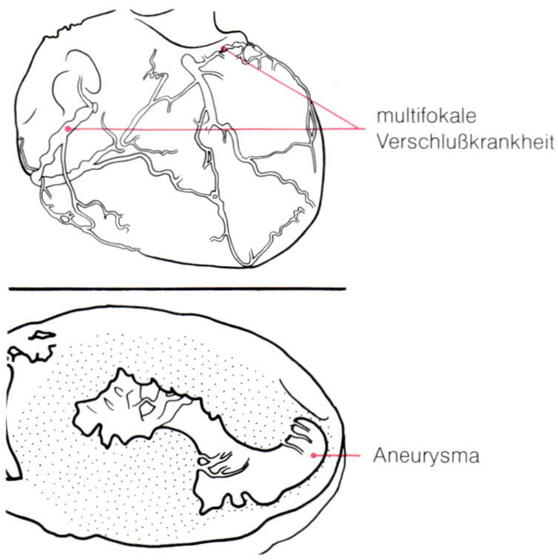

Herzaneurysmen

Diese bilden eine wichtige Kategorie. Definiert als umschriebene, wenn auch klinisch oder pathologisch-anatomisch nicht immer gleich identifizierte Ausbuchtung der Ventrikelwand, können Aneurysmen als Früh- oder als Spätkomplikation des akuten Myokardinfarkts auftreten. In manchen Fällen entwickelt sich das Aneurysma gleich vom Eintritt des Infarkts an progredient (Abb. 3.**83**) und führt oft zum Pumpversagen. In anderen Fällen wird diese Situation durch Anfälle von Tachykardie und Kammerflimmern, die vom Gebiet des Aneurysmas ausgehen, noch zusätzlich kompliziert. Die Untersuchung resezierter Aneurysmen zeigt, daß sie oft tote und vitale Muskelfasern vermischt enthalten, so daß die Vorstellung, die Aneurysmenwand enthalte kein vitales Myokard, überholt ist.

Aneurysmen, die sich später entwickeln, haben eine etwas andere Morphologie, da sich nämlich mehr Narbengewebe gebildet hat. In manchen Fällen setzt sich die gesamte Aneurysmawand aus dichtem Kollagen zusammen, die Innenschicht sieht porzellanartig aus (Abb. 3.**84**, links) und besteht aus geschichteten Kollagenfasern und elastischen Fasern – eine sogenannte Aortisation (Abb. 3.**84**, rechts). In solchen Fällen sind gewöhnlich keine Wandthromben vorhanden. In anderen Fällen ist das Aneurysma jedoch teilweise mit einem Thrombus gefüllt und läßt dann gewöhnlich die aortenartige Auskleidung vermissen (Abb. 3.**85**). Ob ein Thrombus vorhanden ist oder nicht, wird klinisch relevant, wenn die Aneurysmengröße anhand von Angiogrammen bestimmt wird. Die Bedeutung von Ventrikelaneurysmen in Hinblick auf die Pumpfunktion hängt weitgehend von ihrer Lokalisation und Größe ab (Abb. 3.**86**). Insbesondere ein Sitz in der Hinterwand kann zu einer Papillarmuskeldysfunktion führen (Abb. 3.**85**), trotz der Tatsache, daß solche Aneurysmen der unteren Wand gewöhnlich klein sind. Vorderwandaneurysmen sind dagegen oft groß und können daher durch den direkten Verlust an aktiv arbeitendem Myokard leicht zu einem Pumpversagen führen.

Üblicherweise sind bei einem Ventrikelaneurysma die zugrundeliegenden Koronararterienveränderungen nicht auf ein einziges Gefäß beschränkt, sondern eher mehr generalisiert (Abb. 3.**87**). Ventrikelaneurysmen können schließlich verkalken (Abb. 3.**88**), gelegentlich in einem solchen Ausmaß, daß das Aneurysma auf einem Thoraxröntgenbild direkt sichtbar wird.

Es können auch falsche Aneurysmen auftreten, nicht nur als Folge penetrierender Verletzungen, sondern auch als sekundäres Ereignis bei einem Myokardinfarkt. Die übliche Konfiguration eines falschen Aneurysmas ist eine sackförmige Ausbuchtung, die mit dem Ventrikellumen durch einen engen Hals kommuniziert. In der Mehrzahl der Fälle ist das falsche Aneurysma fast vollständig mit einem Thrombus gefüllt. Für den zugrundeliegenden pathogenetischen Mechanismus hält man oft eine Wandruptur mit eingeschlossener Blutung infolge Kompression durch das Epikard (Abb. 3.**89**).

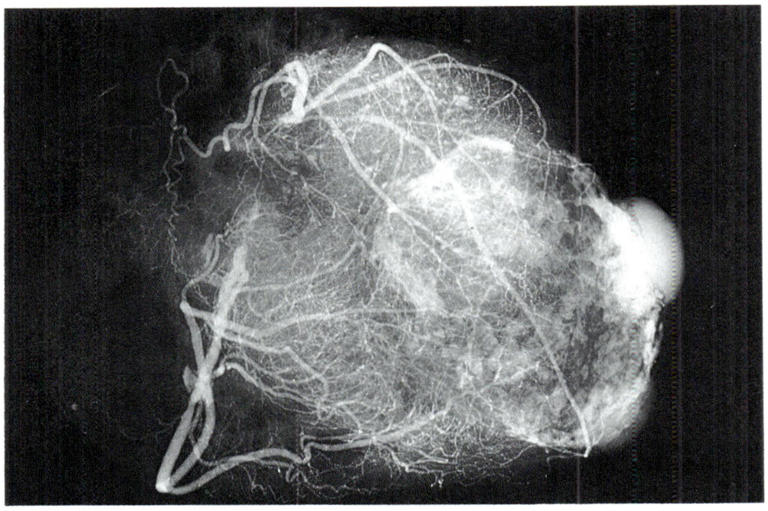

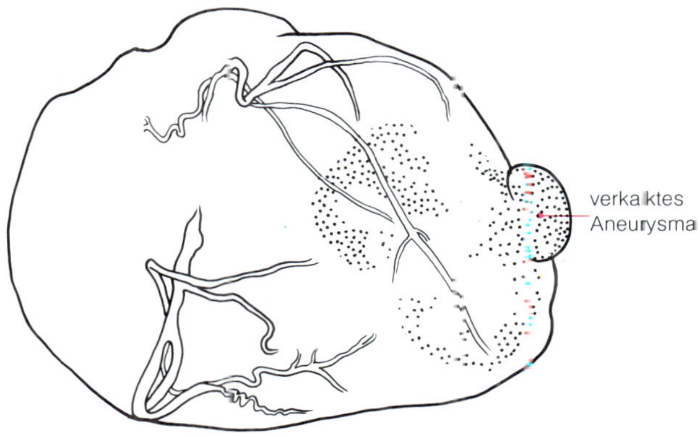

Abb. 3.**88** Röntgenbild nach postmortaler Füllung der Koronararterien: stark verkalktes apikales Aneurysma des linken Ventrikels.

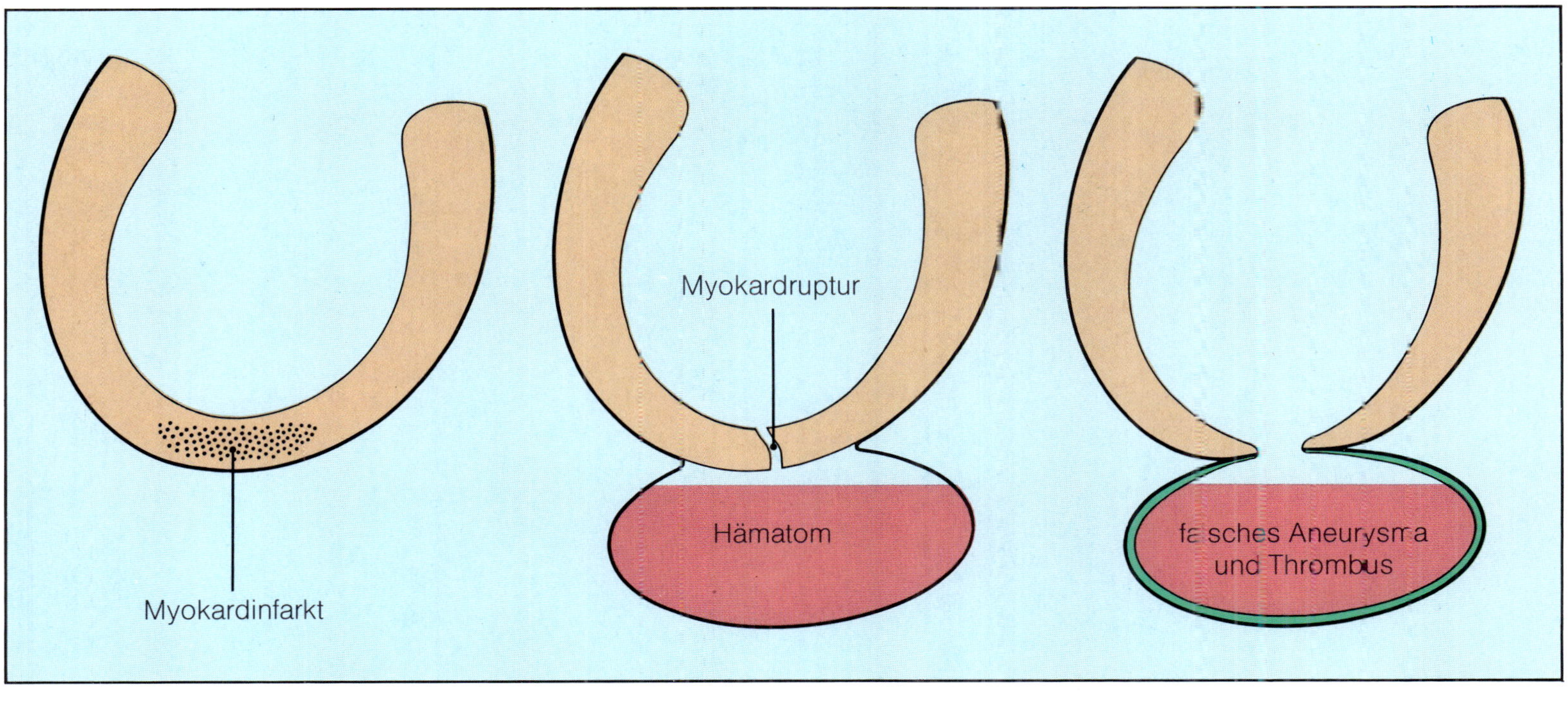

Abb. 3.**89** Schematische Darstellung der üblichen Pathogenese falscher Ventrikelaneurysmen nach Infarkt. Links: Infarkt; Mitte: Ruptur mit Begrenzung durch das Epikard; rechts: Weiterentwicklung zu einem falschen Aneurysma mit engem Hals.

Gelegentlich finden sich falsche Aneurysmen im Septum (Abb. 3.**90**), die wahrscheinlich durch eine unvollständige Ruptur nach einem akuten Infarkt entstanden sind.
In seltenen Fällen kommt es bei Ventrikelaneurysmen zu einer komplizierenden Infektion (KORTLEVE u. Mitarb. 1980). Über eine Salmonellenseptikämie wurde berichtet. Die Pathogenese dieser Komplikation ist nicht ganz klar, wahrscheinlich ist ein infizierter, an der Aneurysmawand haftender Thrombus der ursächliche Faktor. Es kann dadurch zur Bildung von Abszessen in der Ventrikelwand (Abb. 3.**91**) und zur purulenten Perikarditis kommen.

Postmyokardinfarktsyndrom

Dieses Syndrom, auch Dressler-Syndrom genannt, ist außerordentlich selten (s. Kap. 5), wenn auch gelegentlich Berichte erscheinen. Als Leitsymptom wurde eine konstriktive Perikarditis beschrieben (BEAUFILS u. Mitarb. 1975, HAIAT u. Mitarb. 1981, GOLDFABER u. Mitarb. 1981).

Pathologisch-anatomische Gesichtspunkte der Chirurgie ischämisch bedingter Herzschäden

Für die Behandlung ischämisch bedingter Herzveränderungen gibt es zwei wichtige Operationsverfahren, die eine kurze Beschreibung im Rahmen dieses Buches rechtfertigen, nämlich das Koronarbypass-Verfahren und die Resektion eines Ventrikelaneurysmas.

Koronarbypass

Sinn und Zweck dieses Verfahrens ist die Überbrückung von Stenosen durch Einpflanzung eines Transplantats zwischen der Aorta und dem distalen, nicht krankhaft veränderten Segment einer Koronararterie. Die Operation wird verbreitet angewandt und hat eine Krankenhaus-Gesamtmortalität von etwa einem Prozent. Meist wird ein Venentransplan-

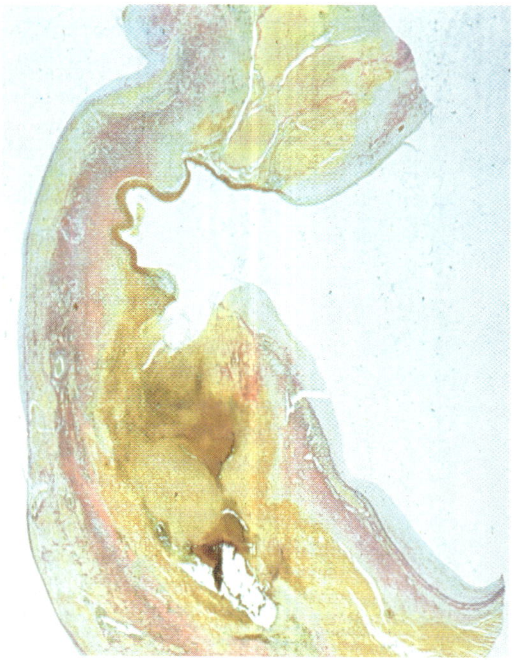
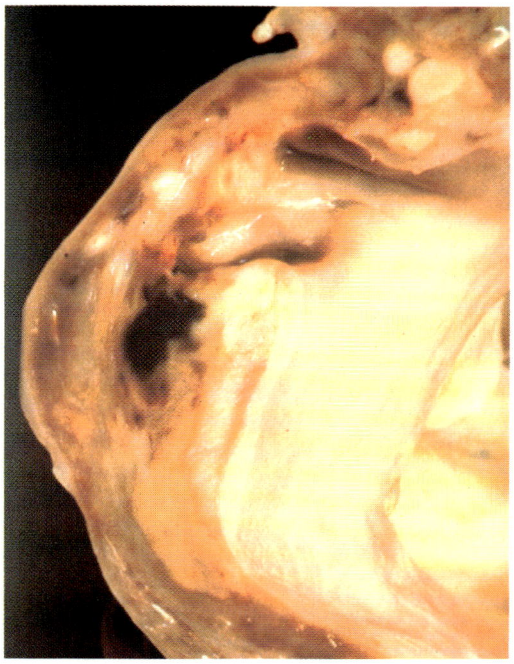

Abb. 3.**90** Frontalschnitt durch das Ventrikelseptum. Links: Histologie (vG-Alzianblau-Färbung); rechts: makroskopische Detailansicht.

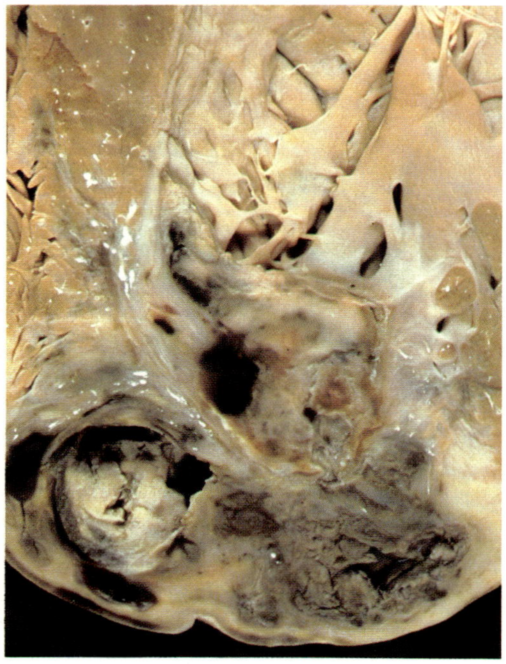

Abb. 3.**91** Apikales Aneurysma des linken Ventrikels mit sekundärer Salmonelleninfektion und Abszeßbildung.

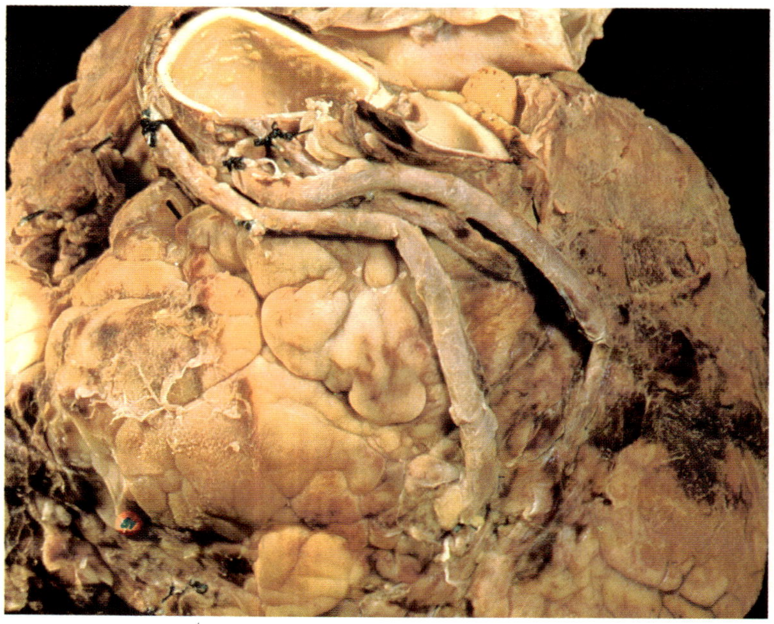

Abb. 3.**92** Zwei Venentransplantate als Bypass zwischen Aorta ascendens und R. descendens anterior sowie R. obliquus.

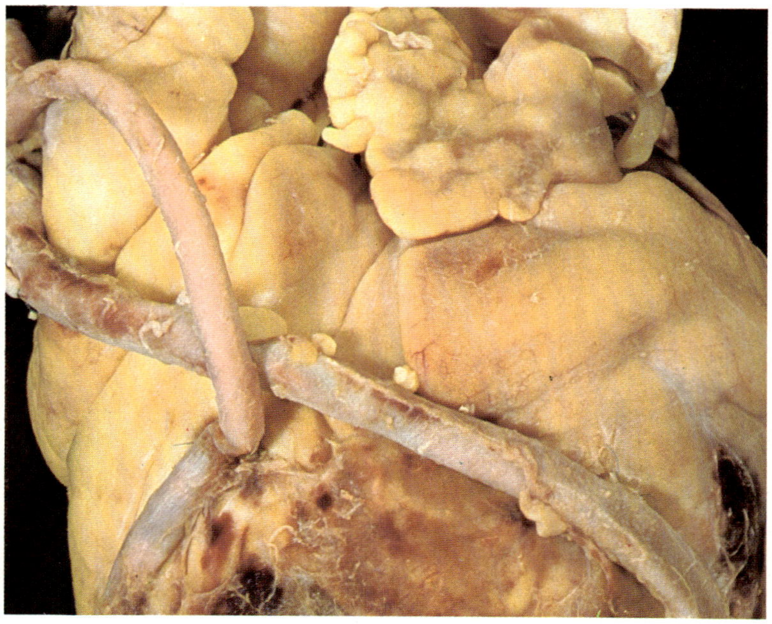

Abb. 3.**93** Zwei Venentransplantate, eines davon ein „Jump-Graft“, das mit dem R. obliquus seit-zu-seit und mit dem R. descendens anterior end-zu-seit anastomosiert wurde.

tat von den eigenen Beinvenen des Patienten verwendet. Man kann einen einzelnen Bypass anlegen, häufiger aber werden multiple Transplantate eingepflanzt (Abb. 3.**92**), deren Zahl fast unbegrenzt sein kann. Ein und dasselbe Venensegment kann mit verschiedenen Koronararterien mit Hilfe mehrerer Seit-zu-Seit-Anastomosen verbunden werden und wird dann als Jump-Graft (Springer) bezeichnet (Abb. 3.**93**). Man setzt die Venen immer verkehrt ein, um eine Strömungsbehinderung durch Venenklappen zu vermeiden. Von Bedeutung ist der unterschiedliche Bau oberflächlicher Beinvenen in deren Verlauf. Die Venen können über manche Strecken relativ dünnwandig sein (Abb. 3.**94**, links), besitzen aber an anderen Stellen eine dicke Wand mit dichten, aus fibrozellulärem Gewebe bestehenden Intimakissen (Abb. 3.**94**, rechts), die sich besonders im Bereich von Venenklappen finden. Der Pathologe sollte an diese Verschiedenheiten denken, wenn er beurteilen soll, ob eine implantierte Vene eine vorbestehende Stenose aufgrund einer intramuralen Fibrose hat (Phlebosklerose; s. auch Vlodaver u. Mitarb. 1976, S. 490). Bei etwa einem Fünftel der eingepflanzten Transplantate kommt es zu einem Verschluß, in der Mehrzahl der Fälle innerhalb von drei Monaten nach der Operation. Nach einem Jahr bleibt die Durchgängigkeit der Bypass-Gefäße fast konstant. Bei Mammaria-interna-Implantationen bleibt die Durchgängigkeit insgesamt häufiger erhalten, besonders wenn das Gefäß mit kleinen Koronararterien anastomosiert wird.

Die Bypass-Obliteration wurde einer Vielzahl von Ursachen zugeschrieben, etwa intraluminaler Druckerhöhung, Ischämie der Bypass-Gefäßwand, Thrombose oder Fibrinablagerung und ischämisch oder traumatisch bedingter Intimaschädigung (nachzulesen bei Spray u. Roberts 1977). Nach unserer Auffassung steht der Bypass-Verschluß – ob er nun früh oder spät erfolgt – hauptsächlich mit den technischen Seiten der Operation in ursächlichem Zusammenhang. Traumen bei den Manipulationen an dem Venensegment vor der Implantation (Vlodaver u. Edwards 1975) oder andere technische Fehler spielen eine Schlüsselrolle. Vorbestehende Veränderungen der Venen selbst, wie etwa eine Phlebosklerose, sind von untergeordneter Bedeutung.

Das Endergebnis der Bypass-Operation wird weitgehend davon bestimmt, ob Koronararterienstenosen distal von der Anastomose vorhanden sind (Vlodaver u. Edwards 1973; Abb. 3.**95**). Fehlbeurteilungen beruhen oft auf einer falschen Interpretation des Koronarogramms, wenn bei einer schweren Stenose der periphere Abfluß distal davon mangelhaft ist.

Ein weiteres wichtiges technisches Problem ist eine Implantation direkt im Bereich der stenosierenden Läsion. Trotz der Tatsache, daß die Durchblutung anfangs durch den Bypass wieder ausreichend sein kann, führt die persistierende Einengung unter Umständen zu einer Thrombose an der Implantationsstelle (Abb. 3.**96**). In manchen Fällen kommt es zu einer teilweisen Ablösung der atherosklerotischen Plaque, die zu einer örtlichen Dissektion und Obliteration des Lumens führt (Abb. 3.**97**). Ein-

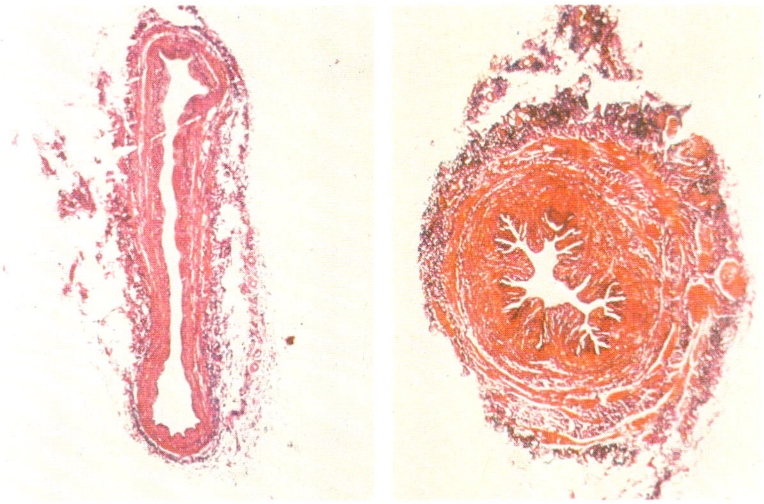

Abb. 3.**94** Als Bypass verwendete oberflächliche Beinvenen. Links: dünnwandiges Segment; rechts: ein weiteres Segment derselben Vene ist dickwandig und hat Intimakissen. E-vG.

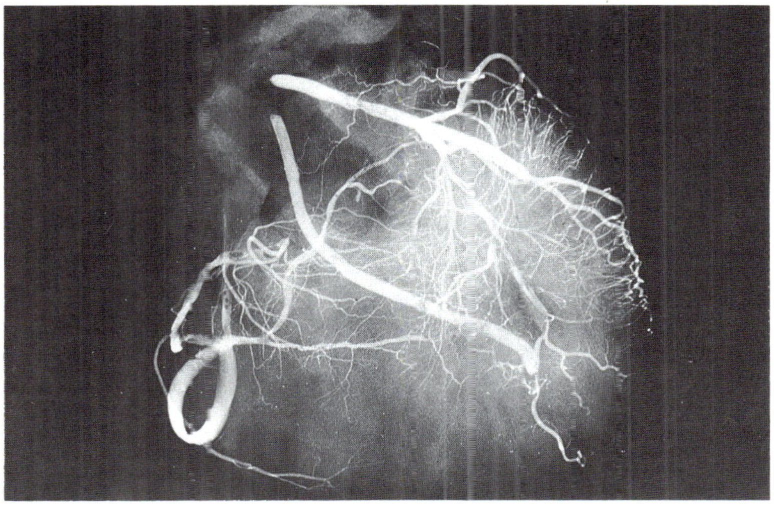

Abb. 3.**95** Postmortales Bypass-Angiogramm: schlechter distaler Abfluß aus dem Bypass am R. descendens anterior infolge Koronarstenose unmittelbar distal von der Anastomosenstelle.

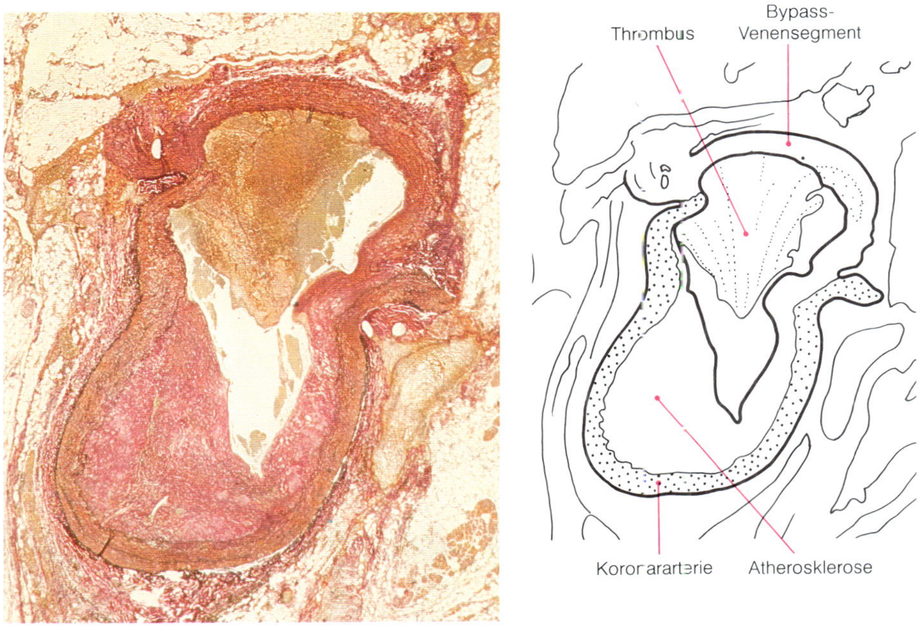

Abb. 3.**96** Histologie eines im Bereich einer schweren Koronarstenose implantierten Venensegments; ein frischer Thrombus obliteriert das Lumen. E-vG.

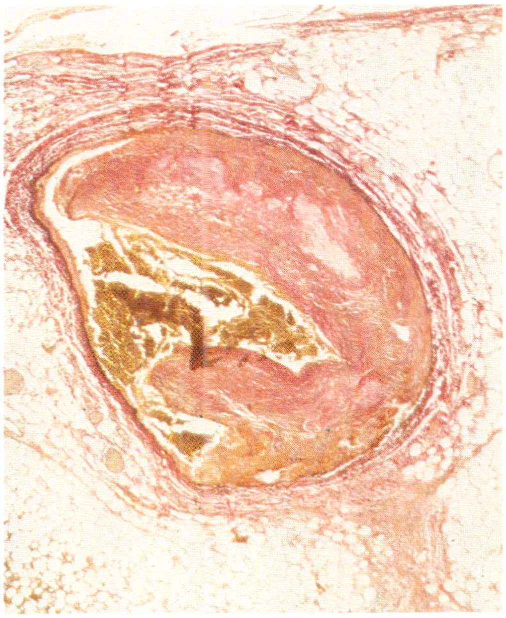

Abb. 3.**97** Venenbypass mit teilweiser Abhebung der Plaque und Dissektion der Koronararterie. E-vG.

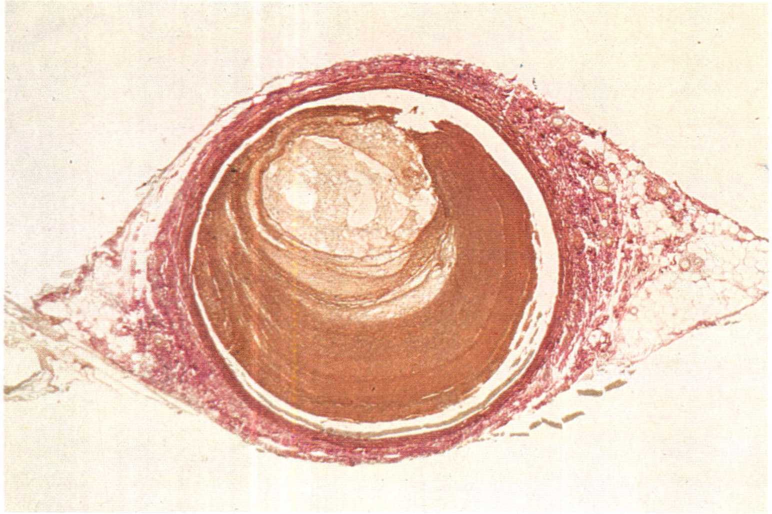

Abb. 3.**98** Frischer, retrograd eingewachsener Thrombus im Bypass-Venensegment nach Implantation des Segments im Bereich einer schweren Stenose. E-vG.

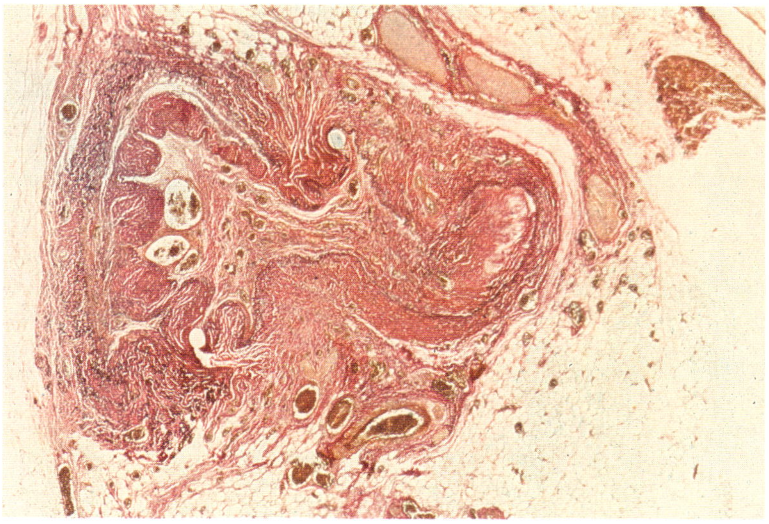

Abb. 3.**99** Histologisches Bild eines Bypass-Verschlusses durch vaskularisiertes Bindegewebe an der Implantationsstelle, höchstwahrscheinlich das Ergebnis einer organisierten Thrombose. E-vG.

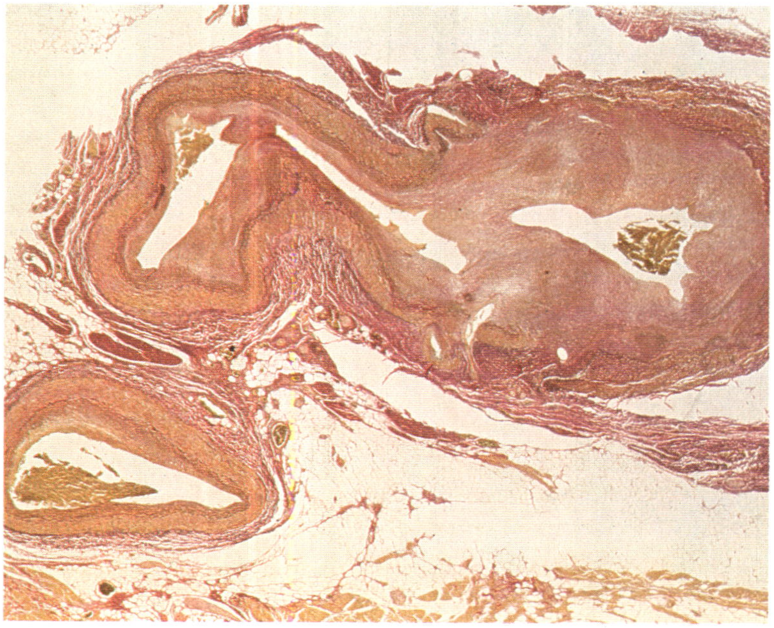

Abb. 3.**100** Das Lumen des implantierten Bypass-Venensegments wird durch fibrozelluläre Intimaproliferation verschlossen. E-vG.

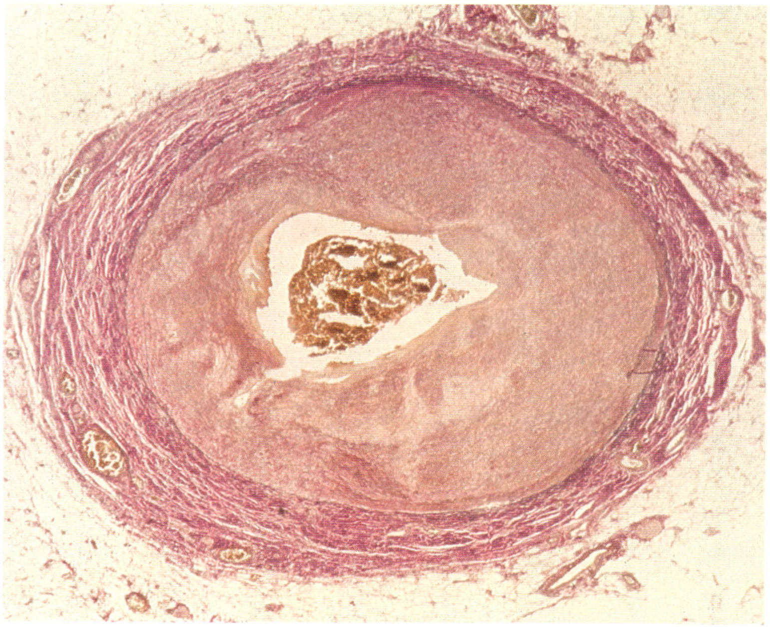

Abb. 3.**101** Bypasslumen-Verschluß durch konzentrische fibrozelluläre Intimaproliferation. E-vG.

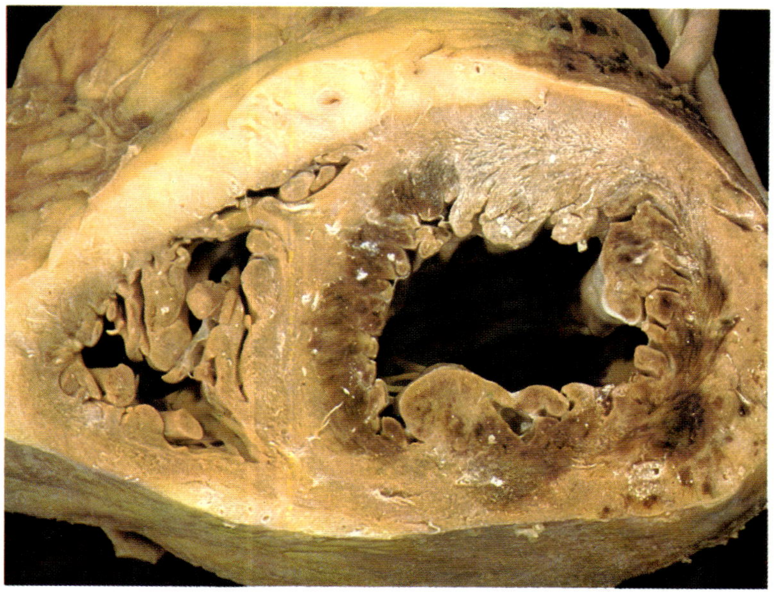

Abb. 3.**102** Fast um die ganze Zirkumferenz gehende subendokardiale Blutungen nach Koronarbypass-Operation.

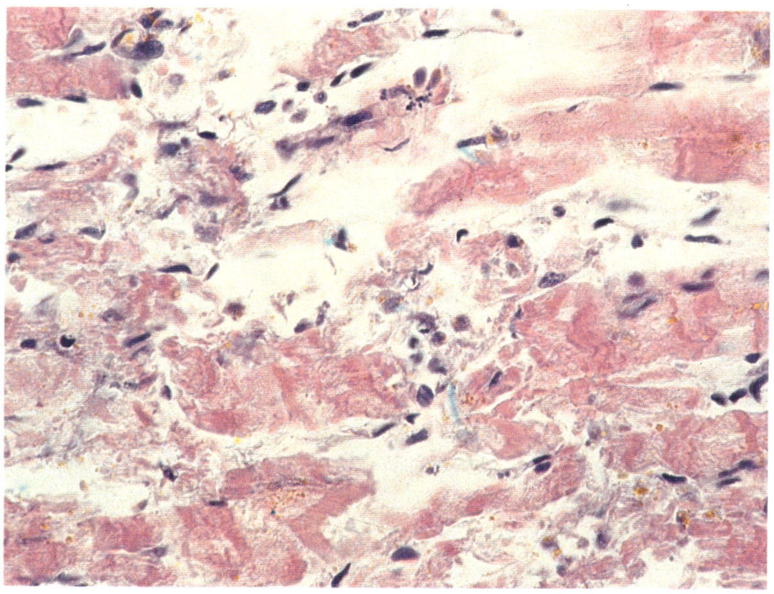

Abb. 3.**103** Kontraktionsbandnekrose im Myokard eines sog. Steinherzens. HE.

Myokarditis

Die Myokarditis wird als entzündliche Reaktion im Myokard definiert. Aus praktischen Gründen wird die Reaktion auf zirkulatorisch bedingte Schädigungen nicht unter diesem Titel abgehandelt. Desgleichen wird die Kardiotoxizität ohne entzündliche Reaktion andernorts besprochen (s. S. 63 u. 64). Wenn man sich mit der Pathologie der Myokarditis, wie sie oben definiert wurde, beschäftigt, ist es außerordentlich schwierig, die Ätiologie oder die Pathogenese aus der Histologie abzuleiten. Das ist in jedem Fall von Myokarditis, bei dem kein Hinweis auf die Ursache vorliegt, sehr hinderlich. Bei der Beurteilung solcher Fälle können bestimmte histologische Bilder, etwa eine granulomatöse Reaktion oder ein vorwiegend eosinophiles Infiltrat, den Pathologen zu der Vermutung einer bestimmten Ätiologie oder Pathogenese hinleiten, aber eine sichere Diagnose ist oft unmöglich.

Es ist daher nicht überraschend, daß es viele verschiedene Einteilungen der Myokarditis gibt (Gore u. Saphir 1974, Lustok u. Mitarb. 1955, Saphir 1958, Davies 1975). In diesem Buch wollen wir keine detaillierte Klassifikation einer so heterogenen Krankheitsgruppe anstreben. Wir wollen sie jedoch aus didaktischen Gründen unter vier Haupttiteln abhandeln, und zwar: infektionsbedingte Myokarditis, medikamentös bedingte (toxische) Myokarditis, Autoimmunmyokarditis und eine gemischte Gruppe speziell benannter Krankheitsbilder. Zuvor wollen wir uns mit den allgemeinen klinisch-pathologischen Gesichtspunkten befassen.

Klinisch-pathologische Korrelate: Allgemeines

Die klinischen Folgen einer Myokarditis sind weitgehend vom Grad und Ausmaß der Myokardschädigung abhängig. Die Myokarditis kann ebenso wie der Infarkt ein Pumpversagen sowie elektrische Störungen wie Rhythmus- und Erregungsleitungsstörungen hervorrufen. Bei ausgedehnter Myokardschädigung kann die Krankheit im akuten Stadium zum Tod führen. Das Herz ist oft schlaff, und alle vier Kammern sind dilatiert. Das Myokard weist diffuse oder fleckige, oft hämorrhagische Verfärbungen auf (Abb. 3.**108**, oben). Mikroskopisch findet sich eine Entzündung (Abb. 3.**108**, unten). Grad und Ausdehnung der Myokardnekrose und die entzündliche Reaktion können sehr unterschiedlich sein. Am häufigsten findet sich eine Koagulationsnekrose, doch kann auch eine Kontraktionsbandnekrose vorkommen.

In anderen Fällen kann sich ein therapieresistentes Pumpversagen entwickeln, entweder aufgrund der Erstschädigung oder als Folge rezidivierender Myokarditisschübe. In den letztgenannten Fällen ist ein plötzlicher Tod nicht ungewöhnlich. Wenn die Schädigung geringgradiger ist, kann sich der Patient jedoch wieder vollständig erholen.

Andererseits kann sich die Myokarditis auch als schleichende Krankheit ohne merkliche akute Phasen präsentieren. Ihre erste Manifestation kann dann der unerwartete plötzliche Tod des Patienten sein (Abb. 3.**109**, oben), obwohl die ausgedehnte Kardiozytennekrose und massive Entzündung dafür spricht, daß die Krankheit schon einige Zeit bestanden hat (Abb. 3.**109**, unten). Eben aufgrund derartiger Erfahrungen denkt man oft bei Patienten, die mit einem progredienten Pumpversagen unbekannter Ätiologie erstmals zur Beobachtung kommen, an eine chronische Myokarditis. Die Autopsie wird in solchen Fällen gewöhnlich eine Herzvergrößerung mit Hypertrophie und Dilatation beider Ventrikel ergeben. Das makroskopische Bild spricht in der Regel für eine Fibrose, ist aber im übrigen uncharakteristisch (Abb. 3.**110**, oben). Mikroskopisch findet man dann eine Hypertrophie im Verein mit einer diffusen oder fleckförmigen interstitiellen Fibrose (Abb. 3.**110**, unten). Die Vermutung, daß derartige Veränderungen das Endstadium einer Myokarditis darstellen, stützt sich weitgehend auf die Existenz der interstitiellen Fibrose als Überrest der stattgehabten Schädigung und Reparation. Im übrigen ergibt sie sich eher durch Ausschluß anderer möglicher Ätiologien als durch die positive Identifizierung.

Die Unterscheidung einer Myokarditis von einer ischämisch bedingten Myokardschädigung kann schwierig sein, sowohl im akut entzündlichen als auch im chronischen Stadium, wenn Narbengewebe vorherrscht. Bei klassischen Myokardinfarkten findet sich gewöhnlich eine distinkte bandartige Infarktzone mit zentraler Nekrose und peripherer zelliger Infiltration (s. oben). Im Gegensatz dazu weist die Myokarditis oft Myokardnekrosen an multiplen Stellen und ein diffuseres Infiltrat auf. Gewöhnlich besteht eine enge Beziehung zwischen koronarer Verschlußkrankheit und Infarktbezirk, während eine Myokarditis in der Regel eine größere Ausbreitung zeigt. Andererseits schließen koronare Verschluß-

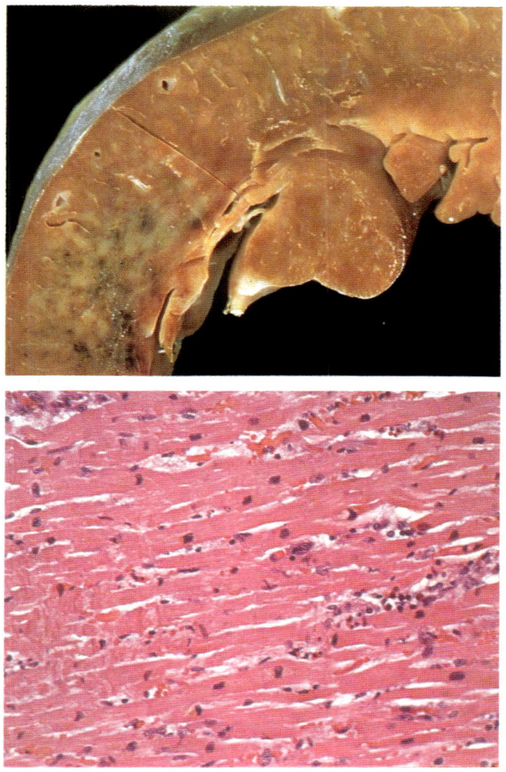

Abb. 3.**108** Akute Myokarditis. Oben: fleckige hämorrhagische Verfärbung des Myokards; unten: interstitielle Herde von Entzündungszellen, die Eosinophile enthalten, und stellenweise Kontraktionsbänder. HE. (von Dr. *C. E. Essed*).

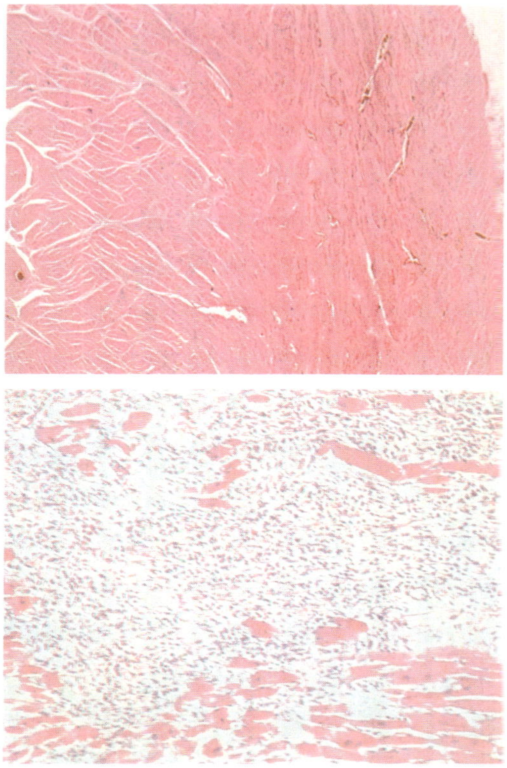

Abb. 3.**109** Unerwarteter plötzlicher Tod: der transmurale Schnitt durch die Wand des linken Ventrikels (oben) zeigt eine ausgedehnte Myokardschädigung; bei stärkerer Vergrößerung (unten) wird ein dichtes gemischtzelliges, von Myozyten durchsetztes Infiltrat sichtbar. HE.

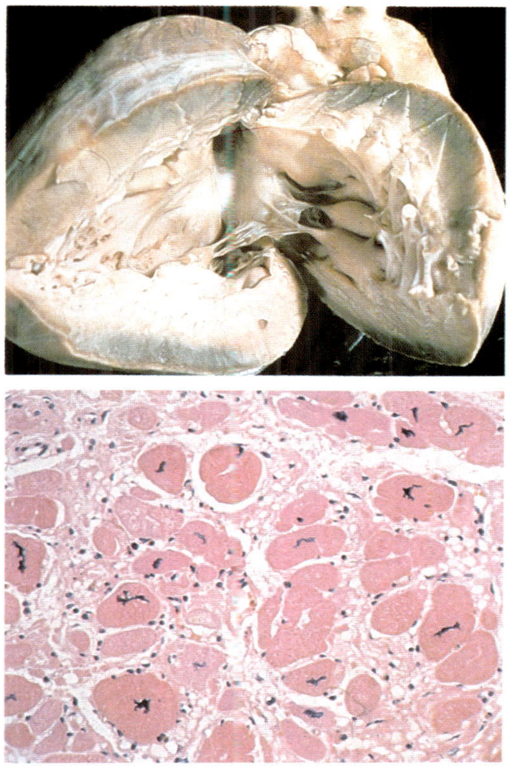

Abb. 3.**110** Chronische Myokarditis. Oben: Hypertrophie des linken Ventrikels mit deutlicher Fibrose; unten: hypertrophierte Kardiozyten inmitten eines Fibrosegeflechts. HE.

krankheit und infektionsbedingte Myokarditis einander nicht aus. Tatsächlich können die Spätstadien der Myokarditis aufgrund der kombinierten Auswirkungen von Pumpversagen, Herzhöhlenerweiterung und Zellhypertrophie durch eine Ischämie kompliziert werden (s. unten). Auch die Möglichkeit, daß das Myokard durch eine chronische Ischämie für primäre Infekte, besonders Virusinfekte, vulnerabel wird, ist nicht von der Hand zu weisen.

Infektionsbedingte Myokarditis

Fast jeder Infekt kann durch eine Myokarditis kompliziert werden. In der westlichen Welt spielen Virusinfekte die größte Rolle, aber in anderen Teilen der Welt stehen oft Protozoeninfektionen an vorderster Stelle. Die infektionsbedingte Myokarditis ist eine häufige Komplikation opportunistischer Infektionen, wie sie beispielsweise unter zytostatischer oder immunsuppressiver Behandlung auftreten.
In fast allen Fällen entsteht die Krankheit auf hämatogenem Weg, eine der wichtigsten Rollen spielt dabei die Septikämie. Im Fall einer Virusmyokarditis (s. unten) bleibt es oft offen, ob die Krankheit auf einer direkten Infektion des Myokards beruht, oder ob sie Ausdruck einer unspezifischen Effektorphase einer Immunantwort ist. In manchen Fällen wurden elektronenmikroskopisch Viruspartikel innerhalb von Herzmuskelzellen nachgewiesen. Die Isolierung eines Virus aus dem Myokard bei der Autopsie hat keine Beweiskraft.
Eine wichtige Erkrankung, die einer septischen Myokarditis zugrunde liegen kann, ist die infektionsbedingte Endokarditis (s. Kap. 4). Eine Infektion der Aortenklappe führt fast ausnahmslos zur septischen Einschwemmung in das Myokard (Abb. 3.**111**); auch ein direktes Übergreifen der Infektion auf das Myokard kann vorkommen. Ein direktes Weiterschreiten von einer infektionsbedingten Endokarditis andernorts ist selten.
Infektionen können auch eine Immunantwort auslösen, die in ihrer Effektorphase zur Myokarditis führen kann, trotz der Tatsache, daß sich die ursprüngliche Erkrankung nicht im Myokard abgespielt hat.
Die Histologie des Infiltrats ist im allgemeinen unspezifisch. In den akuten Stadien dominieren oft Granulozyten, in den chronischen dagegen Lymphozyten. Gemischtzellige Infiltrate mit vorwiegend eosinophilen Zellen sprechen für eine allergische Natur der Erkrankung (Abb. 3.**112**). Der Nachweis von Mikroorganismen bleibt das verläßlichste mikroskopische Kennzeichen einer infektionsbedingten Myokarditis. Gelegentlich spielen Bakterientoxine als Ursache der Myozytenschädigung die Hauptrolle. Das bekannteste Beispiel dafür ist die Diphtherie. Es kann eine direkte Schädigung der Myozyten durch ein starkes, die Proteinsynthese hemmendes Exotoxin eintreten, die zu einer hyalinen und granulären Degeneration mit oder ohne auffällige zelluläre Reaktion führt (Abb. 3.**113**). Die Diphtherie hat eine starke Affinität zum atrioventrikulären Erregungsleitungsgewebe und kann als gefährliche Komplikation einen partiellen oder totalen Herzblock verursachen.

Virusmyokarditis

Es gibt eine Vielzahl von Viren, die das Myokard befallen können; am häufigsten ist wohl die Gruppe der Coxsackie-B-Viren. Sie spielen vielleicht bei der intrauterin erworbenen Myokarditis eine Rolle. Coxsackie-Virusinfektionen nehmen oft einen subklinischen Verlauf und führen nur in einer Minderzahl der Fälle zu einer manifesten Herzerkrankung. Die Symptomatik kann wie bei einer Perikarditis, einem Myokardinfarkt oder einer fortschreitenden Herzinsuffizienz sein. Es gibt Anzeichen, daß die idiopathische kongestive Kardiomyopathie in einem guten Teil der Fälle vielleicht auf Coxsackie-Virusinfektionen zurückgeht. Eine verläßliche Diagnose ist jedoch außerordentlich schwierig und kann nur aus der Kombination von Titeranstieg im Serum und Virusnachweis in Herzmuskelgewebsproben gestellt werden.
Coxsackie-Viren befallen oft sowohl das Myokard als auch das Perikard. Häufig findet sich eine Perikarditis mit starker Exsudation (s. Kap. 5). Das histologische Bild wird gewöhnlich von einem mononukleären Infiltrat unterschiedlichen Grades beherrscht – von einer massiven Infiltration mit ausgedehnter Myokardnekrose (Abb. 3.**114**) bis zu diskreten interstitiellen Infiltraten mit nur spärlichen Nekroseherden. Man hat auch Coxsackie-Viren vom Typ A angeschuldigt, eine Myokarditis zu verursachen, aber ihre Rolle ist beschränkt.
Andere Viren, denen potentielle Bedeutung beigemessen werden sollte, sind ECHO-Viren, die Gruppe der Psittakose-Viren und Grippeviren. Bei der Grippe sind aufgepfropfte bakterielle Infektionen, etwa mit Staphylokokken, eine wohlbekannte Gefahr, und eine septische Myokarditis ist unter solchen Voraussetzungen fast universell. Poliomyelitisviren können zwar eine Myokarditis verursachen, doch hat diese Komplikation wahrscheinlich geringe Bedeutung. Fast alle üblichen virusbedingten Kinderkrankheiten können durch eine Myokarditis kompliziert wer-

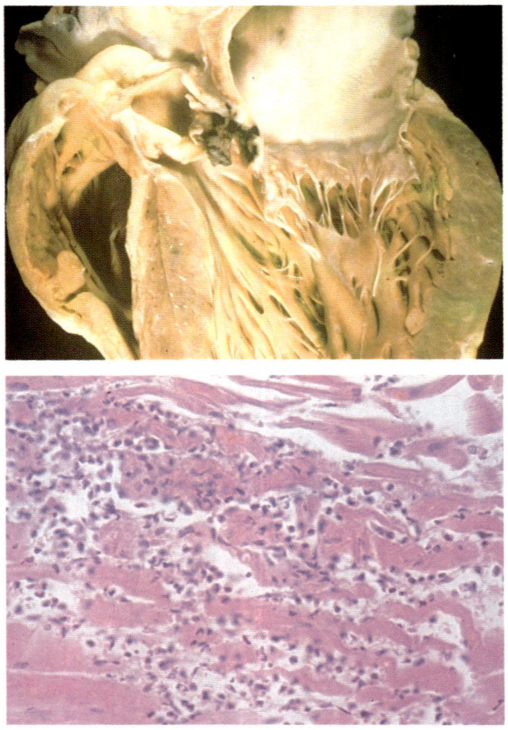

Abb. 3.**111** Oben: Längsschnitt bei aktiver bakterieller Endokarditis der Aortenklappe, die sich auf das vordere Mitralsegel ausdehnt; unten: fokale septische Myokarditis als Folge der Aortenklappeninfektion. HE.

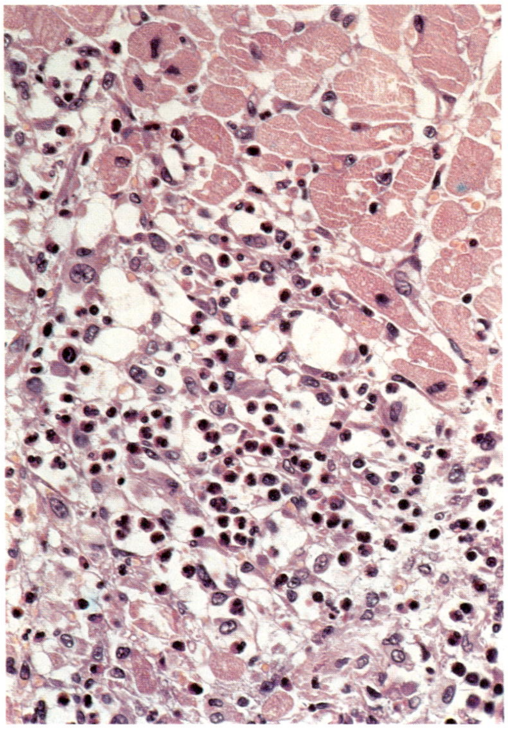

Abb. 3.**112** Myokardschnitt: Zone mit gemischtzelligem Infiltrat, das massenhaft Eosinophile enthält, was für eine allergische Myokarditis spricht. HE.

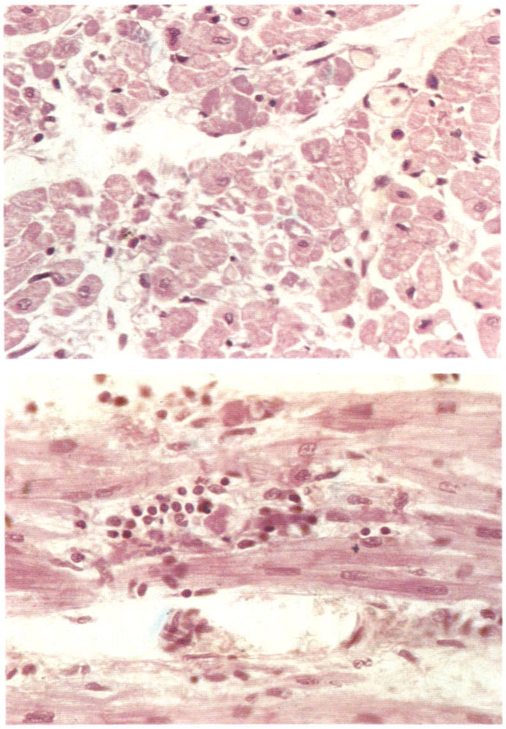

Abb. 3.**113** Histologie bei Diphtherie. Oben: fleckige hyaline Degeneration der Herzmuskelzellen, da und dort begleitet von einem spärlichen Infiltrat (unten). HE.

den. Ihr tatsächliches Vorkommen ist aber in Anbetracht der hohen Gesamthäufigkeit dieser Krankheiten in der Allgemeinbevölkerung sehr gering. Die infektiöse Mononukleose geht oft mit elektrokardiographischen Normabweichungen, die für eine Myokarditis sprechen, einher, aber Todesfälle sind außerordentlich selten.

Bakterielle Myokarditis

Am häufigsten sind die Formen, die durch eine Infektion mit Staphylokokken, Streptokokken, Pneumokokken oder Meningokokken hervorgerufen werden. Im Vordergrund steht eine eitrige Reaktion, und Mikroabszesse sind häufig (Abb. 3.**115**). Die Tuberkulose ist gegenwärtig in der westlichen Welt nicht oft Ursache einer Myokarditis, sie ist aber keineswegs ausgemerzt. Sie kann als Tuberkulom (Abb. 3.**116**), in der miliaren Form mit oder ohne Verkäsung (Abb. 3.**117**) oder als diffuses (histologisch unspezifisches) zelluläres Infiltrat das Herz befallen. Da Riesenzellen und granulomatöse Reaktion nicht für die Diagnose ausreichen, ist der Bakteriennachweis notwendig (s. unten). Bei einer Tuberkulose des Herzens ist oft eine hämorrhagische Perikarditis das Leitsymptom.

Eine syphilitische Myokarditis kann entweder bei konnataler Syphilis als diffuse interstitielle Entzündung oder beim Erwachsenen im Rahmen

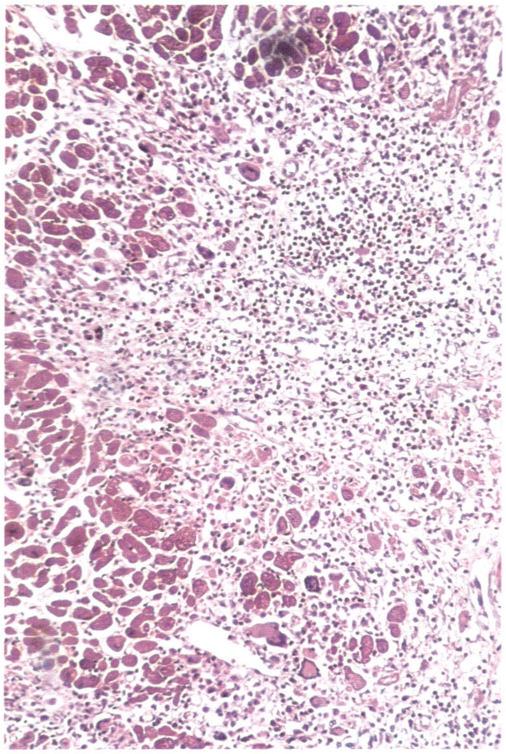

Abb. 3.**114** Histologie bei Virusmyokarditis: massives mononukleärzelliges Infiltrat mit ausgedehnter Myokardnekrose. HE.

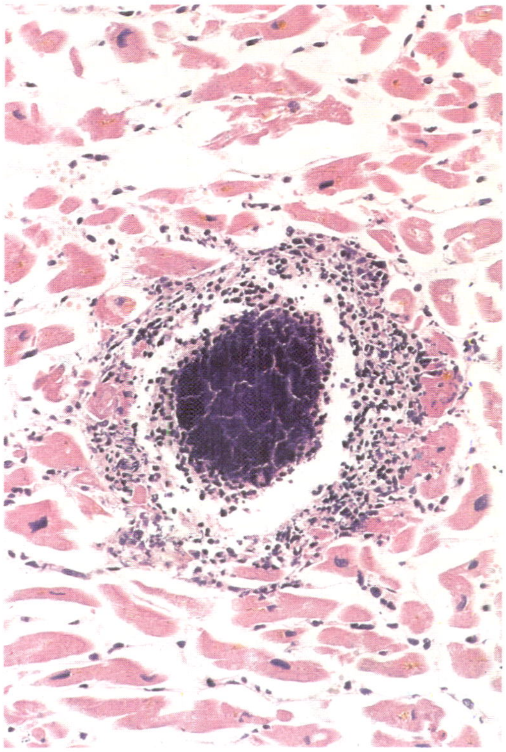

Abb. 3.**115** Histologie bei bakterieller Endokarditis: riesige Staphylokokkenkolonie enthaltender Mikroabszeß. HE.

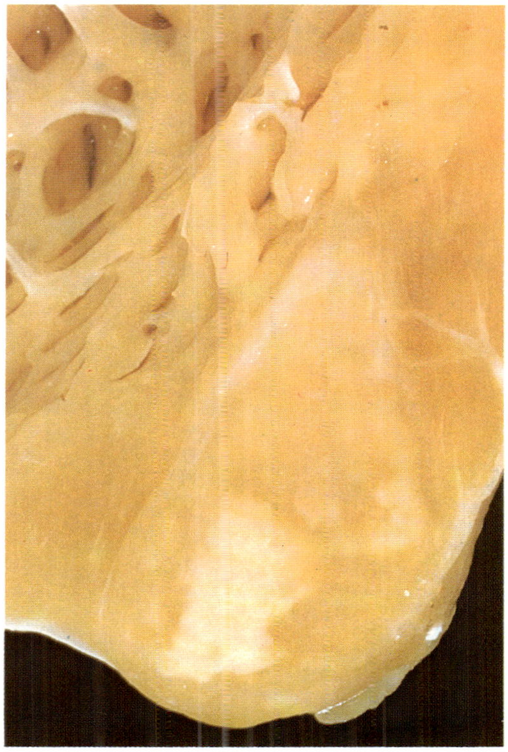

Abb. 3.**116** Tuberkulom im linksventrikulären Myokard.

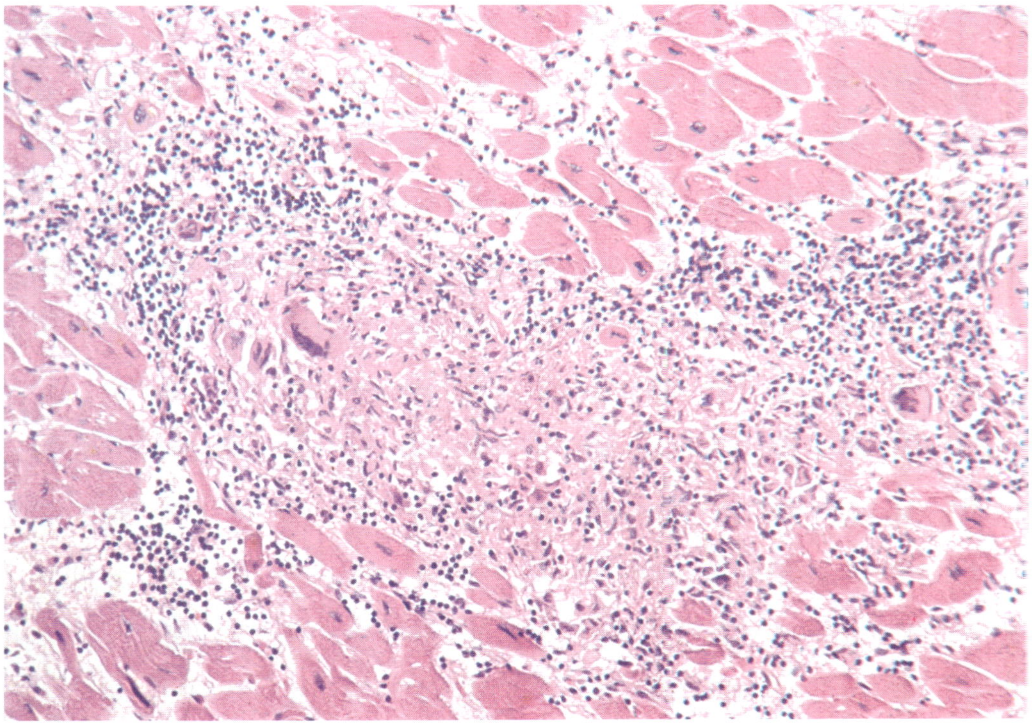

Abb. 3.**117** Histologie bei Tuberkulose: tuberkulöse granulomatöse Reaktion mit Nekrose und epitheloiden Riesenzellen. HE.

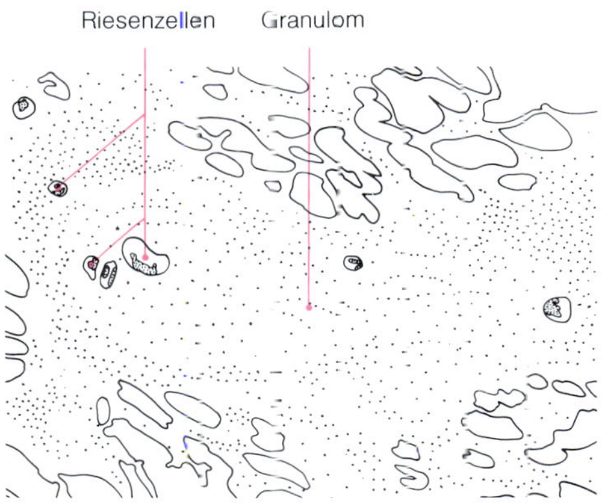

von Spätmanifestationen in Form von Gummen auftreten (Abb. 3.**118**). Ein dichtes, vorwiegend mononukläres Infiltrat, begleitet von vielkernigen Riesenzellen, im Verein mit Nekrosen vervollständigen das histologische Bild (Abb. 3.**119**).
Die Leptospirose (Weil-Krankheit) kann eine schwere Myokardschädigung verursachen. Die Histologie ist insofern unspezifisch, als herdförmige Nekrosen mit einem vorwiegend mononukleären Infiltrat vorkommen.
Bei der Whipple-Krankheit, einer Infektionskrankheit unbekannter Ätiologie, kann es zu einer chronischen Myokarditis mit Perjodsäure-Schiff(PAS)-positiven Makrophagen kommen (McAllister u. Fenoglio 1975), ebensolchen Makrophagen, wie man sie im erkrankten Darm beobachtet (s. auch S. 69).

Pilzmyokarditis

In der westlichen Welt beschränkt sich die Pilzmyokarditis fast immer auf Patienten mit Immunschwäche, sei es als Teil ihrer Grundkrankheit oder als Manifestation der Therapie. Bei diesen Gegebenheiten findet sich häufig ein septischer Befall. Histologisch beobachtet man oft Entzündungsherde mit einem unspezifischen Infiltrat (Abb. 3.**120**, oben). Der Pilz selbst ist unter Umständen mit Spezialfärbungen nachweisbar (Abb. 3.**120**, unten). Nicht so selten sind Candida-Infektionen. Die Herde geben sich eventuell als gelbliche, regellos im Myokard verstreute Knötchen zu erkennen oder werden erst bei der mikroskopischen Untersuchung entdeckt. Es können auch andere Pilzerkrankungen wie Blastomykose, Kryptokokkose, Aspergillose, Histoplasmose und Aktinomykose vorkommen, bei Immunschwäche des Wirtsorganismus oft in Kombination.

Protozoenmyokarditis

Sie ist besonders häufig in Südamerika, wobei die Chagas-Krankheit die Hauptrolle spielt. Die Krankheit wird vom *Trypanosoma cruzi* hervorgerufen, aber die genaue Pathogenese ist noch nicht ganz geklärt. Die Erreger dringen in Gewebezellen einschließlich der Herzmuskelzellen ein und erzeugen dort Pseudozysten (Abb. 3.**121**). Im akuten Stadium der Krankheit ist das Herz oft dilatiert. Histologisch kann ein dichtes entzündliches Infiltrat auftreten, obgleich Pseudozysten mit nur spärlicher oder fehlender Reaktion im Myokard zu finden sein können. Anfangs beherrschen Granulozyten das Bild; an ihre Stelle treten aber mononukleäre Zellen, wenn die Krankheit in die chronische Phase übergeht. Die nekrotischen Herzmuskelzellen werden dann von Fasergewebe ersetzt (Abb. 3.**121**, unten). Schließlich verschwindet das Infiltrat und hinterläßt

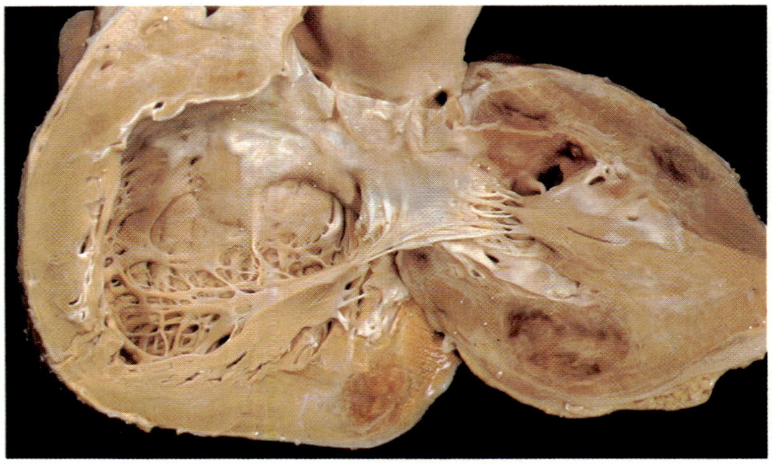

Abb. 3.**118** Syphilis: Gumma in der Wand des linken Ventrikels.

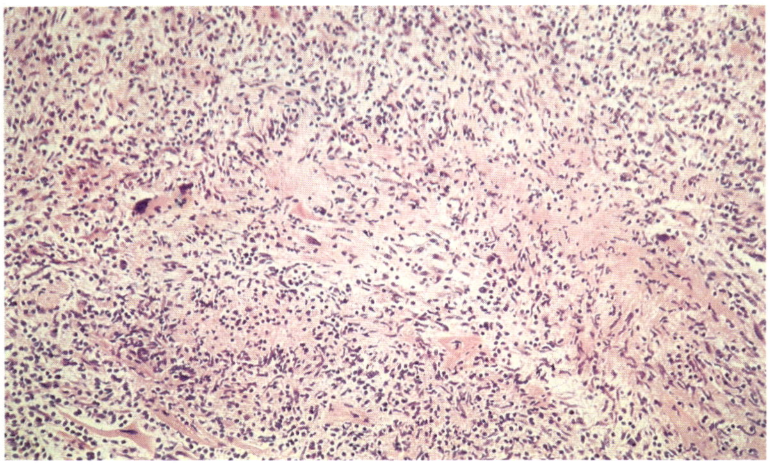

Abb. 3.**119** Histologie bei syphilitischer Myokarditis: mononukleäres Infiltrat mit Riesenzellen und Myokardnekrose. HE.

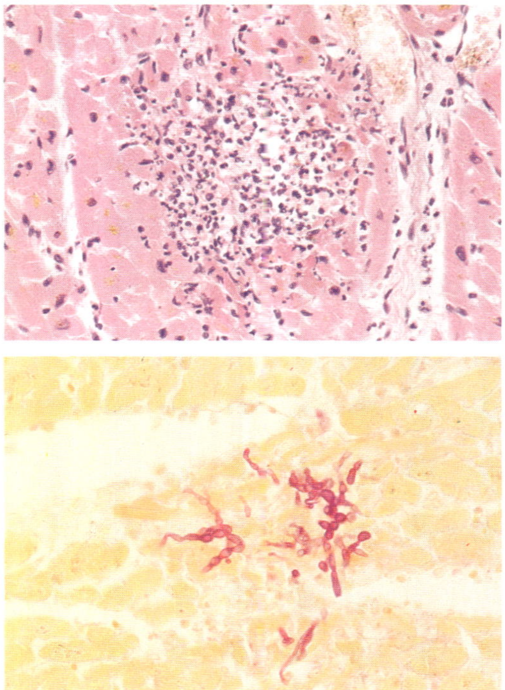

Abb. 3.**120** Pilzmyokarditis bei einem Patienten mit Immunschwäche. Oben: Entzündungsherd (HE); unten: Pilznachweis mit Grocott-Färbung.

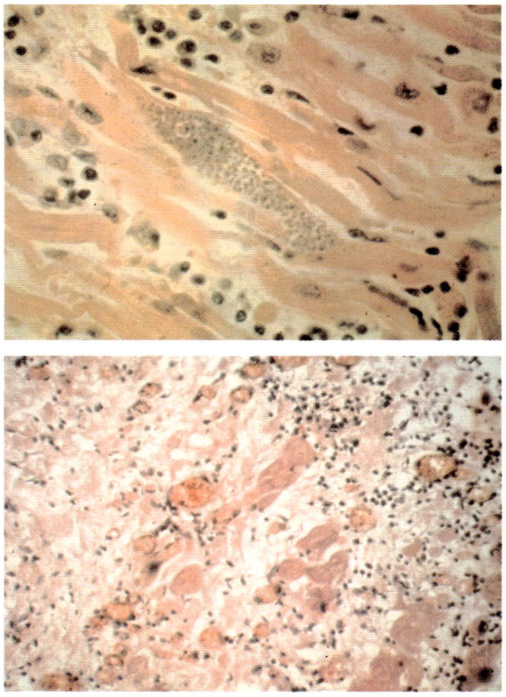

Abb. 3.**121** Histologie bei Chagas-Krankheit. Oben: Pseudozysten im Myokard; unten: interstitielle Fibrose im chronischen Stadium. HE (von Dr. *L. Becu*).

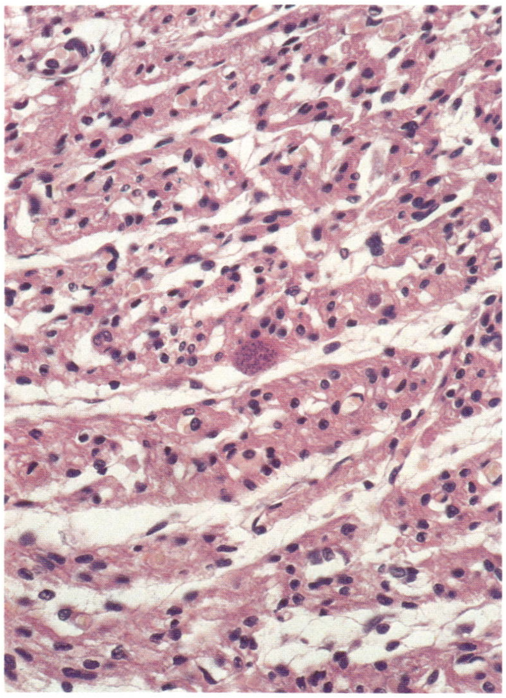

Abb. 3.**122** Histologie bei Toxoplasmose eines Neugeborenen: Pseudozyste in Herzmuskelzelle. HE.

ein verdünntes Myokard, oft mit verschmälerten Muskelfasern und interstitieller Fibrose in wechselndem Ausmaß. Die klinischen Befunde entsprechen den histologischen Veränderungen. Im akuten Stadium beherrschen Störungen im Erregungssystem die kardialen Symptome, in den späteren Stadien dominiert dagegen die Kardiomegalie als Hauptsymptom der fortschreitenden Stauungsherzinsuffizienz (Puigbo u. Mitarb. 1977, Amorim 1978).
Auch bei der Toxoplasmose kann eine komplizierende Myokarditis auftreten, wenn auch relativ selten. Die Infektion kann in jedem Alter erfolgen, sogar bei Feten, höchstwahrscheinlich durch transplazentäre Passage der Erreger. Im Herzen findet man unter Umständen ein histologisch unspezifisches gemischtzelliges Infiltrat und intrazelluläre, Parasiten enthaltende Pseudozysten, die oft ohne Entzündung auftreten (Abb. 3.**122**).
Es können auch andere Protozoenkrankheiten, wie die afrikanische Trypanosomiasis, die Malaria und die Amöbiasis, eine Myokarditis verursachen, die aber in der Klinik dieser Krankheiten eine untergeordnete Rolle spielt.

Medikamentös bedingte Myokarditis

Für Pharmaka, die eine Myokarditis verursachen, hat man sich in jüngster Zeit sehr interessiert, nicht zuletzt deshalb, weil man von Tag zu Tag mehr chemische Substanzen kennt, die mit diesem Risiko belastet sind.
Es sind zwei Hauptgruppen bekannt: erstens Pharmaka, die eine Myokarditis durch direkte toxische Einwirkung auf das Myokard hervorrufen, und zweitens Pharmaka, die eine Immunreaktion, die sogenannte allergische oder Hypersensitivitätsmyokarditis, auslösen.

Toxische Myokarditis

Zu den Substanzen dieser Gruppe gehört eine Vielfalt von Medikamenten. Wohlbekannte Beispiele sind Emetin, Lithium, Phenothiazin, Barbiturate, Theophyllin, Paraquat, Amphetamin, Antihypertonika und eine Reihe von Immunsuppressiva.
Die Auswirkungen auf das Myokard sind gewöhnlich dosisabhängig und kumulativ. Die Histologie wird von der Myokardnekrose beherrscht, deren Grad und Ausdehnung allerdings schwankt, und die von einem Infiltrat begleitet wird, das anfangs hauptsächlich aus Granulozyten besteht. Eosinophile sind spärlich oder fehlen, und gewöhnlich finden sich keine Riesenzellen. Nach entsprechender Zeit tritt unter Umständen an die Stelle der akuten Reaktion eine vorwiegend nicht-granulomatöse lymphozytäre Reaktion. In anderen Fällen trifft die Toxinwirkung besonders die Gefäße und führt zu einer nekrotisierenden Vaskulitis, die eine Gefährdung des Myokards durch die Ischämie zur Folge hat.
Ein besonderer Typ der medikamentös bedingten toxischen Myokarditis ist die Form, die durch Katecholamine, besonders Norepinephrin, verursacht wird (Haft 1974). Im Vordergrund steht die Kontraktionsbandnekrose (s. Abb. 3.33), die von einer zellulären Reaktion gemischter Zusammensetzung begleitet wird. Es finden sich Granulozyten, und gelegentlich beherrschen Eosinophile das histologische Bild (Abb. 3.**123**). Bekannte Ursachen sind das Phäochromozytom, mit Streß verbundene Erkrankungen wie akute intrakraniale Krankheitsprozesse und andere Zustände, bei denen Katecholamine verabreicht werden. Wie die beteiligten zellulären Mechanismen genau beschaffen sind, ist noch umstritten (s. „Kontraktionsbandnekrose").
Die toxische Myokarditis führt schließlich zur multifokalen Narbenbildung (Abb. 3.**124**). Im Falle einer wiederholten Schädigung können sowohl akute als auch chronische Stadien, regellos in demselben Gewebeabschnitt verteilt, nebeneinander vorkommen.

Immunvermittelte Myokarditis

Es ist von verschiedenen Pharmaka bekannt, daß sie eine Nebenwirkung im Sinne der Auslösung einer allergischen oder Hypersensitivitätsmyokarditis besitzen (Fenoglio u. Mitarb. 1981). Diese Form der Myokarditis ist nicht dosisabhängig. Sie kann zu jeder Zeit auftreten und geht gewöhnlich zurück, wenn das Mittel abgesetzt wird. Man kennt viele Pharmaka, die diesen Myokarditistyp verursachen. Am bekanntesten sind Sulfonamide, aber auch andere wie Penizillin, Streptomyzin, Tetrazyklin, Phenylbutazon und Methyldopa wurden angeschuldigt.
Wenn man Eosinophile (Abb. 3.**125**) und eine granulomatöse Reaktion vorfindet, wird sich die Aufmerksamkeit auf die allergische Natur der Krankheit konzentrieren. Es ist jedoch zu betonen, daß dieser Befund an sich nicht spezifisch ist. Die Histologie kann also für einen immunologisch bedingten Prozeß sprechen, gewöhnlich bei einem sensibilisierten Individuum, aber diese Zeichen allein sind für eine sichere Diagnose unverläßlich.

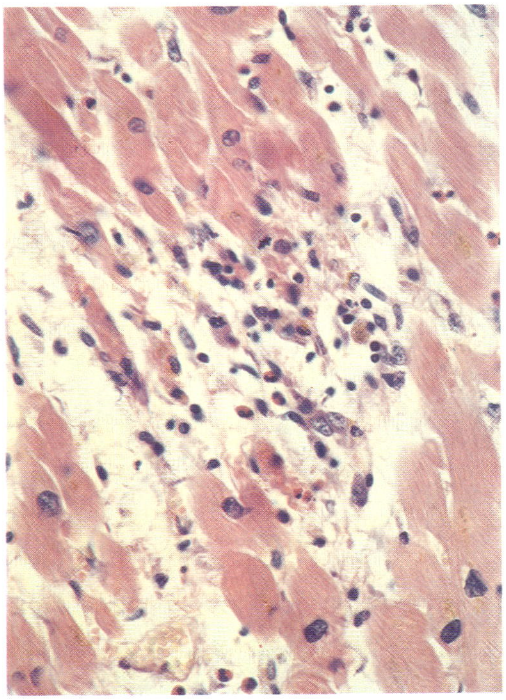
Abb. 3.**123** Katecholamininduzierte Myokarditis mit gemischtzelligem Infiltrat. HE.

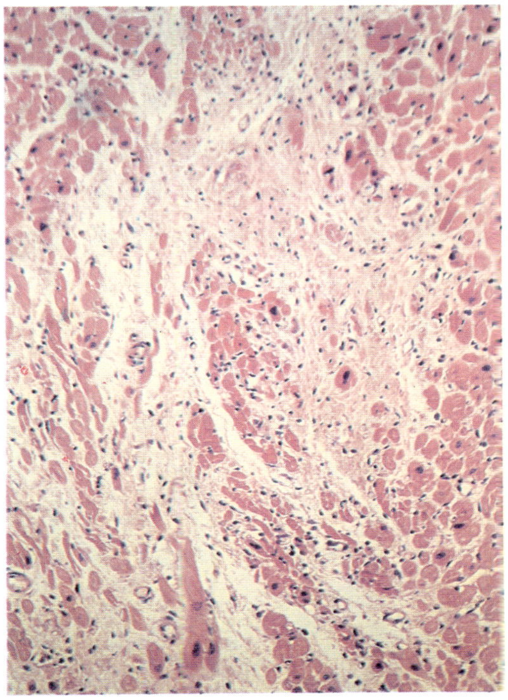
Abb. 3.**124** Fokale Narbenbildung, das Endergebnis einer toxischen Myokarditis. HE.

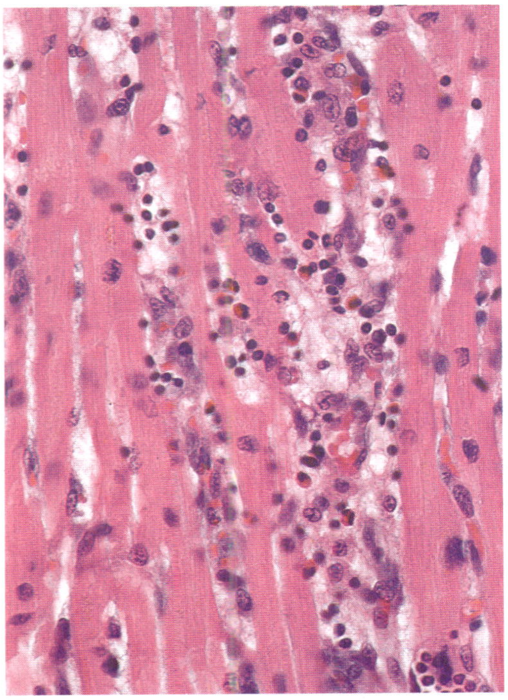
Abb. 3.**125** Die überaus zahlreichen Eosinophilen sprechen für eine allergische Myokarditis. HE.

Autoimmunmyokarditis

Diese Kategorie ist in ihrer Zusammensetzung eine heterogene Krankheitsgruppe. Einige der generalisierten idiopathischen Autoimmunkrankheiten können eine klinisch relevante Myokarditis verursachen. Die aktive Myokarditis ist meist nur vorübergehend, kann aber nichtsdestoweniger mitunter schwerwiegende Auswirkungen auf das klinische Profil der Krankheit haben.

Beim Lupus erythematodes disseminatus bestehen die Myokardläsionen hauptsächlich aus fibrinoiden Veränderungen im Bindegewebe, verbunden mit einer zellulären Reaktion (Abb. 3.**126**). Die Läsionen finden sich oft paravaskulär. Die Klappenveränderungen werden an anderer Stelle besprochen (s. Kap. 4).

Bei der rheumatoiden Arthritis kann eine diffuse zelluläre Reaktion mit massiver Myokardnekrose vorkommen. Häufiger sind kleine interstitielle Aggregate mononukleärer Zellen vorhanden, die uncharakteristisch sind. In einem kleinen Teil der Fälle beobachtet man rheumatoide Granulome, die aus einer von palisadenförmig angeordneten Histiozyten und Fibroblasten umgebenen fibrinoiden Nekrose in der zentralen Zone und einer äußeren, von Lymphozyten gebildeten Zone bestehen (Abb. 3.**127**). Auch Riesenzellen können sich finden.

Bei einigen Krankheiten steht im Vordergrund der pathologischen Veränderungen eine allergische Vaskulitis, die als das Ergebnis der Ablagerung zirkulierender Immunkomplexe angesehen wird. Unter diesem Oberbegriff wird eine Gruppe verschiedener Krankheiten zusammengefaßt. Panarteriitis nodosa (Abb. 3.**128**) und Wegener-Granulomatose (Abb. 3.**129**) sind wohl die Krankheiten, bei denen die Herzbeteiligung am geläufigsten ist, wenn sie auch de facto selten vorkommt. Bei beiden ist die Herzerkrankung durch eine nekrotisierende Vaskulitis gekennzeichnet, die in der Folge zu einer ausgedehnten ischämisch bedingten Myokardnekrose führen kann. Bei der Wegener-Granulomatose kann es zu einer extensiven Myokarditis kommen. Eine Beteiligung des atrioventrikulären Erregungsleitungsgewebes wurde dokumentiert (Abb. 3.**130**).

Auch die Kawasaki-Krankheit (das mukokutane Lymphknotensyndrom) gehört höchstwahrscheinlich zu dieser Kategorie der Autoimmunmyokarditis. Ursprünglich hielt man sie für eine eigenständige Krankheit Japans (Kawasaki u. Mitarb. 1974), die besonders Säuglinge befällt. Heute weiß man, daß die Kawasaki-Krankheit in anderen Teilen der Welt ebenfalls vorkommt und auch junge Erwachsene befallen kann. Die hohe Frequenz in Japan bleibt jedoch noch immer ein rätselhaftes epidemiologisches Phänomen (Editorial, Lancet 1981). Ursprünglich wurde über eine Mortalitätsrate von ein bis zwei Prozent berichtet, doch in neueren Dokumentationen wird die Häufigkeit der Todesfälle mit zwei bis acht Prozent angegeben (Morens u. Mitarb. 1980). Die häufigste Todesursache ist eine Erkrankung der Koronararterien mit oder ohne Myokarditis. Die Pathologie ist in diesen Fällen ähnlich wie bei der infantilen Panarteriitis nodosa (Tanaka u. Mitarb. 1976, Fujiwara u. Hamashima 1978). Die häufigsten Befunde sind eine nekrotisierende Entzündung der Koronararterien mit Thrombose, Aneurysmabildung und zur Herzbeuteltamponade führender Aneurysmaruptur (Abb. 3.**131**), und im akuten Stadium besteht oft eine Myokarditis (Abb. 3.**132**).

Im Hinblick auf die Myokarditis sei kurz auf das rheumatische Fieber eingegangen, die Klappenveränderungen werden ja ausführlich an anderer Stelle besprochen (s. Kap. 4). Das rheumatische Fieber gilt als sekundäre Autoimmunkrankheit, die einer Infektion mit hämolytischen Streptokokken der Gruppe A nachfolgt. Durch Kreuzreaktivität zwischen einigen Antigendeterminanten des Mikroorganismus und bestimmten, im

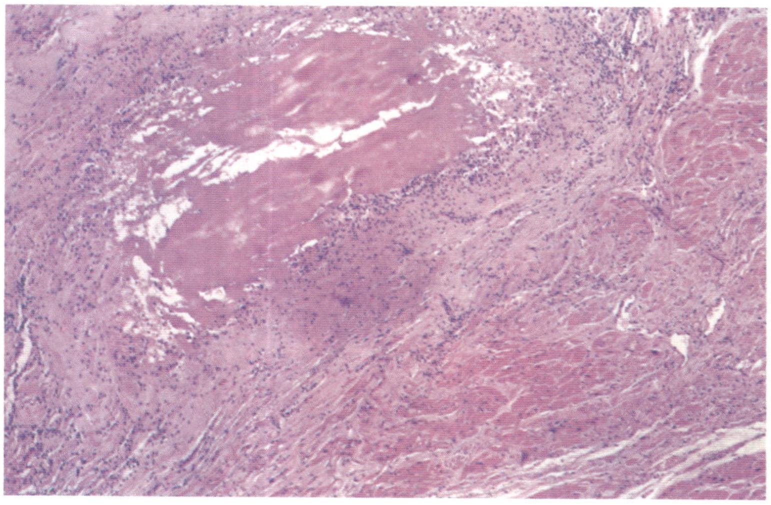

Abb. 3.**126** Histologie bei Lupus erythematodes disseminatus: interstitielle firbrinoide Nekrose mit histiozytärer Reaktion. HE.

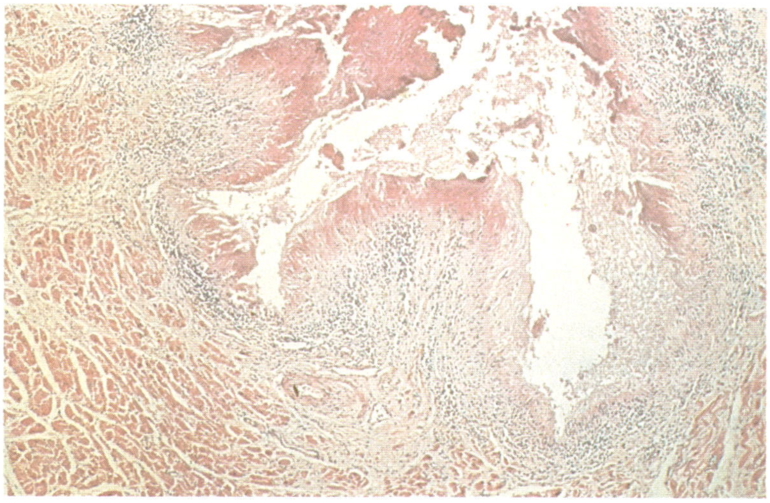

Abb. 3.**127** Myokardschnitt mit rheumatoidem Knötchen. HE (von Dr. *F. Eulderink*).

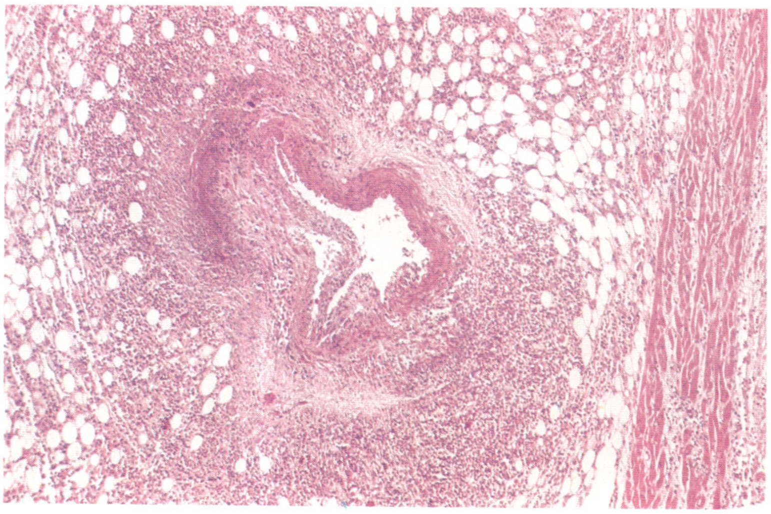

Abb. 3.**128** Histologie bei Panarteriitis nodosa: massive Nekrose der Arterienwand mit entzündlicher Reaktion. HE.

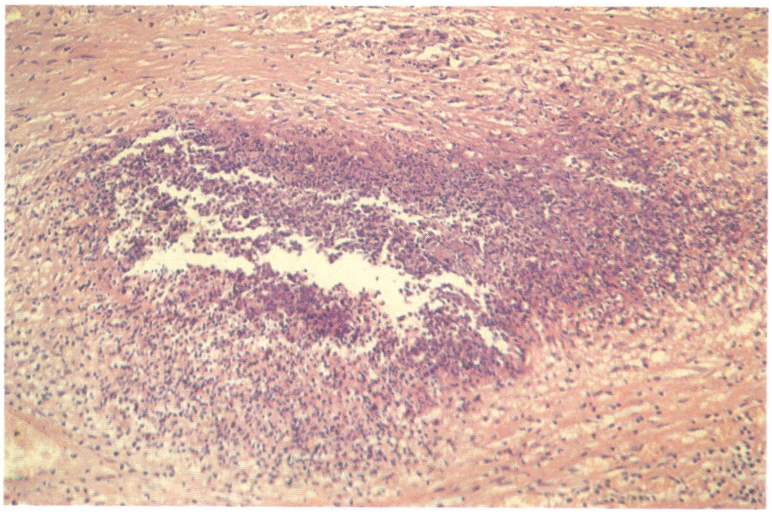

Abb. 3.**129** Herd mit nekrotisierender Entzündung bei Wegener-Granulomatose. HE.

Sarkolemm und Sarkoplasma von Myozyten und Bindegewebe vorkommenden Antigenen kommt es zur Bildung von Antikörpern, die das Herz angreifen. Im akuten Stadium kann das zu einer Myokarditis führen. Es ist wahrscheinlich, daß durch einen Prozeß der Komplementaktivierung eine Reaktionsform ausgelöst wird, die die Bildung der wohlbekannten Aschoff-Knötchen zur Folge haben kann (Abb. 3.**133**).

Es ist immer noch umstritten, in welchem Ausmaß die entzündliche Reaktion im akuten Stadium schließlich zu einer klinisch relevanten Narbenbildung und Fibrose führen wird. Kürzlich wurde allerdings aufgezeigt, daß die vermehrte interstitielle Fibrose in Herzen mit rheumatisch bedingten Klappenfehlern nicht durch die Hypertrophie allein erklärt werden kann (PHAM u. FENOGLIO 1982, BECKER 1982).

Die Erzeugung von Autoantikörpern gegen das Herz kann auch durch kleinere, auf ischämische Nekrose, Infektionen oder Trauma zurückzuführende Veränderungen in der Struktur der präexistenten Gewebeantigene ausgelöst werden. Postmyokardinfarktsyndrom (Dressler-Syndrom) und Postperikardiotomiesyndrom gelten als Beispiele dafür. Ihre Häufigkeit und klinische Relevanz sind allerdings noch sehr umstritten.

Genaugenommen sollte die Besprechung der akuten Herz-Allotransplantat-Abstoßung nicht unter dem Titel „Autoimmunkrankheiten" erfolgen, doch ist sie im Rahmen dieses Bandes wohl hier am günstigsten. Histologisch steht dabei eine Myokarditis mit einem von T-Lymphozyten dominierten Infiltrat im Vordergrund (BILLINGHAM u. Mitarb. 1977; Abb. 3.**134**). Für die klinischen Maßnahmen spielen Endomyokardbiopsien eine wichtige Rolle, da sie einen objektiven histologischen Index für die Immunreaktion des Empfängers auf das Fremdorgan liefern. Sie ermöglichen damit eine direkte Beurteilung des Ansprechens auf die Immunsuppressivtherapie (BILLINGHAM 1979).

Sonstige Formen

Die Literatur über Myokarditis enthält eine Anzahl eigenständiger Krankheitsbilder, die einer Erklärung und eines Kommentars bedürfen.

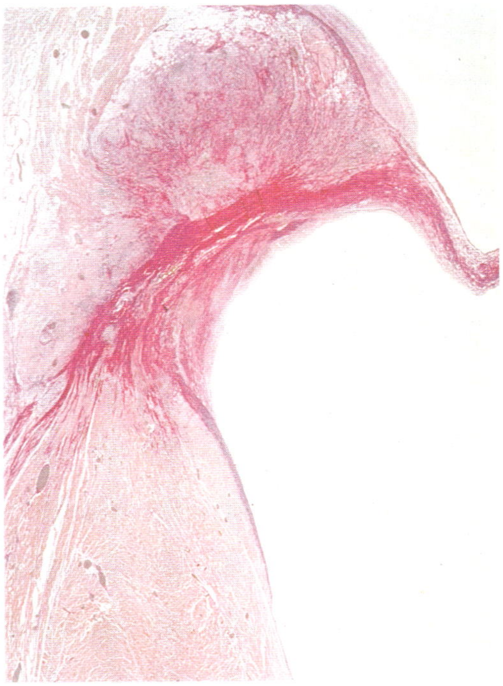

Abb. 3.**130** Histologie bei Wegener-Granulomatose: massive nekrotisierende Entzündung, die den AV-Knoten zerstört. E-vG.

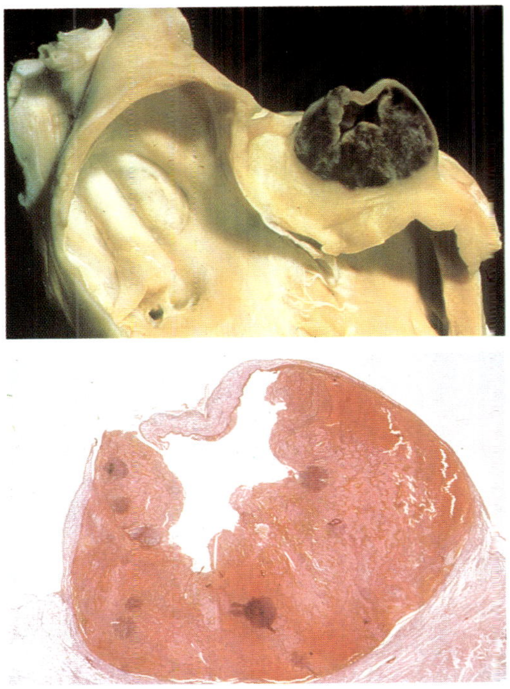

Abb. 3.**131** Kawasaki-Krankheit. Oben: rupturiertes Aneurysma der rechten Koronararterie; unten: Histologie. E-vG.

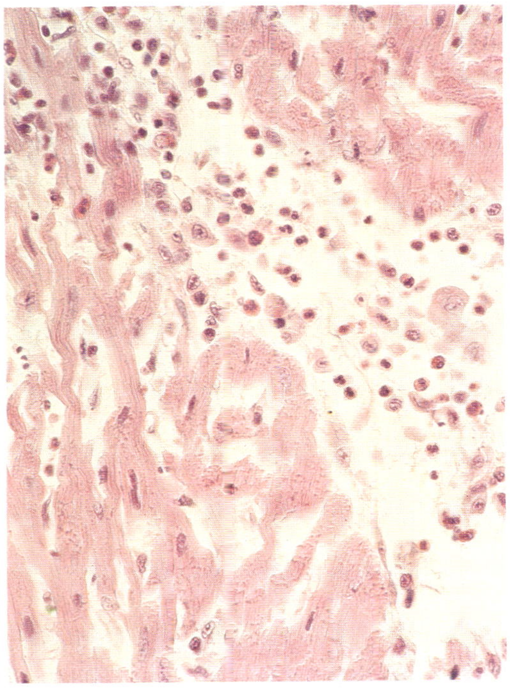

Abb. 3.**132** Histologie bei Kawasaki-Krankheit: interstitielle Myokarditis in der akuten Phase. HE (von Dr. *N. Tanaka*).

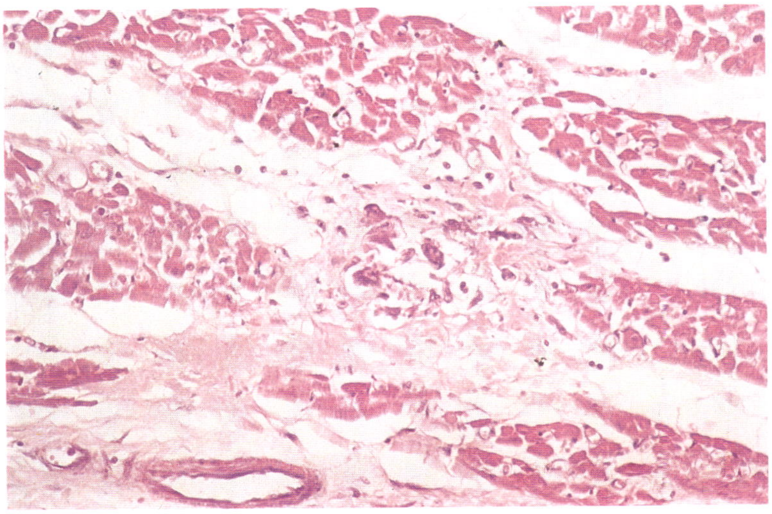

Abb. 3.**133** Histologie eines Aschoff-Knötchens im Myokard. HE.

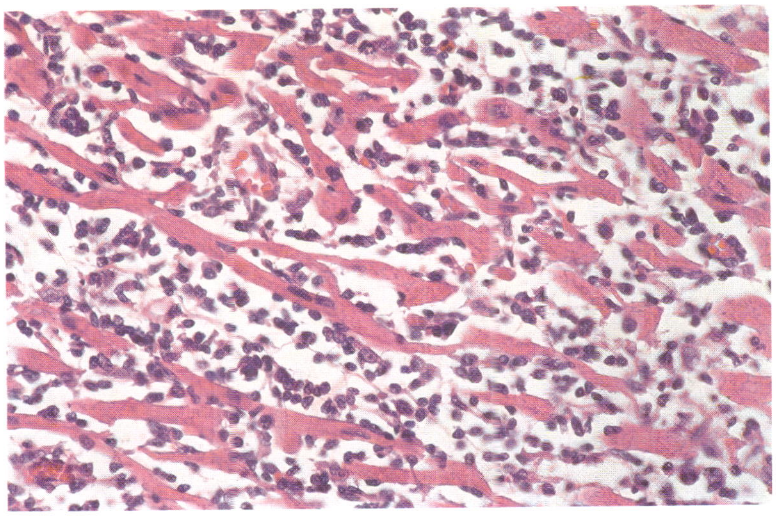

Abb. 3.**134** Histologie einer Myokarditis mit Lymphozyteninfiltration bei akuter Abstoßung eines implantierten Fremdherzens. HE (von Dr. *M. E. Billingham*).

Granulomatöse Myokarditis

Diese Bezeichnung ist rein deskriptiv und gründet sich auf die Existenz einer granulomatösen Reaktion im Myokard. Man sollte zwischen epitheloidzelligen Granulomen und anderen granulomatösen Infiltraten, die diese besondere zelluläre Reaktionsform zeigen, unterscheiden. Epitheloidzellige Granulome repräsentieren wahrscheinlich eine durch Zellen vermittelte immunologische Reaktion bei einem bereits sensibilisierten Patienten. Die Art der Noxe ist jedoch keineswegs spezifisch und kann ganz unterschiedlich sein. Man sollte immer an Krankheiten wie Sarkoidose (Abb. 3.**135**), die selbst nicht als selbständige nosologische Einheit gilt, und Tuberkulose (s. S. 57) denken. Eine Myokardbeteiligung bei der Sarkoidose ist eine ernste Komplikation, die mit dem Auftreten von Erregungsleitungs- und Rhythmusstörungen verbunden ist; bei diesen Gegebenheiten ist ein plötzlicher Tod keineswegs ungewöhnlich. Im allgemeinen wird die Ätiologie einer granulomatösen Myokarditis oft unsicher bleiben.

Riesenzellmyokarditis

Sie ist durch ein entzündliches Infiltrat, das vielkernige Riesenzellen enthält und fast immer eine granulomatöse Reaktion begleitet, gekennzeichnet. Die Bezeichnung ist rein deskriptiv und erlaubt keine Klassifikation entsprechend der Ätiologie. Mit Riesenzellen können ja Infektions- und Systemkrankheiten verschiedener Art einhergehen. Gelegentlich ist eine Riesenzellmyokarditis mit oder ohne Myokardnekrose ein Zufallsbefund bei der Autopsie. Oft gebraucht man die Beifügung „idiopathisch", weil die Pathogenese der Myokardreaktion unklar bleibt. Das ist wichtig, weil der Name „idiopathische Riesenzellmyokarditis" auch als gesonderte klinisch-pathologische nosologische Einheit propagiert worden ist (Davies u. Mitarb. 1975). Klinisch ist die Erkrankung durch einen raschen Verlauf und histologisch durch ausgedehnte serpiginöse Myokardnekrosen gekennzeichnet (Abb. 3.**136**, links), die an den Rändern von einer entzündlichen Reaktion mit Riesenzellen umgeben sind (Abb. 3.**136**, rechts). Als wahrscheinlichste Ursache hat man eine veränderte Immunreaktion, ausgelöst durch eine Infektion, angenommen. Wie oben erwähnt, wird aber die Verwendung des Terminus „idiopathische Riesenzellmyokarditis" zur Beschreibung einer gesonderten nosologischen Einheit zwangsläufig Verwechslungen begünstigen.

Fiedler-Myokarditis

Fiedler (1900) beschrieb Fälle einer klinisch akut verlaufenden Myokarditis unbekannter Ätiologie, bei denen keine ausgedehntere Entzündung an einer anderen Stelle im Körper bestand. In einigen dieser Fälle fand sich bei der histologischen Untersuchung des Myokards eine Reaktion mit Riesenzellen, in anderen wurden keine Riesenzellen beobachtet. Die Histologie war also recht unterschiedlich. Gegenwärtig wird die Bezeichnung von den Klinikern immer mehr zur Beschreibung einer akuten Myokarditis unbekannter Ätiologie verwendet. Die Pathologen assoziieren den Namen eher mit der Existenz von Riesenzellen oder mit einem ausgesprochen gemischtzelligen Infiltrat, in dem viele Eosinophile und zahlreiche Riesenzellen dominieren. Die Benennung ist verwirrend und sollte daher aufgegeben werden.

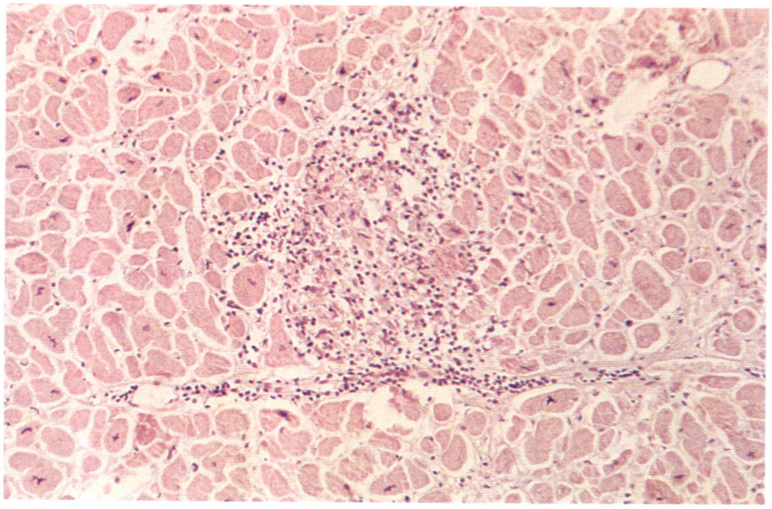

Abb. 3.**135** Granulomatöse Myokarditis bei Sarkoidose. HE.

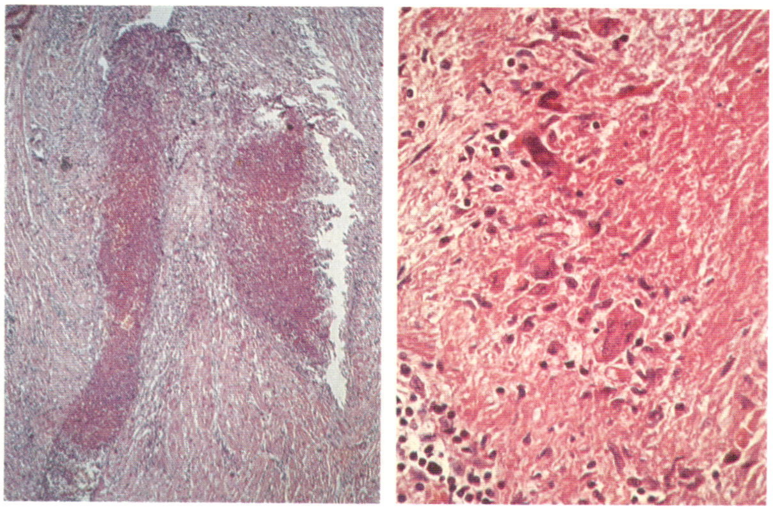

Abb. 3.**136** Histologie bei Riesenzellmyokarditis mit ausgedehnten Myokardnekrosen (links) und Riesenzellen an den Rändern, zusätzlich zu einem gemischtzelligen Infiltrat. HE.

Literatur

Amorim, D. S.: Special problems in ‚COCM', South America. Postgrad. med. J. 54 (1978) 462-468

Becker, A. E.: What has happened to Aschoff? Int. J. Cardiol. 1 (1982) 305-306

Billingham, M. E.: Some recent advances in cardiac pathology. Hum. Path. 10 (1979) 367-386

Billingham, M., R. Warnke, L. Weissman: The cellular infiltrate in cardiac allograft rejection in mice. Transplantation 23 (1977) 171-176

Davies, M. J.: Myocarditis. In Pomerance, A., M. J. Davies: The Pathology of the Heart. Blackwell, Oxford 1975 (pp. 193-210)

Davies, M. J., A. Pomerance, R. D. Teare: Idiopathic giant cell myocarditis - a distinctive clinico-pathological entity. Brit. Heart J. 37 (1975) 192-195

Editorial: Kawasaki's enigma. Lancet 1981/II, 456-457

Fenoglio, J. J., H. A. McAllister, F. G. Mullick: Drug related myocarditis. I. Hypersensitivity myocarditis. Hum. Path. 12 (1981) 900-907

Fiedler, A.: Über akute interstitielle Myokarditis. Zbl. inn. Med. 21 (1900) 212-213

Fujiwara, H., Y. Hamashima: Pathology of the heart in Kawasaki disease. Pediatrics 61 (1978) 100-107

Gore, I., O. Saphir: Myocarditis: A classification of 1,402 cases. Amer. Heart J. 34 (1974) 827

Haft, J. I.: Cardiovascular injury induced by sympathetic catecholamines. Prog. cardiovasc. Dis. 17 (1974) 73-86

Kawasaki, T., F. Kosaki, S. Okawa, I. Shigematsu, H. Yanagawa: A new infantile acute febrile mucocutaneous lymph node syndrome (MCLS) prevailing in Japan. Paediatrics 54 (1974) 271-276

Lustok, M. J., J. Chase, J. M. Lubitz: Myocarditis: clinical and pathologic study of 45 cases. Dis. Chest 17 (1955) 73-86

McAllister, H. A., J. J. Fenoglio: Cardiac involvement in Whipple's disease. Circulation 52 (1975) 152-156

Morens, D. M., L. J. Anderson, E. S. Hurwitz: National surveillance of Kawasaki disease. Pediatrics 65 (1980) 21-25

Pham, T. D., J. J. Fenoglio: Right atrial ultrastructure in chronic rheumatic heart disease. Int. J. Cardiol. 1 (1982) 289-304

Puigbo, J. J., R. Valecillos, E. Hirschhaut, H. Giordano, I. Boccalandro, C. Suarez, J. M. Aparicio: Diagnosis of Chagas' cardiomyopathy. Non-invasive techniques. Postgrad. med. J. 53 (1977) 527-532

Saphir, O.: A Text on Systemic Pathology. Grune & Stratton, New York 1958 (p. 74)

Tanaka, N., K. Sekimoto, S. Naoe: Kawasaki disease. Relationship with infantile periarteritis nodosa. Arch. Path. Lab. Med. 100 (1976) 81-86

Toxische Kardiomyopathien

Verschiedene Pharmaka können die Myokardzellen schädigen, ohne eine entzündliche Reaktion zu verursachen. Wir klassifizieren daher diese Krankheiten der oben gegebenen Definition entsprechend nicht als Myokarditis, sondern als toxische Kardiomyopathien.

Allgemeines

Klinisch steht die Herzinsuffizienz im Vordergrund. Die Kardiotoxizität beginnt gewöhnlich schleichend, und wie die Erfahrung gezeigt hat, kann eine Myokarddegeneration schon lange bestehen, bevor klinische Symptome auftreten. Es kann dann plötzlich zur Herzinsuffizienz kommen. In diesem Stadium ist der Myokardschaden aber gewöhnlich bereits irreversibel.

Es ist von Bedeutung, daß einige der Pharmaka, die eine toxische Kardiomyopathie verursachen, potenzierend wirken, wenn sie in Kombination mit anderen Mitteln, die eine medikamentös bedingte Myokarditis hervorrufen können (s. oben), angewandt werden. Ebenso kann eine Strahlenapplikation ihre toxischen Effekte verstärken et vice versa.

Bei der Autopsie beobachtet man gewöhnlich, daß alle Herzhöhlen stark dilatiert und ihre Wände verdünnt sind. Makroskopisch ist eine Fibrose nicht zu sehen, doch mikroskopisch kann eine fleckförmige oder diffuse interstitielle Fibrose begrenzten Ausmaßes nachweisbar sein. Häufig findet sich eine intrakavitäre Thrombose.

Die wichtigsten kardiotoxischen Substanzen sind Zytostatika und Alkohol.

Zytostatika

Besonders gut bekannt sind kardiotoxische Effekte bei den Anthrazyklin-Antibiotika wie Adriamycin (Toxorubicin), Adriamycin-DNA, Daunomycin (Rubidomycin, Daunorubizin), Rubidazone, Carminomycin und AD32. Man kann zwischen akuten und chronischen kardiotoxischen Wirkungen unterscheiden (ZÄHRINGER u. HÖFLING 1980). Die erstgenannten werden während oder bald nach der Verabreichung des Mittels beobachtet und bestehen gewöhnlich in unspezifischen elektrokardiographischen Veränderungen. Chronische Effekte sind dagegen weitaus schwerwiegender. Es wurde über zwei Grundformen der Myozytenschädigung berichtet (BILLINGHAM 1979). Lichtmikroskopisch fallen diese Veränderungen in der Regel nicht gleich ins Auge (Abb. 3.**137**), wenn man nicht sorgfältig danach sucht. Auf ultrastruktureller Ebene sind die Veränderungen jedoch sehr auffällig. Die eine Form ist durch einen Myofibrillenverlust gekennzeichnet (Abb. 3.**138**). Er ist anfangs partiell, aber nach und nach schreitet der Degenerationsprozeß fort, so daß unter Umständen schließlich nur Reste von Z-Streifen zurückbleiben. Das Merkmal der zweiten Grundform ist die vakuoläre Degeneration der Myozyten (Abb. 3.**138**). Die erste Manifestation ist eine Erweiterung des sarko-tubulären Systems. Schließlich können sich große, von Membranen begrenzte helle Räume im Zytoplasma bilden. Bei beiden Veränderungen bleiben Zellkern und Mitochondrien eventuell unbeeinflußt. Die befallenen Myozyten gruppieren sich meist in Herden, die diffus im ganzen Myokard verteilt sind. Der Degenerationsprozeß kann von einer leichten Vermehrung des interstitiellen Bindegewebes begleitet werden, aber entzündliche Infiltrate gehören nicht zum Bild. Am Ende führen beide Formen der Myozytendegeneration zum eindeutigen Zelltod.

Da die kardiotoxischen Effekte schon vor den klinischen Symptomen vorhanden sind, kommt vielleicht Endomyokardbiopsien für die Steuerung der Medikamentenverabreichung eine Rolle zu (BILLINGHAM 1979). Unter diesen speziellen klinischen Gegebenheiten sind die histologischen Veränderungen typisch und geben nützliche Hinweise. Sie sind jedoch nicht spezifisch, da ähnliche Veränderungen im Endstadium von Kardiomyopathien anderer Herkunft vorkommen können.

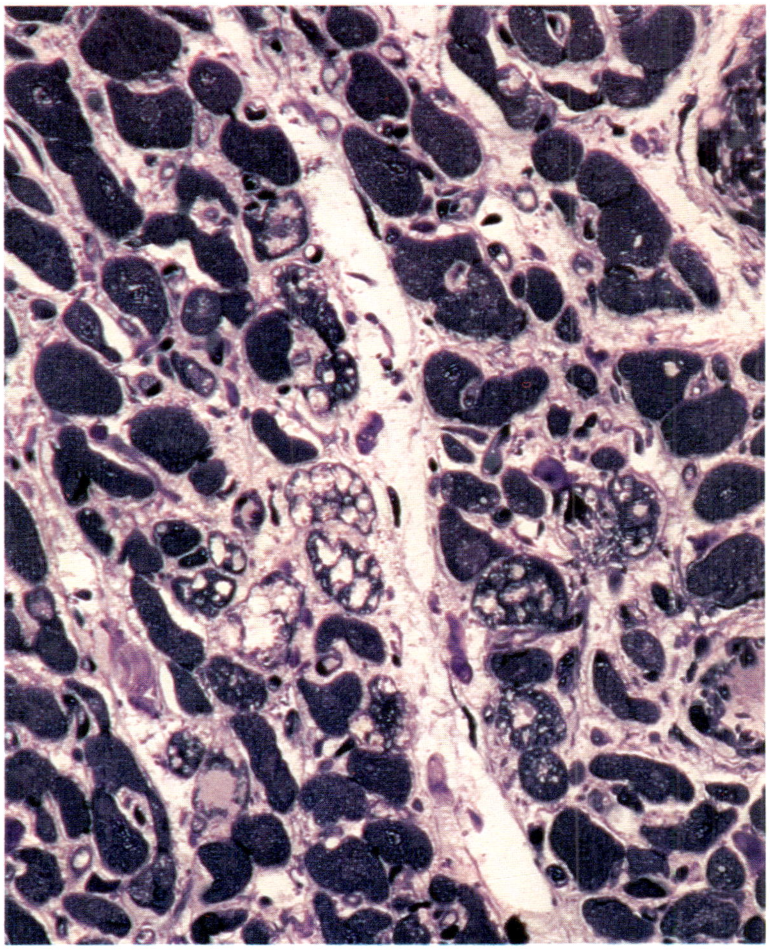

Abb. 3.**137** Myokardschnitt bei Adriamycin-Toxizität. Die vakuolisierten Myozyten zeigen die Schädigung an. PTAH (von Dr. *M. E. Billingham*).

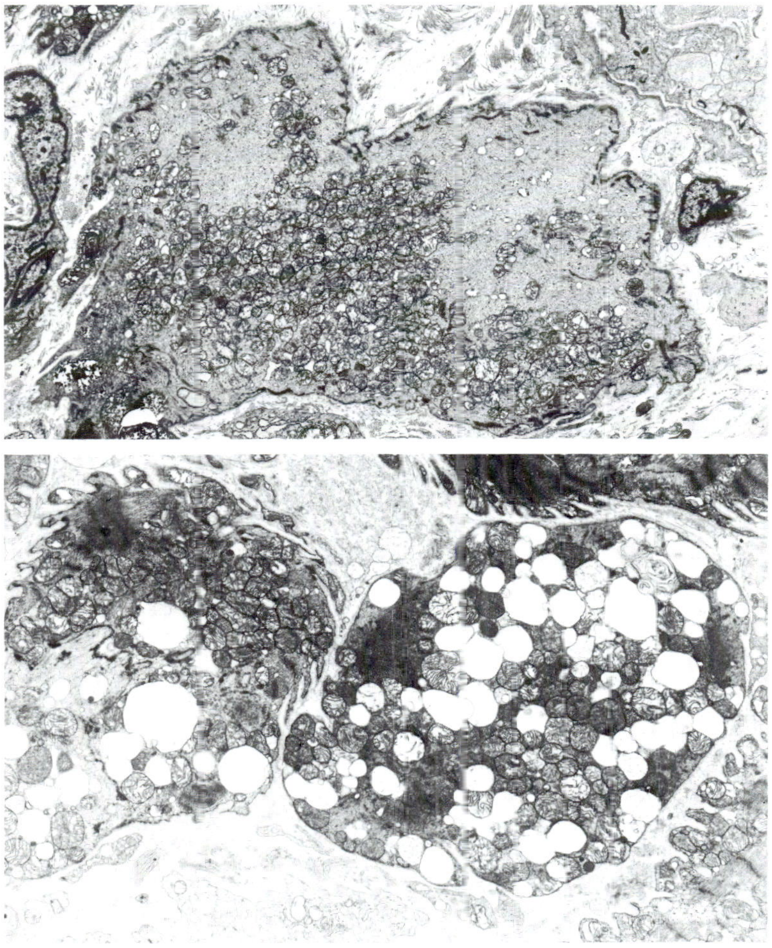

Abb. 3.**138** Zwei Typen der durch Adriamycin ausgelösten Zellveränderungen. Oben: Verlust von Myofilamenten; unten: ausgedehnte Vakuolisierung. EM, oben 2700fache, unten 3600fache Vergr. (von Dr. *M. E. Billingham*).

Alkoholische Kardiomyopathie

Alkohol kann zusätzlich zu den wohlbekannten toxischen Auswirkungen auf Nervensystem, Leber und Bauchspeicheldrüse eine toxische Schädigung der Herzmuskelzellen verursachen (Editorial, British Medical Journal 1979). Die durch chronischen Alkoholismus bedingte toxische Herzschädigung kann daher über zwei Bahnen erfolgen (Abb. 3.**139**). Indirekt kann der Weg über eine Leber- und Bauchspeicheldrüsenschädigung gehen, die eine Malabsorption von Nährstoffen zur Folge hat und schließlich zu einer Funktionsstörung der Herzmuskelzellen führt. Auf der anderen Seite kann Alkohol direkt die Mitochondrienfunktion hemmen. Das beeinflußt die biochemische Aktivität der Myozyten durch Herabsetzung der Aktivität oxidativer Enzyme, Hemmung der Aufnahme von Kalziumionen, Vermehrung der intrazellulären Triglyzeride und Hemmung der Fettsäureoxidation (Bing 1978).

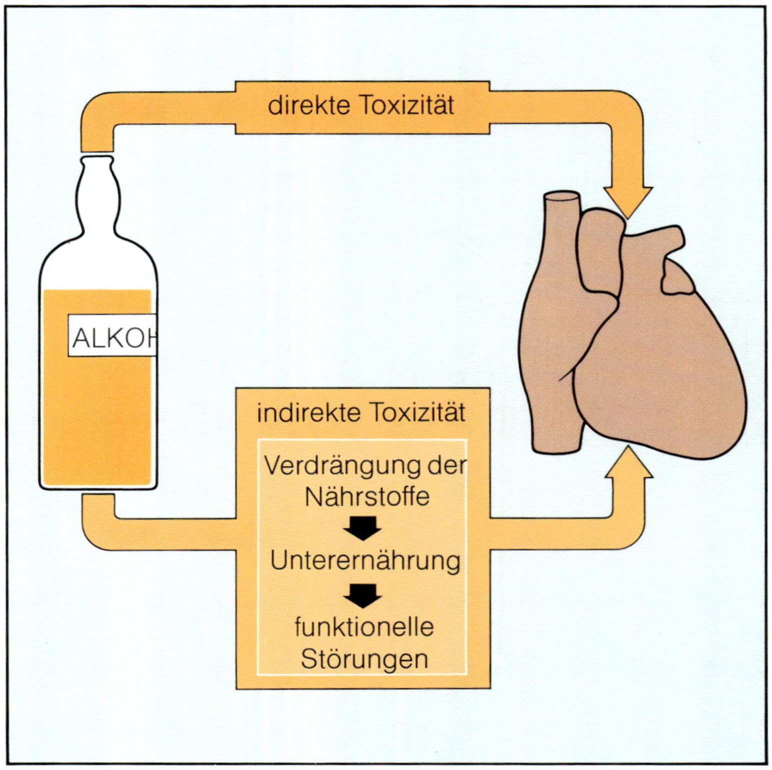

Abb. 3.**139** Die beiden Hauptbahnen der Alkoholtoxizität.

Klinisch unterscheidet sich die alkoholische Herzmuskelerkrankung nicht sehr von anderen Formen der kongestiven Kardiomyopathie. Eine spezifische Symptomatik gibt es nicht. Die Diagnose gründet sich gewöhnlich auf Indizienbeweisen. Es findet sich zumeist eine Dilatation aller Herzhöhlen mit verschiedengradiger Fibrose. Lichtmikroskopisch beobachtet man unter Umständen eine herdförmige hydropische Degeneration der Myozyten mit Untergang der Myofibrillen, aber das Gesamtbild ist nicht charakteristisch. Die Erweiterung des sarko-tubulären Systems besonders in Nähe der Disci intercalares kann zu einer Vakuolisierung der Myozyten führen. Die Zellkerne sind oft bizarr geformt und hyperchrom, wie es der Hypertrophie entspricht. Es wurde eine Vermehrung der intrazellulären Triglyzeride nachgewiesen (Ferrans u. Mitarb. 1965). Untersuchungen der Ultrastruktur zeigen Myofibrillenzerreißungen, Mitochondrienschwellung mit Brüchen der Cristae, Lipidansammlungen und intramitochondriale Einschlüsse von kristallinem Detritus. Diese Veränderungen sind Zeichen der Myozytenschädigung, sie sind aber für die alkoholische Kardiomyopathie nicht spezifisch (Hibbs u. Mitarb. 1965, Alexander 1966, 1967, Alexander u. Mitarb. 1977).

Der Ausbruch einer rasch fortschreitenden kongestiven Kardiomyopathie unter starken Biertrinkern in Quebec 1965 und 1966 (Morin u. Danial 1967) hat dazu geführt, daß Kobalt als kardiotoxisch hochwirksame Substanz identifiziert wurde. Daher ist die „Biertrinker-Kardiomyopathie“ streng genommen keine Alkohol-, sondern eine Kobaltkardiomyopathie. Das Herz zeigt die übliche unspezifische Pathologie: Hypertrophie und Dilatation der Ventrikel, oft mit intrakavitärer Thrombose und Perikarderguß. Lichtmikroskopisch beobachtet man eine interstitielle Fibrose und Verschmälerung der Myozyten mit Schwund der Myofibrillen und vakuolärer Degeneration. Elektronenmikroskopisch wurden elektronendichte Partikel nachgewiesen, die die Kobalt-Protein-Komplexe repräsentieren (Olsen 1972).

Einlagerung von Fremdsubstanzen und Speicherkrankheiten

Der in diesem Abschnitt besprochenen Gruppe heterogener Krankheiten ist eine abnorme Ansammlung von Substanzen gemeinsam, die sich auf die Kontraktilität des Myokards negativ auswirkt. Es werden nur die häufigeren Formen behandelt.

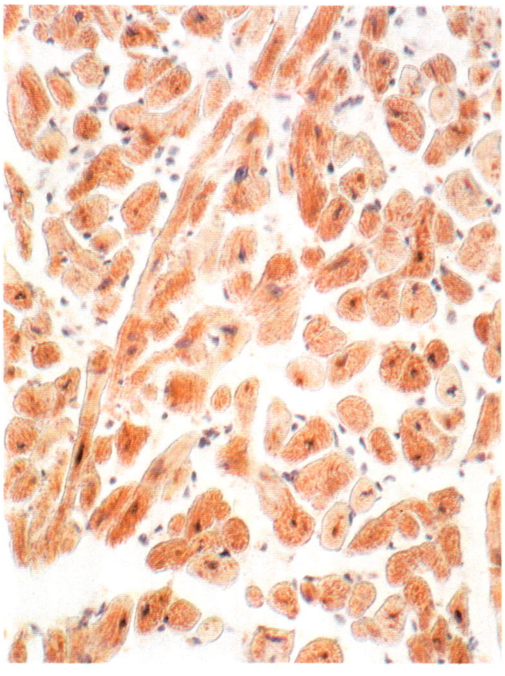

Abb. 3.**140** Verfettung der Herzmuskelfasern: Intrazelluläre Ansammlung von Fetttröpfchen verschiedener Größe. Sudan-III-Färbung.

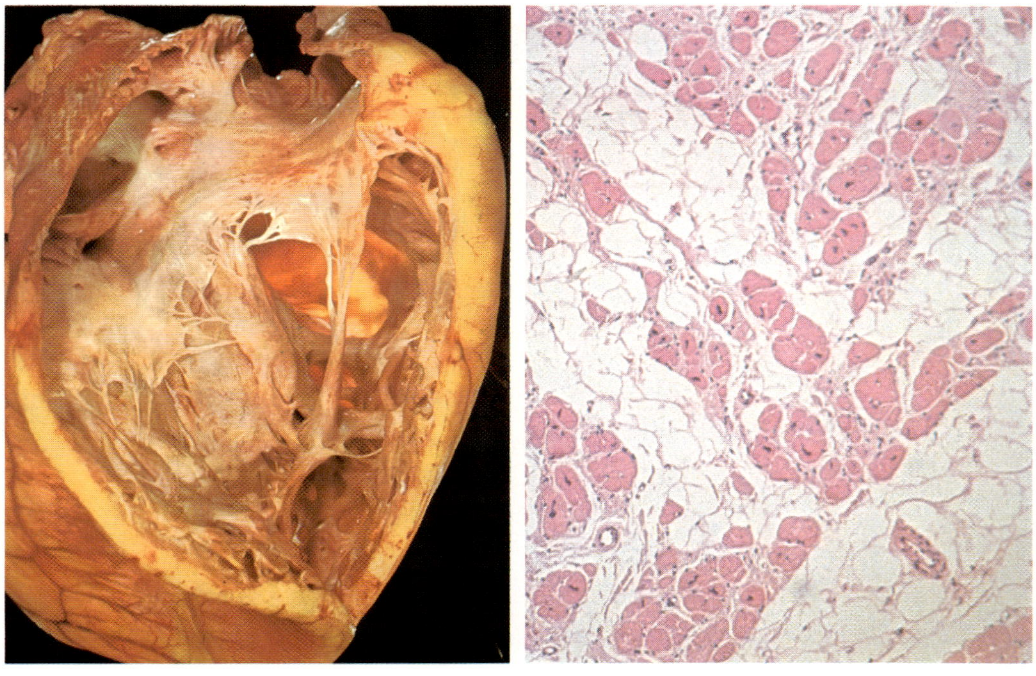

Abb. 3.**141** Fettinfiltration des Myokards. Links: pergamentartige Ausflußzone; rechts: histologisch finden sich Myozyteninseln inmitten von Fettgewebe. HE.

Verfettung

Eine intrazelluläre Fettansammlung kann durch eine Vielzahl von Zuständen, die den Zellstoffwechsel beeinflussen, verursacht werden. Zu jenen, die besonders das Herz angreifen, gehören Kohlenmonoxidvergiftung, Ernährungsmängel, Thyreotoxikose, Gestose, Diabetes mellitus und verschiedene Intoxikationen wie Chloroform- und Phosphorvergiftung, Alkoholvergiftung und ganz allgemein Septikämie. Die Verbindung einer akuten Enzephalopathie mit einer fettigen Degeneration der Viszeralorgane einschließlich des Herzmuskels im Kindesalter wird als Reye-Syndrom bezeichnet. Ätiologie und Pathogenese stehen bis jetzt noch nicht fest (Berry u. Keeling 1981). Am Herzen kann eine endokardiale Streifenbildung, eine sogenannte Tigerung, zu beobachten sein. Mikroskopisch findet sich eine übermäßige intrazelluläre Fettansammlung (Abb. 3.**140**). Da sich sogar im normalen Herzen immer minimale Mengen von fein verteiltem Fett nachweisen lassen, muß daher dieser normale Fettgehalt von den oben besprochenen pathologischen Zuständen unterschieden werden.

Die intrazelluläre Verfettung der Myozyten muß auch von der Fettinfiltration des Myokards, der sogenannten Lipomatosis cordis, unterschieden werden, die gewöhnlich eine generalisierte Fettsucht begleitet, gelegentlich aber auch isoliert vorkommen kann. Dabei ist Fettgewebe im ganzen Myokard verteilt, besonders in der freien Wand des rechten Ventrikels (Abb. 3.**141**, links). Mikroskopisch beobachtet man Myozyteninseln in einem Meer von Fettgewebe (Abb. 3.**141**, rechts). Mitunter lassen sich keine Myozyten auffinden, doch muß dieser Zustand von der Uhl-Krankheit, dem angeborenen Fehlen des Myokards, unterschieden werden (s. Kap. 12).

Fettgewebe kann in sonst normalen Herzen die größeren intramuralen Gefäßstränge begleiten und zuweilen subendokardial vorkommen. Das ist für die Interpretation von Endomyokardbiopsien relevant, da Fettgewebe in solchen Schnitten nicht unbedingt vom Epikard stammt.

Amyloidose

Man trifft die klassische Amyloidose in zwei Hauptformen an: als primäre Amyloidose, bei der offenbar keine Beziehung zu einer Grundkrankheit besteht, und als sekundäre Amyloidose, die in Verbindung mit chronisch entzündlichen Krankheiten wie der rheumatoiden Arthritis vorkommt. Bei der Herzamyloidose handelt es sich oft um die primäre Form. Im höheren Alter sind Amyloidablagerungen im Herzen häufig, oft ohne nennenswerte Ablagerungen in anderen Organen. Genau läßt sich die Häufigkeit nicht angeben, sie steigt aber zweifellos vom 70. Lebensjahr an steil an. Bei über Neunzigjährigen finden sich mindestens in der Hälfte der Fälle Amyloidablagerungen im Herzen (Pomerance 1975). Dieser besondere Amyloidosetyp wird daher als „senile Herzamyloidose" bezeichnet.

Neuere Untersuchungen haben gezeigt, daß die Pathogenese der Amyloidablagerung nicht einheitlich ist. Bei primärer Amyloidose und bei Erkrankungen der Plasmazellen besteht das Amyloid aus leichten Ketten der Immunglobuline. Dieser Amyloidtyp wird auch AL-Protein genannt. In anderen Fällen jedoch, besonders bei sekundärer Amyloidose, wird die Proteinkomponente des Amyloids als „Amyloid unbekannten Ursprungs" oder AA-Protein bezeichnet. Dieses ist offenbar das wichtigste Protein, das in diesen Fällen aus dem Amyloid isoliert werden kann, und es zeigt in seiner Aminosäurensequenz und seinen Antigendeterminanten eine enge Verwandtschaft zur SAA (amyloidassoziierte Serumkomponente), einem Präkursor, der normalerweise in sehr niedriger Konzentration im Serum vorkommt. Der Serumgehalt steigt jedoch mit zunehmendem Alter stark an, besonders nach dem 70. Lebensjahr, so daß ein Zusammenhang mit der senilen Herzamyloidose vermutet werden kann. Eine Amyloidablagerung im Herzen kann auch endokrinen Ursprungs sein – es wurde das APUD-System angeschuldigt. Bei der Ablagerung der typischen Amyloidfibrillen aus den Vorläufersubstanzen spielen verschiedene Phagozytentypen eine Rolle, aber es ist unklar, wie die Mechanismen genau beschaffen sind.

Das Herz ist vergrößert und schwer. Das frisch angeschnittene Myokard behält seine Form. Die Herzhöhlen sind gewöhnlich etwas erweitert (Abb. 3.**142**). Diese pathologisch-anatomischen Beobachtungen stimmen mit der klinisch nachweisbaren Verminderung der Kontraktilität gut überein. Die Amyloidose ist das beste Beispiel für eine konstriktive (restriktive) Kardiomyopathie (Goodwin 1970). Das erklärt auch, warum die Herzamyloidose klinisch mit einer ähnlichen Symptomatik wie eine konstriktive Perikarditis in Erscheinung treten kann (s. Kap. 5).

Durch die Amyloidablagerungen kann das Endokard in den Herzhöhlen und an den Klappen eine feingranulierte Oberfläche bekommen (Abb. 3.**143**), die sich „sandig" anfühlt. Diese Erscheinung ist im linken Vorhof nach Formalinfixierung besonders auffällig.

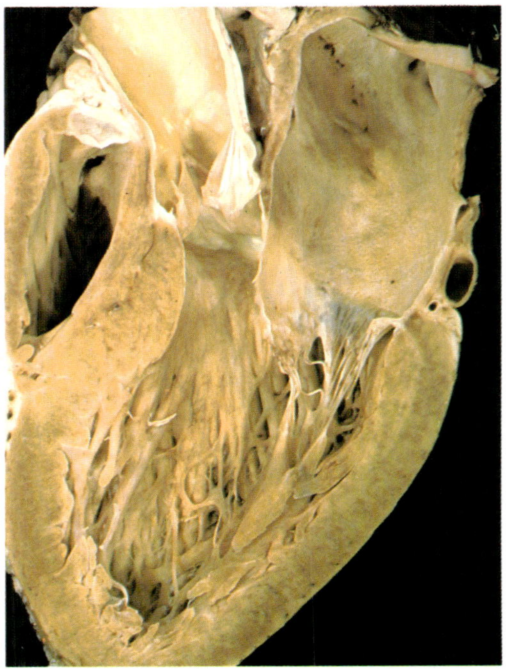

Abb. 3.**142** Herzamyloidose, Längsschnitt. Der linke Ventrikel ist dilatiert. Man beachte das sandige Aussehen des linksatrialen und linksventrikulären Endokards.

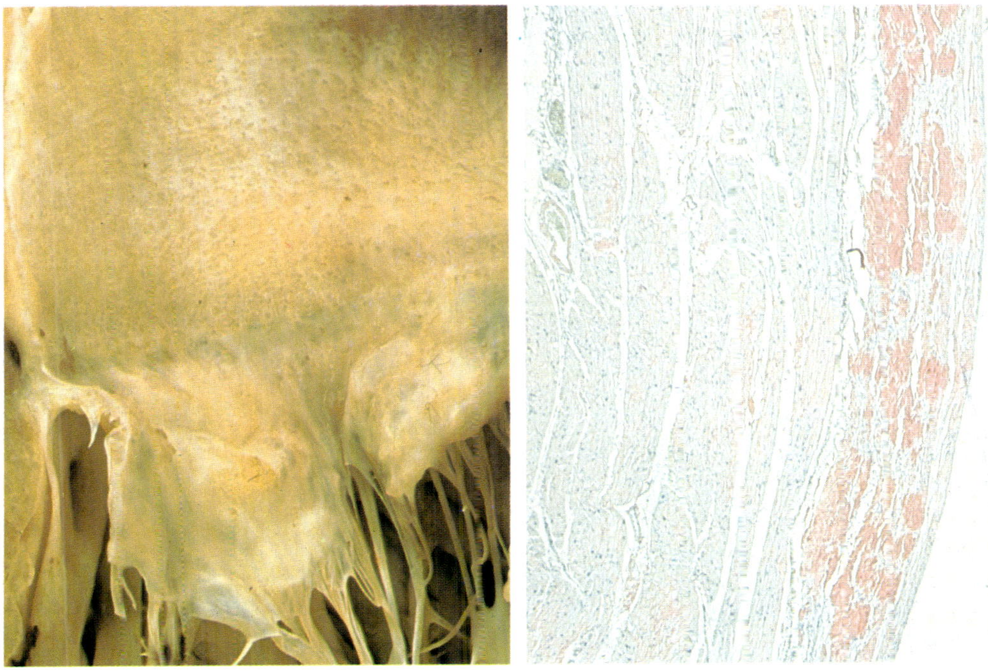

Abb. 3.**143** Herzamyloidose. Links: die gekörnte Oberfläche des Endokards erstreckt sich vom linken Vorhof bis auf die Mitralklappe; rechts: subendokardiale Amyloidablagerungen. Kongorot-Färbung.

Bei der mikroskopischen Untersuchung findet man das Amyloid entweder diffus verteilt zwischen den Myozyten (Abb. 3.**144**) oder in Form von nodulären geschichteten Ablagerungen (Abb. 3.**145**), oft im Bereich intramuraler Blutgefäße. Amyloidablagerungen in den Klappen sind häufig und bilden meist Knötchen. Die klinische Bedeutung dieser Klappenveränderungen ist begrenzt. Amyloidablagerungen in intra- oder extramuralen Blutgefäßen sind ein geläufiger Befund (Abb. 3.**146**). Das perikardiale Fett ist oft stark infiltriert. Häufig ist das Erregungsleitungssystem befallen (Buja u. Mitarb. 1970), und atrioventrikuläre Leitungsstörungen sind eine bekannte klinische Manifestation.

Zum Amyloidnachweis genügen oft histologische Methoden wie die Kongorot-Färbung (lichtgrüne Farbe im polarisierten Licht) und die Thioflavin-T-Färbung (gelb-grüne Fluoreszenz im ultravioletten Licht). Weitere Einzelheiten über Herkunft und Natur des Herzamyloids müssen erst geklärt werden. Das ultrastrukturelle Leitmerkmal ist die typische fibrilläre Anordnung (Abb. 3.**147**).

Kalzinose

Die häufigste Form der Kalkablagerung im Herzen ist die dystrophe Verkalkung, bei der Kalziumsalze in degenerierten Zellen oder Geweben eingelagert werden. Ein Beispiel ist die Verkalkung bei der Koronarsklerose (s. S. 24). Auch bei Myokardinfarkten können Kalkablagerungen auftreten, die gelegentlich dazu führen, daß stark verkalkte Herzaneurysmen (s. Abb. 3.88) direkt auf dem Thoraxröntgenbild sichtbar sind.

Bei Neugeborenen und sehr jungen Kindern kommt es viel leichter zu einer dystrophen Verkalkung als bei Erwachsenen. Das kann mit dem Stadium des aktiven Wachstums und der (Um)Formung der Knochen zusammenhängen. Es ist nicht ungewöhnlich, daß sich Kalkablagerungen in einem Myokardinfarkt sogar bei Totgeborenen finden (Abb. 3.**148**; Becker u. Caruso 1981).

Es besteht ein Gegensatz zwischen dystropher Verkalkung und metastatischer Verkalkung, bei der Kalzium in normalen Zellen und Geweben abgelagert ist, gewöhnlich infolge eines erhöhten Kalziumionenangebots. Die metastatische Verkalkung kann daher Krankheiten begleiten, die zu einer Entkalkung der Knochen führen, etwa Leukämie und Knochenmetastasen, sowie Krankheiten, die den Kalziumstoffwechsel mehr direkt beeinflussen, wie Hyperparathyreoidismus, D-Hypervitaminose und chronische Nierenleiden. Urämie und chronische Dialyse gehen oft mit schweren Myokardverkalkungen einher (Terman u. Mitarb. 1971). Die Kalziumablagerungen finden sich in der Wand von Blutgefäßen und innerhalb der Myozyten (Abb. 3.**149**). Experimentelle Untersuchungen an Ratten haben gezeigt, daß die Ablagerung ursprünglich in sonst ungeschädigten Mitochondrien erfolgen kann, die mit der Zeit degenerieren (Bonucci u. Sadun 1973). Von anderen Autoren werden jedoch alle Verkalkungen im menschlichen Herzen als dystroph angesehen (Roberts u. Ferrans 1975).

Eisenablagerung

Eine Eisenansammlung im Myokard kann Teil einer angeborenen Stoffwechselanomalie (Hämochromatose) oder Folge eines übergroßen Eisenangebots sein, beispielsweise bei Langzeit-Hämodialyse oder wiederholten Bluttransfusionen (Hämosiderose). Die Herzschwäche trägt in diesen Fällen gewöhnlich den Stempel der Stauungsherzinsuffizienz. Selten liegt die Symptomatik einer restriktiven Kardiomyopathie vor, die eine Pericarditis constrictiva imitieren kann (Cutler u. Mitarb. 1980). Das Herz ist vergrößert, oft hypertrophiert, und das Myokard eventuell braun pigmentiert. Unter dem Mikroskop findet man Eisenablagerungen hauptsächlich innerhalb der Myozyten, wo sie sich anfangs an den Kernpolen ansammeln (Abb. 3.**150**). Im fortgeschrittenen Stadium können sich die Eisenablagerungen in den Zellen weiter in die Peripherie ausbreiten und die Myofibrillen verdrängen. Die Folge können sekundäre Veränderungen sein, etwa eine vakuoläre Degeneration und interstitielle Fibrose. Das alles trägt zur Entwicklung der Herzinsuffizienz bei.

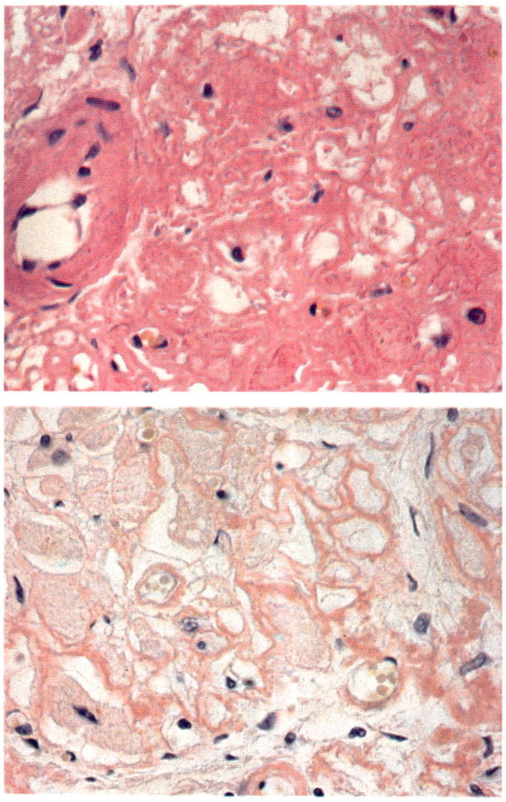

Abb. 3.**144** Histologie bei Herzamyloidose: Degeneration der Herzmuskelzellen infolge extrazellulärer Ablagerung einer amorphen eosinophilen Substanz, die die Zellen einschließt. Oben: HE, unten: positive Reaktion mit Kongorot.

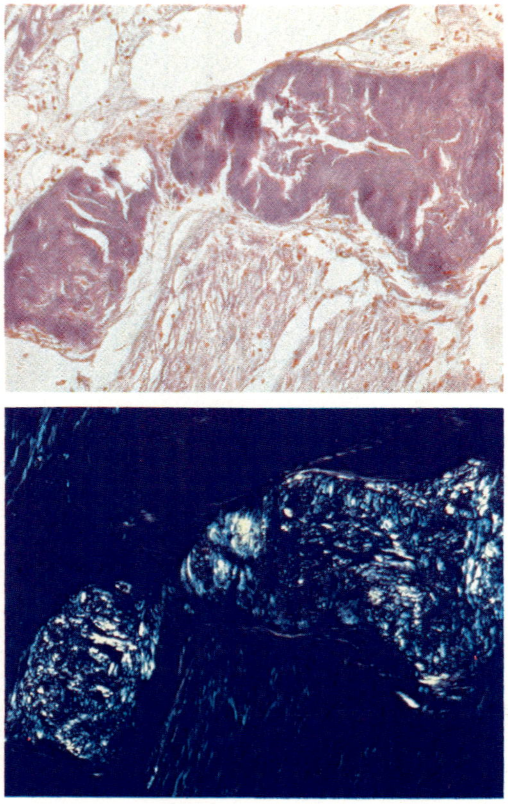

Abb. 3.**145** Histologie bei Herzamyloidose: große noduläre Ablagerung im Myokard, die sich (oben) mit Kongorot färbt und (unten) leuchtend grüne Doppeltbrechung im polarisierten Licht zeigt.

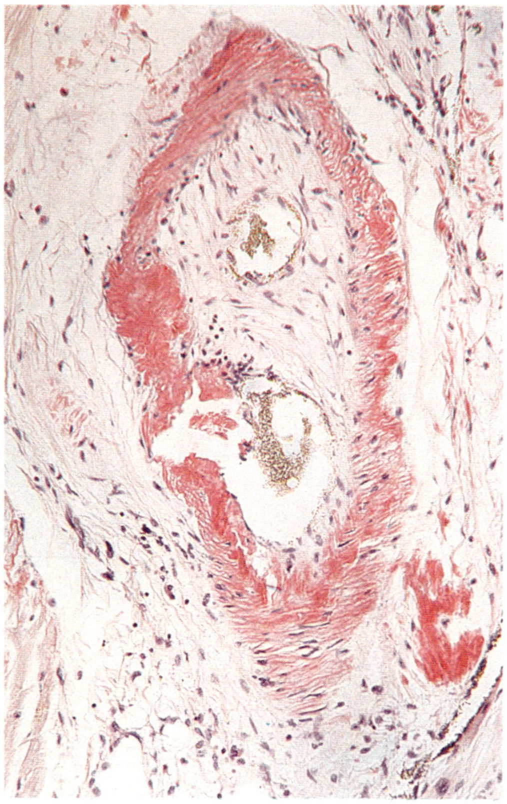

Abb. 3.**146** Amyloideinlagerung in der Wand einer intramyokardialen Koronararterie; das Lumen ist durch einen organisierten Thrombus fast obliteriert (Bariumkontrastmittel in den Gefäßen). Kongorot-Färbung.

Oxalose

Eine Kalziumoxalatablagerung im Gewebe kann primärer oder sekundärer Natur sein. Die primäre Oxalose ist eine genetisch determinierte angeborene Stoffwechselanomalie, bei der Oxalat in großen Mengen im Harn ausgeschieden wird. Es kann zu Oxalatablagerungen im Herzen kommen (EDWARDS 1957). Todesursache ist gewöhnlich eine Urämie als Folge der Nephrokalzinose. Bei Patienten mit chronischer Niereninsuffizienz können sich ausgedehnte Ablagerungen in Nieren und Myokard bilden. In Herzschnitten sind die Oxalatablagerungen als doppeltbrechende Kristalle sichtbar (Abb. 3.**151**). Auch ein Herzblock wurde dokumentiert (COLTARD u. HUDSON 1971).

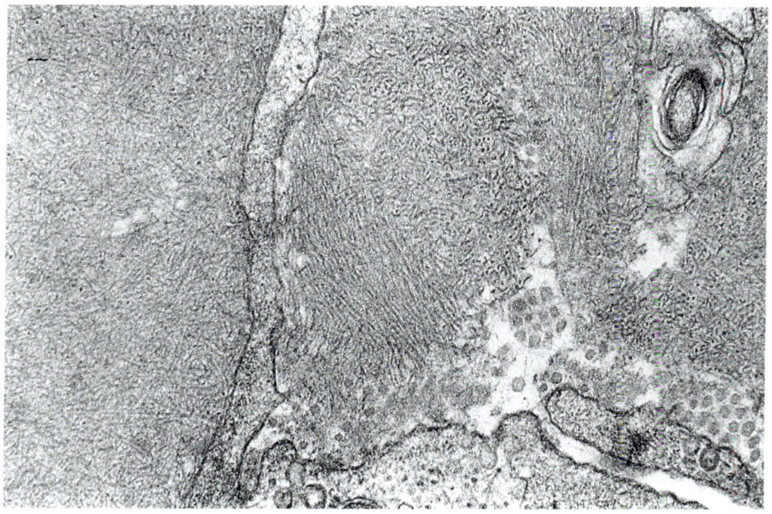

Abb. 3.**147** Typische fibrilläre Anordung des Amyloids. EM, 34 000fache Vergr.

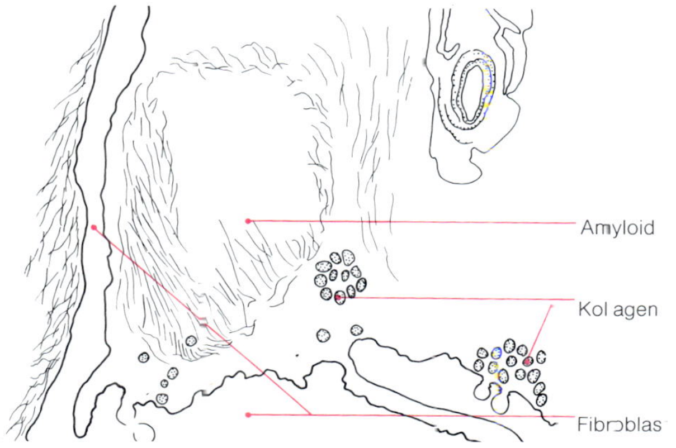

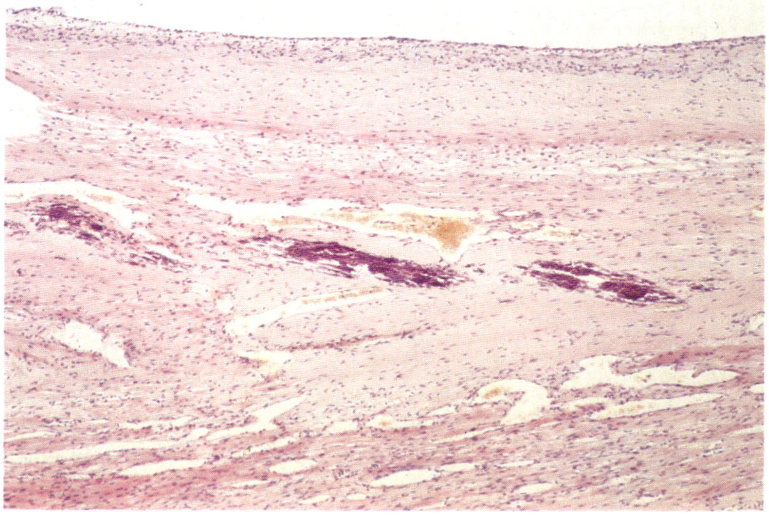

Abb. 3.**148** Narbe mit Kalkeinlagerungen im Herzen eines Neugeborenen. HE.

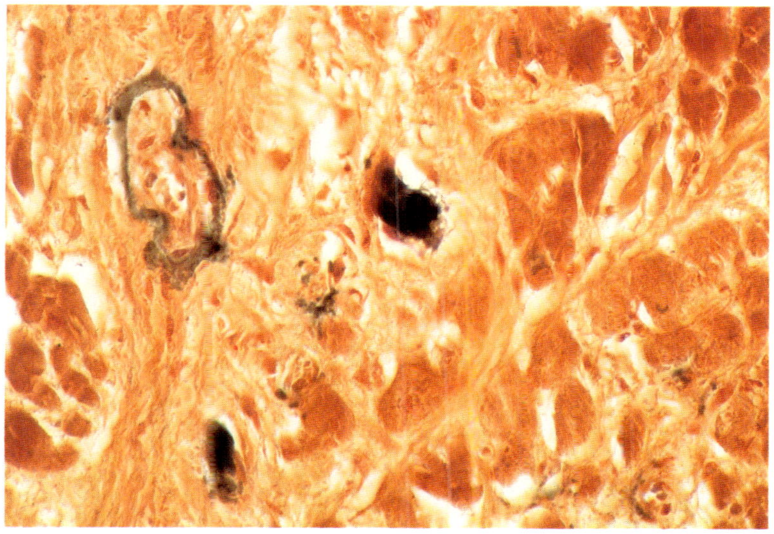

Abb. 3.**149** Kalkablagerungen (schwarz) bei Urämie in der Wand eines intramyokardialen Gefäßes und in Myozyten. Von-Kossa-Färbung.

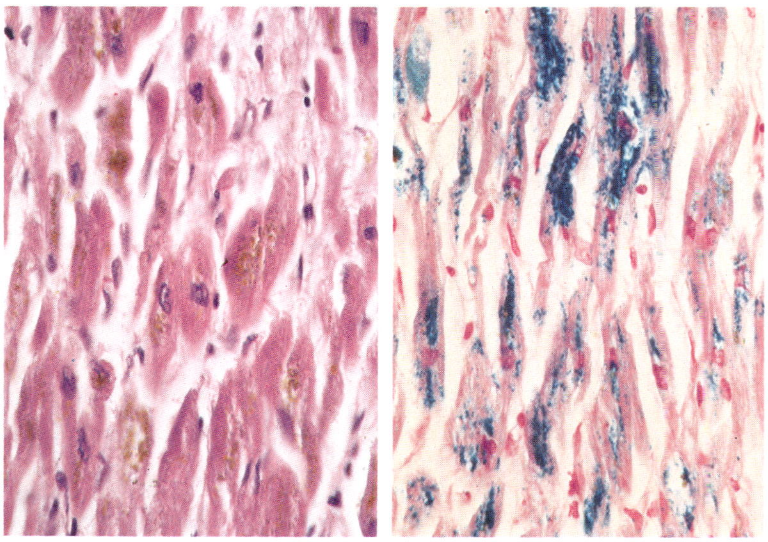

Abb. 3.**150** Herzhämosiderose: An den Kernpolen angehäufte Eisenablagerungen innerhalb der Kardiozyten. Bei HE-Färbung ist das Eisen braun (links), bei Perls-Färbung blau (rechts).

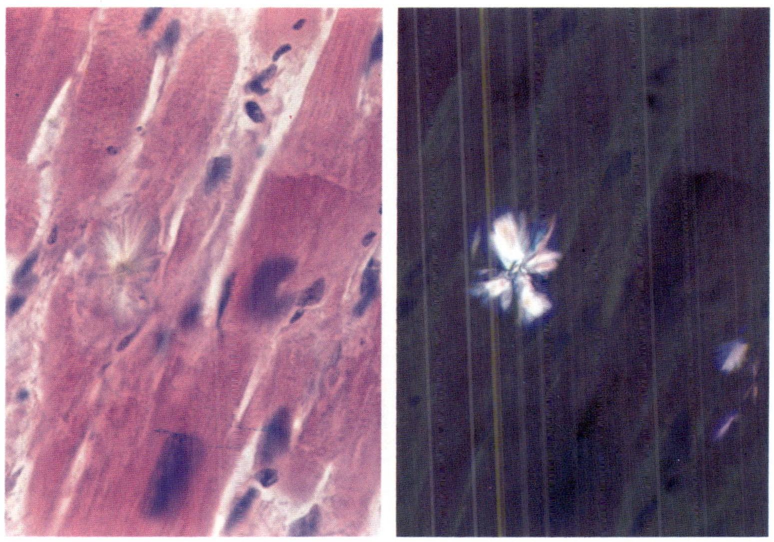

Abb. 3.**151** Histologie bei Oxalose: intramyokardiale Oxalatablagerungen (links), die unter dem polarisierten Licht als doppeltbrechende Kristalle aufleuchten (rechts). HE.

Glykogenspeicherkrankheiten

Von den verschiedenen Formen der Glykogenose geht nur die Glykogenspeicherkrankheit vom Typ II oder Pompe-Krankheit mit kardialen Manifestationen als konstantes und führendes Symptom einher. Bei anderen Formen kann das Herz zwar befallen werden, aber nur selten werden die Veränderungen manifest. Die Krankheit beruht auf dem Mangel an dem Enzym saure Maltase. Der Enzymmangel führt zur intrazellulären Glykogenansammlung, die die normale Zellfunktion stört. Das Herz ist vergrößert, das Myokard blaß. Bei der mikroskopischen Untersuchung beobachtet man in routinemäßig hämatoxylin-eosin-gefärbten Schnitten eine starke Vakuolisierung der Myozyten (Abb. 3.**152**, links). Wenn man das Gewebe so vorbehandelt, daß Glykogen erhalten bleibt, wird die massive intrazelluläre Glykogenanhäufung sichtbar (Abb. 3.**152**, rechts). Auf ultrastruktureller Ebene ist die Glykogenspeicherung auf membranbegrenzte Strukturen von höchstwahrscheinlich lysosomaler Natur beschränkt (Abb. 3.**153**). Als Frühkomplikation entwickelt sich eine Stauungsherzinsuffizienz, die oft zum Tod führt. Das Elektrokardiogramm zeigt eventuell eine ungewöhnliche Hochvoltage und eine Verkürzung des PR-Intervalls. Diese Befunde stehen mit dem hohen Glykogengehalt des Erregungsleitungsgewebes in Zusammenhang (GILETTE u. Mitarb. 1974). Da die Pompe-Krankheit auch Skelettmuskeln befällt, läßt sich die Diagnose unter Umständen mit Muskelbiopsien absichern.

Fabry-Krankheit

Es handelt sich um eine erbliche Stoffwechselanomalie, die durch die intrazelluläre Ansammlung von Zeramid-Trihexosid gekennzeichnet ist;

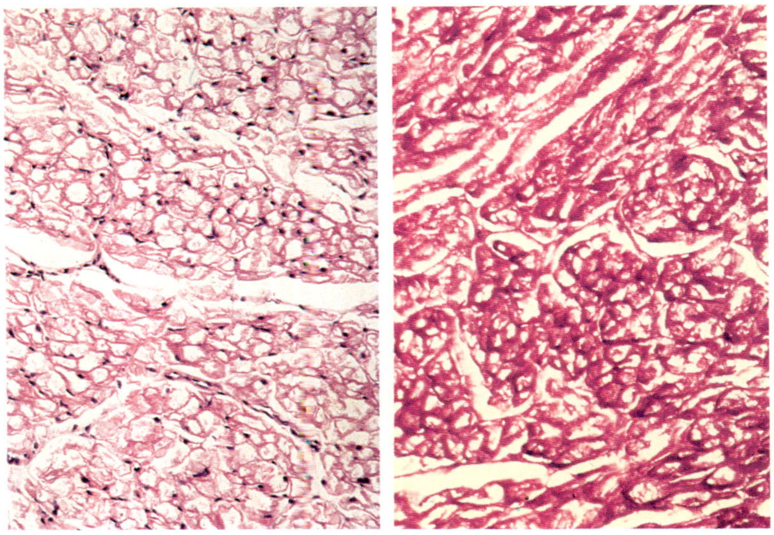

Abb. 3.**152** Histologie bei Pompe-Krankheit: die vakuolisierten Zellen (links) enthalten in Wirklichkeit Massen von Glykogen (rechts). Links: HE, rechts: Gefrierschnitt mit Perjodsäure-Schiff-(PAS)-Färbung.

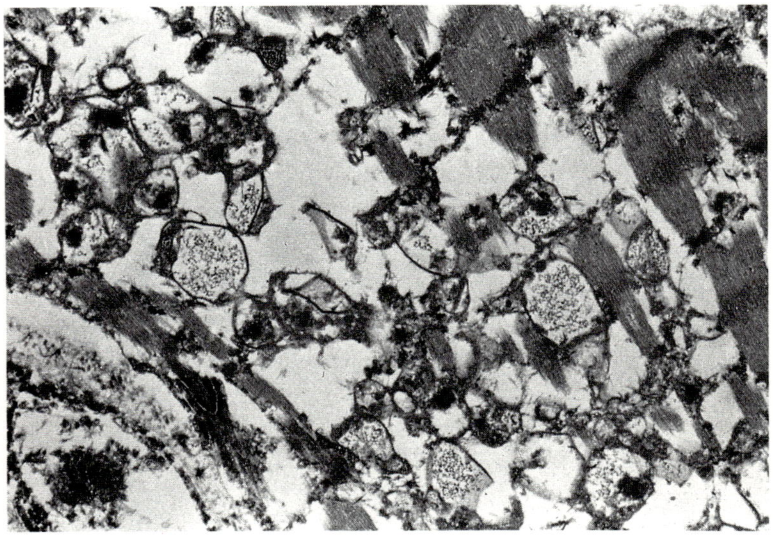

Abb. 3.**153** Herzmuskel bei Pompe-Krankheit postmortal: massenhaft Glykogenpartikel innerhalb von membranbegrenzten Strukturen. EM, 10900fache Vergr. (von Dr. *K. P. Dingemans*).

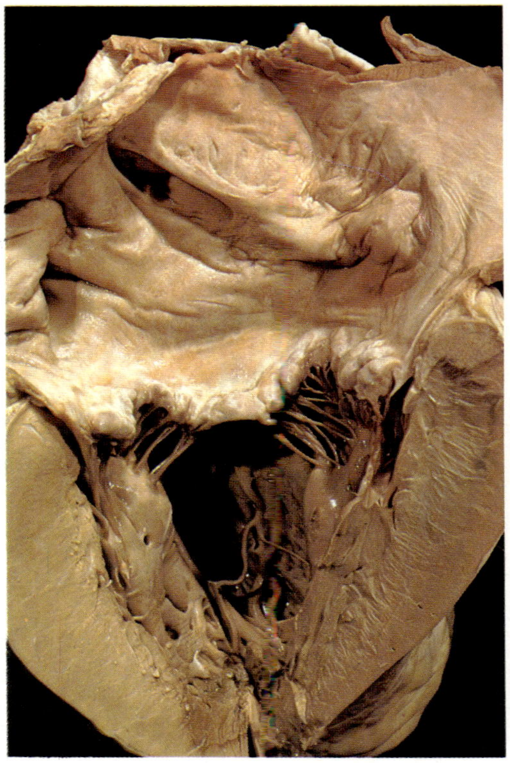

Abb. 3.**154** Herz bei Fabry-Krankheit. Die Wand des linken Ventrikels ist hypertrophisch und blaß. Die Mitralklappe ist verdickt und hat knotige Ränder.

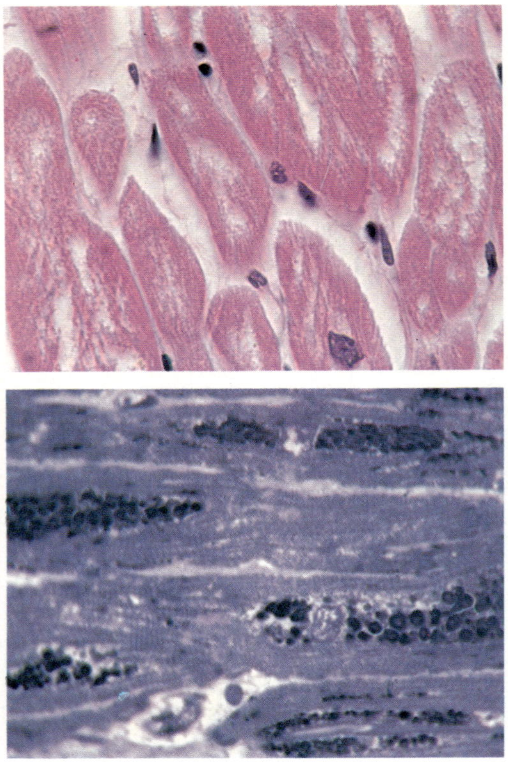

Abb. 3.**155** Histologie bei Fabry-Krankheit: die Herzmuskelzellen erscheinen vakuolisiert (oben), enthalten aber in Wirklichkeit intrazelluläre Glykolipidablagerungen (unten). Oben: HE, unten: osmiumfixierter, mit Toluidinblau gefärbter Schnitt.

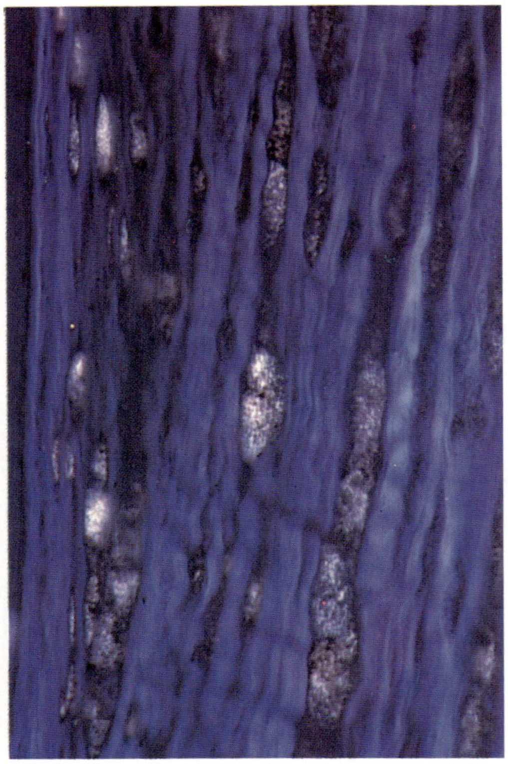

Abb. 3.**156** Unter dem Polarisationsmikroskop zeigt der ungefärbte Schnitt von Mitralklappensehnenfäden eine ausgeprägte Doppeltbrechung in den glykolipidhaltigen Zellen.

die Ursache dafür ist das Fehlen des lysosomalen Enzyms Zeramid-Trihexosidase. Es sind viele Organsysteme betroffen, klinisch stehen Haut- und Nierensymptome im Vordergrund. Die meisten Patienten sterben im fünften Lebensjahrzehnt an Nierenversagen und Hochdruckkrankheit. Die Herzbeteiligung ist jedoch ein konstantes pathologisch-anatomisches Phänomen (Ferrans u. Mitarb. 1969, Becker u. Mitarb. 1975). Gewöhnlich besteht eine Linkshypertrophie. Das Myokard ist blaß und von lehmiger Konsistenz (Abb. 3.**154**). Meist sind auch die Klappen befallen. Auf mikroskopischer Ebene ist die intrazelluläre Glykolipidablagerung der typische Befund. Bei der gewöhnlichen Hämatoxylin-Eosin-Färbung finden sich in der Regel vakuolisierte hypertrophierte Myozyten (Abb. 3.**155**, oben), doch in osmiumfixierten, mit Toluidinblau gefärbten Schnitten sind die intrazytoplasmatischen Glykolipide zu erkennen (Abb. 3.**155**, unten). Unter dem Polarisationsmikroskop zeigen ungefärbte Schnitte eine stark Doppeltbrechung (Abb. 3.**156**). Elektronenmikroskopisch werden die typischen myelinartigen Membranen sichtbar (Abb. 3.**157**). Die klinischen Manifestationen der Fabry-Krankheit wie Pumpinsuffizienz, Erregungsleitungsstörungen und Klappeninsuffizienz stehen in direktem Zusammenhang mit der Glykolipidspeicherung im Herzen.

Whipple-Krankheit

Diese auch intestinale Lipodystrophie genannte Krankheit beruht auf dem Unvermögen, Bakterienmembranen zu verdauen. Das führt zur typischen Ansammlung von Makrophagen, die PAS-positives Material enthalten, sogenannten Schaumzellen. Nach der ursprünglichen Beschreibung beschränkt sich die Krankheit auf die Darmschleimhaut, doch wurde seither nachgewiesen, daß andere Organe einschließlich des Herzens beteiligt sein können (Sieracki u. Fine 1959, Enzinger u. Helwig 1963). Man hat sogar vermutet, daß eine Herzbeteiligung häufig ist (McAllister u. Fenoglio 1975). PAS-positive Makrophagen finden sich besonders im Bereich von Fibrosen und chronischen entzündlichen Infiltraten. Die Fibrose kann schließlich zu unspezifischer adhäsiver Perikarditis, fokaler Myokardfibrose und Klappendeformierungen führen, die ähnlich sind wie im chronischen Stadium der rheumatischen Herzkrankheit. An verschiedenen Stellen im Herzen hat man stäbchenförmige „bazilläre" Körperchen entdeckt (McAllister u. Fenoglio 1975, Lie u. Davies 1976).

Schaumige Umwandlung der Herzmuskelzellen bei Säuglingen

Diese eigenartige Kardiomyopathie findet sich in der Literatur unter einer Reihe von Namen wie isolierte Herzlipidose (Ross u. Belton 1968), infantile xanthomatöse Kardiomyopathie (MacMahon 1971), fokale Lipidkardiomyopathie (Bove u. Schwartz 1973), infantile Kardiomyopathie mit histiozytoider Veränderung (Ferrans u. Mitarb. 1976), histiozytoide Kardiomyopathie im Säuglingsalter (Amini u. Mitarb. 1980) und onkozytäre Kardiomyopathie (Silber u. Mitarb. 1980). Erstmals wurde die Krankheit wahrscheinlich 1962 von Voth beschrieben, der sie damals „Arachnocytose des Herzmuskels" nannte.

Die Krankheit befällt vorwiegend Mädchen und wurde bisher nur in den beiden ersten Lebensjahren beschrieben. Klinisch stehen gewöhnlich kardiale Rhythmusstörungen im Vordergrund, die sich entweder als Herzstillstand oder als Tachykardie manifestieren und fast unmittelbar nach der Geburt vorhanden sein können. Wenn die Krankheit diagnostiziert wird, beobachtet man gewöhnlich einen raschen Verlauf mit rezidivierenden kardialen Störungen, die zum Tod führen. Das Herz ist gewöhnlich vergrößert und das Myokard weist fleckige oder diffuse gelbliche Verfärbungen auf (Abb. 3.**158**, oben). Mikroskopisch beobachtet man Herde von Myozyten mit leicht granulärem eosinophilem, oft reich vakuolisiertem Zytoplasma, das den Zellen ein schaumiges Aussehen verleiht (Abb. 3.**158**, unten). Die Myofibrillen sind in diesen Zellen spärlich. Gewöhnlich besteht keine entzündliche Reaktion. Eine Nekrose fehlt. Die pathologischen Veränderungen betreffen vorwiegend die subendokardiale Zone sowie perivaskuläre und perisinuscidale Regionen. Auch das atrioventrikuläre Erregungsleitungssystem kann beteiligt sein.

Elektronenmikroskopisch findet sich eine Vermehrung der Myozyten, die oft angeschwollen sind und deformierte Cristae und intramitochondriale Vakuolen aufweisen (Abb. 3.**159**). Die Pathogenese dieser Kardiomyopathie steht bis jetzt noch nicht fest (nachzulesen bei Becker u. Anderson neueres Übersichtsreferat 1981).

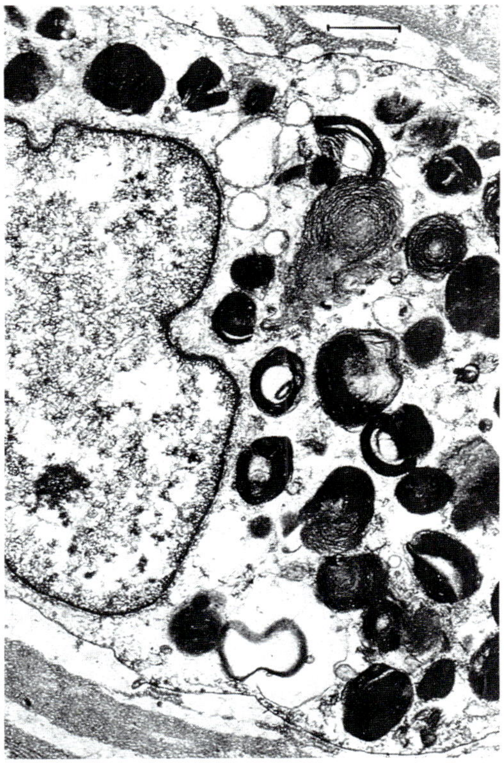

Abb. 3.**157** Lamelläre myelinartige Membranen bei Fabry-Krankheit. EM, 10100fache Vergr. (von Dr. *K. P. Dingemans*).

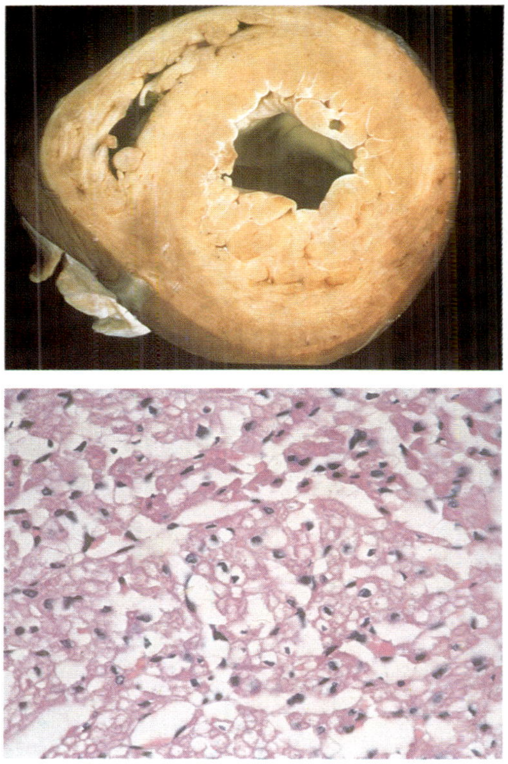

Abb. 3.**158** Schaumige Umwandlung der Herzmuskelzellen. Oben: Ventrikelhypertrophie, blasses Myokard (7 Monate altes Mädchen); unten: diskrete alternierende Vakuolisierung und Eosinophilie der Myozyten. HE.

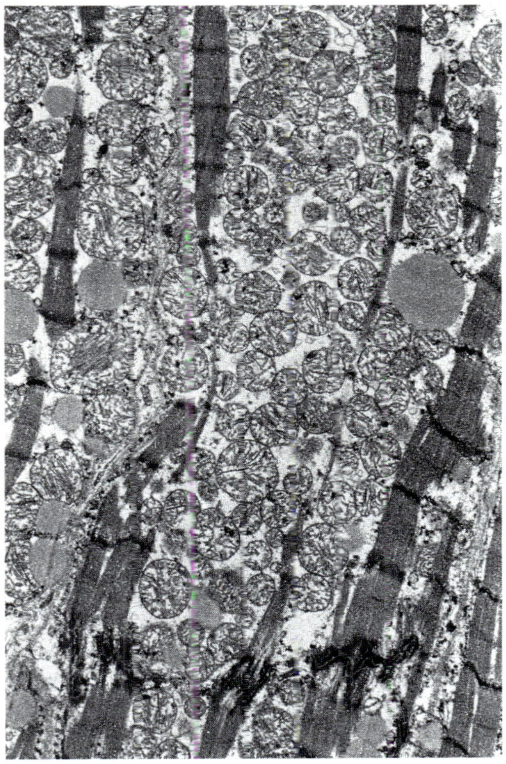

Abb. 3.**159** Schaumige Umwandlung der Herzmuskelzellen. Im Vordergrund der ultrastrukturellen Veränderungen steht die starke Mitochondrienvermehrung. EM, 6000fache Vergr. (von Dr. *K. P. Dingemans*).

Idiopathische Kardiomyopathien

Diese Krankheitsgruppe wird in mehrere Kategorien eingeteilt (GOODWIN 1970). Die beiden Hauptgruppen sind die idiopathische kongestive Kardiomyopathie und die idiopathische hypertrophische Kardiomyopathie mit oder ohne Obstruktion. Die konstriktive (restriktive) Kardiomyopathie ist selten; ein Beispiel dafür ist besonders die Herzamyloidose (s. oben). Als obliterative Kardiomyopathie bezeichnet man Störungen, die durch eine Obliteration der Ventrikelhöhlen verbunden mit Atrioventrikular-Klappeninsuffizienz gekennzeichnet sind; Beispiele sind die Endomyokardfibrose und die Löffler-Endokarditis. Vor kurzem hat eine WHO/ISFC-Arbeitsgruppe (1980) eine Neueinteilung der idiopathischen Kardiomyopathien vorgenommen, und zwar in eine dilatative Gruppe (größtenteils synonym mit der kongestiven Kardiomyopathie), eine hypertrophische Gruppe und eine restriktive Gruppe (diese gilt nun als synonym mit der obliterativen Kardiomyopathie der vorigen Klassifikation). Es wird sich zeigen, ob sich diese neue Klassifikation mit der Zeit durchsetzen wird.

Kongestive Kardiomyopathie

Die Krankheit kann in beinahe jedem Alter auftreten und ist klinisch durch die Symptomatik einer oft rasch fortschreitenden Stauungsherzinsuffizienz gekennzeichnet. Eine ernste Komplikation können Rhythmusstörungen sein. Familiäre Fälle wurden dokumentiert. Grundlage der Diagnose dieser idiopathischen Form ist der Ausschluß aller anderen Formen der kongestiven Kardiomyopathie. Das kann besonders den Kliniker vor Probleme stellen, da andere Krankheiten wie die alkoholische Kardiomyopathie und die überwiegende Mehrheit der Myokarditiden nicht leicht zu diagnostizieren sind. Unter Umständen helfen dann Endomyokardbiopsien weiter.

Eine besondere Form der idiopathischen kongestiven Kardiomyopathie ist an die Schwangerschaft gebunden und wird auch als postpartale (oder peripartale) Kardiomyopathie bezeichnet. Ätiologie und Pathogenese dieser Sonderform sind noch unbekannt.

Bei der idiopathischen kongestiven Kardiomyopathie ist das Herz vergrößert, und alle vier Höhlen sind erweitert (Abb. 3.**160**). Diese Dilatation kann die bestehende Hypertrophie verschleiern. Makroskopisch wirkt das Myokard unauffällig. Das Endokard weist fast immer eine diffuse oder fleckförmige Fibroelastose auf (Abb. 3.**161**). Sowohl makro- als auch mikroskopisch findet sich häufig eine intrakavitäre Thrombose. Die Armut an bezeichnenden histologischen Veränderungen ist auffallend. Die Myokardfasern sind verschmälert und oft wellig verlaufend, im übrigen aber normal. Bei genauer Beobachtung zeigt sich unter Umständen eine Diskrepanz zwischen den überdehnten Fasern und den hypertrophischen Zellkernen (Abb. 3.**162**). Es kann eine interstitielle Fibrose vorhanden sein, besonders in der subendokardialen Zone.

Für den Kliniker wie für den Pathologen ist es schwierig, eine positive

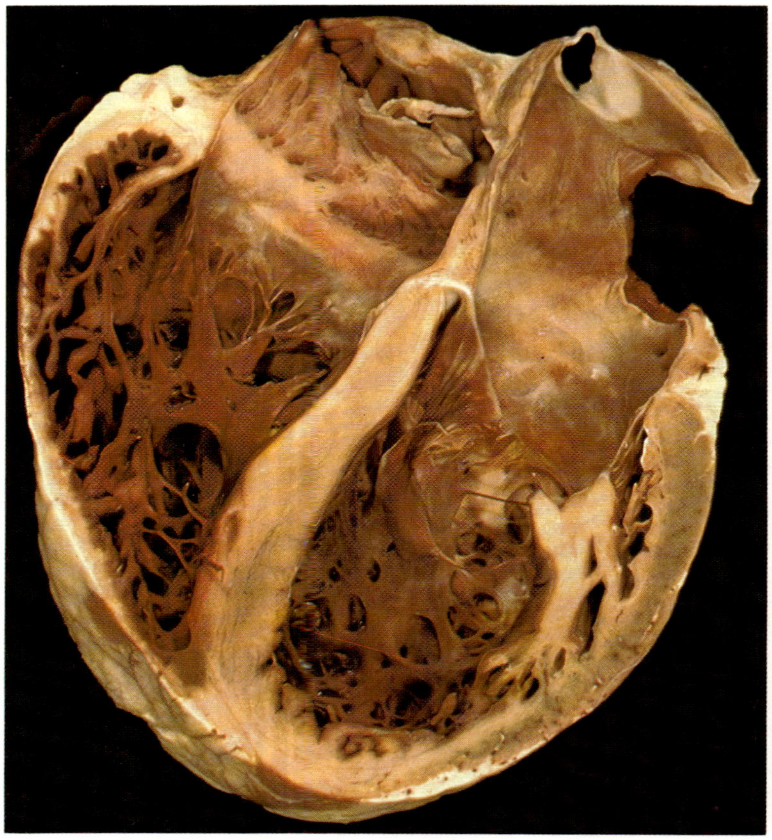

Abb. 3.**160** Vierkammerschnitt bei kongestiver Kardiomyopathie: Dilatation beider Ventrikel, starke Verdünnung der Wand.

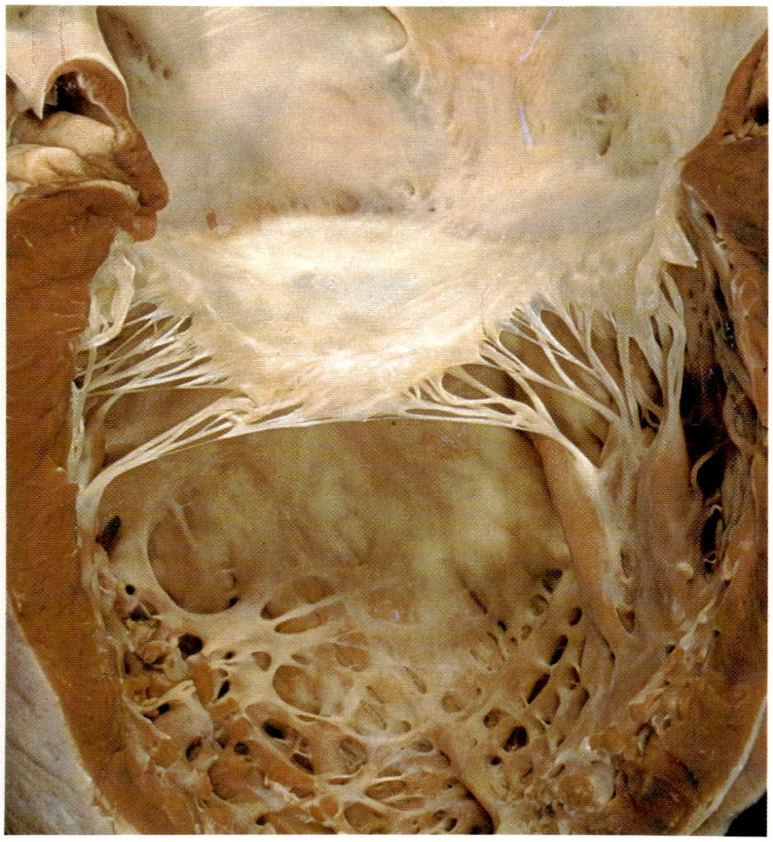

Abb. 3.**161** Ausgedehnte Endokardfibroelastose des linken Ventrikels bei kongestiver Kardiomyopathie in Form von weißlichen Veränderungen.

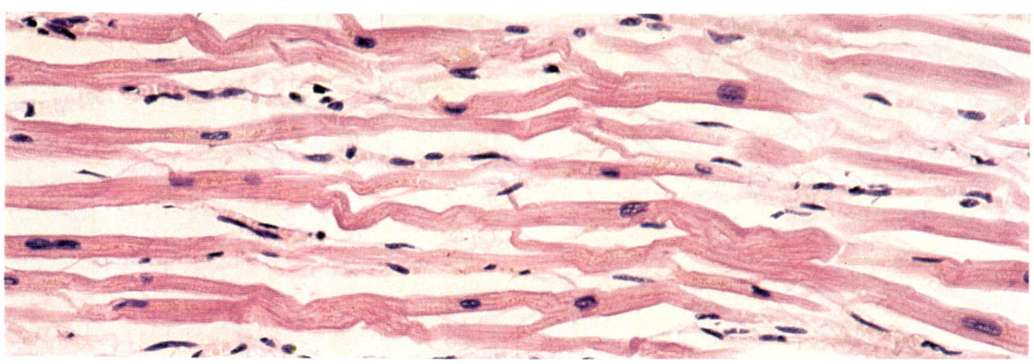

Abb. 3.**162** Histologie bei kongestiver Kardiomyopathie: verschmälerte Herzmuskelfasern mit hypertrophischen Zellkernen. HE.

Diagnose zu stellen. Der Gesamteindruck im Verein mit der Unmöglichkeit, Fingerzeige zu finden, bilden in der Regel die Grundlage für die Diagnose. Man hat eine Vielzahl von Ursachen in Betracht gezogen, etwa Viruserkrankungen, Autoimmunkrankheiten (s. oben), Enzymdefekte und Hochdruckkrankheit (Oakley 1972). Bis jetzt hat sich keine dieser Vermutungen bestätigt. Im Hinblick darauf sollte die Alternative, daß die idiopathische kongestive Kardiomyopathie eine Form der toxischen Kardiomyopathie darstellt (s. S. 63), ernsthaft in Betracht gezogen werden. Die Art der Toxizität wäre allerdings noch zu klären. Die idiopathische kongestive Kardiomyopathie könnte sich demnach letzten Endes als multifaktoriell bedingte Erkrankung herausstellen, die die gemeinsame Endbahn irreversibler, durch Zytotoxizität verursachter Schäden darstellt.

Hypertrophische Kardiomyopathie

Diese Krankheit läuft unter den populären Bezeichnungen ASH (asymmetrische Septumhypertrophie), IHSS (idiopathische hypertrophische subvalvuläre Aortenstenose) und HOCM (hypertrophische obstruktive Kardiomyopathie). Gegenwärtig wird der Ausdruck hypertrophische Kardiomyopathie (HCM) bevorzugt, weil die meisten Störungen, die klinisch als idiopathische hypertrophische Kardiomyopathie zusammengefaßt werden, eher mit den Zeichen einer mangelhaften Compliance des linken Ventrikels als mit einer Obstruktion der Ausflußbahn in Erscheinung treten (Goodwin 1970, Oakley 1972). Als Folge ergibt sich allerdings eine weitere Unterteilung der hypertrophischen Kardiomyopathie in Fälle mit oder ohne Obstruktion der ventrikulären Ausflußbahn.

Die Grundlage der Diagnose bilden drei Hauptkriterien, nämlich die asymmetrische Verdickung des Septums, die systolische Vorwärtsbewegung des anterioren Mitralklappensegels (SAM = systolic anterior movement) und der irreguläre Myokardfaserverlauf. Für sich allein genommen erweist sich jedoch keines dieser Kriterien als spezifisch (nachzulesen bei Wigle u. Silver 1978, Maron u. Epstein 1980, Olsen 1980, Maron u. Roberts 1981, Perloff 1981, Becker u. Caruso 1982).

Die systolische Vorwärtsbewegung des vorderen Mitralklappensegels muß aber erst mit einem morphologischen Substrat überzeugend in Verbindung gebracht werden. Es spricht ja sehr viel dafür, daß dieses Phänomen rein hämodynamischen Ursprungs ist. Bezüglich der asymmetrischen Septumhypertrophie und der irregulären Myokardfaseranordnung spielt die Morphologie sowohl für den Kliniker als auch für den Pathologen eine Schlüsselrolle (s. unten).

Das Herz ist vergrößert und das Myokard hypertrophiert. Am häufigsten ist der Mittelteil des Ventrikelseptums asymmetrisch verdickt (Abb. 3.**163**; Teare 1958). Von der Spitze her gesehen ist daher die Ausflußbahn des linken Ventrikels deutlich verengt (Abb. 3.**164**). Es ist beachtenswert, daß sich die am stärksten verengte Stelle meist in einiger Entfernung von der Aortenklappe befindet. Der Endokardüberzug des Ventrikelseptums ist oft verdickt – vermutlich ein Abdruck des vorderen Mitralsegels (Abb. 3.**164**). Diese sekundäre Veränderung hängt wahrscheinlich mit dem kräftigen Anschlagen des vorderen Segels in der Diastole zusammen; dieses besondere Zeichen gibt dem Pathologen einen nützlichen Hinweis darauf, daß vielleicht eine dynamische Obstruktion bestanden hat. Die asymmetrische Septumverdickung ist ein diagnostisch verwertbares Zeichen, wenn sie auch an sich unspezifisch ist, da sie bei einer Vielzahl von anderen Krankheiten, etwa beim Hypertonikerherz, vorkommen kann. Der Ausdruck „disproportionale Septumverdikkung" (DST) wurde eingeführt, um die asymmetrische Verdickung bei diesen letztgenannten Krankheiten von jener bei hypertrophischer Kardiomyopathie zu unterscheiden (Maron u. Mitarb. 1977). Der Echokardiographieuntersucher sollte jedoch daran denken, daß eine ausgeprägte Hypertrophie des Moderatorbands im rechten Ventrikel ebenfalls eine asymmetrische Verdickung erzeugen kann. Trotz der Tatsache, daß eine asymmetrische Septumverdickung ein geläufiger Befund ist, sind ihre Lokalisation und ihr Ausmaß keineswegs einheitlich. In der Mehrzahl der Fälle setzt sich die Septumverdickung in die angrenzende freie Vorderwand des linken Ventrikels fort (Abb. 3.**165**). In anderen Fällen beschränkt sich die Verdickung eventuell auf die apikale Region oder auf verschiedene Teile der freien Wand beider Ventrikel. Gelegentlich kann sich eine generalisierte Hypertrophie ohne Asymmetrie finden.

In manchen Fällen besteht im verdickten Teil des Septums ein bizarres Faserarrangement (Abb. 3.**166**), wie es Teare ursprünglich beobachtet hat (1958). Histologisch ist eine exzessive Hypertrophie der einzelnen

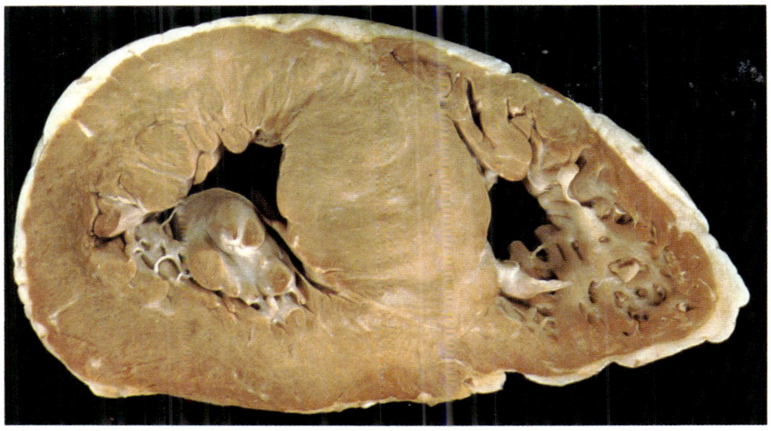

Abb. 3.**163** Transversaler Schnitt bei hypertrophischer Kardiomyopathie: asymmetrische Septumhypertrophie.

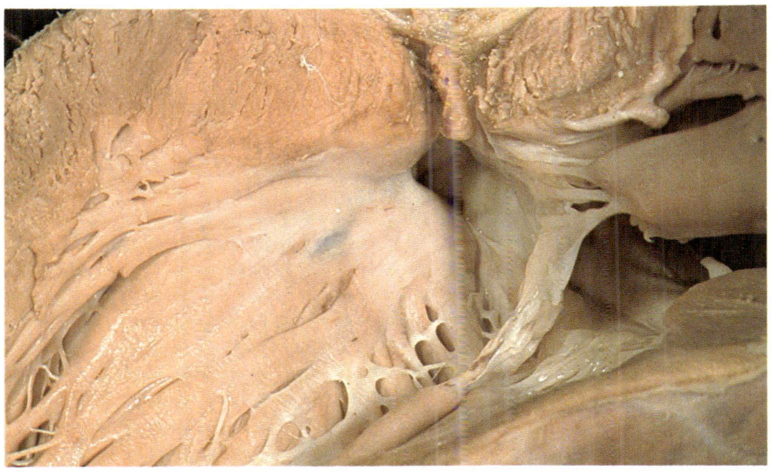

Abb. 3.**164** Hypertrophische Kardiomyopathie: verengte Ausflußbahn des linken Ventrikels, Endokardverdickung am Septum.

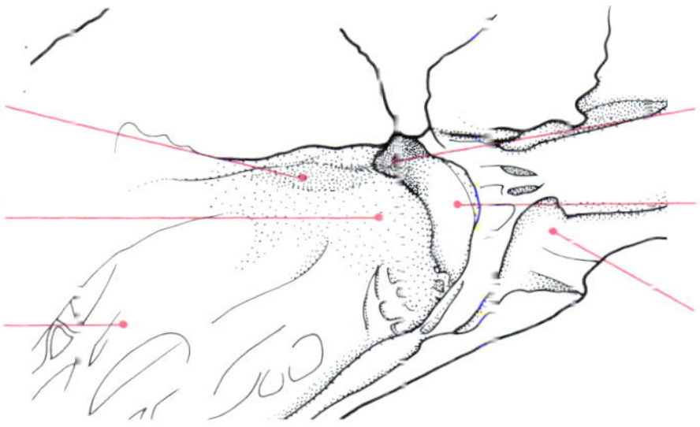

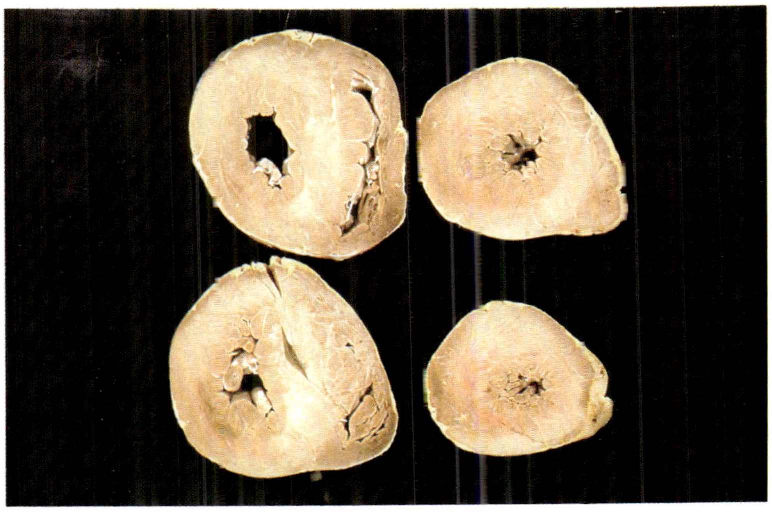

Abb. 3.**165** Hypertrophische Kardiomyopathie: die asymmetrische Myokardverdickung dehnt sich vom Ventrikelseptum in die Vorderwand aus und geht in der Herzspitzenregion fast um die Zirkumferenz. Man beachte die starke Fibrose (weißliche Bezirke).

Herzmuskelzellen zu beobachten (Abb. 3.**167**); oft beträgt der Querdurchmesser mehr als 75 µm (Normalbereich: 5-12 µm). Die Zellen besitzen oft einen durch Glykogenvermehrung bedingten perinukleären Hof (VAN NORDEN u. Mitarb. 1971). Trotz der Hypertrophie ist es jedoch der irreguläre Faserverlauf, der am meisten Beachtung gefunden hat. Diese Fehlanordnung ist durch einen wirbelartigen Verlauf der Herzmuskelfasern gekennzeichnet. Die Myozytenbündel überkreuzen einander in verschiedenen Richtungen und bilden oft Wirbel oder Radkonfigurationen (Abb. 3.**168**, oben). Man kann die bizarrsten Richtungsabweichungen der Zellen finden, besonders bei älteren Patienten, etwa rechtwinkelige Verzweigungen und interzelluläre Verbindungen (Abb. 3.**168**, unten). Die Kombination von exzessiver Hypertrophie und ungeordnetem Faserverlauf gilt als typisch für die hypertrophische Kardiomyopathie (Abb. 3.**169**).

Auch eine Reihe von ultrastrukturellen Veränderungen wurde beschrieben, etwa interzelluläre Seit-zu-Seit-Verbindungen, verbreiterte Z-Streifen, Desorientierung der Myofibrillen und Desorganisation der Myofilamente (Abb. 3.**170**; FERRANS u. Mitarb. 1972). Diese Beobachtungen bekräftigen die Hypothese, daß die hypertrophische Kardiomyopathie eine konnatale Störung der Myozytenanordnung ist.

Isoliert genommen erweist sich jedoch keines der ausgewählten Merkmale als spezifisch für die hypertrophische Kardiomyopathie. Eine Fehlanordnung, wie sie mit dem Lichtmikroskop zu sehen ist, kann in normalen Herzen (BECKER u. CARUSO 1981, 1982) sowie unter verschiedenen pathologischen Verhältnissen, konnatalen wie erworbenen, vorkommen (BECU u. Mitarb. 1976, BULKLEY 1977, BULKLEY u. Mitarb. 1977, VAN DER BEL-KAHN 1977). Die Veränderungen der Ultrastruktur sind ebenfalls nicht spezifisch, sondern können sich auch bei einer andersartigen

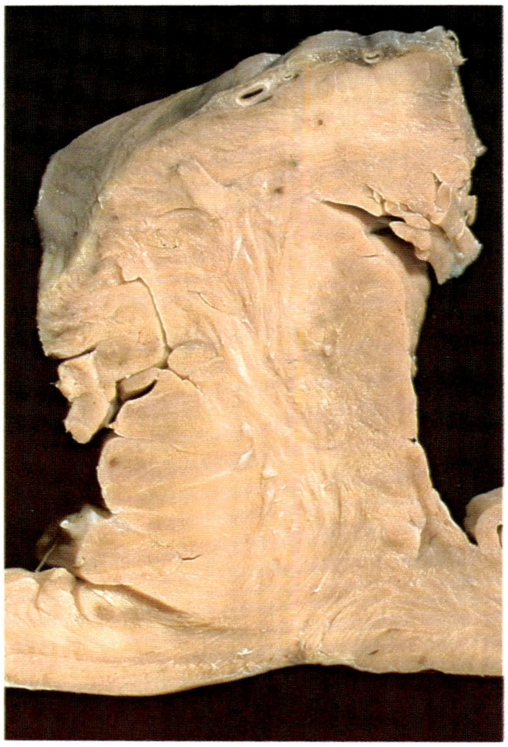

Abb. 3.**166** Transversaler Schnitt durch das Ventrikelseptum bei hypertrophischer Kardiomyopathie: bizarres Faserarrangement.

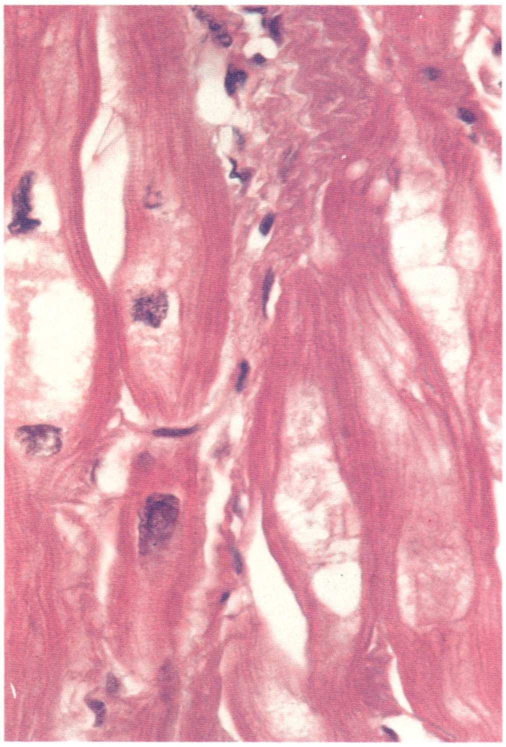

Abb. 3.**167** Histologie bei hypertrophischer Kardiomyopathie: mächtige Hypertrophie der einzelnen Herzmuskelzellen, die einen perinukleären Hof und ein oft „mottenzerfressenes" Aussehen zeigen. HE.

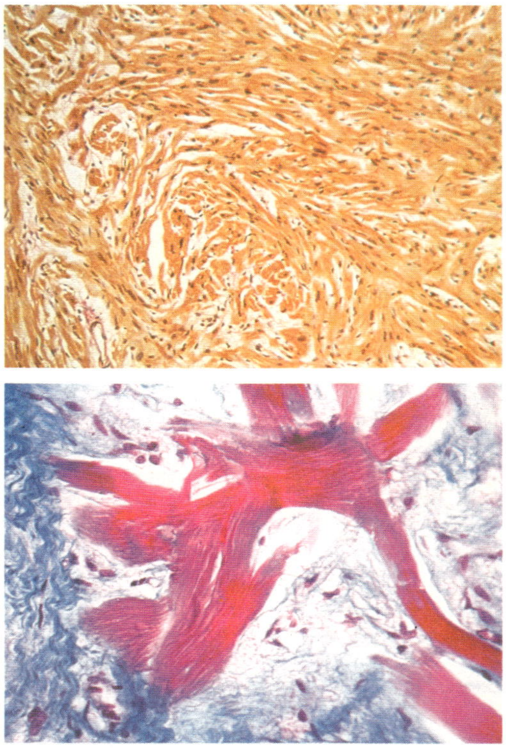

Abb. 3.**168** Histologie bei hypertrophischer Kardiomyopathie. Oben: irregulärer Faserverlauf in einem Säuglingsherzen (E-vG); unten: bizarre senkrechte Verzweigungen inmitten von Fibrose bei starker Vergrößerung (Mallory-Trichromfärbung).

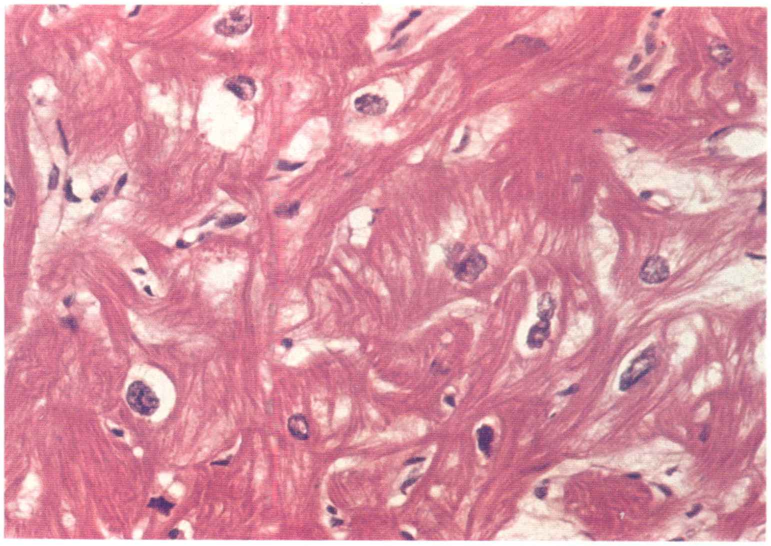

Abb. 3.**169** Hypertrophische Kardiomyopathie bei einem jungen Erwachsenen: Kombination von unüblicher Textur mit mächtiger Hypertrophie und intrazellulären pathologischen Veränderungen. HE.

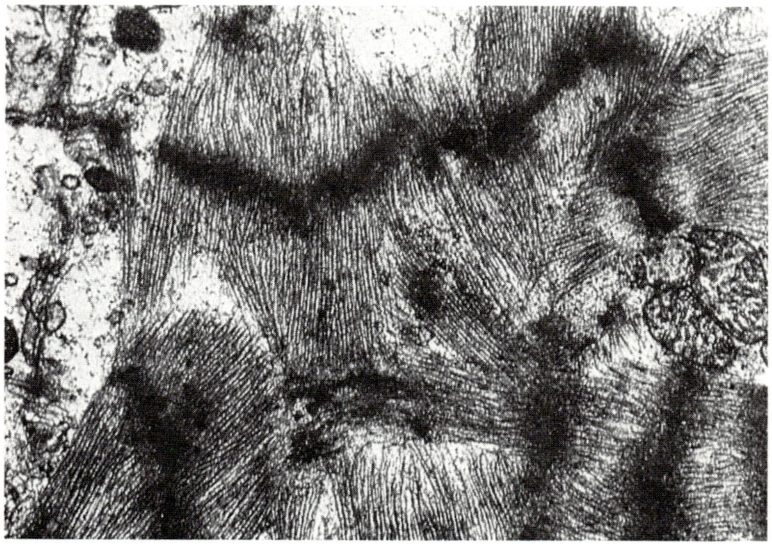

Abb. 3.**170** Zu den ultrastrukturellen Erscheinungen der hypertrophischen Kardiomyopathie gehören desorientierte Myofibrillen, verflochtene Myofilamente und irreguläre Z-Streifen. EM, 29400fache Vergr. (von Dr. *K. P. Dingemans*).

kardialen Hypertrophie finden (DINGEMANS u. BECKER 1977). Tatsächlich sprechen die bisherigen Befunde dafür, daß die hypertrophische Kardiomyopathie eine Form exzessiver Myokardhypertrophie darstellt und höchstwahrscheinlich viel eher „eine Übertreibung einer nicht spezifischen gemeinsamen Verlaufsbahn vieler verschiedenartiger pathophysiologischer Prozesse“ (ST. JOHN SUTTON u. Mitarb. 1980) als eine besondere eigenständige Krankheit repräsentiert. Die Anerkennung dieses speziellen Gesichtspunkts kann sich, wie vordem von BULKLEY erläutert (1977), als wichtiger Schritt vorwärts im Verständnis der Grundlagen der hypertrophischen Kardiomyopathie erweisen.
In den betroffenen Gebieten ist die Wand der intramuralen Koronararterien unter Umständen stark verdickt und das Lumen eingeengt (Abb. 3.**171**, links). Diese Veränderungen sind vielleicht auf die mechanische Belastung durch das abnorme hypertrophische Myokard zurückzuführen. Es ist die Annahme berechtigt, daß diese obliterierenden Veränderungen eine Myokardischämie verursachen und damit schließlich zur Fibrose führen können (Abb. 3.**171**, rechts). Es muß gesagt werden, daß die Fibrose nach unserer Erfahrung eher bei älteren Patienten vorkommt. Tatsächlich sind bei sehr jungen Individuen mit allen klinischen Zeichen einer hypertrophischen Kardiomyopathie unter Umständen keine Zeichen einer Fibrose oder eines irregulären Faserverlaufs vorhanden! Diese Beobachtungen sprechen daher dafür, daß ein Teil der morphologischen Merkmale, die heute als spezifisch und hochsensitiv gelten (MARON u. ROBERTS 1979), eher erworben als angeboren sind. Damit soll nicht in Abrede gestellt werden, daß die hypertrophische Kardiomyopathie in vielen Fällen anhand der vorher genannten histologischen Kriterien ohne weiteres diagnostiziert werden kann. Die bestehenden Probleme werden jedoch durch die Tatsache verdeutlicht, daß der Pathologe nun bei der Anfertigung der Schnitte gezwungen ist, die Mittelregion des Ventrikelseptums und die freie Wand des linken Ventrikels vollständig aufzuarbeiten, um eine quantitative Beurteilung der irregulär verlaufenden Fasern liefern zu können. Nur auf diese Weise ist er dann in der Lage, die idiopathische hypertrophische Kardiomyopathie zu diagnostizieren (MARON u. ROBERTS 1979, MARON u. Mitarb. 1979, ST. JOHN SUTTON u. Mitarb. 1980, MARON u. Mitarb. 1981). Kleine Gewebestücke, wie man sie bei der Endomyokardbiopsie erhält, reichen dafür absolut nicht aus. Sie können sogar vollkommen in die Irre führen, und zwar deshalb, weil der mikroskopische Befund stark von der Auswahl des Gewebes für die Schnitte beeinflußt wird (BECKER u. CARUSO 1982). Eine Änderung der Orientierung ein und desselben Gewebeblocks kann aus dem regelrechten Faserverlauf einen irregulären machen! Überdies finden sich die irregulär verlaufenden Fasern im Septum selten unmittelbar unter dem Endokard. Nichtsdestoweniger ist die Diagnose der idiopathischen hypertrophischen Kardiomyopathie gewöhnlich leicht zu stellen, wenn alle Gesichtspunkte berücksichtigt werden. Nur für sich allein genommen erweist sich keines der genannten Hauptmerkmale als spezifisch.

Obliterative Kardiomyopathie

Im neuen WHO/ISFC-Report (1980) wird für diese Krankheit der Terminus „restriktive Kardiomyopathie“ als Synonym verwendet. Wir finden das sehr verwirrend, da GOODWINS Klassifikation aus dem Jahre 1970 die obliterative Kardiomyopathie als eigenes, von der restriktiven Kardiomyopathie getrenntes Krankheitsbild anerkannte; diese wiederum wurde synonym mit konstriktiver Kardiomyopathie verwendet. Die Herzamyloidose (s. oben) diente als klassisches Beispiel dafür (GOODWIN 1970).
Die beiden wichtigsten Krankheiten, die zur „obliterativen“ Kategorie gehören, sind die Endomyokardfibrose (nicht zu verwechseln mit der Endokardfibroelastose, s. Kap. 16) und die Endocarditis fibroplastica Löffler. Die Endomyokardfibrose ist eine weitgehend auf den afrikanischen Kontinent beschränkte Krankheit, wenn auch Berichte darüber aus anderen Teilen der Welt erschienen sind. Klinisch ähnelt die Krankheit gewöhnlich einer Pericarditis constrictiva (s. Kap. 5) oder einer Mitralinsuffizienz. Das Herz ist dickwandig und der Ventrikelinnenraum ist durch die massive Verdickung des Endokards stark reduziert. Die Endokardverdickung erstreckt sich auf die Papillarmuskeln und Sehnenfäden, wodurch die Funktion der Atrioventrikularklappe schwer beeinträchtigt wird. Mikroskopisch besteht das verdickte Endokard aus dichtem, oft hyalinartigem Kollagen (Abb. 3.**172**), in dem sich Verkalkungsherde finden können. Das fibrotische Gewebe kann in Form von Septen zwischen die Myokardfasern eindringen. An diesen Stellen können die Herzmuskelzellen degenerative Veränderungen aufweisen, im übrigen erscheint das Myokard aber unbeeinflußt.
Bei der Endocarditis fibroplastica Löffler kommt es ebenfalls zu einer starren Endokardverdickung, sehr ähnlich wie bei der Endomyokardfibrose. Histologisch enthält das verdickte Endokard elastische Fasern. Eventuell ist ein hauptsächlich aus Eosinophilen bestehendes Infiltrat zu beobachten. Keiner dieser Befunde ist jedoch ein verläßliches Kriterium für die Unterscheidung zwischen Löffler-Endokarditis und Endomyokardfibrose. Man hat daran gedacht, daß die beiden Krankheiten verwandt sein könnten und die Extreme eines Spektrums darstellen (BROKKINGTON u. OLSEN 1973, HESS u. Mitarb. 1978). Es wurde die Einheitsbezeichnung „eosinophilic endomyocardial disease“ vorgeschlagen (WHO/ISFC-Report, 1980).

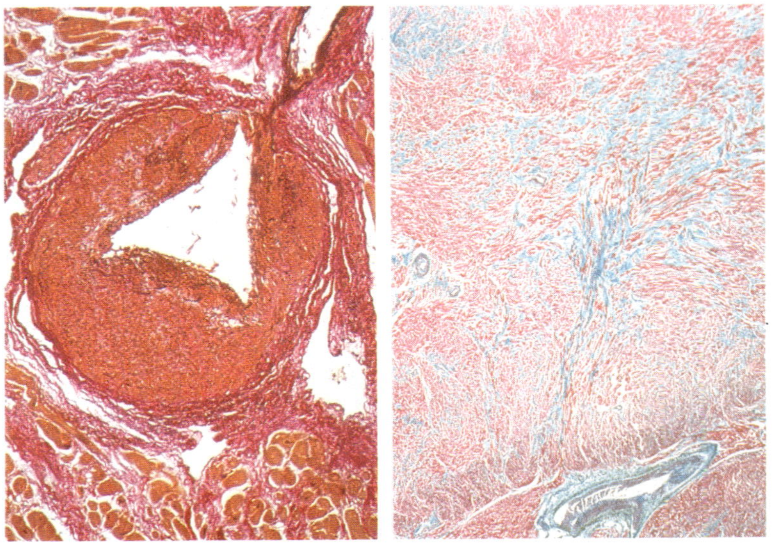

Abb. 3.**171** Hypertrophische Kardiomyopathie. Links: intramurale Koronararterie mit Mediahypertrophie und Muskularisation, die zur Lumeneinengung führen; rechts: ausgeprägte interstitielle Fibrose (blau-grün). E-vG (links), Mallory-Trichromfärbung (rechts).

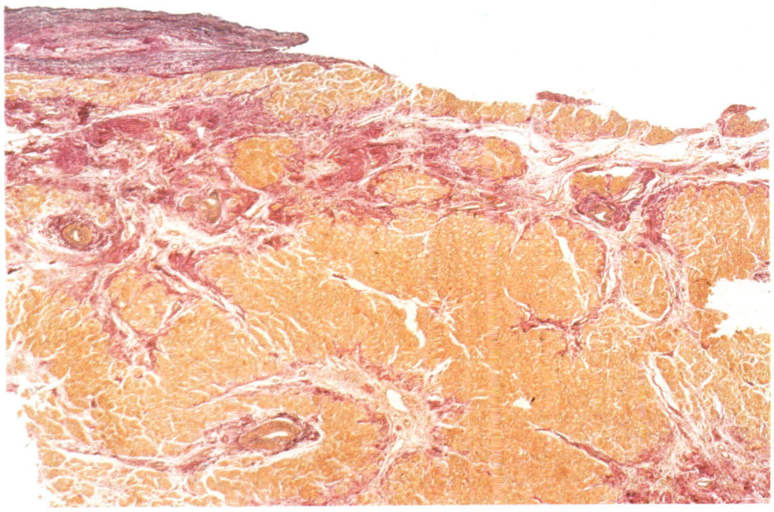

Abb. 3.**172** Wand des linken Ventrikels bei Endomyokardfibrose: fibroelastische Verdickung des Endokards und Fibrose, die sich bis ins Myokard erstreckt. E-vG.

Literatur

Alexander, C.S.: Idiopathic heart disease. II. Electronmicroscopic examination of myocardial biopsy specimens in alcoholic heart disease. Amer. J. Med. 41 (1966) 229-234

Alexander, C.S.: Electronmicroscopic obersvations in alcoholic heart disease. Brit. Heart J. 29 (1967) 200-206

Alexander, C.S., K.K. Sekhri, H.T. Nagasawa: Alcoholic cardiomyopathy in mice. Electronmicroscopic observations. J. molec. cell. Cardiol. 9 (1977) 247-294

Amini, M., C. Bosman, B. Marino: Histiocytoid cardiomyopathy in infancy: a new hypothesis. Chest 77 (1980) 556-558

Becker, A.E., R.H. Anderson: Pathology of Congenital Heart Disease. Butterworths, London 1981 (pp.407-410)

Becker, A.E., G. Caruso: Congenital heart disease - a morphologist's view on myocardial dysfunction. In Becker, A.E., G. Losekoot, C. Marcelletti, R.H. Anderson: Paediatric Cardiology, vol. III. Churchill-Livingstone, Edinburgh 1981 (pp.307-323)

Becker, A.E., G. Caruso: Myocardial disarray. A critical review. Brit. Heart J. 47 (1982) 527-538

Becker, A.E., R. Schoorl, A.G. Balk, R.M. van der Heide: Cardiac manifestations of Fabry's disease. Report of a case with mitral insufficiency and electrocardiographic evidence of myocardial infarction. Amer. J. Cardiol. 36 (1975) 829-835

Becu, L., J. Somerville, A. Gallo: ‚Isolated' pulmonary valve stenosis as part of more widespread cardiovascular disease. Brit. Heart J. 38 (1976) 472-482

Berry, C.L., J.W. Keeling: Liver and gallbladder. In Berry, C.L.: Paediatric Pathology. Springer, Berlin 1981 (pp.286-287)

Billingham, M.E.: Some recent advances in cardiac pathology. Hum. Path. 10 (1979) 367-386

Bing, J.: Cardiac metabolism; its contribution to alcoholic heart disease and myocardial failure. Circulation 58 (1978) 965-970

Bonucci, E., R. Sadun: Experimental calcification of the myocardium. Amer. J. Path. 71 (1973) 167-192

Bove, K.E., D.C. Schwartz: Focal lipid cardiomyopathy in an infant with paroxysmal tachycardia. Arch. Path. 95 (1973) 26-36

Brockington, I.F., E.G.J. Olsen: Löffler's endocarditis and Davies' endomyocardial fibrosis. Amer. Heart J. 85 (1973) 308-322

Buja, L.M., B.K. Nguyen, W.C. Roberts: Clinically significant cardiac amyloidosis. Clinicopathologic findings in 15 patients. Amer. J. Cardiol. 26 (1970) 394-405

Bulkley, B.H., W.L. Weisfeldt, G.M. Hutchins: Subaortic stenosis afflicted: idols of the cave and marketplace. Amer. J. Cardiol. 40, 476-479

Bulkley, B., W.L. Weisfeldt, G.M. Hutchins: Asymmetric septal hypertrophy and myocardial fiber disarray. Features of normal, developing and malformed hearts. Circulation 56 (1977a) 292-298

Bulkley, B.H., W.L. Weisfeldt, G.M. Hutchins: Isometric cardiac contraction. A possible cause of the disorganized myocardial pattern of idiopathic subaortic stenosis. New Engl. J. Med. 295 (1977b) 135-139

Coltart, D.J., R.E.B. Hudson: Primary oxalosis of the heart: a cause of heart block. Brit. Heart J. 33 (1971) 315-319

Cutler, D.J., J.M. Isner, A.W. Bracey, C.A. Hufnagel, P.W. Conrad, W.C. Roberts, D.M. Kerwin, A.M. Weintraub: Hemochromatosis heart disease: an unemphasized cause of potentially reversible restrictive cardiomyopathy. Amer. J. Med. 69 (1980) 923-928

Dingemans, K.P., A.E. Becker: Specificity of cellular and myofibrillar disorientation in hypertrophic obstructive cardiomyopathy. Arch. Path. Lab. Med. 101 (1977) 493-499

Editorial: Alcoholic heart muscle disease. Brit. Med. J. 1979/II, 1457-1458

Edwards, D.L.: Idiopathic familial oxalosis. Arch. Path. 64 (1957) 546-555

Enzinger, M.M., H.B. Helwig: Whipple's disease: a review of the literature and report of 15 patients. Virchows Arch. A path. Anat. Hist. 336 (1963) 238-269

Ferrans, V.J., R.G. Hibbs, C.D. Burda: The heart in Fabry's disease. A histochemical and electronmicroscopic study. Amer. J. Cardiol. 24 (1969) 95-110

Ferrans, V.J., A.G. Morrow, W.C. Roberts: Myocardial ultrastructure in idiopathic hypertrophic subaortic stenosis. A study of operatively excised left ventricular outflow tract muscle in 14 patients. Circulation 45 (1972) 769-792

Ferrans, V.J., H.A. McAllister Jr., W. Haese: Infantile cardiomyopathy with histiocytoid change in cardiac muscle cells. Circulation 53 (1976) 708-710

Ferrans, V.J., R.G. Hibbs, D.G. Weilbaecher, W.C. Black, J.J. Walsh, G.E. Burch: Alcoholic cardiomyopathy - a histochemical study. Amer. Heart J. 69 (1965) 748-765

Gillette, P.C., M.R. Nihil, M.R. Singer: Electrophysiological mechanism of the short P-R interval in Pompe's disease. Amer. J. Dis. Child. 128 (1974) 622-626

Goodwin, J.F.: Congestive and hypertrophic cardiomyopathies. A decade of study. Lancet I (1970) 731-739

Hess, O.M., A. Turina, A. Senning, N.H. Goebel, Y. Scholer, H.P. Krayenbuehl: Pre- and post-operative findings in patients with endomyocardial fibrosis. Brit. Heart J. 40 (1978) 406-415

Hibbs, R.G., V.J. Ferrans, W.C. Black, D.G. Weilbaecher, J.J. Walsh, G.E. Burch: Alcoholic cardiomyopathy - an electronmicroscopy study. Amer. Heart J. 69 (1965) 766-779

Lie, J.T., J.S. Davis: Pancarditis in Whipple's disease. Electronmicroscopic demonstration of intracardiac bacillary bodies. Amer. J. clin. Path. 66 (1976) 22-30

McAllister, H.A., J.J. Fenoglio: Cardiac involvement in Whipple's disease. Circulation 52 (1975) 152-156

MacMahon, E.H.: Infantile xanthomatous cardiomyopathy. Pediatrics 48 (1971) 312-315

Maron, B.J., W.C. Roberts: Quantitative analysis of cardiac muscle cell disorganization in the ventricular septum of patients with hypertrophic cardiomyopathy. Circulation 59 (1979) 689-706

Maron, B.J., S.E. Epstein: Hypertrophic cardiomyopathy. Recent observations regarding the specificity of three hallmarks of the disease: asymmetric septal hypertrophy, septal disorganization and systolic anterior motion of the anterior mitral leaflet. Amer. J. Cardiol. 45 (1980) 141-154

Maron, B.J., W.C. Roberts: Hypertrophic cardiomyopathy and cardiac muscle cell disorganization revisited: relation between the two and significance. Amer. Heart J. 102 (1981) 95-110

Maron, B.J., T.J. Anan, W.C. Roberts: Quantitative analysis of the distribution of cardiac muscle cell disorganization in the left ventricular wall of patients with hypertrophic cardiomyopathy. Circulation 63 (1981) 882-894

Maron, B.J., N. Sato, W.C. Roberts, J.E. Edwards, R.S. Chandra: Quantitative analysis of cardiac muscle cell disorganization in the ventricular septum. Comparison of features and infants with and without congenital heart disease and patients with hypertrophic cardiomyopathy. Circulation 60 (1979) 685-696

Maron, B.J., C.E. Clark, W.L. Henry, T. Fukada, J.E. Edwards, E.C. Matthews, D.R. Redwood, S.E. Epstein: Prevalence and characteristics of disproportionate ventricular septal thickening in patients with acquired or congenital heart diseases: echocardiographic and morphologic findings. Circulation 55 (1977) 489-496

Morin, Y., P. Danial: Quebec beer drinkers cardiomyopathy. Aetiological studies. Canad. med. Ass. J. 97 (1967) 926-928

Oakley, C.M.: Clinical definitions and classifications of cardiomyopathies. Postgrad. med. J. 48 (1972) 703-713

Olsen, E.G.J.: Histochemical, ultrastructural and structural changes in primary cardiomyopathy in cobalt cardiomyopathy. Postgrad. med. J. 48 (1972) 760-762

Olsen, E.G.J.: The pathology of idiopathic subaortic stenosis (hypertrophic cardiomyopathy). A critical review. Amer. Heart J. 100 (1980) 553-562

Perloff, J.K.: Pathogenesis of hypertrophic cardiomyopathy: hypothesis and speculations. Amer. Heart J. 101 (1981) 219-226

Pomerance, A.: Infiltrations and Storage Diseases. In Pomerance, A., M.J. Davies: The Pathology of the Heart. Blackwell, Oxford 1975 (pp.251-269)

Report of the WHO/ISFC task force on the definition and classification of cardiomyopathies. Brit. Heart J. 44 (1980) 672-673

Roberts, W.C., V.J. Ferrans: Pathologic anatomy of the cardiomyopathies. Hum. Path. 66 (1975) 287-342

Ross, C.F., E.M. Belton: A case of isolated cardiac lipidosis. Brit. Heart J. 30 (1968) 726-728

Sieracki, J.C., G. Fine: Whipple's disease with observations on systemic involvement: gross and histologic observations. Arch. Path. 67 (1959) 81-93

Silber, M.M., J.E. Burns, R.K. Sethi, R.D. Rowe: Oncocytic cardiomyopathy in an infant with oncocytosis in exocrine and endocrine glands. Hum. Path. 11 (1980) 598-605

St. John Sutton, M.G., J.T. Lie, K.R. Anderson, P.C. O'Brien, R.L. Frye: Histopathological specificity of hypertrophic obstructive cardiomyopathy. Myocardial fibre disarray and myocardial fibrosis. Brit. Heart J. 44 (1980) 433-443

Teare, D.: Asymmetrical hypertrophy of the heart in young patients. Brit. Heart J. 20 (1958) 1-8

Terman, D.S., A.C. Alfrey, W.S. Hammond, T. Donndelinger, D.A. Ogden, J.H. Holmes: Cardiac calcification in uremia. A clinical biochemical and pathologic study. Amer. J. Med. 50 (1971) 744-755

Van der Bel-Kahn, J.: Muscle fiber disarray in common heart disease. Amer. J. Cardiol. 40 (1977) 355-364

Van Noorden, S., E.G.J. Olsen, A.G.E. Pearse: Hypertrophic cardiomyopathy - a histological, histochemical and ultrastructural study of biopsy material. Cardiovasc. Res. 5 (1971) 118-131

Voth, D.: Über die Arachnocytose des Herzmuskels. Frankfurt. Z. Path. 74 (1962) 646-648

Wigle, E.D., M.D. Silver: Myocardial fiber disarray and ventricular septal hypertrophy in asymmetrical hypertrophy of the heart. Circulation 58 (1978) 398-402

Zähringer, J., B. Höfling: Adriamycin cardiomyopathy: changes in myocardial polyribosomes and mRNA levels. In Bolte, H.D.: Myocardial Biopsy. Diagnostic Significance. Springer, Berlin 1980 (pp.119-130)

4 Erworbene Krankheiten, die primär die Druck-Volumen-Belastung beeinflussen

Unter den erworbenen Krankheiten, die die Druckbelastung des Herzens beeinflussen, ist die arterielle Hypertonie bei weitem die häufigste. Sie führt in der Regel zu einer Hypertrophie des linken Ventrikels, und gelegentlich kann die damit einhergehende Veränderung der Ventrikelgeometrie eine asymmetrische Septumhypertrophie vortäuschen. Man hat ja sogar vermutet, daß die idiopathische hypertrophische Kardiomyopathie Ausdruck einer Hochdruckkrankheit sein könnte (Oakley 1972), wenn auch diese Vorstellung nicht allgemein anerkannt wird. Darüberhinaus beeinflußt die Hypertonie die Entwicklung der Atherosklerose und kann durch Förderung der koronaren Verschlußkrankheit die in Gang gesetzten kardialen Kompensationsmechanismen in Gefahr bringen.

In diesem Band können wir weder die vielen Gesichter der Hochdruckkrankheit weitläufig behandeln, noch können wir die kardialen Folgeerscheinungen der pulmonalen Hypertonie ausführlicher besprechen. Einige der auffallendsten Kennzeichen wurden allerdings bereits in Kap. 1 erwähnt.

Unter den Herzkrankheiten, die primär die Druck- oder Volumenbelastung des Herzens beeinflussen, stehen die Herzklappenfehler an vorderster Stelle. Pathologische Veränderungen der Klappen, seien es Atrioventrikular- oder Arterienklappen, wirken sich enorm auf die Druck- und Volumenbelastung der Herzkammern aus. Es geht über den Rahmen dieses Buches hinaus, alle Krankheiten, die die Herzklappen befallen können, im einzelnen anzuführen (eingehendere neuere Übersicht bei Davies 1980).

Allgemein gesagt kann die Störung der Klappenfunktion entweder auf einer Stenose oder einer Insuffizienz der Klappe beruhen, doch ist auch eine Kombination beider häufig. Klappenveränderungen im linken Herzen können sich schwerwiegend auf das Pulmonalgefäßsystem auswirken und auch das rechte Herz beeinflussen (s. Kap. 2). Veränderungen im rechten Herzen können Auswirkungen auf das linke Herz haben, aber in geringerem Ausmaß (s. Kap. 1).

Die Typen der vorherrschenden Klappenveränderungen sind in den einzelnen Weltgegenden verschieden. Sogar in der westlichen Welt haben sich in den letzten Jahrzehnten bedeutende Verschiebungen der Prävalenz ergeben. So stehen beispielsweise rheumatisch bedingte Herzklappenfehler nicht mehr so im Vordergrund, während Krankheiten wie der Mitralklappenprolaps und altersbedingte Klappenerkrankungen (s. auch Kap. 7) an Bedeutung gewonnen haben. Die infektionsbedingte Endokarditis, die in vergangenen Jahrzehnten eine Erkrankung junger Menschen mit präexistenten Herzveränderungen war, hat sich deutlich zum älteren Menschen ohne anamnestische Herzkrankheit verlagert. Außerdem sind heute iatrogene Herzerkrankungen nicht mehr zu bagatellisieren (s. Kap. 6).

Immunologisch bedingte Herzklappenerkrankungen

Unter diesem Oberbegriff wollen wir generalisierte Autoimmunkrankheiten wie den Lupus erythematodes disseminatus und die rheumatoide Arthritis (chronische Polyarthritis), sowie sekundäre Autoimmunkrankheiten wie das rheumatische Fieber besprechen. In orthodoxen Lehrbüchern werden diese Erkrankungen unter den Begriffen „Rheumatische Entzündung und Kollagenkrankheiten" oder „Rheumatische Herzkrankheiten" behandelt. Vom praktischen Gesichtspunkt hat die rheumatische Klappenerkrankung die weitaus wichtigsten klinischen Konsequenzen.

Rheumatische Klappenerkrankung

In unserem Teil der Welt ist die Bedeutung der rheumatischen Herzkrankheit dank der frühzeitigen Prävention im Rückgang begriffen. In vielen anderen Weltgegenden behauptet sich das rheumatische Fieber nach wie vor und ist immer noch eine bedeutende invalidisierende Herzkrankheit. Unter den sogenannten sekundären Autoimmunkrankheiten (eine Gruppe, zu der das Postmyokardinfarktsyndrom und das Postperikardiotomiesyndrom gehören) ist das rheumatische Fieber die wichtigste. Nach allgemeiner Ansicht kann eine Kreuzantigenität zwischen Membranantigendeterminanten beta-hämolytischer Streptokokken nach einem Racheninfekt und bestimmten im Herzen vorhandenen Proteinen (Kaplan 1963, Ayoub 1972) eine immunologisch bedingte Schädigung erzeugen, die eine Entzündung hervorruft. Rezidivierende Attacken können so wiederholte Schübe der Schädigung und Reparation verursachen. Wenn sich diese Prozesse im Herzklappengewebe abspielen, führen sie schließlich zur Narbenbildung und Funktionsstörung. Das rheumatische Fieber „schlägt die Gelenke, aber trifft das Herz". Die interstitielle Myokardfibrose hat oft geringere klinische Bedeutung als die schließlich resultierenden Klappendeformierungen.

Im akuten Stadium kommt es durch die Schädigung zu einer entzündlichen, vom Ödem beherrschten Reaktion. Es können fibrinoide Nekrosen des Bindegewebes und eine zelluläre Reaktion auftreten. Die Valvulitis führt zu verrukösen Fibrinablagerungen am Schließungsrand der Klappensegel (Abb. 4.1) – ein Anzeichen für einen Prozeß der traumatischen Schädigung durch den kräftigen Klappenschluß der verquollenen Segel. Diese Beobachtung ist relevant, da die Klappendeformierungen, die schließlich zum Herzleiden führen, jene Klappen bevorzugen, die den höchsten Drucken ausgesetzt sind. Die Registrierung, wie oft die einzelnen Klappen betroffen sind, hängt sehr stark von der Art der Untersuchung ab. In pathologisch-anatomischen Untersuchungen wird gewöhnlich eine größere Häufigkeit angegeben als in klinischen Berichten.

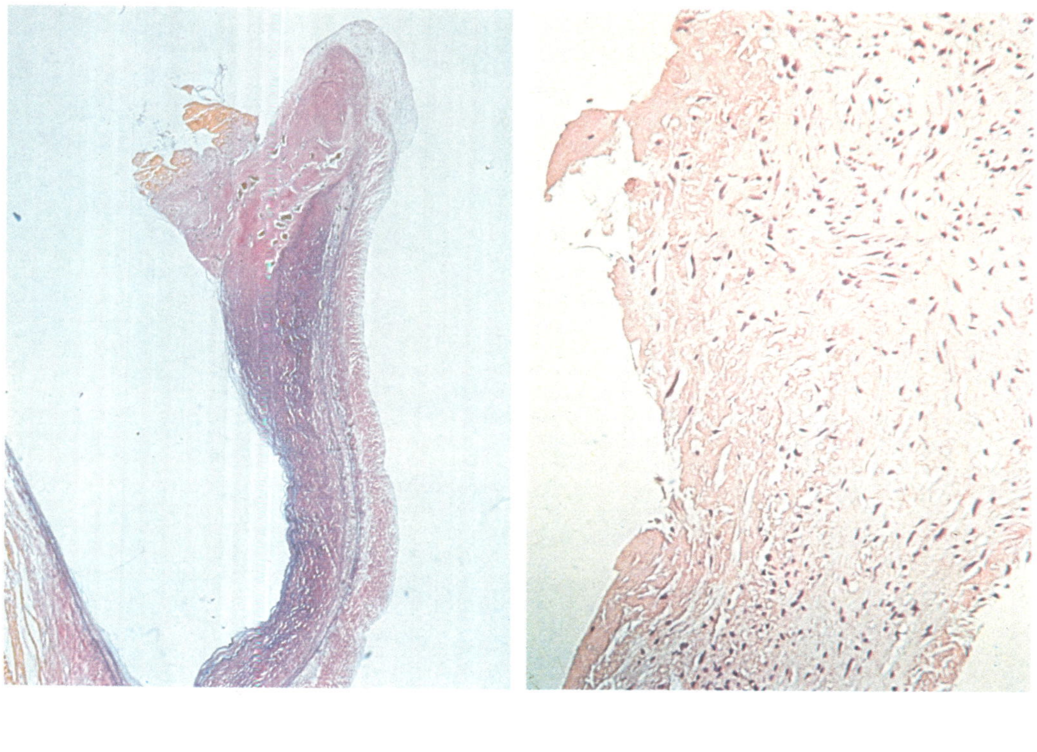

Abb. 4.**1** Histologie der Aortenklappe beim akuten rheumatischen Fieber. Links: verruköse Fibrinauflagerungen am Schließungsrand; rechts: fibrinoide Nekrose mit zellulärer Reaktion. E-vG (links), HE (rechts) (von Dr. *C. C. Lenox*).

Nichtsdestoweniger wird übereinstimmend anerkannt, daß als Einzelklappe weitaus am häufigsten die Mitralklappe befallen ist, wenn auch eine kombinierte Mitral- und Aortenklappenbeteiligung noch häufiger vorkommt. Tatsächlich liegt der Befall der Mitral- und Aortenklappe im chronischen Stadium bei etwa 70 bis 90% der Fälle. Eine Aortenklappenschädigung als einzige Manifestation des rheumatischen Fiebers ist bereits selten, und isolierte Trikuspidal- und Pulmonalklappenschäden sind Ausnahmefälle. Der Pathologe wird sich dieses Wissen zunutze machen, wenn er mit pathologischen Veränderungen der Aortenklappe konfrontiert wird; wenn sie rheumatischen Ursprungs sind, sollten sich an der Mitralklappe einige Anzeichen des rheumatischen Prozesses finden.

Das chronische Stadium der rheumatischen Klappenerkrankung ist durch Klappendeformierungen gekennzeichnet, die auf einen langdauernden, fortgesetzten Prozeß der Schädigung und Reparation zurückgehen. Am Mitralklappenapparat kommt es gewöhnlich durch Fibrose der Klappensegel, Verwachsung der Kommissuren und Fibrose der Sehnenfäden mit Verwachsung der Interchordalräume zu schweren Veränderungen (Abb. 4.2). Dadurch wird die normalerweise höchst mobile Mitralklappe zu einem starren, unregelmäßig verdickten Trichter. Das eigentliche Ostium ist verengt und in das Cavum des linken Ventrikels verlagert. Diese Erscheinungen lassen sich an einem Längsachsenschnitt gut demonstrieren (Abb. 4.3).

Grad und Ausmaß der Veränderungen sind von Fall zu Fall verschieden. Es kann vorkommen, daß pathologisch-anatomisch die Schrumpfung der Klappensegel (Abb. 4.4) und klinisch die Insuffizienz im Vordergrund steht. In anderen Fällen beherrschen Kommissuren- und Sehnenfädenverwachsungen das pathologisch-anatomische Bild (Abb. 4.5), und die Klinik steht infolgedessen vorwiegend im Zeichen der Stenose. In fortgeschrittenen Fällen mit extrem verwachsenen Kommissuren und

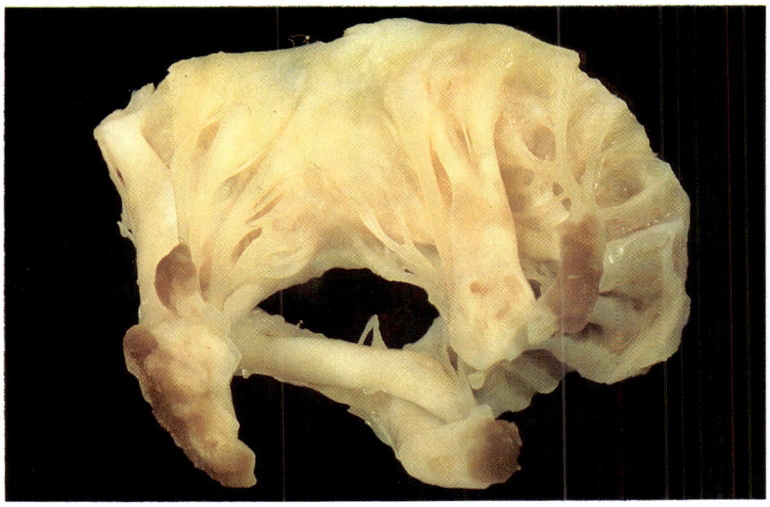

Abb. 4.**2** Resezierte stenotische Mitralklappe bei chronischer rheumatischer Klappenerkrankung. Fibrose der Segel und Sehnenfäden und Verwachsung der Kommissuren.

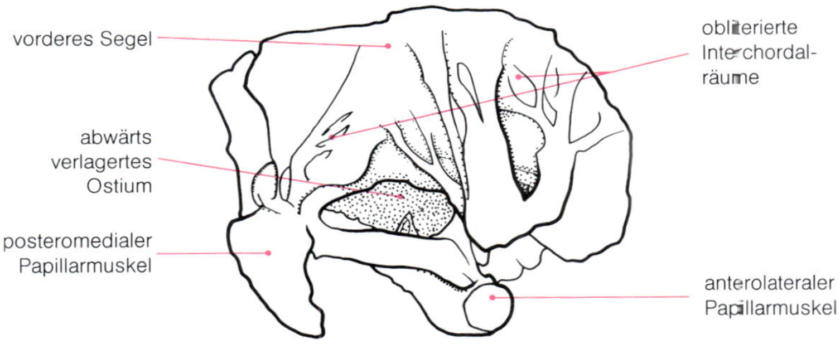

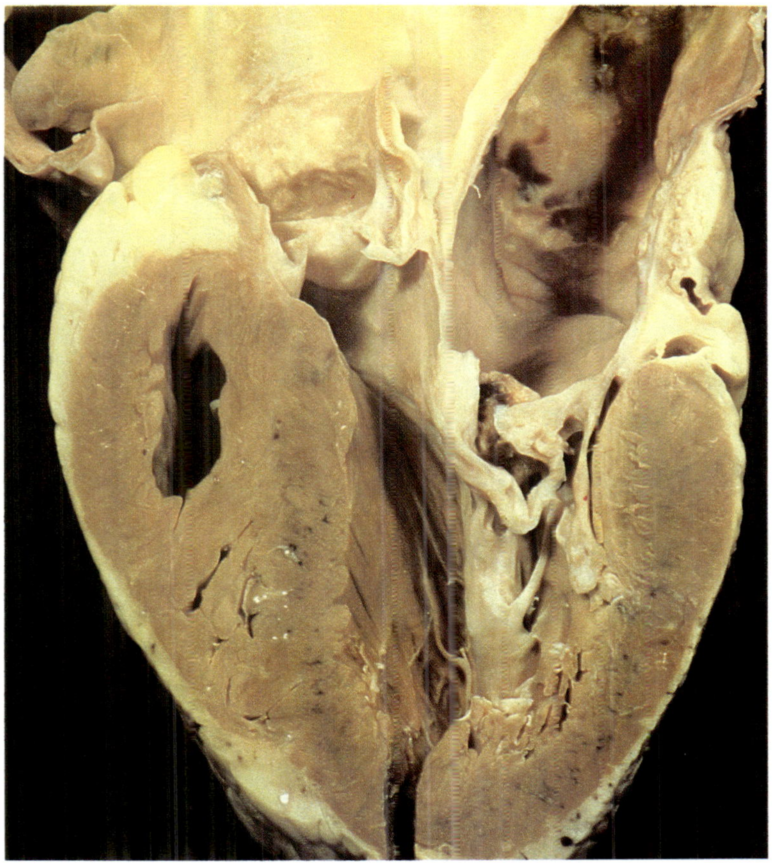

Abb. 4.**3** Schnitt in der Längsachse: trichterförmige Stenose der rheumatisch geschädigten Mitralklappe.

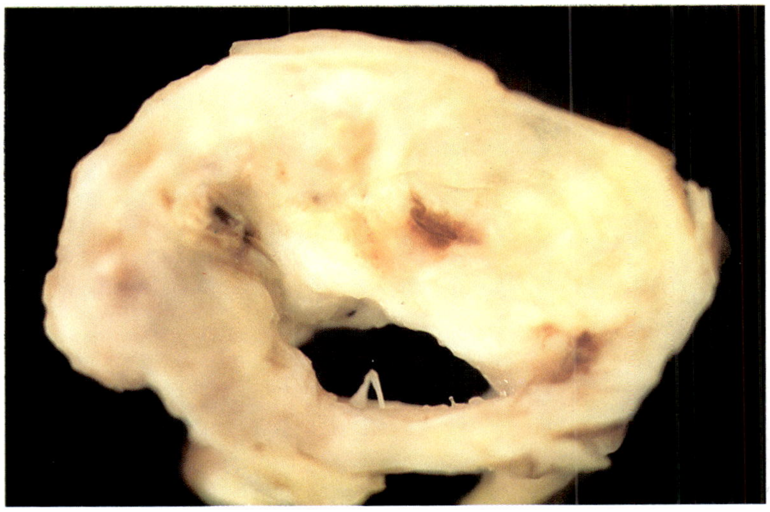

Abb. 4.**4** Resezierte rheumatisch geschädigte Mitralklappe von der Vorhofseite. Es dominiert die Schrumpfung des hinteren Segels, die eine Insuffizienz der Klappe bedingt.

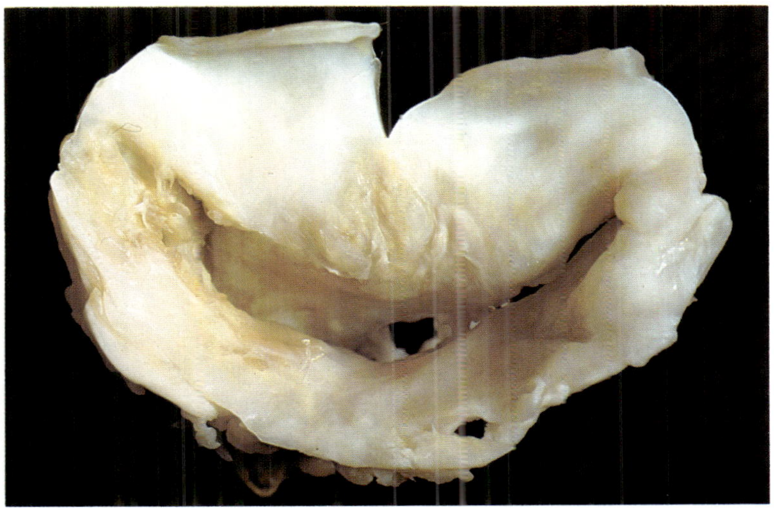

Abb. 4.**5** Resezierte rheumatisch geschädigte Mitralklappe von der Vorhofseite. Es dominieren die Verwachsungen der Kommissuren und Sehnenfäden, die eine Stenose bedingen.

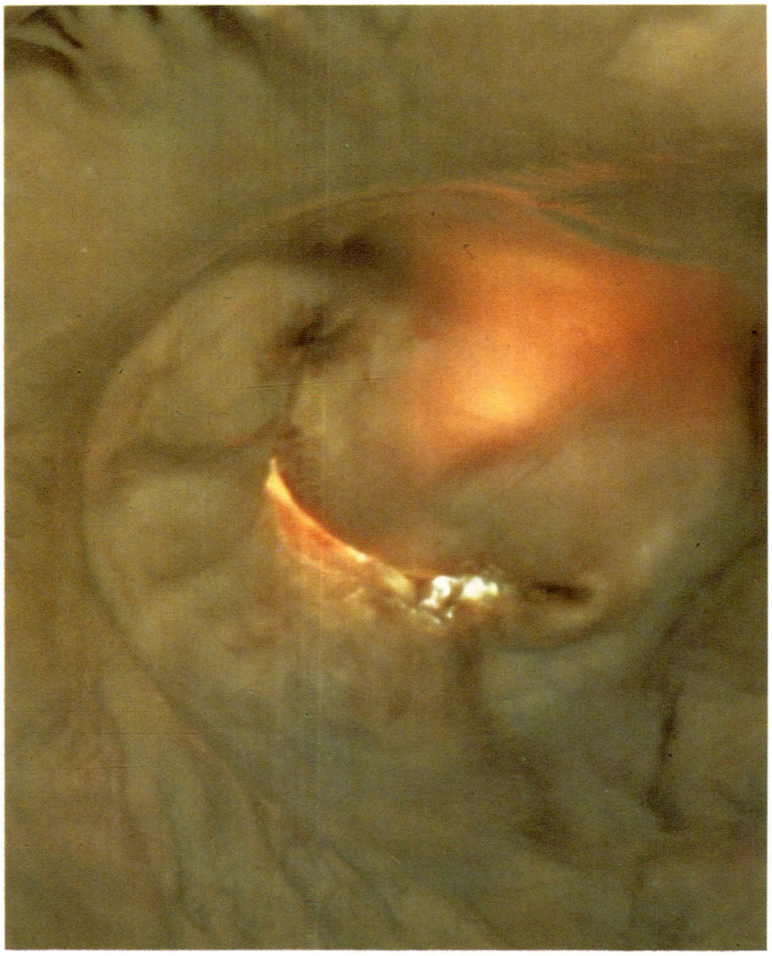

Abb. 4.**6** Rheumatisch geschädigte Mitralklappe von der Vorhofseite mit halbmondförmigem Ostium. Die Transillumination von der Ventrikelseite her zeigt, daß cie Transparenz im basalen Teil des vorderen Segels noch erhalten ist.

trichterförmig verklebten Segeln und Sehnenfäden bringt die einfache Kommissurotomie wenig Entlastung, besonders wenn der Zustand noch durch Klappenverkalkungen verschlimmert wird.

In vielen Fällen ist der basale, an die Aortenwurzel angrenzende Teil des vorderen Segels weniger betroffen und noch nachgiebig und durchscheinend (Abb. 4.**6**). Er kann sich daher gegen den linken Vorhof vorwölben und noch lange Zeit einen effizienten Klappenschluß gewährleisten, trotz dem fortgeschrittenen rheumatischen Prozeß und der Schrumpfung der Segel. Diese Vorwölbung sollte nicht mit einem Mitralklappenprolaps verwechselt werden (s. unten). Sogar bei schwerer Erkrankung bleibt die Form des vorderen Segels im wesentlichen erhalten, während die normalen Lappen des hinteren Segels oft vollständig verschwinden und nur eine halbkreisförmige fibröse Leiste zurücklassen (Abb. 4.**6**). Das Einsprossen von relativ großkalibrigen Gefäßen in das Klappensegel verdeutlicht die entzündliche Herkunft der Klappendeformierung (Abb. 4.**7**). Es ist jedoch entgegen der allgemeinen Ansicht nicht für die rheumatische Klappenschädigung pathognomonisch.

Klinisch geht ein rheumatischer Mitralklappenfehler, der ja selbst eine lange Entstehungsdauer hat, gewöhnlich mit einer Vergrößerung des linken Vorhofs einher. Bei einer lange bestehenden Mitralinsuffizienz kann der linke Vorhof riesige Ausmaße annehmen. Das Endokard ist oft runzelig, und Verkalkungen sind häufig (Abb. 4.**8**). Dystrophe Verkalkungen an der deformierten Klappe bevorzugen die Kommissuren, besonders die posteromediale Kommissur. Die Kalkablagerungen können in den Mitralring und das angrenzende Myokard vordringen. Eine verkalkte rheumatisch geschädigte Klappe und ein sogenannter verkalkter Mitralring können nebeneinander existieren (s. Kap. 7). Die Kalkablagerungen erfolgen vorwiegend an der Ventrikelseite der Klappe, brechen aber mitunter an der Vorhofseite durch (Abb. 4.**9**). An solchen freiliegenden Verkalkungen angelagerte Thromben können zum Ausgangspunkt von Thromboembolien werden. Es ist bekannt, daß eine Restenose nach Kommissurotomie sehr häufig mit dystrophen Verkalkungen als Spätkomplikation einhergeht (Abb. 4.**10**; Dekker u. Mitarb. 1968). Von Verkalkungen ausgehende Embolien können ebenfalls vorkommen, sind aber bei Mitralklappenfehlern ungewöhnlich (Pantley u. Mitarb. 1976).

Der dilatierte linke Vorhof kann weitgehend mit wandständigen Thromben gefüllt sein, aber die Lungenvenen sind gewöhnlich nicht verlegt (Abb. 4.**11**). Eine massive Thrombose des linken Vorhofs kommt bei Mi-

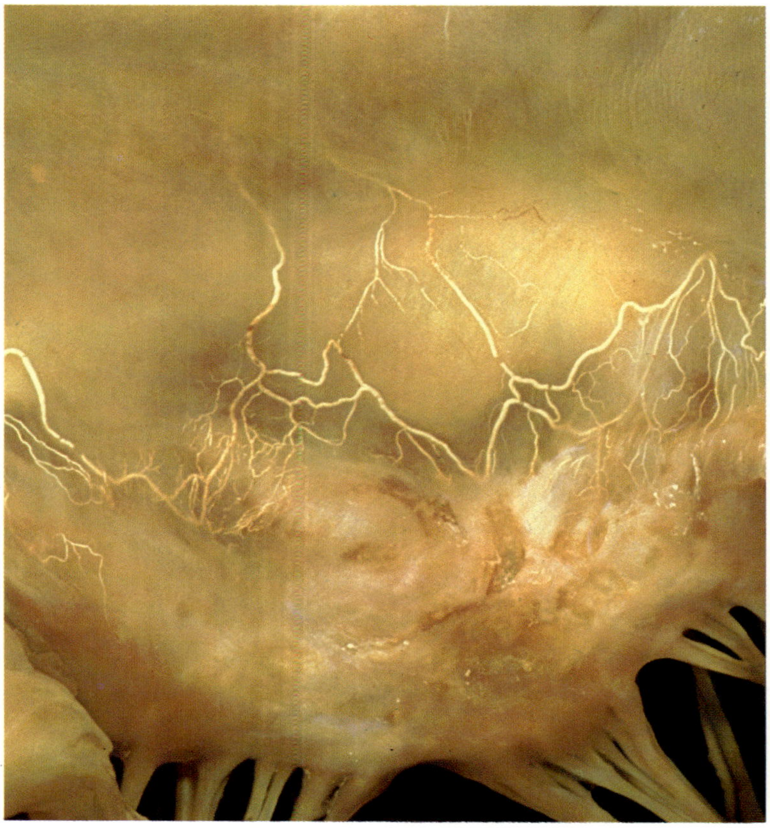

Abb. 4.**7** Reiche Vaskularisierung der rheumatisch geschädigten Mitralklappe. Die Gefäße wurden mit Barium gefüllt.

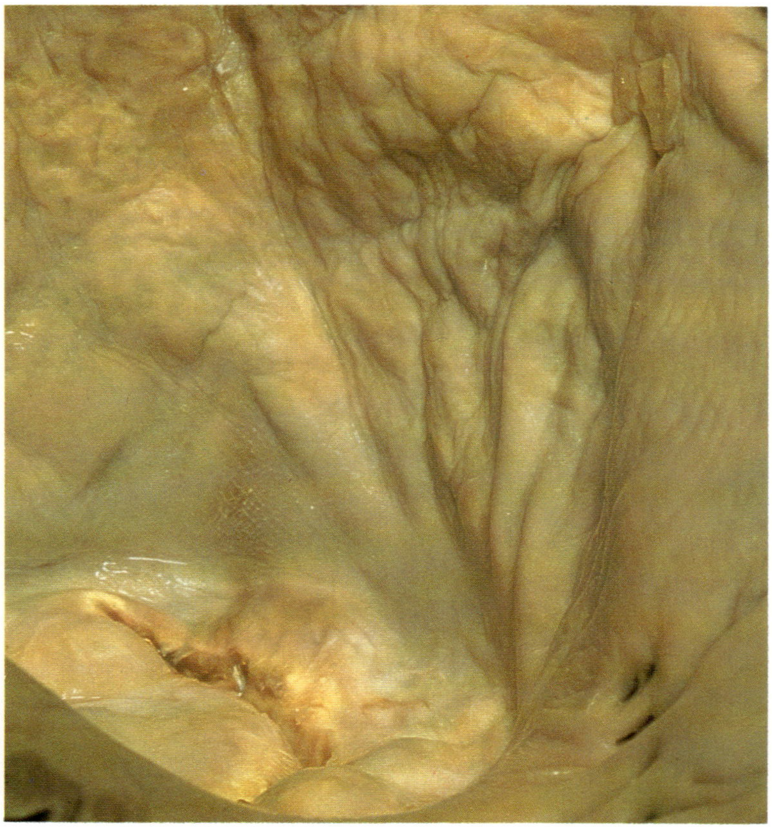

Abb. 4.**8** Rheumatisch bedingte Mitralstenose und riesig erweiterter linker Vorhof mit runzeligem, Verkalkungen enthaltendem Endokard.

tralstenose häufiger vor als bei Mitralinsuffizienz. Ein Thrombus, der frei im linken Vorhof liegt, wird gewöhnlich als „Kugelthrombus“ bezeichnet. Wenn bei einem rheumatisch bedingten Mitralklappenfehler ein Vorhofflimmern als Komplikation auftritt, ist fast immer eine Thrombose des linken Herzohrs vorhanden. Das kann zu ernsten thromboembolischen Komplikationen führen.

Eine übliche Folgeerscheinung ist die Hypertrophie des rechten Ventrikels, die bei reiner Mitralstenose besonders ausgeprägt ist. In solchen Fällen kontrastiert der stark hypertrophierte rechte Ventrikel auffallend mit dem nicht hypertrophierten linken Ventrikel (Abb. **4.12**). In der Folge kommt es zu einer Dilatation des rechten Vorhofs. Klinisch ist ein Vorhofflimmern häufig, wenn auch nicht spezifisch.

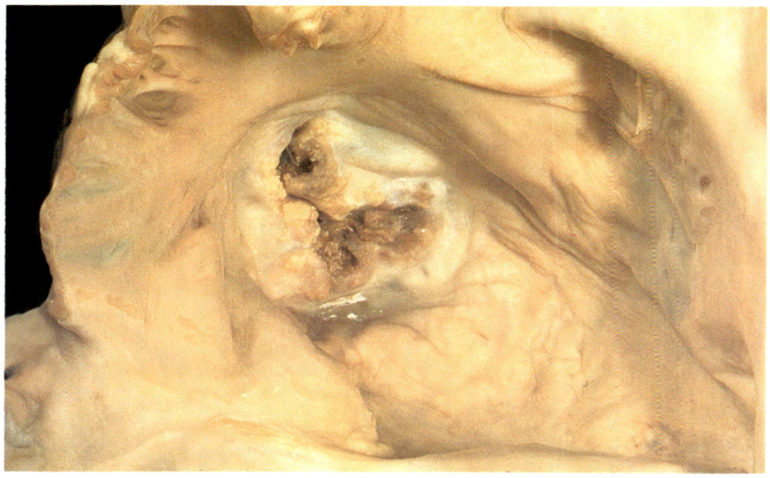

Abb. 4.**9** Rheumatisch geschädigte Mitralklappe mit groben Verkalkungen, die auf die benachbarten Segel übergreifen, und angelagerten Thromben.

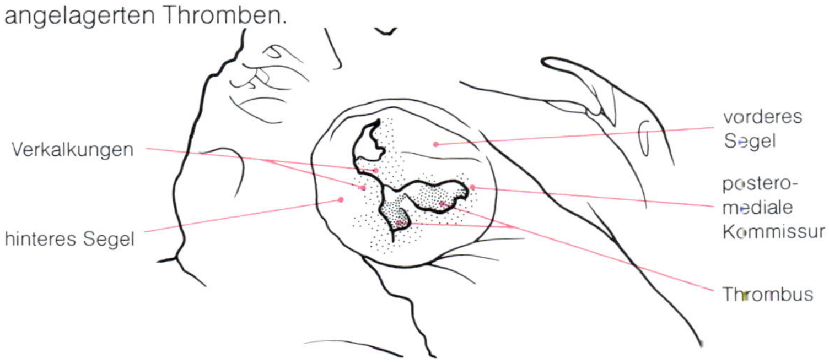

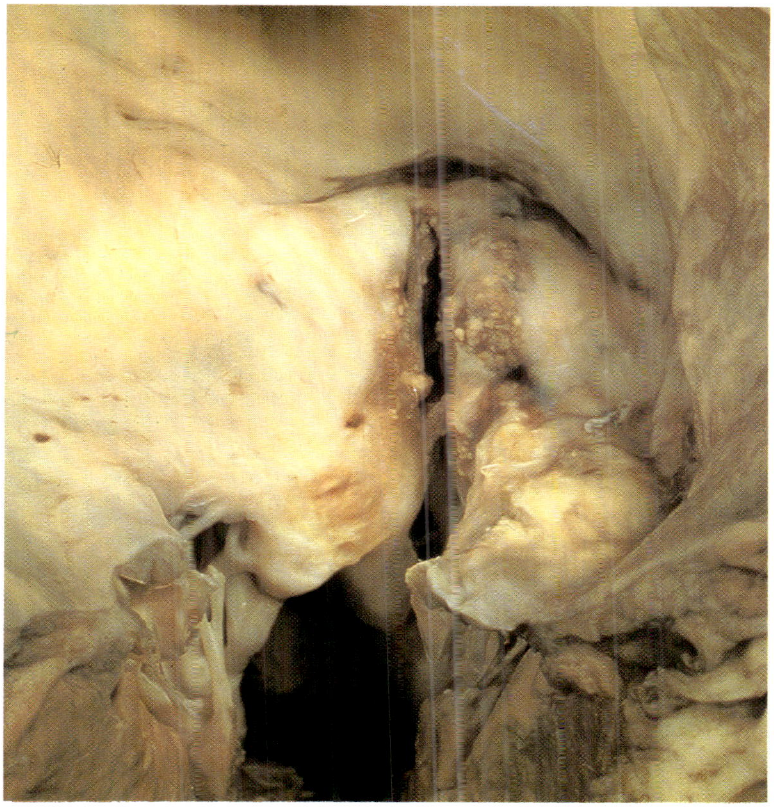

Abb. 4.**10** Dystrophe Verkalkungen im Bereich der vorangegangenen Kommissurotomie.

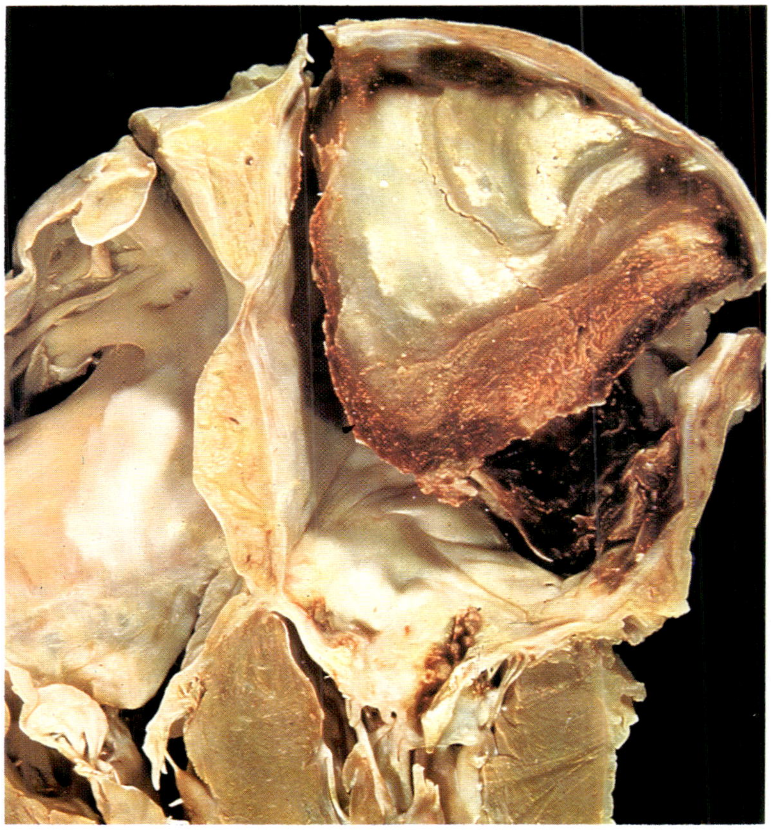

Abb. 4.**11** Vierkammerschnitt: dilatierter, weitgehend mit wandständigen Thromben gefüllter linker Vorhof. Die Pulmonalvenen sind nicht verlegt.

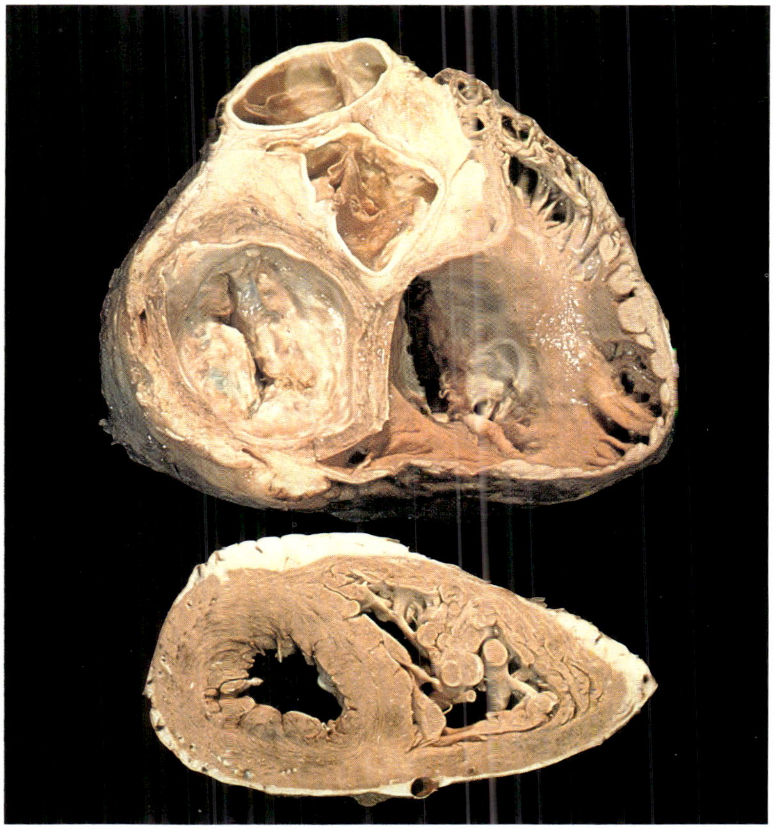

Abb. 4.**12** Rheumatisch bedingte reine Mitralstenose mit stark hypertrophiertem rechtem Ventrikel, der mit der nicht hypertrophierten Wand des linken Ventrikels kontrastiert.

Die Veränderungen der Aortenklappe sind ähnlich wie an der Mitralklappe. Pathologisch-anatomisch beherrschen Klappenfibrose und oft exzentrische Kommissurenverwachsungen das Bild (Abb. 4.**13**). Diese Veränderungen können von Verkalkungen begleitet werden. Durch die exzentrische Kommissurenverwachsung kann eine konnatal bikuspide Aortenklappe, die in der verschmolzenen Semilunarklappe eine Raphe trägt, vorgetäuscht werden. Bei genauer Betrachtung wird man jedoch erkennen, daß die beiden Semilunarklappen miteinander „verklebt" sind (Abb. 4.**14**). Histologisch findet sich eine massive Fibrose an der Kommissur, die den „Klebestoff" bildet (Abb. 4.**15**). Diese Veränderungen sind von derselben Art wie im Mitralklappenapparat – als zugrundeliegender Mechanismus spielt die Reibung zwischen den verschiedenen Komponenten eine wichtige Rolle.

Bei langer Krankheitsdauer kommt es an der Aortenklappe zu stärkeren Verkalkungen (Abb. 4.**16**), die Oberfläche wird oft runzelig und trägt adhärente Thromben. Im Endstadium ist das makroskopische Bild dieser Klappenveränderungen unspezifisch; die sogenannte isolierte Aortenstenose bei Aortenklappenverkalkung kann ähnlich aussehen (s. S. 91).

Wenn die Trikuspidalklappe befallen ist, weist sie eine Fibrose der Klappensegel und Kommissurenverwachsungen auf (Abb. 4.**17**), sehr ähnlich den rheumatischen Läsionen der Mitralklappe. Sehnenfädenverwachsungen stehen jedoch nicht im Vordergrund, und Verkalkungen sind nur ausnahmsweise vorhanden. Die Angaben über die Häufigkeit der Trikuspidalstenose sind sehr unterschiedlich und liegen im Bereich von 20 bis 30%. Aber nur ungefähr 3% der Patienten haben eine so schwere Trikuspidalstenose, daß eine chirurgische Intervention notwendig wird (Wallach u. Mitarb. 1962, Kitchin u. Turner 1964). Nach unserer (begrenzten) Erfahrung ist eine Trikuspidalstenose, die das klinische Bild beherrscht, außerordentlich selten. Viel häufiger ist dagegen die Trikuspidalinsuffizienz. Möglicherweise liegt ihr die Kombination der Segelschrumpfung mit den Gegebenheiten der durch Klappenveränderungen im linken Herzen bedingten Hypertrophie und Dilatation des rechten Ventrikels zugrunde.

Die Pulmonalklappe ist nur selten beteiligt; wenn es der Fall ist, sind die Veränderungen ähnlich wie an der Aortenklappe. Großen Einfluß auf das Auftreten einer Pulmonalklappenerkrankung hat wahrscheinlich die Drucksteigerung bei chronischer pulmonaler Hypertonie (Veal u. Mitarb. 1969).

Rheumatoide Arthritis

Die rheumatoide Arthritis oder chronische Polyarthritis gehört in die Gruppe der idiopathischen Autoimmunkrankheiten und ist durch das Auftreten von Antikörpern gegen verändertes IgG gekennzeichnet. Die Ätiologie ist unbekannt. Wie bei anderen Kollagenkrankheiten können verschiedene Organsysteme befallen sein, gewöhnlich über eine Immunkomplexvaskulitis. Ob dieser Mechanismus in der Pathogenese der rheumatoiden Klappenerkrankung mitwirkt, muß erst geklärt werden. Am häufigsten ist die Mitralklappe befallen, am zweithäufigsten die Aortenklappe, an dritter Stelle steht die kombinierte Aorten- und Mitralklappenbeteiligung (Carpenter u. Mitarb. 1967). Trikuspidalklappenschäden und ein Befall aller vier Klappen scheinen außerordentlich selten zu sein (Carpenter u. Mitarb. 1967, Roberts u. Mitarb. 1968). Die Klappenläsionen sind weitgehend auf die Fibrosa beschränkt und bestehen entweder in kleinen Granulomen oder in fibrinoiden Nekrosen mit granulomatöser Randzone (Abb. 4.**18**). Im Lichte neuerer Berichte über die Steroidtherapie des Lupus erythematodes disseminatus (s. unten) könnte man Überlegungen anstellen, ob sich das Profil der pathologischen Klappenveränderungen bei der rheumatoiden Arthritis vielleicht ebenfalls ändert. Wenn das zutrifft, ist zu erwarten, daß die typischen fibrinoid-granulomatösen Läsionen von einer Klappenfibrose ersetzt werden.

Bei der Spondylitis ankylopoetica, die manche Untersucher für eine Variante der rheumatoiden Arthritis halten, kommt es zu einer Dilatation der Aortenwurzel und damit zu einem Rückfluß an der Aortenklappe; die Klappenveränderungen sind aber gewöhnlich die Folge der gestörten Hämodynamik.

Lupus erythematodes disseminatus

Diese Krankheit, die durch das Auftreten von antinukleären, spezifisch gegen Doppelstrang-DNS gerichteten Antikörpern gekennzeichnet ist, gilt als typische Immunkomplexkrankheit. Sie zieht gewöhnlich viele Organsysteme einschließlich des Herzens in Mitleidenschaft. Eine der wichtigsten kardialen Manifestationen ist die akute Perikarditis (s. Kap. 5), doch kommen auch Myokardläsionen vor (s. Kap. 3).

Libman u. Sacks (1924) beschrieben einen besonderen Typ einer valvulären und parietalen Endokarditis, gekennzeichnet durch verruköse, graue Auflagerungen am Schließungsrand sowie an der Unterseite der Klappe, die auf das parietale Endokard übergreifen. Die Vegetationen setzen sich

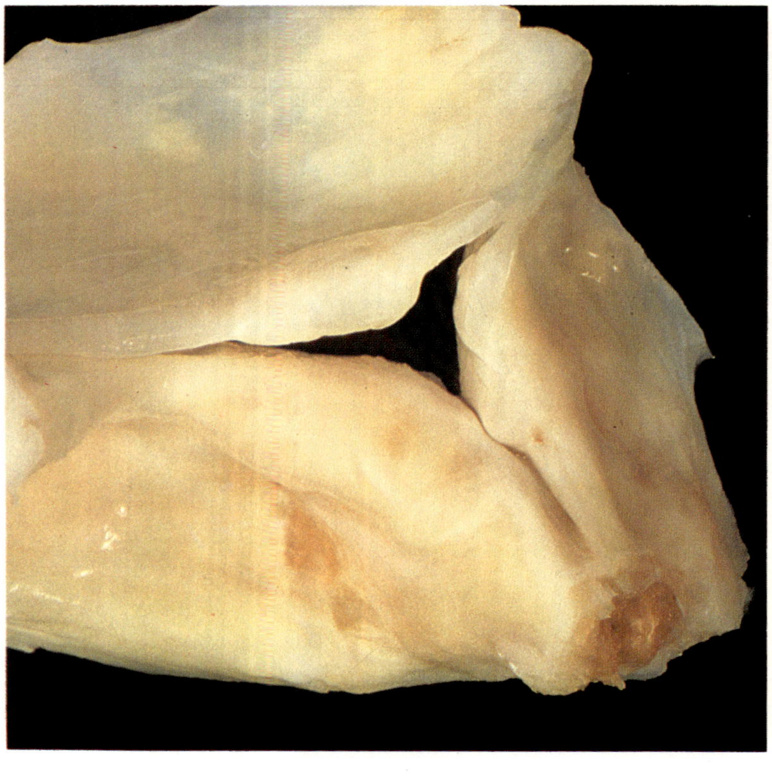

Abb. 4.**13** Aortenseite einer resezierten Aortenklappe mit Fibrose der Semilunarklappen, exzentrischer Verwachsung der Kommissuren und Verkalkungen – Zeichen einer rheumatischen Klappenerkrankung.

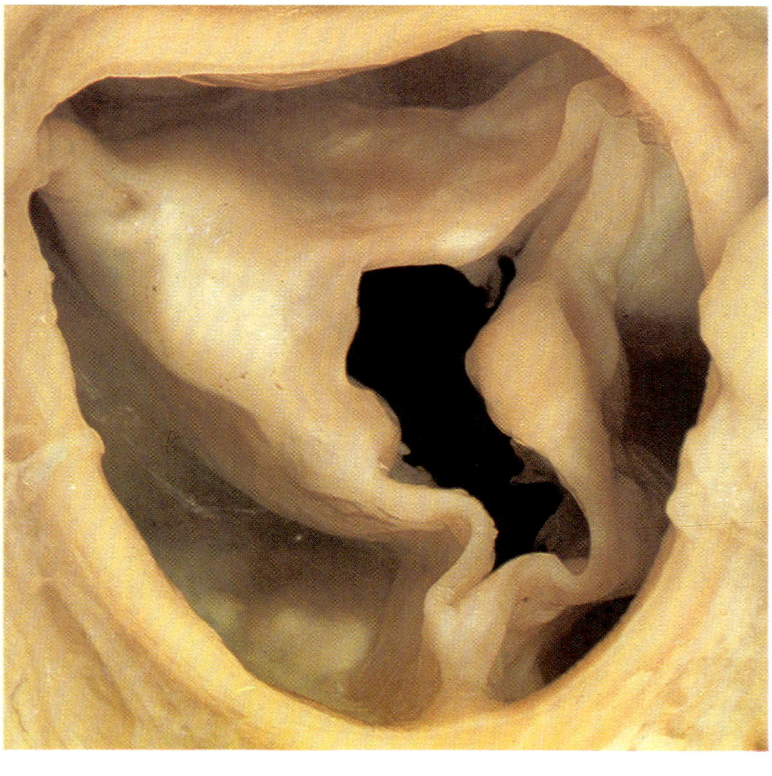

Abb. 4.**14** Aortenseite einer rheumatisch geschädigten Aortenklappe: exzentrische Kommissurenverwachsung, die beiden Semilunarklappen sind noch zu erkennen.

aus Fibrin-Thrombozytenaggregaten zusammen. Einigen Autoren zufolge finden sich Klappenläsionen bei etwa der Hälfte aller Patienten, die zur Autopsie kommen (HEJTMANCIK u. Mitarb. 1964); am häufigsten betroffen ist die Mitralklappe, dicht gefolgt von der Trikuspidalklappe. Trotz der Tatsache, daß eine Klappenbeteiligung häufig ist, sind hämodynamisch signifikante Läsionen selten. Einschlägigen Berichten zufolge stehen Aorten- und Mitralinsuffizienz im Vordergrund (BERNHARD u. Mitarb. 1969, SHULMAN u. CHRISTIAN 1969); eine Mitralstenose wurde dokumentiert (BRIGDEN u. Mitarb. 1960, VAUGHTON u. Mitarb. 1979), und neuerdings wurde eine hämodynamisch signifikante Aortenstenose,

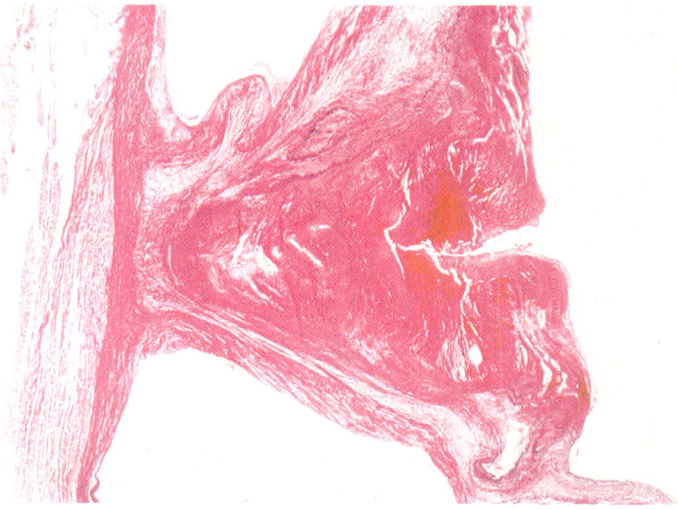

Abb. 4.**15** (Schnitt durch eine verwachsene Kommissur. Zwischen den beiden Semilunarklappen ist dichtes fibröses Gewebe im Bereich der Kommissur eingelagert. E-vG.

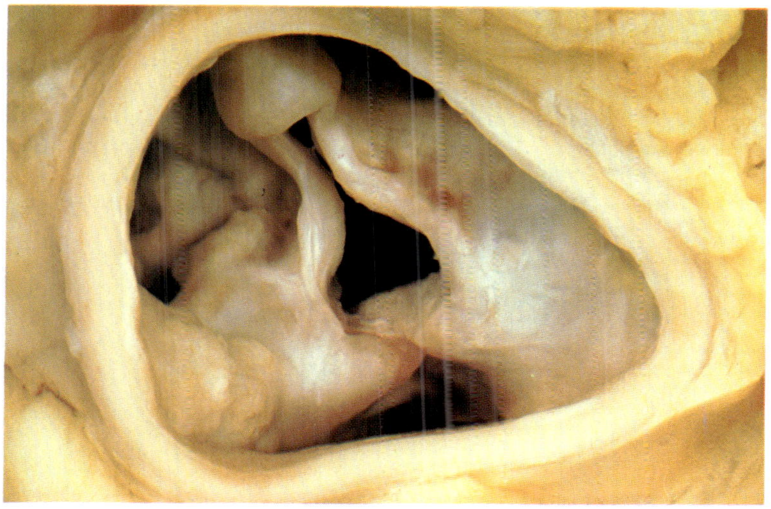

Abb. 4.**16** Rheumatisch geschädigte Aortenklappe mit Befall aller drei Kommissuren und ausgedehnteren Verkalkungen im Bereich der Kommissuren, die auch auf die Klappenmembranen übergreifen.

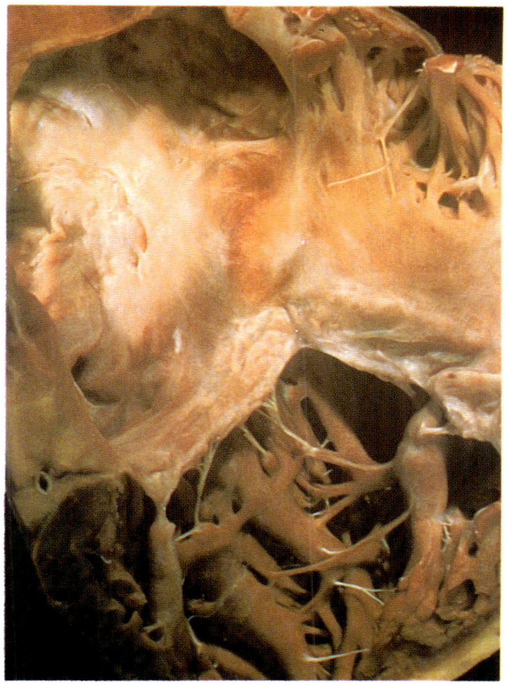

Abb. 4.**17** Rheumatische Erkrankung der Trikuspidalklappe mit Fibrose und Schrumpfung der Segel und Verwachsung der Kommissuren. Die Veränderungen an den Sehnenfäden sind weniger auffallend.

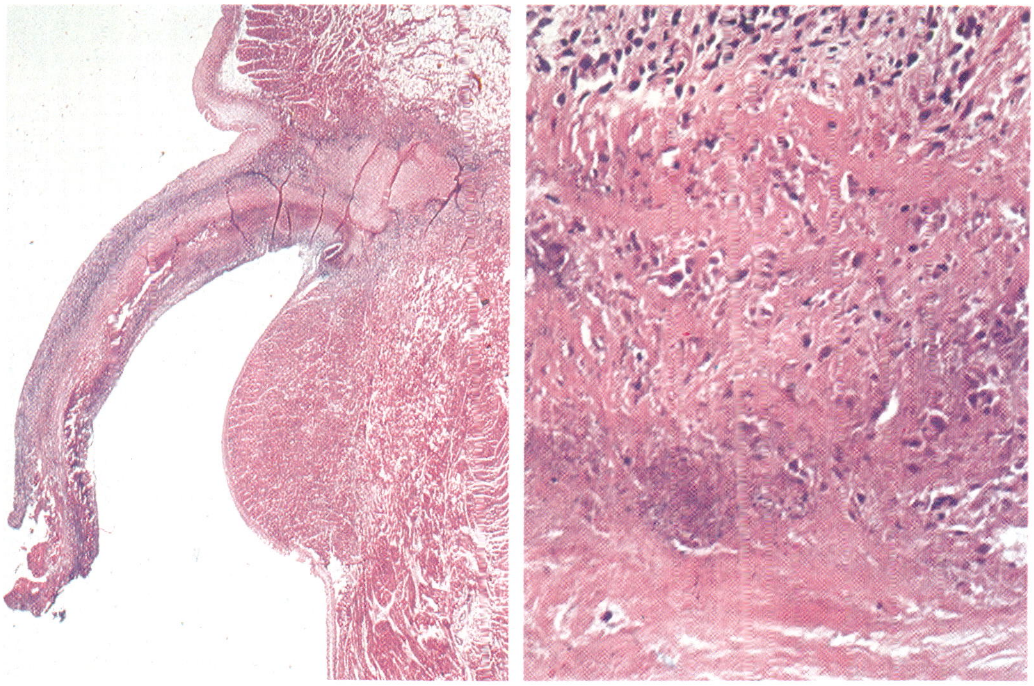

Abb. 4.**18** Histologie der Mitralklappe bei rheumatoider Arthritis. Links: fibrinoide Nekrose der Fibrosa mit granulomatöser Randzone, von der rechts ein Ausschnitt zu sehen ist. HE (von Dr. *F. Eulderink*).

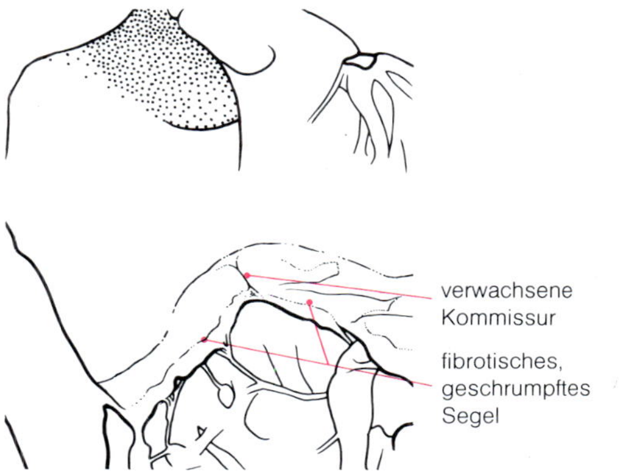

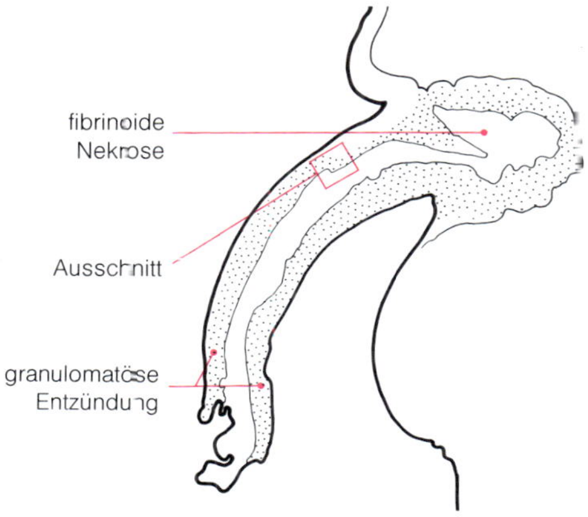

die durch ausgedehnte thrombotische Vegetationen bedingt war, beschrieben (Pritzker u. Mitarb. 1980).
Histologisch ist eine fibrinoide Degeneration des Kollagens mit marginaler, hauptsächlich aus mononukleären Entzündungszellen und Fibroblasten bestehender Reaktion kennzeichnend. Diese Reaktion ist an sich unspezifisch. Nach Ablauf des aktiven Stadiums können die Läsionen unter Hinterlassung fibröser Narben abheilen. In neuerer Zeit hat man vermutet (Bulkley u. Roberts 1975), daß das pathologisch-anatomische Spektrum der kardialen Läsionen durch eine Steroidbehandlung verändert werden kann. Es würden dann abgeheilte, durch Fibrose ausgezeichnete Läsionen anstelle der klassischen üppigen multivalvulären Vegetationen das Bild beherrschen. Als häufige Komplikation wurde eine bakterielle Endokarditis beschrieben (Bridgen u. Mitarb. 1960, Hejtmancik u. Mitarb. 1964); ferner kann eine spontane Klappenperforation vorkommen (Bernhard u. Mitarb. 1969).

Schlotterige Mitralklappe

In der westlichen Welt hat die nachlassende klinische Bedeutung der rheumatischen Klappenschädigung als Ursache der Mitralinsuffizienz zu einem wachsenden Interesse an einer Veränderung geführt, die am besten als „floppy mitral valve“ (schlotterige Mitralklappe) bezeichnet wird. Der Terminus wurde von Read u. Mitarb. (1965) eingeführt, doch kennt man die beschriebene Veränderung auch unter einer Vielzahl von anderen Namen wie myxomatöse Mitralklappe, mukoide Degeneration der Mitralklappe, Ballonieren oder Wogen der Mitralklappe, Mitralklappenprolaps, Mitralklappen-Klick-Syndrom und Barlow-Syndrom (nachzulesen bei Abrams 1976, Jeretsaty 1979).
Im Laufe des letzten Jahrzehnts haben ungenaue Definitionen zu vielen Verwechslungen geführt, besonders deshalb, weil ein Prolaps der Mitralklappensegel bei einer Reihe von Krankheiten wie der koronaren Herzkrankheit und den hypertrophischen Kardiomyopathien vorkommen kann. Jeresaty (1971, 1975, 1976) führte die Benennungen „idiopa-

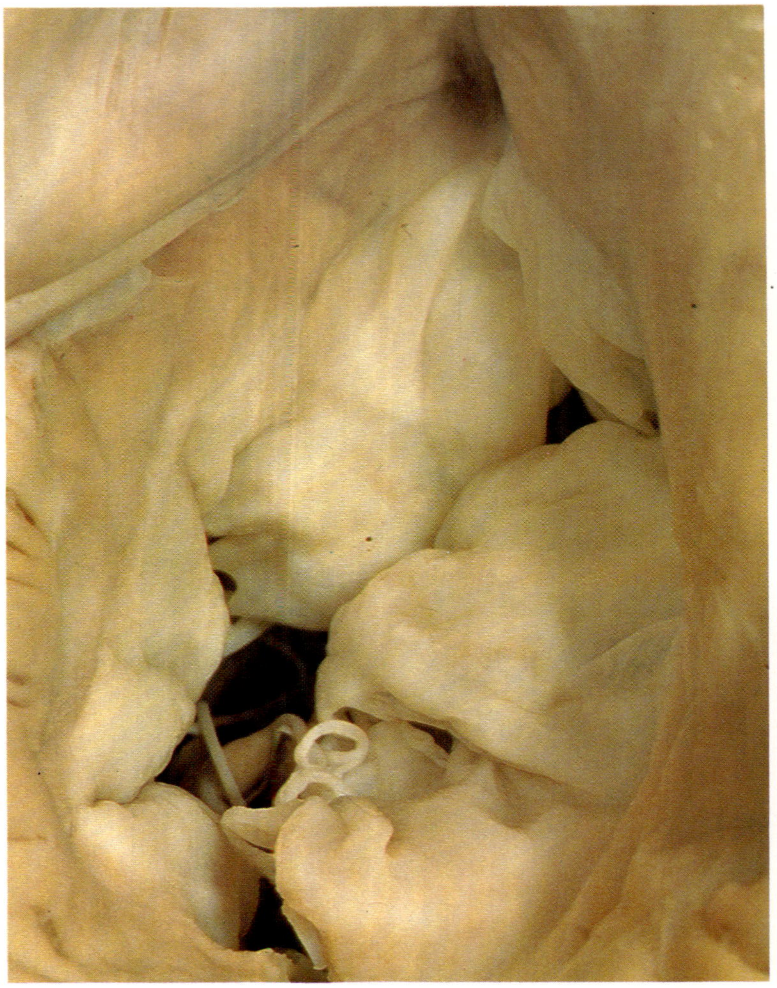

Abb. 4.**19** Schlotterige Mitralklappe vom linken Vorhof gesehen.

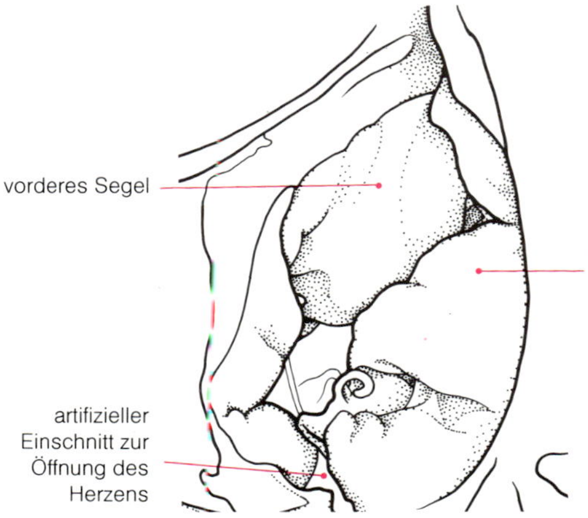

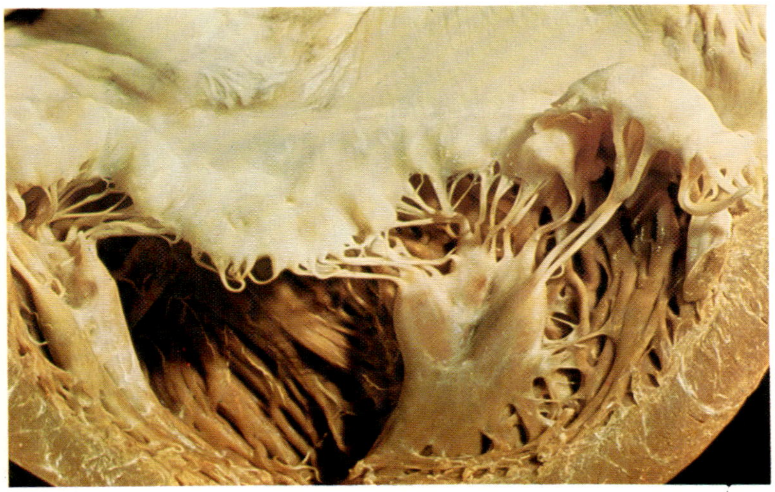

Abb. 4.**20** Schlotterige Mitralklappe mit durchschlagendem Mittellappen des hinteren Segels, der eindeutig eine Insuffizienz verursacht.

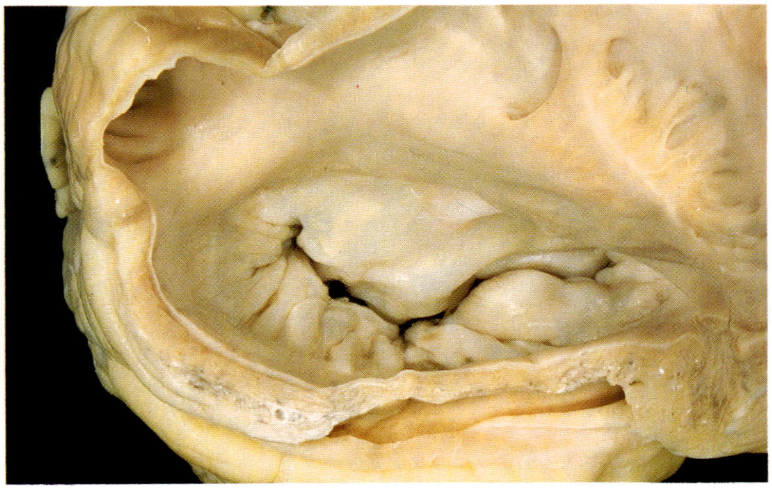

Abb. 4.**21** Schlottern der Mitralsegel in der Umgebung der posteromedialen Kommissur, aber kein zu weites Ausschlagen.

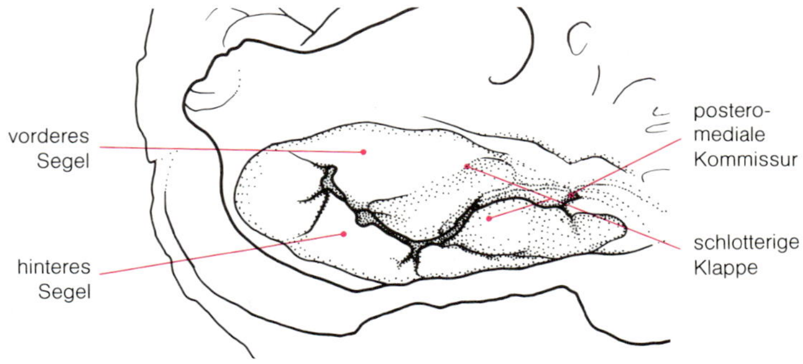

thisch“ und „primär versus sekundär“ zur Unterscheidung der verschiedenen Formen des Mitralklappenprolapses ein. Auf dem Gebiet der Angiographie und in neuerer Zeit der Echokardiographie haben jedoch viele Autoren diese Unterscheidung nicht zur Kenntnis genommen und ihren Beitrag zu einer verblüffend umfangreichen Literatur geleistet.

Hier in diesem Abschnitt wird der Ausdruck „schlotterige Mitralklappe“ für eine pathologische Veränderung verwendet, die keine eindeutig identifizierbare Ätiologie besitzt. Allgemein gesagt sind die Mitralklappensegel überdimensioniert, so daß sich Kuppeln bilden, die sich in das Kavum des linken Vorhofs vorwölben (Abb. 4.**19**). Mitunter schlagen diese kuppelförmigen Segelteile so weit durch, daß sich ein anatomisches Substrat für eine Mitralinsuffizienz ergibt (Abb. 4.**20**). In anderen Fällen ist es jedoch fraglicher, ob eine vorhandene Insuffizienz die Folge der kuppelförmigen Deformierungen ist. Nicht jede Mitralklappe, die der Pathologe als „schlotterig“ anspricht, muß zwangsläufig im Leben insuffizient gewesen sein (Abb. 4.**21**). Fast jeder Teil der Mitralsegel kann betroffen sein, meistens konzentrieren sich die Veränderungen jedoch um die posteromediale Kommissur und berühren die anterolaterale Kommissur und die daran angrenzenden Segelteile weniger (Abb. 4.**21**). Die Deformierungen sind am muralen Segel in der Regel stärker ausgeprägt, am auffallendsten ist der mittlere Lappen verändert (Abb. 4.**22**). Die kuppelförmigen Deformierungen sollten nicht mit den „Hauben“ verwechselt werden, den natürlichen Konvexitäten, die sich zwischen den Ansatzstellen der Sehnenfäden vorhofwärts bilden.

Die Sehnenfäden schlotteriger Mitralklappen sind oft dünn (Guthrie u. Edwards 1976), in manchen Bereichen allerdings eventuell verdickt (Wigle u. Mitarb. 1976). An der Ansatzstelle bilden sie oft ein abnormes Netzwerk, und ein großes Segelareal bleibt von ordentlichen Chordainsertionen ausgespart (Abb. 4.**23**). Die häufigste Komplikation ist der Sehnenfadenabriß (Abb. 4.**24**). Die typische Anamnese ist in solchen Fällen, daß bei einem Patienten, der bekanntermaßen seit einiger Zeit Symptome einer schlotterigen Mitralklappe aufgewiesen hat, eine plötzliche Verschlimmerung der Mitralinsuffizienz eintritt, ohne daß Anzeichen einer Infektion bestehen. Je nach der Gesamtbeschaffenheit des unzulängli-

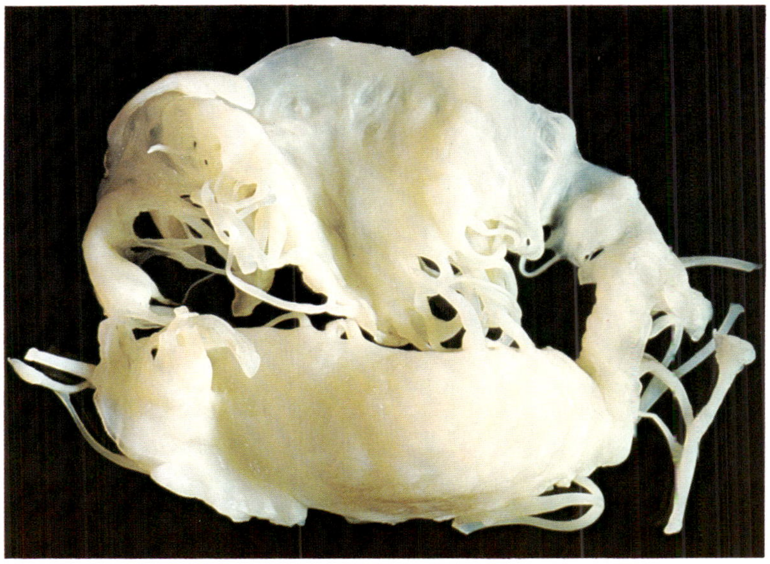

Abb. 4.**22** Operativ resezierte schlotterige Mitralklappe von der Vorhofseite: starker Prolaps des mittleren Lappens.

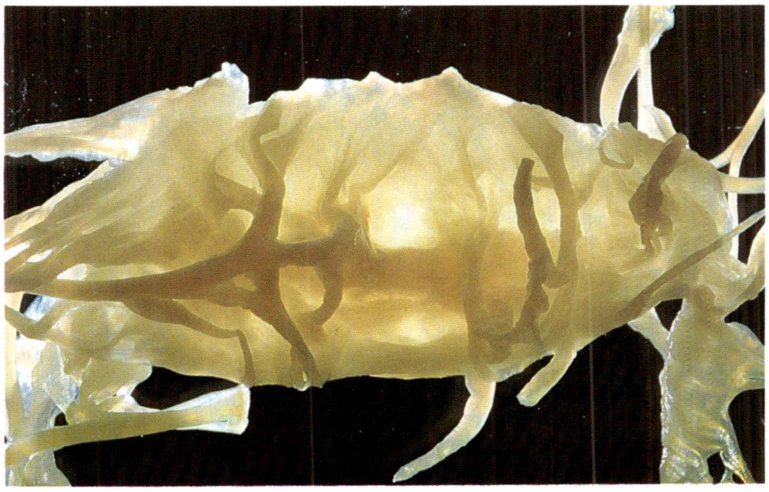

Abb. 4.**23** Operativ resezierte schlotterige Mitralklappe von der Ventrikelseite: das murale Segel besitzt abnorm strukturierte Sehnenfäden.

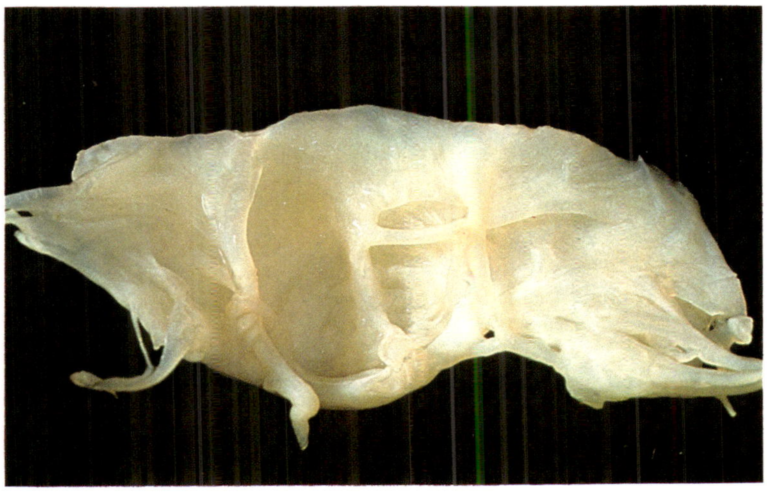

Abb. 4.**24** Operativ resezierte schlotterige Mitralklappe von der Ventrikelseite: Sehnenfadenabriß am muralen Segel.

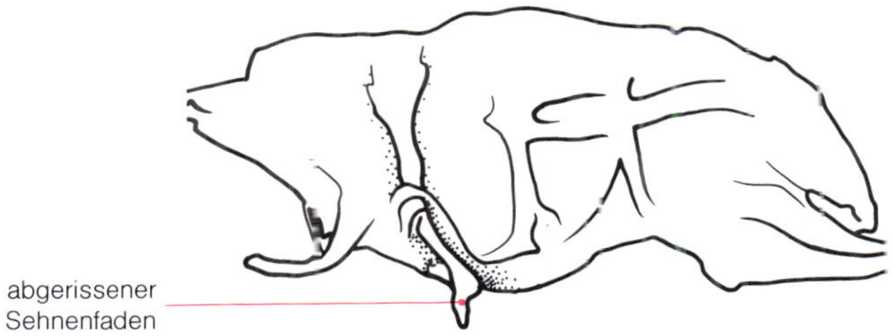

chen Chordastützapparates kann eine Ruptur zu einem kleineren (Abb. 4.**25**) oder größeren (Abb. 4.**26**) Segelprolaps führen.

Bei anfallsweisen transitorischen Zerebralischämien wurde ein Mitralklappenschlottern als zugrundeliegender Mechanismus beschrieben (Barnett u. Mitarb. 1976, Kostuck u. Mitarb. 1977, Wilson u. Mitarb. 1977). Wie die beteiligten Mechanismen genau beschaffen sind, ist noch unklar. Mitralklappenschlottern wurde auch mit einer Angina pectoris bei normalen Koronararterien (Nakjahvan u. Mitarb. 1976), ventrikulären Rhythmusstörungen (Winkle u. Mitarb. 1975) und plötzlichem Tod (Marshall u. Shappel 1974) in Zusammenhang gebracht. Für diese ventrikulären Rhythmusstörungen gibt es mehrere Erklärungen, doch hat sich bis jetzt keine als vollkommen befriedigend erwiesen (nachzulesen bei Davies 1980).

Eine weitere Verbindung, die nicht als Zufall gelten kann, ist die Kombination von schlotteriger Mitralklappe und großen Vorhofseptumdefekten vom Fossa-ovalis-Typ (Jeresaty 1975). Die Klappendeformierung ist meist auf das Gebiet der posteromedialen Kommissur beschränkt, was dafür spricht, daß mangelnder Halt der zugrundeliegende Mechanismus ist. Eine schlotterige Mitralklappe ist auch beim Marfan-Syndrom ein geläufiger Befund (Edwards 1971, Brown u. Mitarb. 1975) (Abb. 4.**27**).

Ätiologie und Pathogenese der schlotterigen Mitralklappe sind noch umstritten. Alle Autoren sind sich einig, daß in solchen Klappen reichlich saure Mukopolysaccharide angesammelt sind (Abb. 4.**28**). Darüber hinaus kann auf der Vorhofseite eine aus geschichteten Kollagenfasern bestehende Verdickung (Abb. 4.**29**) als Folge des Rückstroms und der abnormen Reibung zu beobachten sein (Shrivastava u. Mitarb. 1977). Bezüglich der Interpretation dieser Befunde gehen die Meinungen allerdings auseinander. Die meisten Untersucher halten die myxomatöse Veränderung für die eigentliche Ursache des idiopathischen Mitralklappenprolapses (ausführliches Referat bei Jeresaty 1979). Diesbezüglich wird oft das Marfan-Syndrom zitiert, und man hat ja sogar die myxomatöse Umwandlung der Klappe als Forme fruste dieses Syndroms angesehen

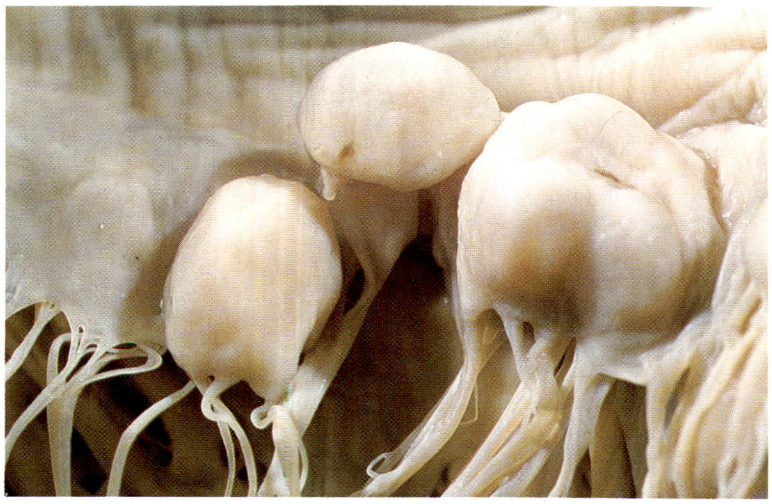

Abb. 4.**25** Sehnenfadenabriß bei schlotteriger Mitralklappe mit geringem Prolaps.

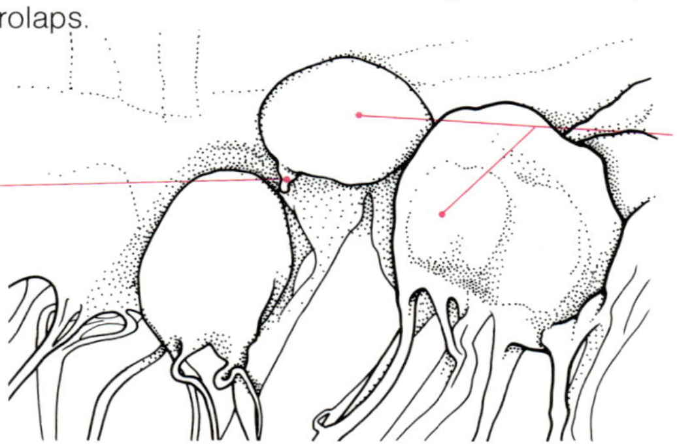

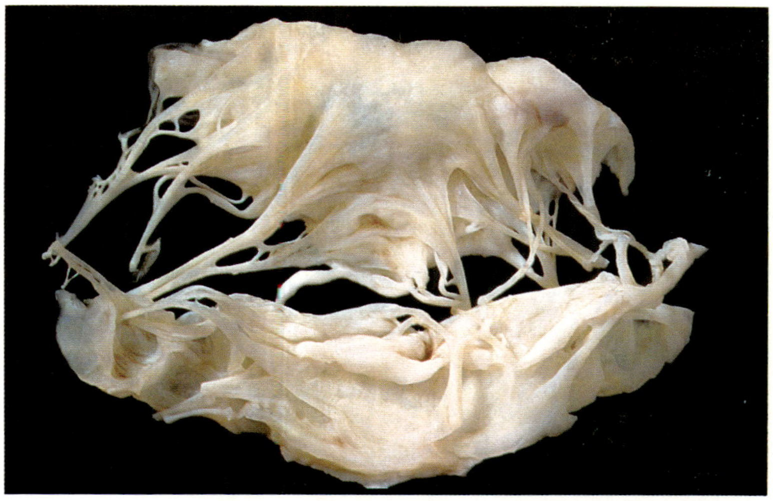

Abb. 4.**26** Operativ resezierte schlotterige Mitralklappe von der Ventrikelseite: Sehnenfadenabriß mit großem Prolaps des muralen Segels.

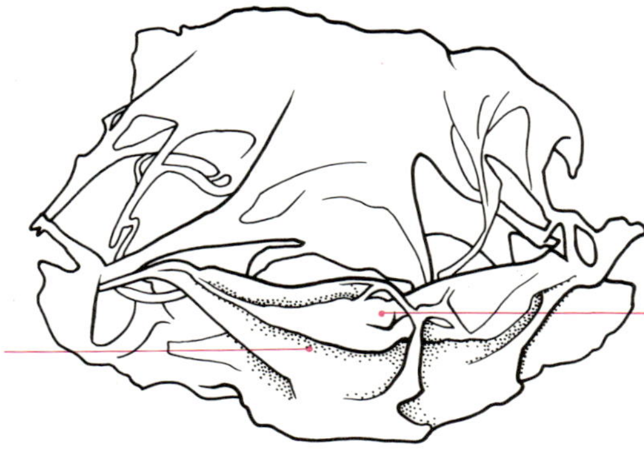

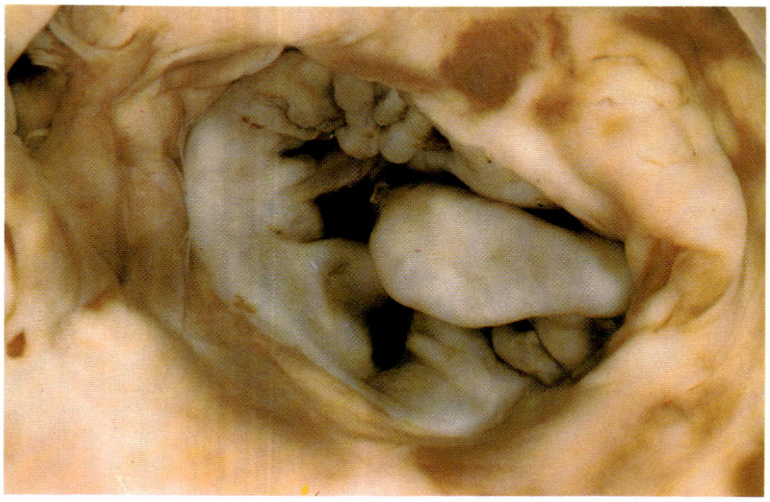

Abb. 4.**27** Schlotterige Mitralklappe bei einem Säugling mit Marfan-Syndrom.

(READ u. Mitarb. 1965). Diese Schlußfolgerung ist nach unserer Ansicht nicht berechtigt. Über das Wesen der myxomatösen Veränderung ist man sich gleichfalls nicht einig. Einige Untersucher haben sowohl Anzeichen einer abnormen Kollagensynthese als auch eines beschleunigten Kollagenzerfalls gefunden (CAULFIELD u. Mitarb. 1969), während DAVIES (1980) bei biochemischen Analysen Kollagenvorläufer entdeckte, die ihn zu der Vermutung führten, daß die primäre Störung auf einem Versagen der Synthese beruht. ROBERTS (1976, 1979) zufolge gibt es lichtmikroskopisch keine Hinweise auf eine Kollagendegeneration; nach seiner Meinung ist die Vermehrung der Mukopolysaccharide das Grundübel.
Es ist von Interesse, daß sich myxoide Veränderungen in chirurgisch resezierten Klappen häufig finden, wenn auch gewöhnlich in minimalem Ausmaß (KERN u. TUCKER 1972). Auch in Klappen alter Menschen sind myxomatöse Veränderungen häufig (POMERANCE 1972). Es bleibt daher die Frage offen, ob die beobachteten histologischen Veränderungen die primäre Krankheit repräsentieren, oder ob sie der Ausdruck eines sekundären Geschehens sind, beispielsweise als Folge einer langdauernden oder übermäßigen Belastung des Klappenapparats. Die Beobachtung, daß es in normalen Herzen ein weites Spektrum von Sehnenfädenarrangements gibt (BECKER u. DE WIT 1980), die nicht allen Segelteilen gleich guten Halt bieten, zusammen mit der weiteren Beobachtung, daß alle resezierten schlotterigen Mitralklappen irgendeine Abartigkeit der Chordainsertionen aufweisen (VAN DER BEL-KAHN u. BECKER, unveröffentlichte Beobachtungen), stützen die letztgenannte Hypothese; zumindest wäre das einer der möglichen Mechanismen (Abb. 4.30).

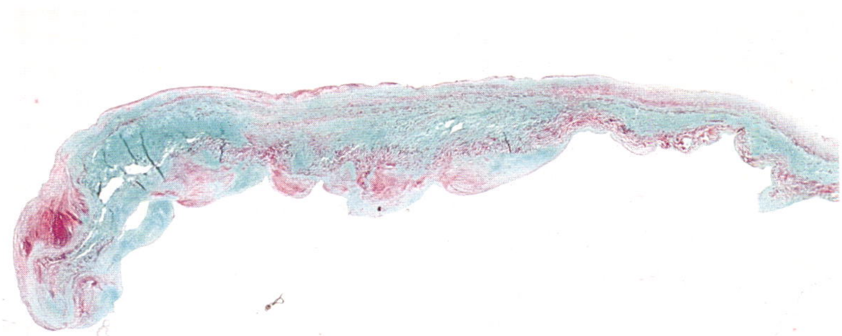

Abb. 4.**28** Histologischer Schnitt eines schlotterigen Mitralklappensegels: massive Einlagerungen von sauren Mukopolysacchariden (blau-grün). Alzianblau-vG.

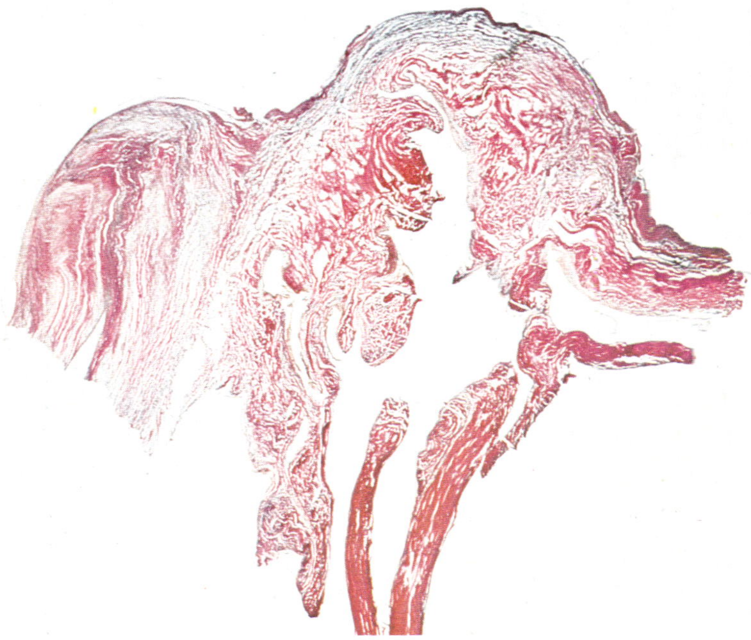

Abb. 4.**29** Histologischer Schnitt eines prolabierten Mitralklappensegels: dicke Schicht von fibroelastischem Gewebe an der Vorhofseite. E-vG.

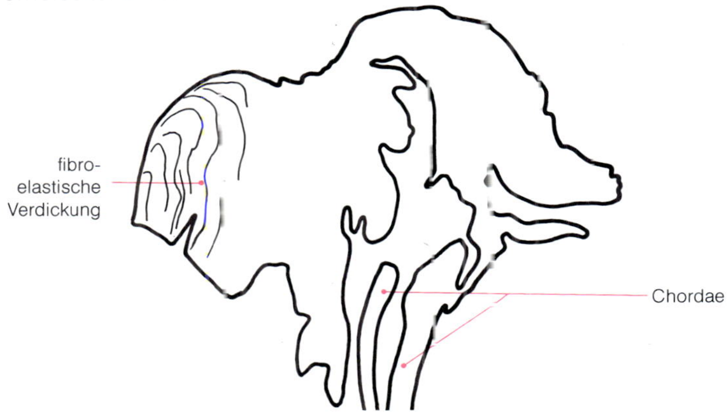

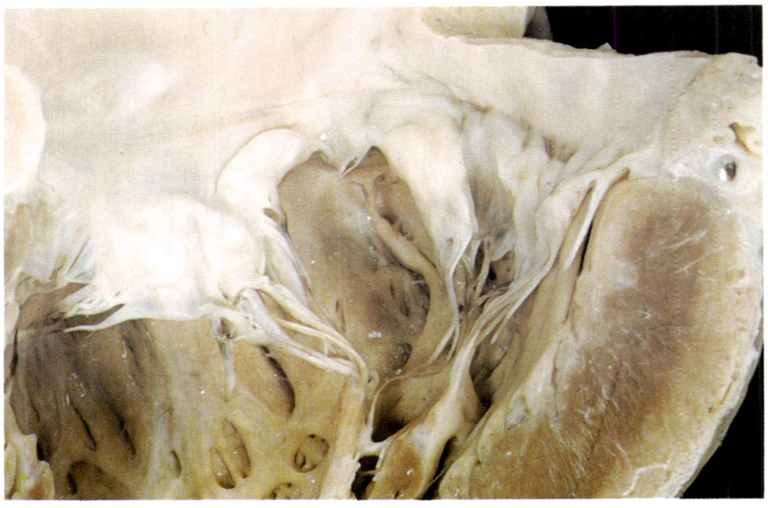

Abb. 4.**30** Schlotterige Mitralklappe, bei der das betroffene, um die posteromediale Kommissur konzentrierte Segment fast keine Chordaunterstützung besitzt.

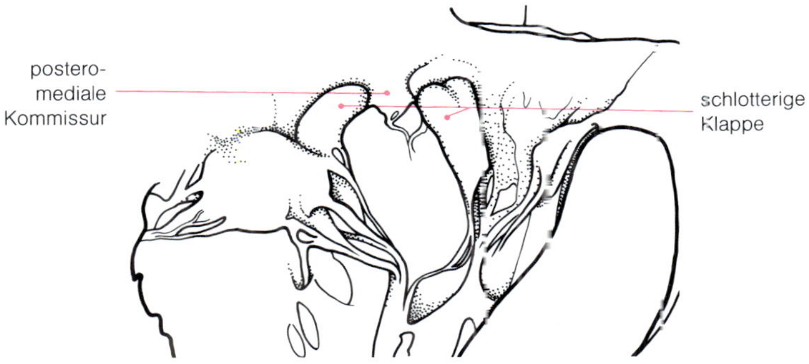

Infektionsbedingte Endokarditis

Der Ausdruck „infektionsbedingte“ Endokarditis ist gegenüber „bakterieller“ Endokarditis vorzuziehen, da wohlbekannt ist, daß die Erkrankung von einer Vielzahl verschiedener Erreger hervorgerufen werden kann. In den letzten Jahren hat sich der Typ der Erkrankten bedeutend verlagert (Pomerance 1975). In den „alten Tagen“ befiel die infektionsbedingte Endokarditis besonders Patienten mit rheumatischen Herzklappenfehlern. Gegenwärtig ist das Durchschnittsalter der Patienten deutlich höher, und gewöhnlich fehlt eine Herzkrankheit in der Vorgeschichte. Stattdessen spielen degenerative Klappenveränderungen bei älteren Menschen eine wichtige Rolle, nicht nur im Falle manifester Veränderungen wie Aortenklappenverkalkung oder Mitralringverkalkung (s. unten), sondern auch dann, wenn offenbar keine Abnormitäten der Klappen bestehen. Der Verschleißprozeß, dem das Klappengewebe im Laufe der Jahre unterliegt, macht es möglicherweise infektionsanfällig; das gilt besonders, wenn ein älterer Mensch mit herabgesetzter Immunabwehrkraft von virulenten Erregern befallen wird. In Klappen mit solchen Verschleißerscheinungen ist der Endothelüberzug der Klappen alteriert und die Schlußlinie oft akzentuiert (Abb. 4.**31**). Bei eingehenderen histologischen Untersuchungen findet man oft angelagerte Fibrin-Thrombozyten-Aggregate. Solche Läsionen können zirkulierenden Mikroorganismen zur Einnistung dienen und die Grundlage für eine infektionsbedingte Endokarditis in einer scheinbar normalen Klappe bilden (s. auch Kap. 7). Heutzutage muß man auch unbedingt iatrogene Ursachen für eine infektionsbedingte Endokarditis in Betracht ziehen. Die Zahl der Patienten mit intrakardialen Schrittmacherelektroden (s. Kap. 8) und Klappenprothesen (s. unten) wächst ständig. Da sich die Lebenserwartung der Patienten mit konnatalen Herzfehlern dank der korrigierenden und palliativen Herzchirurgie erheblich verbessert hat, bildet auch für diese Patientengruppe die Gefahr, eine infektionsbedingte Endokarditis zu erwerben, eine ständige Bedrohung. Außerdem stellt sich das Problem der steigenden Zahl von Drogensüchtigen, bei denen die infektionsbedingte Endokarditis eine häufige und oft tödliche Komplikation darstellt. Was immer auch der Hintergrund sein mag, die Infektionsquelle ist nicht immer klar. Zahn- und Zahnfleischinfektionen, Infektionen der Atemwege und des Harntrakts sowie Hautinfektionen sind noch immer die wichtigsten Primärherde. Die Liste der Mikroorganismen, die imstande sind, eine Endokarditis zu verursachen, ist enorm. Praktisch besitzen nach den bisherigen Berichten alle Mikroorganismen einschließlich von Viren das Potential, eine Endokarditis hervorzurufen.

Die infektionsbedingte Endokarditis befällt vorwiegend die Klappen. Eine parietale Endokarditis entsteht gewöhnlich durch Übergreifen des Prozesses von einer erkrankten Klappe. Präexistente Veränderungen des

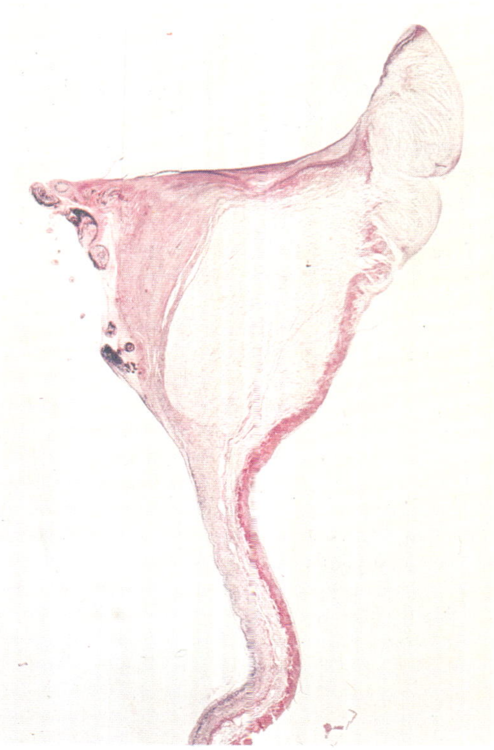

Abb. 4.**31** Aortentaschenklappe mit Oberflächenveränderungen am Schließungsrand. E-vG

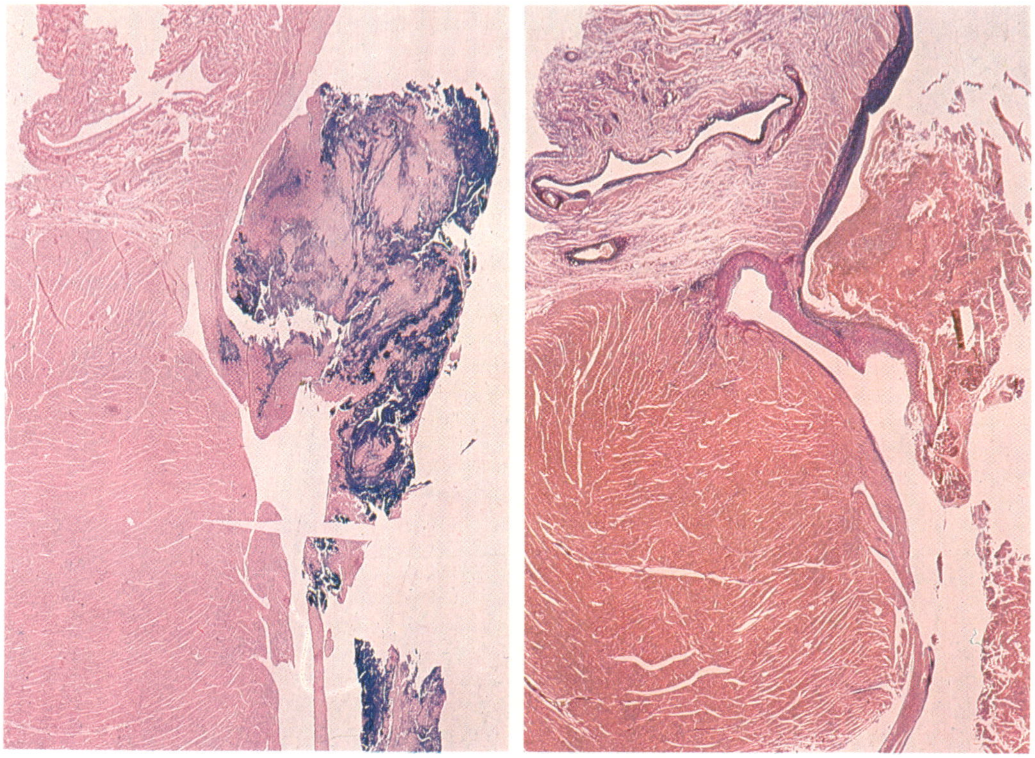

Abb. 4.**32** Von Staphylokokken praktisch zerstörtes Mitralklappensegel. Links: Gram-Färbung, rechts: E-vG.

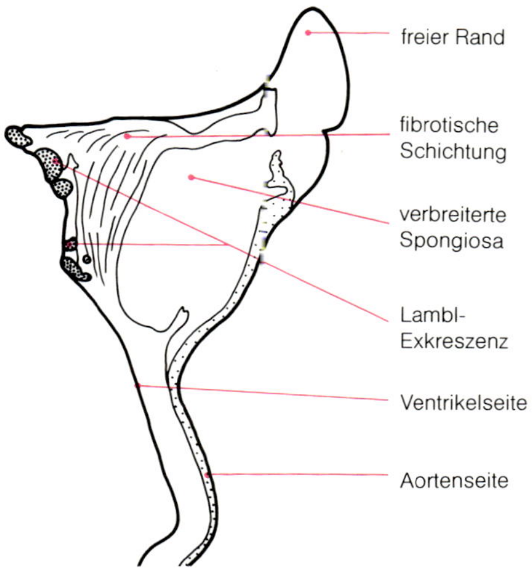

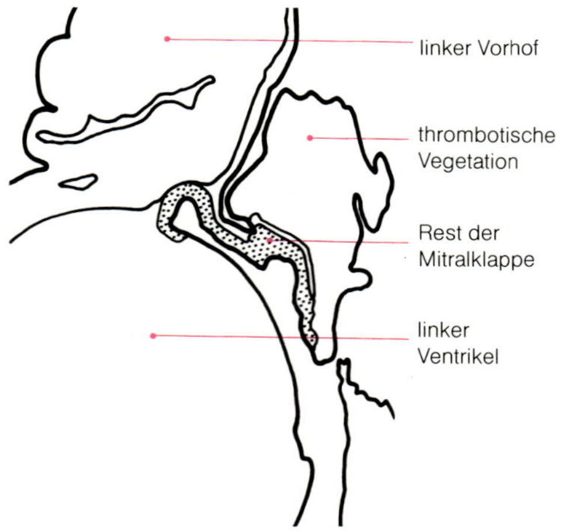

parietalen Endokards, etwa solche, die durch Blutstrahl- oder Chordafriktion hervorgerufen worden sind, können gelegentlich Grundlage einer primären endokarditischen Läsion sein. Am häufigsten ist die linke Herzhälfte betroffen – die Mitralklappe wird etwas öfter von einer primären Infektion befallen als die Aortenklappe. Trikuspidalklappeninfektionen sind nicht häufig, Pulmonalklappeninfektionen extrem selten.

Grundsätzlich ist die infektionsbedingte Endokarditis ein Prozeß, der zur Zerstörung der Klappe führt (Abb. 4.**32**). Die Virulenz der beteiligten Erreger, die Reaktion des Wirts und die Zeitdauer bis zur richtigen Diagnostizierung und Behandlung bestimmen gemeinsam den klinischen Verlauf und den Ausgang. Aus diesen Gründen hat eine scharfe Trennung von akuter und subakuter Endokarditis heute nicht mehr solche Bedeutung. Bleibt die Krankheit zunächst unbehandelt, so ist die Prognose weitgehend davon abhängig, welche Schäden schon vorhanden sind, wenn der Krankheitsprozeß unter Kontrolle gebracht wird. Die Komplikationen der infektionsbedingten Endokarditis lassen sich demnach einteilen in die Folgen der Destruktion an den Klappen selbst, die Folgen der Invasion benachbarter Herzteile und septisch-embolische Folgen (Becker 1974). Eine Spätfolge der infektionsbedingten Endokarditis ist die generalisierte Vaskulitis, die durch eine von der Endokarditis ausgelöste Immunkomplexkrankheit entsteht, wobei eine Nierenbeteiligung eine besondere Bedrohung darstellt.

An der Mitralklappe ist meist die vorhofseitige Fläche befallen, dort, wo sich die Segel aneinanderlegen (Abb. 4.**33**). Hier sind natürlich sekundäre altersbedingte Veränderungen lokalisiert. Gewöhnlich sind dem Krankheitsherd Gerinnselmassen angelagert, die oft zahllose Kolonien der Erreger enthalten (Abb. 4.**32**). Das ist einer der Gründe, warum man unbedingt Antibiotika in hohen Dosen intravenös verabreichen muß, um einen wirksamen Spiegel an diesen Stellen zu erreichen. Die Infektion kann sich leicht auf die angrenzenden Teile des Segels (Abb. 4.**34**) sowie auf die Sehnenfäden ausbreiten. Der letztgenannte Prozeß kann dann zu einem Prolaps des befallenen Segels und einer massiven Mitralinsuffizienz führen (Abb. 4.**34**, rechts). Schließlich wird der Mittelteil des Segels unter Umständen völlig zerstört, so daß mitten in dem infizierten Gewebe ein Loch entsteht (Abb. 4.**35**). Wenn in diesem Stadium eine Abheilung erfolgt, wird später fast immer ein Klappenersatz notwendig (Abb. 4.**36**).

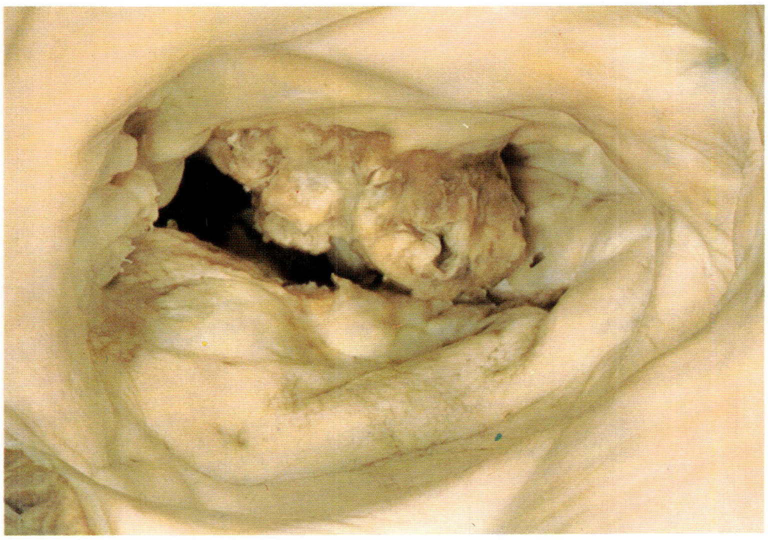

Abb. 4.**33** Infektionsbedingte Endokarditis der Mitralklappe: Destruktion an der Vorhofseite, besonders des vorderen Segels, mit angelagerten Gerinnseln.

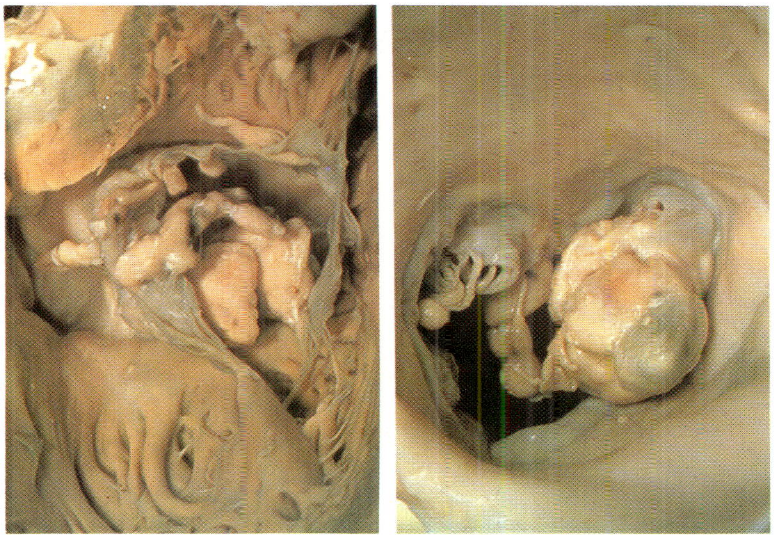

Abb. 4.**34** Infektionsbedingte Endokarditis der Mitralklappe mit Chordaruptur. Links: Ansicht vom linken Ventrikel, rechts: Ansicht vom linken Vorhof mit prolabierenden Segeln an der posteromedialen Kommissur.

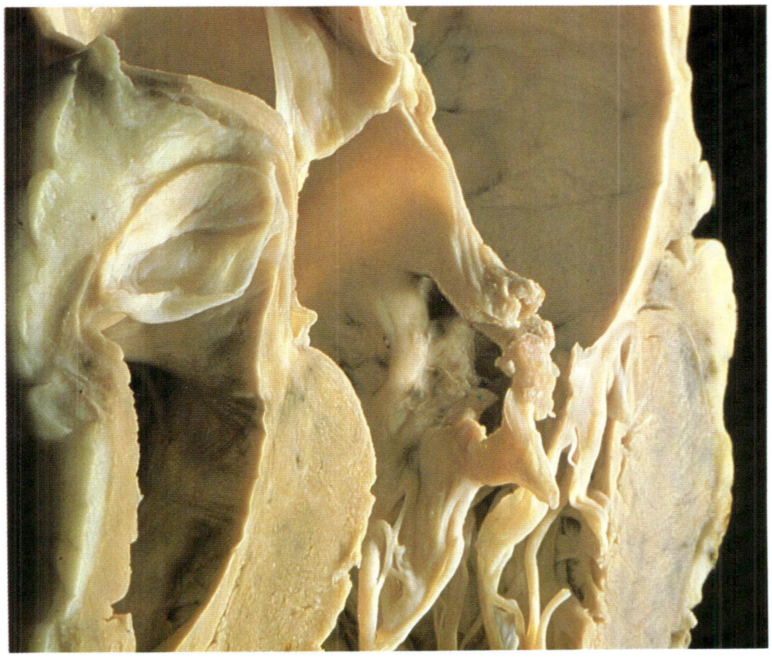

Abb. 4.**35** Infektionsbedingte Endokarditis. Destruktion des Mitralklappensegels im aktiven Stadium mit Defekt inmitten des infizierten Gewebes.

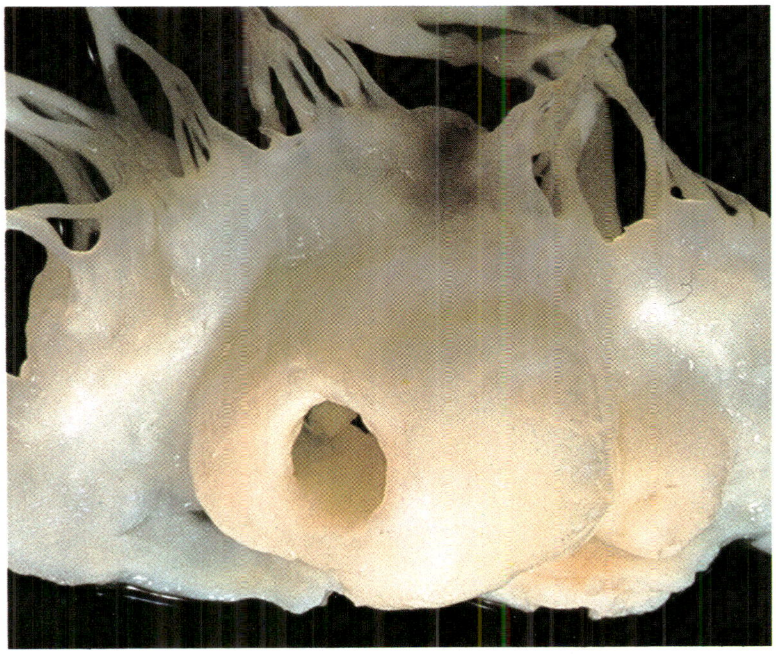

Abb. 4.**36** Infektionsbedingte Endokarditis der Mitralklappe, operativ reseziertes vorderes Segel mit „abgeheilter" Läsion.

Ausnehmend anfällig für eine Infektion ist ein verkalkter Mitralring (s. Kap. 7). Durch die vorhandene Klappeninsuffizienz wird die Vorhofseite der Klappe besonders für eine Absiedlung zirkulierender Mikroorganismen anfällig, da der Rückstrom hier sekundäre Veränderungen bewirkt (Abb. 4.**37**). Auch die Unterseite der Klappe, an der sich der degenerative Verkalkungsprozeß befindet (s. Kap. 7), ist ebenfalls gefährdet (Abb. 4.**38**). Eine Infektion am Anulus hat eine schlechte Prognose, da sie leicht zu einem Klappenringabszeß führen kann (Abb. 4.**39**), der schwer zu diagnostizieren und zu behandeln ist. Er kann dann bald zu einer eitrigen Perikarditis und zum Tod führen. Die Entwicklung einer Perikarditis bei einem Patienten mit klinischen Symptomen einer Infektion unbekannter Natur sollte immer an die Möglichkeit einer infektionsbedingten Endokarditis denken lassen.

An der Aortenklappe befällt die Endokarditis meist die Ventrikelseite, auch hier wieder gewöhnlich den Schließungsrand (Abb. 4.**31** u. 4.**40**). Um die Komplikationen, die sich ergeben können, ganz zu verstehen, muß man die Topographie der Aortenwurzel genau kennen (Edwards u. Burchell 1957, Becker 1974, Anderson u. Becker 1980). Die Infektion kann sich nach vorn in das Epikard in den Winkel zwischen dem rechtsventrikulären Ausflußtrakt und der aortomitralen Sehnenplatte ausbreiten (Abb. 4.**41**), wo sie zur Entstehung eines epikardialen Abszesses führen kann. Die Folgen sind ähnlich wie beim Mitralringabszeß. Die Infektion kann auch in den rechtsventrikulären Ausflußtrakt (Abb. 4.**42**) sowie in die Wand des rechten (Abb. 4.**43**) und des linken Vorhofs fortschreiten. Es kann zu einer Beteiligung des atrioventrikulären Erregungsleitungsgewebes mit resultierendem Herzblock kommen. Unter Umständen greift die Infektion direkt auf die ventrikuläre Fläche des angrenzenden vorderen Mitralsegels über (Abb. 4.**44**). Auf diese Weise kann eine

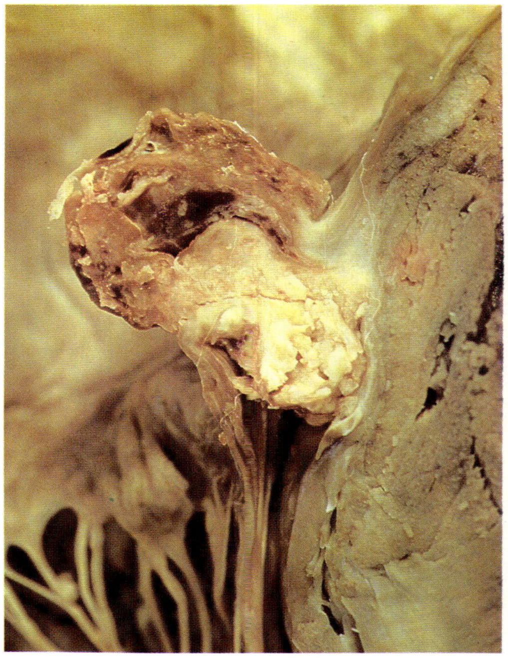

Abb. 4.**37** Infektionsbedingte Endokarditis an der Vorhofseite des hinteren Mitralklappensegels als Komplikation bei Mitralringverkalkung.

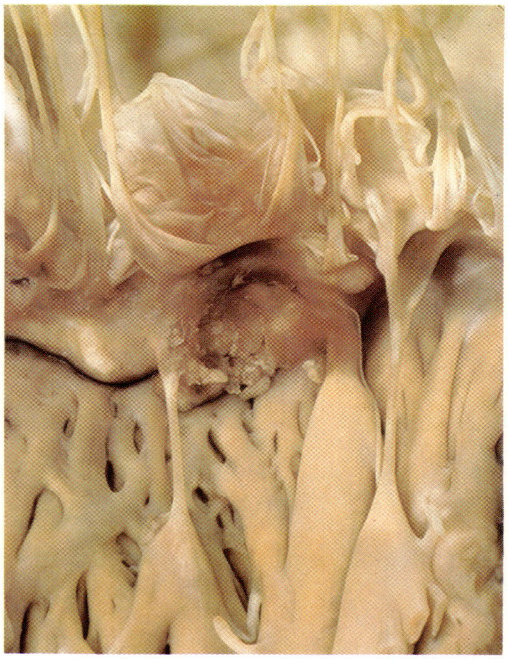

Abb. 4.**38** Infektionsbedingte Endokarditis im Bereich einer Mitralringverkalkung: Entzündung im Winkel unter der Klappe.

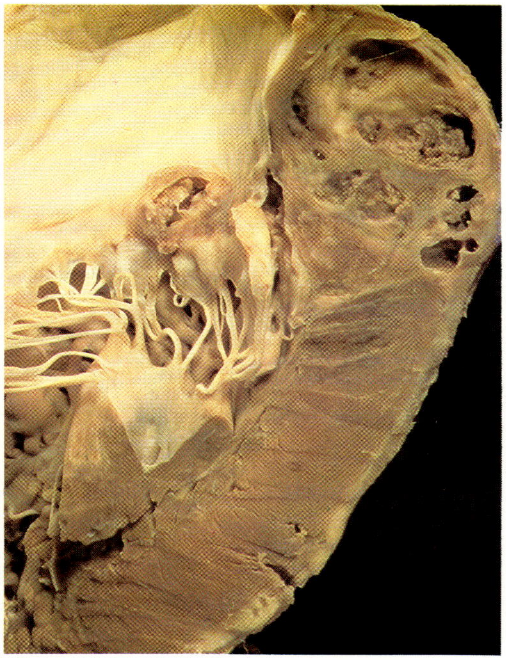

Abb. 4.**39** Infektionsbedingte Endokarditis. Mitralringabszeß, der sich in das epikardiale Fettgewebe ausbreitet. Erosion an der Vorhofseite der Klappe.

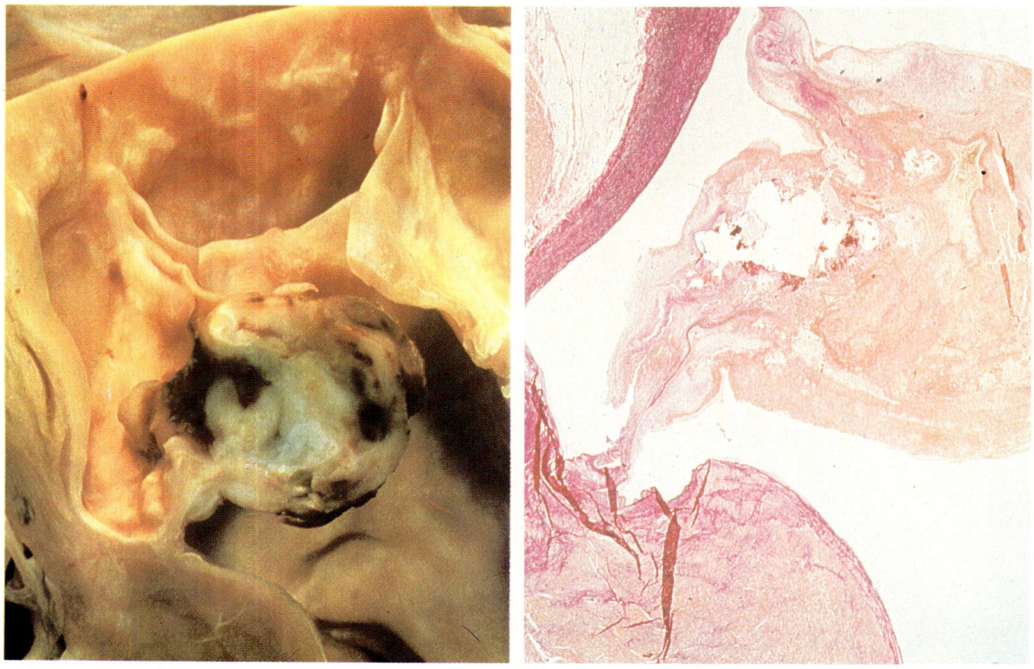

Abb. 4.**40** Infektionsbedingte Endokarditis der Aortenklappe. Links: Semilunarklappe mit thrombotischer Vegetation; rechts: Destruktion des Klappengewebes. E-vG.

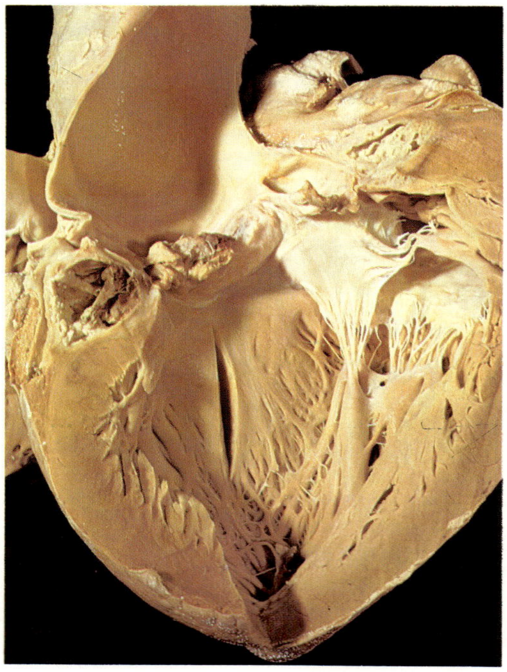

Abb. 4.**41** Zu einem Klappenringabszeß führende infektionsbedingte Endokarditis der Aortenklappe.

infektionsbedingte Endokarditis der Aortenklappe zu einer infektionsbedingten Endokarditis der Mitralklappe führen. Es ist schwierig, das Auftreten einer Mitralinsuffizienz im klinischen Verlauf einer Aortenklappenendokarditis zu bewerten, sogar mit anspruchsvollen echokardiographischen Methoden, weil die Aortenklappenendokarditis als solche durch die Dilatation des linken Ventrikels und die Papillarmuskeldysfunktion eine Mitralinsuffizienz bewirken kann. Der Schlüssel zur Diagnose einer zusätzlichen Mitralklappenbeteiligung wäre der Nachweis mitraler Vegetationen, der aber sehr schwierig sein kann.
Eine Infektion der Mitralklappe an entfernterer Stelle kann durch den Rückfluß des infizierten Blutes aus der zerstörten Aortenklappe zustandekommen (Abb. 4.**45**). Darüber hinaus kann eine Ausbreitung des Prozesses auf der Endokardoberfläche des linken Ventrikels zu einer selektiven Schädigung der Äste des linken Erregungsleitungsschenkels und damit zu einem partiellen oder kompletten Linksschenkelblock führen (Abb. 4.**46**). Ebenso wie bei der Mitralklappe kann auch bei der Aortenklappe vor der Abheilung des entzündlichen Prozesses bereits eine so ausgedehnte Zerstörung der Klappe stattgefunden haben, daß ein Klappenersatz nötig wird. In manchen Fällen nimmt die Krankheit einen fulminanten, therapeutisch nicht beeinflußbaren Verlauf, so daß bereits im akuten Stadium ein Klappenersatz erforderlich ist (Abb. 4.**47**). Wie bereits erwähnt, sind septische Embolien eine häufige Komplikation. In unserer Autopsieserie hatten alle Patienten, die im Verlauf einer infektionsbedingten Endokarditis der Aortenklappe verstorben waren, eine septische Myokarditis (s. auch Kap. 3). Dieser Gesichtspunkt ist besonders für die Verordnung entsprechender therapeutischer Maßnahmen relevant.
Die infektionsbedingte Endokarditis der Trikuspidalklappe muß er-

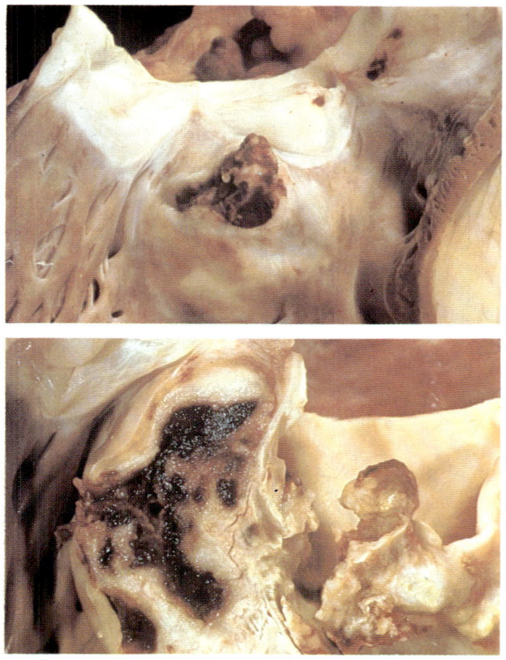

Abb. 4.**42** Infektionsbedingte Endokarditis der Aortenklappe mit Perforation in den rechtsventrikulären Ausflußtrakt (oben); Ausgangsherd der Infektion (unten).

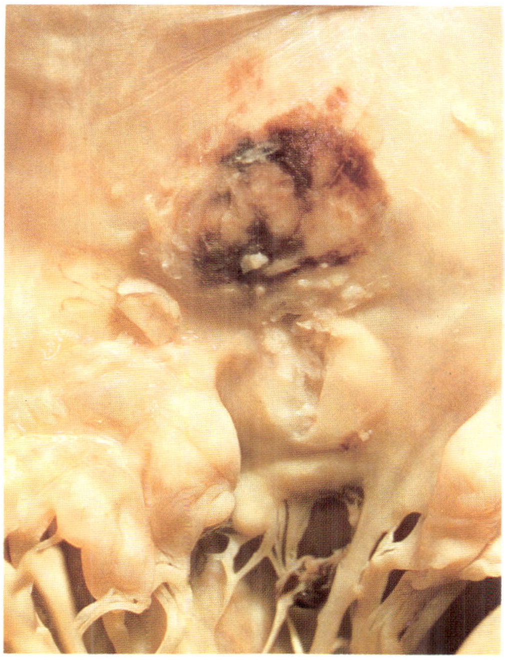

Abb. 4.**43** Ausbreitung einer infektionsbedingten Endokarditis in den rechten Vorhof.

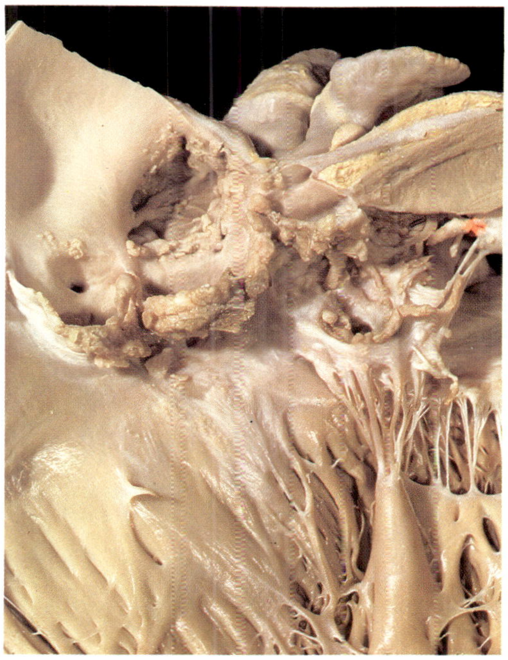

Abb. 4.**44** Direktes Übergreifen der infektionsbedingten Endokarditis von der Aortenklappe auf die Mitralklappe.

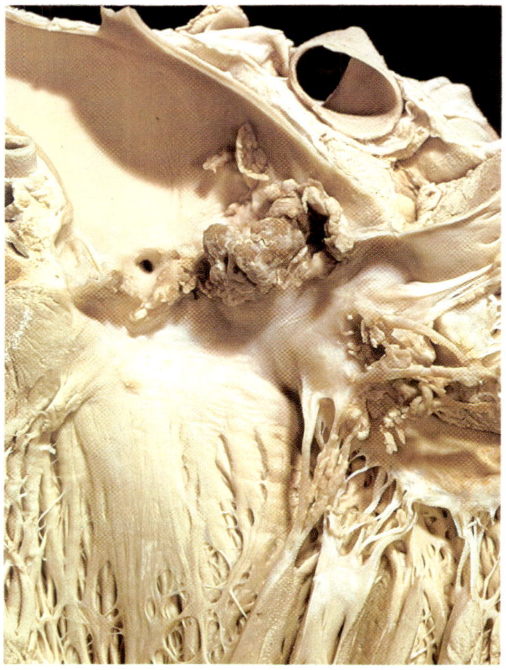

Abb. 4.**45** Infektionsbedingte Endokarditis: Fernbeteiligung des vorderen Mitralsegels und der Sehnenfäden. Man beachte, daß das Segelsegment unterhalb der infizierten Aortenklappe nicht befallen ist.

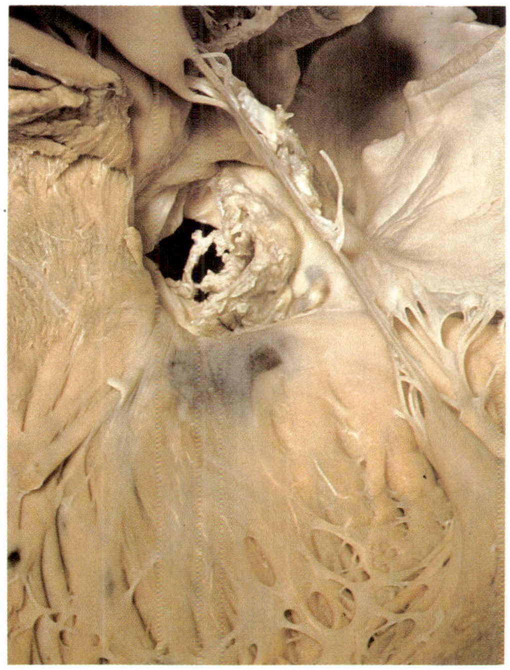

Abb. 4.**46** Infektionsbedingte Endokarditis der Aortenklappe mit Ausbreitung auf die Endokardoberfläche des linken Ventrikels, die einen Linksschenkelblock verursacht hat. Man beachte die Beteiligung der Mitralklappe.

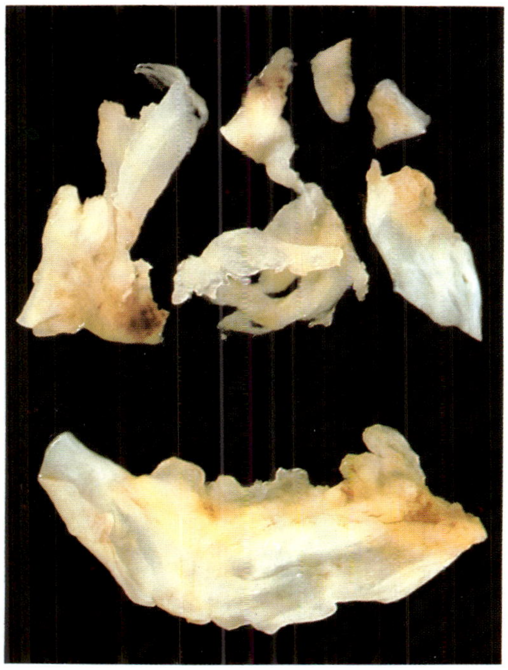

Abb. 4.**47** In der akuten Phase einer bakteriellen Endokarditis operativ entfernte Aortenklappe.

wähnt werden, weil sie bei Drogensüchtigen immer häufiger wird (Abb. 4.**48**). Eine Infektion der septalen Segel kann sich, wenn sie nahe am membranösen Septum lokalisiert ist, leicht bis zur Gegend des Atrioventrikularknotens und des His-Bündels ausbreiten. Atrioventrikuläre Erregungsleitungsstörungen sind daher eine Frühkomplikation. Die Symptomatik der Trikuspidalklappenendokarditis ist anders als bei der linksseitigen Endokarditis. Durch septische Lungenembolien kommt es zu rezidivierenden Lungeninfektionen; in solchen Fällen sollte man an eine Trikuspidalklappeninfektion denken, besonders bei jungen Individuen.

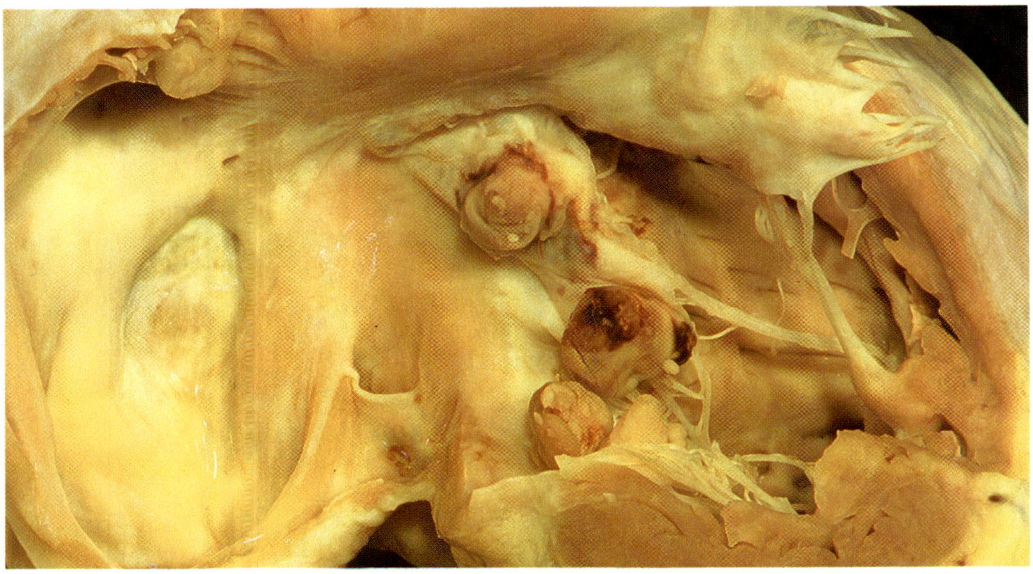

Abb. 4.**48** Infektionsbedingte Endokarditis der Trikuspidalklappe bei einem als heroinsüchtig bekannten Patienten.

Literatur

Abrams, J.: Mitral valve prolapse. A plea for unanimity. Amer. Heart J. 92 (1976), 413-415

Anderson, R. H., A. E. Becker: Anatomie des Herzens. Thieme, Stuttgart 1982

Ayoub, E. M.: In Wannamaker, L. W., J. H. Matsen: Streptococci and Streptococcal Disease. Academic Press, New York 1972 (p 451)

Barnett, H. J. M., M. W. Jones, D. R. Boughner: Cerebral ischemic events associated with prolapsing mitral valve. Arch. Neurol. (Chic.) 33 (1976) 777-782

Becker, A. E.: Cardiac complications of infectious endocarditis of the aortic valve. Europ. J. Cardiol. 1 (1974) 467-472

Becker, A. E., A. P. M. de Wit The mitral valve apparatus: a spectrum of normality relevant to mitral prolapse. Brit. Heart J. 42 (1980) 680-689

Bernhard, G. C., R. L. Lange, G. T. Hensley: Aortic disease with valvular insufficiency as the principal manifestation of systemic lupus erythematosus. Ann. intern. Med. 71 (1969) 81-87

Bridgen, W., E. G. L. Bywaters, M. H. Lessof, J. P. Ross: The heart in systemic lupus erythematosus. Brit. Heart J. 22 (1960) 1-16

Brown, O. R., H. De Mots, F. E. Kloster, A. Roberts, V. D. Menashe, R. K. Beals: Aortic root dilatation and mitral valve prolapse in Marfan's syndrome. An echocardiographic study. Circulation 52 (1975) 651-657

Bulkley, B. H., W. C. Roberts: The heart in systemic lupus erythematosus and the changes induced in it by corticosteroid therapy: a study of 36 necropsy patients. Amer. J. Med. 58 (1975) 243-264

Carpenter, D. F., A. Golden, W. C. Roberts: Quadrivalvular rheumatoid heart disease associated with left bundle branch block. Amer. J. Med. 43 (1967) 922-929

Caulfield, J. B., D. I. Page, J. A. Kastor, C. Sanders: Dissolution of connective tissue in ruptured chordae. Circulation Suppl. III, 40 (1969) 57

Davies, M. J.: Pathology of Cardiac Valves. Butterworths, London 1980

Dekker, A., H. Black, F. Van Lichtenberg: Mitral valve restenosis. A pathologic study. J. thorac. cardiovasc. Surg. 55 (1968) 434-446

Edwards, J. E.: Mitral insufficiency resulting from ‚overshooting' of leaflets. Circulation 43 (1971) 606-612

Edwards, J. E., H. B. Burchell The pathologic anatomy of deficiencies between the aortic root and the heart including aortic sinus aneurysms. Thorax 12 (1957) 125-139

Guthrie, R. B., J. E. Edwards: Pathology of the myxomatous mitral valve. Nature, secondary changes and complications. Minnesota Med. 59 (1976) 637-647

Hejtmancik, M. R., J. C. Wright, R. Quint, F. L. Jennings: The cardiovascular manifestations of systemic lupus erythematosus. Amer. Heart J. 68 (1964) 119-130

Jeresaty, R. M.: Mitral ballooning: a possible mechanism of mitral insufficiency in diseases associated with reduced end-systolic volume of the left ventricle. Chest 60 (1971) 114-115

Jeresaty, R. M.: Etiology of the mitral valve prolapse-click syndrome. Amer. J. Cardiol. 38 (1975) 110-113

Jeresaty, R. M.: Sudden death in the mitral valve prolapse-click syndrome. Amer. J. Cardiol. 37 (1976) 317-318

Jeresaty, R. M.: Mitral Valve Prolapse. Raven Press, New York 1979

Kaplan, M. H.: Immunologic relation of streptococcal and tissue antigens. I. Properties of an antigen in certain strains of group A streptococci exhibiting an immunologic cross-reaction with human heart tissue. J. Immunol. 90 (1963) 595-606

Kern, W. H., B. L. Tucker: Myxoid changes in cardiac valves: pathologic, clinical and ultrastructural studies. Amer. Heart J. 84 (1972) 294-301

Kitchin, A., R. Turner: Diagnosis and treatment of tricuspid stenosis. Brit. Heart J. 26 (1964) 354-379

Kostuck, W. J., D. R. Boughner, M. J. M. Barnett, M. D. Silver: Strokes: a complication of mitral leaflet prolapse? Lancet 1977/II, 313-316

Libman, E., B. Sacks: A hitherto undescribed form of valvular and mural endocarditis. Arch. intern. Med. 33 (1924) 701-737

Marshall, C. E., S. D. Shappel: Sudden death and the ballooning posterior leaflet syndrome: detailed anatomic and histochemical investigation. Arch. Path. 98 (1974) 134-138

Nakjahvan, F. K., G. Natarajan, P. Seshachary, H. Goldberg: The relationship between prolapsing mitral leaflet syndrome and angina and normal coronary angiograms. Chest 70 (1976) 706-710

Oakley, C. M.: Clinical definitions and classifications of cardiomyopathies. Postgrad. med. J. 48 (1972) 703-713

Pantley, G. A., L. B. Housman, H. DeMots, S. H. Rahimtoola: Monocular blindness secondary to calcific embolization. An unusual mitral valvular disease. Chest 69 (1976) 555-556

Pomerance, A.: Pathology and valvular heart disease. Brit. Heart J. 34 (1972) 437-443

Pomerance, A.: Infective and non-bacterial thrombotic endocarditis. In Pomerance, A., M. J. Davies: The Pathology of the Heart. Blackwell, Oxford 1975 (pp. 343-366)

Pritzker, M. R., J. D. Ernst, C. Caudill, C. S. Wilson, W. F. Weaver, J. E. Edwards: Acquired aortic stenosis in systemic lupus erythematosus. Ann. intern. Med. 93 (1980) 434-436

Read, R. C., A. P. Thal, V. E. Wendy: Symptomatic valvular myxomatous transformation (the floppy valve syndrome): a possible forme fruste of the Marfan syndrome. Circulation 32 (1965) 897-910

Roberts, W. C.: The malfunctioning mitral valve: morphologic features. Proc. New Engl. cardiovasc. Soc. 27 (1976) 7-8

Roberts, W. C.: Congenital cardiovascular abnormalities usually ‚silent' until adulthood: morphologic features of the floppy mitral valve, valvular aortic stenosis, discrete subvalvular aortic stenosis, hypertrophic cardiomyopathy, sinus of Valsalva aneurysm and the Marfan syndrome. In Roberts, W. C.: Congenital Heart Disease in Adults. Davis, Philadelphia 1979 (pp. 407-453)

Roberts, W. C., J. A. Kehoe, D. F. Carpenter, A. Golden: Cardiac valvular lesions in rheumatoid arthritis. Arch. intern. Med. 122 (1968) 141-146

Shrivastava, S., R. B. Guthrie, J. E. Edwards: Prolapse of the mitral valve. Mod. Concepts cardiovasc. Dis. 56 (1977) 57-62

Shulman, H. J., C. L. Christian: Aortic insufficiency in systemic lupus erythematosus. Arthr. and Rheum. 12 (1969) 138-146

Vaughton, K. C., D. R. Walker, M. F. Sturridge: Mitral valve replacement for mitral stenosis caused by Libman-Sacks endocarditis. Brit. Heart J. 41 (1979) 730-733

Vela, J. E., R. Contreras, F. R. Sosa: Rheumatic pulmonary valve disease. Amer. J. Cardiol. 23 (1969) 12-18

Wallach, J. B., E. F. Borgatta, A. A. Angrist: Rheumatic Heart Disease: Pathology and Clinical Implications. A Summary of Five Hundred and Nine Autopsied Cases. Thomas, Springfield/Ill. 1962 (p. 174)

Wigle, E. D., H. Rakowski, N. Ranganathan, M. D. Silver: Mitral valve prolapse. Ann. Rev. Med. 27 (1976) 165-180

Wilson, L. A., P. W. M. Keeling, A. D. Malcolm, R. W. R. Russell, M. M. Webb-Peploe: Visual complications of mitral leaflet prolapse. Brit. med. J. 1977/II, 86-88

Winkle, R. A., M. G. Lopes, J. W. Fitzgerald, D. J. Goodman, J. S. Schroeder, D. C. Harrison: Arrhythmias in patients with mitral valve prolapse. Circulation 52 (1975) 73-81

Isolierte Aortenklappenverkalkung

Im letzten Jahrzehnt wurde zweifelsfrei nachgewiesen, daß bei Erwachsenen isolierte Veränderungen der Aortenklappe nicht-rheumatischen Ursprungs vorkommen können (Roberts 1970a). Es fanden sich in solchen Fällen fast immer starke Verkalkungen (Abb. 4.**49**). In einer von Roberts (1973) untersuchten Autopsieserie einschlägiger Fälle bestand eine gute Korrelation zwischen dem vorgegebenen Bau der Klappe und dem Alter des Patienten. Bei Patienten unter 15 Jahren überwogen unikuspide Klappen, die nur eine Kommissur besitzen (Edwards 1958). In der Altersgruppe zwischen 15 und 65 Jahren war eine konnatal bikuspide Aortenklappe die häufigste Anomalie. Bei Patienten über 65 Jahren mit isolierten Aortenklappenveränderungen fand sich dagegen in 90% der Fälle eine trikuspide Aortenklappe.

Die unikuspide Aortenklappe wird allgemein als von vornherein stenotisch angesehen; sie ist eine geläufige Form der Aortenstenose im sehr jungen Alter (s. auch Kap. 13). Nichtsdestoweniger wurde auch über Erwachsene mit einer isolierten Aortenklappenstenose dieses Typs berichtet. Das Durchschnittsalter, in dem Beschwerden auftraten, betrug in einer von Falcone u. Mitarb. (1971) veröffentlichten Serie 41 Jahre. Pomerance (1975) demonstrierte eine solche Klappe bei einer 68jährigen Frau. In unserem Material war der älteste Patient mit einer Klappenschädigung dieser Art 69 Jahre (Abb. 4.**50**).

Konnatal bikuspide Aortenklappen sind gewöhnlich nicht von vornherein stenotisch, wie Edwards aufgezeigt hat (1961). Das Gesamtvorkommen von bikuspiden Aortenklappen in der Gesamtbevölkerung wurde auf annähernd 2% geschätzt (nachzulesen bei Roberts 1980). Die vermutete Häufigkeit ist viel größer als jene, die wir in unserer Praxis angetroffen haben. Ebensowenig stimmt die Gesamthäufigkeit der anscheinend normal funktionierenden bikuspiden Aortenklappen von etwa 1% im Autopsiegut mit unseren Erfahrungen überein. In der überwiegenden Mehrzahl enthielten die erstmals bei der Autopsie erkannten bikuspiden Aortenklappen bei Erwachsenen massive Kalkablagerungen, eine von Roberts (1980) geteilte Erfahrung, der derartige Veränderungen in 99% der bikuspiden Aortenklappen bei Patienten über 30 Jahren fand. Die Klappen sind starr und unnachgiebig, unabhängig davon, ob eine verschmolzene Semilunarklappe mit Raphe vorhanden ist oder nicht

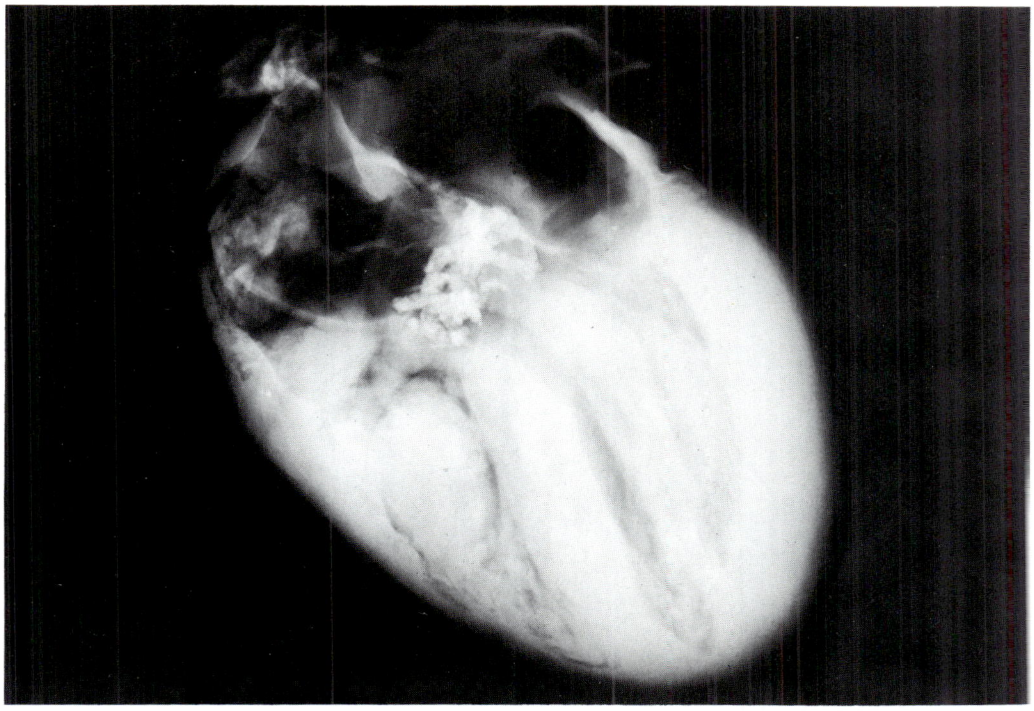

Abb. 4.**49** Postmortal angefertigtes Röntgenbild mit isolierter Aortenklappenverkalkung.

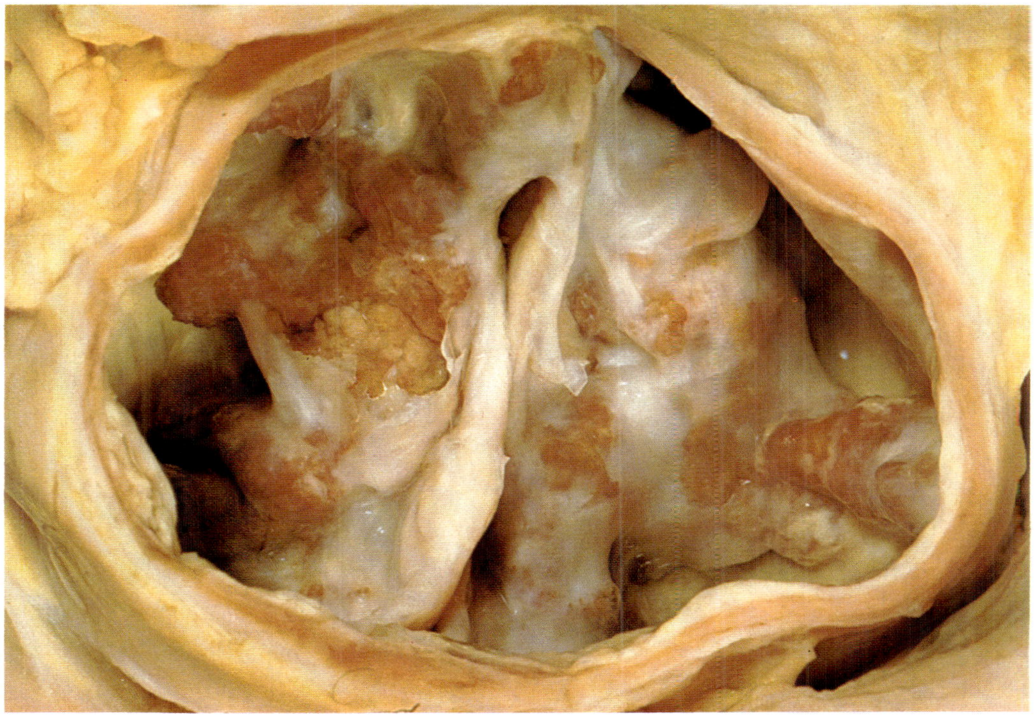

Abb. 4.**50** Aortenklappenverkalkung und -stenose, bedingt durch eine konnatal unikuspide Aortenklappe mit nur einer Kommissur bei einem 69jährigen Mann.

(Abb. 4.**51**). Ihrem Aussehen nach ist die Klappe offenbar primär stenotisch, und dieser Eindruck wird gewöhnlich durch die gesamte Geometrie des linken Ventrikels bestärkt. Eine wohlbekannte Komplikation bei schwerer Aortenklappenstenose ist der plötzliche Tod. Man kann aber die verblüffende Erfahrung machen, daß derart stark verkalkte und schwer stenotische Aortenklappen einen Zufallsbefund bei der Autopsie darstellen können. Das bestätigt, welche enorme Kompensationskapazität das Herz besitzt (s. Kap. 1), wiewohl die kolossale Hypertrophie fast immer mit Zeichen einer ischämischen Myokardschädigung einhergeht (Abb. 4.**52**), die wahrscheinlich die Grundlage des plötzlichen, unerwarteten Todes bildet.

Mitunter finden sich diskrete Zeichen einer Klappeninsuffizienz (Abb. 4.**53**). Daß eine Klappeninsuffizienz bei bikuspider Aortenklappe älterer Menschen im Vordergrund steht, ist aber selten. Eine nicht so seltene Komplikation ist dagegen die infektionsbedingte Endokarditis (Abb. 4.**54**). In solchen Fällen sind Verkalkungen minimal oder fehlen.

Wie bereits angeführt, kommen isolierte Aortenklappenveränderungen bei über 65 Jahre alten Menschen oft in einer an und für sich trikuspiden Aortenklappe vor (Abb. 4.**55**). Eine Klappeninsuffizienz steht selten im Vordergrund, wenn auch ihre Gesamthäufigkeit wahrscheinlich hoch ist (Düren, persönliche Mitteilung). Dagegen ist eine Aortenstenose gewöhnlich das klinische Leitsymptom.

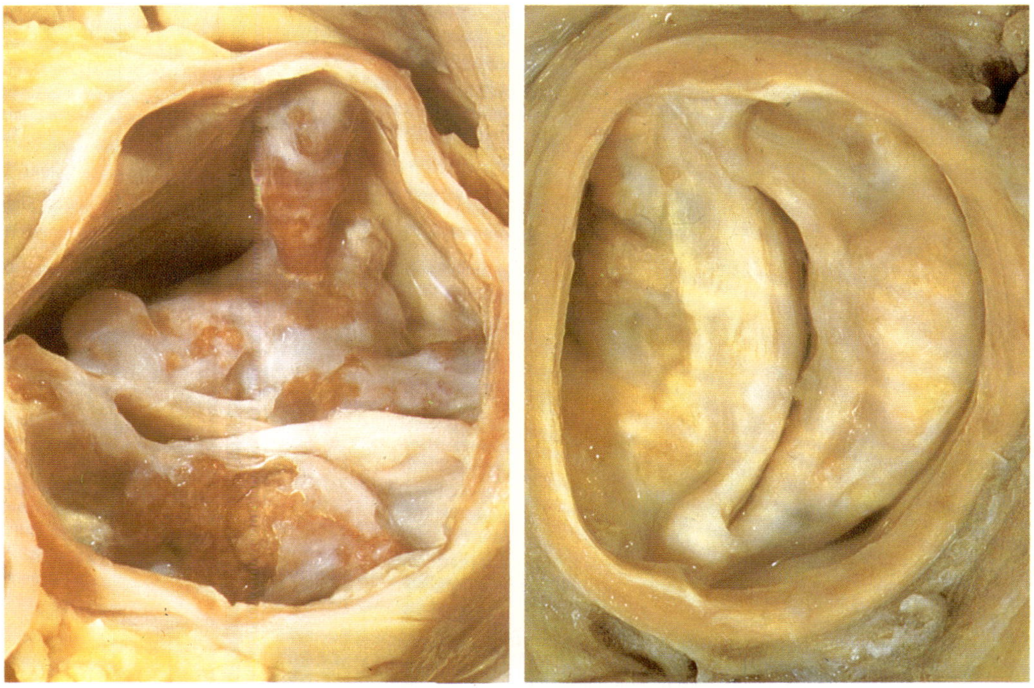

Abb. 4.**51** Verkalkung und Stenose einer bikuspiden Aortenklappe mit (links) und ohne Raphe (rechts).

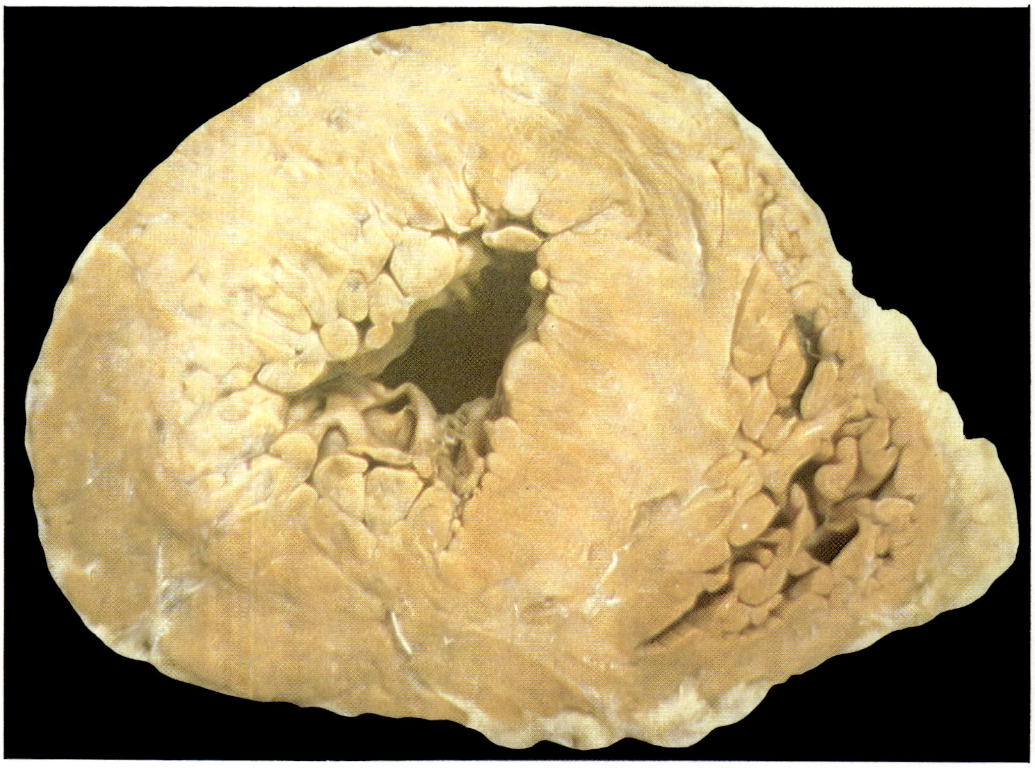

Abb. 4.**52** Linkshypertrophie bei isolierter Aortenklappenverkalkung mit ischämischen Veränderungen, die hauptsächlich auf die subendokardiale Zone beschränkt sind.

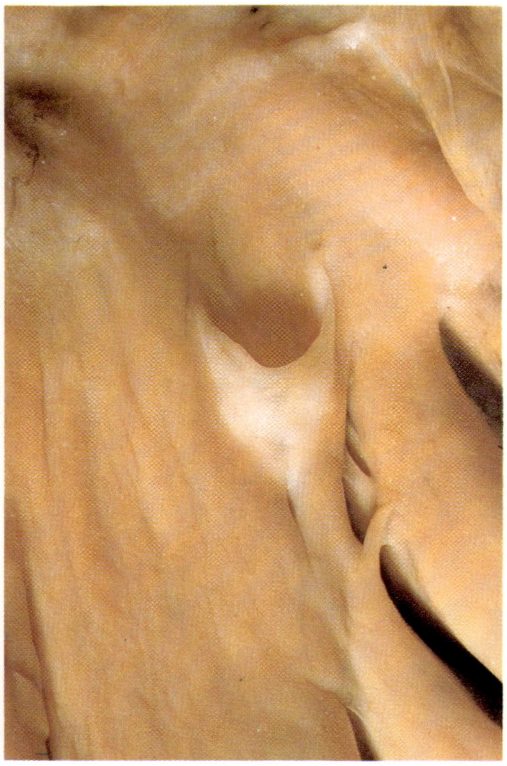

Abb. 4.**53** Einzelne fibröse Endokardtasche am linksventrikulären Ausflußzonenseptum als Zeichen einer Aorteninsuffizienz.

Erfahrungen bei der Autopsie von Patienten mit klinisch isolierter Aortenklappenstenose haben gezeigt, daß ungefähr die Hälfte eine konnatal bikuspide, die andere Hälfte dagegen eine trikuspide Klappe besaß (ROBERTS 1970b). Tatsächlich überwogen, wie bereits skizziert, mit zunehmendem Alter der Patienten Stenosen trikuspider Klappen. ROBERTS (1970b) nahm an, daß geringfügige Größenunterschiede der Semilunarklappen die Voraussetzungen für einen abnormen Kontakt schaffen könnten, der zur Fibrose und schließlich zur Stenose führt. Diese Hypothese wurde durch die Arbeit von VOLLEBERGH u. BECKER (1977) untermauert. Sie demonstrierten, daß drei Semilunarklappen von gleicher Größe eher die Ausnahme als die Regel sind (Abb. 4.**56**). Nach ihrer Ansicht würde die ungleiche Verteilung der in der Diastole und Systole auf die Semilunarklappen einwirkenden Kräfte zu stärkeren Verschleißerscheinungen in den größer dimensionierten Semilunarklappen führen. Auch Läsionen an den Kommissurenansätzen dieser größeren Klappen würden gefördert. Diese Vorstellungen stellen eine Erweiterung jener Hypothese dar, die vorgeschlagen wurde um zu erklären, warum bikuspide Aortenklappen früher degenerieren als trikuspide. Wie VOLLEBERGH u. BECKER (1977) festgestellt haben, lassen sich fließende Übergänge zwischen klinisch eher unbedeutenden altersbedingten Aortenklappenveränderungen (s. auch Kap. 7) und klinisch diagnostizierten isolierten Aortenklappenstenosen beobachten. Die letztgenannten könnten demnach das Produkt einer übertriebenen Altersveränderung sein, die durch den konnatalen Größenunterschied der Semilunarklappen in Gang gesetzt wurde.

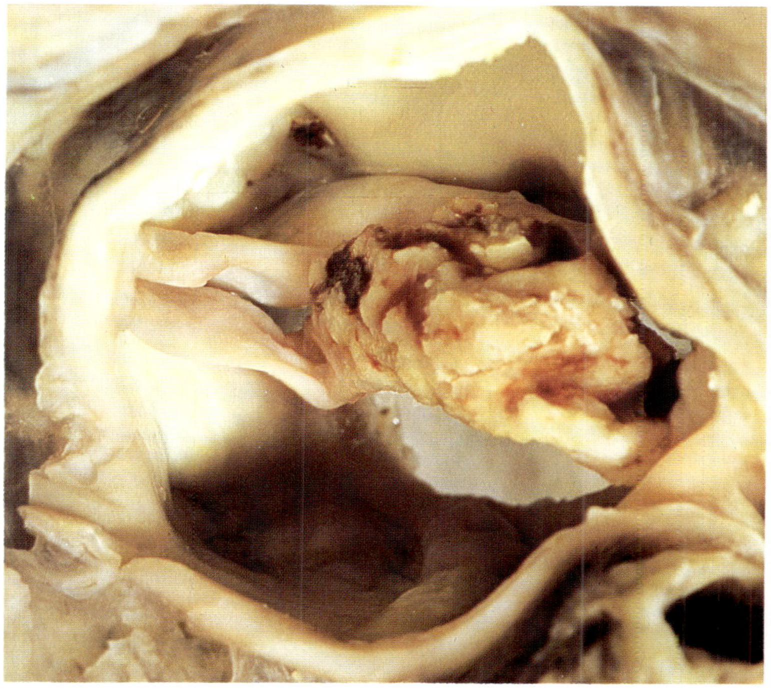

Abb. 4.**54** Infektionsbedingte Endokarditis einer konnatal bikuspiden Aortenklappe mit Destruktion der vorderen Semilunarklappe an der Basis. Verkalkungen fehlen.

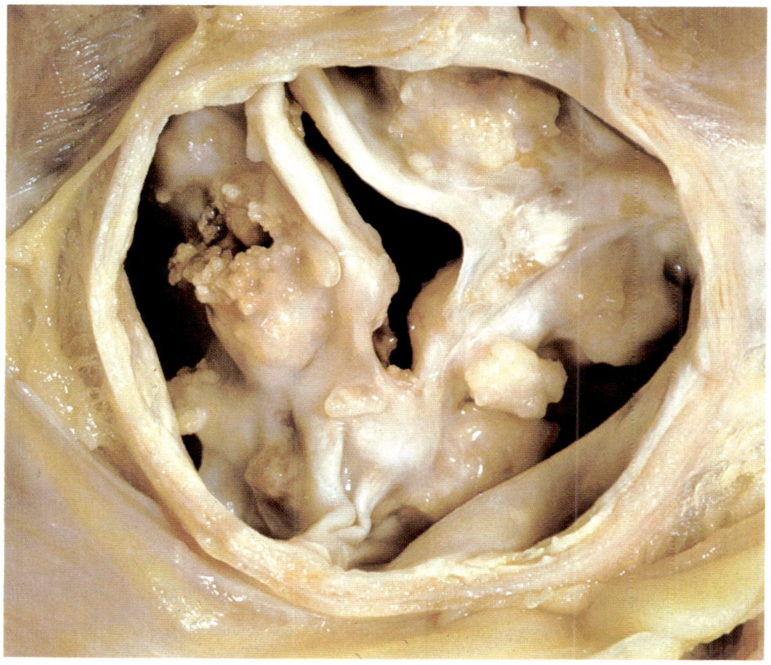

Abb. 4.**55** Isolierte Verkalkung und Stenose einer Aortenklappe, an der die ursprüngliche Dreiteiligkeit noch zu erkennen ist. Die Verkalkungen an der Aortenseite der Semilunarklappen sind für altersbedingte Klappenveränderungen typisch.

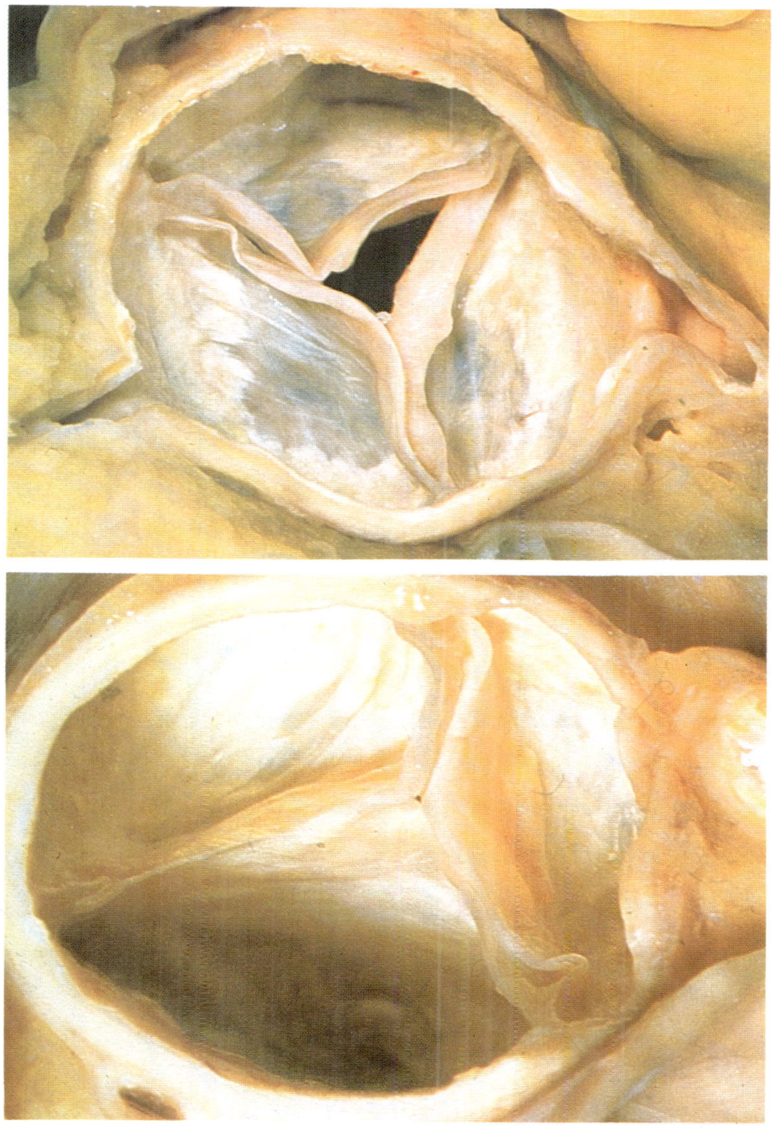

Abb. 4.**56** Nicht-stenotische Aortenklappen. Oben: drei Semilunarklappen von fast gleicher Größe; unten: ausgeprägter Größenunterschied der Semilunarklappen; besonders klein ist die Klappe, an der die linke Koronararterie entspringt.

Sonstige pathologische Veränderungen der Klappen und des Endokards

Erworbene Veränderungen der Herzklappen und des parietalen Endokards kommen bei einer Vielzahl von Krankheiten vor. Es geht über den Rahmen dieses Buches hinaus, einen vollständigen Bericht über alle derartige Abnormitäten, denen man jemals begegnet ist, geben zu wollen (nachzulesen bei Davies 1980). Eine klinisch relevante Erkrankung der Aortenklappe kann bei so unterschiedlichen Krankheiten wie Syphilis, Spondylitis ankylopoetica, Ehlers-Danlos-Syndrom oder idiopathischer nicht-entzündlicher Aortenwurzeldilatation auftreten. Der gemeinsame Nenner bei allen diesen Erkrankungen besteht in einer Ausweitung des Aortenklappenrings. Abhängig von der Grundkrankheit sind die Semilunarklappen entweder transparent und nachgiebig oder etwas fibrotisch, aber in fast allen Fällen haben sie einen eingerollten freien Rand.

Syphilis

In der westlichen Welt hat das chronische Stadium der syphilitischen Aortitis zumindest gegenwärtig geringe klinische Bedeutung. Die Krankheit ist durch Fibrose und Schrumpfung der Semilunarklappen mit etwas auseinanderweichenden Kommissuren gekennzeichnet (Abb. 4.**57**, links). An der Aortenseite der Kommissur tritt unter Umständen eine hyaline Plaque hervor (Abb. 4.**57**, rechts). Gelegentlich verschmelzen diese Plaques ringförmig.

Nicht-entzündliche Aortenwurzeldilatation

Für einen Rückstrom aus der Aorta, der das klinische Bild beherrscht, ist die bedeutendste einzelne Ursache die idiopathische nicht-entzündliche Aortenwurzeldilatation. Sie ist durch eine Zunahme des Aortenwurzeldurchmessers in Kommissurenhöhe gekennzeichnet (Abb. 4.**58**). Die unmittelbare Ursache der Aorteninsuffizienz ist in diesen Fällen der Prolaps der Semilunarklappen, der mit der Zeit zu einer fibrösen Verdickung des freien Klappenrandes führt (Abb. 4.**59**). Eine Erweiterung der Aorta ascendens einige Zentimeter oberhalb der Kommissurenebene ist bei älteren Menschen häufig und hat keine Auswirkungen auf die Klappenfunktion.

Die Pathogenese dieser wichtigen Krankheit ist vorderhand noch ein Rätsel. Die Ähnlichkeiten mit der klassischen Marfan-Krankheit haben zu der Vermutung geführt, daß es sich um Formes frustes des Marfan-Syndroms handelt. Es gibt jedoch keine gesicherte wissenschaftliche Grundlage für diese Hypothese, trotz der Tatsache, daß eine isolierte Aortenwurzeldilatation bei Verwandten von Patienten mit klassischer Marfan-Krankheit vorkommen kann (Payvandi u. Mitarb. 1977). Histologisch finden sich in der Aortenwurzelgegend Fragmentierungen von elastischen Fasern und Kollagenfasern verschiedenen Grades mit An-

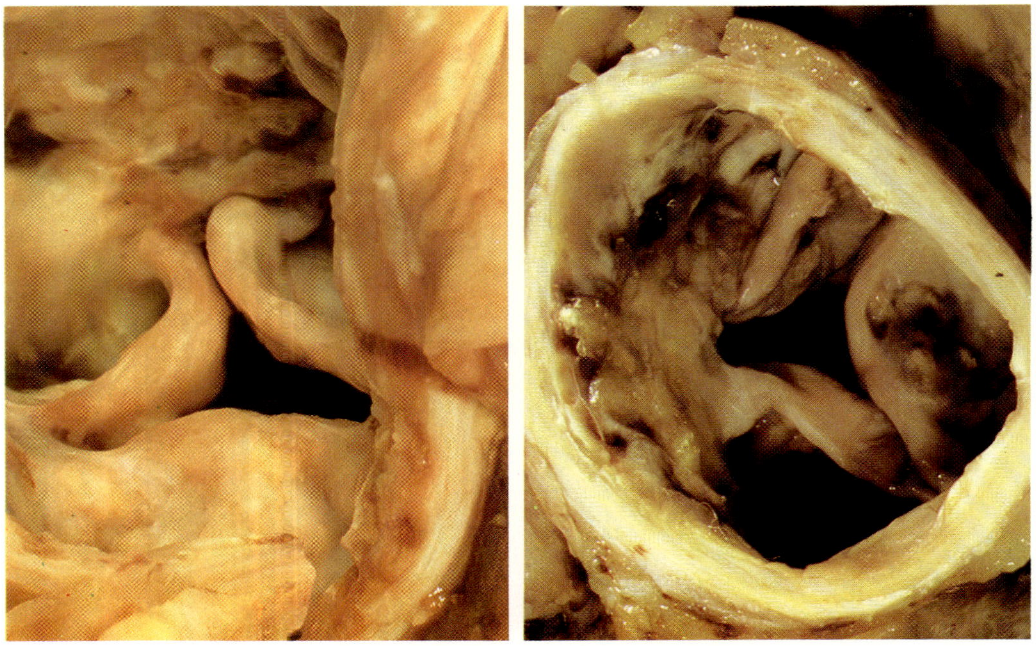

Abb. 4.**57** Aortenwurzel bei Syphilis. Links: typische auseinandergerückte Kommissuren; rechts: hyaline Plaque an der Aortenwand.

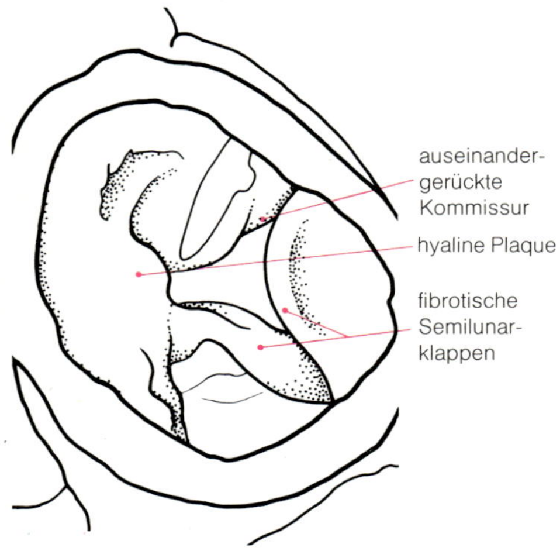

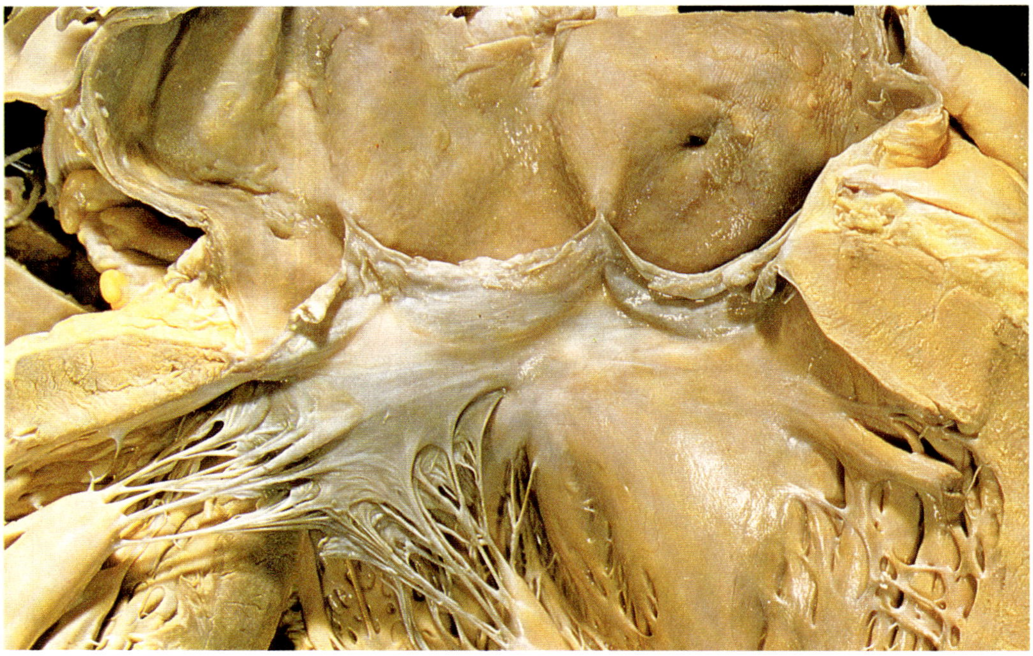

Abb. 4.**58** Dilatation der Aortenwurzel.

sammlung von sauren Mukopolysacchariden. Derartige Veränderungen sind jedoch vom histologischen Gesichtspunkt eher Zeichen eines Prozesses der Schädigung und Reaktion in der Aortenwand als Merkmal einer bestimmten Krankheit, etwa des Marfan-Syndroms (SCHLATMANN u. BECKER 1977). Da eine positive Korrelation zwischen Krankheit und Alter besteht, wird man zu der Überlegung verlockt, daß Strömungsfaktoren, die mit der veränderten Geometrie des linksventrikulären Ausflußtrakts beim alten Menschen in Zusammenhang stehen, eine wichtige Rolle für die Entstehung einer frühzeitigen Gewebedegeneration spielen. Klappenringdilatation und Aortenklappeninsuffizienz erscheinen dann als sekundäres Phänomen.

Bei Bestehen einer Mitralinsuffizienz, die verschiedene Ursachen haben kann, tritt unter Umständen eine komplizierende Aorteninsuffizienz hinzu. Chirurgisch resezierte Klappen zeigen in solchen Fällen abgesehen von den oben erwähnten Veränderungen keine nennenswerten Schäden. Möglicherweise ist der zugrundeliegende pathogenetische Mechanismus in einem ständigen, übermäßigen Zug, den das vordere Mitralsegel in dem dilatierten linken Ventrikel am Aortenklappenring ausübt, zu suchen.

Marfan-Syndrom

Das Marfan-Syndrom (s. auch oben) soll ausführlicher besprochen werden, weil Klappenveränderungen zu seinen Hauptmanifestationen gehören. Die Krankheit ist durch die Produktion eines abnorm strukturierten kollagenartigen Proteins charakterisiert und beeinträchtigt daher die Integrität der Stützgewebe. Diese Erscheinungen spielen in der Pathogenese aller kardiovaskulären Komplikationen eine wichtige Rolle. Die häufigsten pathologischen Veränderungen, die das Herz beeinflussen, sind das Aneurysma dissecans der Aorta, die Aortenwurzeldilatation und die außerordentliche Schlaffheit der Klappen, die zur Insuffizienz führt. Das Marfan-Syndrom ist das klassische Beispiel für den durch schlotterige Segel bedingten Mitralklappenprolaps (s. Abb. 4.**27**). Gewöhnlich ist zusätzlich der Mitralring erheblich erweitert (MURDOCH u. Mitarb. 1972). Die Aortenklappeninsuffizienz beim Marfan-Syndrom beruht auf einem Prolaps der extrem schlaffen Semilunarklappen und auf der Aortenwurzeldilatation (Abb. 4.**60**). Ein Aneurysma dissecans der Aorta ascendens kann eine Aortenklappeninsuffizienz verursachen oder verschlimmern. Durch das Hämatom in der Aortenwand werden die Ansatzstellen der Kommissuren in das Lumen gedrängt, so daß ein Prolaps und eine Insuffizienz der Klappen die direkte Folge ist (Abb. 4.**61**). Die Ruptur eines dissezierenden Aortenaneurysmas in die Perikardhöhle führt zur Herzbeuteltamponade. Dies ist nach der Ruptur der freien Wand des linken Ventrikels (s. Kap 3) die zweithäufigste Form des Hämoperikards mit Todesfolge. Das dissezierende Hämatom kann auch eine Verengung der Koronararterienostien verursachen, besonders des rechten Ostiums, die zur Myokardischämie und zum Infarkt führt. Aus diesem Grund kann die klinische Differentialdiagnose zwischen einem Aneurysma dissecans und einem akuten Myokardinfarkt als Grundkrankheit sehr erschwert werden.

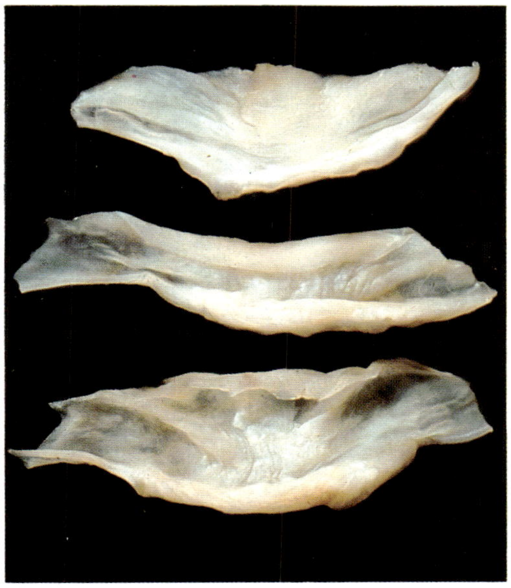

Abb. 4.**59** Operativ resezierte Aortensemilunarklappen mit eingerolltem freiem Rand.

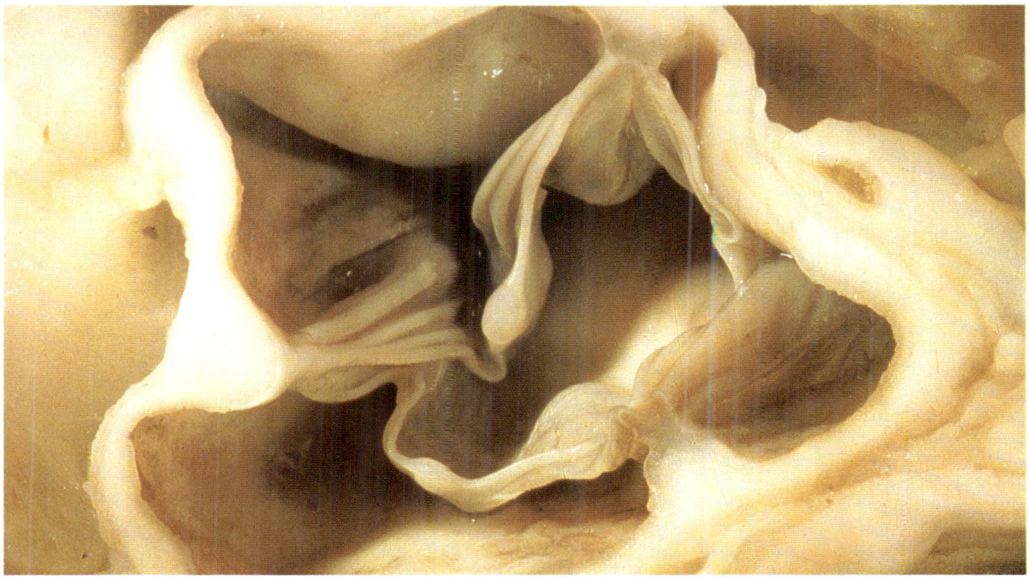

Abb. 4.**60** Dilatation der Aortenwurzel mit schlotterigen Semilunarklappen bei Marfan-Syndrom.

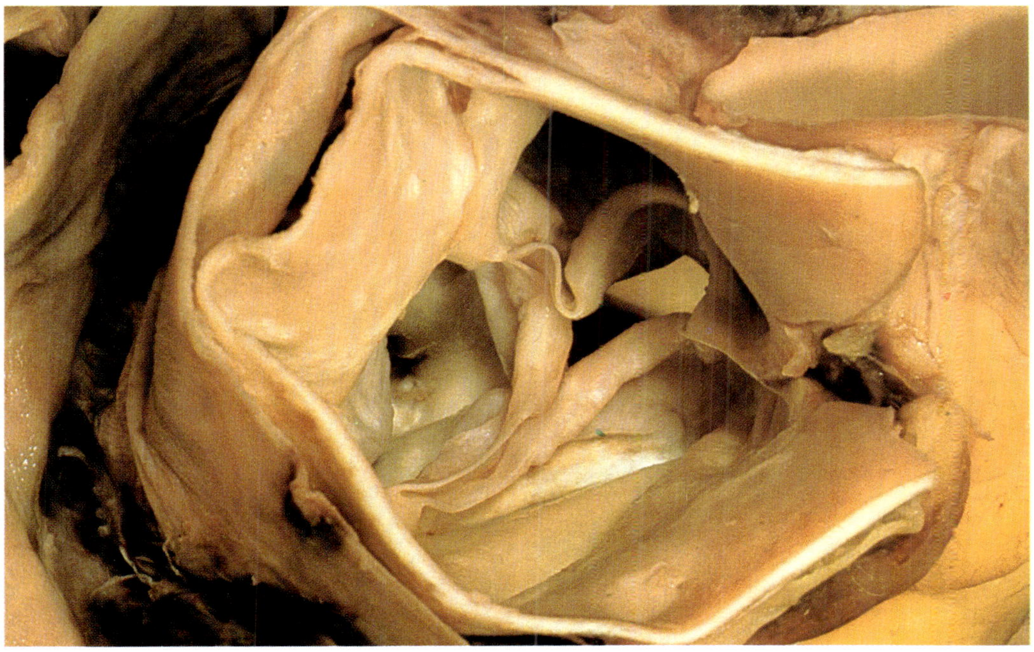

Abb. 4.**61** Aneurysma dissecans der Aorta. Das intramurale Hämatom bewirkt eine Verlagerung der Kommissur, die zu einem Prolaps und einer Insuffizienz der Aortenklappe führt.

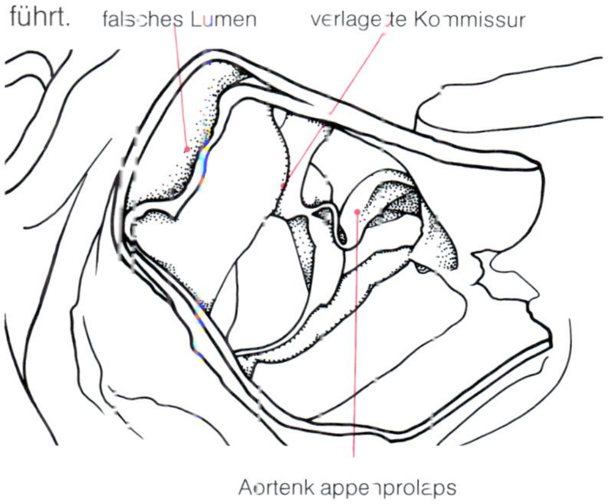

Thrombotische Endokarditis

Die nicht-bakterielle thrombotische Endokarditis ist ein weiteres Beispiel für einen Klappenprozeß, der eine Vielzahl von Krankheiten begleiten kann. Die Erkrankung ist unter verschiedenen Namen bekannt, von denen „nicht-bakterielle thrombotische Endokarditis" (oft abgekürzt NBTE) und „marantische Endokarditis" am weitesten verbreitet sind. Sie ist durch verruköse, dem Schließungsrand der Klappe aufgelagerte thrombotische Vegetationen gekennzeichnet (Abb. 4.**62**). Am häufigsten ist ein Befall der Mitralklappe, gefolgt von der Aortenklappen- und der kombinierten Aorten- und Mitralklappenerkrankung. Trikuspidal- und Pulmonalklappe sind selten betroffen. Eine Verwechslung mit der infektionsbedingten Endokarditis ist leicht möglich. Die genaue Beobachtung wird jedoch zeigen, daß die Klappensegel selbst unversehrt sind (Abb. 4.**62**), abgesehen von Oberflächenveränderungen, etwa einer Akzentuierung der Arantius-Knötchen oder der Lambl-Exkreszenzen, die im fortgeschrittenen Alter vorkommen (s. Kap. 7). Man hat vermutet, daß eine nicht-bakterielle thrombotische Endokarditis der Einnistung einer Infektion dienen kann, wenn sich virulente Erreger in der Blutbahn befinden. Größe und Ausmaß dieser Vegetationen sind sehr unterschiedlich. In manchen Fällen kann die Gerinnselmasse die ganze Zirkumferenz des Schließungsrandes bedecken und den Eindruck einer funktionellen Stenose erwecken (Abb. 4.**63**). Wir können den Vorschlag von Davies (1980) nicht unterstützen, daß die Diagnose der nicht-bakteriellen thrombotischen Endokarditis auf jene großen Vegetationen beschränkt werden solle, die eine infektionsbedingte Endokarditis simulieren.

Die nicht-bakterielle thrombotische Endokarditis kommt vorwiegend bei Patienten mit malignen Prozessen vor. Prostata-, Eierstock-, Pankreas-, Magen- und Hodentumoren neigen offenbar besonders dazu, diese Läsionen hervorzurufen; sie können aber auch mit jedem anderen Tumor und ebenso mit nicht-tumorösen Erkrankungen koexistieren. In der Regel führt diese Form der Endokarditis klinisch nicht zu einem Klappenfehler. Gewöhnlich stellt sie einen Zufallsbefund bei der Autopsie dar. Das erste Zeichen der Krankheit können thromboembolische Komplikationen, besonders in den Hirngefäßen, sein. Es ist heute anerkannt, daß die nicht-bakterielle thrombotische Endokarditis Teil eines generalisierten „präthrombotischen Zustands" des Blutes sein kann (Hirsh u. Gallus 1977, O'Brien 1977), für den eine intravaskuläre Gerinnung in chronischer Form typisch ist. Die Beziehung zwischen erhöhter Gerinnungsbereitschaft und Malignomen ist gut begründet. Infolgedessen sind wohl bei diesen Patienten thrombotische Arterienverschlüsse eher Teil einer „Spontanthrombose" als primär von den Klappenvegetationen ausgehende Embolien. Nichtsdestoweniger kann eine Beteiligung der nicht-bakteriellen thrombotischen Endokarditis bestehen. Man hat vermutet, daß Verschlüsse der größerkalibrigen Hirnarterien wahrscheinlich thromboembolischer Natur sind, während Verschlüsse kleinkalibriger Arterien auf Spontanthrombose beruhen (Reagan u. Okazaki 1974). Auf ähnliche Weise kann es zu thrombotischen Verschlüssen der epikardialen und der intramuralen Koronararterien kommen. Eine Komplikation kann dann ein Myokardinfarkt sein.

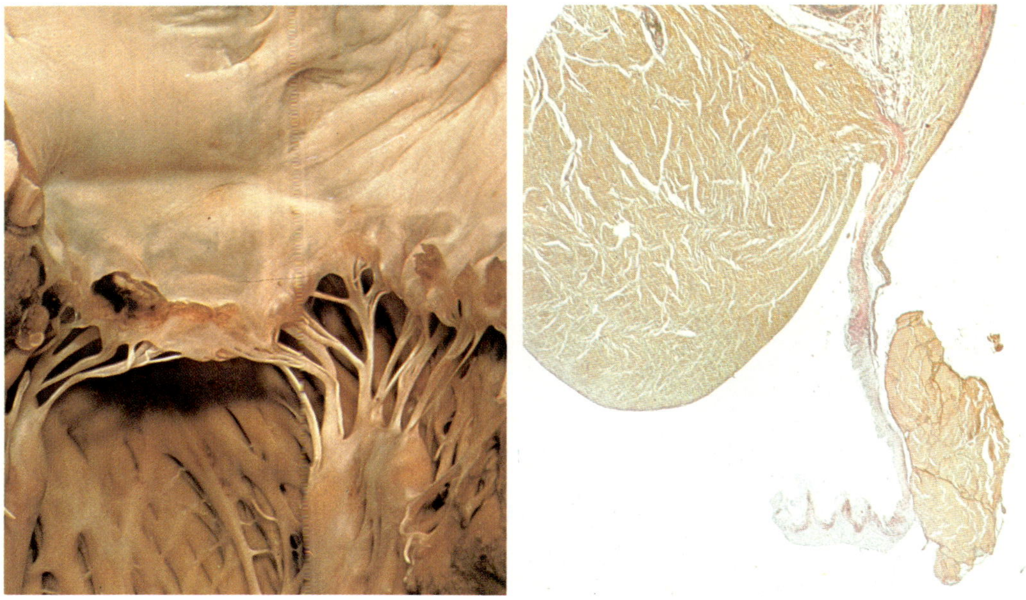

Abb. 4.**62** Nicht-bakterielle thrombotische Endokarditis der Mitralklappe. Links: thrombotische Vegetationen am Schließungsrand; rechts: aufgelagerter Thrombus auf dem intakten Segel. E-vG.

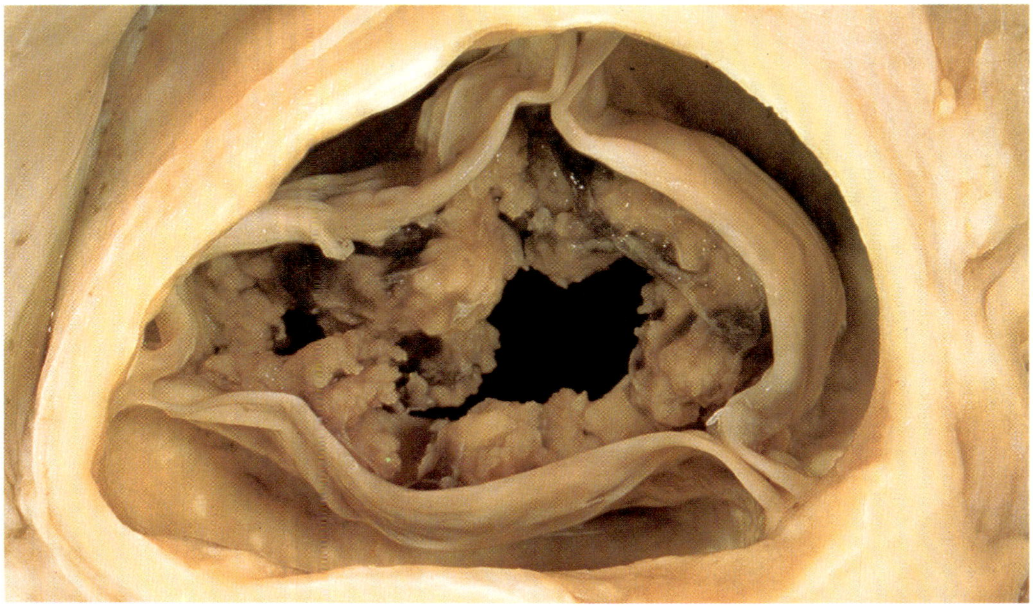

Abb. 4.**63** Aortenklappe mit ausgedehnter nicht-bakterieller thrombotischer Endokarditis, die eine Verengung des Ostiums bedingt.

Karzinoid

Bei etwa der Hälfte der Fälle von Karzinoidtumoren mit metastatischer Aussaat kommt es zu kardialen Veränderungen (ROBERTS u. Mitarb. 1973). Es ist vorwiegend das rechte Herz betroffen, gelegentlich aber die Mitralklappe (SPAIN 1955, SMITH u. CAMPBELL 1956, ROBERTS u. SJOERDSMA 1964, TRELL u. Mitarb. 1973). Bei einem Patienten mit einem Septumdefekt vom Foramen-ovale-Typ wurden Veränderungen aller vier Herzklappen beschrieben (MCKUSICK 1956). Die durch das Karzinoid bedingten Veränderungen erscheinen als weiße Plaques, die die Klappen oder das parietale Endokard bedecken. Es kommt dadurch zu einer starken Verdickung der Trikuspidal- (Abb. 4.**64**, oben) und der Pulmonalklappe (Abb. 4.**64**, unten), oft mit Schrumpfung der Segel und Einwachsen von Muskelgewebe. Die Läsionen beschränken sich gewöhnlich nicht auf die Segel, sondern setzen sich auf die Sehnenfäden und das parietale Endokard in der Umgebung der Klappen fort. Trikuspidalinsuffizienz und Pulmonalstenose sind häufige klinische Befunde. Mit der zweidimensionalen Echokardiographie können die verdickten, geschrumpften rechtsseitigen Klappen identifiziert werden, so daß die Diagnose gestellt werden kann (CALLAHAN u. Mitarb. 1982).

Histologisch bestehen die Veränderungen aus relativ zellfreiem „jungem" fibrösem Gewebe, das vom darunter liegenden Endokard scharf abgegrenzt ist. Das Endokard und die Klappensegel selbst sind fast normal. Charakteristischerweise sind die Plaques auf der Ventrikelseite der Atrioventrikularklappen und auf der Pulmonalisseite der Arterienklappe aufgelagert (Abb. 4.**65**). Die Zusammensetzung der Auflagerungen ist von Fall zu Fall etwas verschieden. Manche Autoren haben eine zellfreie Grundsubstanz beschrieben, die als auffallendste Erscheinung ein paar spindelförmige Zellen enthält, während andere betonen, daß es sich im wesentlichen um Kollagen handelt. Diese Differenzen sind höchstwahrscheinlich eher ein Ausdruck des Alters der proliferativen Läsion als ein grundsätzlicher Unterschied. Diese Ansicht wird von den elektronenmikroskopischen Untersuchungen von FERRANS u. ROBERTS (1976) gestützt, die ergaben, daß unter den zelligen Bestandteilen der Endokardläsionen Zellen waren, die glatten Muskelzellen oder Myofibroblasten ähnelten. Nach der Ansicht dieser Autoren stammen diese Zellen höchstwahrscheinlich von den primitiven Mesenchymzellen, die sich im subendokardialen Endothelialraum normalerweise befinden.

Die Pathogenese der karzinoidbedingten Läsionen ist noch unklar (nachzulesen bei FERRANS u. ROBERTS 1976). Höchstwahrscheinlich besteht der Mechanismus in einer Freisetzung von Kallikrein aus Lebermetastasen, das zu Bradykinin (das bekanntermaßen eine hochgradige Endotheltoxizität besitzt) umgewandelt wird (OATES u. Mitarb. 1964).

Endokardverdickung

Eine Verdickung des Endokards ist ein geläufiger pathologischer Befund, der bei vielen verschiedenen Typen von Herzkrankheiten beobachtet wird. Eine chronische Dilatation der Herzkammern geht oft mit einer diffusen Endokardverdickung durch Fibroelastose einher – ein typischer Befund bei idiopathischer kongestiver Kardiomyopathie (s. Kap. 3). Ebenso kann eine Endokardfibroelastose viele angeborene Herzfehler begleiten, und mitunter stellt sie eine primäre angeborene Anomalie dar (s. Kap. 16). Herdförmige Endokardplaques sind oft Folge eines örtli-

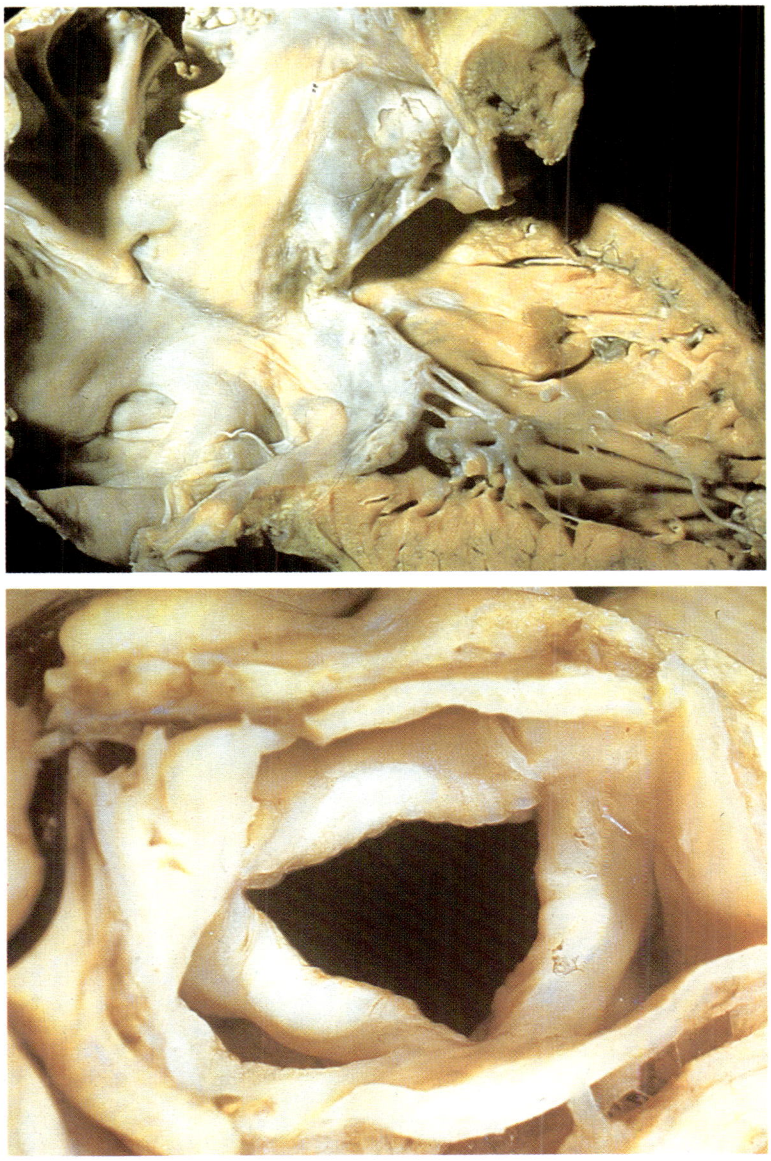

Abb. 4.**64** Herzveränderungen bei Karzinoid: starke Verdickung der Trikuspidalklappe (oben) und der Pulmonalklappe (unten).

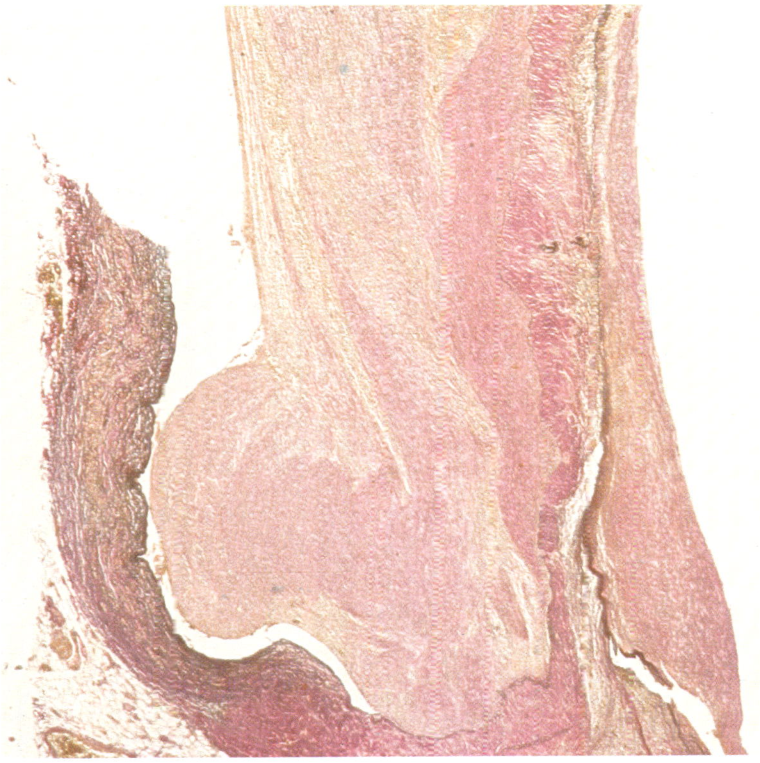

Abb. 4.**65** Pulmonalklappe bei Karzinoid mit Auflagerung von fibrösem Gewebe, hauptsächlich im Sinus; die Klappenmembran ist im Grunde normal. E-vG.

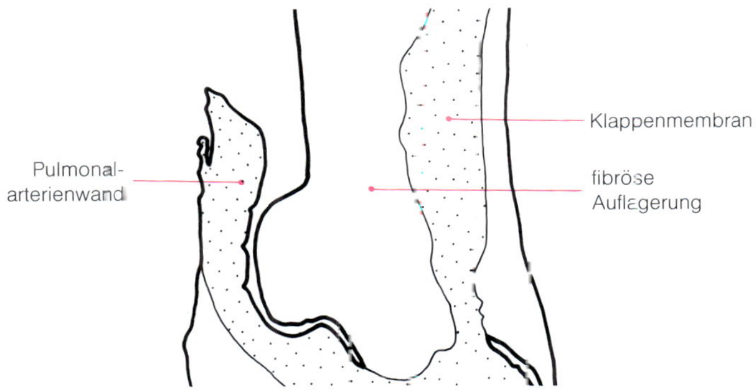

chen Endotheltraumas. Sie können daher bei Ventrikelseptumdefekten vorkommen, wenn Turbulenzen beim Durchströmen des Defekts oder der Spritzstrahleffekt des Shunts eine Schädigung verursachen. Weiters führt oft eine Klappeninsuffizienz zu einer Reaktion des Endokards. In diesem Fall erscheint die Läsion aber häufig in Form einer halbmondförmigen Aussackung (Abb. 4.**53**) der sogenannten „Zahnsche Tasche". Bei der rheumatisch bedingten Mitralstenose findet man an der Basis der Papillarmuskelkomplexe ähnliche Veränderungen (Abb. 4.**66**). Bei Aortenstenose kommen solche Taschen ebenfalls vor, doch ist die Öffnung zur Spitze des linken Ventrikels statt zur Klappe gerichtet; für diesen Typ wurde der Terminus „Valvuloide" eingeführt. Man nimmt an, daß der pathogenetische Mechanismus bei der Entstehung dieser „verkehrten" Taschen eher in Strömungsturbulenzen als im Aufprall des Rückstroms besteht. Der Mitralklappenapparat kann auf dem Endokard des linken Ventrikels seinen Abdruck hinterlassen. Das trifft besonders bei der asymmetrischen Septumhypertrophie zu, bei der man auf der Septumoberfläche einen Abdruck des vorderen Mitralklappensegels antreffen kann (s. Abb. 3.**164**). Häufiger jedoch wird eine Endokardverdickung durch Sehnenfäden hervorgerufen (Goor u. Edwards 1969, Salazar u. Edwards 1970). Besonders auffällig sind diese Friktionsläsionen auf der rechten Seite des Ventrikelseptums, wenn eine ausgeprägte Hypertrophie des linken Ventrikels besteht (Abb. 4.**67**, links). Stärkere Veränderungen im linken Ventrikel finden sich auf der posterobasalen Fläche bei einem Ballonieren des hinteren Mitralklappensegels. Diese Läsionen können von kleinen Abdrücken der aufliegenden Sehnenfäden bis zu ausgedehnten fibrösen Einscheidungen eines oder mehrerer Sehnenfäden fortschreiten (Abb. 4.**67**, rechts). Gröbere Veränderungen können zu einer Beeinträchtigung der Klappenfunktion beitragen. Gelegentlich bilden sie die Brutstätte für eine parietale Endokarditis (s. oben).

Eine weitere Anomalie, die selten beobachtet wird und klinisch wahrscheinlich keine Bedeutung hat, ist eine persistierende muskuläre Chorda, die von einem Papillarmuskel ausgeht und am Klappensegel inseriert (Abb. 4.**68**, links). Am häufigsten ist die Mitralklappe betroffen, und zwar vorwiegend die anterolaterale Papillarmuskelgruppe. Mitunter findet sich an einer muskulären Chorda eine ausgedehnte Endokardfibroelastose und fibröse Verschmelzung mit benachbarten Sehnenfäden (Abb. 4.**68**, rechts). Dieser Prozeß darf nicht mit einer rheumatischen Klappenerkrankung verwechselt werden.

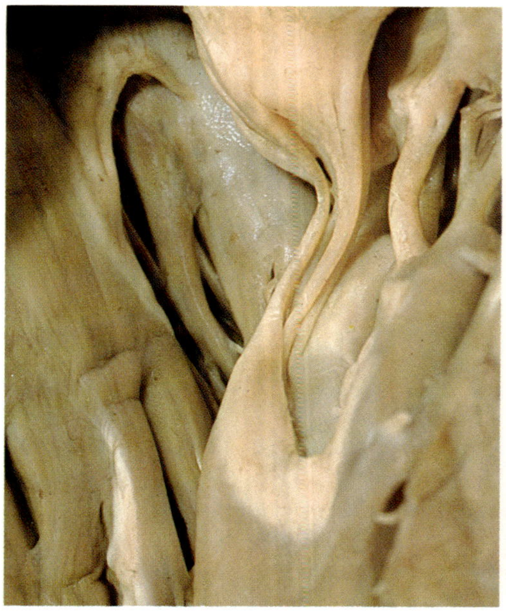

Abb. 4.**66** Endokardtasche am Fuße einer rheumatisch geschädigten Mitralklappe. Das Septum enthält ein Valvuloid.

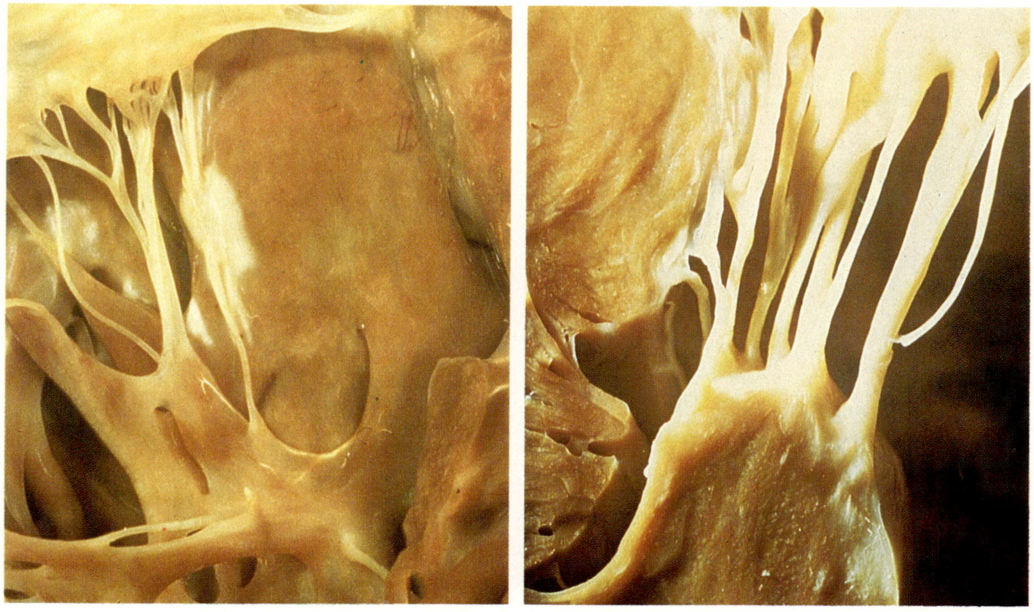

Abb. 4.**67** Friktionsläsionen der Sehnenfäden. Links: Fibrose an der rechtsventrikulären Seite des Septums mit Einkapselung eines Sehnenfadens; rechts: fibröse Einscheidung von Mitralklappensehnenfäden.

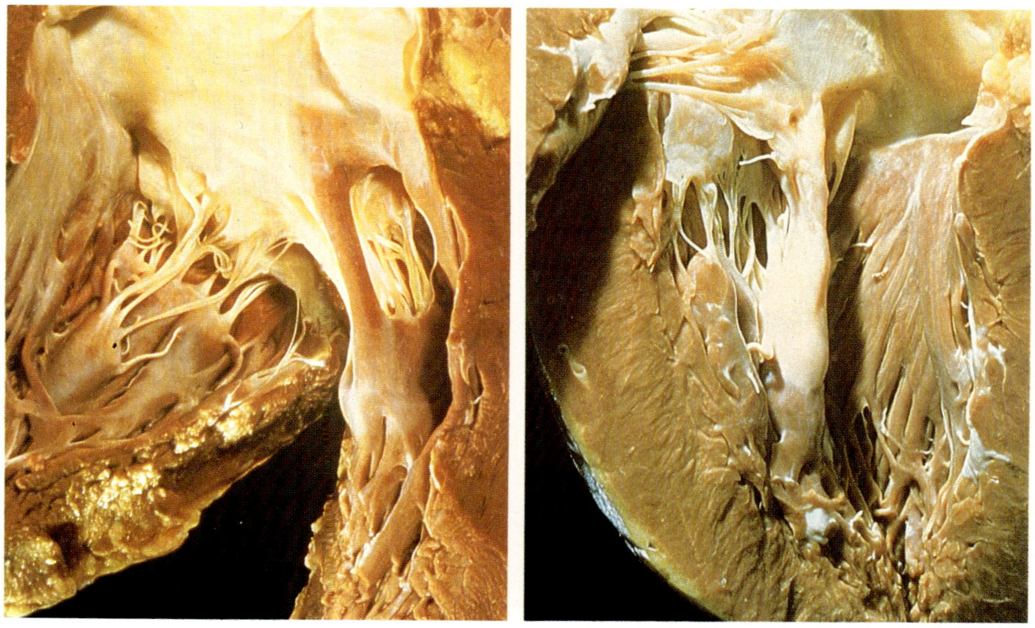

Abb. 4.**68** Persistierende muskuläre Chorda der vorderen Papillarmuskelgruppe (links); fibröse Veränderung an einer persistierenden muskulären Chorda (rechts).

Pathologie des Klappenersatzes

Im Laufe des letzten Jahrzehnts wurden große Fortschritte in der chirurgischen Behandlung von Klappenfehlern erzielt. Die Verbesserung der Erfolgsrate ist nicht nur auf die Leistung der beteiligten Operationsteams zurückzuführen, sondern auch auf die verbesserte präoperative Beurteilung und nicht zuletzt auf die bessere Auswahl der Operationskandidaten. Auf die Besprechung dieser Gesichtspunkte wollen wir verzichten, da sie in den meisten Lehrbüchern der Herzchirurgie ausführlich behandelt werden. Trotz dieser bedeutenden Fortschritte sind die pathologischen Prozesse, die sich an den eingesetzten Klappenprothesen abspielen, grundsätzlich dieselben geblieben. Was sich geändert hat, ist die relative Häufigkeit und die Relevanz der pathologischen Veränderungen.

Allgemeines

Der Erfolg des Herzklappenersatzes wird von den präexistenten pathologischen Veränderungen stark beeinflußt. Wenn sich beispielsweise eine starke Verkalkung der Klappe mit ausgedehnter Myokardbeteiligung oder eine massive Myokardhypertrophie mit kleinem Ventrikelkavum findet, kann eine intraoperative Anpassung der Technik nötig werden. Daß der präoperative Zustand des Herzens und die optimale Schonung des Myokards während der Operation Schlüsselfaktoren sind, die das Resultat bestimmen, ist allgemein anerkannt. Kliniker und ebenso Pathologen müssen sich, wenn sie mit der Pathologie des Klappenersatzes konfrontiert werden, über die Komplexität der Materie im klaren sein.

Klappendysfunktion

Eine Dysfunktion kann auf verschiedenen Gründen beruhen. In der Anfangszeit ergaben sich durch Veränderungen der Ventilkugel infolge Fettabsorption ernste Probleme (Roberts u. Morrow 1967). Die Kugel verfärbte sich gelb und wurde weich und brüchig (Abb. 4.69). Es kam zu peripheren Embolien von Bröckeln oder gelegentlich der Kugel selbst (Abb. 4.70; Düren u. Mitarb. 1975). Die Häufigkeit dieser Komplikationen hat sich zugleich mit Verbesserungen im Herstellungsprozeß der Ventile drastisch gesenkt. Lokale Veränderungen wie Kalkablagerungen an der Klappenbasis oder bindegewebige Ringe (Abb. 4.71) bilden jedoch immer noch ein Problem und verursachen zuweilen postoperativ eine Dysfunktion der Prothese.

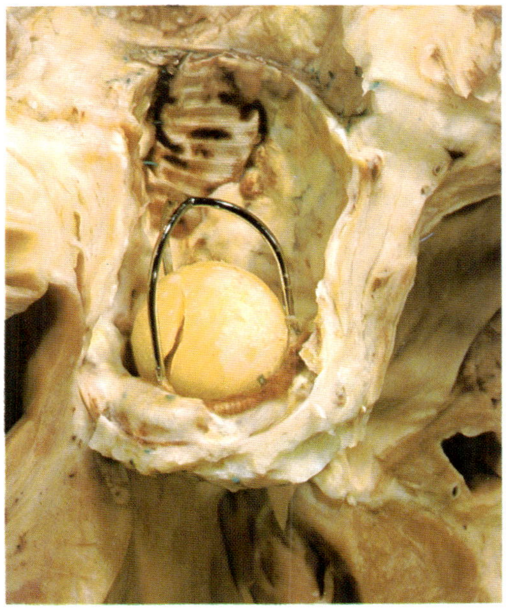

Abb. 4.**69** Implantiertes Kugelventil. Die brüchige Kugel ist infolge Fettinfiltration gelb geworden.

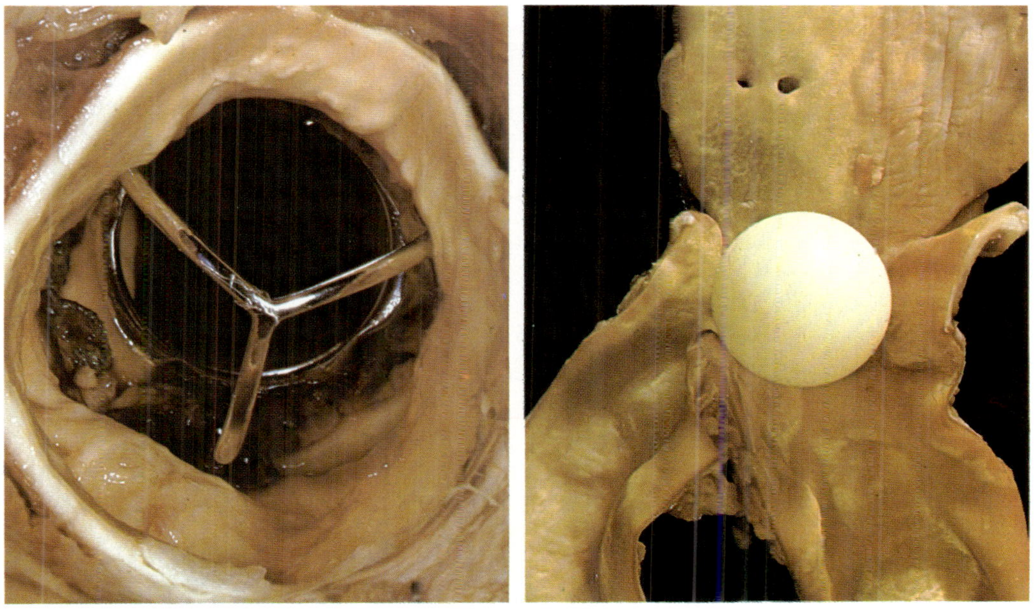

Abb. 4.**70** Embolie aus einem Kugelventil. Links: leerer Korb; rechts: die Kugel ist an der iliakalen Aortenbifurkation hängengeblieben.

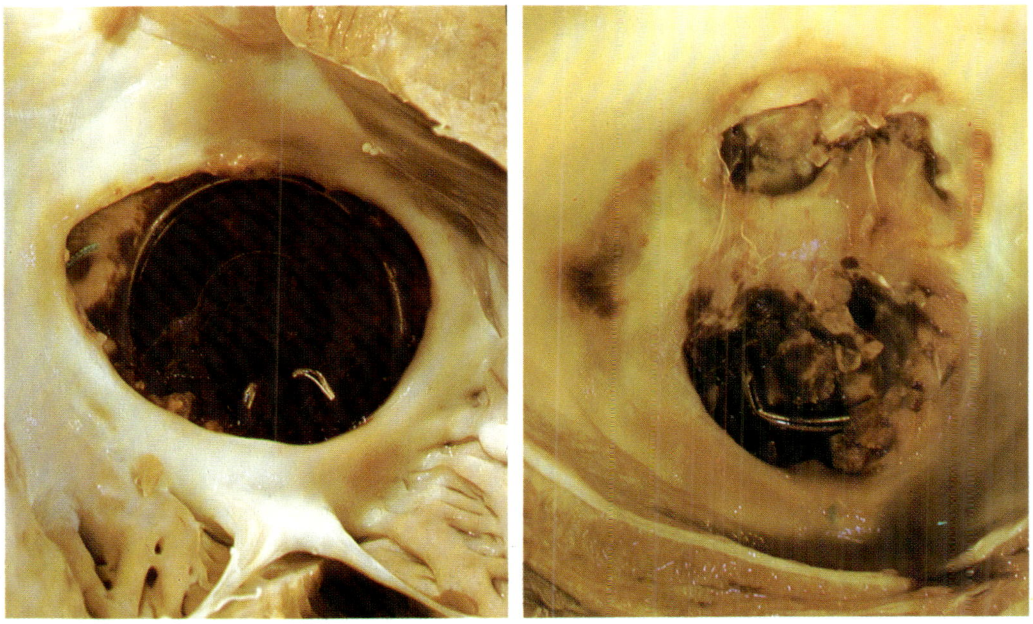

Abb. 4.**71** Klappendysfunktion. Links: durch den Bindegewebsring unter der Klappe wird die Klappenfunktion behindert; rechts: die Vorhofseite derselben Klappenprothese ist von einem organisierten Thrombus bedeckt.

Eine wichtige Rolle spielt die Ventrikelgeometrie, besonders, seit die Indikationen für den Klappenersatz nicht mehr vom Alter des Patienten abhängig sind. Die Geometrie des linken Ventrikels, besonders die Gestalt seiner Ausflußbahn, ändert sich mit dem Alter (Goor u. Mitarb. 1969). Sie unterliegt sogar einer erheblichen Umformung. Bei älteren Menschen besteht fast ausnahmslos eine subaortische Vorwölbung des Septums (Abb. 4.**72**). Überdies ist der Winkel zwischen den Ebenen des Mitral- und des Aortenostiums weniger stumpf als beim jungen Menschen (Middelhoff u. Becker 1981). Diese Veränderungen bewirken gemeinsam, daß das Mitralostium mehr zum Ventrikelseptum statt zur Herzspitze gewandt ist. Das kann den Erfolg des Klappenersatzes gefährden. Es ist schon lange bekannt, daß Kugelprothesen als Mitralklappenersatz das Risiko einer Ausflußtraktobstruktion mit sich bringen (Abb. 4.**73**), und durch die Reibung am Septum kann eine Endokardfibrose entstehen, zuweilen auch eine Lazeration des Septums. Die veränderte Geometrie kann sich auch bei anderen Typen der künstlichen Klappen auswirken, etwa bei Bioprothesen (Abb. 4.**74**). Sogar bei Scheibenventilen kann es wegen eines engen Kontaktes zwischen Scheibe und Septum zu einer schweren Dysfunktion kommen (Abb. 4.**75**). Die Dysfunktion der Klappenprothese kann dann die Entstehung einer Thrombose auslösen, besonders wenn sich das Ventil in der Mitralposition befindet (Abb. 4.**76**). Schließlich kann die Klappe durch organisierte Thromben, die die Vorhofseite der Prothese bedecken, praktisch immobilisiert werden (Abb. 4.**71**, rechts). Der Pathologe muß berücksichtigen, daß eine Thrombose an der Klappenprothese als Spätphänomen in der Agonie auftreten kann und nicht unbedingt mit der Verschlechterung des kardialen Zustands in ursächlichem Zusammenhang stehen muß.

Man hat lange geglaubt, daß mit Glutaraldehyd fixierte Schweineherzklappen wenig thrombogen sind. Das wurde aber neuerdings in Frage gestellt, besonders in bezug auf solche Klappen in mitraler Position (Edmiston u. Mitarb. 1978). Außerdem wurde argumentiert, daß eine Frühthrombose mit zusätzlichen Risikofaktoren wie Dilatation des linken Vorhofs, kleinem Schlagvolumen und unterlassener Gerinnungsprophylaxe in Zusammenhang steht, während die Spätthrombose auf der primären Thrombogenität des implantierten Klappengewebes beruhen könnte (Thiene u. Mitarb. 1980). Die größte Sorge bei der Verwendung von Bioprothesen ist gegenwärtig ihre Haltbarkeit. Gut dokumentiert ist die Klappendysfunktion infolge Verkalkung der Klappenmembranen (Ferrans u. Mitarb. 1980, Curcio u. Mitarb. 1981). Dieses Phänomen beobachtet man oft bei jungen Patienten (Silver u. Mitarb. 1980, Thandroyen u. Mitarb. 1980). Eine wichtige Rolle in der Pathogenese der Verkalkungen spielen biochemische Veränderungen des Kollagens, die teilweise durch die Vorbehandlung mit Glutaraldehyd, zusammen mit der Ablagerung von Thromben, ausgelöst werden (nachzulesen bei Ferrans u. Mitarb. 1980). Wie die Mechanismen genau beschaffen sind, ist noch umstritten. Als Konsequenz wurde in jüngster Zeit befürwortet, daß man mit Glutaraldehyd fixierte Schweineklappen bei Säuglingen und Kindern nicht implantieren solle (Curcio u. Mitarb. 1981).

Schäden und Risse

In der Anfangsperiode der Kommissurotomie am geschlossenen Herzen bei rheumatisch bedingter Mitralstenose wurde manchmal das vordere oder das murale Segel statt der Kommissur gespalten (Abb. 4.**77**). Auch bei korrekter Ausführung bildete die Insuffizienz nach der Kommissurotomie ein Problem. Ob eine Restenose eintrat, hing weitgehend von der Art des präexistenten Klappendefekts ab. Diese Komplikationen sind seit der Einführung der Operationen am offenen Herzen zurückgegangen. Risse und Perforationen in Schweineklappen-Bioprothesen sind allerdings dokumentiert (Ishihara u. Mitarb. 1981). Man hat vermutet, daß ihnen Strukturdefekte in den Bindegewebskomponenten zugrundeliegen. Durch die Implantation einer Klappenprothese können Risse im Myokard verursacht werden. Ringförmige Verletzungen entstehen eher, wenn Verkalkungen vorhanden sind, die sich in das Myokard oder im Falle pathologischer Veränderungen der Aorten- oder der Mitralklappe auf die Nachbarklappe ausdehnen. Wenn Gewebe entfernt werden muß, damit die Prothese implantiert werden kann, kommt es unter Umständen zu einem Auseinanderweichen von linkem Vorhof und linkem Ventrikel oder von Aortenwurzel und Herzbasis. In der Folge bilden sich an diesen Stellen falsche Aneurysmen (Bowes u. Mitarb. 1974). Die enge Beziehung zwischen der Aortenklappe und dem atrioventrikulären Erregungsleitungsgewebe ist wohlbekannt, und ein Herzblock nach Aortenklappenoperationen ist äußerst selten.

Eine wichtige, wenn auch oft verdeckte Komplikation ist ein transversaler Ventrikelriß (Abb. 4.**78**). Eine Neigung zu dieser Art der Verletzung ist bei chronischen rheumatisch bedingten Mitralklappenfehlern zu beobachten. Ein direktes Operationstrauma ist unwahrscheinlich. Gegenwärtig wird die Auffassung propagiert, daß der pathogenetische Mechanismus in der Unterbrechung einer wichtigen Längsverbindung durch die Ablösung der Papillarmuskeln vom Mitralring zu suchen ist, wodurch

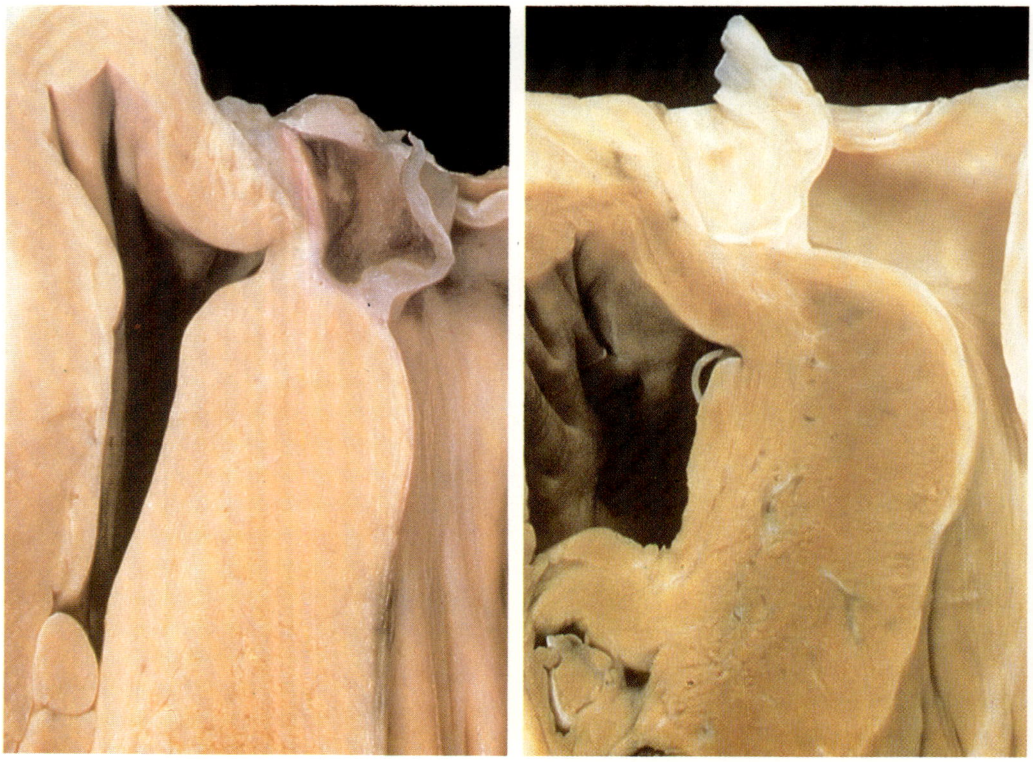

Abb. 4.**72** Beim jungen Menschen ist der linksventrikuläre Ausflußtrakt fast gerade (links), beim alten Menschen dagegen (Bild daneben) subvalvulär gewölbt.

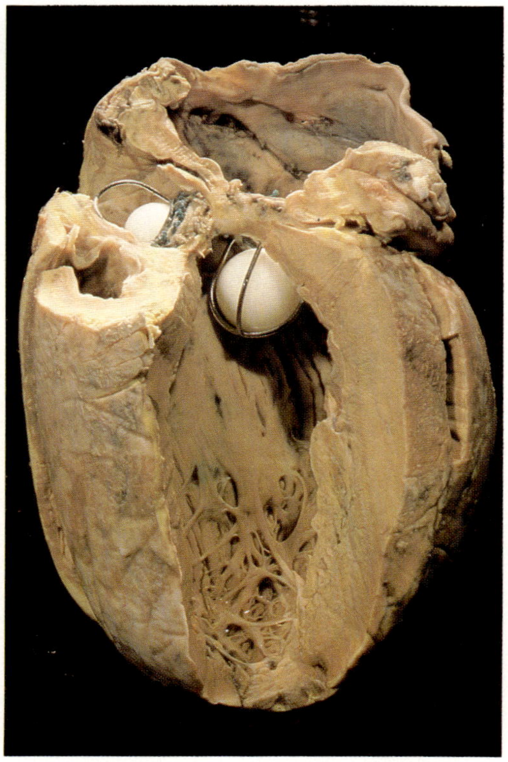

Abb. 4.**73** Kugelventile zum Ersatz der Aorten- und der Mitralklappe. Die Mitralklappenprothese verursacht eine Verengung des linksventrikulären Ausflußtrakts.

ein Dehnungsschaden am Myokard ermöglicht wird (COBBS u. Mitarb. 1980).
Eine besondere Form des Schadens ist der perioperative auftretende Myokardinfarkt. Durch technische Verbesserungen, die der Erhaltung des Myokards dienen, wurde dieses Risiko auf ein Minimum reduziert. Eine direkte Verletzung der Koronararterien kann vorkommen, ist aber extrem selten. Besonders gefährdet ist der R. circumflexus, wenn ein Klappenersatz an einer geschädigten Mitralklappe mit ausgedehnter Verkalkung des Klappenrings vorgenommen wird (Abb. 4.79).
Ein wichtiger Grund für ein postoperativ geringes Schlagvolumen ist die Stenose einer Aortenklappenprothese (SENINGEN u. Mitarb. 1974), wenn der Durchmesser des Aortenostiums für die eingesetzte Prothese zu klein ist (Abb. 4.80). Überdies werden die Koronarostien durch die Überdehnung der Aortenwurzel zu engen, schlitzförmigen Öffnungen verzogen

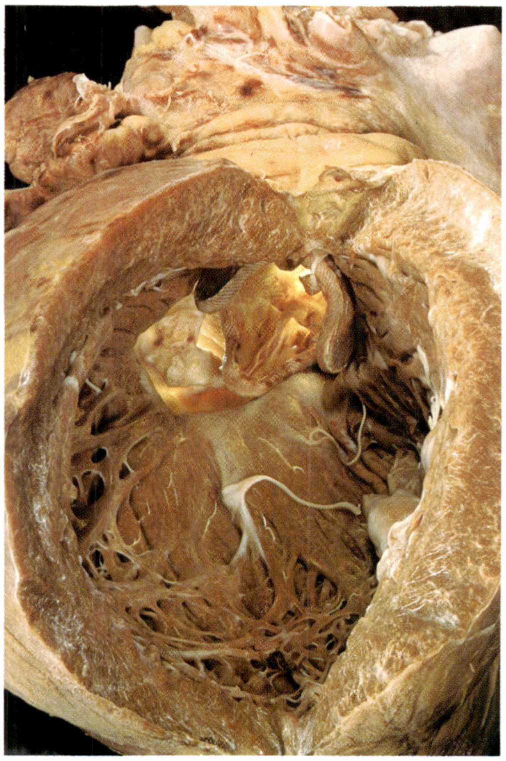

Abb. 4.**74** Bioprothese als Mitralklappenersatz, die den Ausstrom aus dem linken Ventrikel behindert.

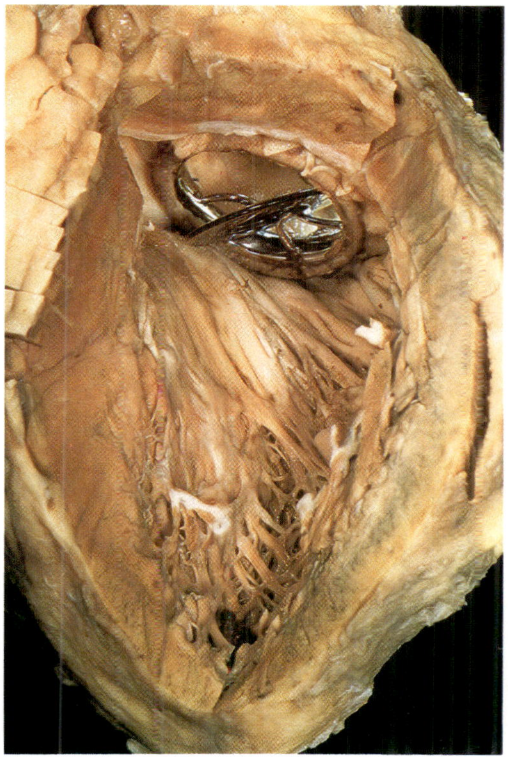

Abb. 4.**75** Scheibenventil als Mitralklappenersatz; der enge Kontakt zwischen Scheibe und Ventrikelseptum führt zu einer Dysfunktion der Klappenprothese.

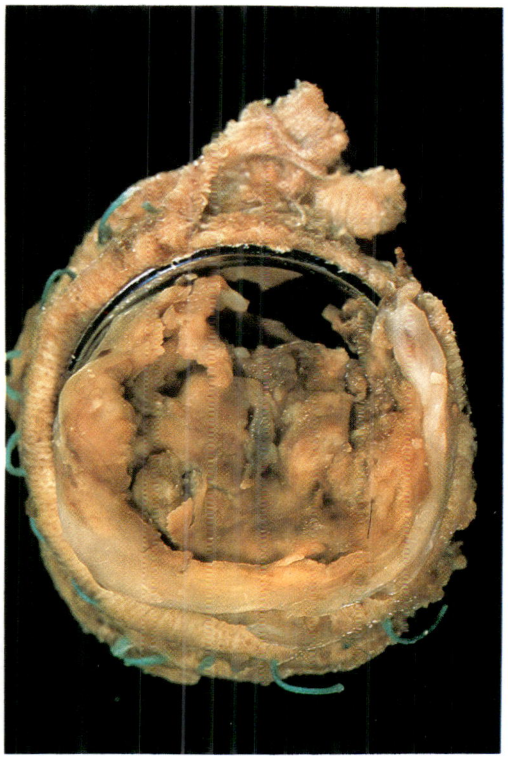

Abb. 4.**76** Fast vollständig von Gerinnseln bedeckte operativ entfernte Mitralklappenprothese.

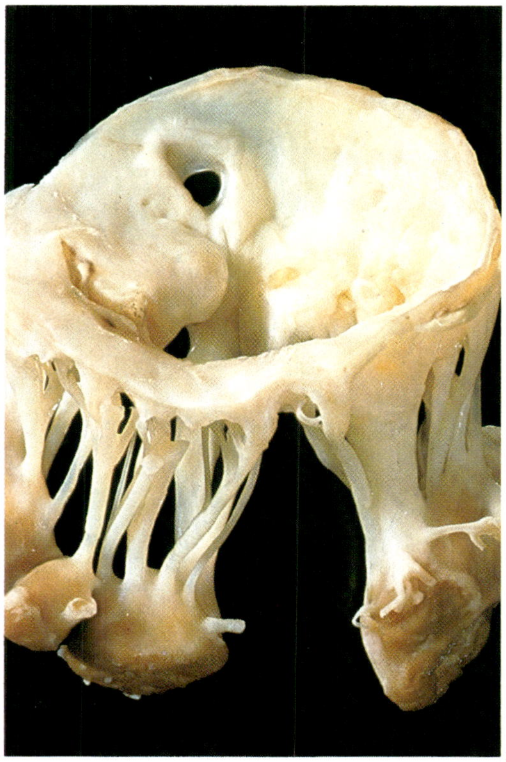

Abb. 4.**77** Operativ resezierte rheumatisch geschädigte Mitralklappe mit gespaltenem vorderem Segel infolge Fausse route bei vorangegangener Kommissurotomie.

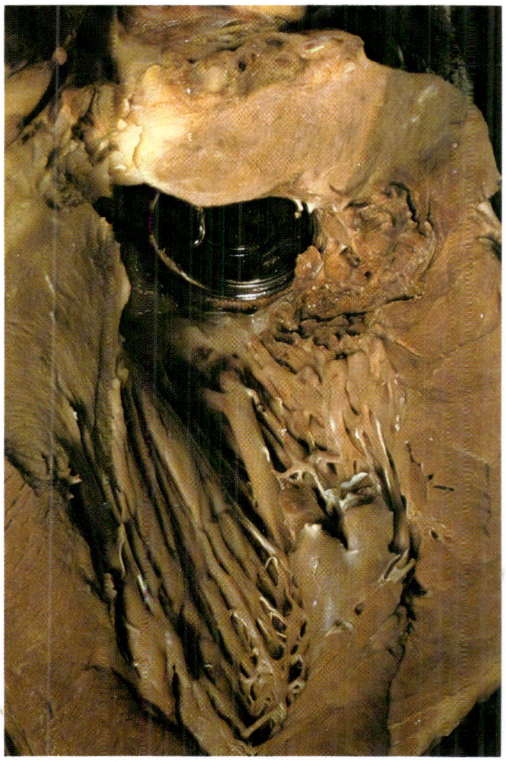

Abb. 4.**78** Transversaler Riß im Ventrikel nach Mitralklappenersatz.

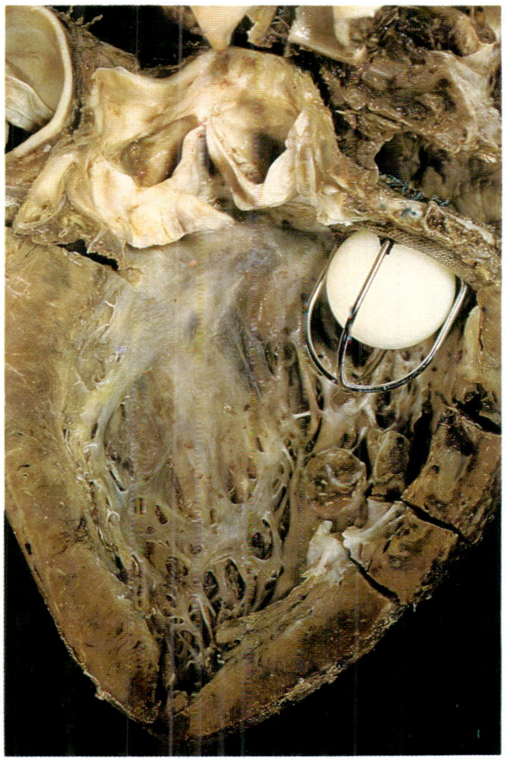

Abb. 4.**79** Infarkt der Unter- und Seitenwand des linken Ventrikels infolge Verletzung des R. circumflexus beim Mitralklappenersatz.

(Abb. 4.**81**), so daß die Durchblutung des Myokards noch zusätzlich bedroht ist. Da mit einer präoperativen Beurteilung der Aortenwurzelgröße dieser Komplikation vorgebeugt werden kann, und da man mit der operationstechnischen Handhabung dieses Problems schon mehr Erfahrung hat, wird die Bedeutung von Schwierigkeiten dieser Art geringer. Allerdings kann die postoperative Periode bei manchen Patienten, in erster Linie solchen mit Aorten- *und* Mitralklappenprothese, durch ein fortschreitendes, zum Tode führendes Pumpversagen des linken Ventrikels kompliziert werden. Bei der Autopsie läßt sich keine ersichtliche Ursache nachweisen. Es ist gut möglich, daß in diesen Fällen ähnliche, aber komplexere Verhältnisse zur Wirkung kommen. Man darf nicht vergessen, daß sich das Herz während der Dauer der Krankheit an die allmählich fortschreitenden Klappenveränderungen angepaßt hat. Die ganze Szene wird abrupt verändert, wenn durch den Eingriff des Chirurgen freie Bahn für den Blutstrom durch die Ostien geschaffen wird. Ein im Laufe der Jahre aufgebautes labiles Gleichgewicht bricht dann plötzlich zusammen, und das Myokard ist nicht imstande, in so kurzer Zeit mit der neuen Lage fertig zu werden.

Klappendehiszenz

Eine Frühkomplikation kann die Dehiszenz der Klappenprothese sein, die zu einem sogenannten paravalvulären Leck führt. Die Ursache sind gewöhnlich operationstechnische Fehler. Kleine Lücken sind hauptsächlich dadurch bedingt, daß sich das Gewebe zwischen den Nähten vom Nahtring zurückzieht (Abb. 4.**82**). Eine große Dehiszenz entsteht fast immer durch Ausriß von Stichen. Eine wichtige Rolle spielen präexistente Gewebeschäden, etwa ein Infarkt oder eine Sekundärinfektion. Mit der Zeit werden die Ränder des paravalvulären Lecks glatt und bekleiden sich mit verdicktem Endothel. Bedingt durch den örtlichen regurgitierten Blutstrahl kann sich eine Endothelläsion entwickeln (Abb. 4.**83**). Obwohl man gewöhnlich kleinen Lücken wenig klinische Relevanz beimißt, hat

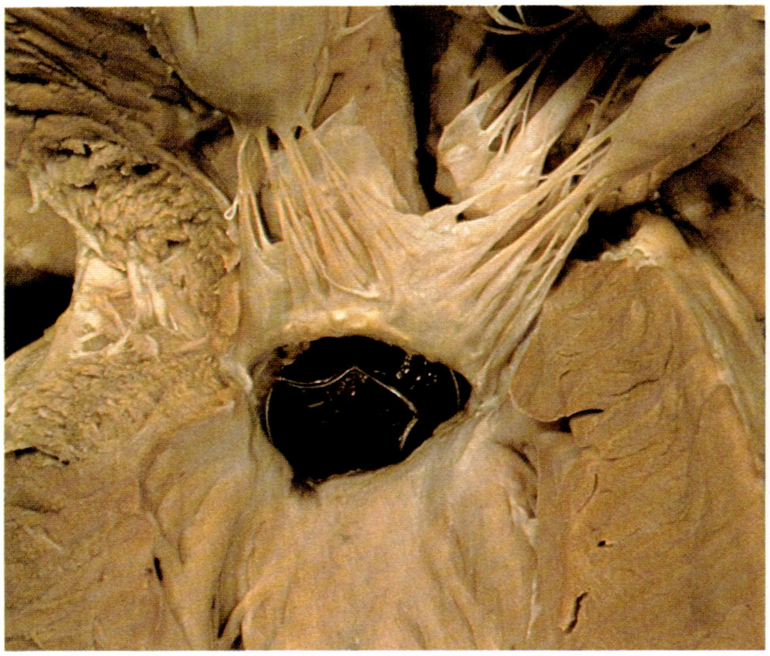

Abb. 4.**80** Klappenprothesenstenose: das Scheibenventil in der Aorta hat einen größeren Durchmesser als das Ostium.

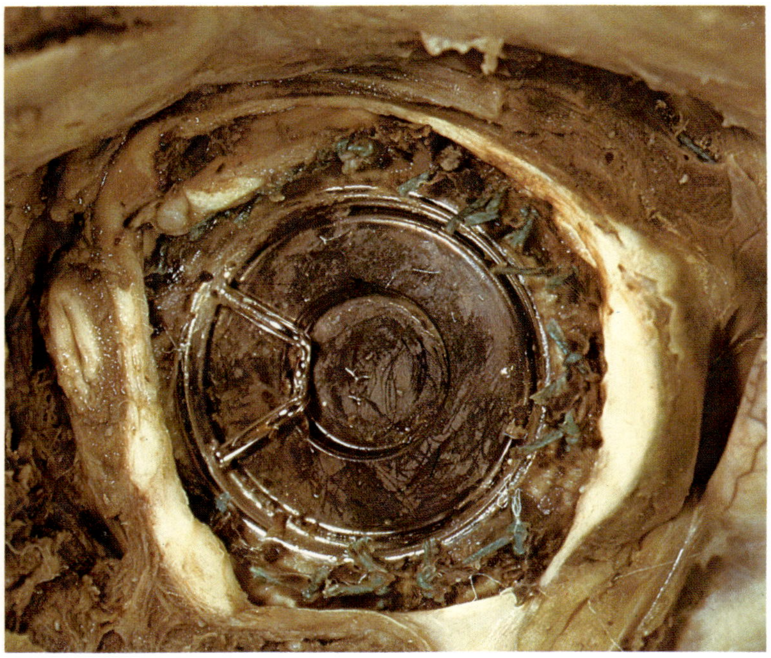

Abb. 4.**81** Unproportional große Klappenprothese in der Aorta, die zur Dehnung der Aortenwurzel und schlitzförmigen Verziehung des Koronarostiums führt.

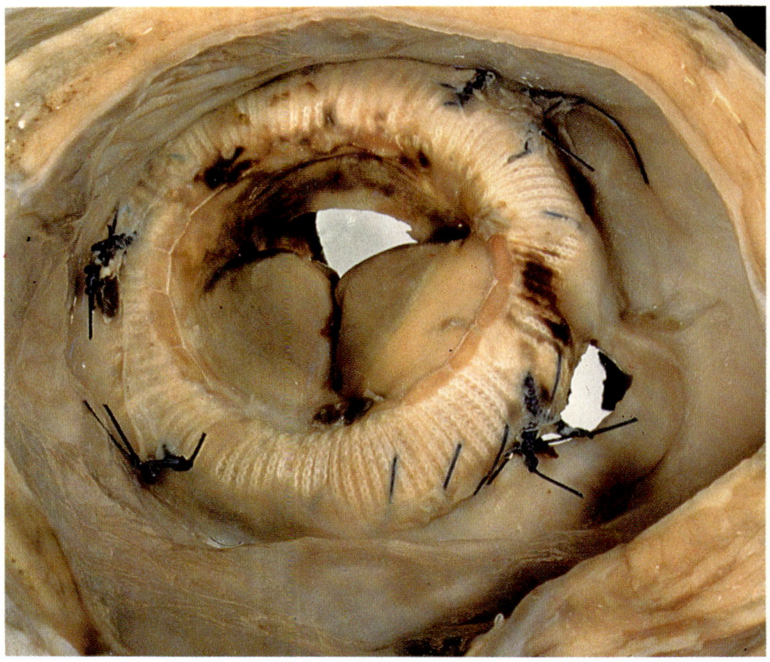

Abb. 4.**82** Paravalvuläres Leck an der Gewebeklappenprothese durch Dehiszenz des Klappenrings.

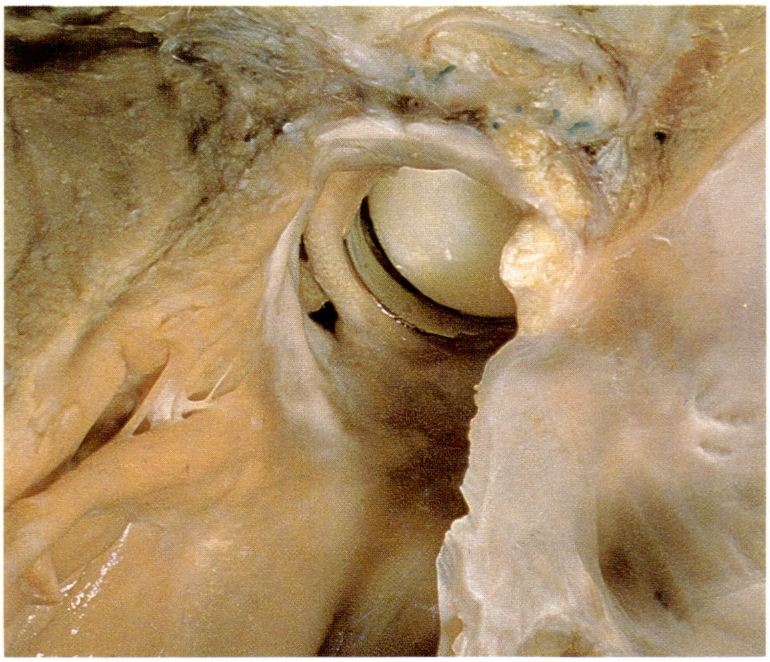

Abb. 4.**83** Paravalvuläres Leck an der mechanischen Klappenprothese in der Aorta mit Endothelschaden auf dem Ventrikelseptum durch den Blutstrahl.

nach unserer Erfahrung eine kleine Dehiszenz mitunter bedeutende hämodynamische Konsequenzen. Tatsächlich kam es zur Sprengung einer DeVega-Anuloplastik der Trikuspidalklappe, als ein kleines paravalvuläres Leck an der Mitralklappenprothese, das bei der Operation gesucht, aber nicht gefunden wurde, unverschlossen blieb.

Klappeninfektion

Bei jedem Klappenersatz besteht die Gefahr einer Endokarditis (Slaughter u. Mitarb. 1973). Der Thrombozyten-Fibrin-Belag am Klappenring und an den Nähten dient als Brutstätte für eine Infektion (Rossiter u. Mitarb. 1979). Eine Endokarditis von Schweinebioprothesen befällt fast immer die Klappenmembranen und entwickelt sich höchstwahrscheinlich ausgehend von den Fibrinauflagerungen auf der Oberfläche der Klappen (Bortolotti u. Mitarb. 1981). Die Infektion führt daher bei mechanischen Prothesen gewöhnlich zu einer Ablösung der Prothese (Abb. 4.**84**) und zu Ringabszessen, während bei Bioprothesen die Zerstörung der Membranen im Vordergrund steht (Abb. 4.**85**). Ebenso wie bei der infektionsbedingten Endokarditis im allgemeinen (s. oben), ist fast jeder Erreger potentiell imstande, eine Prothesenendokarditis hervorzurufen. Die Infektion ist grundsätzlich destruktiver Art. Das infizierte Gebiet ist meist von Gerinnseln bedeckt (Abb. 4.**86**), die oft zu einer Störung der Klappenfunktion und zu septischen Thromboembolien führen. Es können mykotische Aneurysmen der Aorta aszendens auftreten, entweder im Bereich der Aorteninzision oder dort, wo die Bügel der Klappenprothese ein mechanisches Trauma bewirken (Abb. 4.**87**). Unabhängig von der Art der implantierten Klappe, empfiehlt sich nach Herzklappenoperationen in allen Fällen eine Antibiotikaprophylaxe, wenn der Patient einem Eingriff unterzogen werden soll, der möglicherweise zu einer Bakteriämie führt.

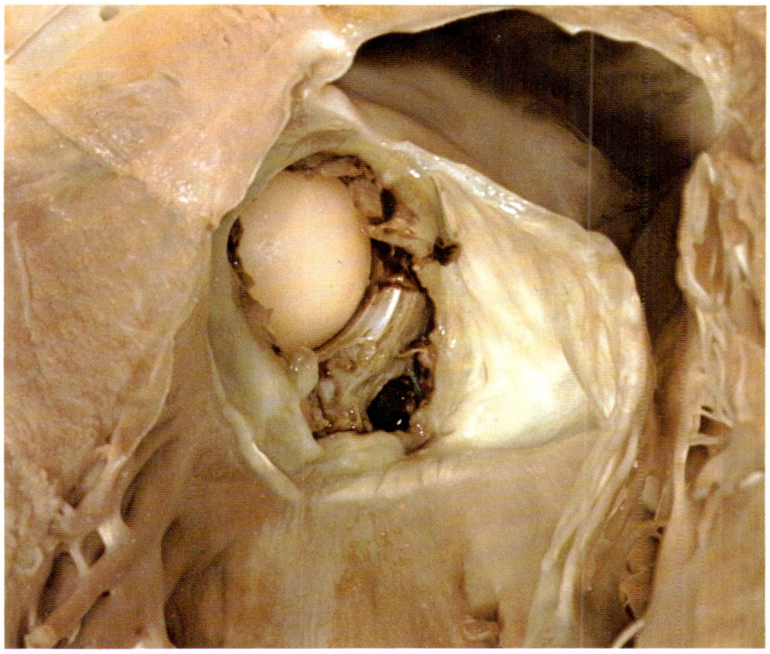

Abb. 4.**84** Infektion an der mechanischen Klappenprothese in der Aorta, die zur Dehiszenz des Klappenrings geführt hat.

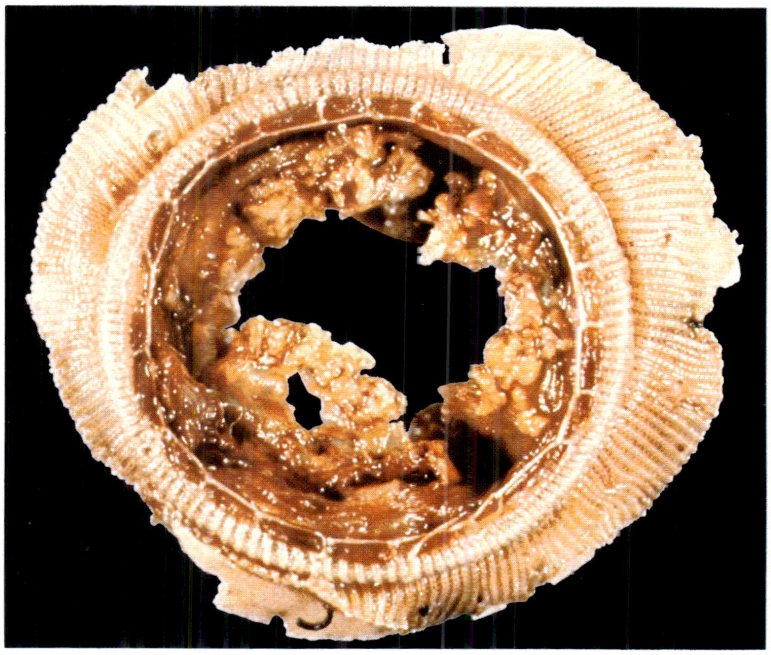

Abb. 4.**85** Infektionsbedingte Endokarditis einer Hancock-Bioprothese mit Zerstörung des Klappengewebes (von Dr. *G. Thiene*).

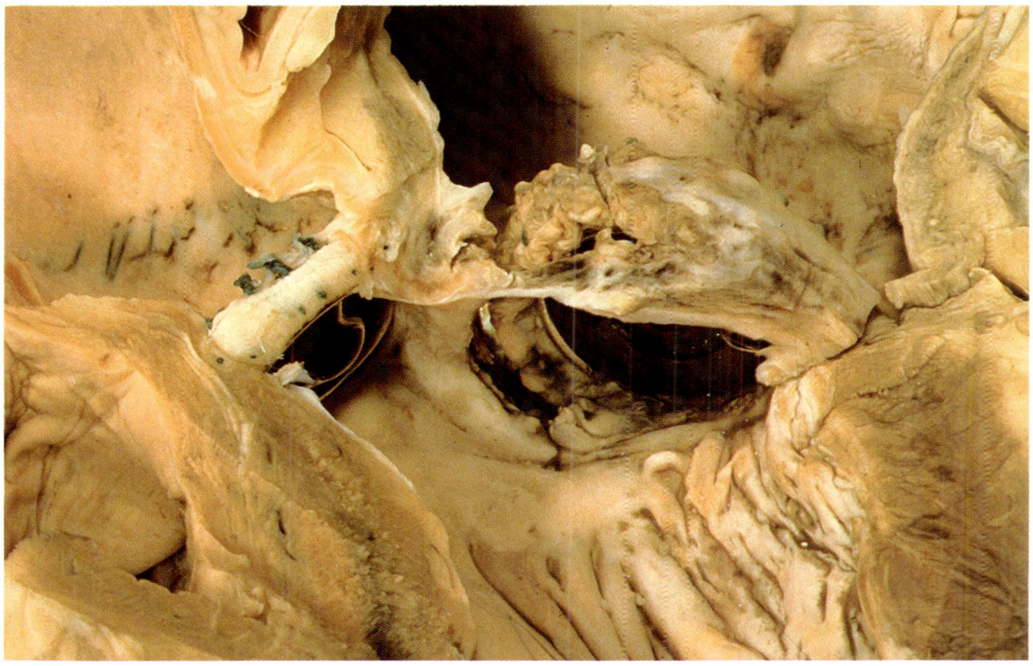

Abb. 4.**86** Infektion am Scheibenventil in der Mitralposition mit Dehiszenz des Klappenrings und ausgedehnten Gerinnseln, die das infizierte Gebiet bedecken. Man beachte das Scheibenventil in der Aorta.

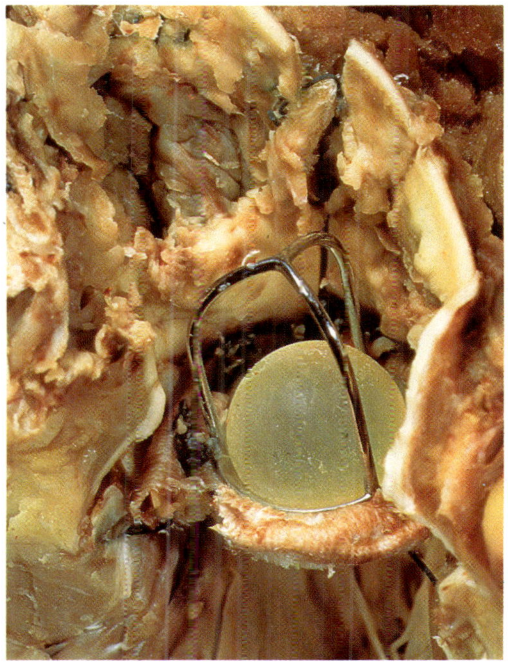

Abb. 4.**87** Spätinfektion in der Aorta ascendens nach Aortenklappenersatz.

Literatur

Bortolotti, U., G. Thiene, A. Milano, G. Panizzon, M. Valente, V. Gallucci: Pathological study of infective endocarditis on Hancock porcine bioprostheses. J. thorac. cardiovasc. Surg. 81 (1981) 934–942

Bowes, V. F., B. N. Datta, M. D. Silver, J. A. Minielly: Annular injuries following the insertion of heart valve prostheses. Thorax 29 (1974) 530–533

Callahan, J. A., E. M. Wroblewski, G. S. Reeder, W. D. Edwards, J. B. Seward, A. J. Tajik: Echocardiographic features of carcinoid heart disease. Amer. J. Cardiol. 50 (1982) 762–768

Cobbs, B. W., C. R. Hatcher, J. M. Craver, E. L. Jones, C. W. Sewell: Transverse midventricular disruption after mitral valve replacement. Amer. Heart J. 88 (1980) 33–50

Curcio, C. A., P. J. Commerford, A. G. Rose, J. E. Stevens, M. S. Barnard: Calcification of glutaraldehyde-preserved porcine xenografts in young patients. J. thorac. cardiovasc. Surg. 81 (1981) 621–625

Davies, M. J.: Pathology of Cardiac Valves. Butterworths, London 1980

Düren, D. R., A. E. Becker, H. J. J. Wellens: Fatal dislodgement of ball from aortic Starr-Edwards valve prosthesis. Europ. J. Cardiol. 3 (1975) 129–132

Edmiston, W. A., E. C. Harrison, G. F. Duck, W. Parnassus, F. Y. K. Lau: Thromboembolism in mitral porcine valve recipients. Amer. J. Cardiol. 41 (1978) 508–511

Edwards, J. E.: Pathologic aspects of cardiac valvular insufficiencies. Arch. Surg. 77 (1958) 634–649

Edwards, J. E.: The congenital bicuspid aortic valve. Circulation 23 (1961) 485–488

Falcone, M. W., W. C. Roberts, A. G. Morrow, J. K. Perloff: Congenital aortic stenosis resulting from unicommissural valve. Clinical and anatomic features in twenty-one adult patients. Circulation 44 (1971) 272–280

Ferrans, V. J., W. C. Roberts: The carcinoid endocardial plaque. An ultrastructural study. Hum. Path. 7 (1976) 387–409

Ferrans, V. J., S. W. Boyce, M. E. Billingham, M. Jones, T. Ishihara, W. C. Roberts: Calcific deposits in porcine bioprosthesis: structure and pathogenesis. Amer. J. Cardiol. 46 (1980) 721–734

Goor, D., J. E. Edwards: Friction lesions of the right ventricular endocardium: related to tricuspic chordae in cardiac hypertrophy. Arch. Path. 87 (1969) 100–109

Goor, D., C. W. Lillehei, J. E. Edwards: The ‚sigmoid septum'; variation in the contour of the left ventricular outlet. Amer. J. Roentgenol. 107 (1969) 366–376

Hirsh, J., A. S. Gallus: Hypercoagulability. In Hofbrand, A. V., C. Brain, J. Hirsh: Recent Advances in Haematology, part 2. Churchill-Livingstone, Edinburgh 1977 (p. 431)

Ishihara, T., V. J. Ferrans, S. W. Boyce, M. Jones, W. C. Roberts: Structure and classification of cuspal tears and perforations in porcine bioprosthetic cardiac valves implanted in patients. Amer. J. Cardiol. 48 (1981) 665–678

McKusick, V. A.: Carcinoid cardiovascular disease. Bull. Johns Hopk. Hosp. 98 (1956) 13–36

Middelhoff, C. J. F. M., A. E. Becker: Ventricular septal geometry: a spectrum with clinical relevance. In Wenink, A. C. G., A. Oppenheimer-Dekker, A. J. Moulaert: The Ventricular Septum of the Heart. Leiden University Press, The Hague 1981 (pp. 9–22)

Murdoch, J. L., B. A. Walker, B. L. Halpern, J. W. Kuzma, V. A. McKusick: Life expectancy and causes of death in the Marfan's syndrome. New Engl. J. Med. 268 (1972) 804–808

Oates, J. A., K. Melman, A. Sjoerdsma, L. Gillespie, D. T. Mason: Release of kinin peptide in the carcinoid syndrome. Lancet 1964/I, 514–517

O'Brien, J. R.: The prothrombotic state. In Poller, L.: Recent Advances in Blood Coagulation, part 2. Churchill-Livingstone, Edinburgh 1977 (p. 241)

Payvandi, M. N., R. B. Kerber, C. D. Phelps, G. F. Judisch, G. El-Khoury, H. G. Schrott: Cardiac, skeletal and ophthalmologic abnormalities in relatives of patients with the Marfan syndrome. Circulation 55 (1977) 797–802

Pomerance, A.: Isolated aortic stenosis. In Pomerance, A., M. J. Davies: The Pathology of the Heart. Blackwell, Oxford 1975 (pp. 327–341)

Reagan, T. J., H. Okazaki: The thrombotic syndrome associated with carcinoma. A clinical and neuropathologic study. Arch. Neurol. (Chic.) 31 (1974) 390–395

Roberts, W. C.: Anatomically isolated aortic valvular disease. The case against being of rheumatic etiology. Amer. J. Med. 49 (1970 a) 151–159

Roberts, W. C.: The structure of the aortic valve in clinically-isolated aortic stenosis. An autopsy study of 162 patients over 15 years of age. Circulation 42 (1970 b) 91–97

Roberts, W. C.: Valvular, subvalvular and supravalvular aortic stenosis: morphologic features. Cardiovasc. Clin. 5 (1973) 97–126

Roberts, W. C.: Congenital cardiovascular abnormalities usually ‚silent' until adulthood: morphological features of the floppy mitral valve, valvular aortic stenosis, discrete subvalvular aortic stenosis, hypertrophic cardiomyopathy, sinus of Valsalva aneurysm, and the Marfan syndrome. In Roberts, W. C.: Congenital Heart Disease in Adults. Davis, Philadelphia 1980 (pp. 407–453)

Roberts, W. C., A. Sjoerdsma: The cardiac disease associated with the carcinoid heart syndrome (carcinoid heart disease). Amer. J. Med. 36 (1964) 5–34

Roberts, W. C., A. G. Morrow: Late postoperative pathological findings after cardiac valve replacement. Circulation, Suppl. I (1967) 35–36

Roberts, W. C., J. C. Dangel, B. H. Bulkley: Nonrheumatic valvular cardiac disease: a clinicopathologic survey of 27 different conditions causing valvular dysfunction. Cardiovasc. Clin. 5 (1973) 333–446

Rossiter, S. J., E. B. Stinson, P. E. Oyer, D. C. Miller, J. N. Schapira, R. P. Martin, N. E. Shumway: Prosthetic valve endocarditis. Comparison of heterograft tissue valves and mechanical valves. J. thorac. cardiovasc. Surg. 76 (1979) 795–803

Salazar, A. E., J. E. Edwards: Friction lesions of ventricular endocardium: relation to chordae tendineae of mitral valve. Archiv. Path. 90 (1970) 364–376

Schlatmann, T. J. M., A. E. Becker: Pathogenesis of dissecting aneurysms of aorta. Comparative histopathologic study of significance of medial changes. Amer. J. Cardiol. 39 (1977) 21–26

Seningen, R. P., B. H. Bulkley, W. C. Roberts: Prosthetic aortic stenosis. A method to prevent its occurrence by measurement of aortic size from preoperative aortigram. Circulation 49 (1974) 921–924

Silver, M. M., J. Pollock, M. D. Silver, W. G. Williams, G. A. Trusler: Calcification in porcine xenograft valves in children. Amer. J. Cardiol. 45 (1980) 685–689

Slaughter, L., J. E. Morris, A. Starr: Prosthetic valvular endocarditis. A 12-year review. Circulation 47 (1973) 1319–1326

Smith, J. P., A. C. P. Campbell: Cardiac changes associated with malignant argentafinnoma. J. Path. Bact. 72 (1956) 673–680

Spain, D. M.: Association of gastrointestinal carcinoid tumour with cardiovascular abnormalities. Amer. J. Med. 19 (1955) 366–369

Thandroyen, F. T., I. N. Whitton, D. Pirie, M. A. Rogers, A. S. Mitha: Severe calcification of glutaraldehyde-preserved porcine xenografts in children. Amer. J. Cardiol. 45 (1980) 690–696

Thiene, G., U. Bortolotti, G. Panizzon, A. Milano, V. Gallucci: Pathological substrates of thrombus formation after heart valve replacement with the Hancock bioprosthesis. J. thorac. cardiovasc. Surg. 80 (1980) 414–423

Trell, E., I. Rausing, J. Ripa, A. Torp, J. Waldenström: Carcinoid heart disease. Clinicopathologic findings and follow-up in 11 cases. Amer. J. Med. 54 (1973) 433–444

Vollebergh, F. E. M. G., A. E. Becker: Minor congenital variations of cusp size in aortic valves, possible link with isolated aortic stenosis. Brit. Heart J. 39 (1977) 1006–1011

5 Erkrankungen des Perikards

Der Ausdruck „perikardiale Herzkrankheit" („pericardial heart disease", Roberts u. Spray 1976) ist gegenüber „Perikarditis" vorzuziehen, weil er die pathologischen Perikardveränderungen direkt mit der Herzleistung in Verbindung bringt. Vom pathologisch-anatomischen Standpunkt jedoch bezeichnet jede „-itis" eine Reaktion auf eine Schädigung, sei sie durch eine Infektion bedingt oder nicht.

Pathologische Veränderungen des Perikards können in erster Linie entweder die Kontraktilität oder die Druck- und Volumenbelastung des Herzens beeinflussen. Aus praktischen Gründen werden die Perikardtumoren in Kap. 8 mitbesprochen.

Eine „perikardiale Herzkrankheit" bekommt der Pathologe häufig zu Gesicht, der Kliniker ist aber damit weniger vertraut. William Osler sagte bereits 1892: „Wahrscheinlich wird keine ernste Krankheit vom Praktiker so häufig übersehen. Die Erfahrungen bei der Autopsie zeigen, wie oft eine Perikarditis nicht erkannt wird oder unbeachtet zu Rückgang und Adhäsion fortschreitet." In neuerer Zeit hat eine pathologisch-anatomische Serienuntersuchung operativ entfernter Perikardteile ebenfalls zu der Schlußfolgerung geführt, daß „eine Perikarderkrankung in 13 Fällen (37%) ein Zufallsbefund war, was für die häufige Unterdiagnostizierung und die asymptomatische Natur von Erkrankungen des Perikards spricht" (Mambo 1981).

Vom Gesichtspunkt der Pathologie aus sind die Möglichkeiten des Perikards, auf einen Insult zu reagieren, beschränkt. Das klinische Bild der Reaktion wird vom Stadium und Ausmaß der Exsudation beherrscht. Die erste Reaktion ist ein fibrinöses, wenn auch histologisch unspezifisches Exsudat. Dieses fibrinöse Exsudat liegt jedoch dem typischen Symptom – dem perikardialen Reibegeräusch – zugrunde. Es hängt weitgehend von der Art und Schwere des auslösenden Insults ab, ob die Reaktion auf das fibrinöse Stadium beschränkt bleiben wird, ob sie vollständig zurückgehen oder in ein Stadium der ausgiebigeren, durch Ansammlung von Flüssigkeit gekennzeichneten Exsudation übergehen wird. Im letztgenannten Fall kann die Symptomatik eines Perikardergusses mit Herzbeuteltamponade auftreten. Dann wird es von der Art der Erkrankung und natürlich von der Reaktionslage des Wirts abhängen, ob eine vollständige Rückbildung eintritt oder ob reparative Vorgänge schließlich zu einer dichten Fibrose mit Verwachsung der Perikardblätter führen werden, ein Zustand, der klinisch in eine Pericarditis constrictiva münden kann (Fowler 1982).

Histologisch ist die Krankheit gewöhnlich unspezifisch. Nur selten wird es möglich sein, anhand einer Gewebeprobe vom Perikard eine definitive Diagnose bezüglich der Ätiologie zu stellen. Man befindet sich dabei in einer sehr ähnlichen Lage wie bei der Myokarditis (s. Kap. 3).

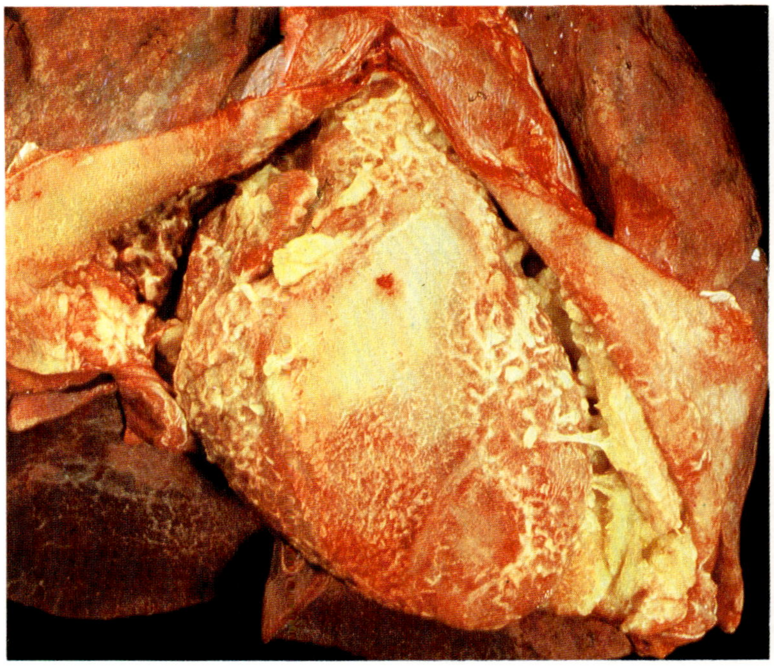

Abb. 5.**1** Fibrinöse Perikarditis.

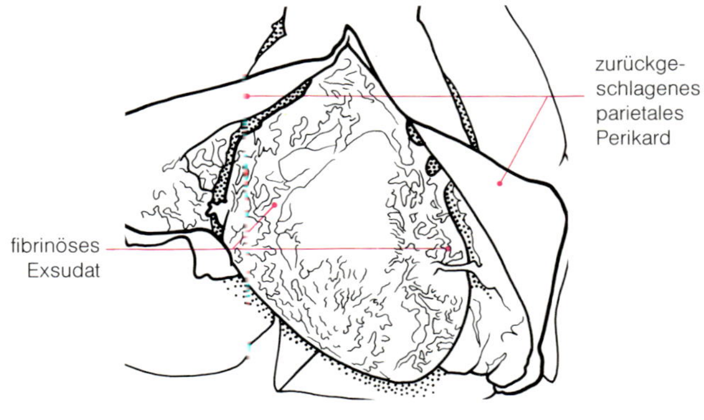

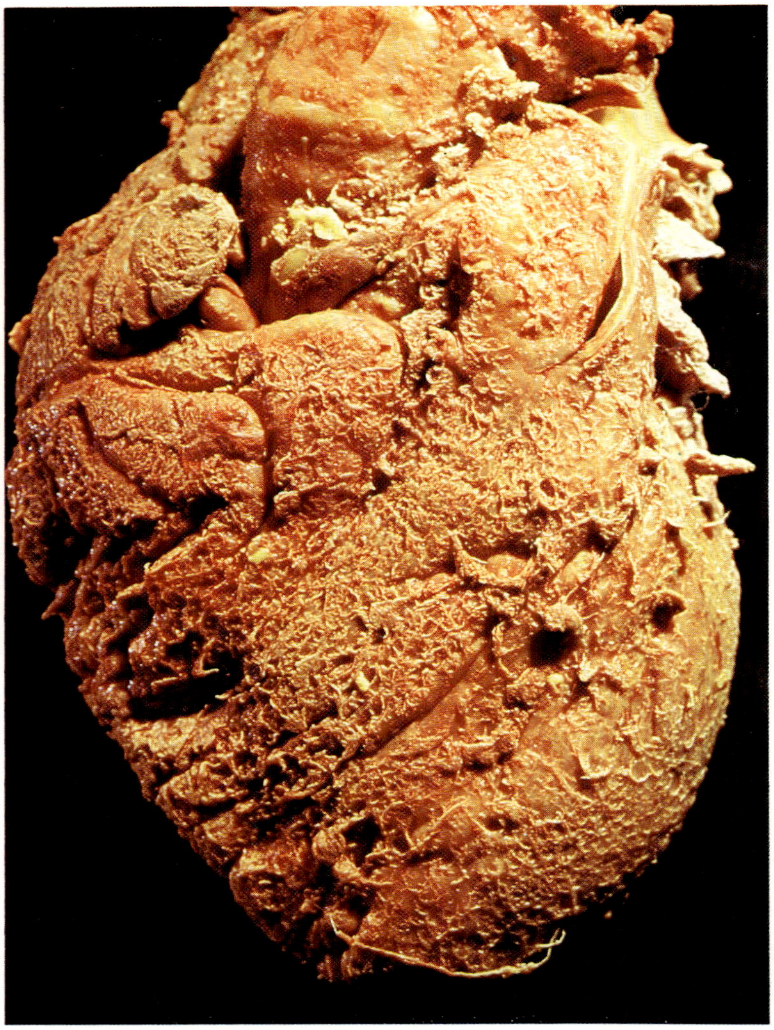

Abb. 5.**2** Die starke fibrinöse Exsudation hat zum typischen Bild des „Cor villosum" geführt.

Fibrinöse Perikarditis

Bei der Pericarditis fibrinosa sind die Perikardblätter durch ein fibrinöses Exsudat miteinander „verklebt" (Abb. 5.**1**); es kann das Herz gelegentlich vollständig bedecken, so daß das typische Bild des „Cor villosum" entsteht (Abb. 5.**2**).

Wie bereits umrissen, beginnt fast jede Perikarditis mit der Ausschwitzung von Fibrin und kann daher in einem bestimmten Stadium der fibrinösen Perikarditis zugeordnet werden. In der Folge kann das Verschwinden des Reibegeräusches eine der beiden Möglichkeiten anzeigen – entweder, daß sich das Exsudat aufgelöst hat, oder daß es wäßrig oder hämorrhagisch geworden ist. Die Unterscheidung auf ausschließlich klinischer Basis ist unter Umständen außerordentlich schwierig, echokardiographisch aber gewöhnlich einfach.

Eine der häufigsten einer fibrinösen Perikarditis zugrundeliegenden Krankheiten ist der akute Myokardinfarkt. In dieser Situation ist sie fast ein Beweis für einen transmuralen Infarkt. Ganz allgemein rufen die meisten Erkrankungen, die eine Myokarditis als Hauptkrankheit verursachen, auch eine Reaktion des Perikards hervor (s. Kap. 3). Ein perikardiales Reiben kann daher bei fast allen Infektionen wie auch bei den meisten immunologisch bedingten Krankheiten wie den Kollagenkrankheiten vorkommen. Wenn eine fibrinöse Perikarditis festgestellt wird, ist das daher ein wichtiges Warnsignal, das gewöhnlich eine umfassendere Herzbeteiligung anzeigt. Ebenso kann im Frühstadium sowohl eine primäre infektionsbedingte als auch eine neoplastische Perikarderkrankung mit den Hauptsymptomen einer fibrinösen Perikarditis in Erscheinung treten (s. unten).

Histologisch ist die Perikarderkrankung durch Fibrinablagerungen gekennzeichnet, oft verbunden mit einem unspezifischen entzündlichen Infiltrat und starker Gefäßeinsprossung (Abb. 5.**3**). In diesem Stadium findet man gewöhnlich keine spezifischen Zeichen eines bestimmten Krankheitsprozesses, doch können gelegentlich diskrete fibrinoide Nekrosen auf das Bestehen einer Kollagenkrankheit aufmerksam machen (Abb. 5.**4**).

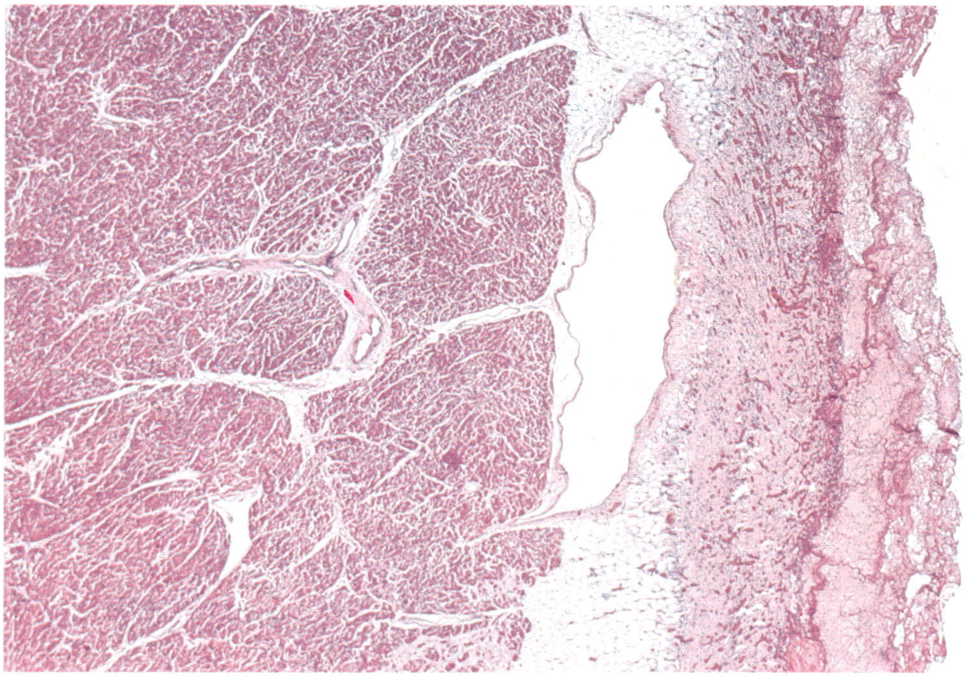

Abb. 5.**3** Fibrinöse Perikarditis: verdicktes, sehr gefäßreiches Epikard mit Fibrinauflagerungen. HE.

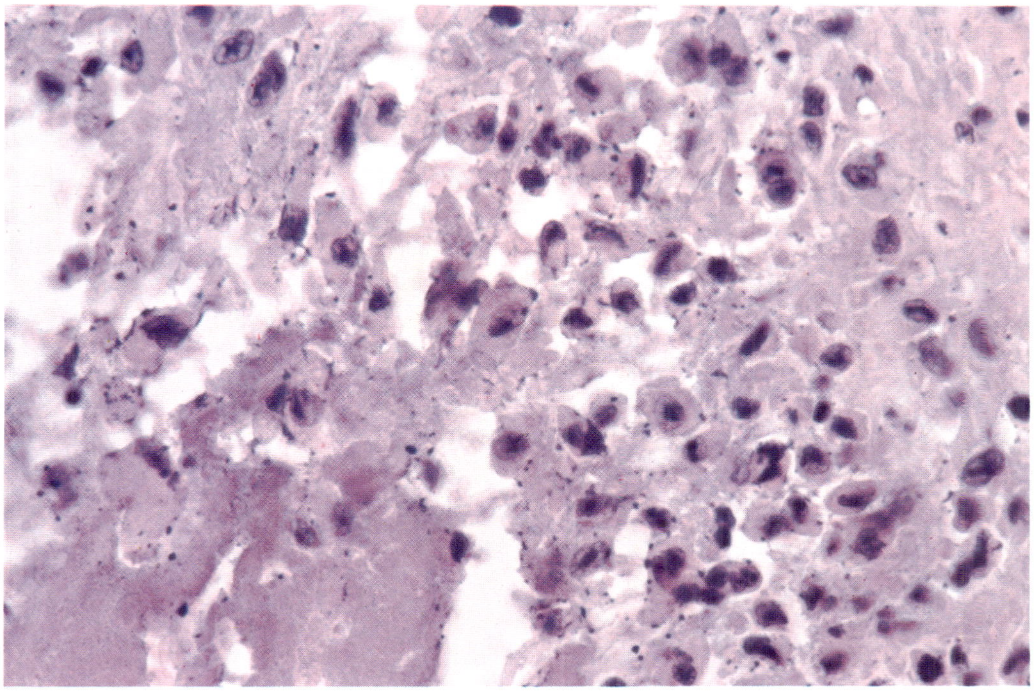

Abb. 5.**4** Verdicktes Perikard, bei dem fibrinoide Nekrosen für die Existenz einer Kollagenkrankheit sprachen. Es bestand ein Lupus erythematodes disseminatus. HE.

Perikarderguß

Jede Flüssigkeitsansammlung im Perikardkavum, die 50 ml übersteigt, kann als „Perikarderguß“ gelten. Welche Flüssigkeitsmenge zu einer Herzbeuteltamponade führen kann, hängt weitgehend davon ab, in welchem Zeitraum sich die Flüssigkeit ansammelt. Wenn er sehr kurz ist, beispielsweise bei einer Herzruptur, genügen 250–300 ml für eine tödliche Tamponade. Bei einer chronischen Perikarditis können jedoch Ergüsse von mehr als einem Liter vorkommen.
Der Charakter des Ergusses ist in Hinblick auf die mögliche Ätiologie wichtig. Gerade in diesem Stadium sind die Aussichten, ein pathognomonisches histologisches Bild zu erhalten, am größten. Das gilt besonders, wenn eine Tuberkulose die Grundkrankheit ist. Seröse Flüssigkeit zeichnet sich durch wäßriges Aussehen aus. Sie ist ein allgemeines Merkmal aller Zustände, die mit einer chronischen Stauungsherzinsuffizienz oder Hypalbuminämie einhergehen. Darüber hinaus findet man diesen Flüssigkeitstyp gewöhnlich bei der „idiopathischen rezidivierenden benignen Perikarditis“. Diese Krankheit wird vermutlich von Viren hervorgerufen, höchstwahrscheinlich von Coxsackie-Viren (Burch u. Giles 1972). Diese Auffassung wird von der Beobachtung gestützt, daß eine Virusperikarditis mit ähnlichen Merkmalen bei Menschenaffen vorkommt (Abb. 5.**5**). Eine Sonderform der serösen Perikarditis ist die sogenannte Cholesterinperikarditis, die durch einen hohen Cholesteringehalt der serösen Flüssigkeit gekennzeichnet ist. Durch die Ablagerung von Cholesterinkristallen kann die Epikardoberfläche einen goldenen Schimmer zeigen. Diese Form des Ergusses wird bei Hypothyreose, rheumatoider Arthritis und gelegentlich bei Tuberkulose beobachtet.
Blut kann bei vielen verschiedenen Krankheiten den Hauptbestandteil des Perikardergusses bilden (Abb. 5.**6**) und ist gewöhnlich bei der Perikarditis, die im Rahmen eines akuten Myokardinfarkts auftritt, dominierend. Sind die Voraussetzungen anders, dann sollte man bei einem hämorrhagischen Erguß aber immer an die Möglichkeit denken, daß ihm ein maligner Prozeß zugrundeliegt (s. Kap. 8). Auch die tuberkulöse Perikarditis (Abb. 5.**7**) und die Urämie verursachen mit großer Häufigkeit hämorrhagische Ergüsse und sollten daher in der Differentialdiagnose weit vorn stehen. Die tuberkulöse Perikarditis kann das erste Zeichen der dahinterstehenden Infektion sein. Die richtige Erkennung ist wichtig, weil die Perikarditis meist entweder ein Ausdruck des örtlichen Übergreifens von entzündeten Mediastinallymphknoten oder der Streuung ist. Bei der Urämie und besonders bei Patienten unter chronischer Hämodialyse

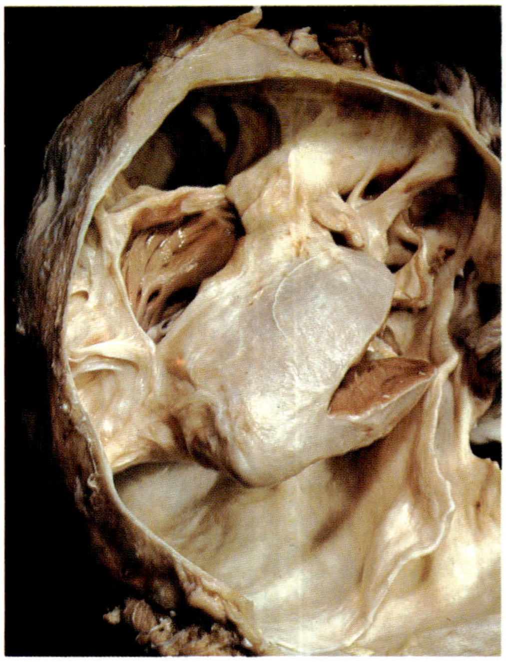

Abb. 5.**5** Virusperikarditis mit mächtiger Flüssigkeitsansammlung und Ausweitung des Perikardkavums bei einem Schimpansen.

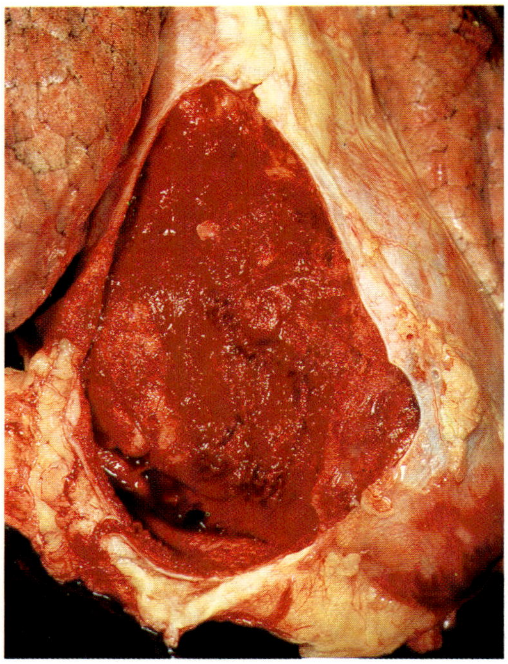

Abb. 5.**6** Hämorrhagische Perikarditis.

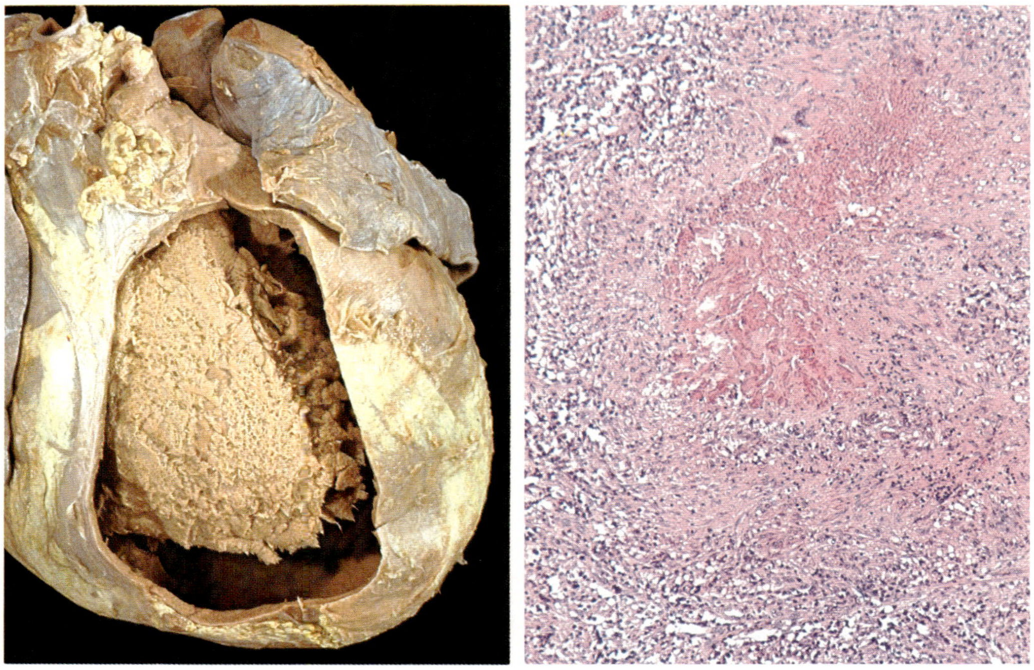

Abb. 5.**7** Tuberkulöse Perikarditis. Links: makroskopisches Bild mit Fibrinauflagerungen auf der Epikardoberfläche und Verdickung der Perikardblätter; rechts: verkäsender tuberkulöser Herd im Perikard. HE.

kann sich plötzlich ein hämorrhagischer Erguß bilden. Wenn er sich rasch ansammelt, kann er zu einer schweren Herzbeuteltamponade und, wenn keine Behandlung erfolgt, zum Tod führen. Alle Krankheiten, die mit Gerinnungsstörungen einhergehen, einschließlich iatrogen erzeugter Zustände, können ein fibrinöses Exsudat in einen serös-sanguinolenten Erguß verwandeln.

Herztrauma und -ruptur werden in diesem Abschnitt nicht besprochen, können aber selbstverständlich zur Ansammlung von reinem Blut führen.

Ein eitriger Erguß (Abb. 5.**8**) ist ein nahezu sicheres Zeichen einer Infektion. In der Regel sind Mikroorganismen kulturell nachweisbar. Die häufigste Ursache ist eine Septikämie, besonders bei Patienten mit mangelnder Immunabwehrkraft. Gegenwärtig spielt in der Ätiologie der purulenten Perikarditis die infektionsbedingte Endokarditis eine wichtige Rolle, die auf das Epikard übergreifen kann (s. auch Kap. 4).

Fibröse Perikarditis

Jeder Typ einer Perikarderkrankung kann schließlich zur Fibrose führen, die das viszerale und das parietale Blatt entweder örtlich oder diffus befällt. Klinische Bedeutung hat eine umschriebene Perikardfibrose, die mit einer Verwachsung der Perikardblätter einhergeht. Es können dadurch örtliche, oft mit einem Erguß gefüllte Abkammerungen entstehen (Abb. 5.**9**), so daß dann eine lokalisierte Konstriktion des Herzens eintreten kann. In anderen Fällen können große Teile des Herzens (Abb. 5.**10**) oder sogar das ganze Herz von einer dicken fibrösen Kapsel eingescheidet werden, was ernste klinische Konsequenzen hat.

Wie bereits gesagt, kann eine konstriktive Perikarditis dieser Art als Spätmanifestation einer perikardialen Herzkrankheit fast jeden Typs vorkommen. Klinisch bleibt die Ätiologie gewöhnlich unklar. Allerdings gehen besonders Tuberkulose und Postradiatiosyndrom mit dieser Komplikation einher. Ebenso kann ein Tumorbefall zur Perikardfibrose und Konstriktion führen, und in vielen solchen Fällen scheidet der Tumor selbst

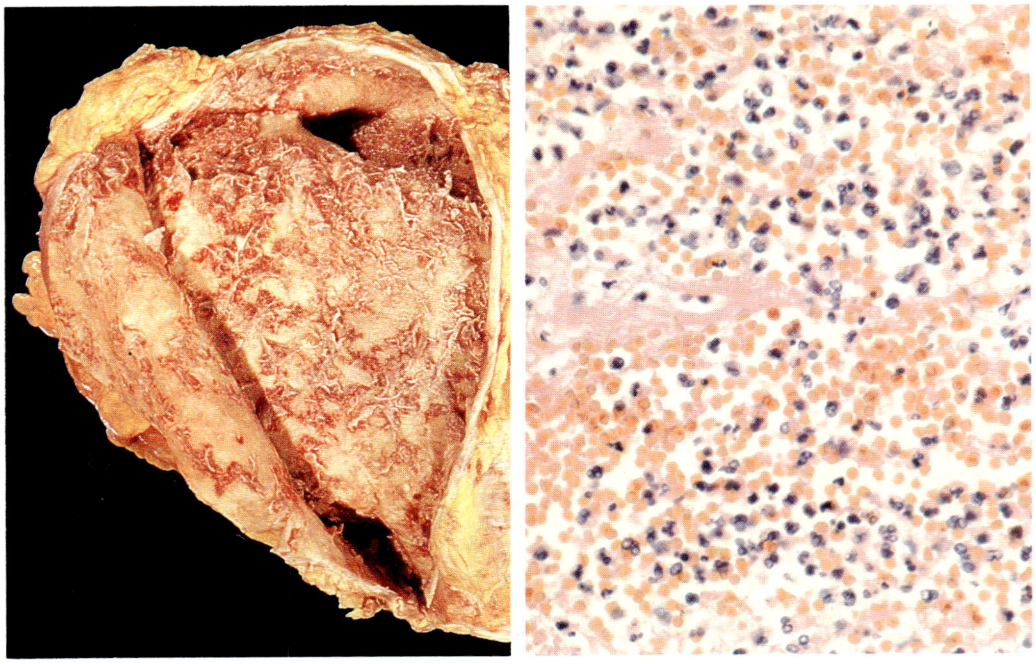

Abb. 5.**8** Purulente Perikarditis. Links: makroskopisches Bild; rechts: fibrinöses, zahlreiche Granulozyten enthaltendes Exsudat. HE.

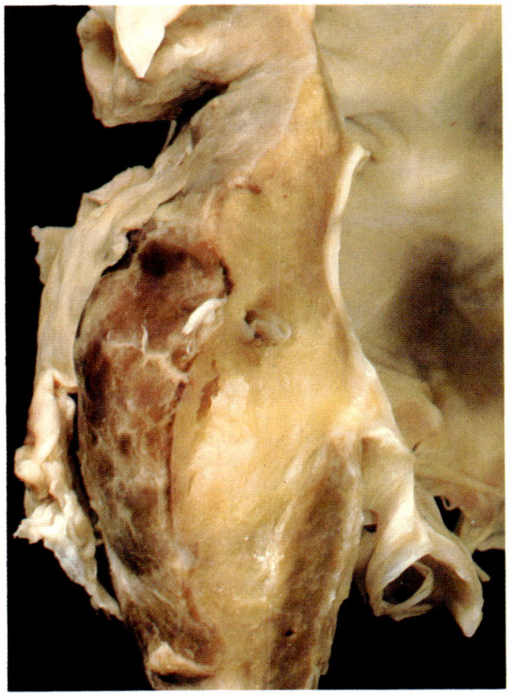

Abb. 5.**9** Hämorrhagischer Erguß in einer durch Perikardverwachsungen gebildeten Tasche.

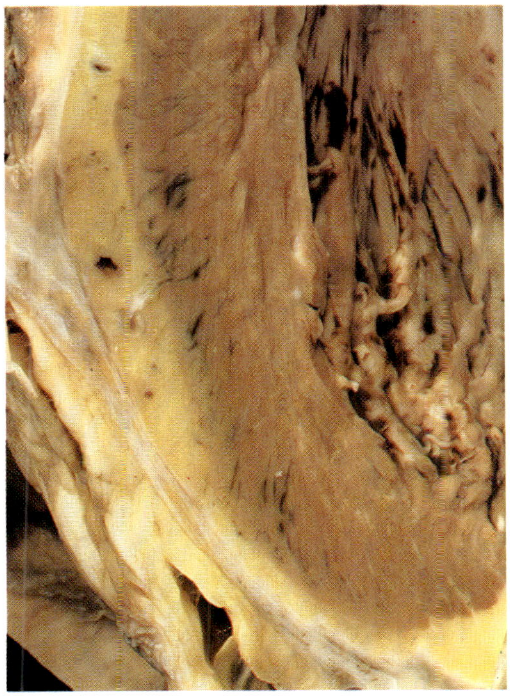

Abb. 5.**10** Schnittfläche des linken Ventrikels mit verklebten Perikardblättern.

das Herz ein (s. Kap. 8). Eine perikardiale Konstriktion kann sich auch als Komplikation von Herzoperationen - trotz Öffnung des Herzbeutels - entwickeln (VON KUTCHER u. Mitarb. [1982] wird eine Häufigkeitsrate von 0,2% angegeben). Die Fibrose ist wahrscheinlich die Folge der kombinierten Auswirkungen von Trauma, Blutungen, Austrocknung an der Luft und Spülungen des Perikards. In seltenen Fällen führt das Postperikardektomiesyndrom zu einer konstriktiven Perikarditis (BEAUFILS u. Mitarb. 1975, HAIAT u. Mitarb. 1981, GOLDHABER u. Mitarb. 1981).

Eine weitere Komplikation der fibrösen (adhäsiven) Perikarditis können Verkalkungen sein. Das Auftreten von Kalkablagerungen ist ein Prozeß des Endstadiums, und die histologische Untersuchung wird daher in solchen Fällen kaum jemals zur Feststellung der Ätiologie führen. Fast jede Form der Erkrankung kann schließlich mit Verkalkungen enden. Manchmal sind die Kalkablagerungen fleckförmig (Abb. 5.**11**) und haben dann wenig klinische Bedeutung. In anderen Fällen können große Teile der Ventrikel von Kalkspangen umschlossen werden (Abb. 5.**12**), was in der Regel zu einer Beeinträchtigung der Funktion führt.

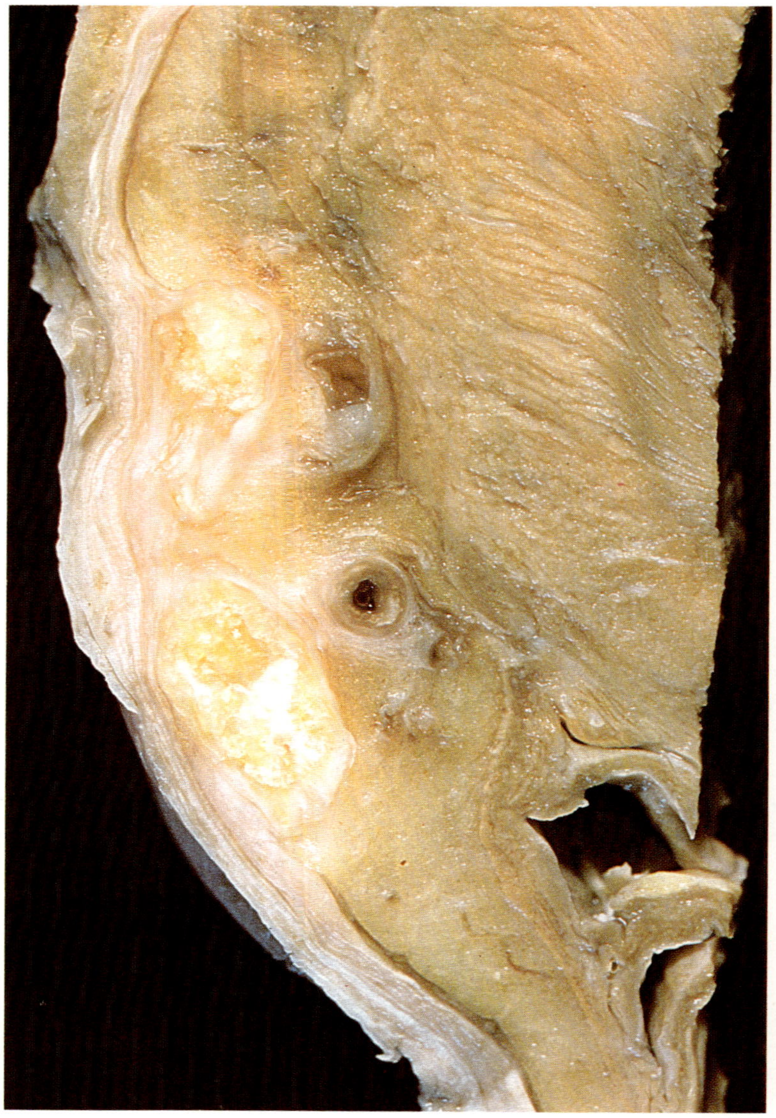

Abb. 5.**11** Adhäsive Perikarditis mit lokalen Kalkablagerungen.

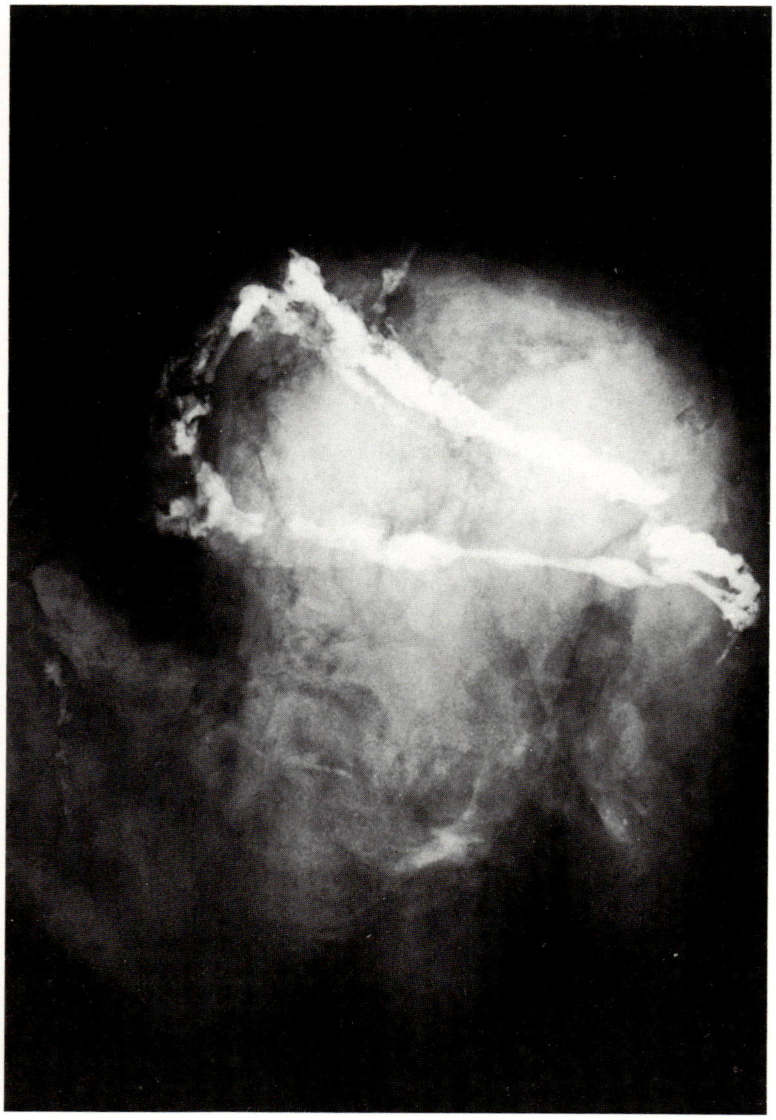

Abb. 5.**12** Postmortales Röntgenbild: ringförmige Verkalkung als Spätfolge einer adhäsiven Perikarditis, die eine Konstriktion verursachte.

Literatur

Beaufils, P., J. Bardet, J. Temkine, C. Masquet, P. Sebastien, Y. Zelasko: Syndrome de Dressler: péricardite constrictive post-infarctus opérée avec succès. Arch. Mal. Coeur 68 (1975) 651-656

Burch, G. E., T. D. Giles: The role of viruses in the production of heart diesease. Amer. J. Cardiol. 29 (1972) 231-240

Fowler, N. O.: Constrictive pericarditis: new aspects. Amer. J. Cardiol. 50 (1982) 1014-1017

Goldhaber, S. Z., B. H. Lorell, L. H. Greer: Constrictive pericarditis. A case requiring pericardiectomy following Dressler's postmyocardial infarction syndrome. J. thorac. cardiovasc. Surgery 81 (1981) 793-796

Haiat, R., P. Desoutter, J. P. Stoltz, M. Chousterman, P. Cattan, I. Gandjbakhch: Péricardite constrictive secondaire à un infarctus du myocarde. Arch. Mal. Coeur 74 (1981) 1349-1352

Kutcher, M. E., S. B. King III, B. N. Alimurung, J. M. Craver, R. B. Logue: Constrictive pericarditis as a complication of cardiac surgery: recognition of an entity. Amer. J. Cardiol. 50 (1982) 742-748

Mambo, N. C.: Diseases of the pericardium: morphologic study of surgical specimens from 35 patients. Hum. Path. 12 (1981) 978-987

Osler, W.: The Principles and Practice of Medicine. Appleton, New York 1892 (p. 1079)

Roberts, W. C., T. L. Spray: Pericardial heart disease: a study of its causes, consequences and morphological features. In Spodick, D. J.: Pericardial Disease. Davis, Philadelphia 1976 (pp. 11-65)

6 Verletzungen des Herzens

Eine Lazeration des Herzens kann die Folge eines stumpfen Traumas oder einer direkteren penetrierenden oder nicht penetrierenden Herzverletzung sein. Wir wollen uns nicht in die Arena der forensischen Pathologie begeben, sie liegt nicht in unserem Bereich. Das Hauptgewicht wird vielmehr auf die iatrogene Lazeration gelegt. Die Verfahren, die hier die größte Rolle spielen, sind die Herzkatheterisierung und die Implantation von Schrittmacherelektroden.

Katheterisierung

Die Koronarographie ist heute ein relativ risikoarmes Verfahren. Die direkte Mortalität liegt bei etwa 3 zu 1000. Gelegentlich verursacht die Katheterspitze einen Einriß am Abgang einer Koronararterie (Abb. 6.**1**, links). Der Ausgangspunkt ist gewöhnlich eine atherosklerotische Plaque (Abb. 6.**1**, rechts). Besonders gefährdet sind die Koronararterien beim Marfan-Syndrom (Van Mantgem u. Becker 1975).

Intrakardiale Untersuchungen der Hämodynamik sind ebenfalls mit einem geringen Risiko belastet. Mitunter durchbohrt eine Katheterspitze die Herzwand. Anfällig für diese Komplikation sind das trabekuläre, dünnwandige rechte Herzohr (Abb. 6.**2**) und die Spitze des rechten Ventrikels. Bei der transseptalen Vorhofpunktion (dem sogenannten Ross-Verfahren, das gegenwärtig nur selten gerechtfertigt ist) ist das Risiko einer Fausse route relativ hoch. Diesbezüglich sei nachdrücklich darauf hingewiesen, daß das Vorhofseptum viel kleiner ist, als es oft eingeschätzt wird (Anderson u. Becker 1980). Die einzige Septumzone, die sich für eine relativ gefahrlose transatriale Passage eignet, ist die Fossa

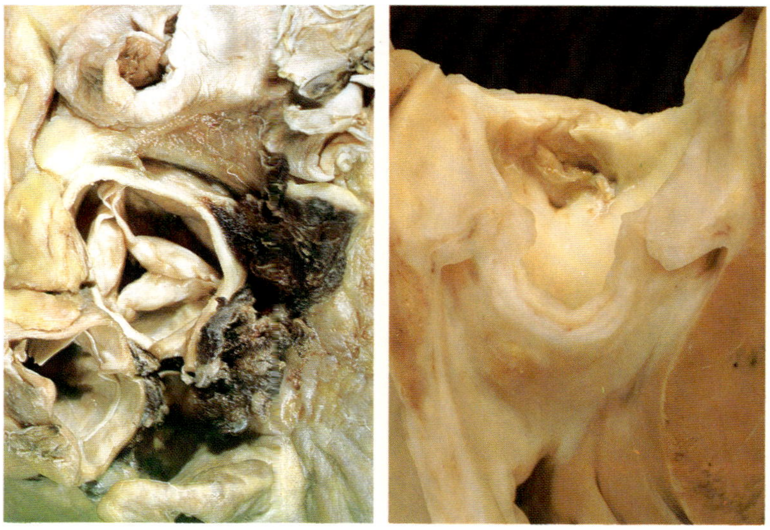

Abb. 6.**1** Verletzung der A. coronaria sinistra bei der Koronarographie. Links: Ruptur mit Tamponade; rechts: rupturierte atherosklerotische Plaque.

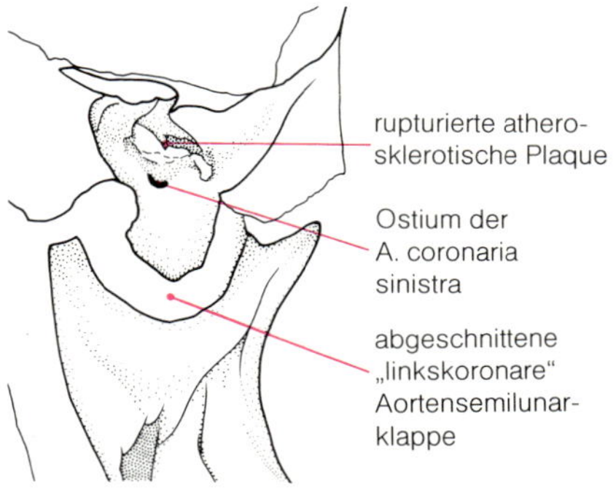

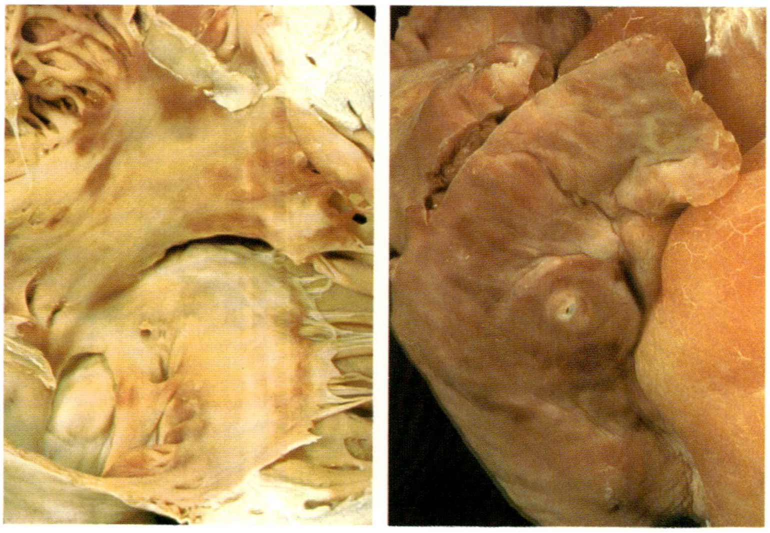

Abb. 6.**2** Lazeration und Ruptur des rechten Herzohrs. Links: Rupturstelle zwischen den kammartigen Muskelzügen des rechten Herzohrs; rechts: Punktionsstelle von außen.

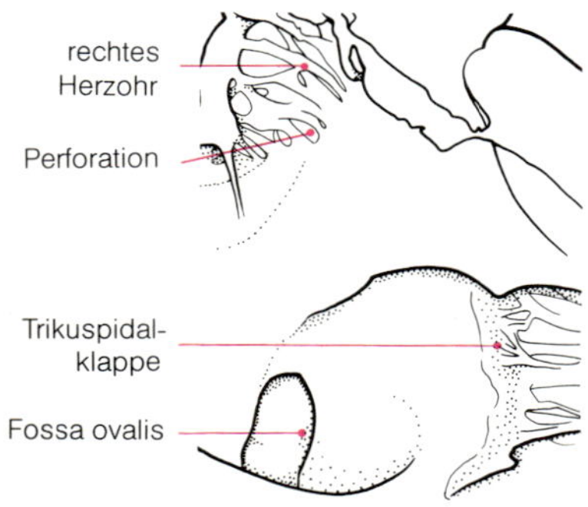

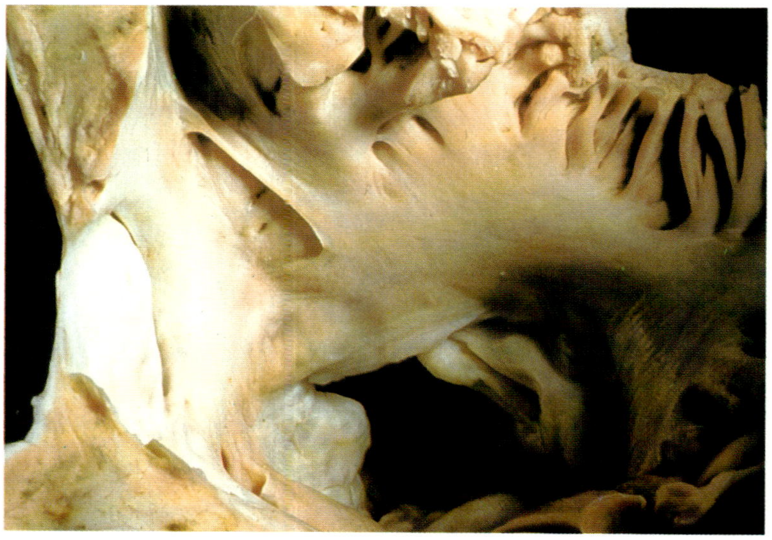

Abb. 6.**3** Klappenartige Tasche unter und etwas vor dem Ostium der V. cava superior.

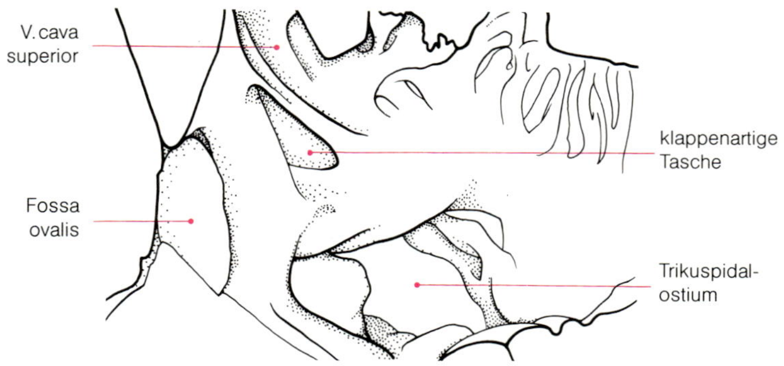

ovalis. Herzbasiswärts enthält das Septum den Atrioventrikularknoten; im übrigen stellen die Zonen außerhalb der Fossa ovalis kein Interatrialseptum dar. Hier würde eine Punktion zu einer Perforation der freien Vorhofwand führen. Für praktische Zwecke dient der Limbus superior der Fossa ovalis als nützliche Markierung. Allerdings liegt in einem guten Teil der Herzen eine kleine klappenartige Falte etwas kranial vom echten Limbus unter dem Ostium der V. cava superior (Abb. 6.3). Wenn der Katheter nach dem Gefühl gelenkt wird, kann diese Falte irrtümlich für den Limbus gehalten werden. Punktiert man dann an dieser Stelle, so gelangt der Katheter in den Sinus transversus außerhalb des Herzens. Von dort kann der Katheter in die Aorta oder in eine A. pulmonalis eindringen (Abb. 6.4). Eine gewaltsame transseptale Punktion kann darüber hinaus zu einer Verletzung der freien Wand des linken Vorhofs führen (Abb. 6.5).

Schrittmachereinpflanzung

Bei Verweilkathetern, gleichgültig aus welchem Grund sie eingelegt werden, besteht ein besonderes Risiko, daß sie das Endokard verletzen und damit für Thrombose und Infektion den Weg bereiten (BECKER u. Mitarb. 1972a). Die Häufigkeit dieser Komplikationen steht in direkter Beziehung zur Verweildauer des Katheters. Es entwickelt sich rasch ein Thrombus, der den Katheter einscheidet (Abb. 6.6), und zwar mit besonderer Vorliebe im Bereich von Endothelverletzungen. Das thrombotische

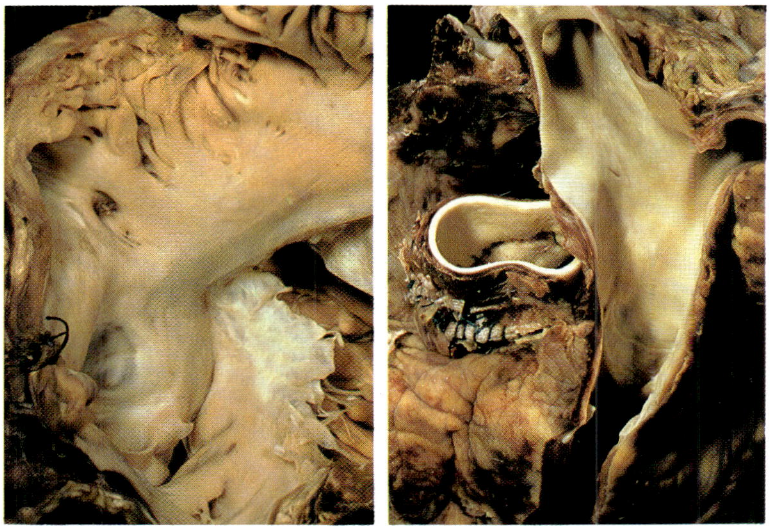

Abb. 6.**4** Fausse route bei versuchter transseptaler Punktion. Links: Punktionsstelle in der freien Wand des rechten Vorhofs kranial von der Fossa ovalis; rechts: Riß in der A. pulmonalis dextra.

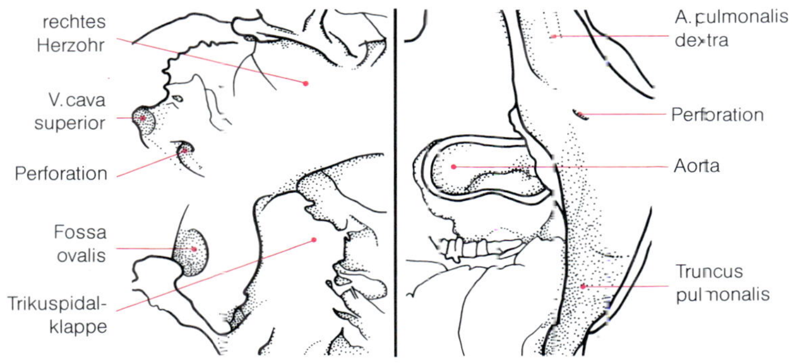

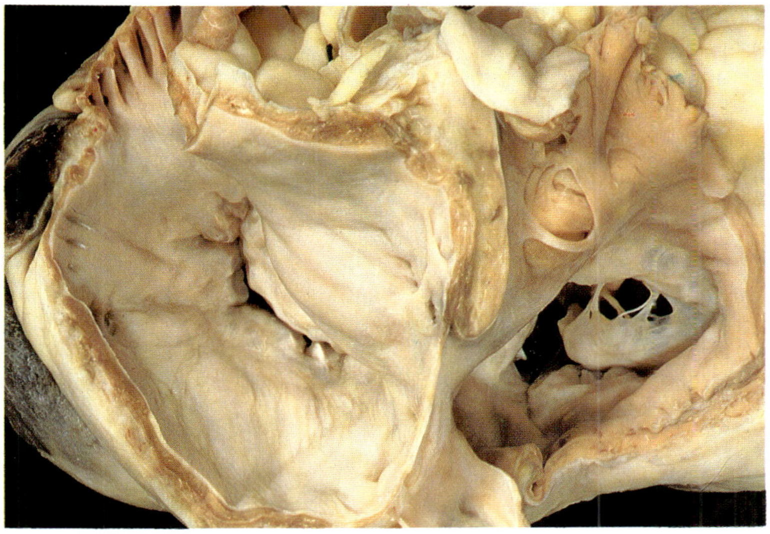

Abb. 6.**5** Transseptale Punktion mit Verletzung der freien Wand des linken Vorhofs: Ansicht von beiden Atrioventrikularostien und von der Punktionsstelle im Boden der Fossa ovalis. Man beachte die epikardiale Blutung an der Basis des linken Herzohrs.

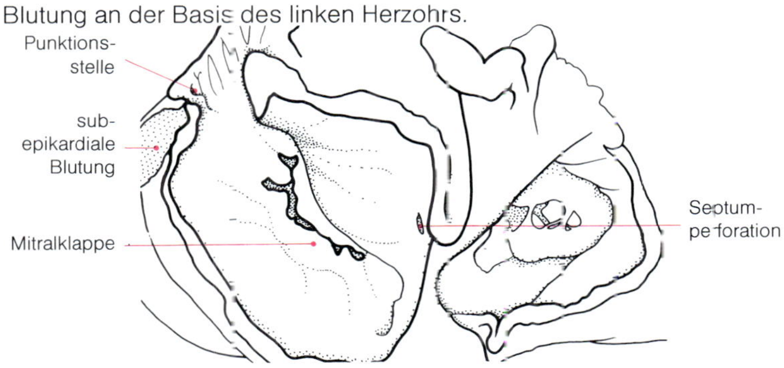

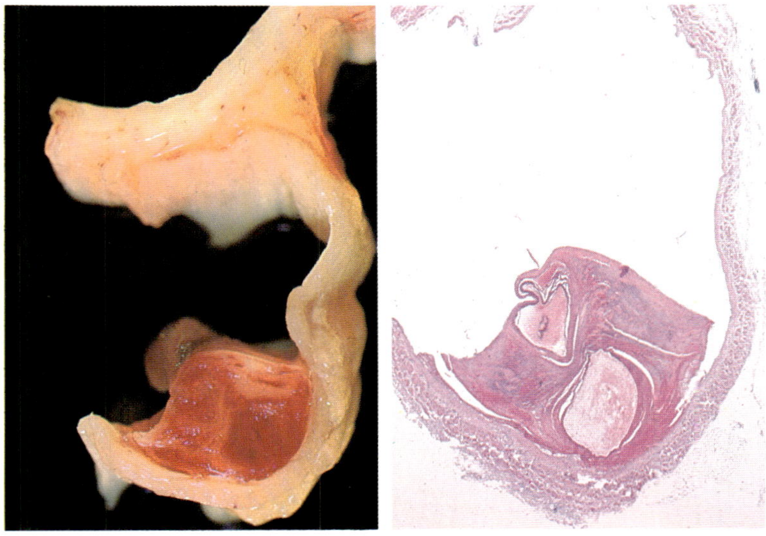

Abb. 6.**6** Die Schnitte von der V. cava superior zeigen eine thrombotische Kathetereinscheidung. Links: makroskopisch; rechts: histologisch. HE.

Geschehen kann zu weiteren Komplikationen führen, etwa zu einer Verlegung des Zuflusses oder einer Thromboembolie. Eine sehr ernste, wenn auch seltene Komplikation ist die Infektion (BECKER u. Mitarb. 1972b; 1 bis 3% in neueren Berichten; HARTSTEIN u. Mitarb. 1978, JARA u. Mitarb. 1979; Abb. 6.7). Wenn eine Infektion eintritt, ist in der Regel zur vollständigen Ausheilung die Entfernung des Schrittmachersystems erforderlich, gleichgültig ob der Draht endo- oder perikardial liegt (MORGAN u. Mitarb. 1975, CHOO u. Mitarb. 1981).

Mit der Zeit kann es zu einer teilweisen bindegewebigen Einscheidung des Katheters kommen, bevorzugt an Stellen des Wandkontakts. Schrittmacherelektroden, die lange Zeit an ihrem Platz verbleiben, werden daher unter Umständen im rechten Vorhof eingescheidet, gewöhnlich nahe der Mündung der V. cava superior (Abb. 6.8). Solche Einscheidungen kommen auch an der Kontaktstelle mit der Trikuspidalklappe (Abb. 6.9) und im rechten Ventrikel vor, zumeist nahe der Herzspitze, wo die Katheterspitze zwischen Trabekeln steckt (Abb. 6.10). Trotz der bindegewebigen Einscheidung und den sekundären reaktiven Veränderungen ist eine Trikuspidalinsuffizienz ungewöhnlich. Überdies beeinträchtigt die Bindegewebsentwicklung an der Elektrodenspitze nur selten das ordentliche Funktionieren des Schrittmachers. Allerdings bleiben die entstandenen Veränderungen potentielle Ausgangspunkte einer infektionsbedingten Endokarditis.

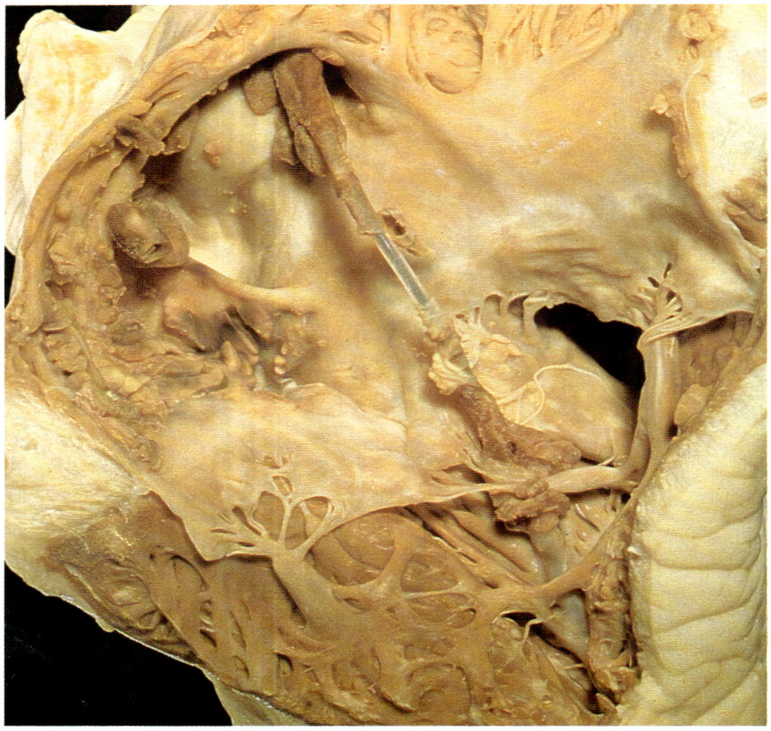

Abb. 6.**7** Intrakardiale Schrittmacherelektrode mit ausgedehnter infektionsbedingter Endokarditis als Komplikation.

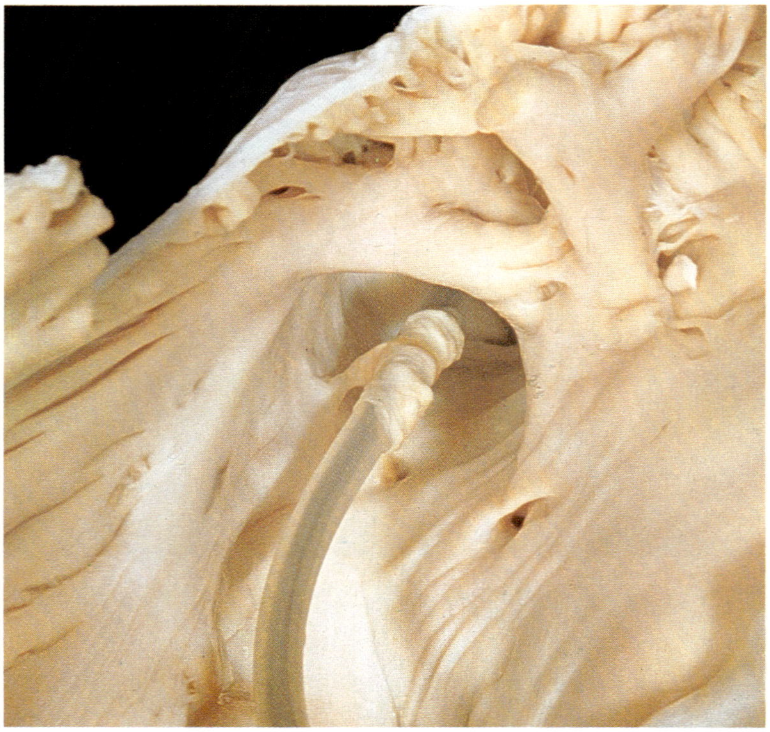

Abb. 6.**8** Intrakardiale Schrittmacherelektrode, die mit einer bindegewebigen Manschette an die Wand der V. cava superior im Bereich ihrer Mündung in den rechten Vorhof fixiert ist.

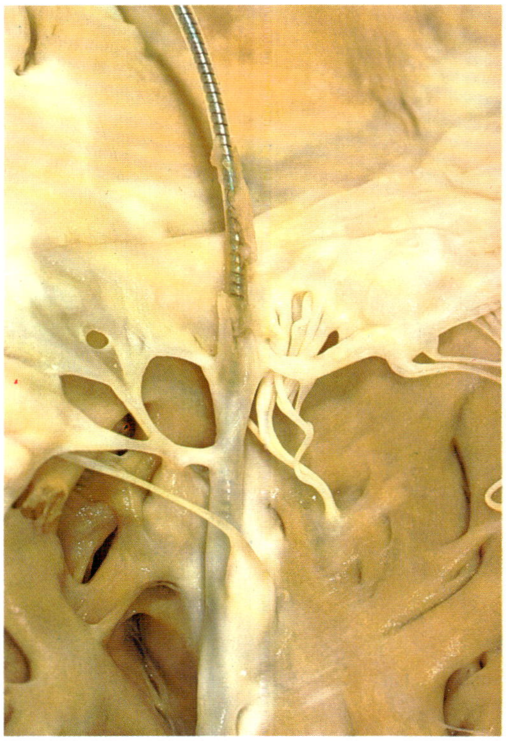

Abb. 6.**9** Intrakardiale, durch bindegewebige Einscheidung eng mit der Trikuspidalklappe verbundene Schrittmacherelektrode.

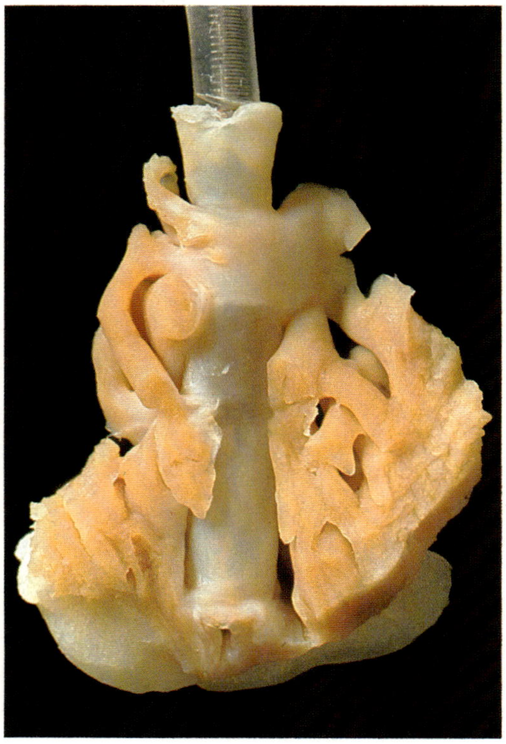

Abb. 6.**10** Bindegewebige Einscheidung der zwischen den Trabekeln des rechten Ventrikels steckenden Spitze einer intrakardialen Schrittmacherelektrode.

Literatur

Anderson, R. H., A. E. Becker: Anatomie des Herzens. Thieme, Stuttgart 1982

Becker, A. E., M. J. Becker, F. H. Martin, J. E. Edwards: Bland thrombosis and infection in relation to intracardiac catheter. Circulation 46 (1972a) 200–203

Becker, A. E., M. J. Becker, D. G. Claudon, J. E. Edwards: Surface thrombosis and fibrous encapsulation of intravenous pacemaker catheter electrode. Circulation 46 (1972b) 409–412

Choo, M. H., D. R. Holmes, B. J. Gersh, J. D. Maloney, J. Meredith, J. R. Pluth, J. Trusty: Infected epicardial pacemaker systems. Partial versus total removal. J. thorac. cardiovasc. Surg. 82 (1981) 794–796

Hartstein, A. I., J. Jackson, D. N. Gilbert: Prophylactic antibodies and the insertion of permanent transvenous cardiac pacemakers. J. thorac. cardiovasc. Surg. 75 (1978) 209–223

Jara, F. M., L. Toledo-Pereyra, J. W. Lewis, D. J. Magilligan: The infected pacemaker pocket. J. thorac. cardiovasc. Surg. 73 (1979) 298–300

Morgan, G., W. Ginks, H. Siddons, A. Leatham: Septicemia in patients with an endocardial pacemaker. Amer. J. Cardiol. 44 (1975) 221–224

Van Mantgem, J. P., A. E. Becker: The coronary arteries in Marfan's syndrome. A morphologic study. Amer. J. Cardiol. 36 (1975) 315–320

7 Das alternde Herz

Die Verlängerung der Lebenserwartung in der westlichen Welt hat zu einem dementsprechend wachsenden Interesse an der geriatrischen Medizin geführt. Die auffallendsten Altersveränderungen im Herzen betreffen die Stützgewebe, das heißt das fibröse Skelett und die Klappen. Im Ventrikelmyokard ist die einzige altersbedingte Veränderung die allmähliche Zunahme von Lipofuszinpigment. Sie gilt als echte Manifestation des biologischen Alterns (Strehler u. Mitarb. 1959). Die Ansammlung des Farbstoffs im Myokard liegt der „braunen Atrophie" des Herzens zugrunde, die aber nicht streng altersabhängig, sondern auch eine Manifestation einer generalisierten „zehrenden" Krankheit ist.
Es gibt viele Krankheitsprozesse, besonders in der westlichen Welt, deren Häufigkeit mit dem Alter zunimmt, etwa atherosklerotisch bedingte Koronararterienverkalkungen, die Herzmuskelhypertrophie, die durch Durchblutungsstörungen des Myokards bedingte interstitielle Myokardfibrose und die sogenannte senile Herzamyloidose (s. Kap. 3). Keine dieser Veränderungen kann als Alterungsprozeß im strengen Sinne gelten.

Allgemeines

Beim Neugeborenen sind die Herzklappen dünn und transparent. Mit zunehmendem Alter verdicken sich die Vorhofseite der Atrioventrikularklappen und die Ventrikelseite der Arterienklappen durch Fibrose. Außerdem wird der Schließungsrand akzentuiert (Abb. 7.**1**), und es entwickeln sich die sogenannten Lambl-Exkreszenzen (Abb. 7.**2**). Diese papillären, aus einer fibrösen Grundlage mit eingestreuten konzentrisch angeordneten elastischen Fasern bestehenden Auswüchse zeigen sich besonders an der Aorten- und der Mitralklappe. Trikuspidalklappe (Abb. 7.**3**) und Pulmonalklappe sind nur selten befallen. Man hat diese „natürlichen" Veränderungen lange für klinisch irrelevant gehalten. Sie könnten jedoch für die Einnistung einer infektionsbedingten Endokarditis eine wichtige Rolle spielen (s. Kap. 4). Die Veränderungen können durch zusätzliche pathologische Bedingungen verstärkt werden, etwa durch Druckerhöhung und Regurgitation. Gelegentlich können sich sogar beinahe tumorartige papilläre Gebilde entwickeln (Abb. 7.**4**), die fast unmöglich von papillären Fibroelastomen (s. Kap. 8) zu unterscheiden sind. Selbstverständlich ist es im Einzelfall außerordentlich schwierig wenn nicht unmöglich, genau anzugeben, wo der natürliche Prozeß des physiologischen Alterns aufhört und wo das Krankhafte beginnt.

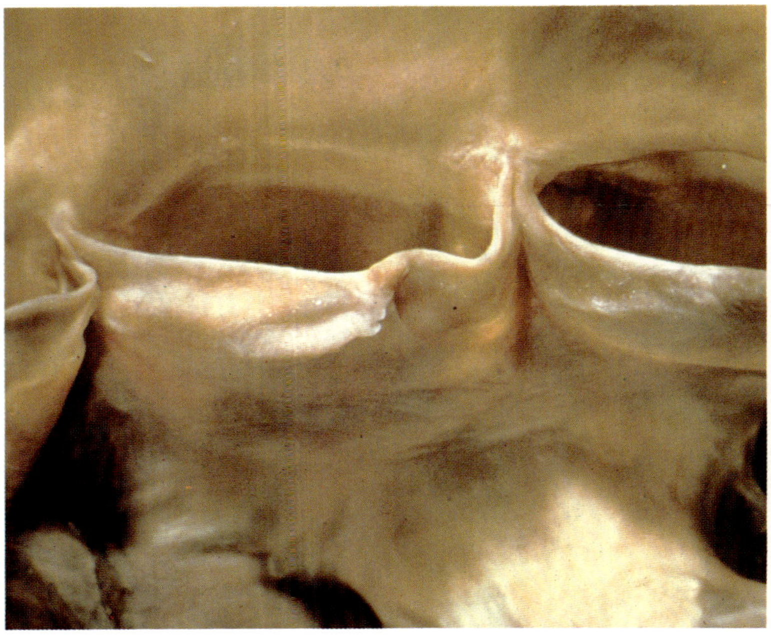

Abb. 7.**1** Aortenklappe eines älteren Menschen. Der Schließungsrand ist exzentrisch akzentuiert. Die Semilunarklappen sind durch Fibrose verdickt. Man beachte die gelblichen Plaques am vorderen Mitralsegel.

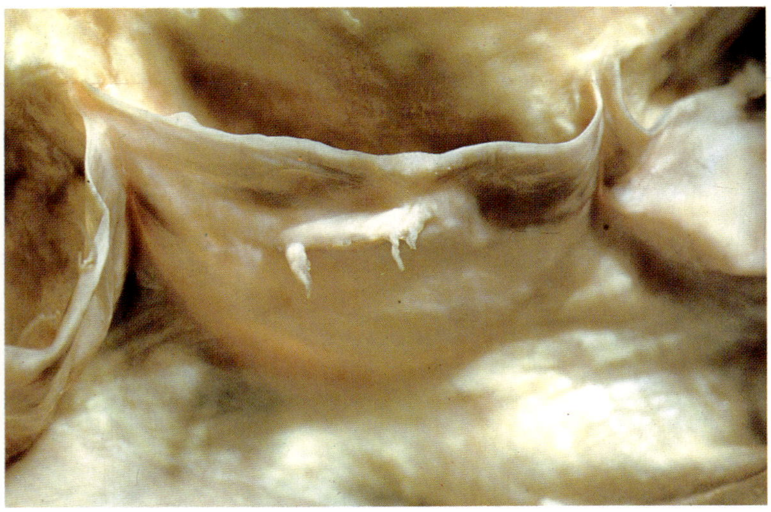

Abb. 7.**2** Lambl-Exkreszenzen an der Aortenklappe.

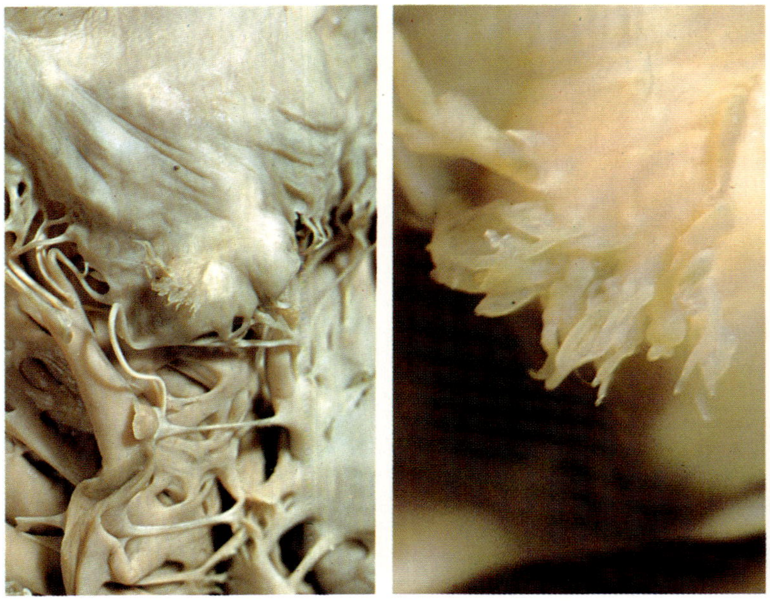

Abb. 7.**3** Lambl-Exkreszenzen an der Trikuspidalklappe. Links: Übersicht; rechts: Ausschnitt.

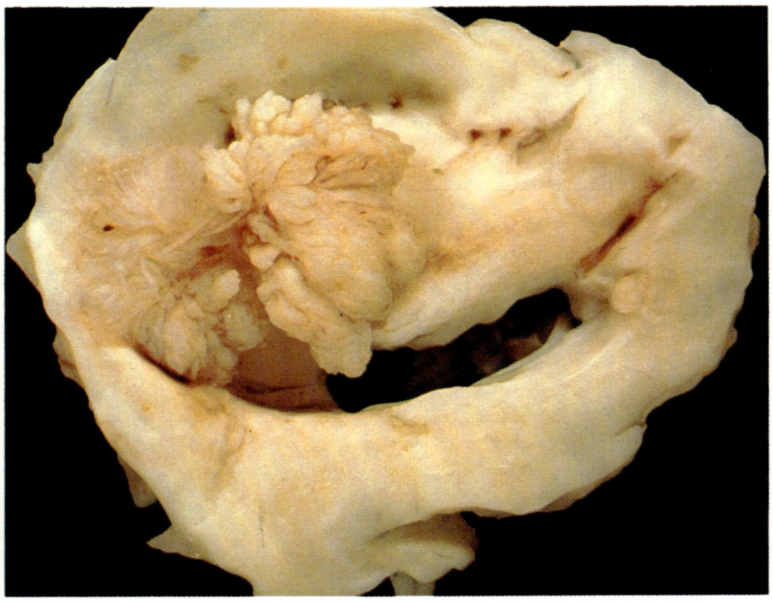

Abb. 7.**4** Tumorartiges papilläres Gebilde auf der Vorhofseite des vorderen Segels einer operativ entfernten rheumatisch geschädigten Mitralklappe.

Aortenklappe

Mit zunehmendem Alter entwickeln sich in der Aorta innerhalb der Taschenklappen atheromatöse Plaques, und zwar hauptsächlich an der Klappenbasis und auf der Aortenseite. Nach und nach sammeln sich an diesen Plaques fleckförmige Verkalkungen an (Abb. 7.**5**), während die Klappenmembranen zunehmend fibrosieren. Das führt zur Entwicklung einer Aortenklappensklerose, die gewöhnlich keine besonderen hämodynamischen Folgen hat. Im Extremfall kann es jedoch zu einer Klappenstenose kommen. Dafür wird oft der Ausdruck „senile Aortenstenose" verwendet; die Aortenklappe in Abb. 7.**6** ist trikuspid und zeigt typische altersbedingte Veränderungen, nämlich eine Fibrose der Klappenmembranen, einen akzentuierten Schließungsrand und Verkalkungen innerhalb der Klappensinus, aber noch keine Kommissurenverwachsung. Man hat vermutet, daß dieser Alterungsprozeß vielleicht durch geringe Größenunterschiede der Semilunarklappen gefördert wird (Vollebergh u. Becker 1977). Dieser Ablauf der Ereignisse ist höchstwahrscheinlich der pathogenetische Mechanismus, der der isolierten stenosierenden Aortenklappenverkalkung in einer trikuspiden Aortenklappe, wie sie im Alter beobachtet wird, zugrunde liegt (s. auch Abb. 4.**55**).

Mitralklappe

Ebenso können sich an der Mitralklappe degenerative Veränderungen zeigen. Sie treten besonders am „Scharnier" mit der Ventrikelwand und an den Sehnenfädeninsertionen in Erscheinung. Eine oft makroskopisch sichtbare Lipidansammlung (Abb. 7.**7**) ist ein fast konstanter Befund bei über 40 Jahre alten Menschen. Lipide sind histologisch leicht nachweisbar, aber grundlegender sind die deutlichen Veränderungen, die sich in den Färbungscharakteristika des Kollagens ergeben (Abb. 7.**8**). Sie zeigen einen strukturellen Umbau an, durch den das Gewebe möglicherweise für eine Kalziumablagerung anfälliger wird. Bis zu diesem Stadium hat man keinen signifikanten Unterschied zwischen männlichen und weiblichen Individuen beobachtet (Becker, unveröffentlichte Beobachtungen). Der Verschleißprozeß am Mitralklappenapparat kann schließlich bis zum Stadium der sogenannten Mitralringverkalkung fortschreiten (Lev 1964). Von dieser Veränderung werden aber deutlich bevorzugt Frauen befallen. Welcher Mechanismus der erhöhten Anfälligkeit der Frau für die Entwicklung einer Mitralringverkalkung zugrunde liegt, ist noch nicht geklärt. In der klassischen Form präsentiert sich der verkalkte Mitralring als hufeisenförmige verkalkte Leiste (Abb. 7.**9**) auf der Ventri-

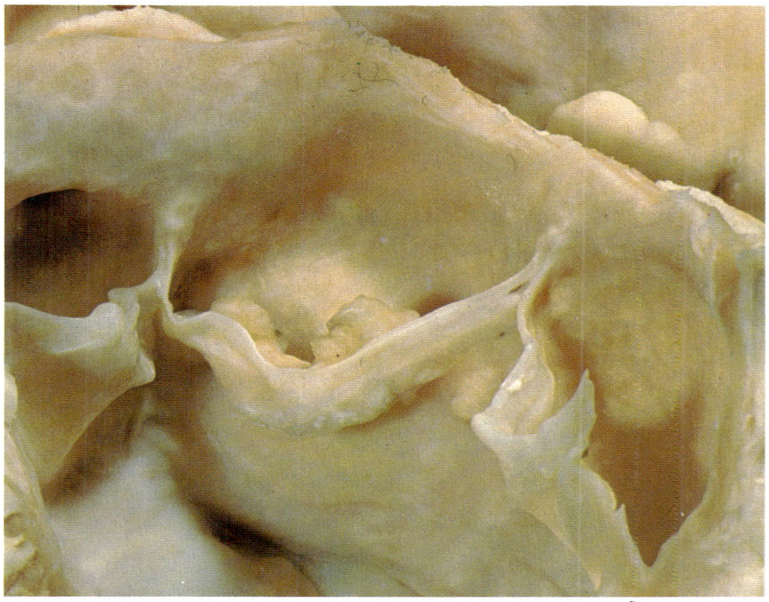

Abb. 7.**5** Fleckförmige Verkalkungen innerhalb der Aortentaschenklappen sind eine typische Veränderung des höheren Alters.

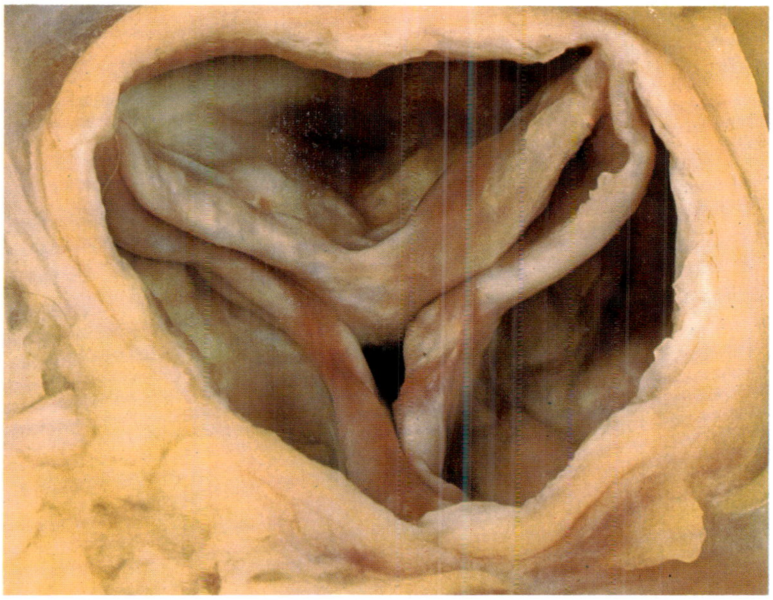

Abb. 7.**6** Aortenklappenstenose als Folge fortgeschrittener Altersveränderungen. Man beachte, daß die Kommissuren nicht verwachsen sind

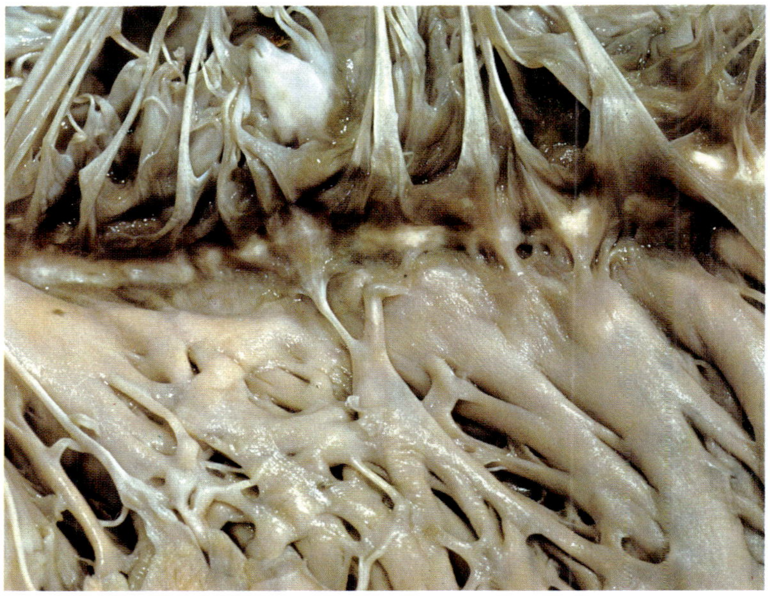

Abb. 7.**7** Fleckförmige Lipidansammlungen an der Ventrikelseite der Mitralklappe im Bereich des Klappenansatzes an der Ventrikelwand.

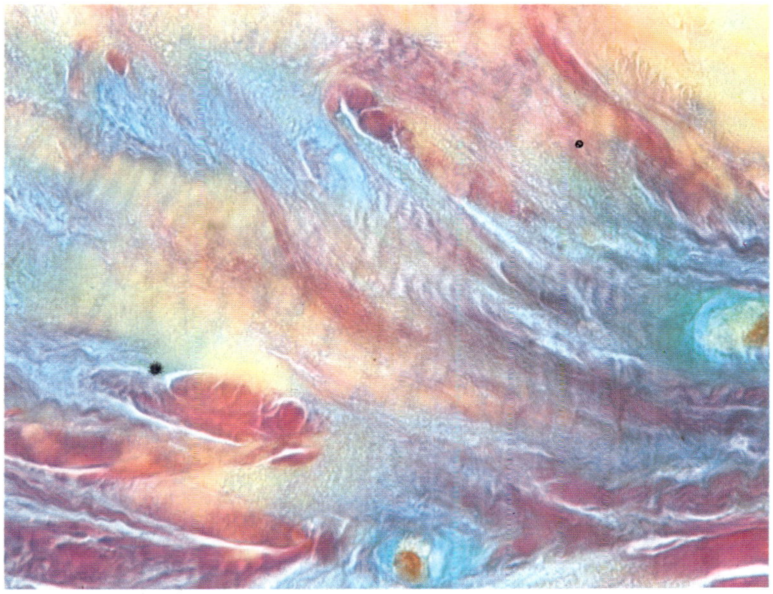

Abb. 7.**8** Der histologische Schnitt vom Mitralring zeigt eine veränderte Anfärbung des Kollagens. Die angesammelten sauren Mukopolysaccharide färben sich blaugrün; an vielen Stellen hat die übliche rote Färbung des Kollagens einen gelblichen Stich bekommen. Alzianblau-vG.

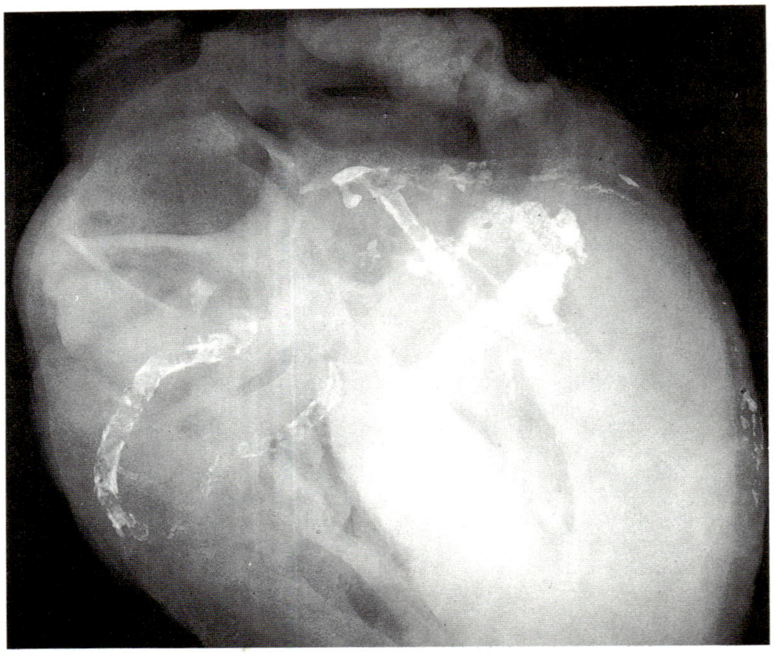

Abb. 7.**9** Postmortal angefertigtes Röntgenbild mit hufeisenförmiger Verkalkung in der Gegend der Mitralklappe. Außerdem starke Verkalkungen in der Wand der Koronararterien.

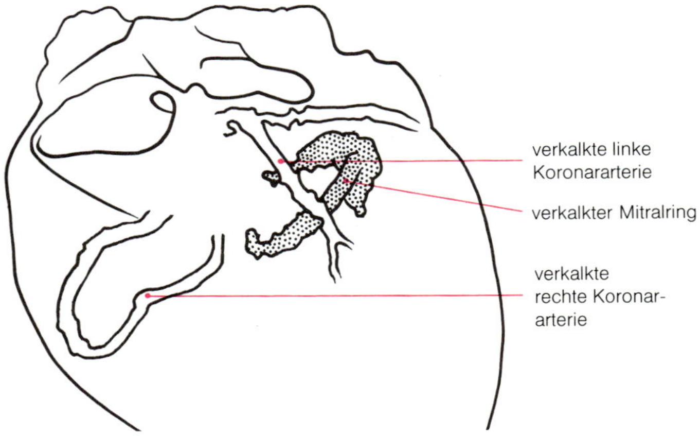

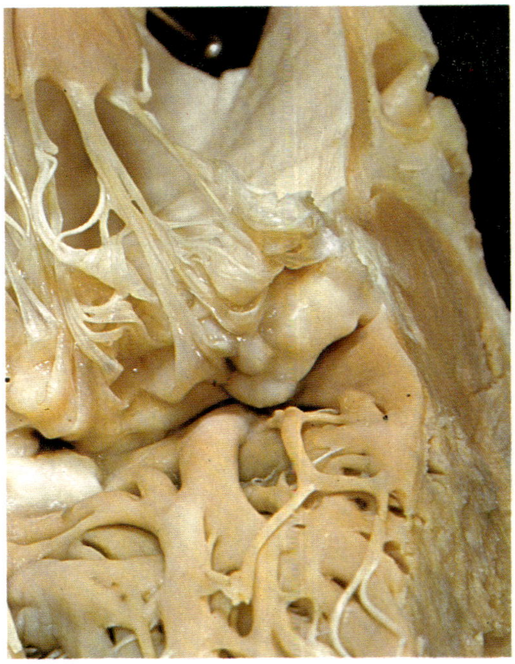

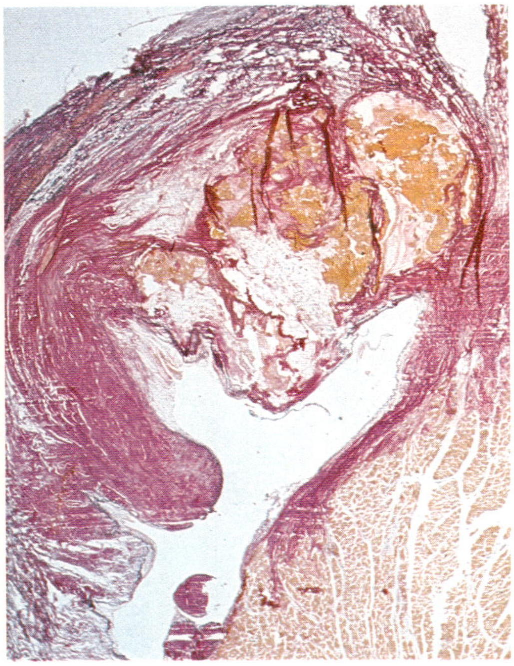

Abb. 7.**10** Mitralringverkalkung. Links: Kalkablagerungen unter dem hinteren Mitralsegel; rechts: histologischer Nachweis von Verkalkungen in der Basis des Klappensegels; man beachte die Endokardfibrose, die eine Friktionsläsion darstellt. E-vG.

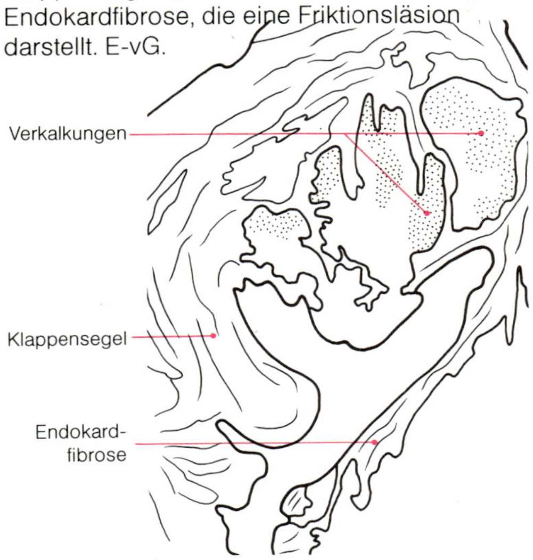

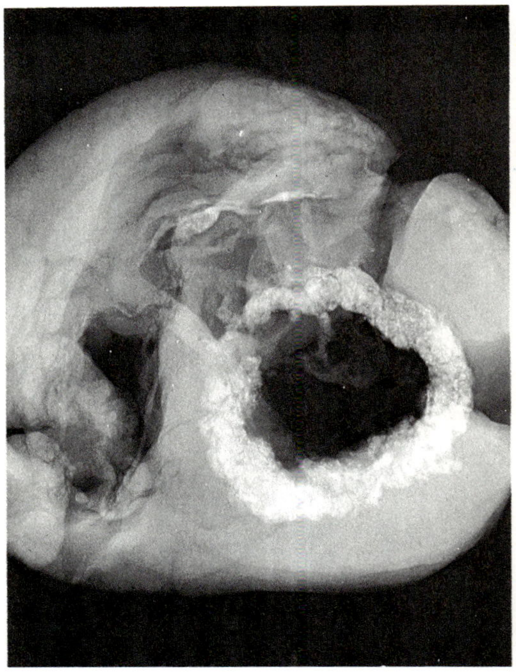

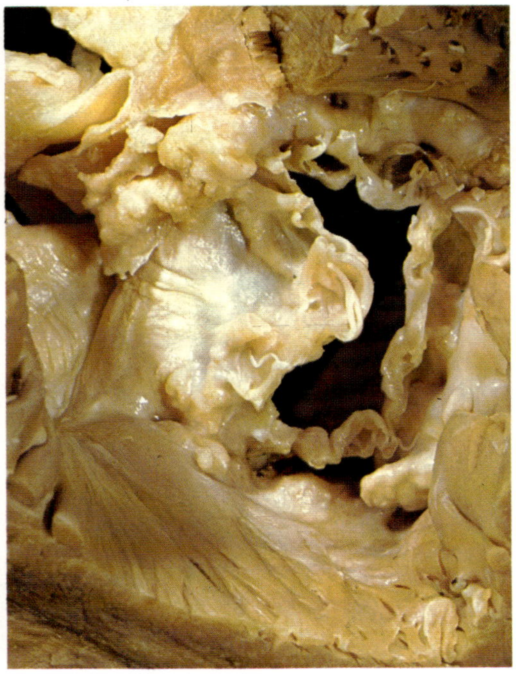

Abb. 7.**11** Mitralringverkalkung. Links: postmortale Röntgenaufnahme in kraniokaudaler Projektion mit ringförmiger Verkalkung des Mitralostiums; rechts: Ventrikelseite der Klappe mit subvalvulären Verkalkungen, die sich auf das aortomitrale Bindegewebe ausbreiten und damit den „Ring" schließen.

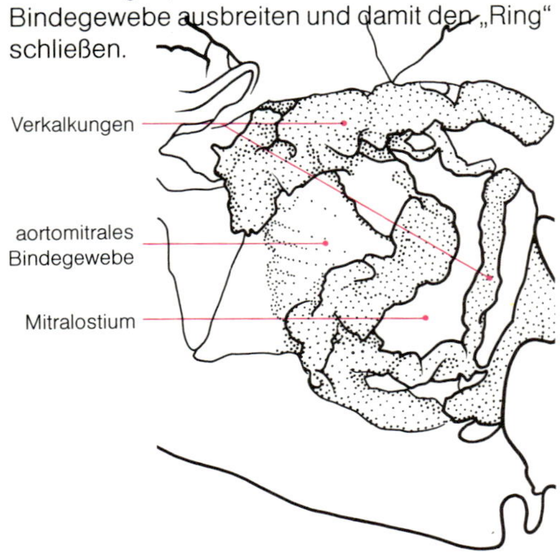

kelseite der Mitralklappe. Die Kalkablagerungen befinden sich in dem Winkel zwischen den Segeln und der Ventrikelwand und greifen gewöhnlich auf die Segelfläche über, wo sie Sehnenfädenansätze einscheiden. Die Veränderungen können sich auf den Mittelteil des hinteren Segels beschränken (Abb. 7.**10**) oder fast ringförmig ausdehnen (Abb. 7.**11**). Es kann eine massive Verkalkung vorkommen, die den größeren Teil des Klappensegels immobilisiert (Abb. 7.**12**). Klinisch besteht dabei gewöhnlich eine Mitralinsuffizienz. Die Kalkablagerungen können in das Myokard der freien Wand des linken Ventrikels eindringen (Abb. 7.**13**). In dem Verkalkungsring kann eine zentrale Erweichung bestehen, recht ähnlich wie bei einem verkäsenden Abszeß. Höchstwahrscheinlich ist sie Ausdruck der grundlegenden strukturellen Veränderung der Kollagenzusammensetzung, bei der aber noch keine stärkere Kalkablagerung stattgefunden hat.

Unterhalb des Mitralsegels kann in dem Bereich, der dem verkalkten Mitralring entspricht, eine Thrombose auftreten (Abb. 7.**14**). Man hat vermutet, daß die subvalvuläre Thrombose der Mitralringverkalkung pathogenetisch zugrundeliegt. Diese Annahme kann jedoch nicht den großen Umfang der Erscheinungsformen der Mitralringverkalkung begründen und bietet daher offenbar keine wahrscheinliche Erklärung, trotz der Tatsache, daß schließlich eine Organisation und Verkalkung abgelagerter Thromben eintreten kann. Das kombinierte Vorkommen von Aortenklappen- und Mitralringverkalkung ist im höheren Alter ein geläufiger Befund (Abb. 7.**15**).

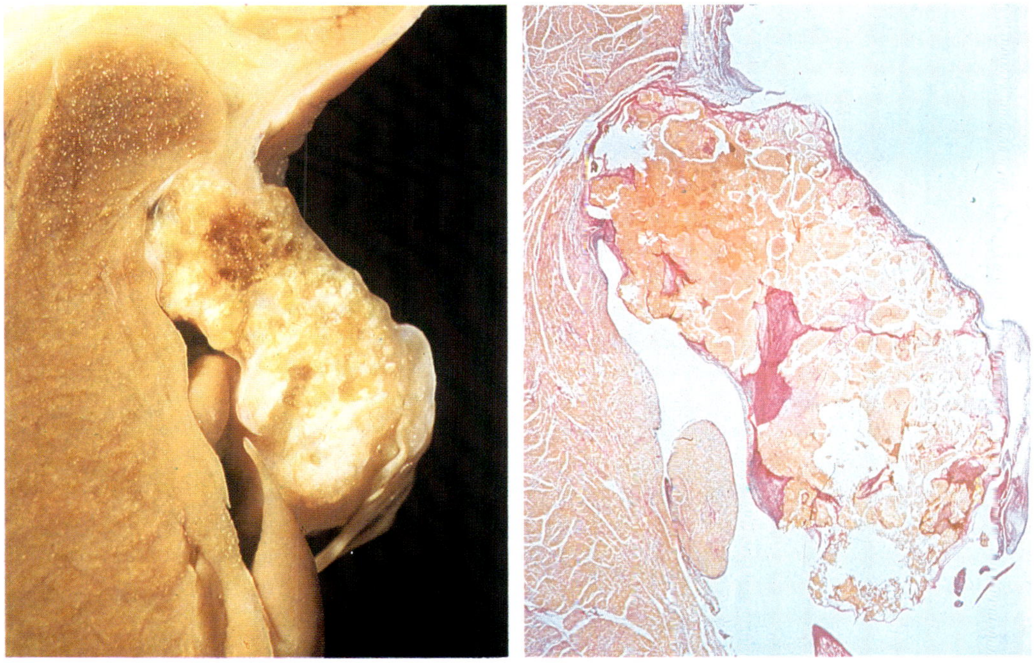

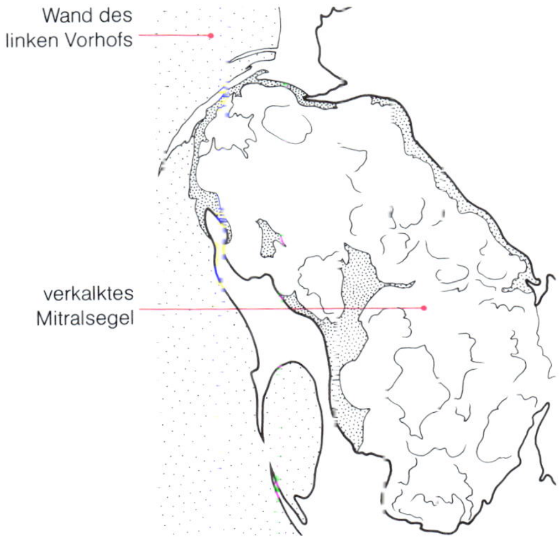

Abb. 7.**12** Mitralringverkalkung. Links: starke Verkalkung des Mitralsegels, nur mehr der distalste Teil ist nicht verhärtet; rechts histologisch ist die massive Verkalkung des Segels und der Sehnenfädenansätze nachweisbar. E-vG

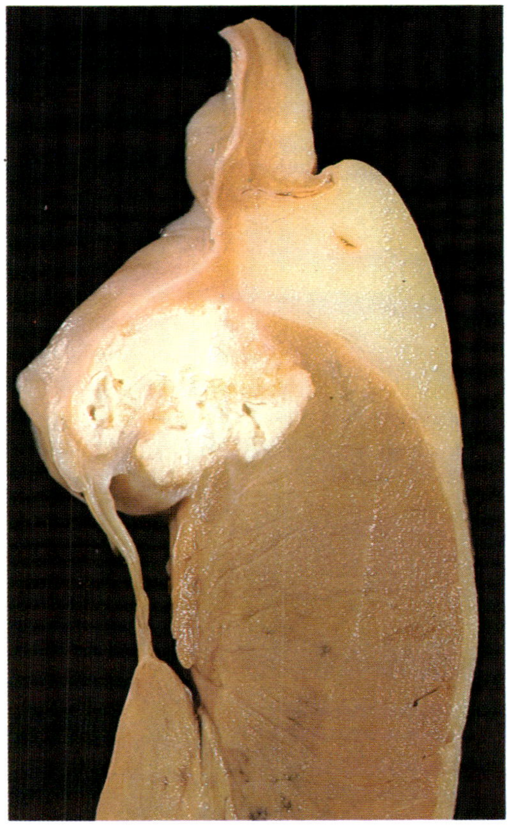

Abb. 7.**13** Mitralringverkalkung, die sich in das Myokard ausdehnt. Der zentrale Bereich ist weich und hat eine oberflächliche Ähnlichkeit mit einer käsigen Nekrose.

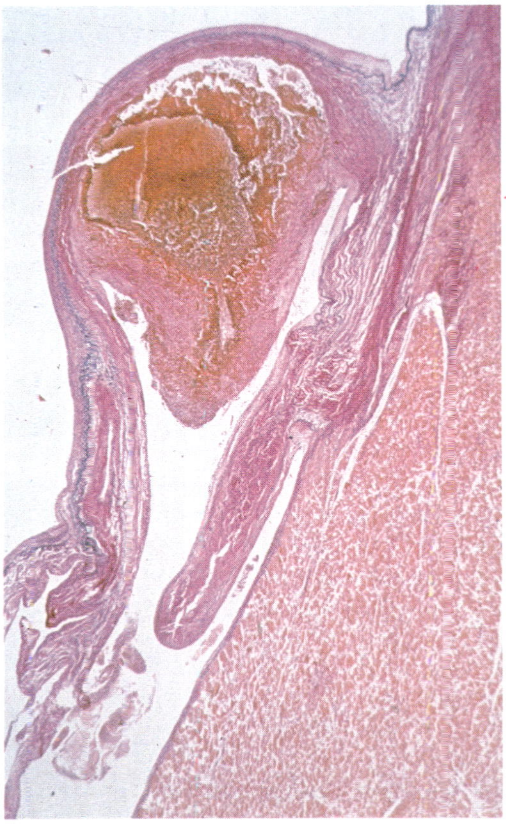

Abb. 7.**14** Teilweise organisierter subvalvulärer Thrombus. E-vG.

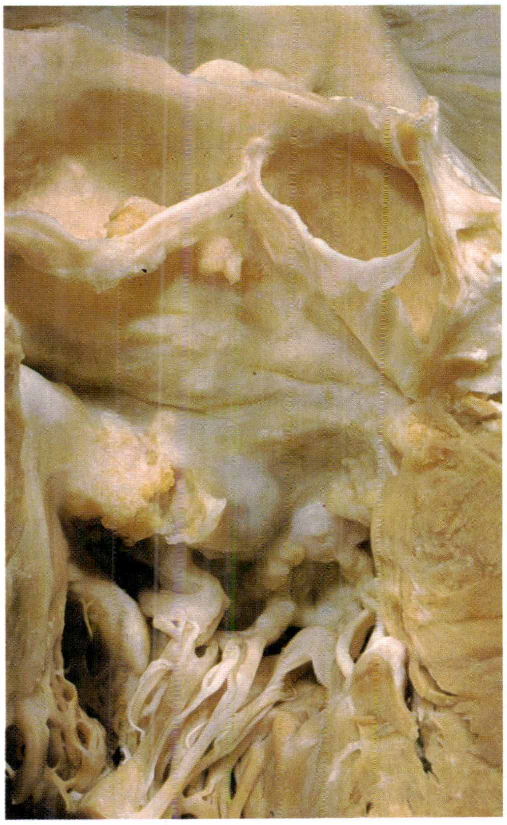

Abb. 7.**15** Ausgedehnte Altersveränderungen des Aorten- und Mitralklappenapparats mit Verkalkungen. Die Kalkablagerungen greifen auf das Ventrikelseptum über.

Herzskelett und Erregungsleitungsgewebe

Es können auch Verkalkungen im zentralen Bindegewebskörper auftreten (Abb. 7.**16**, links), die sich eventuell auf das Ventrikelseptum ausdehnen und auf das Atrioventrikularbündel und die Schenkel übergreifen, so daß es zu einem Herzblock kommt (Abb. 7.**16**, rechts). Die Verkalkungen stellen in diesen Fällen das Endstadium eines Verschleißprozesses im zentralen Bindegewebskörper dar. Das ist relevant, weil das Erregungsleitungsgewebe das fibröse Skelett passieren muß, um zum Ventrikelmyokard hinunter zu gelangen. Die Zerstörung des Herzskeletts kann so zu einem Dünnerwerden und einer Fibrose der Leitungsfasern führen. Dieser Degenerationsprozeß bildet höchstwahrscheinlich die Grundlage für die im Alter häufig anzutreffende proximale atrioventrikuläre Dissoziation (Lev 1964), die sogar als Lev-Krankheit bezeichnet wird (Rosenbaum 1968). Diese Fibrokalzifikation sollte von der idiopathischen Fibrose der Erregungsleitungsschenkel unterschieden werden, die auch Lenègre-Krankheit genannt wird und die peripheren Teile des Schenkelsystems befällt (Davies 1971).
Der Verschleißprozeß des Herzskeletts bildet sehr wahrscheinlich die Grundlage für das allmähliche Auseinanderweichen von Aortenwurzel und Ventrikelseptum im höheren Alter, das zur sogenannten S-Form des Septums (Goor u. Mitarb. 1966) und zur Veränderung des linksventrikulären Ausflußtrakts beiträgt (s. auch Kap. 4).

Veränderungen des rechten Herzens

Im rechten Herzen sind die Altersveränderungen weniger ausgeprägt als im linken. Dennoch weist das große vordere Trikuspidalsegel fast immer eine fibröse Verdickung auf (Abb. 7.**17**). Bei alten Menschen mit Lungenerkrankungen und Rechtshypertrophie können sich auf der Vorhofseite des vorderen Segels Ulzerationen finden (Pomerance 1975).
In diesem Rahmen können auch friktionsbedingte Endokardschäden besprochen werden (s. Kap. 4). Ihre Häufigkeit nimmt eindeutig mit dem Alter zu, aber ihr Auftreten wird von anderen Vorbedingungen, etwa einer Myokardhypertrophie, gefördert. Altersveränderungen im rechten Herzen sind daher stärker ausgeprägt, wenn zusätzlich pathologische Verhältnisse bestehen. Das gleiche läßt sich natürlich auch für die altersabhängigen Veränderungen im linken Herzen sagen. Altersveränderungen des Herzens sollten immer in der Perspektive eines natürlichen Vorgangs betrachtet werden, der zu einer klinisch manifesten Herzkrankheit werden oder eine solche auslösen kann, oder auch nicht.

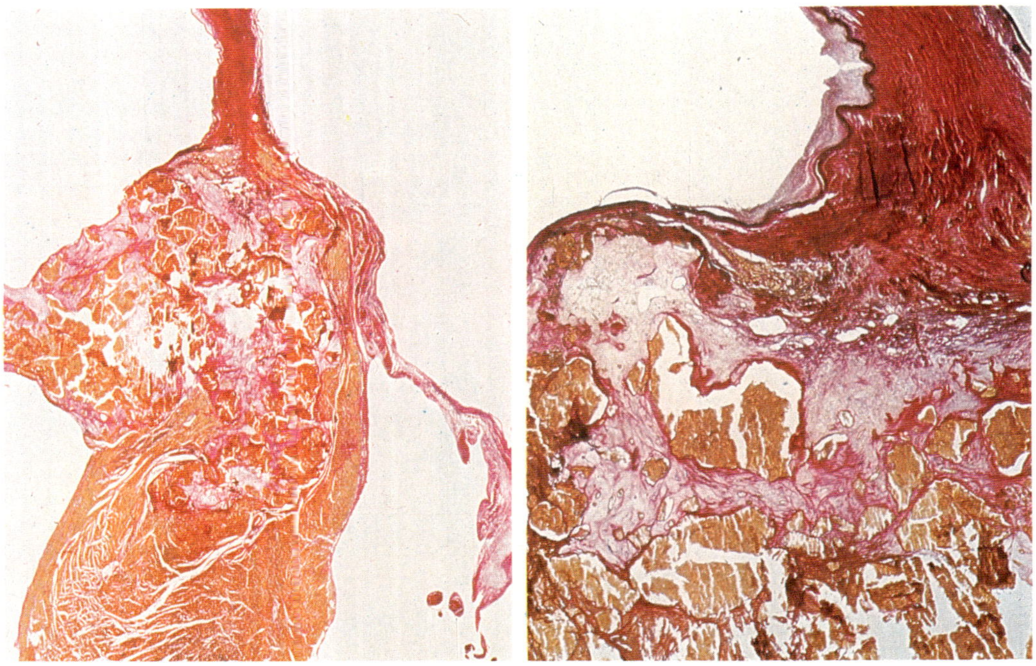

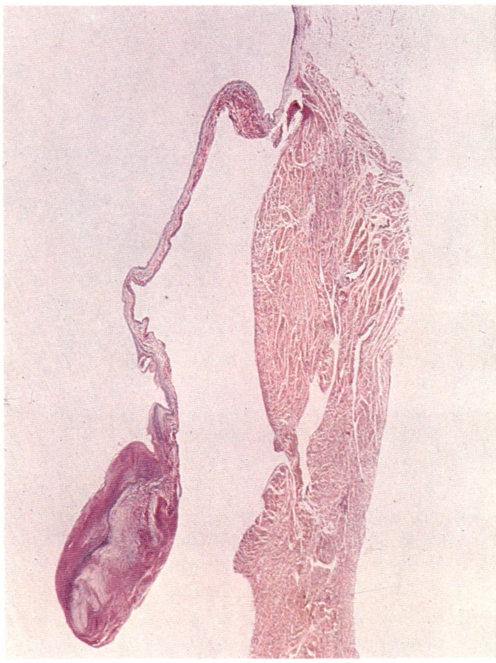

Abb. 7.**16** Ausgedehnte Verkalkungen im Ventrikelseptum als Teil altersbedingter pathologischer Prozesse. Links: Gesamtansicht; rechts: Ausschnitt. Der linke Schenkel des Atrioventrikularbündels ist von massiven Verkalkungen umschlossen. E-vG.

Abb. 7.**17** Trikuspidalsegel mit starker Fibrose auf der Vorhofseite. E-vG.

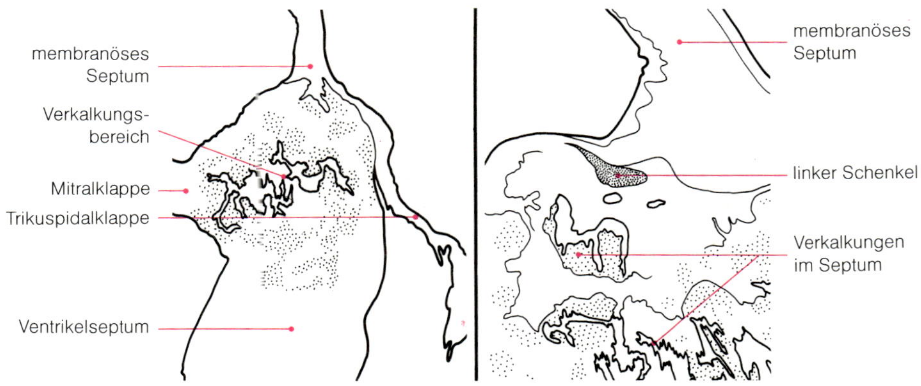

Literatur

Davies, M. J.: Pathology of Conduction Tissue of the Heart. Butterworths, London 1971

Goor, D., C. W. Lillehei, J. E. Edwards: The sigmoid septum; variation in the contour of the left ventricular outlet. Amer. J. Roentgenol. 107 (1966) 366–376

Lev, M.: Anatomic basis for atrioventricular block. Amer. J. Med. 37 (1964) 742–748

Pomerance, A.: Rarities and miscellaneous endocardial abnormalities. In Pomerance, A., M. J. Davies: The pathology of the Heart. Blackwell, Oxford 1975 (pp. 502–504)

Rosenbaum, M. B.: Types of right bundle branch block and their clinical significance. J. Electrocardiol. 1 (1968) 221–232

Strehler, B. L., D. D. Mark, S. A. van Mild, M. V. Gee: Rate and magnitude of age pigment accumulation in the human myocardium. J. Gerontol. 14 (1959) 430–439

Vollebergh, F. E. M. G., A. E. Becker: Minor congenital variations of cusp size in aortic valves: possible link with isolated aortic stenosis. Brit. Heart J. 39 (1977) 1006–1011

8 Tumoren des Herzens und des Perikards

Die Tumoren werden in primäre Neoplasmen des Herzens und Perikards und in metastatische Tumoren unterteilt. Unter den kardialen Tumoren sind die letztgenannten weitaus am häufigsten zu beobachten. Es geht über den Rahmen dieses Buches hinaus, eine eingehende Darstellung aller Herztumoren, die vorkommen können, zu bieten. Eine ausführliche Übersicht über dieses Thema wurde von McAllister u. Fenoglio (1978) verfaßt.

Primärtumoren

Primärtumoren des Herzens und Perikards sind außerordentlich selten. In der Gesamtbevölkerung ist das Myxom des Herzens bei weitem am häufigsten und macht etwa 25% aller primären kardialen Neubildungen aus. Bei Kindern und Säuglingen ist der häufigste Tumor jedoch das Rhabdomyom.

Myxom des Herzens

Myxome sind gestielte Tumoren, die in eine Herzhöhle hineinragen. Annähernd 95% dieser Tumoren gehen von der Endokardoberfläche eines Vorhofs aus, in etwa drei Viertel der Fälle vom linken. Die restlichen Herzmyxome gehen vom Endokard des rechten oder des linken Ventrikels aus, die Häufigkeit ist dabei ziemlich ausgeglichen (McAllister u. Fenoglio 1978). Multiple Myxome kommen in etwa 5% der Fälle vor, wobei immer ein Myxom des Vorhofs das klinische Bild beherrscht.
Die Auswirkungen von Herzmyxomen auf den Kreislauf können in obstruktive, embolische und allgemeine eingeteilt werden (Goodwin 1963). Diese Effekte sind weitgehend vom primären Ursprungsort, von der Größe und Mobilität sowie von der Oberflächenbeschaffenheit des Tumors abhängig (Becker 1973). Die Leitsymptome der Myxome des rechten Herzens sind, abgesehen von den Auswirkungen auf den Allgemeinzustand, anders als die der Myxome des linken Herzens. Im Vordergrund

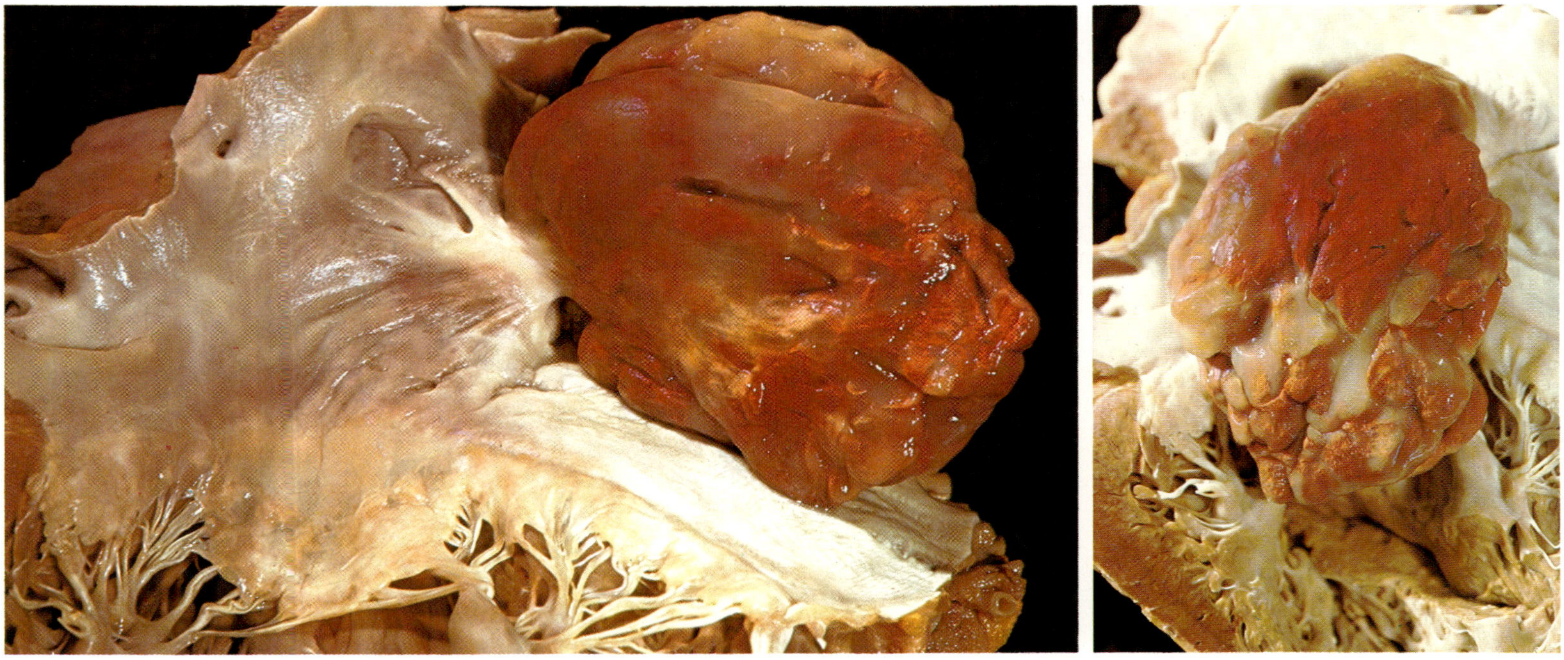

Abb. 8.**1** Mobiles Myxom Links: Der Tumor, dessen Stiel sichtbar ist, liegt im linken Vorhof; rechts: dasselbe Myxom im Mitralostium.

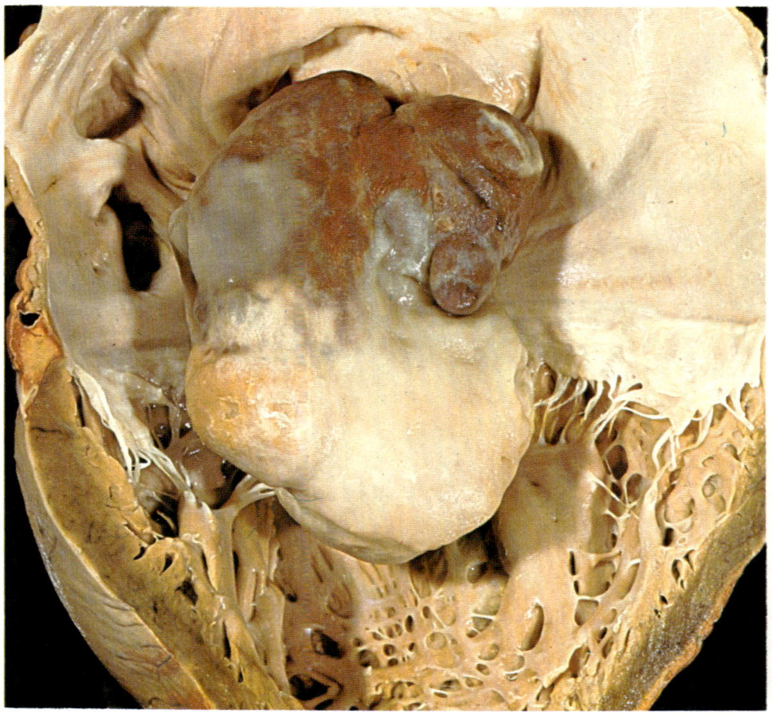

Abb. 8.**2** Myxom des linken Vorhofs im Mitralostium. Man beachte den scharfen Unterschied zwischen dem Aussehen des ventrikulären (blassen) und des atrialen (hämorrhagischen) Teils.

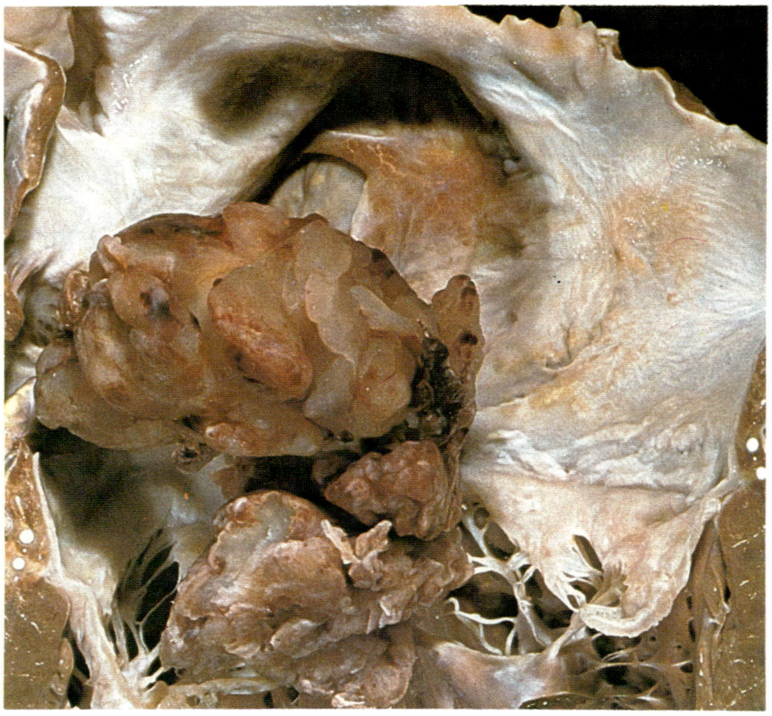

Abb. 8.**3** Myxom des linken Vorhofs mit bröckeliger, villöser Oberfläche.

stehen die Verlegung des Trikuspidalostiums und die Lungenembolie. Der Ausgangspunkt liegt meist am Vorhofseptum gleich unterhalb der Gegend des Limbus superior fossae ovalis (Abb. 8.**1**, links). In etwa einem Zehntel der Fälle finden sich andere Lokalisationen im Vorhof. Von den Herzklappen gehen Myxome fast nie aus.

Makroskopisch stellen Herzmyxome gestielte Tumoren mit entweder zottiger Oberfläche, an der sich oft Thromben anlagern, oder mit glatter, gelappter Oberfläche dar. Vorhoftumoren ragen oft durch das entsprechende Atrioventrikularostium vor (Abb. 8.**1**, rechts). Der Stiel ist gewöhnlich kurz aber dünn und erlaubt daher eine beträchtliche Mobilität des Tumors, die sich echokardiographisch gut demonstrieren läßt. Aufgrund seiner Mobilität kann das Myxom seine Position verändern. Ein Myxom des linken Vorhofs kann beispielsweise je nach seiner Lage entweder den Zufluß aus den Lungenvenen oder den Zufluß in den linken Ventrikel verlegen. In manchen Fällen verrät das Aussehen eines linksatrialen Myxoms seinen obstruktiven Charakter, da zwischen der weißlichen Oberfläche des ventrikulären Teils, der während der Systole im Mitralostium eingeklemmt wird und daher unter hohem Druck steht, und dem hämorrhagisch wirkenden, unter niedrigem Druck stehenden Vorhofteil ein scharfer Gegensatz besteht (Abb. 8.**2**). Die villöse Oberfläche (Abb. 8.**3**) kann zum Ausgangsort für Thromboemboli werden, die mitunter einen Koronararterienverschluß (Abb. 8.**4**) und damit einen Myokardinfarkt verursachen können (Abb. 8.**5**). Andererseits können von der brüchig wirkenden Oberfläche solcher Tumoren Myxomfragmente abbröckeln, die Tumorembolien verursachen (Abb. 8.**6**).

Lange bestehende Vorhofmyxome können verkalken, und mitunter überlegt man, ob der Tumor nicht auf einem routinemäßigen Thoraxröntgenbild zu entdecken gewesen wäre (Abb. 8.**7**). Der Stiel enthält gewöhnlich großkalibrige Gefäße, die manchmal bei der Koronarographie zu sehen sind (Berman u. Mitarb. 1976). Durch ein Myxom des linken Vorhofs, das engen Kontakt mit der Mitralklappe hat, können sekundäre Mitralklappenveränderungen entstehen, die unter Umständen einen Ersatz der Klappe notwendig machen (Carter u. Mitarb. 1974).

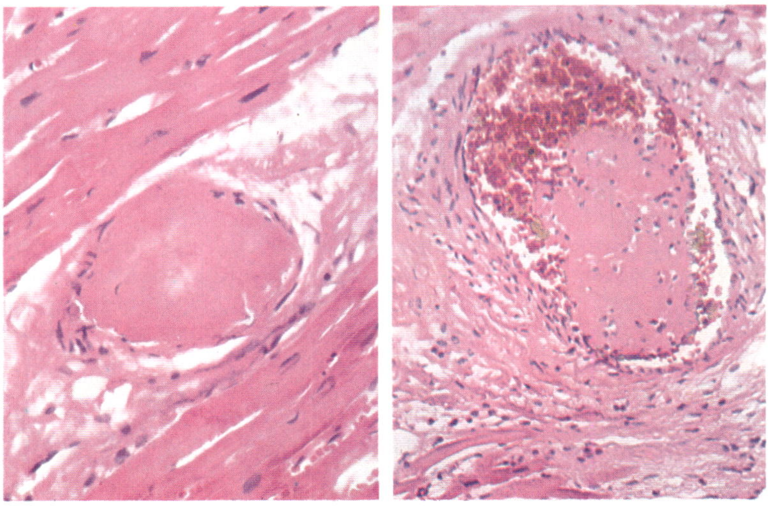

Abb. 8.**4** Von einem Myxom stammende Thromboemboli in intramuralen Koronararterien. HE.

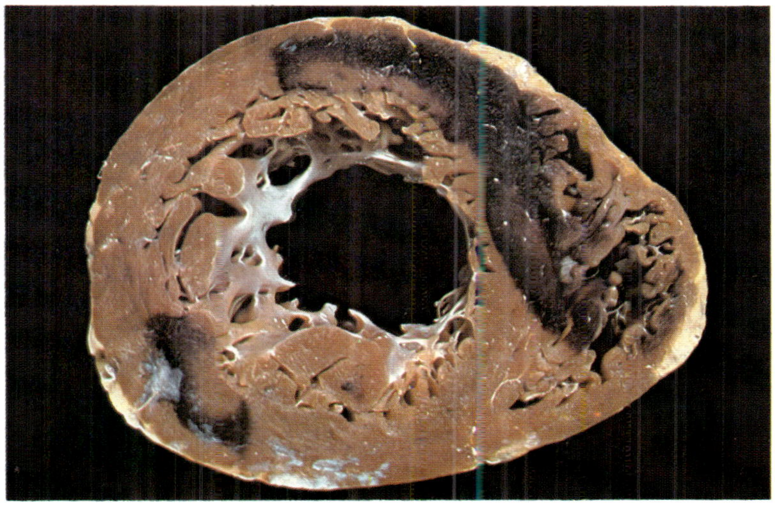

Abb. 8.**5** Frischer, fast um die ganze Zirkumferenz gehender transmuraler Myokardinfarkt nach massiver Thromboembolie von einem Myxom des linken Vorhofs. NBT (das erhaltene Myokard ist dunkel gefärbt).

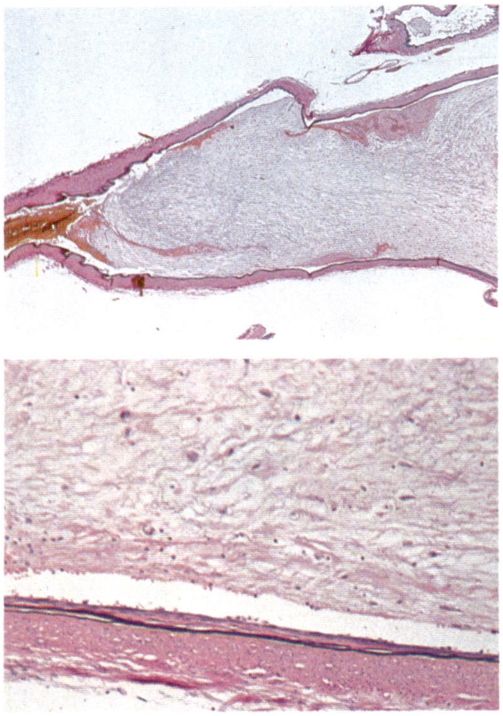

Abb. 8.**6** Myxomemboli in einer Arterie. Oben: schwache Vergrößerung; unten: Ausschnitt. E-vG.

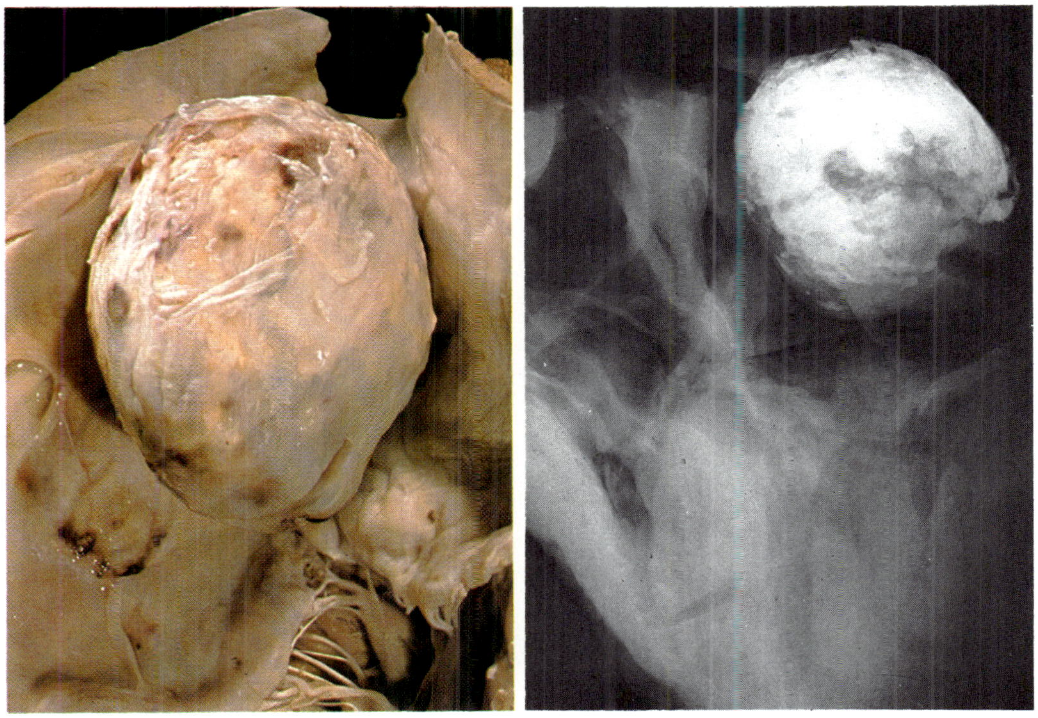

Abb. 8.**7** Verkalktes Myxom des linken Vorhofs. Links: makroskopisches Bild; rechts: postmortal angefertigtes Röntgenbild.

Auch bei den Ventrikelmyxomen gibt es Unterschiede in der Größe und im Aussehen. Das hämodynamische Hauptproblem ist gewöhnlich die Verlegung des Ventrikelkavums (Abb. 8.**8**).
Histologisch bestehen die Tumoren aus polygonalen Myxomzellen, die in einer mukoiden, an sauren Mukopolysacchariden reichen Grundsubstanz eingebettet sind (Abb. 8.**9**, oben). Der zelluläre Aufbau ist von Ort zu Ort verschieden. An manchen Stellen beobachtet man verstreute, oft sternförmige Einzelzellen, an anderen dagegen Nester polygonaler Zellen. Es können spindelförmige Zellen auftreten, und eine Umwandlung in glatte Muskelzellen ist häufig (Abb. 8.**9**, unten). Eisenpigment findet sich weit verbreitet, und oft sieht man Herde von hämatopoetischen Zellen. An der Peripherie zeigt sich gewöhnlich das Bild eines fibrinoiden Stromas, das Ähnlichkeit mit einem erweichenden Thrombus hat.
Die Pathogenese der Myxome war zwar ziemlich lange umstritten, doch spricht heute sehr viel dafür, daß sie echte Neubildungen sind, die aus multipotenten, in der Subendokardialschicht vorkommenden Mesenchymzellen hervorgehen (FERRANS u. ROBERTS 1973).

Papilläres Fibroelastom

Es wird auch papillärer Herzklappentumor oder Lambl-Riesenexkreszenz genannt (s. auch Abb. 7.**4**). Papilläre Fibroelastome kommen bei Erwachsenen relativ häufig vor, aber kaum jemals bei Säuglingen und Kindern. Man findet sie gewöhnlich an den Herzklappen, bevorzugt an der Aortenklappe. Ähnliche Gewächse gehen jedoch auch vom parietalen Endokard der Vorhöfe oder der Ventrikel aus. In der Mehrzahl der Fälle entdeckt man die Veränderungen als Zufallsbefund bei der Autopsie oder bei der Inspektion einer operativ entfernten Herzklappe (Abb. 8.**10**). Eine spezielle klinische Symptomatik wurde nicht beschrieben, doch wurde über die Verbindung mit Angina-pectoris-Anfällen und plötzlichem unerwarteten Tod berichtet.
Makroskopisch sieht das Gewächs einer Seeanemone ähnlich. Ein Fadenbüschel inseriert mit einem kurzen Stiel am Endokard. Histologisch bestehen die Fäden aus einem zentralen Gerüst aus dichtem Kollagen, umgeben von einer lockeren Bindegewebsmatrix (Abb. 8.**10**). Oft sind reichlich elastische Fasern vorhanden.
Die Pathogenese dieser Gebilde ist umstritten. Vorgeschlagen wurden Thrombose, Reibung und echte Neoplasie. MCALLISTER u. FENOGLIO (1978) haben die Hauptunterscheidungsmerkmale gegenüber den Lambl-Exkreszenzen klar herausgearbeitet. Man muß aber trotzdem zugeben, daß es viele Übergangsstadien gibt, in denen eine verblüffende Ähnlichkeit zwischen den beiden Veränderungen herrscht (s. auch Abb. 7.**3** u. 7.**4**).

Rhabdomyom

Rhabdomyome kommen fast ausschließlich im Säuglingsalter vor. Mehr als die Hälfte aller primären Herztumoren, die sich bei einjährigen oder jüngeren Kindern finden, sind Rhabdomyome (MCALLISTER u. FENOGLIO 1978). Es gibt zwei Hauptgruppen, nämlich jene, die als direkte Morbiditäts (und Mortalitäts-)ursache in Erscheinung treten, und jene, die einen Zufallsbefund bei der Autopsie darstellen. In der letztgenannten Gruppe beherrscht gewöhnlich die Symptomatik einer tuberösen Hirnsklerose das klinische Bild. Nach DAVIES (1975) ist anzunehmen, daß das Rhabdomyom immer von einer tuberösen Hirnsklerose begleitet wird, gleichgültig ob diese klinisch manifest ist oder nicht.
Bei Patienten mit klinisch manifestem Rhabdomyom unterscheidet man zwei weitere Untergruppen. In manchen Fällen führt die Herzläsion entweder zur Totgeburt oder zum Tod in den ersten Lebenstagen. In den übrigen Fällen steht die Kardiomegalie mit Stauungsherzinsuffizienz und/oder kardialen Arrhythmien im Vordergrund. Es wurde auch über einen Fall berichtet, in dem bei klinisch stummem Rhabdomyom plötzlich und unerwartet der Tod eintrat (BOHN u. KREBS 1980).
Die klinische Bedeutung der kardialen Rhabdomyome ist weitgehend davon abhängig, wie groß sie sind (Abb. 8.**11**), ob sie solitär oder multipel auftreten, und ob sie eventuell in eine Herzhöhle einwachsen (Abb. 8.**12**). Eine intrakavitäre Ausbreitung findet man bei Patienten mit beeinträchtigter Herzleistung besonders häufig. Wenn bei einem Kind unter fünf Jahren, das entsprechende Symptome aufweist, eine intrakardiale Raumforderung nachweisbar ist, spricht das sehr für ein Rhabdomyom (FENOGLIO u. Mitarb. 1977). Fast in allen Fällen sind Rhabdomyome offenbar multipel vorhanden, wenn das auch in manchen Fällen nur mit Hilfe des Mikroskops festgestellt werden kann.
Histologisch besteht das Tumorgewebe aus aufgetriebenen Myozyten. Sie haben ein fast leeres Zytoplasma, das von feinen Strängen der Zellmatrix, die Querstreifungen aufweisen können, durchzogen wird (Abb.

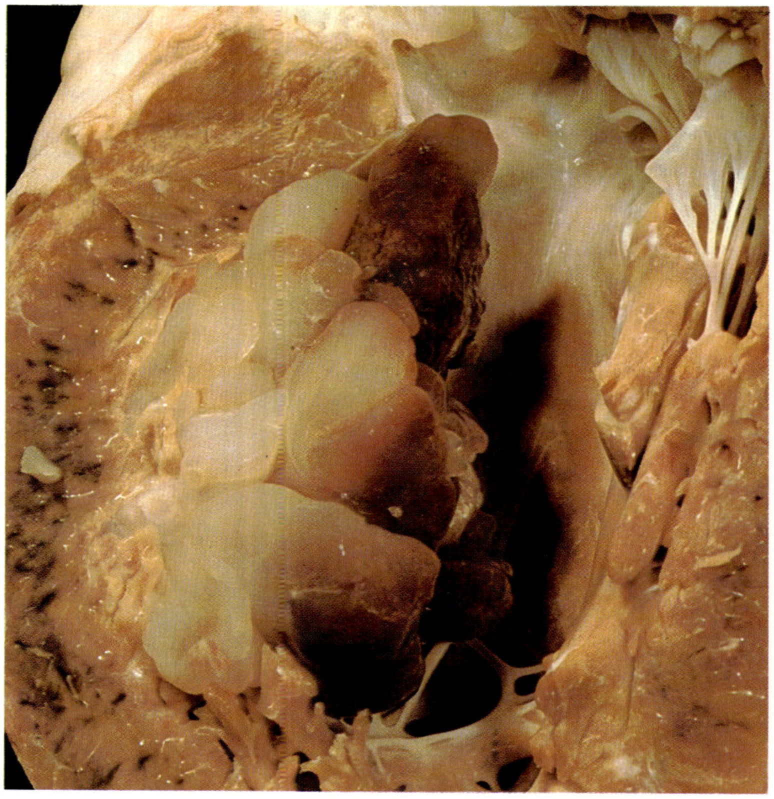

Abb. 8.**8** Myxom des linken Vorhofs, das das Kavum verlegt.

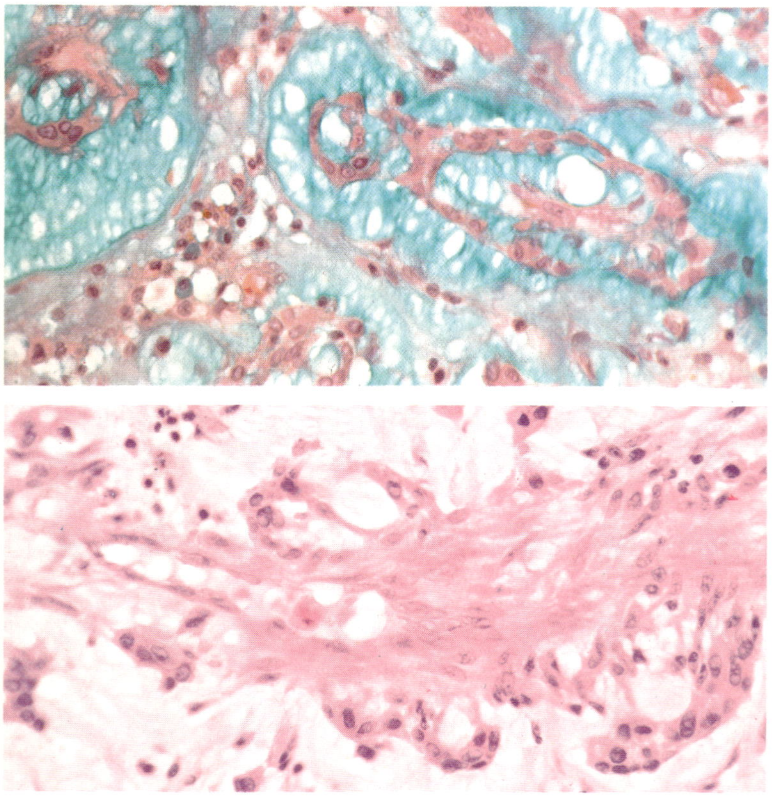

Abb. 8.**9** Histologie eines Myxoms. Oben: Stränge und Nester von Myxomzellen inmitten des Stromas, Alzianblau-Färbung. Unten: Umwandlung in spindelförmige Zellen, HE.

8.**13**, oben). Der Kern wirkt daher unter Umständen wie aufgehängt im Raum der Zelle – daher der Ausdruck „Spinnenzelle" (Abb. 8.**13**, unten). Der Glykogengehalt der Zellen läßt sich am besten an frischen Gefrierschnitten demonstrieren. Die Unterscheidung von einer Glykogenspeicherkrankheit sollte keine Schwierigkeiten machen, da bei dieser die Histologie des Myokards monoton ist und nicht die grotesk aufgetriebenen, für das Rhabdomyom typischen Myozyten aufweist (s. Abb. 3.**152**). Gegenwärtig ist man der Ansicht, daß Rhabdomyome Hamartome darstellen (Fenoglio u. Mitarb. 1977, Bruni u. Mitarb. 1980).

Teratom

Diese Tumoren sind bei Erwachsenen und Kindern relativ selten, stehen aber unter den Tumoren der Säuglinge an zweiter Stelle (McAllister u. Fenoglio 1978). Definitionsgemäß enthalten diese Tumoren Elemente, die von allen drei Keimblättern stammen. Die meisten Teratome liegen extrakardial, aber intraperikardial. Gewöhnlich sitzen sie an der Herzbasis und sind an der Wurzel des Arterienstiels befestigt. Bei jungen Säuglingen können intraperikardiale Teratome die Herzleistung durch einen Perikarderguß behindern; bei älteren Säuglingen ist die Kompression der Luftwege das Leitsymptom (Davy u. Mitarb. 1982).

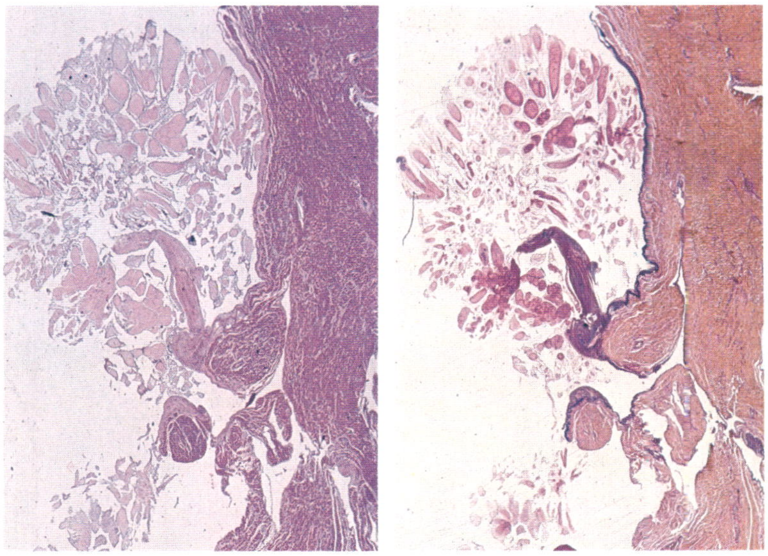

Abb. 8.**10** Fibroelastom des linksventrikulären parietalen Endokards. HE (links), E-vG (rechts).

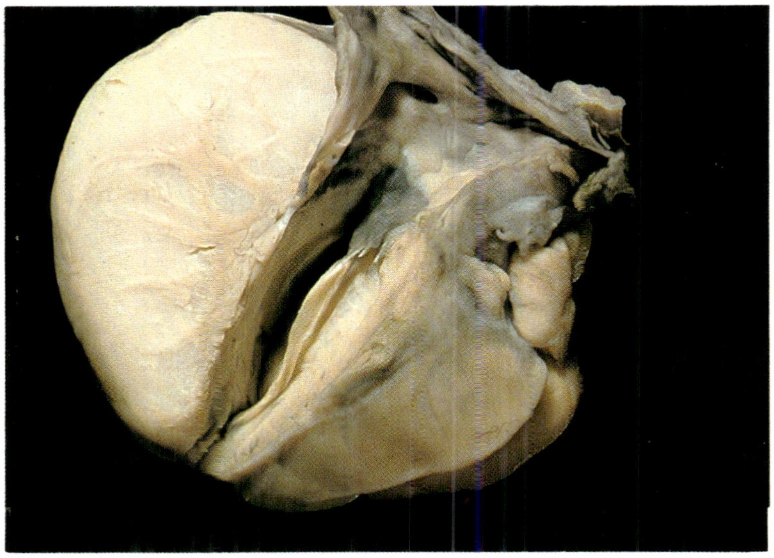

Abb. 8.**11** Rhabdomyom des Herzens, das fast die ganze Wand des linken Ventrikels einnimmt und das Ventrikelkavum praktisch zu einem Schlitz reduziert.

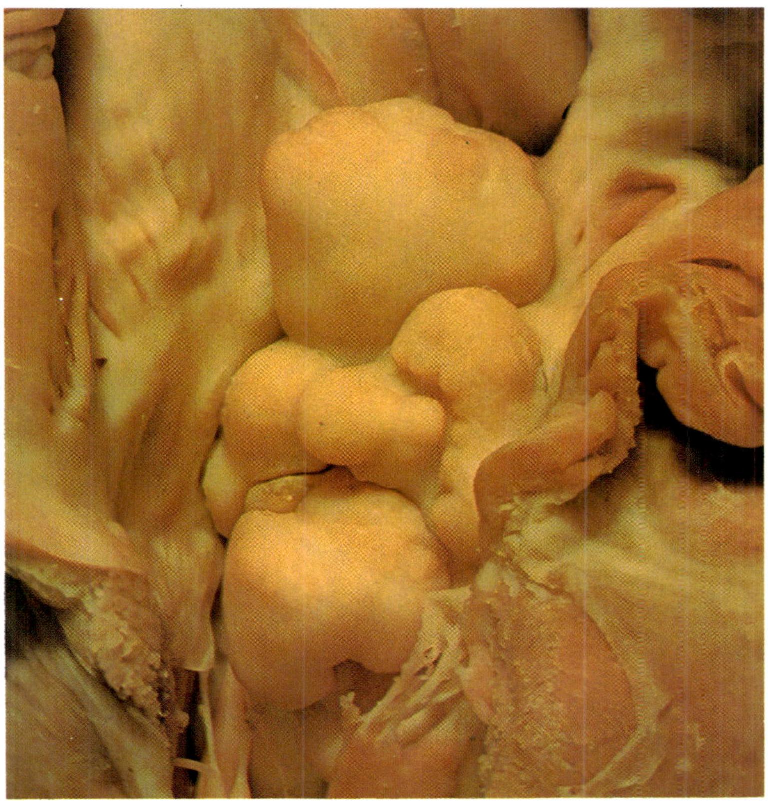

Abb. 8.**12** Intrakavitäre Ausbreitung eines Rhabdomyoms vom rechten Vorhof durch das Trikuspidalostium in den rechten Ventrikel.

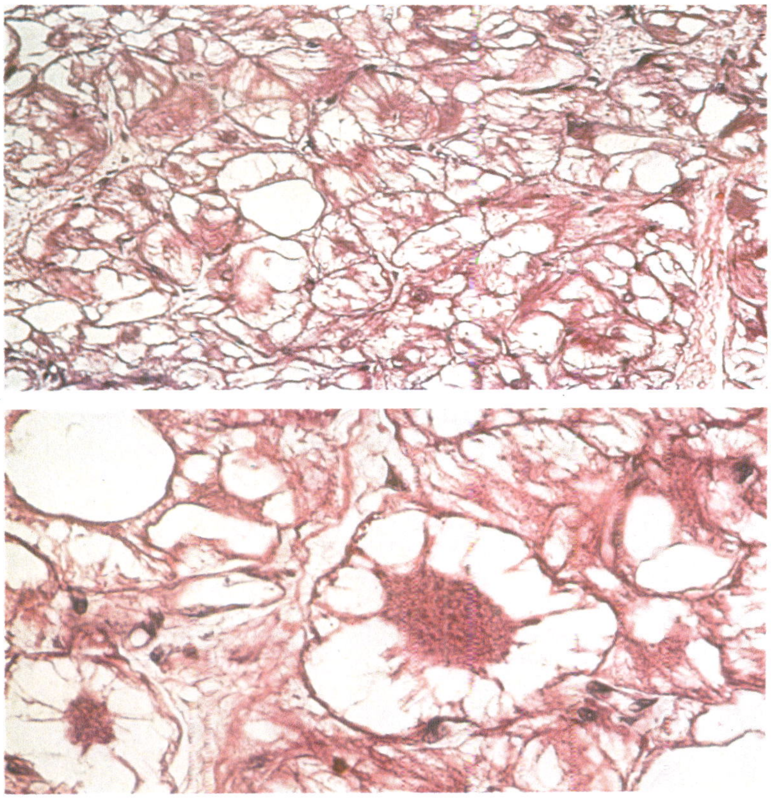

Abb. 8.**13** Histologie eines Rhabdomyoms: bizarr vakuolisierte Zellen (oben) bei schwacher Vergrößerung; unten: Ausschnitt mit Spinnenzelle. Mallory-PTAH.

Fibrom des Herzens

Das Herzfibrom ist die zweithäufigste Neubildung bei Kindern und die dritthäufigste bei Säuglingen. Bei Erwachsenen ist es jedoch selten. Die klinische Symptomatik ist weitgehend von der Lage des Tumors abhängig. Die bevorzugte Lokalisation von Fibromen ist eindeutig das Ventrikelseptum; die große Häufigkeit von plötzlichen, unerwarteten Todesfällen bei diesen Patienten mag damit zusammenhängen. Man hat in solchen Fällen eine Kompression des atrioventrikulären Erregungsleitungssystems angenommen (McAllister u. Fenoglio 1978). Fibrome können sehr groß werden (Abb. 8.**14**) und stellen gewöhnlich umschriebene, solide, feste, weißliche Geschwülste mit ausgeprägter fibromatöser Architektur dar.

Histologisch bestehen sie aus verflochtenen, mit elastischen Fasern vermischten Kollagenfaserbündeln. Die elastischen Fasern erscheinen oft fragmentiert. Es können sich Inseln von hämatopoetischen Zellen und glatte Muskelfasern finden (Abb. 8.**15**).

Kardiale Fibrome sollten praktisch als langsam wachsende, potentiell aggressive Tumoren angesehen werden, die bei entsprechendem klinischem Verdacht chirurgisch entfernt werden können. Die Ähnlichkeit mit Fibromatosen der Weichteile sowohl hinsichtlich ihrer Entwicklung als auch ihrer licht- und elektronenmikroskopischen Charakteristika hat zu der Annahme geführt, daß beides identische Krankheitsprozesse sind. Aus diesem Grund wurde der Terminus „Herzfibromatose“ empfohlen (Turi u. Mitarb. 1980).

Primäre maligne Tumoren

Angiosarkom, Rhabdomyosarkom und Mesotheliom sind die häufigsten primären malignen Tumoren. Die gesammelten Erfahrungen des Armed Forces Institute of Pathology ergaben eine Gesamthäufigkeit dieser Tumoren von 7,3% bzw. 4,9% und 3,6% (McAllister u. Fenoglio 1978). Rhabdomyosarkome waren die einzigen darunter, die auch bei Säuglingen und Kindern vorkamen. In beiden Gruppen betrug die Häufigkeitsrate fast 2%. Das Angiosarkom ist ein sehr bösartiger Tumor, der die rechte Herzhälfte deutlich bevorzugt; eine Rechtsinsuffizienz ist der häufigste klinische Befund. Histologisch unterscheiden sich diese Tumoren nicht von Angiosarkomen, die andernorts im Körper entstehen; sie zeigen die gleiche Bandbreite der strukturellen Arrangements. Ein Rhabdomyosarkom besteht aus malignen Zellen, die Merkmale der gestreiften Muskelfasern aufweisen. Es überwiegen unspezifische Symptome, der gemeinsame Nenner ist die Kardiomegalie. Bestimmte Prädilektionsstellen gibt es nicht. Ein multiples Vorkommen ist häufig. Bei der Autopsie findet man oft eine intrakavitäre Ausbreitung an mehreren Stellen, oft mit einer Destruktion von Herzklappen. Für die Diagnose ist der Nachweis von Rhabdomyoblasten erforderlich.

Mesotheliome können primär vom Perikard ausgehen (Abb. 8.**16**, oben). Die histologischen Erscheinungsformen dieser Tumoren umfassen einen sehr weiten Bereich, wie er auch für das primäre Pleuramesotheliom angegeben wurde. Der wachsende Tumor breitet sich oberflächlich aus und dringt in der Regel nur oberflächlich in das Myokard ein. Mitunter kommt allerdings eine tiefe Infiltration in das Endokard vor (Abb. 8.**16**, unten). Im Vordergrund der klinischen Befunde stehen oft Symptome ei-

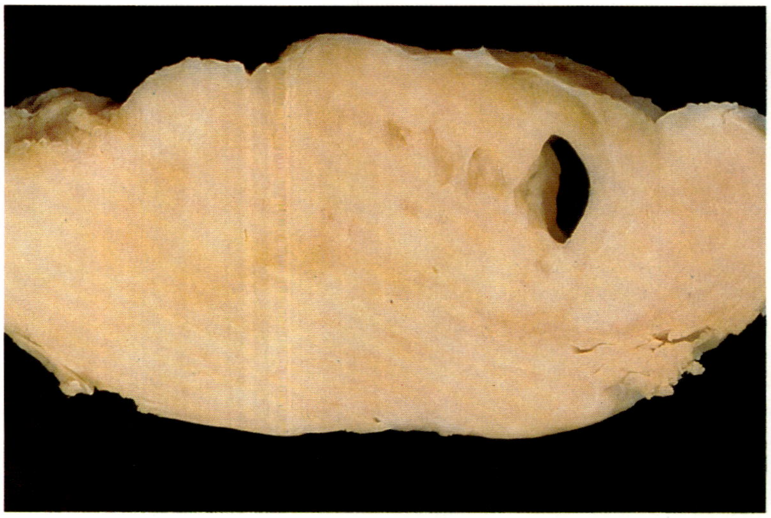

Abb. 8.**14** Operativ entferntes Herzfibrom eines 3 Wochen alten Säuglings; der fibröse Charakter ist an der Schnittfläche erkennbar.

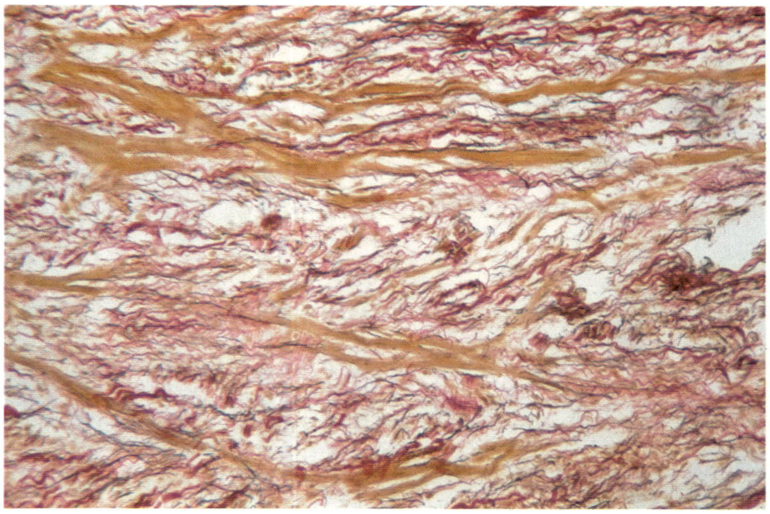

Abb. 8.**15** Fibrom des Herzens: Gebiet mit Kollagenfasern, gemischt mit glatten Muskelzellen (bräunlich). E-vG.

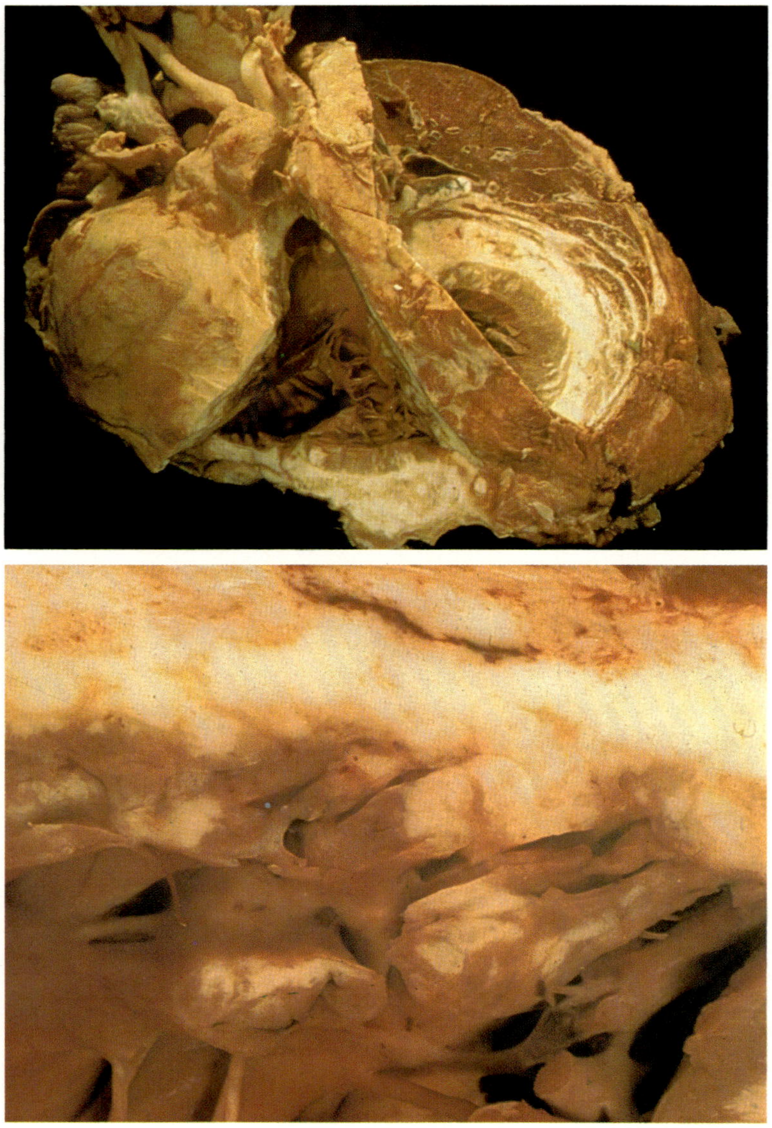

Abb. 8.**16** Primäres perikardiales Mesotheliom. Oben: massive Invasion des Myokards im rechten und linken Ventrikel. Man beachte die Verwachsung mit der Lunge; unten: Myokardinvasion nahe der Endokardoberfläche.

nes Perikardergusses. Der Tumor kann schließlich die Zirkumferenz umwachsen und einen großen Teil des Herzens einscheiden, so daß es zu einer Konstriktion kommt. Das primäre Perikardmesotheliom muß vom primären, in das Perikard einwachsenden Pleuramesotheliom unterschieden werden (et vice versa). Die Exfoliativzytologie des Perikardexsudats ist eine Stütze für die Frühdiagnose (Koss 1979).

Metastatische Tumoren

Fast alle malignen Tumoren können in das Herz und Perikard metastasieren. Ein direktes Einwachsen kommt beim primären Bronchuskarzinom, Ösophaguskarzinom und Pleuramesotheliom vor. Herzmetastasen sind eine geläufige Komplikation des Lungenkarzinoms, des Mammakarzinoms und des malignen Lymphoms. Unter den in das Herz metastasierenden Tumoren steht das maligne Melanom weit vorn (Abb. 8.**17**).

Die Tochtergeschwülste können recht verschieden sein. In manchen Fällen besteht nur eine leichte Verdickung des Epi- und Perikards, während sich in anderen Fällen deutliche Tumorknötchen im Myokard entwickeln (Abb. 8.**18**).

Die Diagnose kann schwierig sein, da die häufigsten und führenden klinischen Erscheinungen die Belastungsdyspnoe und der Pleuraerguß sind (Adenle u. Edwards 1982). Nichtsdestoweniger sollte man beim Auftreten von Kardiomegalie, Perikarderguß (Abb. 8.**19**), Herzinsuffizienz und Arrhythmien – besonders wenn ein maligner Prozeß besteht – immer an die Möglichkeit von Herzmetastasen denken. Wichtig ist, daß der Erguß bei malignen Prozessen oft hämorrhagisch ist. Mit der Zeit können sich durch die Ausbreitung des Tumors und Einscheidung des Herzens Symptome wie bei einem Panzerherzen entwickeln (Abb. 8.**20**).

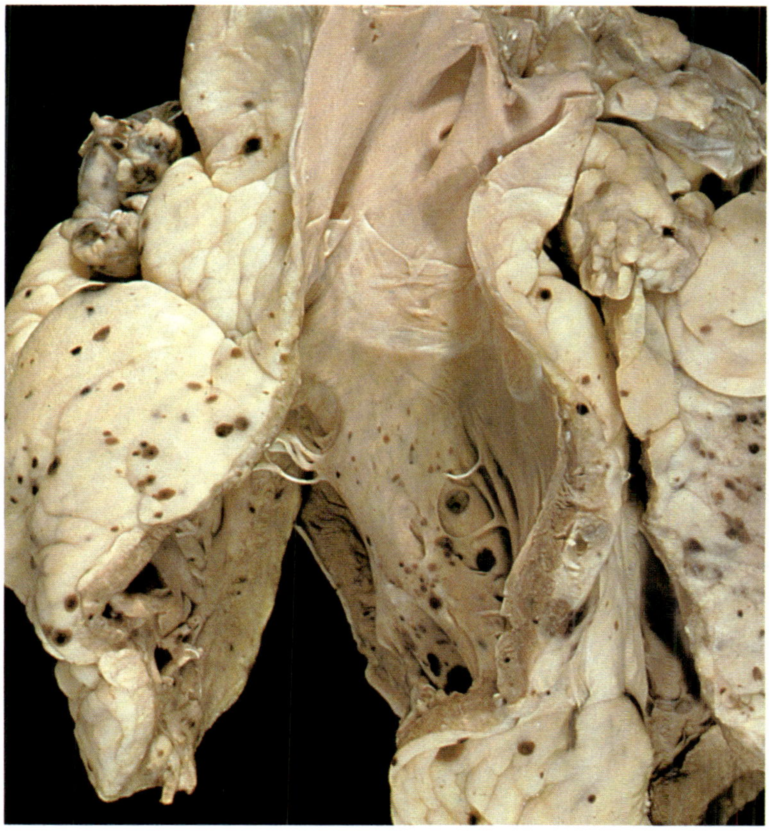

Abb. 8.**17** Multiple Metastasen eines malignen Melanoms: Absiedlungen auf der Epikardoberfläche, am Endokard und im Myokard.

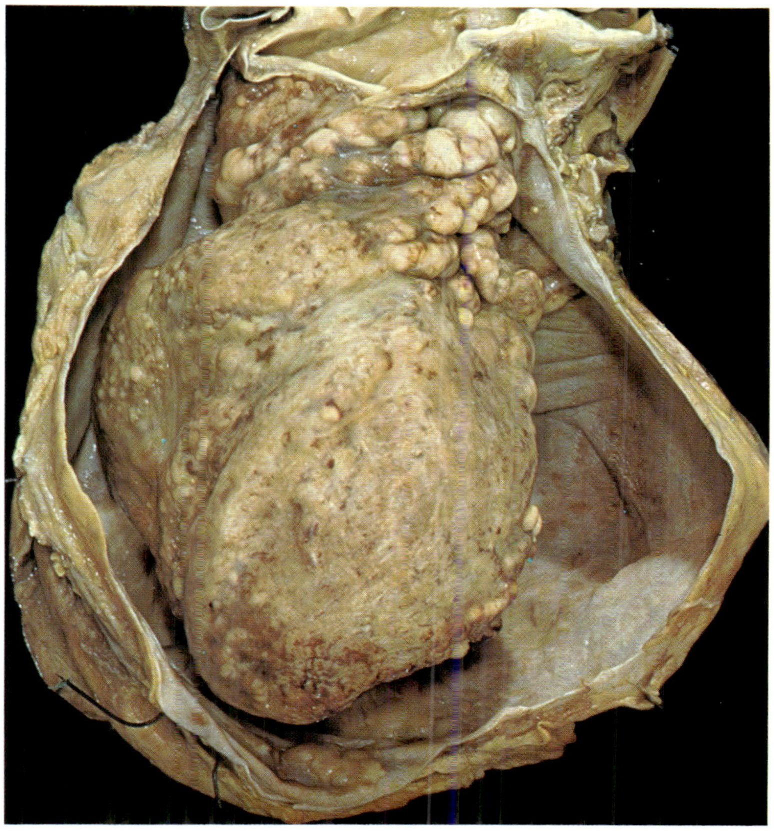

Abb. 8.**19** Ausgedehnter metastatischer Befall des Perikards, der zur Flüssigkeitsansammlung und Herzbeuteltamponade führte.

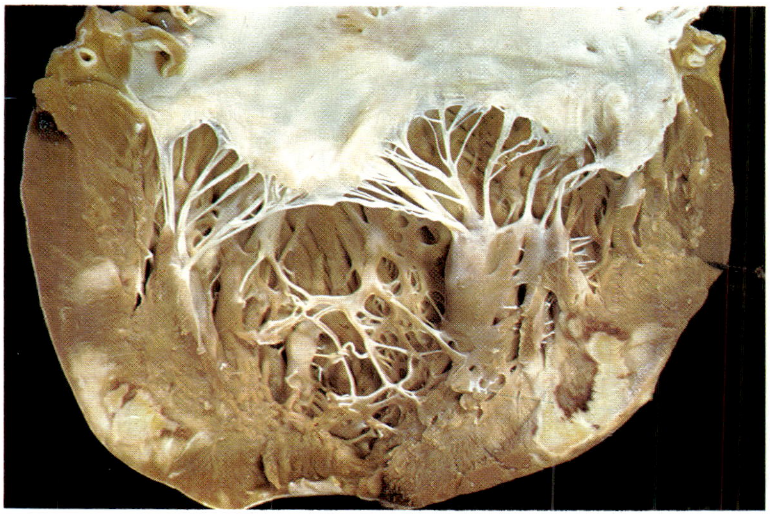

Abb. 8.**18** Intramyokardiale Metastase eines Bronchuskarzinoms.

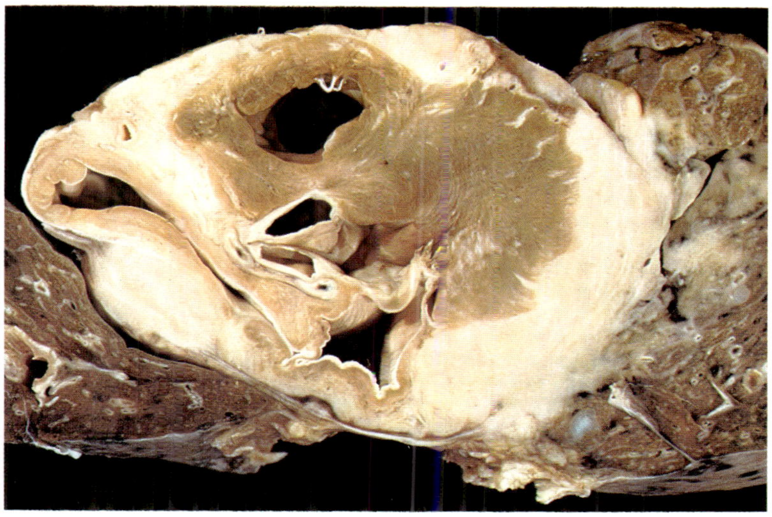

Abb. 8.**20** Ausgedehnter Tumor, der das Herz einscheidet

Literatur

Adenle, A. D., J. E. Edwards: Clinical and pathologic features of metastatic neoplasms of the pericardium. Chest 81 (1982) 166–169

Becker, A. E.: Cardiac myxoma. Europ. J. Cardiol. 1 (1973) 119–122

Berman, N. D., P. R. McLaughlin, W. G. Bigelow, J. E. Morch: Angiographic demonstration of blood supply of right atrial myxoma. Brit. Heart J. 38 (1976) 764–766

Bohn, N., G. Krebs: Solitary rhabdomyoma of the heart; clinically silent case with sudden, unexpected death in an 11-month-old boy. Europ. J. Paediat. 134 (1980) 167–173

Bruni, C., P. G. Prioleau, H. H. Ivey, S. P. Nolan: New fine structural features of cardiac rhabdomyoma. Report of a case. Cancer (Philad.) 46 (1980) 2068–2073

Carter, J. B., R. Cramer, J. E. Edwards: Mitral and tricuspid lesions associated with polypoid atrial tumours, including myxoma. Amer. J. Cardiol. 33 (1974) 914–919

Davies, M. J.: Tumours of the heart and pericardium. In Pomerance, A., M. J. Davies: The Pathology of the Heart. Blackwell, Oxford 1975 (pp. 423–440)

Davy, T., F. Helmer, E. Horcher, B. Platzer, M. Schlemmer, C. Schönbauer, M. Wimmer: Intrapericardial teratoma. Paediat. Cardiol. 3 (1982) 243–247

Fenoglio Jr., J. J., D. J. Diana, T. E. Bowen, H. A. McAllister Jr., V. J. Ferrans: Ultrastructure of cardiac rhabdomyoma. Hum. Path. 8 (1977) 700–706

Ferrans, V. J., W. C. Roberts: Structural features of cardiac myxomas. Histology, histochemistry and electronmicroscopy. Hum. Path. 4 (1973) 111–146

Goodwin, J. F.: Diagnosis of left atrial myxoma. Lancet 1963/I, 464–467

Koss, J. G.: Diagnostic Cytology, 3rd ed. Lippincott, Philadelphia 1979 (p. 911)

McAllister, H. A., J. J. Fenoglio Jr.: Tumours of the cardiovascular system. Atlas of Tumor Pathology, second series. Armed Forces Institute of Pathology, Washington, D.C. 1978

Turi, G. K., A. Albala, J. J. Fenoglio Jr.: Cardiac fibromatosis: an ultrastructural study. Hum. Path. 11 (1980) 577–579

9 Diagnostik angeborener Herzfehler: Sequenzanalyse

Im ersten Teil unseres Buches haben wir uns mit erworbenen Deformierungen des normal gebauten Herzens beschäftigt. Verglichen mit angeborenen Herzmißbildungen gelten erworbene Herzkrankheiten oft als unkompliziert. Doch auch angeborene Herzfehler können für den Morphologen oder den Kliniker ein unkomplizierter Gegenstand sein, wenn man in unkomplizierter, logischer Weise daran herangeht. Meistens sind angeborene Herzfehler ja einfach, sie können aber außerordentlich komplex sein. Jedes System zur Beschreibung und Diagnostizierung dieser Mißbildungen muß daher umfassend, gleichzeitig aber auch einfach und in allen Fällen anwendbar sein. Das in diesem Buch benützte System ist gänzlich deskriptiv und erfordert keine Kenntnisse der embryonalen Kardiogenese oder daraus abgeleitete Spekulationen (TYNAN u. Mitarb. 1979, ANDERSON u. TYNAN 1981). Es verlangt, daß man einen rechten Vorhof von einem linken Vorhof, einen rechten Ventrikel von einem linken Ventrikel und einem undeterminierten Ventrikel, und eine Aorta von einem Truncus pulmonalis und einem Truncus arteriosus (communis) unterscheidet. Mit dieser Kenntnis der Herzhöhlenmorphologie werden dann die Verbindungen der Herzhöhlen und Gefäße beschrieben und von verwandten Formen mit wechselseitig einander ausschließenden Bezeichnungen unterschieden. Damit steht der Bau des Herzens in den Grundzügen fest. Darauf folgt die Beschreibung der Lage des Herzens im Brustkorb und der Orientierung seiner Spitze. Abschließend wird ein Katalog aller Begleitanomalien der großen Venen, der Herzhöhlen und der großen Arterien erstellt.

Erkennung der Herzhöhlen und der großen Arterien: Morphologische Methode

Wie ursprünglich von LEV (1954) aufgezeigt und neuerdings von VAN PRAAGH u. Mitarb. (1981) hervorgehoben, müssen sich die für die Identifizierung einer gegebenen Herzhöhle verwendeten Kriterien von Merkmalen ableiten, die in dieser Höhle universell vorhanden sind, wie miß-

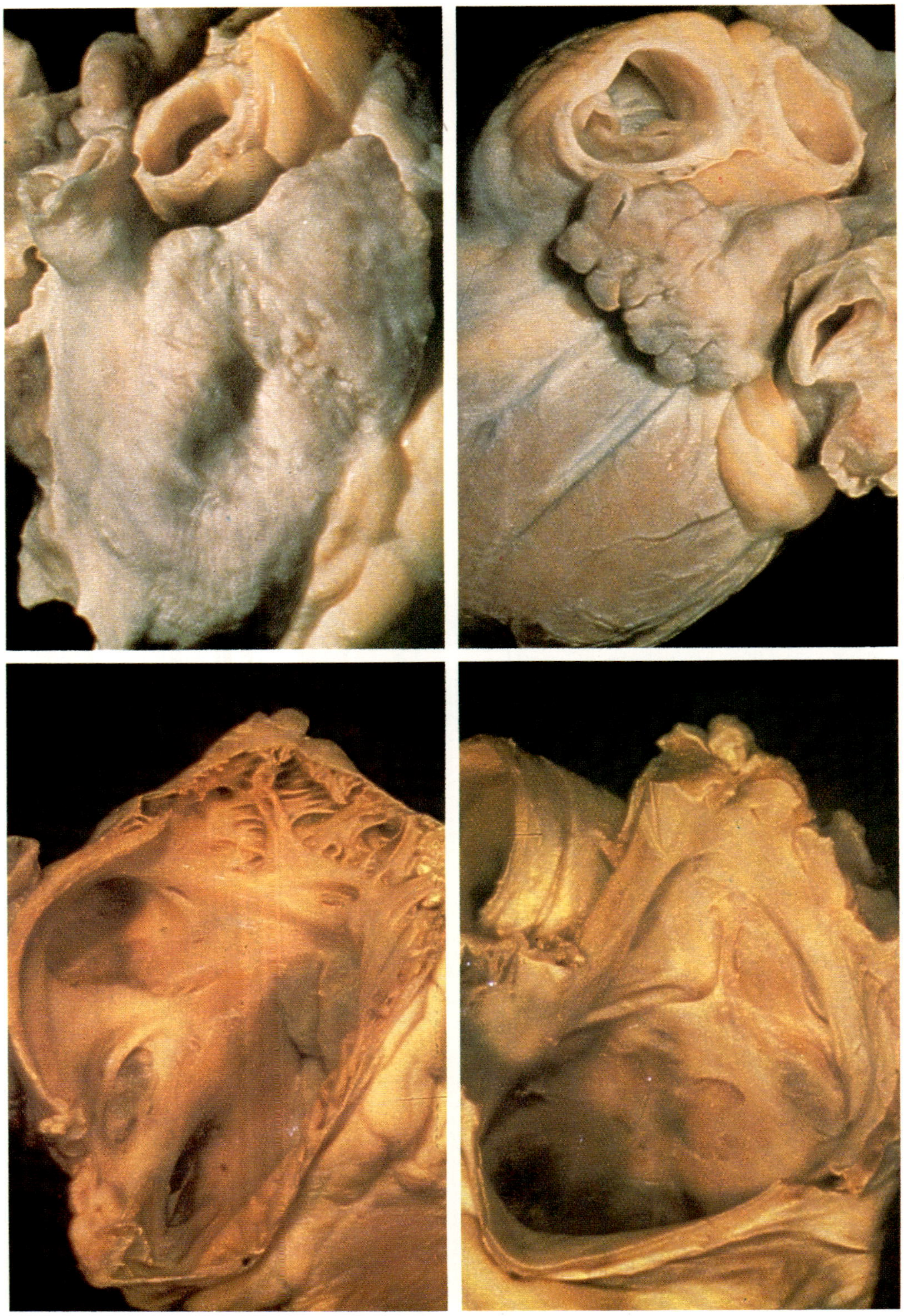

Abb. 9.**1** Unterschiede in der Gestalt und äußeren Morphologie des morphologisch rechten und linken Herzohrs (oben links und rechts); die internen Merkmale des rechten und linken Herzohrs sind unten links und rechts gezeigt.

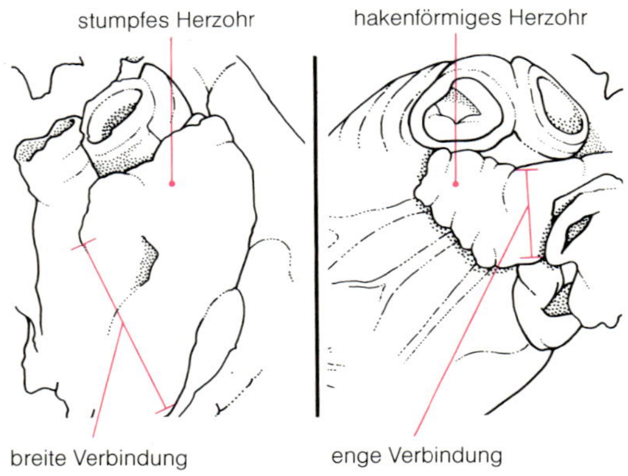

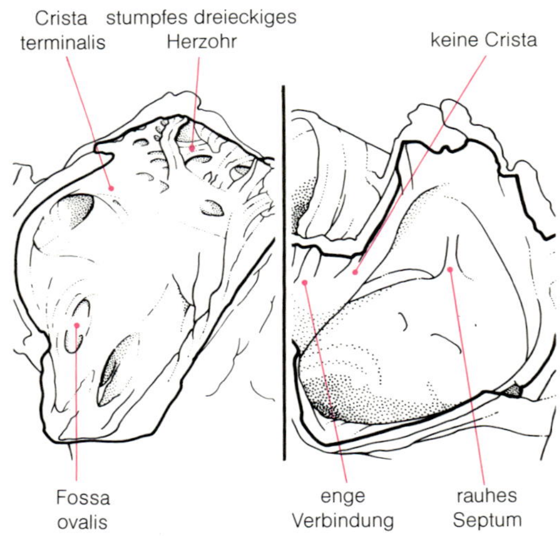

gebildet oder rudimentär sie auch sein mag. Dagegen ist es nicht möglich, Herzhöhlen anhand von Merkmalen zu identifizieren, die vielleicht in normalen Herzen vorhanden, in mißgebildeten aber nicht immer zu finden sind. Das wertvollste Kriterium für die Unterscheidung des morphologisch rechten Vorhofs vom morphologisch linken Vorhof ist daher das Herzohr. Die großen Venen, die zwar für die Identifizierung im normalen Herzen sehr wichtig sind, können bei mißgebildeten Herzen nicht herangezogen werden, weil sie abnorm einmünden können. Die Septumanatomie kann für den Morphologen von Nutzen sein; das hat aber auch seine Grenzen, weil das Septum vollständig fehlen kann. Das morphologisch rechte Herzohr hat die Form eines stumpfen Dreiecks, dessen Basis eine breite Verbindung zum übrigen Vorhof hat (Abb. 9.**1**, oben links); das morphologisch linke Herzohr ist lang, schmal und eingekerbt und hat eine enge Verbindung zum übrigen Vorhof (Abb. 9.**1**, oben rechts). Bei der Öffnung des Herzohrs sind weitere Merkmale zu erkennen. Die Grenze des morphologisch rechten Herzohrs zum glattwandigen Vorhof wird durch ein vorspringendes Muskelbündel markiert, die Crista terminalis (Abb. 9.**1**, unten links). Ein derartiges Gebilde fehlt im linken Vorhof (unten rechts).

Bei der Betrachtung der Ventrikelmorphologie teilen wir die Ventrikelhöhlen in drei Komponenten (Anderson u. Becker 1981), nämlich in eine Einfluß-, eine Trabekel- und eine Ausflußzone. Von diesen ist es die Trabekelzone, die in normalen und abnormen Ventrikeln ganz universell vorhanden ist. Oft fehlt die Einfluß- oder die Ausflußzone (Infundibulum), wenn die Ventrikel mißgebildet sind. Die trabekuläre Komponente morphologisch rechter Ventrikel ist in charakteristischer Weise grob strukturiert, gleichgültig ob der Ventrikel normal gebaut ist (Abb. 9.**2**), keine Einflußkomponente (Abb. 9.**3**, links) oder weder eine Einfluß- noch eine Ausflußkomponente besitzt (Abb. 9.**3**, rechts). Die trabekuläre Komponente von Herzhöhlen mit linksventrikulärer Morphologie hat eine viel feinere Struktur, wiederum unabhängig davon, ob der Ventrikel normal gebaut ist (Abb. 9.**4**), aus Trabekel- und Ausflußzone (Abb. 9.**5**, links) oder nur aus einer Trabekelzone besteht (Abb. 9.**5**, rechts). Die meisten Herzen haben zwei Ventrikelhöhlen, eine mit rechts- und eine mit

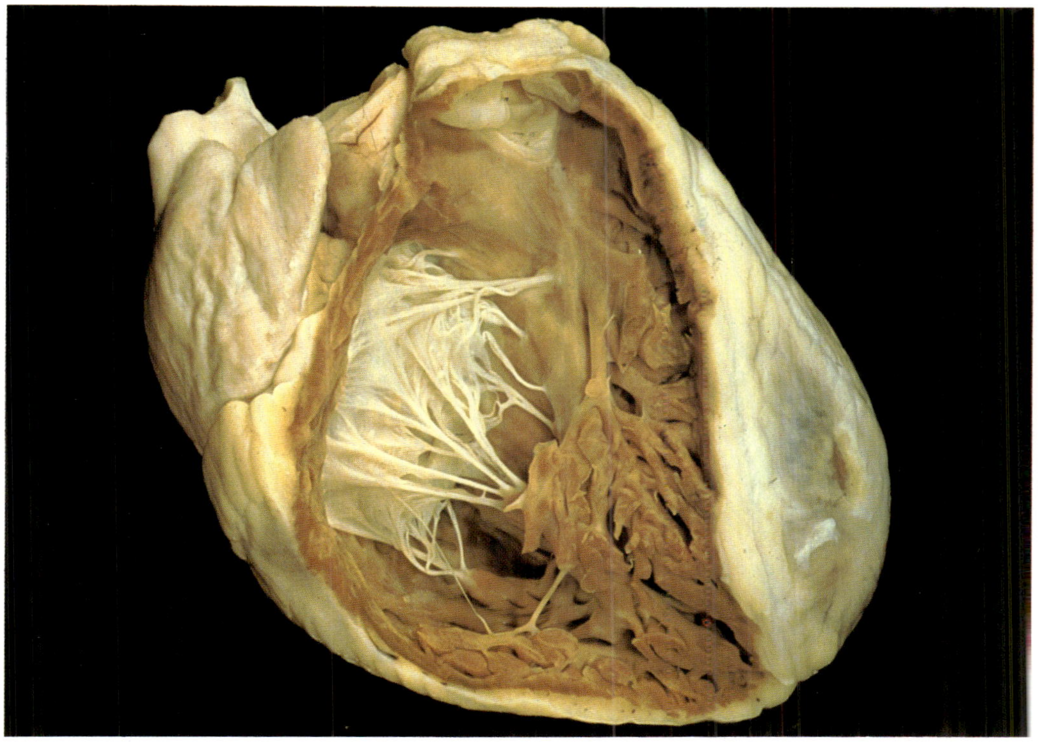

Abb. 9.**2** Morphologisch rechter Ventrikel mit seiner typischen grobtrabekulären Komponente.

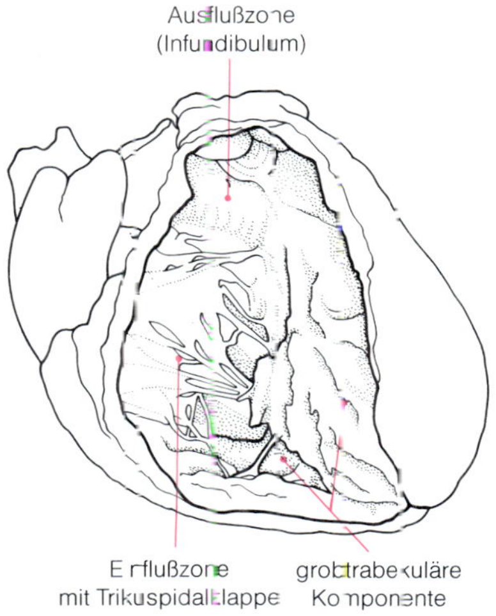

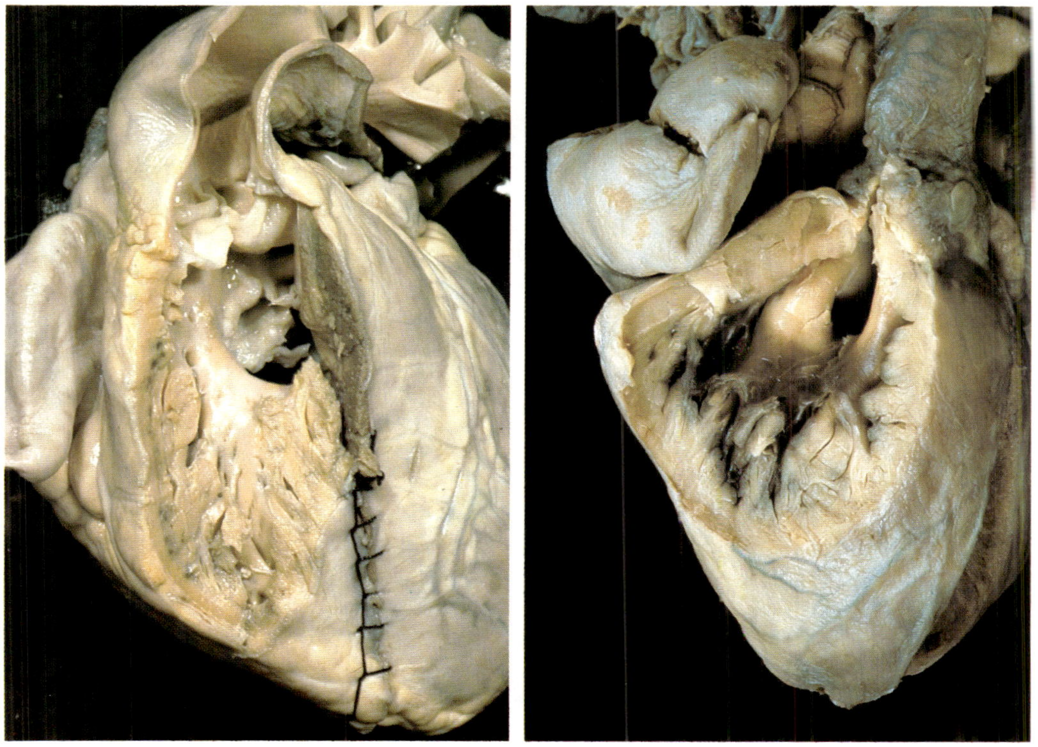

Abb. 9.**3** Rudimentäre morphologisch rechte Ventrikel sind zu identifizieren, wenn sie aus trabekulärer Komponente und Ausflußkomponente (links) oder nur aus einer trabekulären Komponente bestehen (rechts).

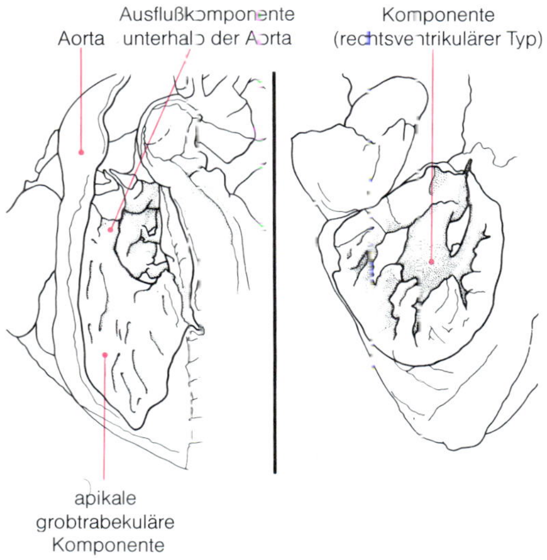

linksventrikulärer Struktur. Fast immer sind diese Kammern gemeinsam vorhanden und teilen untereinander die Einfluß- und Ausflußkomponenten in allen möglichen Kombinationen. Nur selten hat ein Herz einen solitären Ventrikel von undeterminierter Morphologie; die Trabekelstruktur dieser Ventrikel ist besonders grob, gröber als in einem morphologisch rechten Ventrikel. Häufig werden sie von charakteristischen großen, freistehenden Trabekeln durchzogen (Abb. 9.**6**).

Wenn wir zur Identifizierung der großen Arterien kommen, finden wir bei keinem der beiden Arterienstämme ein Merkmal, das ihn allein auszeichnet. Wir müssen daher auf die am häufigsten vorhandenen Merk-

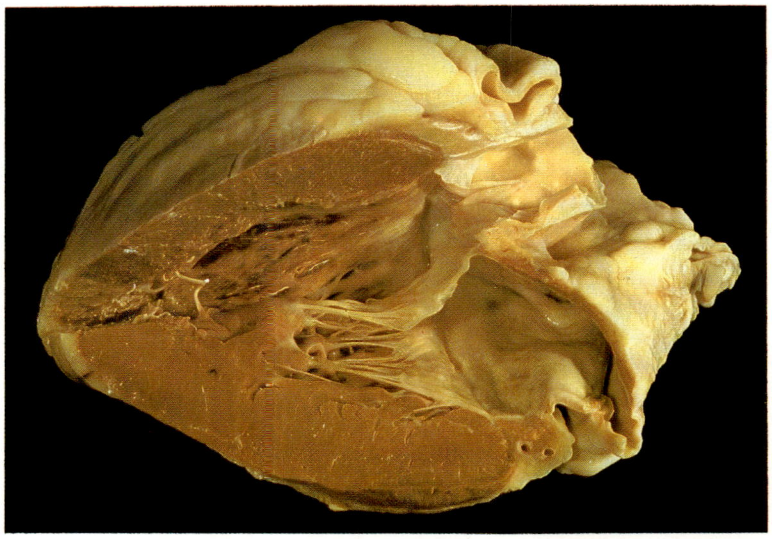

Abb. 9.**4** Morphologisch linker Ventrikel mit seiner typischen feintrabekulären Komponente.

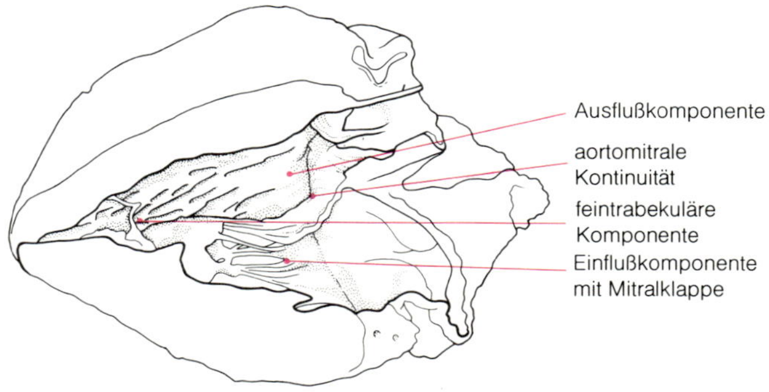

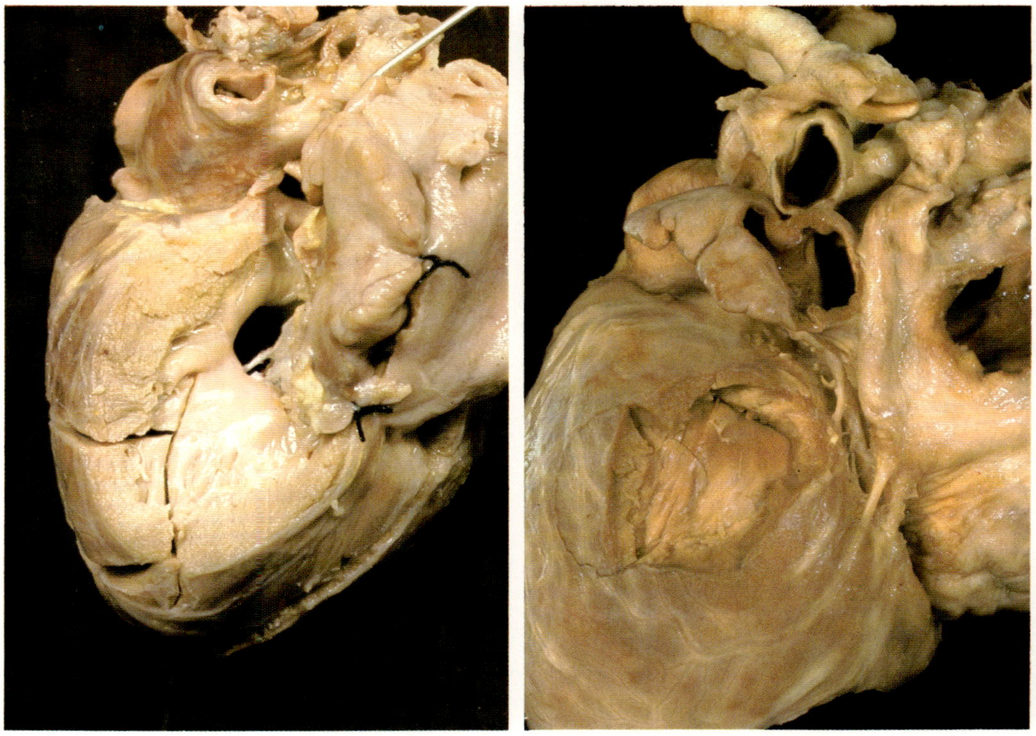

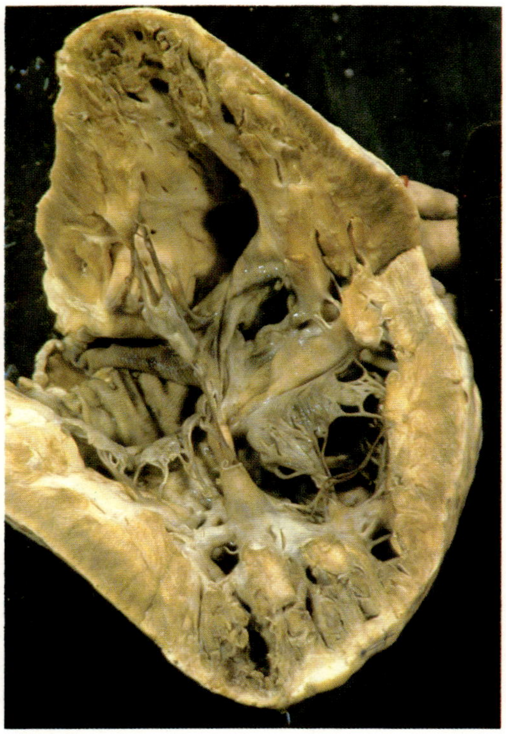

Abb. 9.**5** Wie der morphologisch rechte Typ sind morphologisch linke rudimentäre Ventrikel zu identifizieren, wenn sie eine trabekuläre Komponente und eine Ausflußkomponente (links) oder nur eine trabekuläre Komponente (rechts) besitzen.

Abb. 9.**6** Solitärer Ventrikel mit undeterminierter Trabekelstruktur. Man beachte den Doppeleinfluß und Doppelausfluß.

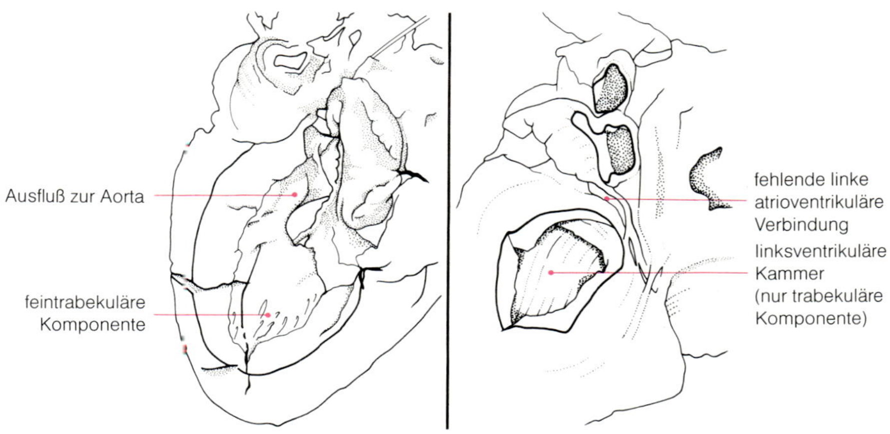

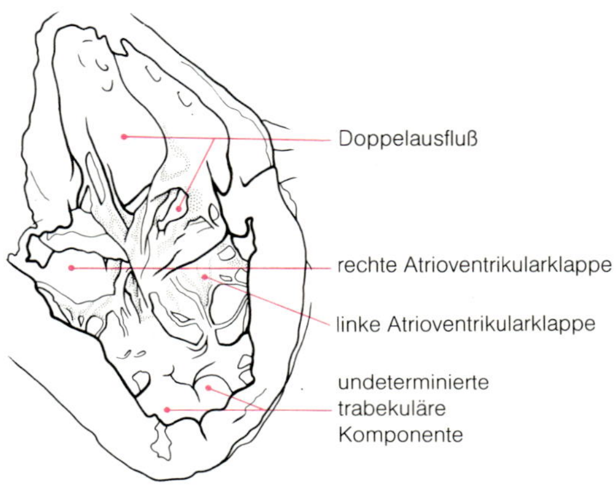

male zur Identifizierung zurückgreifen. Ein normaler Truncus pulmonalis ist leicht zu erkennen, weil er nur Äste zur Lunge entsendet; eine normale Aorta gibt Arterien für den Körperkreislauf sowie Koronararterien ab. Wenn also zwei große Arterien vorhanden sind, wird ihre Unterscheidung wahrscheinlich keine Schwierigkeiten machen. Mitunter tritt jedoch ein einziger Arterienstamm an der Herzbasis aus. Die Unterscheidung muß dann zwischen einem Truncus arteriosus (communis), einem solitären Aortenstamm mit Pulmonalatresie und einem solitären Pulmonalisstamm mit Aortenatresie getroffen werden. Wir definieren den Truncus arteriosus als solitären Stamm, der das Herz auf dem Wege über eine einzige Arterienklappe verläßt und direkt Koronararterien, Körperkreislaufarterien und Lungenarterien abgibt. Mit Hilfe dieser Definition wird der Morphologe in der Regel keine Schwierigkeiten haben, die verschiedenen Typen des einzelnen Arterienstammes zu unterscheiden. Der Kliniker ist jedoch häufig nicht imstande, den zweiten atretischen Stamm zu identifizieren, und zuweilen ist sogar der Morphologe nicht in der Lage, einen atretischen zweiten Stamm zu finden. Dann ist es genauer, einfach von einem solitären Arterienstamm zu sprechen.

Sequenzanalyse

Der erste Schritt der Analyse in der Reihenfolge der Herzsegmente ist die Bestimmung des Vorhofsitus. Ebenfalls von Bedeutung ist die Venoatrialverbindung, aber wir sind der Ansicht, daß Anomalien der Venenmündungen am besten als Begleitanomalien abgehandelt werden (s. Kap. 10). Es gibt vier Möglichkeiten, wie zwei Vorhöfe vom morphologisch rechten bzw. morphologisch linken Typ angeordnet sein können (Abb. 9.7). Beim üblichen Arrangement, dem sogenannten Situs solitus, liegt der morphologisch rechte Vorhof rechts vom morphologisch linken Vorhof. Die spiegelbildliche Situation, der Situs inversus, ist selten. Manchmal ist die Lateralisation der Vorhöfe ausgeblieben, eine Situation, die durch die Existenz von isomeren Herzohren gekennzeichnet ist – entweder sind es zwei morphologisch rechte oder zwei morphologisch linke Herzohren. Die links- und rechtsatriale Isomerie kommt gewöhnlich in Fällen von viszeraler Heterotaxie vor (sogenannte splenische Syndrome oder Situs ambiguus) (Van Mierop, u. Mitarb. 1972). Sie ist zwar selten, aber doch häufiger als der Situs inversus.

Bei der anatomischen Untersuchung ist die Unterscheidung dieser vier Typen des Vorhofarrangements anhand der Herzohrmorphologie leicht; intravital dienen andere Methoden zur Aufklärung des Vorhofsitus. Eine solche Methode ist die selektive Angiographie der Herzohren; gewöhnlich läßt sich aber diese invasive Untersuchung vermeiden, und zwar deshalb, weil der Vorhofsitus fast immer seine Entsprechung im Bronchussitus hat und der Bronchussitus mit der Thoraxradiographie festgestellt werden kann (Partridge u. Mitarb. 1975). Die Harmonie, die zwischen Vorhof- und Bronchusanatomie besteht, ist in Fällen, in denen die Vorhofmorphologie selbst zweideutig ist, von besonderer Bedeutung. Der Schlüssel zur Identifizierung der Bronchien ist, daß der morphologisch linke Bronchus fast doppelt so lang ist wie der morphologisch rechte Bronchus. Außerdem wird der morphologisch linke Bronchus von der linken A. pulmonalis gekreuzt, bevor er sich teilt, während das beim morphologisch rechten Bronchus nicht der Fall ist. Ein langer hyparterieller Bronchus auf der linken Seite bedeutet also Situs solitus, und ein langer hyparterieller Bronchus auf der rechten Seite bedeutet Situs inversus (Abb. 9.**8**). Gleich lange Bronchi zeigen eine Vorhofisomerie an, und die Beziehung zu den Aa. pulmonales zeigt an, ob es sich um den rechts- oder den linksisomeren Typ handelt.

Wie gesagt findet sich eine Vorhofisomerie bei viszeraler Heterotaxie, und in diesen Fällen bestehen gewöhnlich Milzanomalien. Eine Asplenie beobachtet man fast immer bei Rechtsisomerie und eine Polyspenie bei Linksisomerie (s. Kap. 10). Ein weiterer Befund an den Abdominalorganen, dessen Wert für die klinische Untersuchung aufgezeigt wurde (Huhta u. Mitarb. 1982), ist die Anordnung der großen Gefäße unmittelbar unter dem Zwerchfell. Bei Individuen mit lateralisiertem Situs liegen Aorta und V. cava inferior zu beiden Seiten der Wirbelsäule einander gegenüber, und die V. cava inferior befindet sich auf derselben Seite wie der morphologisch rechte Vorhof. Bei Vorhofisomerie liegen die großen Gefäße auf derselben Seite der Wirbelsäule, oder die abdominale V. cava inferior endet und setzt sich über das Hemiazygos-Venensystem fort. Elliot u. Mitarb. (1966) haben als erste darauf hingewiesen, daß bei Asplenie Aorta und V. cava inferior auf derselben Seite liegen, wobei die Vene

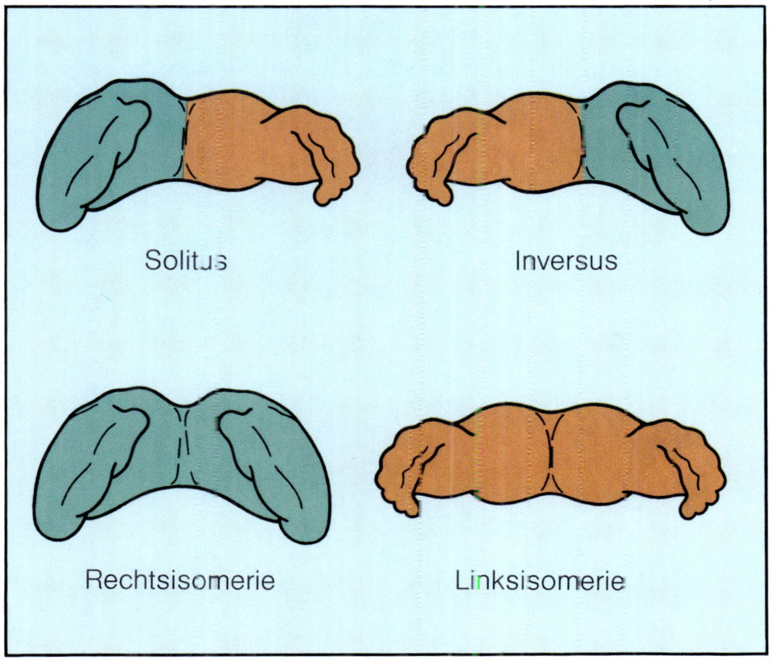

Abb. 9.**7** Die vier Grundformen der Vorhofpositionen.

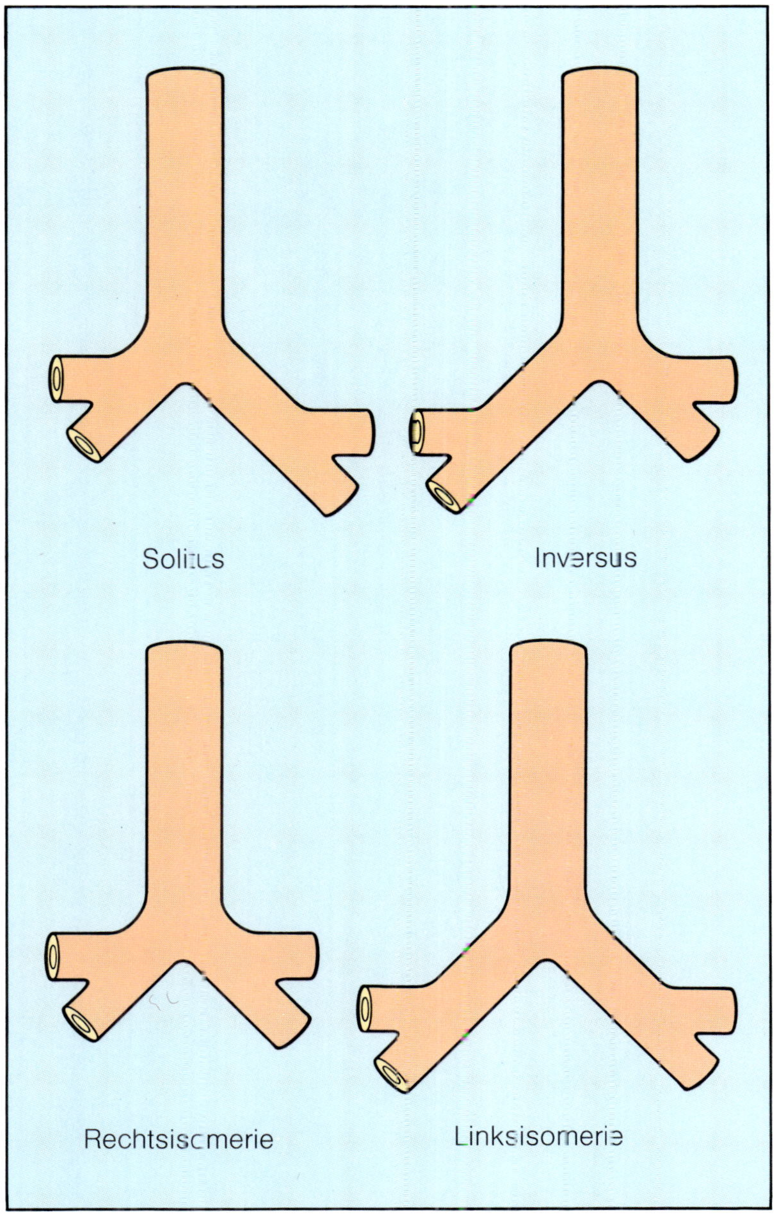

Abb. 9.**8** Die vier Typen der Bronchusmorphologie, die fast immer der Vorhofposition entsprechen.

die vordere Position einnimmt. HUHTA u. Mitarb. (1982) haben nun gezeigt, daß sich diese Beziehung leicht mit der sonographischen Querschnittsuntersuchung des Abdomens demonstrieren läßt, ebenso wie die Arrangements bei Linksisomerie der Vorhöfe. Im letztgenannten Fall bleibt die Hemiazygos-Fortsetzung der V. cava inferior, falls diese endet, weiter auf derselben Seite wie die Aorta, aber in dorsaler Position; wenn die Kava aber nicht endet, besteht eine eigene direkte Verbindung der Lebervenen mit den Vorhöfen. Diese Gefäßbeziehungen bieten eine weitere ausgezeichnete Möglichkeit, die Vorhofanordnung intravital nichtinvasiv zu diagnostizieren.

Analyse der Atrioventrikularverbindung

Bei diesem Schritt der Sequenzanalyse stellen wir die Verbindung der Vorhöfe mit der Ventrikelmasse, die Morphologie der an der Verbindung sitzenden Klappen und die Morphologie der Ventrikel einschließlich ihrer wechselseitigen Beziehungen fest.

Die Verbindung kann darin bestehen, daß jeder Vorhof mit einem separaten Ventrikel verbunden ist, daß beide Vorhöfe mit demselben Ventrikel verbunden sind oder daß nur ein Vorhof Verbindung mit der Ventrikelmasse hat. Wenn sich jeder Vorhof mit einem separaten Ventrikel verbindet, gibt es drei mögliche Anordnungen. Die beiden ersten ergeben sich, wenn die Vorhöfe lateralisiert sind (Abb. 9.**9**). Ist der morphologisch rechte Vorhof mit dem morphologisch rechten Ventrikel und der morphologisch linke Vorhof mit dem morphologisch linken Ventrikel verbunden, so besteht atrioventrikuläre Konkordanz. Atrioventrikuläre Diskordanz liegt vor, wenn sich der morphologisch rechte Vorhof mit dem morphologisch linken Ventrikel und der morphologisch linke Vorhof mit dem morphologisch rechten Ventrikel verbindet. Atrioventrikuläre Konkordanz und Diskordanz können sowohl bei Situs solitus als auch bei Situs inversus, aber nicht bei Vorhofisomerie existieren. Die dritte Möglichkeit der Verbindung jedes Vorhofs mit einem separaten Ventrikel ist daher bei Isomerie der Vorhöfe gegeben. Ob Rechts- oder Linksisomerie, die Atrioventrikularverbindung ist dann „doppeldeutig" (Abb. 9.**10**).

Bei Verbindung beider Vorhöfe mit ein und demselben Ventrikel liegt ein „Doppeleinflußventrikel" (double inlet) vor. Die Vorhöfe können dabei lateralisiert oder isomer sein. Überdies kann der Ventrikel, mit dem sich

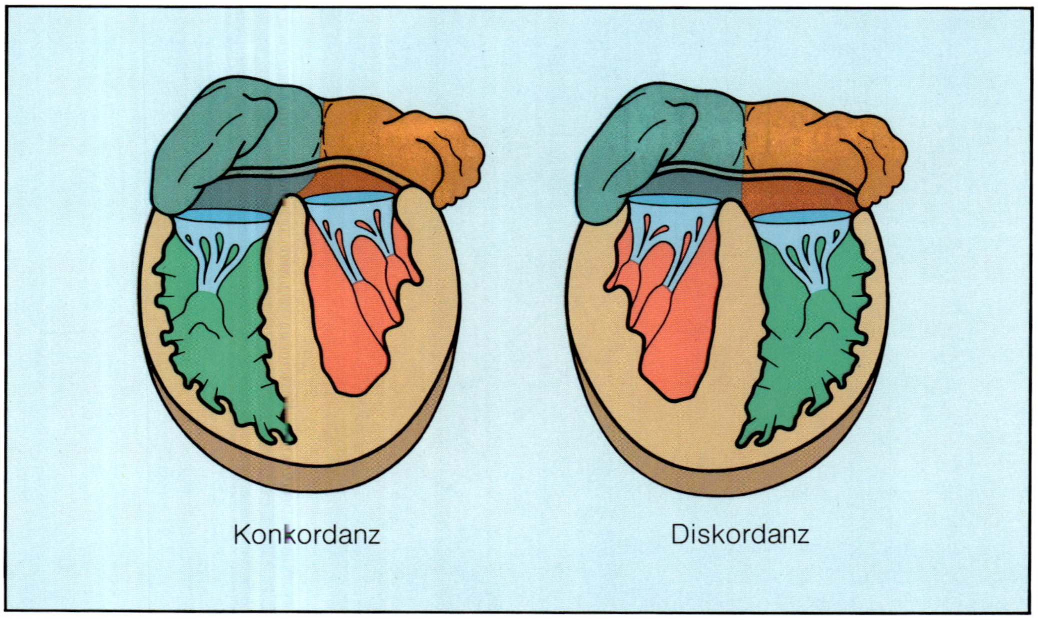

Abb. 9.**9** Morphologie der atrioventrikulären Konkordanz und Diskordanz.

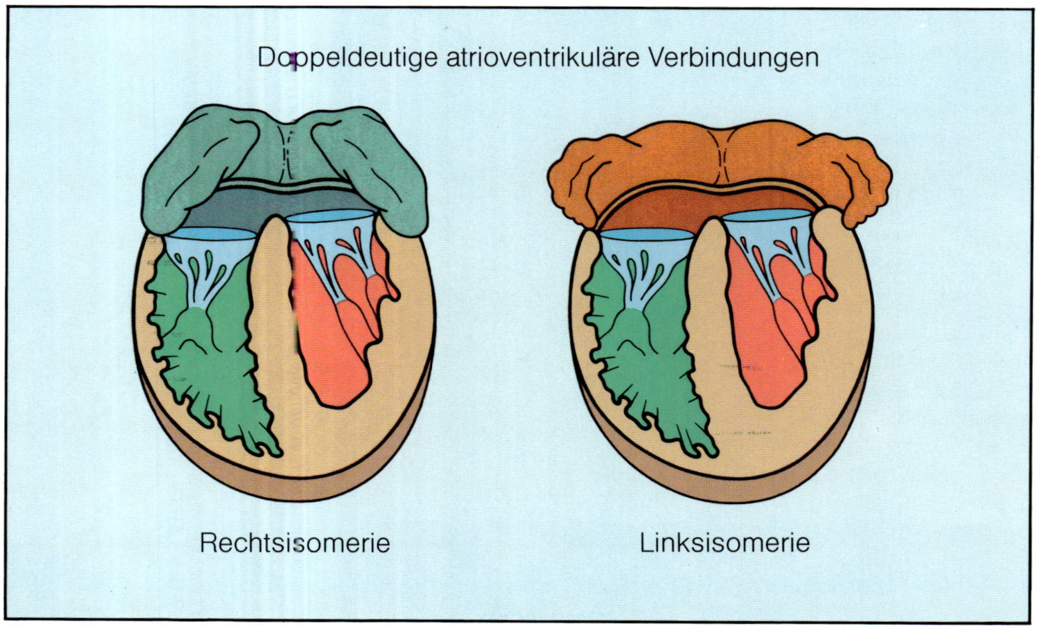

Abb. 9.**10** Morphologie einer doppeldeutigen atrioventrikulären Verbindung, die bei Rechts- oder Linksisomerie vorkommen kann.

die Vorhöfe verbinden, eine linke, rechte oder undeterminierte Morphologie aufweisen (Abb. 9.**11**). Wenn der Ventrikel eine linke oder eine rechte Morphologie besitzt, enthält die Ventrikelmasse gewöhnlich einen zweiten rudimentären Ventrikel mit einer Trabekelstruktur, die komplementär zu dem mit den Vorhöfen verbundenen Ventrikel ist. Eine rudimentäre Kammer vom rechtsventrikulären Typ findet sich bei einem Doppeleinflußventrikel mit linker Morphologie et vice versa. Neben einem Ventrikel von undeterminierter Morphologie ist niemals ein zweiter, rudimentärer Ventrikel vorhanden.

Wenn nur *ein* Vorhof Verbindung mit der Ventrikelmasse hat, fehlt *eine* Atrioventrikularverbindung, entweder die rechte oder die linke. Die Vorhöfe können dabei lateralisiert oder isomer sein, wenn auch auch letzteres sehr selten ist. Ebenso wie ein Doppeleinflußventrikel kann der Ventrikel, der mit dem Vorhof verbunden ist, eine linke, rechte oder undeterminierte Morphologie aufweisen (Abb. 9.**12**). Falls ein rudimentärer Ventrikel vorhanden ist, hat er die komplementäre Trabekelstruktur.

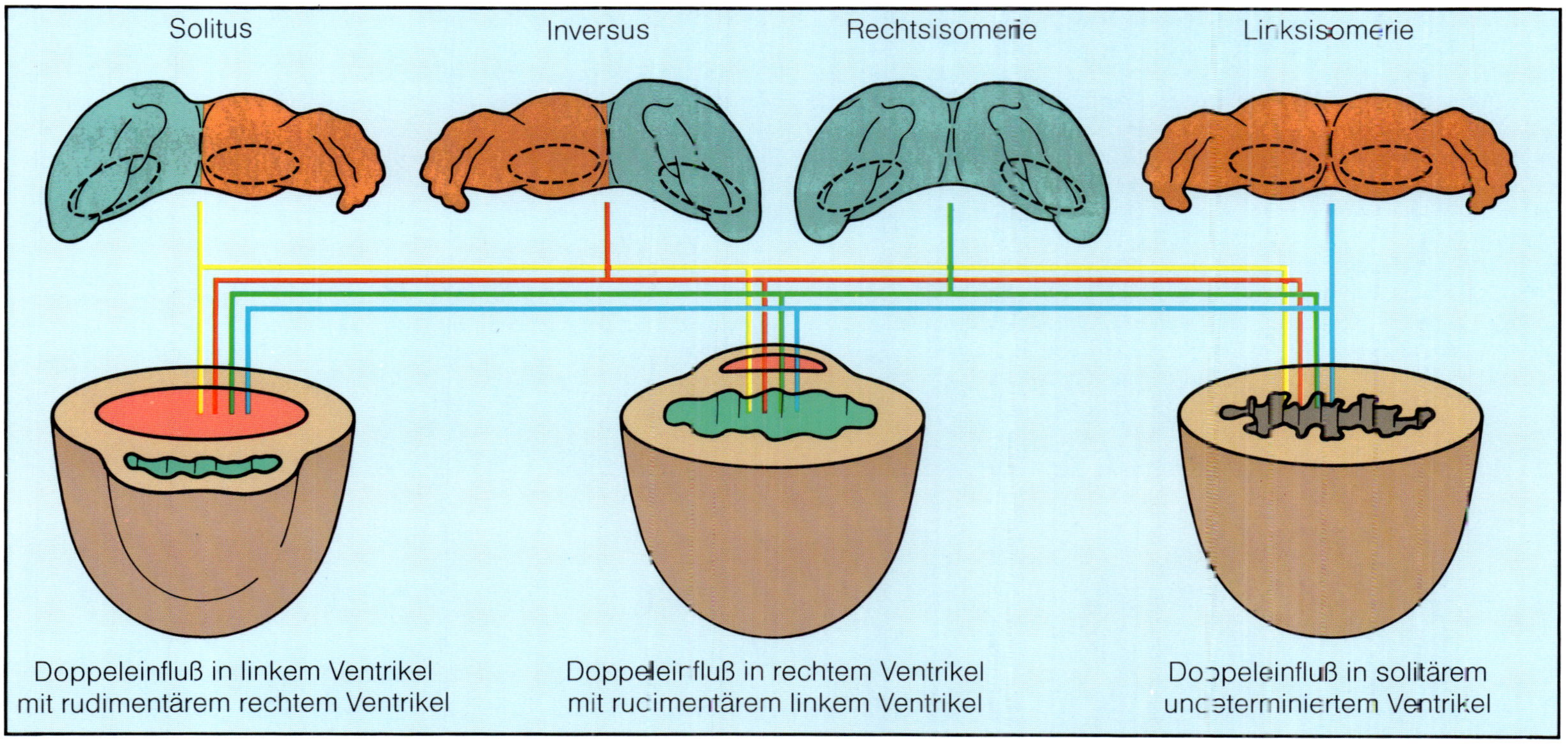

Abb. 9.**11** Ein Doppeleinflußventrikel kann bei jeder der vier Vorhofanordnungen vorkommen, und die Vorhöfe können mit einem Ventrikel des morphologisch rechten, linken oder undeterminierten Typs verbunden sein.

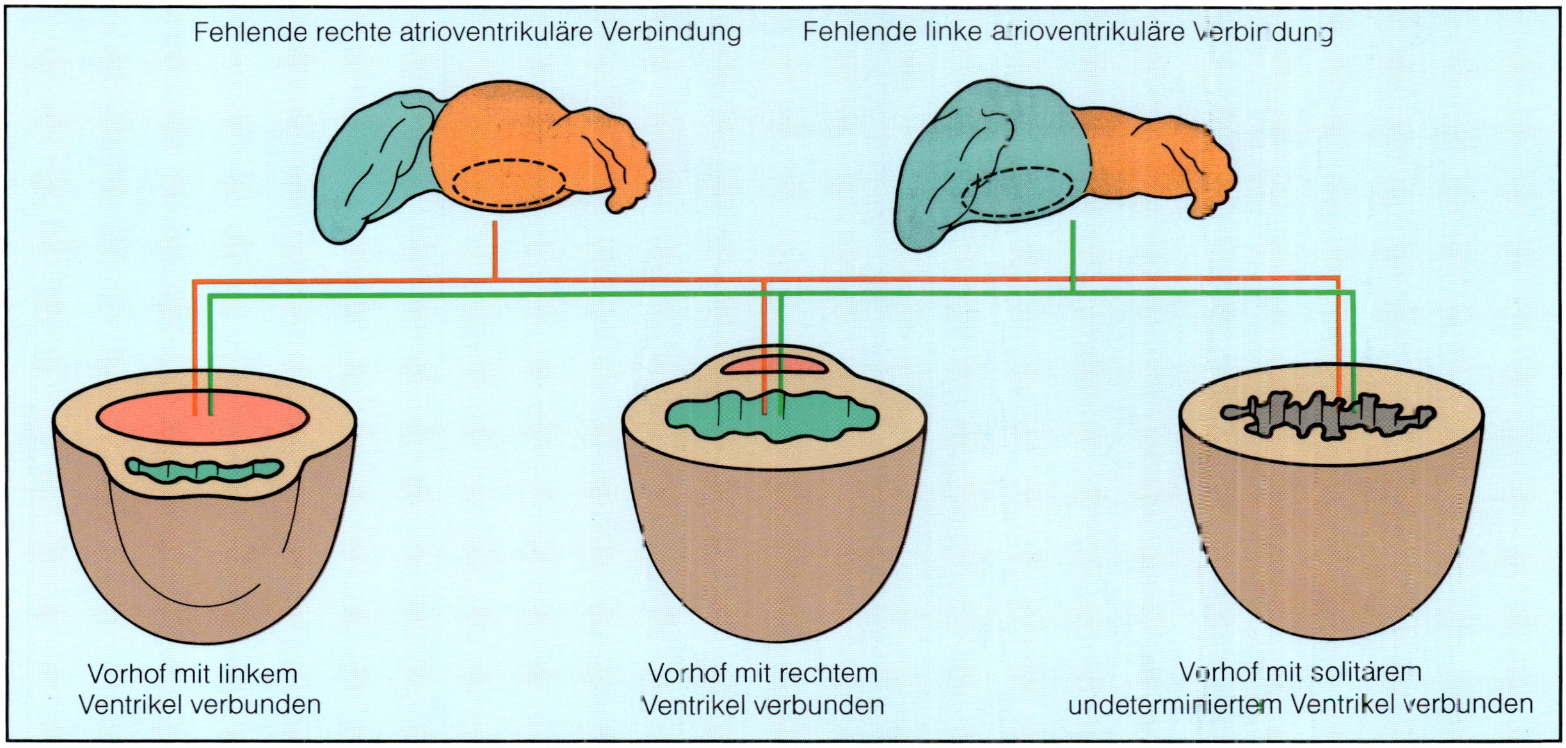

Abb. 9.**12** Bei Fehlen der rechten oder der linken atrioventrikulären Verbindung kann die durchgängige Atrioventrikularklappe ebenfalls mit einem Ventrikel von rechter, linker oder undeterminierter Morphologie verbunden sein. Auch hier können seitenverkehrte oder isomere Vorhofanordnungen vorkommen, diese Varianten sind aber selten.

Die Beschreibung des Typs der Verbindung sagt nichts über die Morphologie der an der Atrioventrikularverbindung sitzenden Klappen aus, ein Kennzeichen, das als Modus der Verbindung bezeichnet wird (Abb. 9.**13**). Wenn beide Vorhöfe mit der Ventrikelmasse verbunden sind, gibt es vier Möglichkeiten: 1. Es sind zwei durchgängige Klappen vorhanden, von denen jede einen Vorhof mit der Ventrikelmasse verbindet. 2. Eine der beiden Klappen ist nicht perforiert; hier ist es wichtig, daß man zwischen einer nicht perforierten Klappe (Modus der Verbindung) und einer fehlenden Verbindung (Typ der Verbindung) unterscheidet (Abb. 9.**14**). 3. Eine gemeinsame Klappe verbindet beide Vorhöfe mit der Ventrikelmasse. 4. Der Spannapparat *einer* Klappe spreizt sich über das Septum zwischen den Kammern in der Ventrikelmasse. In seltenen Fällen kommt ein Reiten der Spannapparate beider Klappen vor.

Wenn sich der Spannapparat einer Atrioventrikularklappe über das Septum spreizt, reitet das Ostium gewöhnlich über dem Septum. Zwischen den beiden Extremen, daß die reitende Klappe ausschließlich dem einen oder dem anderen Ventrikel zugeordnet ist, existiert bekanntlich ein breites Spektrum von Übergängen (Milo u. Mitarb. 1979). Innerhalb dieses Spektrums bestimmt der Grad des Übergreifens den Typ der vorhandenen Verbindung. Wenn außer der reitenden Klappe noch eine zweite Klappe vorhanden ist, entsteht durch das extreme Überreiten eines Ventrikels, der bereits mit dem anderen Vorhof verbunden ist, effektiv eine Doppeleinflußverbindung (Abb. 9.**15**, links). Falls aber die überreitende Klappe zu ihrem größeren Teil mit einem Ventrikel verbunden ist, der mit dem anderen Vorhof nicht kommuniziert, liegt im Gegensatz dazu eine konkordante, diskordante oder doppeldeutige Verbindung vor, je nachdem, welche Herzhöhlen miteinander verbunden sind (Abb. 9.**15**, rechts). Wenn es sich um diese Extreme des Überreitens handelt, macht die Unterscheidung der Typen der vorliegenden Verbindung keine Schwierigkeiten. Nur wenn das Klappenostium den Ventrikeln zu mehr oder weniger gleichen Teilen zugeordnet ist, ergeben sich Probleme. Wir treffen dann die Lösung, die reitende Klappe subjektiv dem Ventrikel zuzuweisen, dem der größere Teil der Verbindung zuerkannt wird, und teilen so das Spektrum in zwei Hälften.

Die vier oben beschriebenen Möglichkeiten gibt es nur dann, wenn jeder der beiden Vorhöfe direkt mit der Ventrikelmasse verbunden ist (konkordanter, diskordanter, doppeldeutiger und Doppeleinflußtyp der Verbindung). Wenn *eine* Atrioventrikularverbindung fehlt, ist eine einzige Atrioventrikularklappe vorhanden, die nur einem Vorhof die Entleerung ermöglicht. Bei Fehlen einer Verbindung beschränken sich daher die verschiedenen Klappenmorphologien darauf, daß die solitäre Klappe entweder über dem Septum reitet oder ausschließlich mit einem Ventrikel kommuniziert.

Bei der Beschreibung der räumlichen Beziehungen der Ventrikel zueinander, wenn zwei Ventrikel vorhanden sind, bezeichnen wir die Position des morphologisch rechten Ventrikels in bezug auf den linken mit den Koordinaten rechts/links, anterior/posterior, und wenn nötig superior/inferior. In den meisten Herzen findet sich eine der beiden Grundformen der Ventrikelarchitektur. Bei der ersten legt sich der morphologisch rechte Ventrikel um die rechte vordere Seite des linken Ventrikels, und bei der zweiten legt sich der morphologisch rechte Ventrikel um die linke vordere Seite herum. Diese beiden Grundformen können als Isomere angese-

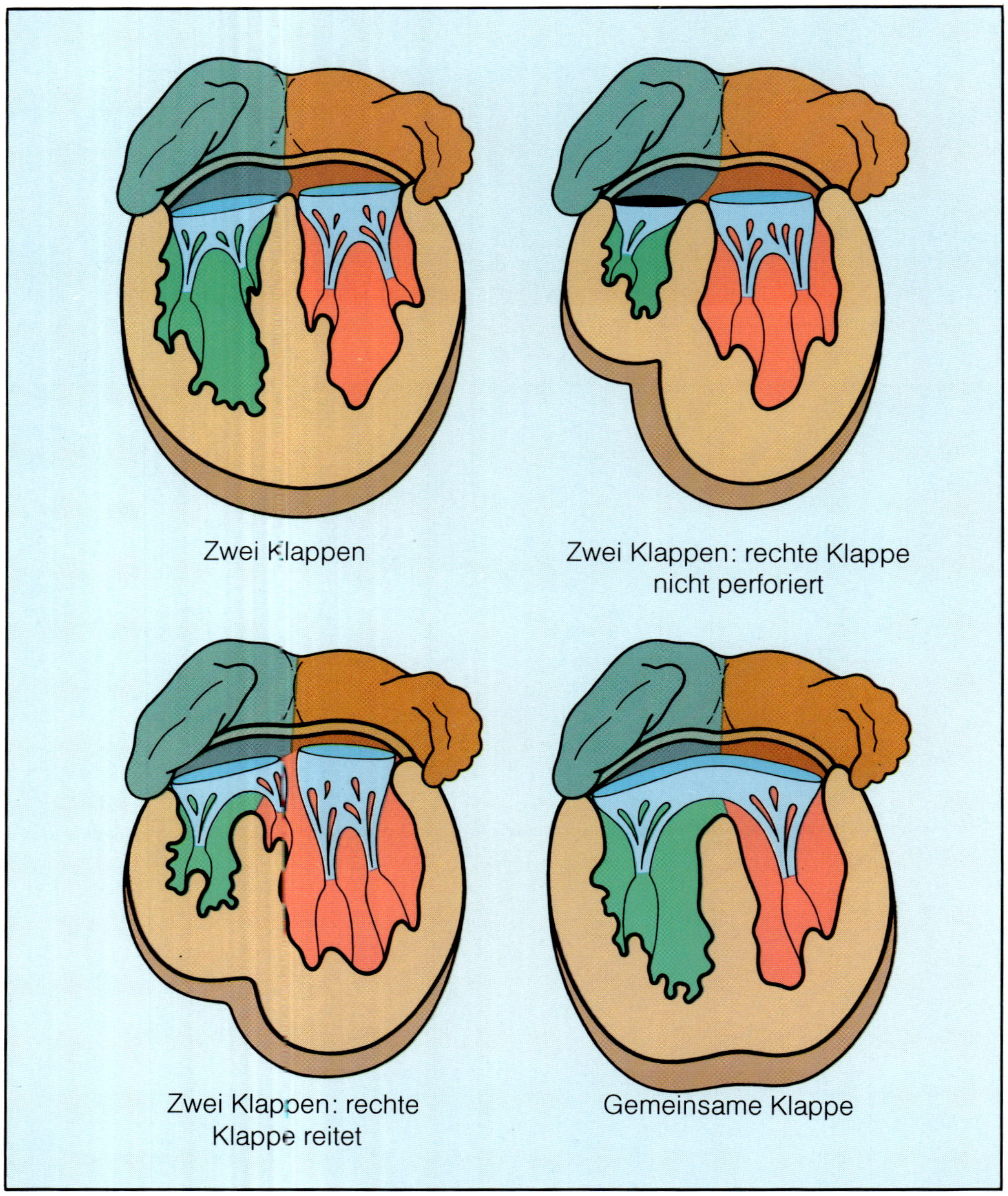

Abb. 9.**13** Unterschiedliche Klappenmorphologien, aus denen die verschiedenen Möglichkeiten des Modus der Verbindung bestehen, wenn beide Vorhöfe mit der Ventrikelmasse verbunden sind. Hier werden sie zwar bei atrioventrikulärer Konkordanz gezeigt, doch können alle Möglichkeiten bei diskordanter, doppeldeutiger oder Doppeleinfluß-Atrioventrikularverbindung vorkommen.

hen und als „Rechte-Hand-Muster“ und „Linke-Hand-Muster“ bezeichnet werden (VAN PRAAGH u. Mitarb. 1981), weil die Palmarfläche der rechten oder der linken Hand bildlich gesprochen auf die Septumfläche des morphologisch rechten Ventrikels aufgelegt werden kann (Abb. 9.**16**). Im allgemeinen läßt sich das Muster aus dem Typ der Verbindung ableiten; so haben zum Beispiel konkordante Atrioventrikularverbindungen das Rechte-Hand-Muster bei Situs solitus und das Linke-Hand-Muster bei Situs inversus. Nach unserer Erfahrung stimmen diese Muster – mit einer Ausnahme (OTERO COTO u. Mitarb. 1979) – sogar dann, wenn die Ventrikelbeziehungen anders sind, als bei einer gegebenen Verbindung

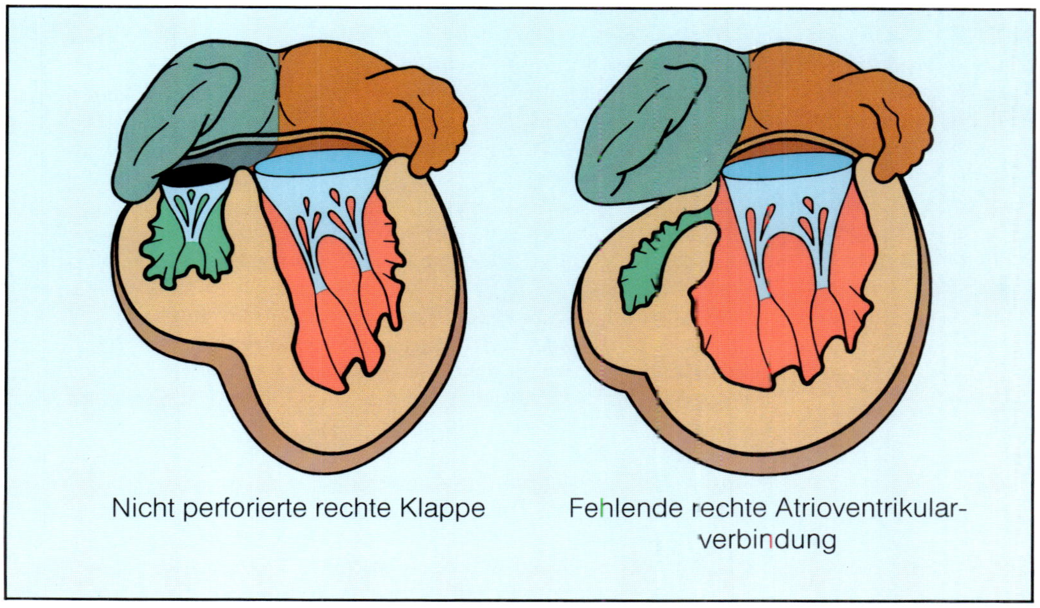

Abb. 9.**14** Der fundamentale Unterschied zwischen einer nicht perforierten Klappenmembran (Modus der Verbindung) und einer fehlenden Verbindung (Typ der Verbindung). Derselbe Unterschied besteht in bezug auf den linken Vorhof.

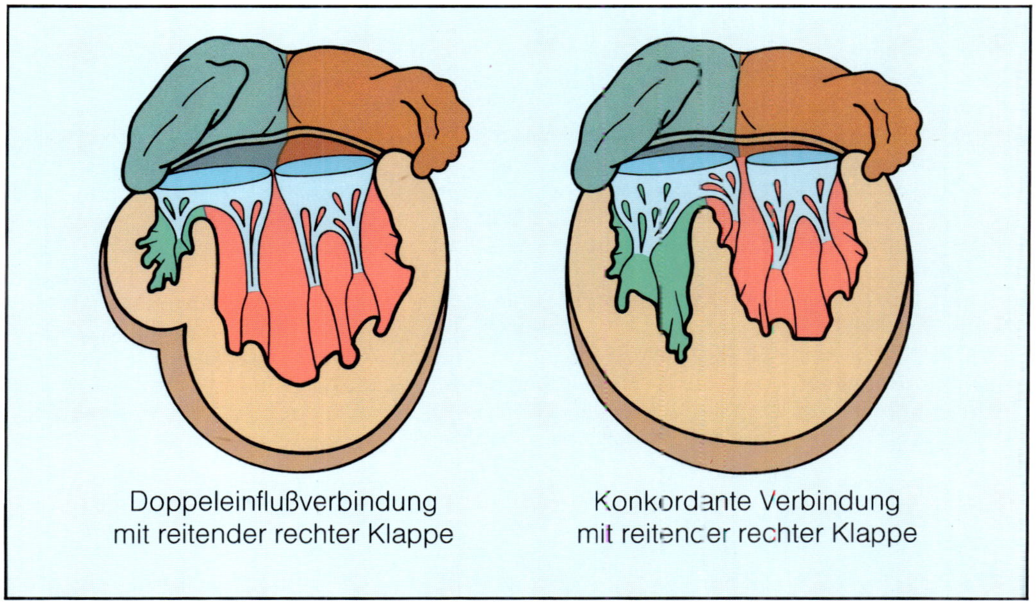

Abb. 9.**15** Extreme des Spektrums einer reitenden rechten Klappe bei atrioventrikulärer Konkordanz. Das Herz mit dem Doppeleinfluß (links) würde als univentrikuläres Herz vom linksventrikulären Typ mit rudimentärer Kammer vom rechtsventrikulären Typ klassifiziert werden.

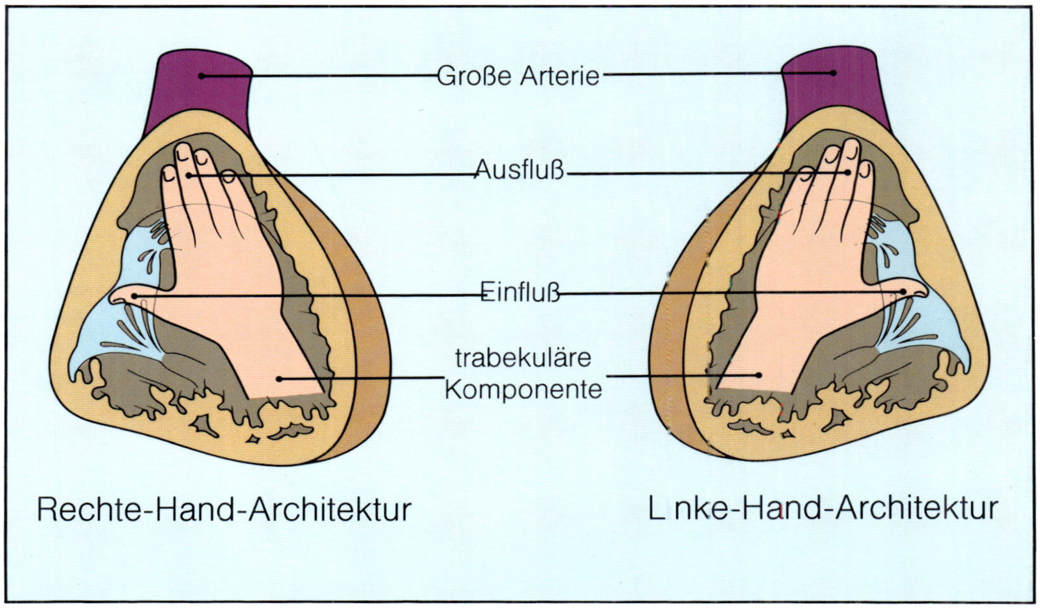

Abb. 9.**16** Wenn man die Handfläche auf das Septum des morphologisch rechten Ventrikels legt, mit dem Daumen im Einfluß- und den Fingern im Ausflußteil, so kann man die beiden Grundmuster der Ventrikelarchitektur mit der Form der rechten und der linken Hand vergleichen.

zu erwarten wäre, etwa beim „kreuzverkehrten“ oder superoinferior-ventrikulären Herzen (ANDERSON u. Mitarb. 1974, FREEDOM u. Mitarb. 1978). In diesen Situationen läßt sich die Anordnung leicht erklären, indem man die Verbindung sowie die räumlichen Beziehungen der Ventrikel beschreibt. Wenn die Architektur anders ist, als für die Verbindung zu erwarten wäre, wie in dem Fall von WILKINSON (OTERO COTO u. Mitarb. 1979), ist es außerdem notwendig, die Architektur und die Beziehungen der Ventrikel zu beschreiben. Ein weiterer Sachverhalt, bei dem die Beschreibung der Ventrikelarchitektur weiterhilft, ist die Verbindung von isomeren Vorhöfen mit zwei Ventrikeln, und zwar deshalb, weil eine doppeldeutige Verbindung vorliegt, wenn der rechtsseitige isomere Vorhof mit einem morphologisch rechten Ventrikel verbunden ist (Rechte-Hand-Muster) oder wenn er mit einem morphologisch linken Ventrikel kommuniziert (Linke-Hand-Muster) (Abb. 9.**17**). Bei einer doppeldeutigen Verbindung müssen daher immer sowohl die Ventrikelbeziehungen als auch die Ventrikelarchitektur beschrieben werden. Ist ein rudimentärer Ventrikel vorhanden, so wird seine Beziehung zum Hauptventrikel angegeben, wiederum mit Hilfe der Koordinaten rechts/links, anterior/posterior und superior/inferior.

Analyse der Ventrikel-Arterien-Verbindung

An dieser Verbindung muß man einerseits die Verbindungen und räumlichen Beziehungen der großen Arterien und andererseits die Infundibulummorphologie berücksichtigen und alle Kombinationsformen mit wechselseitig einander ausschließenden Ausdrücken beschreiben. Dem bei der Analyse der Atrioventrikularverbindung angewandten Vorgehen folgend, werden die ventrikuloarteriellen Verbindungen als konkordant, diskordant, Doppelausfluß und Einzelausfluß des Herzens beschrieben. Konkordante und diskordante Verbindungen erfordern, daß jede der großen Arterien aus einem separaten Ventrikel entspringt. Wenn eine (oder beide) Arterienklappe(n) über dem Ventrikelseptum reitet, wird sie dem Ventrikel zugesprochen, der mit ihrem größeren Teil verbunden ist. Ventrikuloarterielle Konkordanz besteht, wenn der morphologisch rechte Ventrikel oder sein Rudiment mit dem Truncus pulmonalis und der morphologisch linke Ventrikel oder sein Rudiment mit der Aorta verbunden ist. Bei der ventrikuloarteriellen Diskordanz ist die Verbindung umgekehrt. Als Doppelausfluß (double outlet) bezeichnet man eine ventrikuloarterielle Verbindung, wenn mehr als die Hälfte beider Arterienklappen mit ein und demselben Ventrikel verbunden ist. Dieser kann ein rechter Ventrikel, ein linker Ventrikel, ein Hauptventrikel des linken oder rechten Typs in einem Herzen mit univentrikulärer Atrioventrikularverbindung, ein rudimentärer Ventrikel des einen oder des anderen Typs in einem Herzen mit univentrikulärer Atrioventrikularverbindung oder ein solitärer undeterminierter Ventrikel sein. Ein sogenannter Einzelausfluß des Herzens (single outlet) liegt vor, wenn die Ventrikelmasse mit nur einem Arterienstamm verbunden ist. Dieser kann ein Truncus arteriosus, eine Aorta (falls keine Verbindung zwischen einer Ventrikelhöhle und dem atretischen Truncus pulmonalis besteht) oder ein Truncus pulmonalis (falls keine Verbindung zwischen einer Ventrikelhöhle und der atretischen Aorta besteht) sein (Abb. 9.**18**). Wenn ein Einzelausfluß des Herzens vorhanden ist, muß man auch die Kammer in der Ventrikelmasse bestimmen, mit der der solitäre Gefäßstamm vorwiegend Verbindung hat.

Hinsichtlich des Modus der ventrikuoarteriellen Verbindung sind die Möglichkeiten begrenzt, da eine Arterienklappe keinen Spannapparat hat. Es können beide Klappen durchgängig sein, oder eine Klappe ist nicht perforiert. Eine der beiden oder beide Klappen können über dem Ventrikelseptum reiten. Eine gemeinsame Klappe kann ausschließlich einem Ventrikel zugeordnet sein oder, häufiger, eine reitende Position einnehmen. Wenn eine Klappe offen und die andere nicht perforiert ist, aber einen identifizierbaren ventrikulären Ursprung besitzt, handelt es sich um eine konkordante, diskordante oder Doppelausflußverbindung, mit der Nichtperforation als Modus der Verbindung, und nicht um einen Einzelausfluß.

Bei der Beschreibung der Infundibulummorphologie beziehen wir uns spezifisch auf das Myokard der Ventrikel, das die Arterienklappen trägt. Am häufigsten ist das Arrangement, daß der rechte Ventrikel ein vollständig muskuläres Infundibulum unterhalb seiner Arterienklappe besitzt, daß aber zwischen der aus dem linken Ventrikel hervorgehenden Arterienklappe und der linken Atrioventrikularklappe eine fibröse Kontinuität in Form einer durchgehenden Sehnenplatte besteht. Eine andere Möglichkeit ist, daß beiderseits ein vollständig muskuläres Infundibulum die Arterienklappen trägt, oder daß beiderseits eine Kontinuität zwischen den beiden Arterienklappen und der Atrioventrikularklappe existiert. Wir nennen das Gebilde, das die beiden Arterienklappen und die beiden Ventrikelausflußbahnen trennt, das Infundibularseptum (Abb. 9.**19**). Ein muskuläres Gebilde, das die Arterien- von den Atrioventrikularklappen trennt, ist die ventrikulo-infundibuläre Falte (Abb. 9.**19**). Das starke Trabekelwerk am Septum des morphologisch rechten Ventrikels gehört nicht zum Infundibulum; wir bezeichnen es als Trabecula septomarginalis (Abb. 9.**2** und 9.**19**). Es lassen sich nun vier Grundkategorien der Infundibulummorphologie erkennen: ein subpulmonales Infundibulum mit Kontinuität zwischen Aorten- und Atrioventrikularklappe, ein subaortisches Infundibulum mit Kontinuität zwischen Pulmonal- und Atrioventrikularklappe, ein subaortisches und ein subpulmonales Infundibulum ohne Kontinuität zwischen Arterien- und Atrioventrikularklappen und eine subaortische und subpulmonale Kontinuität mit

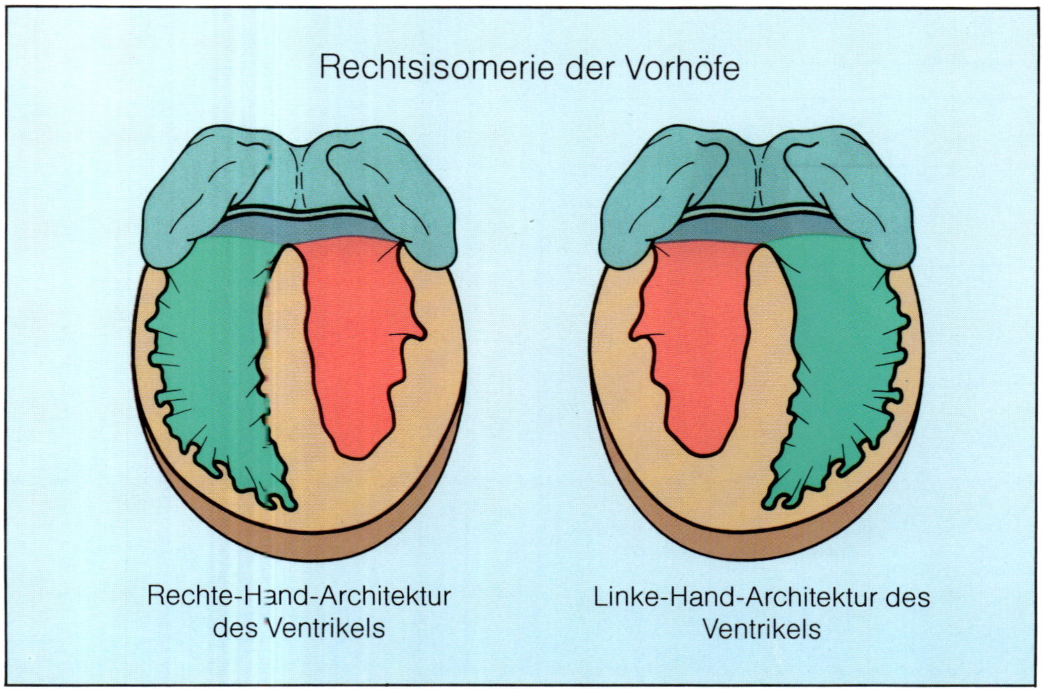

Abb. 9.**17** Eine doppeldeutige atrioventrikuläre Verbindung bei Rechtsisomerie kann beim Rechte-Hand- oder Linke-Hand-Muster des rechten Ventrikels vorkommen. Um solche Herzen vollständig zu klassifizieren, müssen die Verbindung und das Muster der Ventrikelarchitektur genau bestimmt werden.

den Atrioventrikularklappen. Wenn ein Truncus vorhanden ist, besteht gewöhnlich fibröse Kontinuität zwischen der gemeinsamen Klappe und einer oder beiden Atrioventrikularklappen, selten aber auch ein komplett muskuläres Infundibulum.

Die räumlichen Beziehungen der Arterien untereinander werden so angegeben, daß die Position der Aortenklappe in bezug zur Pulmonalklappe mit den Ausdrücken rechts/links und anterior/posterior definiert wird.

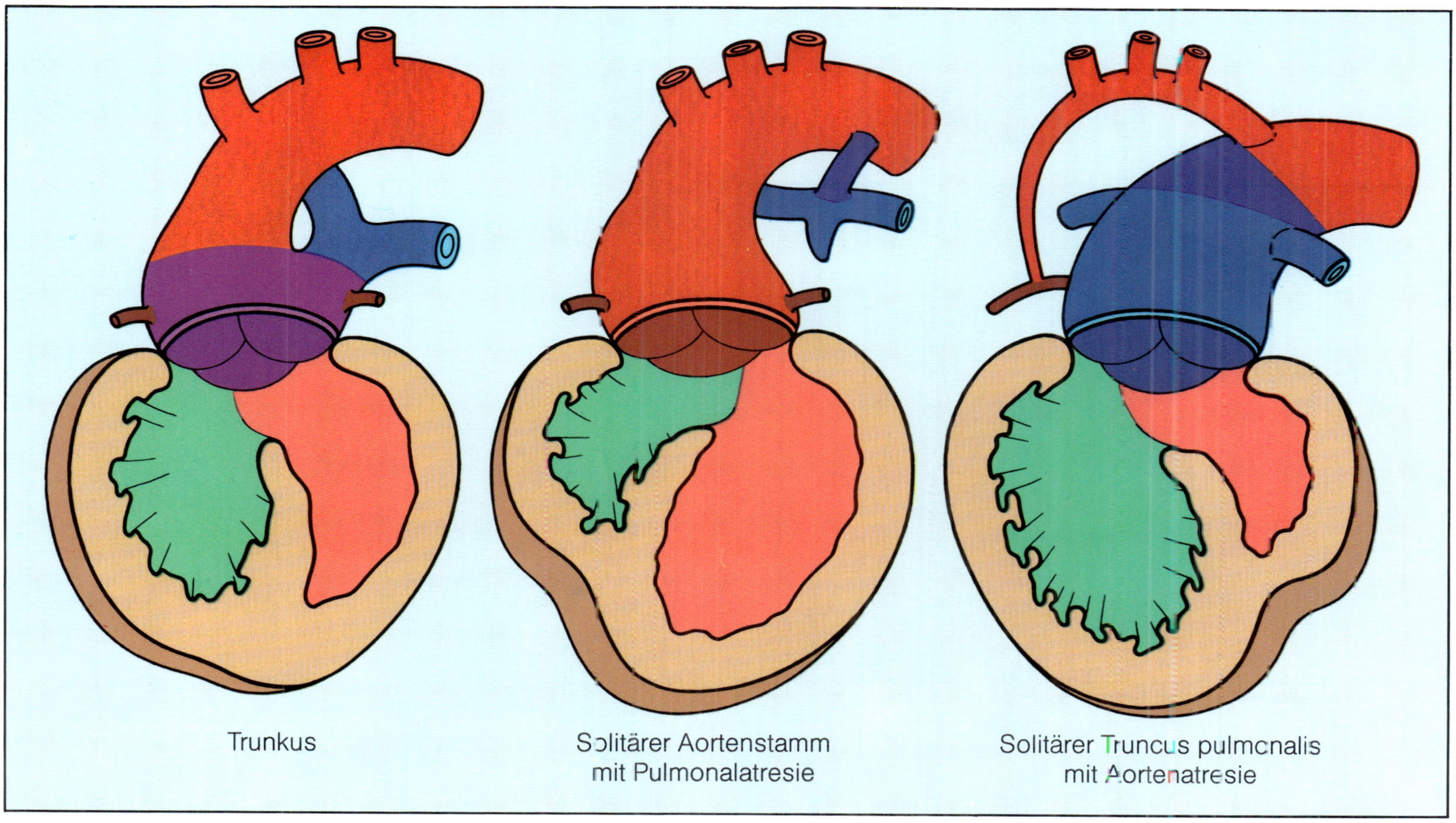

Abb. 9.**18** Verschiedene Arrangements, die in Betracht kommen, wenn die ventrikuloarterielle Verbindung in einem Einzelausfluß des Herzens besteht.

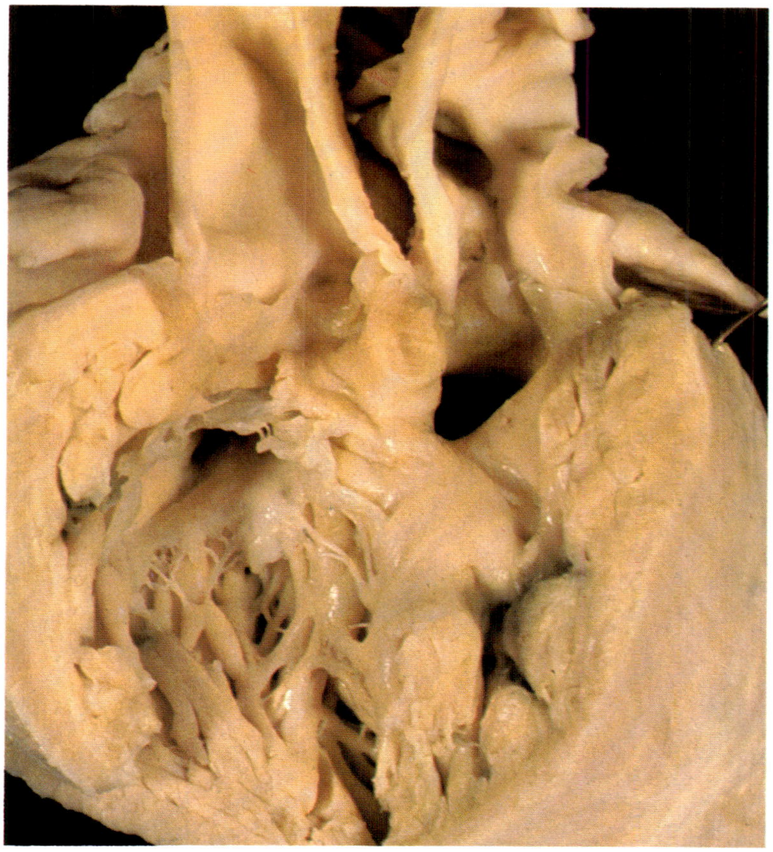

Abb. 9.**19** Verschiedene Muskelbündel, die sich bei einem rechten Doppelausflußventrikel mit subpulmonalen Defekten in der ventrikulären Ausflußbahnen finden.

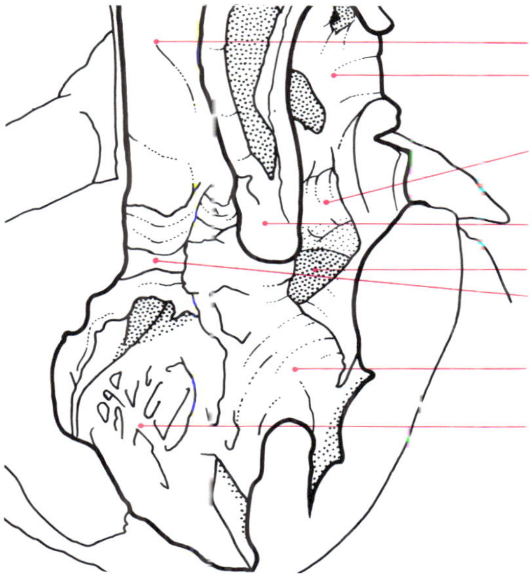

Lage des Herzens

Sie wird gewöhnlich mit den Termini Lävokardie, Dextrokardie und Mesokardie bezeichnet. Diese Terminologie wird aber nicht von allen in derselben Weise verwendet (WILKINSON u. ACERETE 1973, BHARATI u. LEV 1979). Zur Beschreibung der Lage des Herzens im Thorax ist es erforderlich, sowohl die Grundposition des Herzens selbst, als auch die Orientierung der Herzspitze anzugeben. Das Herz selbst kann vorwiegend in der linken Brustseite, der rechten Brustseite oder der Mittellinie liegen (Abb. 9.**20**, oben); die Herzspitze kann ebenfalls nach links, rechts oder zur Mitte zeigen (Abb. 9.**20**, unten). Jede Position der Herzspitze kann bei jeder beliebigen Herzposition zu finden sein, wenn auch in der Regel ein links gelegenes Herz eine nach links weisende Spitze hat und so fort.

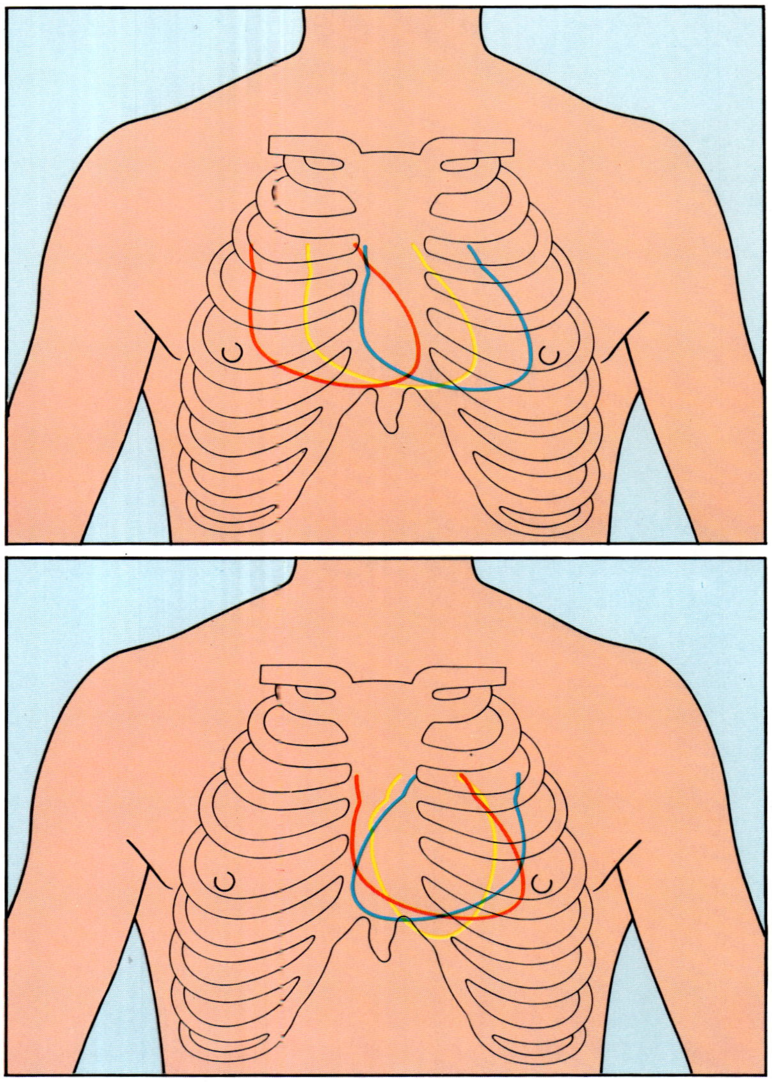

Begleitanomalien

Sie werden im Rahmen des Gerüsts, das mit der Sequenzanalyse errichtet wurde, angeführt. Die einzelnen Mißbildungen werden in den folgenden Kapiteln beschrieben, zusammen mit gewissen sequenzanalytisch festgelegten Arrangements, die konstant genug sind, um bestimmte Anomalien zu bilden. So ergibt beispielsweise die Kombination von atrioventrikulärer Konkordanz und ventrikuloarterieller Diskordanz die komplette Transposition. Wie wir in den folgenden Kapiteln sehen werden, können diese Begleitanomalien in allen Teilen des Herzens vorkommen. Um die logische Reihenfolge fortzusetzen, beschreiben wir sie vom venösen zum arteriellen Herzpol fortschreitend und bringen abschließend eine Analyse der angeborenen Fehlbildungen der kardialen Subsysteme. So beschreiben wir in Kap. 10 die Anomalien der Vorhöfe und der venoatrialen Verbindungen. In Kap. 11 beschäftigen wir uns mit den Anomalien der Atrioventrikularregion und zugleich mit den Septumdefekten in diesem Bereich. Das Kap. 12 ist den Ventrikelseptumdefekten und sonstigen Mißbildungen des Ventrikelmyokards gewidmet. In Kap. 13 besprechen wir Anomalien der ventrikulären Ausflußbahnen bei vorwiegend konkordanten ventrikuloarteriellen Verbindungen, und in Kap. 14 beschreiben wir jene Herzfehler, bei denen eine abnorme ventrikuloarterielle Verbindung im Vordergrund steht, etwa die komplette Transposition, wie schon oben hervorgehoben. In Kap. 15 folgen Mißbildungen der großen Arterienstämme und ihrer Äste sowie Anomalien ihrer räumlichen Beziehungen. Schließlich behandeln wir in Kap. 16 kurz jene angeborenen Anomalien, die die Wandschichten des Herzens und sein Arterien- und Erregungsleitungs-Versorgungssystem betreffen können. Alles in allem muß sich der Leser bezüglich der angeborenen Herzfehler darüber im klaren sein, daß in jedem Einzelfall, soweit es physisch möglich ist, jede Anomalie in irgendeinem Teil des Herzens mit einer Anomalie in einem anderen Teil und mit jedem beliebigen segmentären Arrangement koexistieren kann. Wo bestimmte Kombinationen bekannt sind, werden wir die Verbindung der Anomalien hervorheben, aber das Wesen der Sequenzanalyse muß es sein, daß sie flexibel ist und jede, auch die unglaublichste Kombination zu erkennen erlaubt.

Abb. 9.**20** Lage des Herzens in der linken Seite, Mitte und rechten Seite des Brustkorbs (oben). Mit derselben Herzsilhouette wird demonstriert, daß die Lage des Herzens von der Orientierung der Herzspitze unabhängig ist. Unten: Die verschiedenen Orientierungen der Herzspitze bei einem linksseitigen Herzen mit nach links, zur Mitte und nach rechts zeigender Spitze.

Literatur

Anderson, R.H., A.E. Becker: Anatomie des Herzens. Thieme, Stuttgart 1982 (S. 42–43)

Anderson, R.H., M. Tynan: Sequential chamber localisation. In Hamer, J., D.J. Rowlands: Recent Advances in Cardiology, vol. VIII. (Churchill-Livingstone, Edinburgh 1981 (pp. 265–285)

Anderson, R.H., E.A. Shinebourne, L.M. Gerlis: Criss-cross atrioventricular relationships producing paradoxical atrioventricular concordance or discordance. Their significance to nomenclature of congenital heart disease. Circulation, 50 (1974) 176–180

Bharati, S., M. Lev: Positional variations of the heart and its component chambers. Circulation 59 (1979) 886–887

Elliott, L.P., G.C. Cramer, K. Amplatz: The anomalous relationship of inferior vena cava and abdominal aorta as a specific sign of asplenia. Radiology 87 (1966) 859–863

Freedom, R.M., G. Culham, R.D. Rowe: The criss-cross heart and supero-inferior ventricular heart: an angiocardiographic study. Amer. J. Cardiol. 42 (1978) 620–628

Huhta, J.C., J.F. Smallhorn, F.J. Macartney: Cross-sectional echocardiographic diagnosis of situs. Brit. Heart J. (im Druck)

Lev, M.: Pathologic diagnosis of positional variations in cardiac chambers in congenital heart disease. Lab. Invest. 3 (1954) 71–82

Milo, S., S.Y. Ho, F.J. Macartney, J.L. Wilkinson, A.E. Becker, A.C.G. Wenink, A. Gittenberger de Groot, R.H. Anderson: Stradding and overriding atrioventricular valves: morphology and classification. Amer. J. Cardiol 44 (1979) 1122–1134

Otero Coto, E., J.L. Wilkinson, D.F. Dickinson, J.J. Rufilanchas, J. Marquez: Gross distortion of atrioventricular and ventriculo-arterial relations associated with left juxtaposition of atrial appendages – bizarre form of atrioventricular criss-cross. Brit. Heart J. 41 (1979) 486–492

Partridge, J.B., O. Scott, P.B. Deverall, F.J. Macartney: Visualization and measurement of the main bronchi by tomography as an objective indicator of thoracic situs in congenital heart disease. Circulation 51 (1975) 188–196

Tynan, M.J., A.E. Becker, F.J. Macartney, M. Quero-Jimenez, E.A. Shinebourne, R.H. Anderson: Nomenclature and classification of congenital heart disease. Brit. Heart J. 41 (1979) 544–553

Van Mierop, L.H.S., I.H. Gessner, G.L. Schiebler: Asplenia and polysplenia syndromes. Birth Def. 8 (1972) 36–44

Van Praagh, R., I. David, D. Gordon, G.B. Wright, S. Van Praagh: Ventricular diagnosis and designation. In Godman, M.J.: Paediatric Cardiology, Churchill-Livingstone, Edinburgh 1981 (pp. 153–168)

Wilkinson, J.L., F. Acerete: Terminological pitfalls in congenital heart disease. Reappraisal of some confusing terms, with an account of a simplified system of basic nomenclature. Brit. Heart J. 35 (1973) 1166–1177

10 Anomalien der Vorhöfe

In diesem ersten den Begleitanomalien gewidmeten Kapitel werden wir Mißbildungen der Vorhöfe besprechen und uns dabei mit Fehleinmündungen der Körper- und Lungenvenen, mit Defekten des Vorhofseptums und seiner Umgebung, die das Potential für eine interatriale Kommunikation bilden (Bedfort u. Mitarb. 1957), und mit verschiedenen sonstigen Anomalien wie dem Cor triatriatum in seinen verschiedenen Formen und der Juxtaposition der Herzohren befassen. Beginnen wollen wir aber mit den abnormen Organarrangements, in erster Linie jenen Formen, bei denen man so viele dieser Vorhofanomalien beobachtet und gewöhnlich leicht erkennt, nämlich den Herzanomalien mit isomerem Arrangement der Vorhöfe (s. Kap. 9).

Anomalien des Vorhofsitus

In der überwiegenden Mehrzahl der angeborenen Herzmißbildungen ist die Position der Vorhöfe und damit übereinstimmend das Arrangement der thorakoabdominalen Viszera normal – ein sogenannter Situs solitus (Abb. 10.**1**, links). Sehr selten findet man bei angeborenen Herzfehlern einen atrialen und thorakoabdominalen Situs inversus (Abb. 10.**1**, rechts). In solchen Fällen ist der Herzfehler fast immer ein Spiegelbild seines besser bekannten Gegenstücks, das bei Situs solitus vorkommt. Wenn zum Beispiel eine komplette Transposition (s. Kap. 14) bei Situs inversus besteht, ist die Anordnung der Herzhöhlen spiegelbildlich. Die Aorta, die aus dem linksseitigen morphologisch rechten Ventrikel hervorgeht, liegt fast immer vorn und links, und fast ausnahmslos befindet sich das Herz rechts in der Brust und seine Spitze zeigt nach rechts (Abb. 10.**2**). Von jedem bei Situs solitus vorkommenden Herzfehler ist zu erwarten, daß er auch bei Situs inversus auftritt; einige, etwa die konnatal korrigierte Transposition (s. Kap. 11) findet man allerdings häufiger bei Situs inversus, als aufgrund ihrer bekannten Frequenz bei Situs solitus zu erwarten wäre. Der Grund dafür ist unbekannt; gut bekannt sind hingegen Syndrome von Herzmißbildungen, die mit einiger Häufigkeit in Fällen vorkommen, in denen weder ein Situs solitus noch ein Situs inversus der

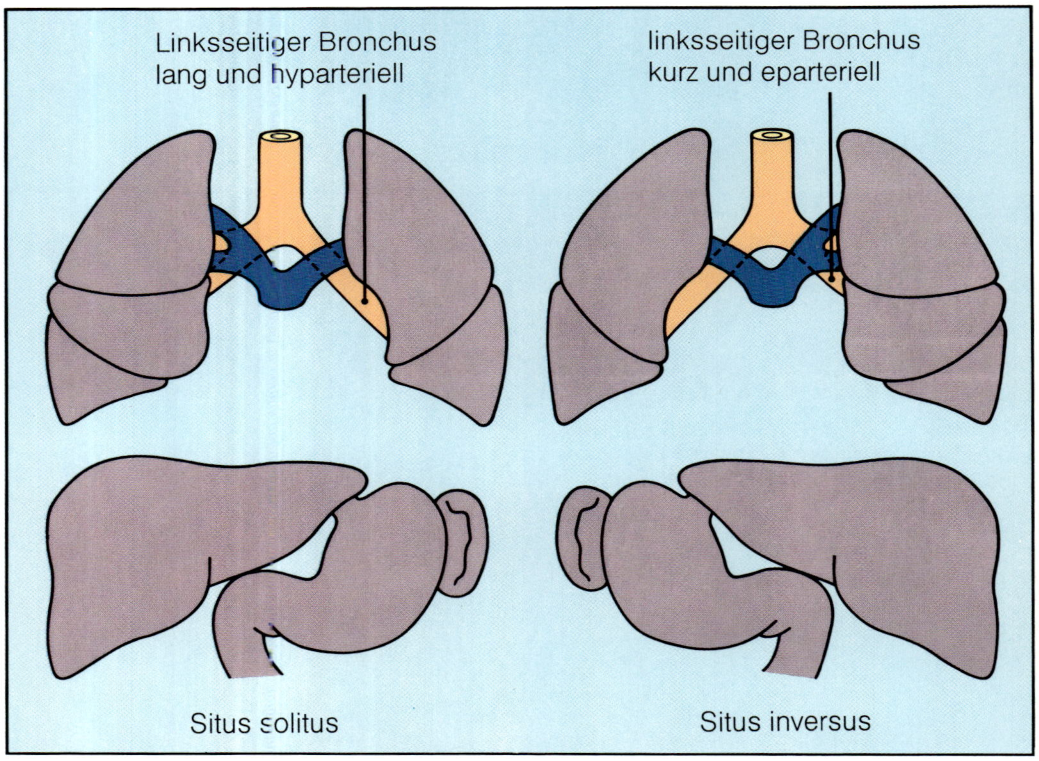

Abb. 10.**1** Anordnung der Organe bei Situs solitus (links) und Situs inversus (rechts).

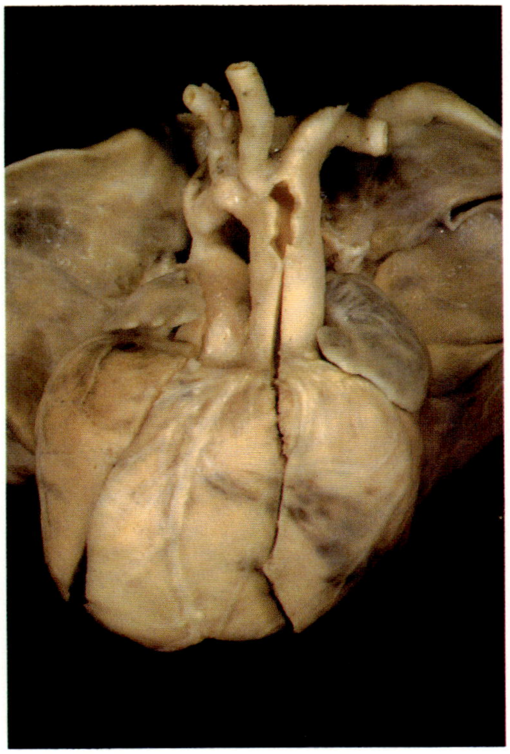

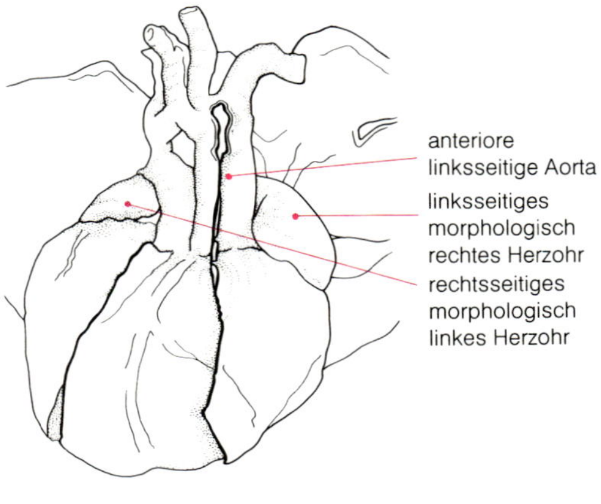

Abb. 10.**2** Komplette Transposition bei Situs inversus.

thorakoabdominalen Viszera besteht. Es handelt sich dabei um die sogenannten viszeralen Heterotaxie-Syndrome oder den Situs ambiguus (IVEMARK 1955, VAN MIEROP u. Mitarb. 1972, STANGER u. Mitarb. 1977).
Wie in Kap. 9 beschrieben, ist das Wesentliche am Situs solitus und Situs inversus die Lateralisierung der morphologisch seitendifferenten Thorakoabdominalorgane einschließlich der Vorhöfe (d. h. die Seitenzugehörigkeit nach rechts bzw. links). Der Schlüssel zum Verständnis der viszeralen Heterotaxie-Syndrome (der splenischen Syndrome) ist, daß die Körperorgane – wiederum einschließlich der Vorhöfe – isomer statt lateralisiert sind. Diese Anomalien lassen sich leicht so interpretieren, daß auf beiden Seiten des Körpers Organe vorhanden sind, die sich normalerweise nur auf der rechten Körperseite finden (morphologisch rechte Viszera) oder die normalerweise nur auf der linken Körperseite anzutreffen sind (morphologisch linke Viszera). Wenn man auf diese Weise die Sachlage untersucht, ist an diesen Heterotaxiefällen nichts „Doppeldeutiges" (vgl. Situs „ambiguus"), besonders wenn man sich auf die Region oberhalb des Zwerchfells konzentriert. Bei Rechtsisomerie ist die Lunge beiderseits dreilappig und wird beiderseits von einem kurzen, eparteriell liegenden Bronchus versorgt (Abb. 10.**3**). Bei Linksisomerie ist die Lunge beiderseits zweilappig und hat beiderseits einen langen, hyparteriellen Bronchus (Abb. 10.**4**). Fast immer besteht bei Rechtsisomerie eine Asplenie, bei Linksisomerie dagegen eine Polysplenie (Abb. 10.**5**). So schön es auch ist, der Klassifikation der Heterotaxiesyndrome die Merkmale leicht identifizierbarer Gebilde wie Bronchien und Vorhöfe zugrundezulegen, Tatsache ist, daß der Status der Milz nicht immer dem dabei zu erwartenden isomeren Arrangement entspricht. So kann man Fälle mit allen Stigmata der Rechtsisomerie („Asplenie"), aber normal angelegter Milz finden (LAYMAN u. Mitarb. 1967). Ebenso sind in Fällen mit allen Zeichen der Linksisomerie nicht immer multiple Milzen vorhanden (MACARTNEY u. Mitarb. 1980). Fast immer besteht jedoch eine Übereinstimmung zwischen der Bronchien- und Vorhofanatomie, obschon es Berichte über sehr seltene Fälle einer Disharmonie gibt (CARUSO u. BECKER 1979).

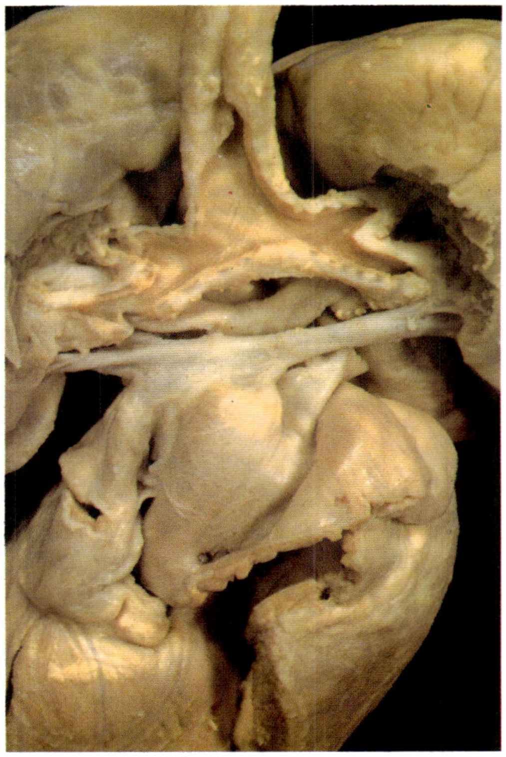

Abb. 10.**3** Anlage des Bronchialbaums bei Rechtsisomerie.

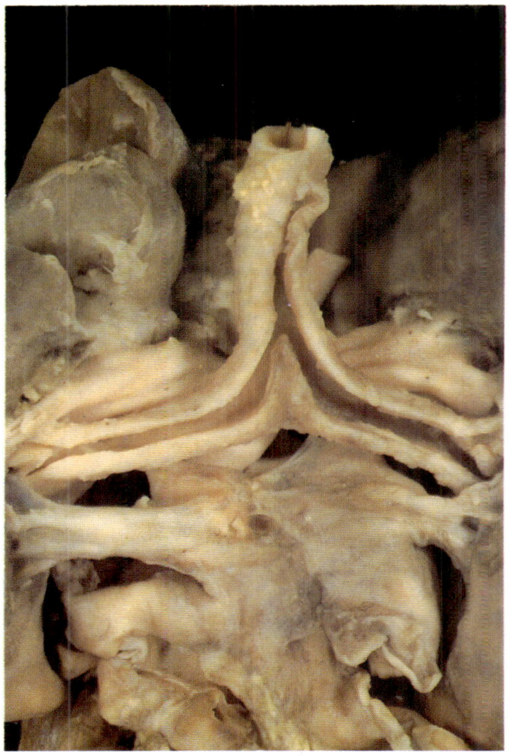

Abb. 10.**4** Bronchusmorphologie bei Linksisomerie.

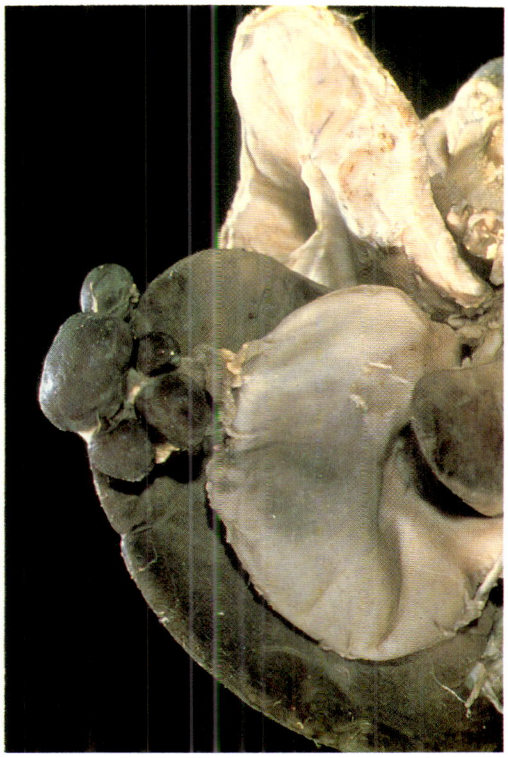

Abb. 10.**5** Bei Linksisomerie finden sich gewöhnlich multiple Milzen.

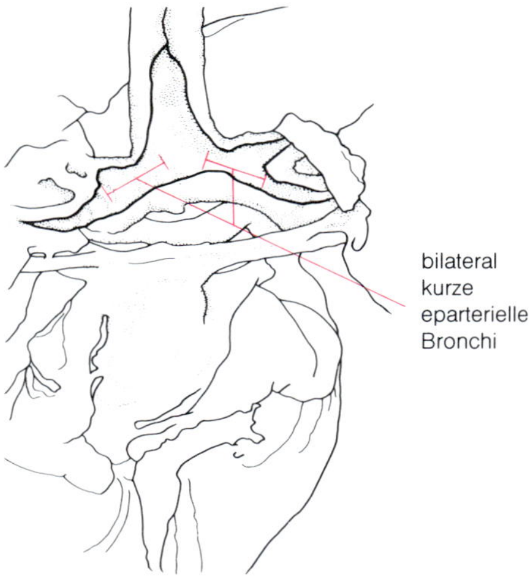

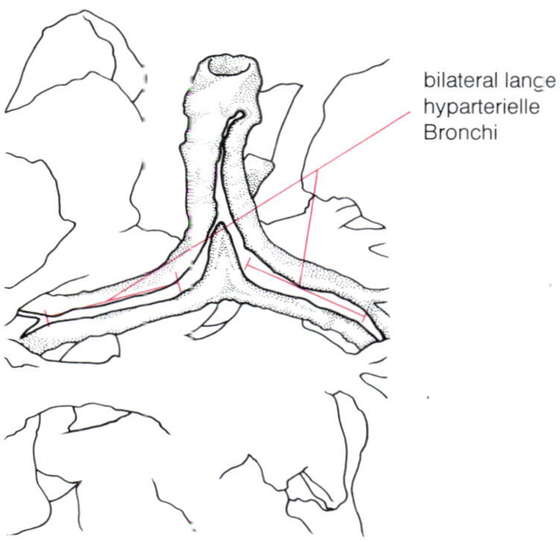

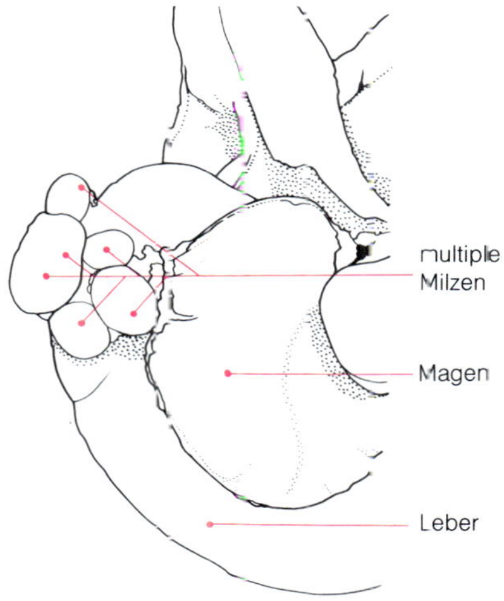

In Hinblick auf das Herz ist wohlbekannt, daß eine viszerale Heterotaxie komplexe angeborene Mißbildungen ankündigen kann. Auch das unterstreicht, wie wichtig es ist, ein auf das Herz zugeschnittenes Klassifikationssystem zu besitzen. Im Falle einer Isomerie ist die Vorhofmorphologie durchaus nicht doppeldeutig oder „ambiguus“. Beide Herzohren sind im Falle einer Rechtsisomerie morphologisch rechts konfiguriert (Abb. 10.**6**), bei Linksisomerie dagegen morphologisch links (Abb. 10.**7**). Das gilt nicht nur für die äußere Gestalt, sondern auch für die innere Anatomie; bei Rechtsisomerie findet sich beiderseits eine Crista terminalis (Abb. 10.**8**), bei Linksisomerie fehlt diese auf beiden Seiten. Von der Vorhofmorphologie hängt auch die Lage des Sinusknotens ab; eine Rechtsisomerie der Vorhöfe geht mit doppelseitigen Knoten einher (Abb. 10.**9**) (Van Mierop u. Mitarb. 1964), und bei Linksisomerie ist ein sehr hypoplastischer solitärer Knoten in abnormer Position vorhanden (Dickinson u. Mitarb. 1979).

Aus den obigen Beschreibungen darf man nicht ableiten, daß die bilateral isomeren Vorhöfe paarige normale Vorhöfe des rechten oder des linken Typs sind. Nur die Herzohren zeigen eine echte Isomerie. Sowohl bei Rechtsisomerie (s. auch Abb. 10.**2**) als auch bei Linksisomerie findet sich oft bilateral eine V. cava superior, die im Vorhofdach mündet, gekoppelt mit einem Fehlen des Sinus coronarius. Bei Rechtsisomerie münden die Lebervenen gewöhnlich symmetrisch, in einen der beiden Vorhöfe mündet zusätzlich die V. cava inferior, und eine totale Fehldrainage der Lungenvenen ist die Regel. Sogar wenn die Lungenvenen in die Vorhöfe einmünden, sind ihre Mündungsstellen nicht regelrecht, so daß eine Anomalie vorliegt (Abb. 10.**10**). Gewöhnlich sind die Abflußwege suprakar-

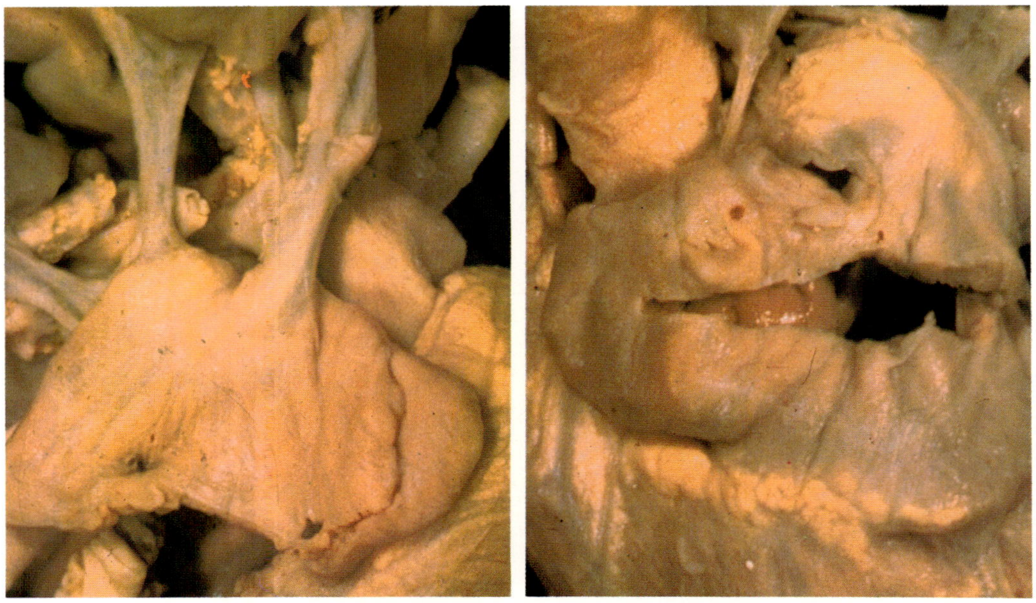

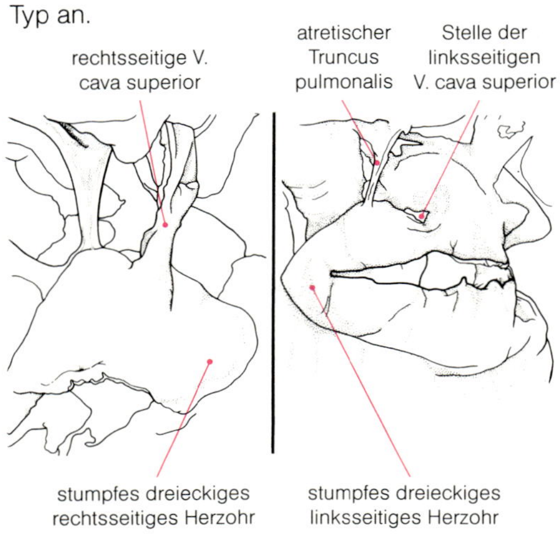

Abb. 10.**6** Bei Rechtsisomerie gehören beiden Herzohren dem morphologisch rechten Typ an.

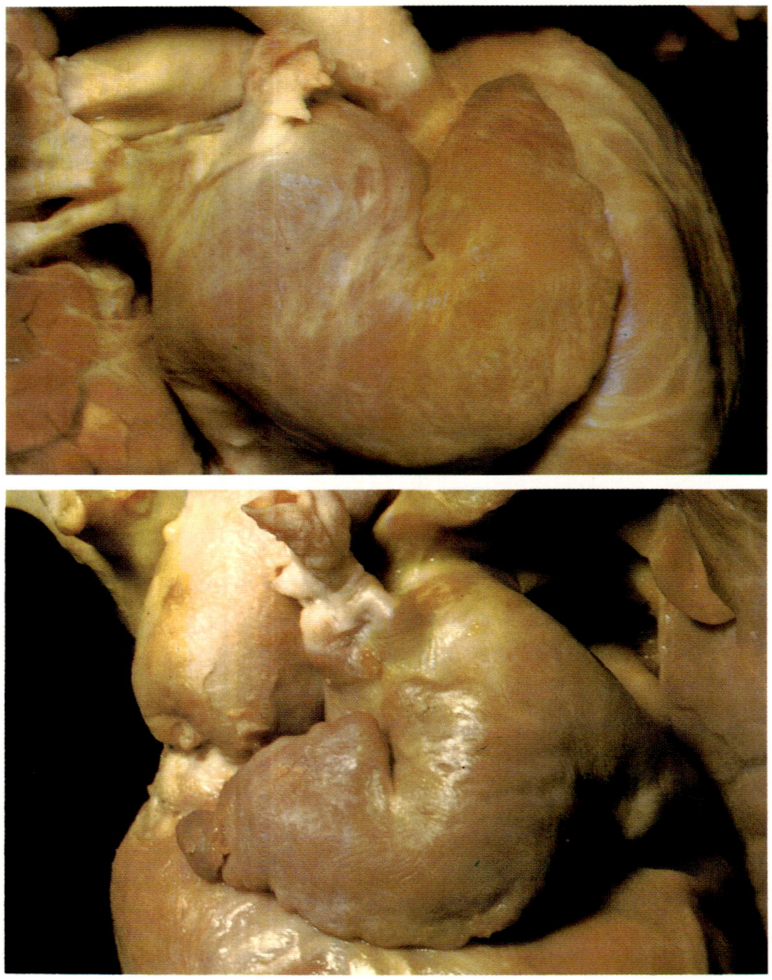

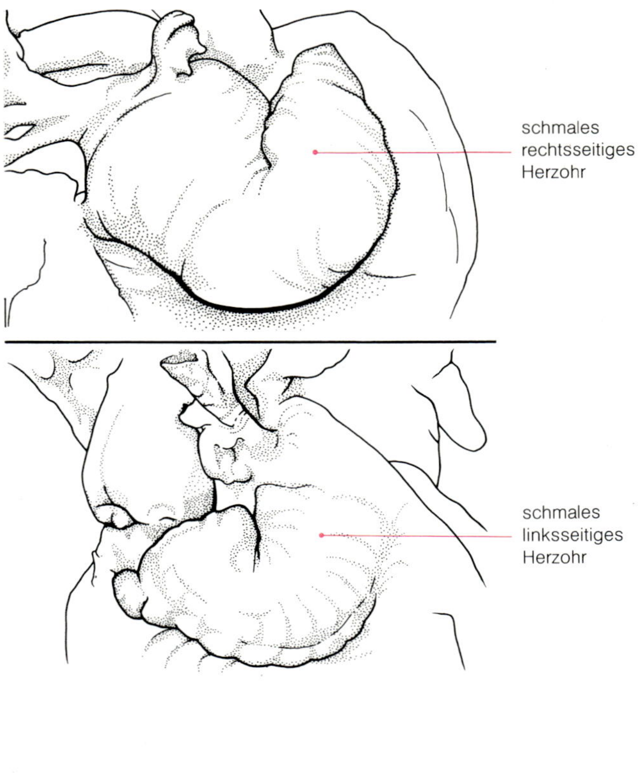

Abb. 10.**7** Bei Linksisomerie findet sich beiderseits ein morphologisch linkes Herzohr.

dial oder infradiaphragmatisch wie in den Fällen, in denen Fehlmündungen der Lungenvenen eine isolierte Anomalie darstellen (s. unten). Bei Linksisomerie münden die Lungenvenen eventuell in einen der beiden Vorhöfe, häufiger aber bilateral in den rechtsseitigen und den linksseitigen morphologisch linken Vorhof. Eine häufige Anomalie der Körpervenen ist die Fortsetzung der V.-cava-inferior-Strombahn über die V. azygos (s. S. 149), die das Blut in die rechte oder die linke V. cava superior abführt.

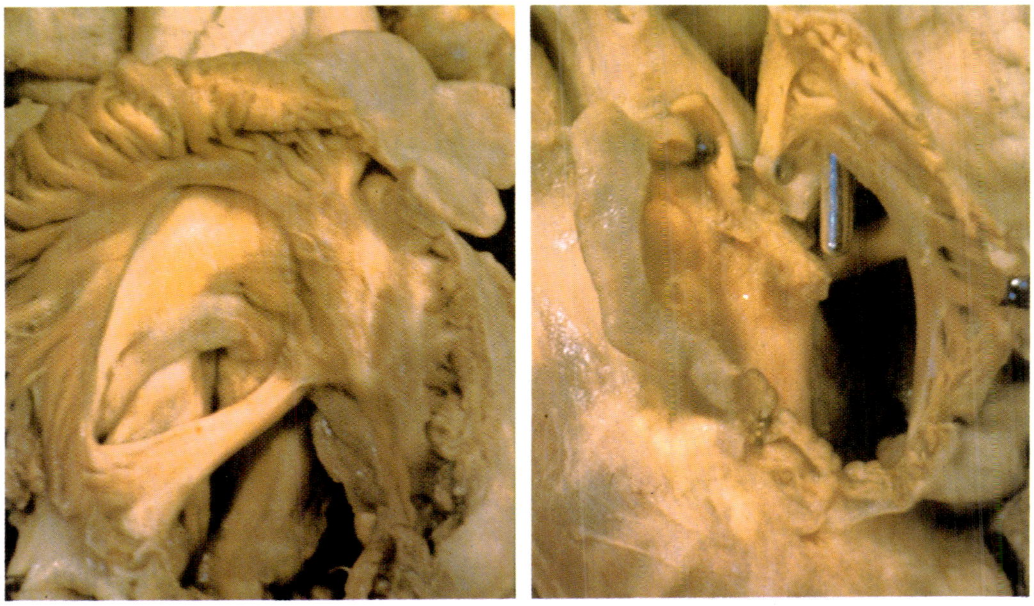

Abb. 10.**8** Interne Vorhofanatomie bei Rechtsisomerie mit einer Crista terminalis auf beiden Seiten.

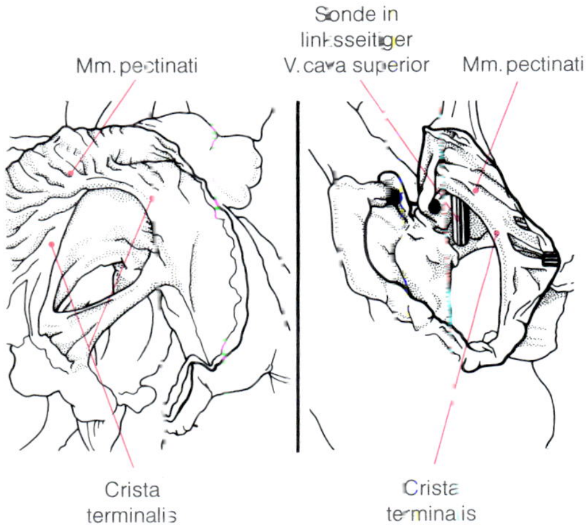

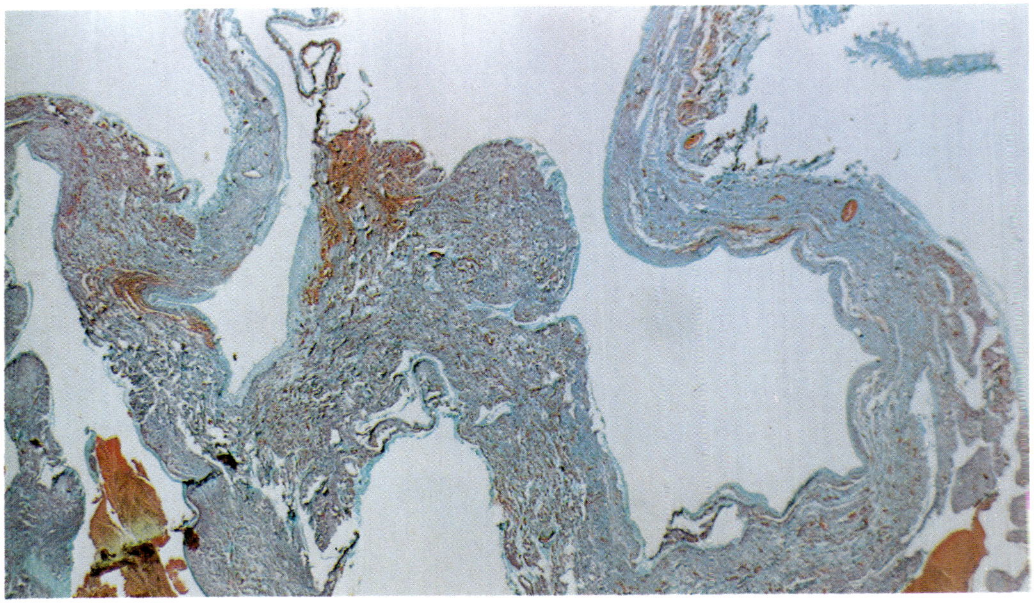

Abb. 10.**9** Bilaterale Sinusknoten bei Rechtsisomerie der Vorhöfe. Trichromfärbung (von Dr. *J. L. Wilkinson*, Dr. *D. Dickinson* und Dr. *A. Smith*).

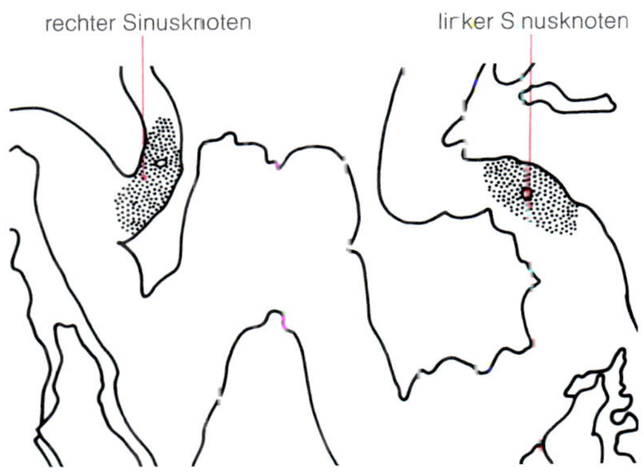

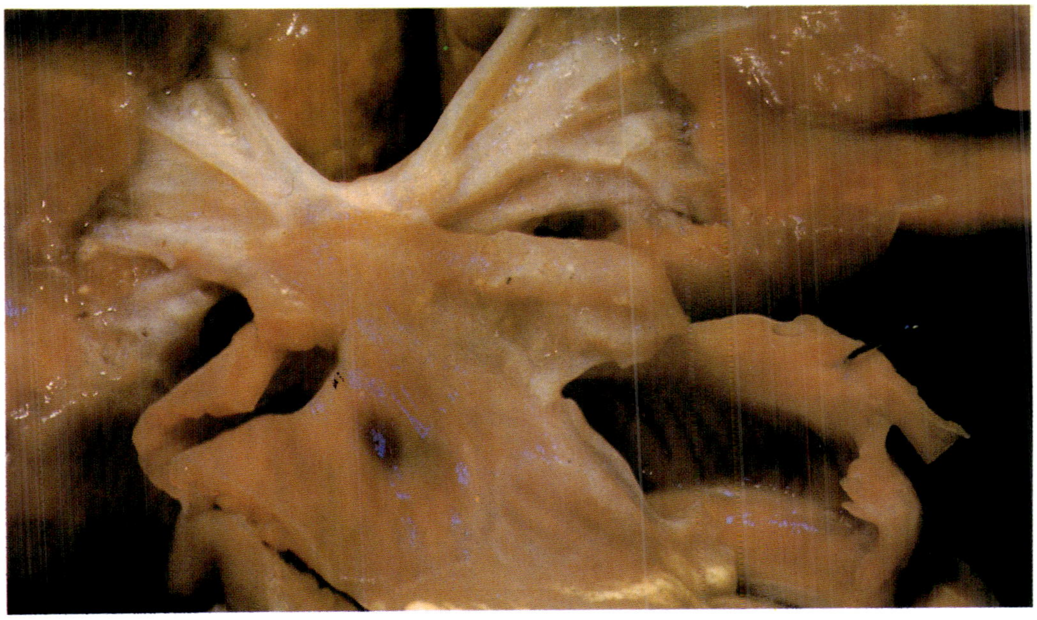

Abb. 10.**10** Vollkommen dislokalisiert in die Vorhöfe einmündende Lungenvenen bei Rechtsisomerie der Vorhöfe.

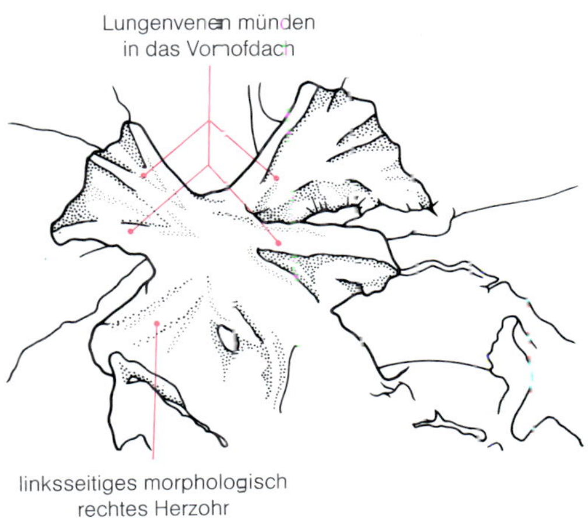

Ebenfalls die Regel sind Vorhofseptumdefekte, besonders bei Rechtsisomerie, bei der das Vorhofseptum häufig auf einen einzigen Strang reduziert ist, der ein Atrium commune durchzieht; dabei weisen beide Hälften des gemeinsamen Vorhofs eine rechte Morphologie auf (Abb. 10.**11**). Bei Linksiomerie ist das Vorhofseptum gewöhnlich besser ausgebildet und kann sogar intakt sein. Insgesamt ist die hämodynamische Situation auf Vorhofebene jedoch so, daß eine erhebliche Mischung von Körper- und Lungenvenenblut stattfindet; aus physiologischer Sicht kann man daher die Überzahl der Fälle von Vorhofisomerie nicht in „Quasi-solitus"- oder „Quasi-inversus"-Typen einteilen (Macartney u. Mitarb. 1980).

Die Atrioventrikularverbindung besteht bei Vorhofisomerie in der überwiegenden Mehrheit der Fälle entweder in einer „doppeldeutigen" Verbindung oder in einem „Doppeleinflußventrikel" (De Tommasi u. Mitarb. 1981). Wie in Kap. 9 erklärt wurde, ist es bei einer doppeldeutigen atrioventrikulären Verbindung auch notwendig, die Ventrikelarchitektur zu beschreiben. Unabhängig vom Typ der Isomerie kann sie ein Rechte-Hand-Muster (Abb. 10.**12**) oder ein Linke-Hand-Muster aufweisen (Abb. 10.**13**). Ist ein Doppeleinfluß vorhanden, so kann er wie bei jeder Doppeleinflußverbindung (s. Kap. 11) in einen morphologisch linken, rechten oder undeterminierten Ventrikel führen. Bei doppeldeutigen oder Doppeleinflußverbindungen besteht der Modus der Verbindung gewöhnlich in einer gemeinsamen Klappe (Abb. 10.**11** u. 10.**12**), es können aber auch zwei perforierte Klappen vorhanden sein (Abb. 10.**13**). Sehr selten findet man Fälle, bei denen eine Atrioventrikularverbindung fehlt; in dem einzigen von uns beobachteten derartigen Fall war dies die linke Verbindung (Abb. 10.**14**). Für die Anlage des atrioventrikulären Erregungsleitungsgewebes ist die Ventrikelarchitektur maßgeblich, unabhängig davon, ob eine Rechts- oder Linksisomerie der Vorhöfe vorliegt (Dickinson u. Mitarb. 1979). Beim Rechte-Hand-Muster ist ein normaler Atrioventrikularknoten die Regel (Abb. 10.**15**, links), beim Linke-Hand-Muster findet sich dagegen entweder ein anomal anterior gelegener Knoten oder eine Schlinge von Erregungsleitungsgewebe (Abb. 10.**15**, rechts).

Die Variabilität an der ventrikuloarteriellen Verbindung ist so groß, wie es die Ventrikelmorphologie zuläßt (De Tommasi u. Mitarb. 1981). Im gesamten gesehen ist bei Linksisomerie eine ventrikuloarterielle Konkordanz mit normaler Lagebeziehung der großen Arterien häufiger, bei Rechtsisomerie dagegen eine Pulmonalatresie oder ein rechter Doppelausflußventrikel mit bilateralem Infundibulum; im Einzelfall ist aber jede beliebige Verbindung möglich.

Die Betrachtung der Vorhofisomerie in toto ergibt, daß eine Rechtsisomerie fast universell mit komplexen Herzmißbildungen einhergeht – vorherrschend Lungenvenenfehldrainage, gemeinsame Atrioventrikularklappe, Doppeleinfluß und Pulmonalatresie. Bei Linksisomerie kann dagegen die Schwere der Mißbildungen eine größere Bandbreite aufweisen, und im allgemeinen finden sich normalere Verbindungen, wenn man auch immer mit einer gemeinsamen Atrioventrikularklappe und einer Fortsetzung der V. cava inferior in die V. azygos rechnen sollte.

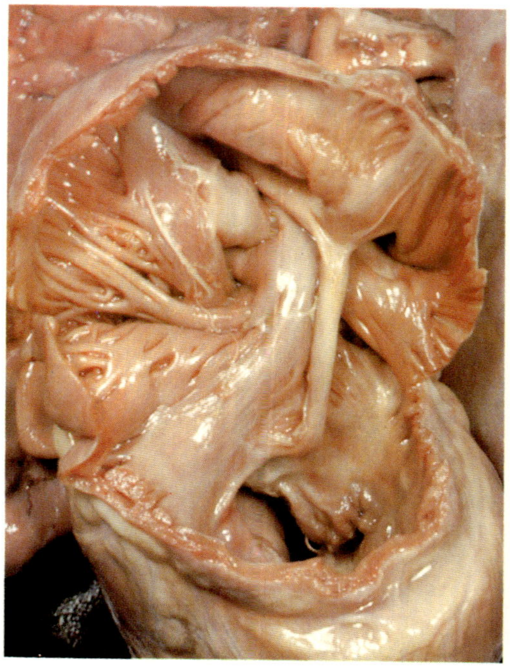

Abb. 10.**11** Einzelner Muskelgewebsstrang, der bei Rechtsisomerie der Vorhöfe das Vorhofkavum durchzieht.

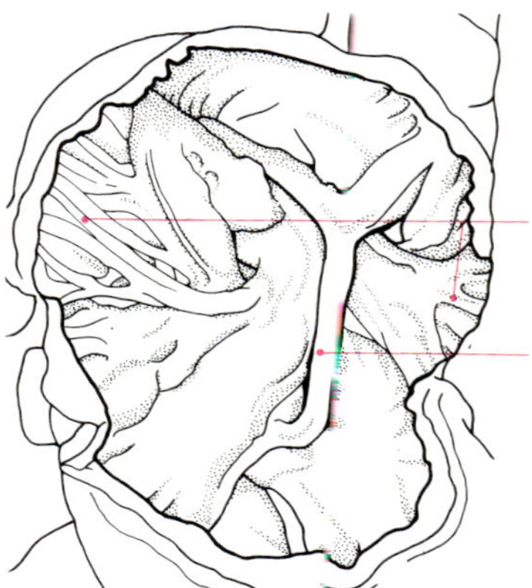

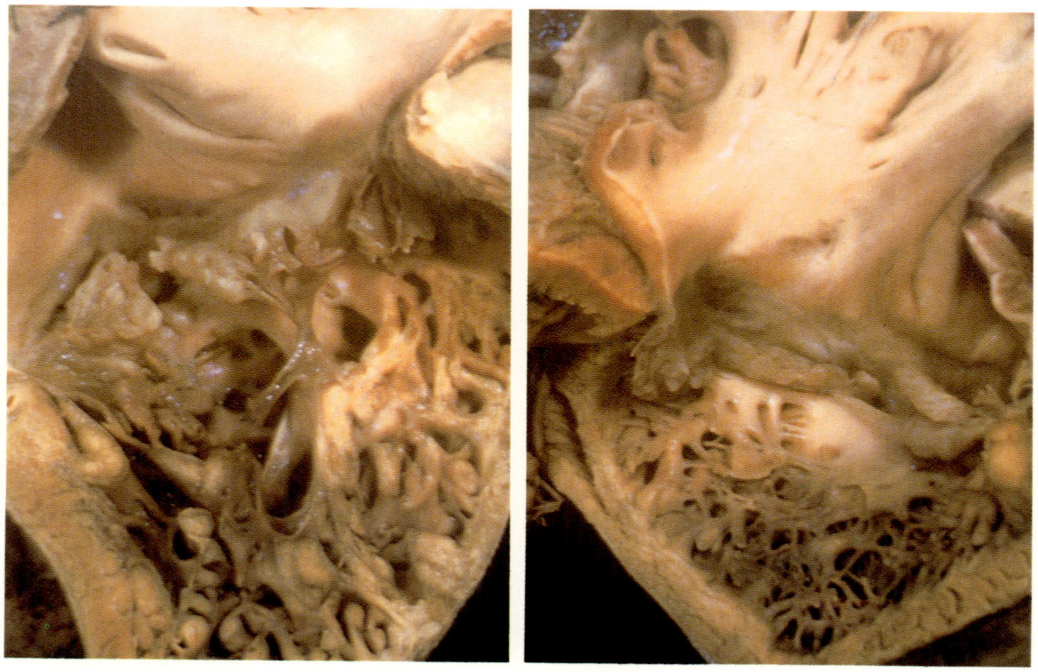

Abb. 10.**12** Rechte-Hand-Muster der Ventrikelarchitektur bei Rechtsisomerie der Vorhöfe mit doppeldeutiger atrioventrikulärer Verbindung. Der rechtsseitige Vorhof ist mit dem morphologisch rechten Ventrikel verbunden (links) und der linksseitige Vorhof mit dem morphologisch linken Ventrikel (rechts). Man beachte die gemeinsame Atrioventrikularklappe.

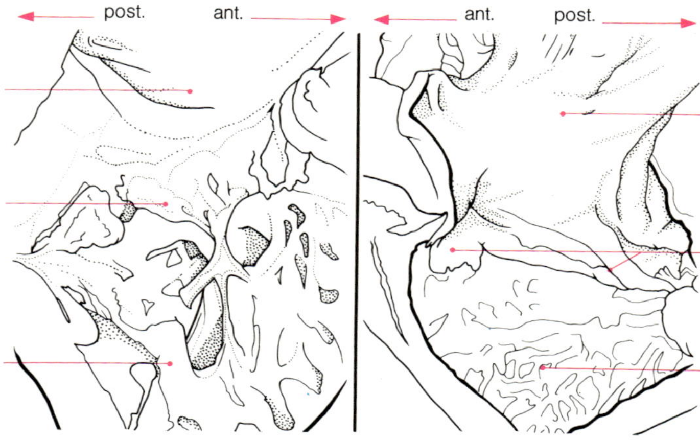

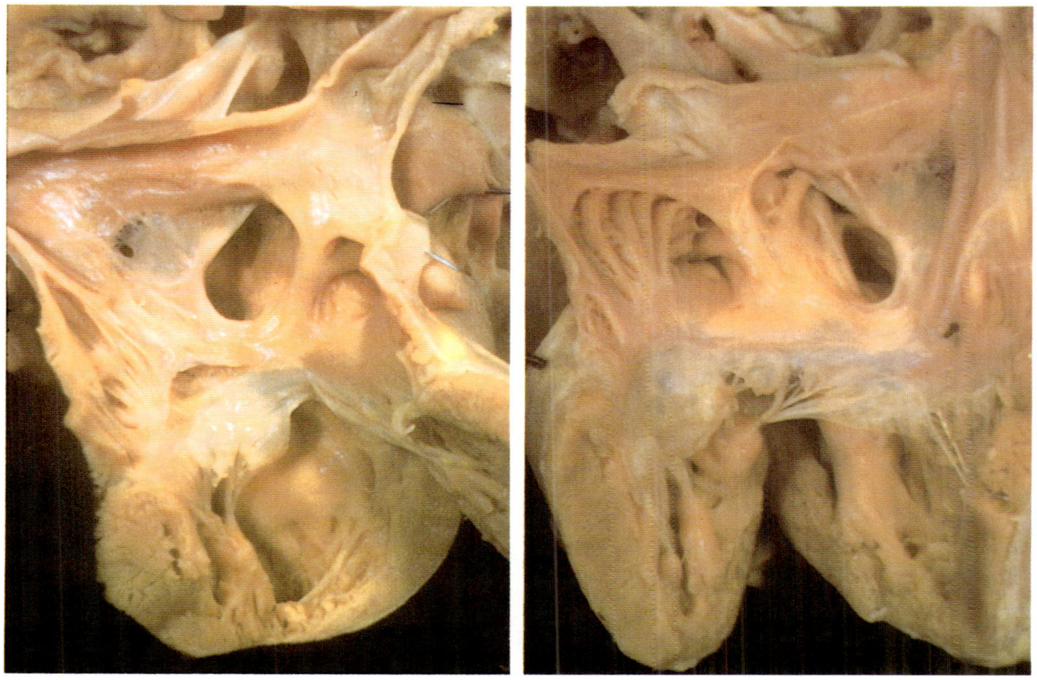

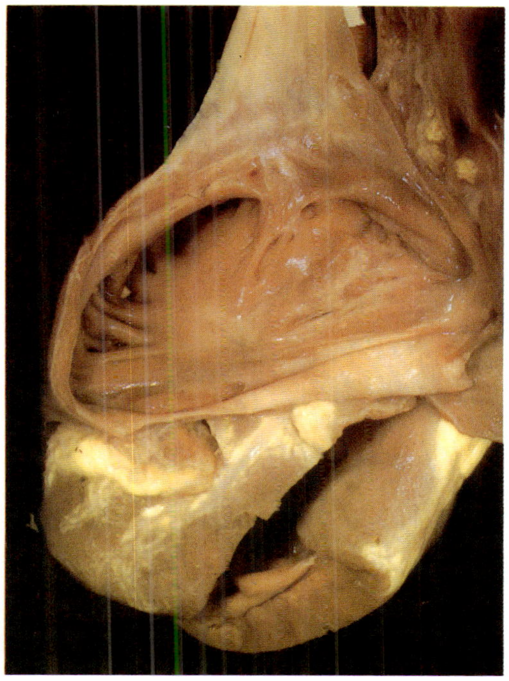

Abb. 10.**13** Linke-Hand-Muster der Ventrikelarchitektur bei Rechtsisomerie der Vorhöfe mit doppeldeutiger atrioventrikulärer Verbindung. Der rechtsseitige Vorhof ist mit einem morphologisch linken Ventrikel (links) und der linksseitige Vorhof mit einem morphologisch rechten Ventrikel verbunden (rechts).

Abb. 10.**14** Rechtsisomerie der Vorhöfe mit fehlender linker atrioventrikulärer Verbindung. Man sieht den blind endigenden linksseitigen morphologisch rechten Vorhof.

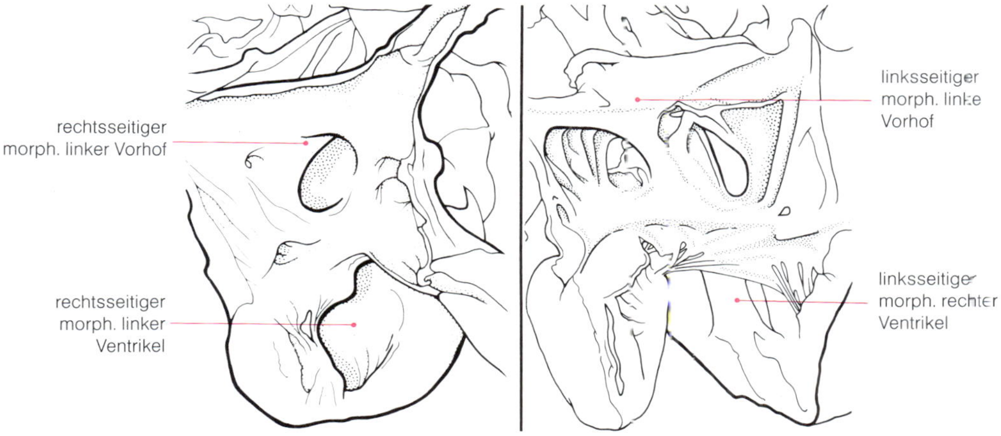

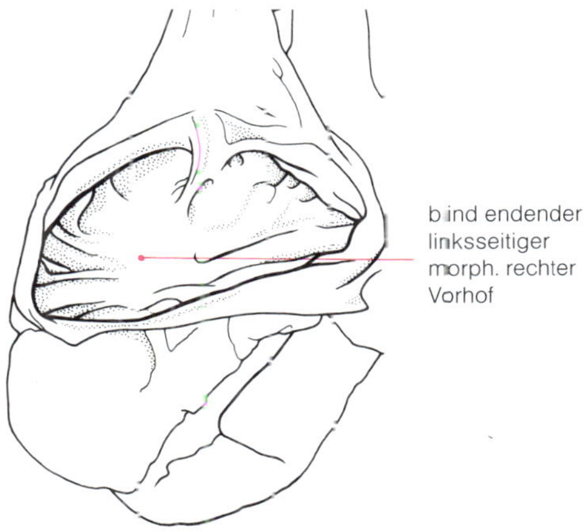

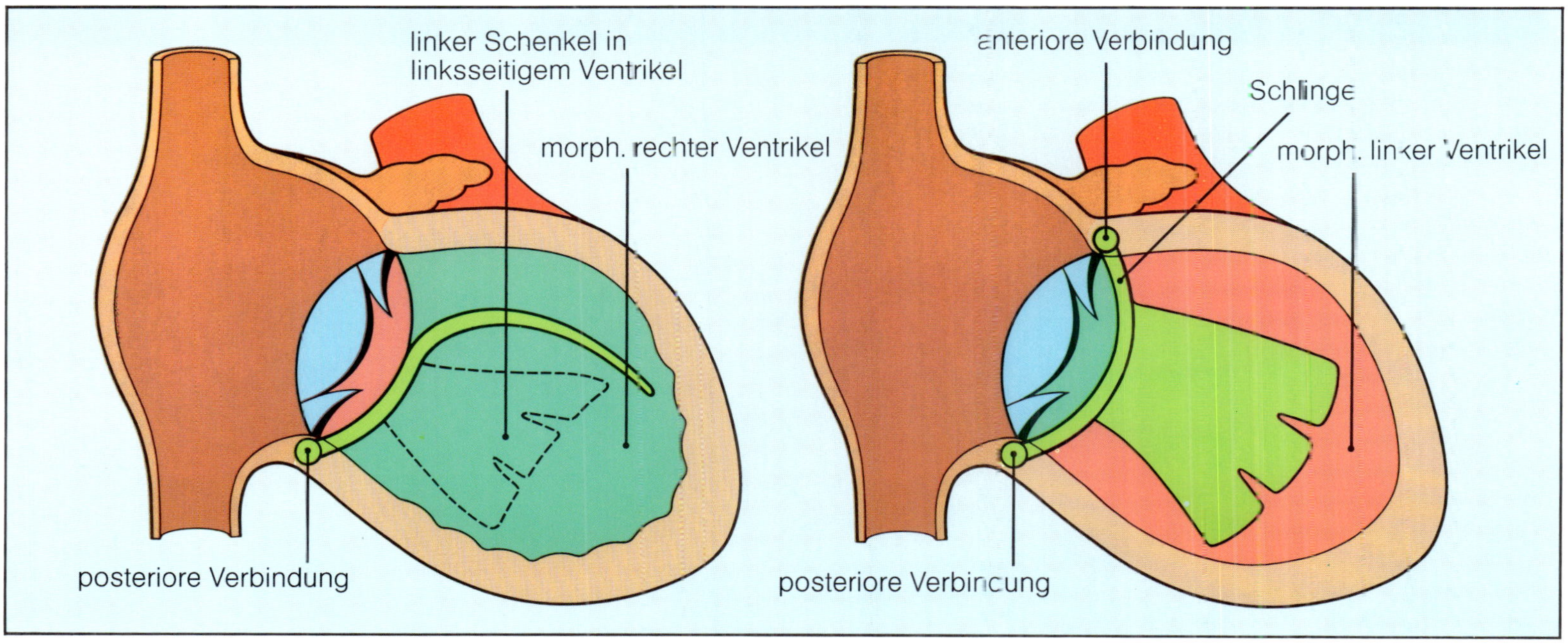

Abb. 10.**15** Anordnung des atrioventrikulären Erregungsleitungsgewebes beim Rechte-Hand-Muster (links) und Linke-Hand-Muster der Ventrikelarchitektur (rechts).

Fehldrainage der Körpervenen

Bei Situs solitus oder Situs inversus ist eine Fehldrainage der Körpervenen selten von hämodynamischer Bedeutung. Die häufigste Fehlbildung dieses Typs (bei Situs solitus) ist die Persistenz der linken V. cava superior (Abb. 10.**16**) (Campbell u. Deuchar 1954). Das persistierende linksseitige Gefäß entleert sich über das erweiterte, aber normal gelegene Ostium des Sinus coronarius in den rechten Vorhof (Abb. 10.**17**). Bei Situs inversus ist es die persistierende rechte V. cava superior, die eine Fehldrainage aufweist. Am häufigsten ist die abartig persistierende Kava zusätzlich zur normal einmündenden Kava vorhanden; gelegentlich ist aber die normale Kava (die rechte bei Situs solitus) atretisch oder fehlt sogar (Abb. 10.**18**). Eine Variante einer persistierenden linken V. cava superior liegt vor, wenn diese direkt in das Dach des morphologisch linken Vorhofs zwischen dem linken Herzohr und den linken Lungenvenen (Abb. 10.**19**) an der Stelle eintritt, an der eine persistierende linke V. cava superior sonst gewöhnlich über die Wand des linken Vorhofs zieht. Bei dieser Variante führt daher die linksseitige Körpervene Blut in den Lungenvenenvorhof ab, im Gegensatz zu der üblicheren Form, bei der das sauerstoffarme Blut doch noch den Körpervenenvorhof erreicht. Wie von Raghib u. Mitarb. (1965) erstmals beschrieben, kann die Konstellation von linker V. cava superior und linkem Vorhof, verbunden mit einer interatrialen Kommunikation im Bereich des Sinus coronarius, exakt als nicht überdachter Sinus coronarius angesehen werden. Weil zwischen linker Hohlvene und linkem Vorhof keine Wand existiert, fungiert das Ostium des Sinus coronarius als interatriale Kommunikation (s. Abb. 10.**35**). Tatsächlich ist dies die extreme Form der Fensterung zwischen Sinus coronarius und linkem Vorhof. Solche Fensterungen finden sich be-

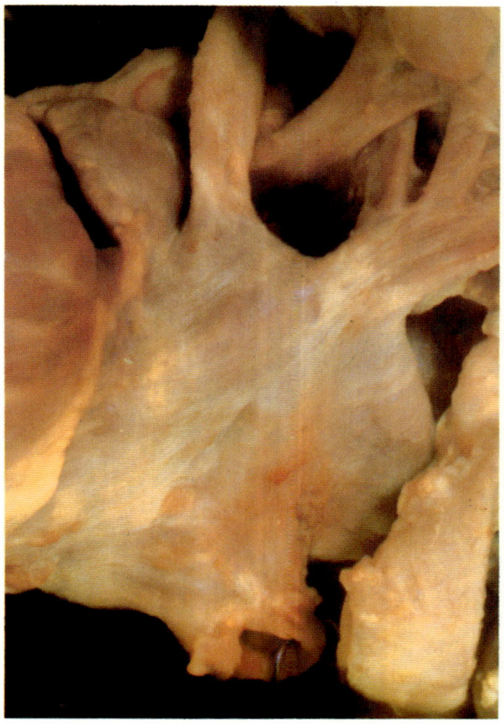

Abb. 10.**16** Persistierende linke V. cava superior, die zwischen dem linken Herzohr und den linken Lungenvenen in die hintere Atrioventrikularfurche zieht

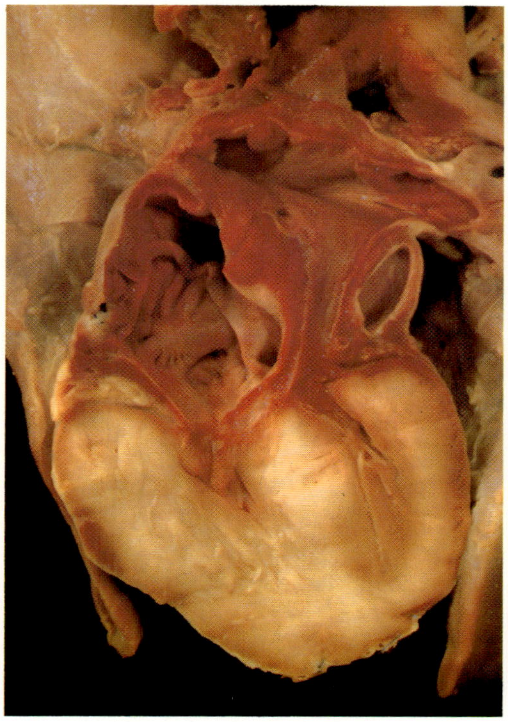

Abb. 10.**17** Persistierende linke V. cava superior (von Abb. 10.16). Der Vierkammerschnitt zeigt, wie sie sich durch das erweiterte Ostium des Sinus coronarius in den morphologisch rechten Vorhof entleert.

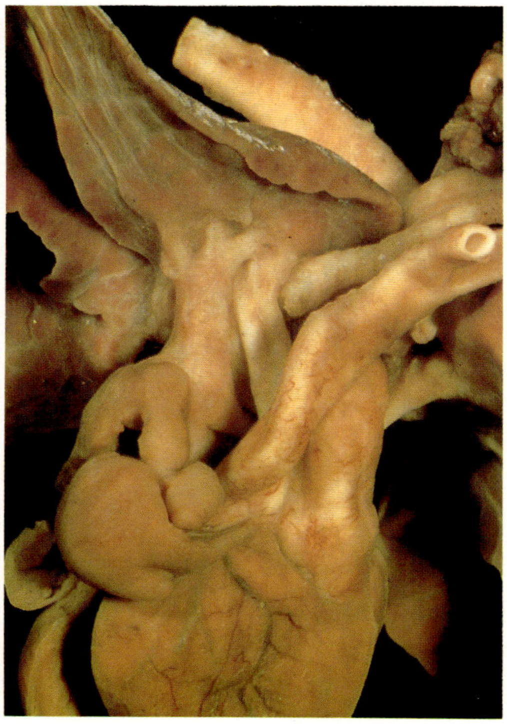

Abb. 10.**18** Fehlen der rechten V. cava superior. Das ganze venöse Blut aus dem Körperkreislauf fließt durch eine persistierende linke V. cava superior über den Sinus coronarius in dem morphologisch rechten Vorhof ab.

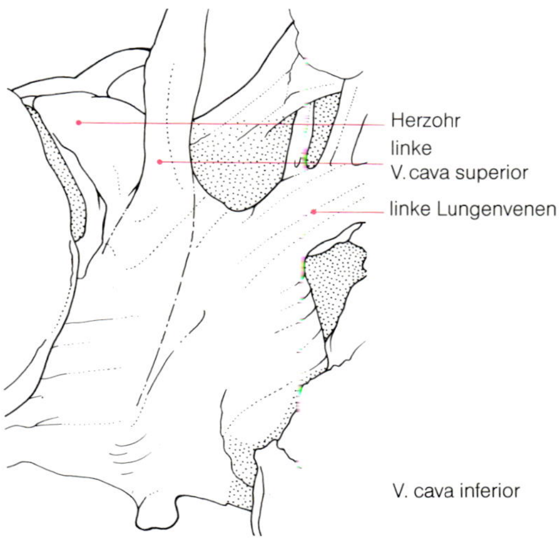

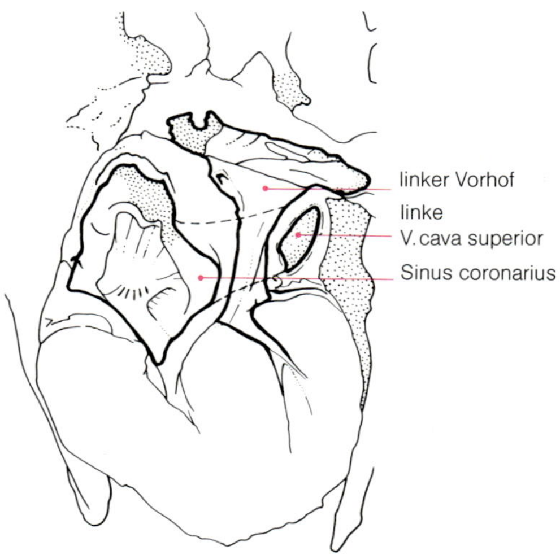

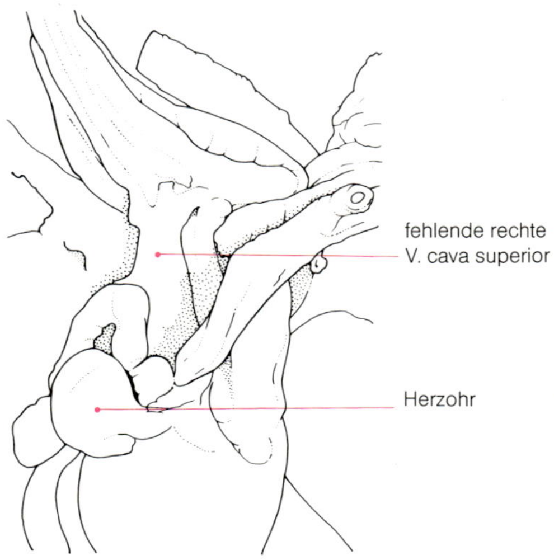

sonders bei Mitralatresie oder bei einer Behinderung des Blutausstroms aus dem linken Vorhof (Rose u. Mitarb. 1974). Eine ähnliche Anomalie, die wahrscheinlich embryologisch mit einer direkt in den linken Vorhof einmündenden linken V. cava superior zusammenhängt, ist die sogenannte lävoatriale Kardinalvene (Edwards u. DuShane 1950). Dieses venöse Gefäß findet man ebenfalls, wenn der linke Vorhof keinen direkten Ausgang besitzt. Sie führt Lungenvenenblut zur linken V. brachiocephalica und damit zur normalen V. cava superior. Das Arrangement, bei dem einen linke V. cava superior bei vorhandenem Sinus-coronarius-Ostium in den linken Vorhof mündet, sollte von der bilateralen Einmündung der V. cavae superiores in das Vorhofdach bei fehlendem Sinus coronarius unterschieden werden (Abb. 10.**20**). Nach unserer Erfahrung geht die letztgenannte Anomalie ausnahmslos mit einer Vorhofisomerie vom morphologisch rechten oder linken Typ einher (s. oben).

Eine Fehldrainage der V. cava inferior ist seltener. Es wurde eine direkte Einmündung der V. cava inferior in den morphologisch linken Vorhof bei Individuen mit lateralisierten Vorhöfen beschrieben (Gardner u. Cole 1955, Venables 1963), wir haben das aber nie gesehen. Wir haben jedoch ein Reiten des Ostiums der V. cava inferior über Vorhofseptumdefekten beobachtet, bei dem der Blutstrom vorwiegend in den linken Vorhof gelangte. Als häufigsten Anomalietyp der V. cava inferior findet man, daß sie im Abdomen endet und sich über das Azygos- oder Hemiazygosvenensystem fortsetzt, um das Blut über eine V. cava superior abzuführen (Anderson u. Mitarb. 1955). Diese Anomalie kommt in Fällen mit lateralisierten Vorhöfen vor, ist aber bei Linksisomerie der Vorhöfe besonders häufig (Abb. 10.**21**), wo sie in etwa der Hälfte der Fälle auftritt (Moller u. Mitarb. 1967, Macartney u. Mitarb. 1980).

An dieser Stelle ist auch eine Besprechung von Anomalien des Sinus co-

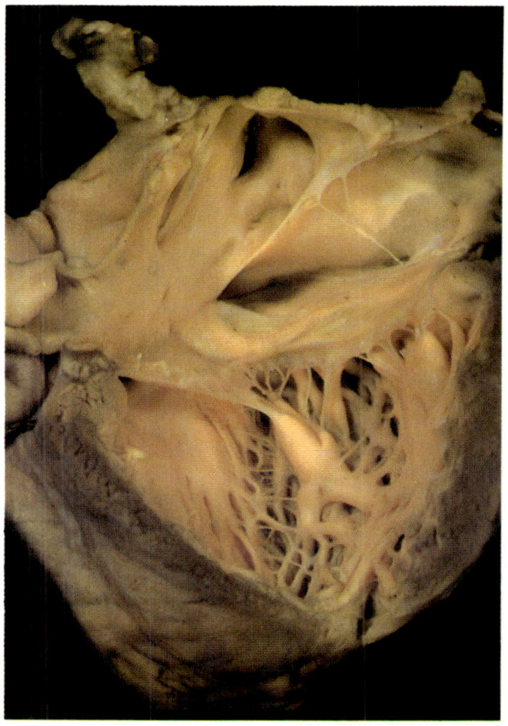

Abb. 10.**19** Linke V. cava superior, die direkt in das Dach des morphologisch linken Vorhofs mündet (s. auch Abb. 10.35).

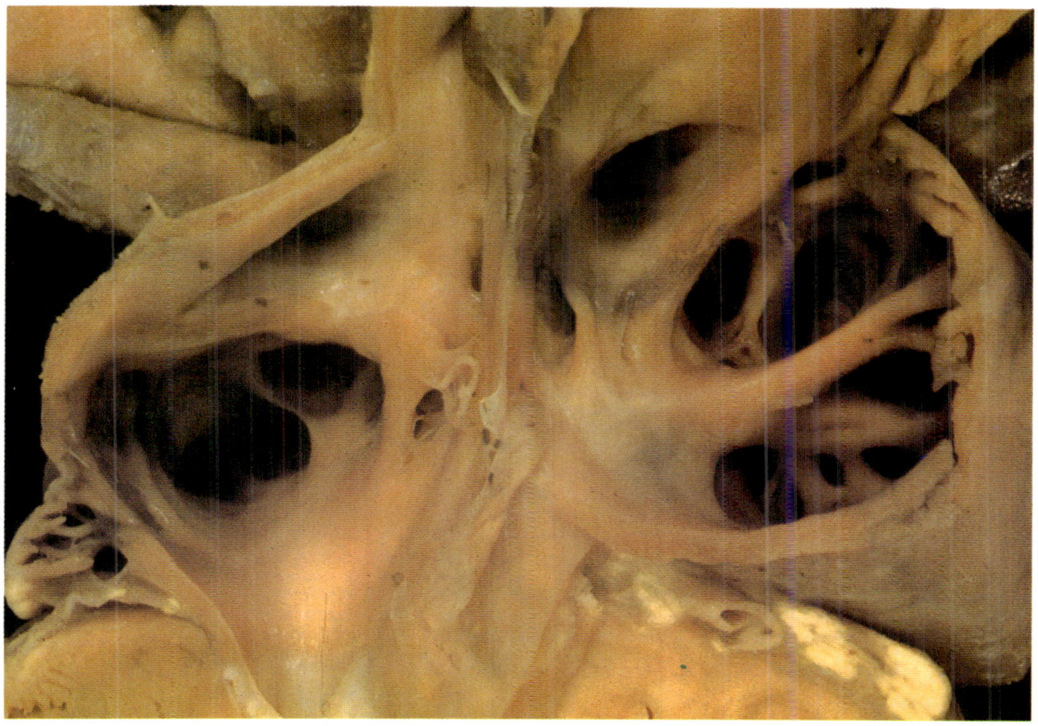

Abb. 10.**20** Bilateral in das Vorhofdach einmündende Vv. cavae superiores bei Rechtsisomerie der Vorhöfe. Jede Kava mündet hinter einer Crista terminalis, der Sinus coronarius fehlt.

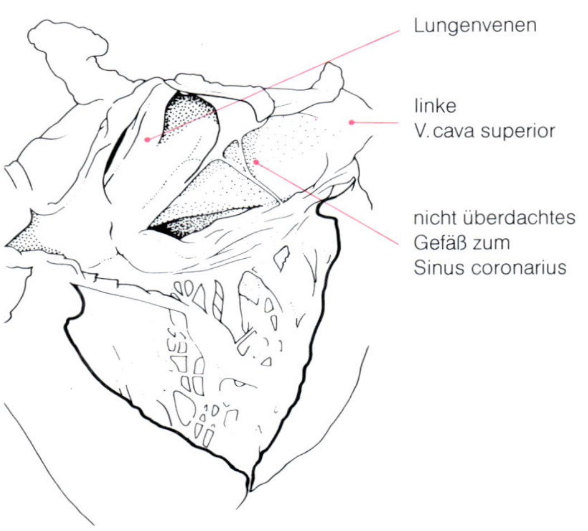

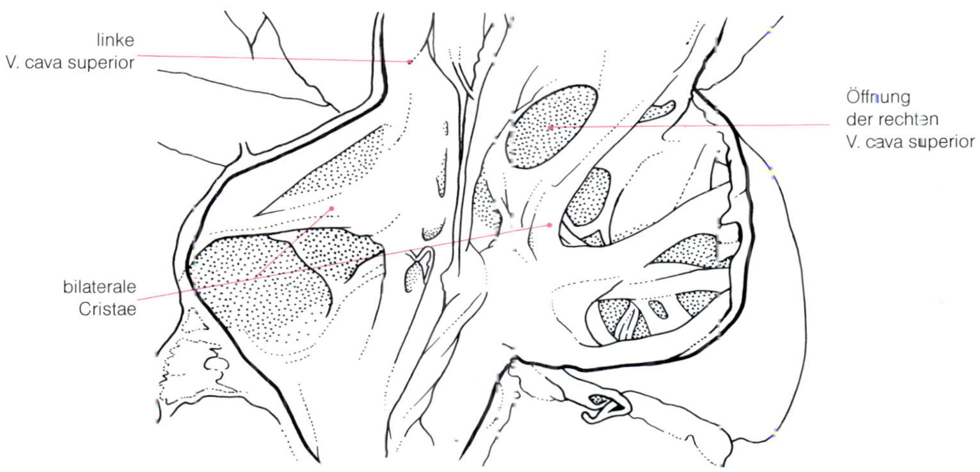

ronarius, besonders der Abflußstörung, angebracht, wenn sie auch selten und von beschränkter klinischer Bedeutung ist; sie beruht gewöhnlich auf einer Stenose des Ostiums (Abb. 10.**22**). Noch seltener ist es, daß die Strömung in den abführenden Venen des Herzens durch eine Hypertrophie der Venenklappen behindert wird, besonders in der V. cordis magna (Vieussens-Klappe). Vor kurzem haben wir eine faszinierende und soweit wir wissen einzigartige Mißbildung des Sinus coronarius beobachtet. Sein Boden war stark dilatiert und als Divertikel unter dem Epikard des rechten Ventrikels vorgestülpt, so daß auf den ersten Blick der Eindruck einer Ventrikelmißbildung entstand (Abb. 10.**23**). Wie es so häufig vorkommt, haben wir, nachdem wir diese Anomalie an einem Leichenherzen erkannt haben, nachher bei einem lebenden Patienten den angiokardiographischen Nachweis eines solchen Sinus-coronarius-Divertikels, wenn auch eines viel kleineren, gesehen.

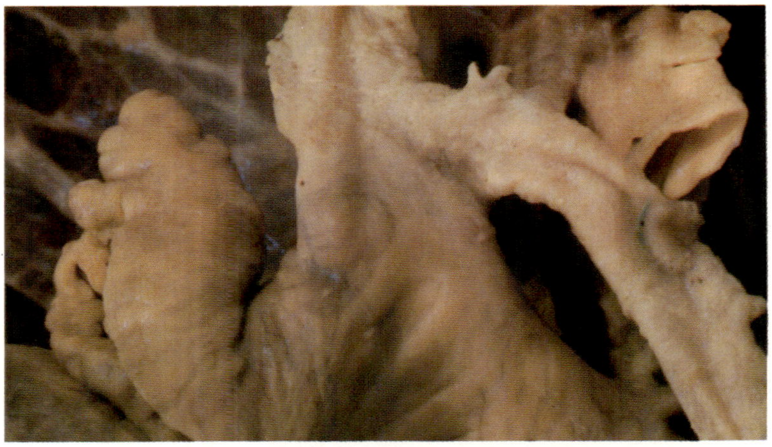

Abb. **10.21** Abfluß aus der V. cava inferior, die sich in die V. azygos fortsetzt, über eine linke V. cava superior bei Linksisomerie der Vorhöfe.

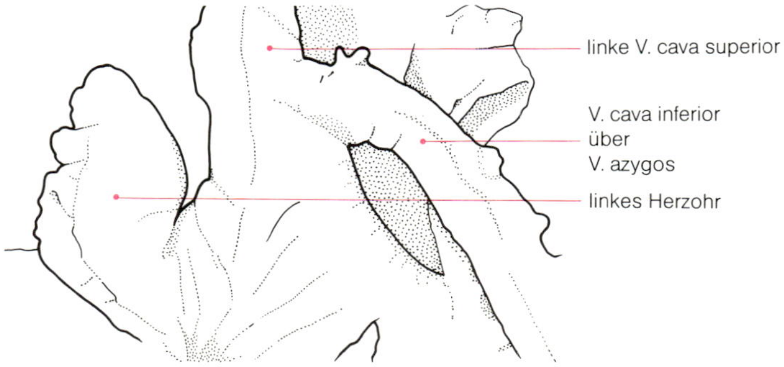

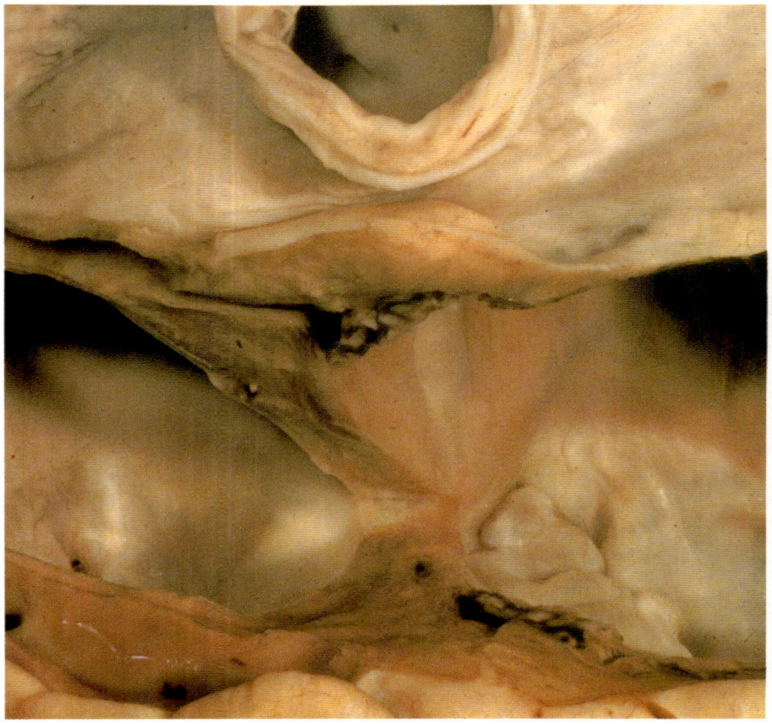

Abb. 10.**22** Stenose an der Mündung des Sinus coronarius in den rechten Vorhof.

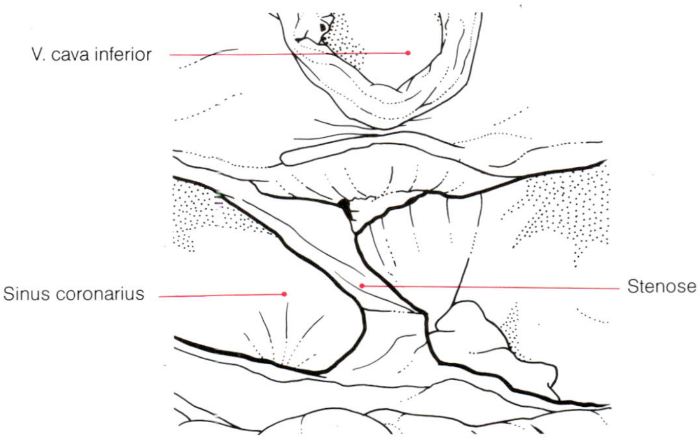

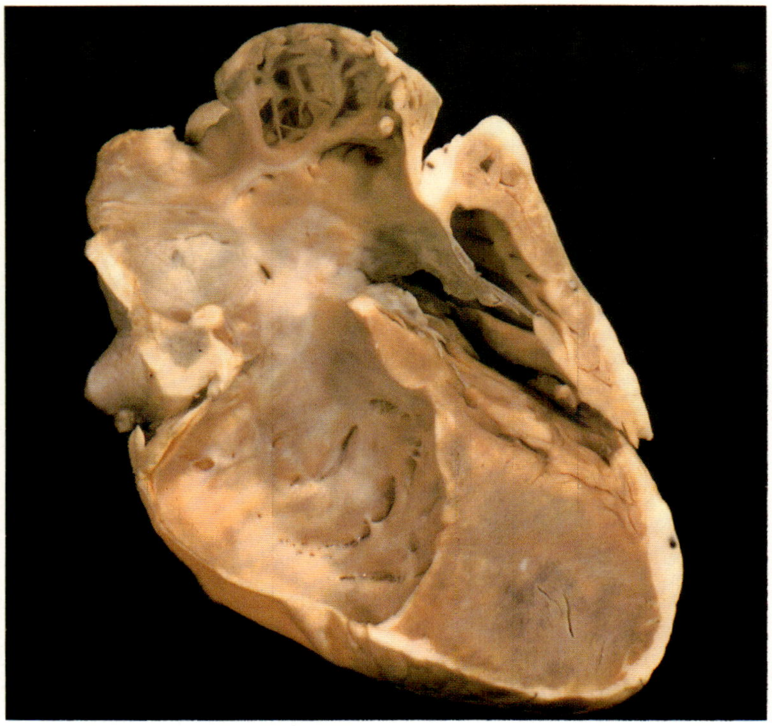

Abb. 10.**23** Divertikel im Boden des Sinus coronarius, das unter das Epikard des rechten Ventrikels reicht und ein drittes Ventrikelkavum vortäuscht.

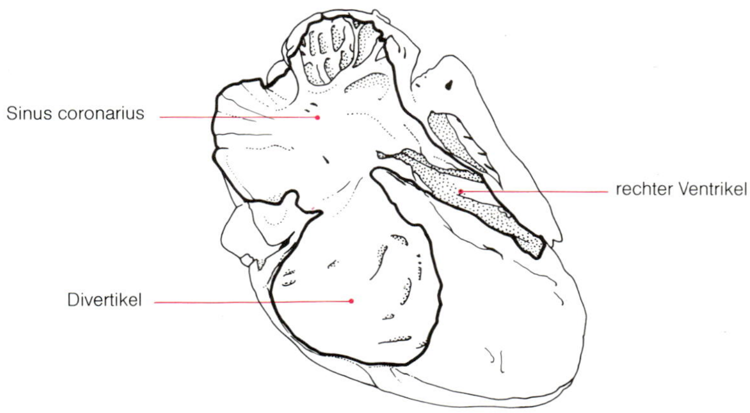

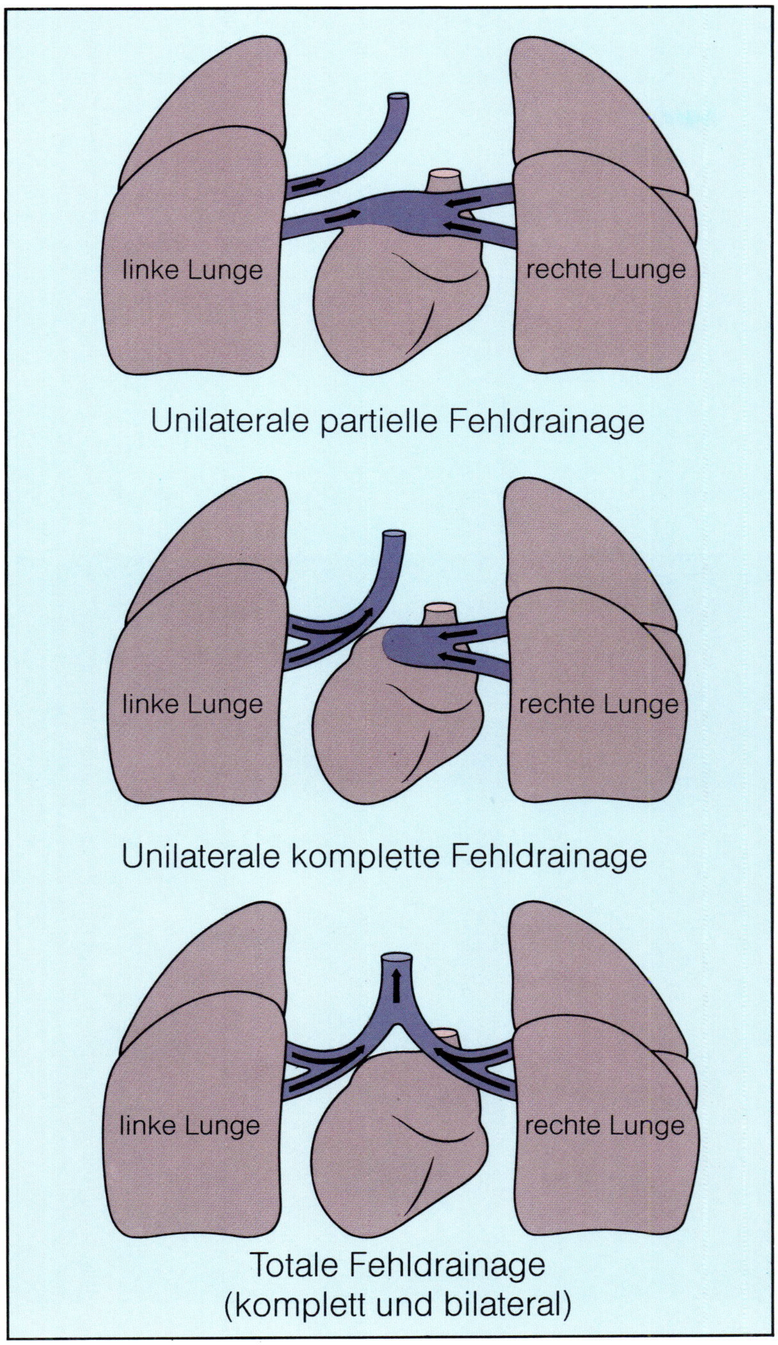

Fehldrainage der Lungenvenen

Im normalen Herzen münden alle Lungenvenen in den morphologisch linken Vorhof, wobei gewöhnlich von jeder Lunge zwei Venen kommen, so daß vier Venen dorsal an den Ecken in den Vorhof eintreten. Eine Fehldrainage besteht, wenn eine oder mehrere Lungenvenen anderswohin als in den linken Vorhof münden. Die Klassifikation richtet sich nach dem Lungenanteil, der einer Fehldrainage unterliegt, und nach dem Abflußweg. Nach der traditionellen Klassifikation wird das Ausmaß der Fehldrainage als „total" bezeichnet, wenn die Venen beider Lungenflügel fehlortig münden, als „hemianomal" wenn ein Lungenflügel betroffen ist, und als „partielle Fehldrainage", wenn nur ein Teil eines Lungenflügels betroffen ist. Es spricht aber viel für das System, das von der Behandlung jedes Lungenflügels als Einzelorgan ausgeht (Abb. 10.**24**). Die Fehlmündung der Venen beider Lungenflügel läßt sich dann als totale Fehldrainage, mit anderen Worten als komplette bilaterale Fehldrainage, einfach beschreiben. Wenn nur ein Lungenflügel, der rechte oder der linke, von fehlortig mündenden Venen drainiert wird, handelt es sich um eine unilaterale Fehldrainage, die komplett oder partiell sein kann. Von einer solchen partiellen (unilateralen oder bilateralen) Fehldrainage spricht man, wenn ein Teil eines oder beider Lungenflügel betroffen ist. Der Vorteil dieses Systems liegt darin, daß man die Möglichkeit hat anzugeben, welcher Anteil der Lungenvenendrainage von Anomalien betroffen ist.

Gleichgültig, ob eine bilaterale, unilaterale oder partielle Anomalie vorliegt, die potentiellen Mündungsorte sind dieselben (Bharati u. Lev 1973, DeLisle u. Mitarb. 1976). Üblicherweise unterscheidet man bei der Einteilung der Abflußwege (Abb. 10.**25**) zunächst Abflüsse zu einem Ort im Abdomen (infradiaphragmatische oder infrakardiale Drainage) von Abflüssen zu einem Ort im Thorax (supradiaphragmatische Drainage). Die Abflußwege im Thorax lassen sich dann weiter in Abflüsse zu einer oder mehreren Körpervenen (suprakardiale Drainage) oder Abflüsse zum Herzen selbst (kardiale Drainage) unterteilen.

Abb. 10.**24** System zur Einteilung der Lungenvenenfehldrainage in eine partielle (oben), unilaterale und komplette (Mitte) sowie bilaterale und totale Fehldrainage (unten). Jeder Lungenflügel wird als Einzelorgan betrachtet.

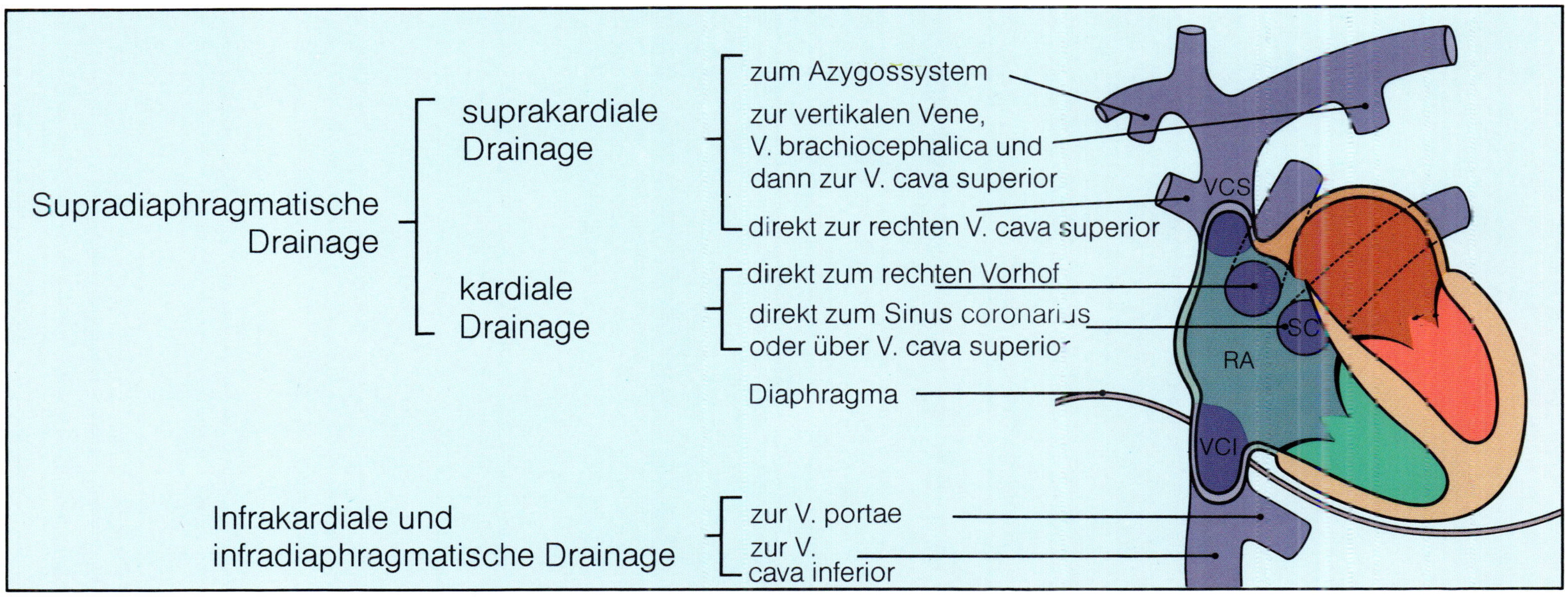

Abb. 10.**25** Einteilung der Abflußwege der Lungenvenenfehldrainage. VCS V. cava superior, SC Sinus coronarius, RA rechter Vorhof, VCI V. cava inferior.

Die supradiaphragmatische Drainage ist häufiger als die infradiaphragmatische. Bei der typischsten Form mit totaler Fehlverbindung vereinigen sich die vier Lungenvenen zu einer Konfluenz. Aus dieser steigt dann eine vertikale Vene auf, die in die linke V. brachiocephalica mündet und damit das Blut über die V. cava superior in den rechten Vorhof abführt (Abb. 10.**26**). Durch diesen bogenförmigen Verlauf der abartigen venösen Gefäßbahn entsteht der obere Teil der „Schneemann"-Silhouette, die so charakteristisch für diese Form der Fehldrainage im Thoraxröntgenbild ist. Weniger häufig ist eine totale Fehldrainage, die über ein Gefäß, das nicht den „Schneemann"-Verlauf nimmt, zu einer linken V. cava superior und weiter zum Sinus coronarius oder zu einer V. azygos oder hemiazygos führt. Eine kardiale Drainage kann direkt in das Kavum des rechten Vorhofs erfolgen, wie es sehr häufig bei Rechtsisomerie der Vorhöfe vorkommt (Abb. 10.**10**), gewöhnlich münden die Venen aber in den Sinus coronarius (Abb. 10.**27**).

Eine infradiaphragmatische Fehldrainage ist fast immer total. Die Venenkonfluenz zieht neben der Speiseröhre abwärts durch das Zwerchfell und entleert sich meist in das Pfortadersystem (Abb. 10.**28**) oder zuweilen in die V. cava inferior. Eine unilaterale oder partielle Fehldrainage kann zu denselben Orten führen. Eine weitere wichtige Variante besteht darin, daß die beiden Lungenflügel oder verschiedene Lungenteile ihr Blut zu verschiedenen Orten abführen. Das nennt man eine gemischte Fehldrainage; dabei ist jede Kombination möglich.

Eine andere wichtige Komplikation ist eine Abflußbehinderung. Sie findet sich am häufigsten bei der infradiaphragmatischen Fehldrainage und liegt meist im Bereich der hepatischen portalen Venengeflechte. Eine Obstruktion kann auch bei suprakardialer Drainage vorkommen, gewöhnlich dort, wo die vertikale Vene den Bronchialbaum kreuzt, oder wo die venöse Gefäßbahn von anderen Gefäßen „in die Zange" genommen wird (DeLisle u. Mitarb. 1976; Abb. 10.**29**, oben). Eine viel seltenere Form der Abflußbehinderung ergibt sich, wenn die Lungenvenen zwar mit dem linken Vorhof verbunden sind, diese Verbindung aber atretisch ist, und eine enge anomale Vene die venöse Gefäßbahn mit einer Körpervene verbindet (Abb. 10.**29**, unten). Eine Fehldrainage der Lungenvenen ist für sich allein genommen eine bedeutende Anomalie, es gibt aber außerdem wichtige Zusammenhänge. Eine totale Mündungsanomalie ist

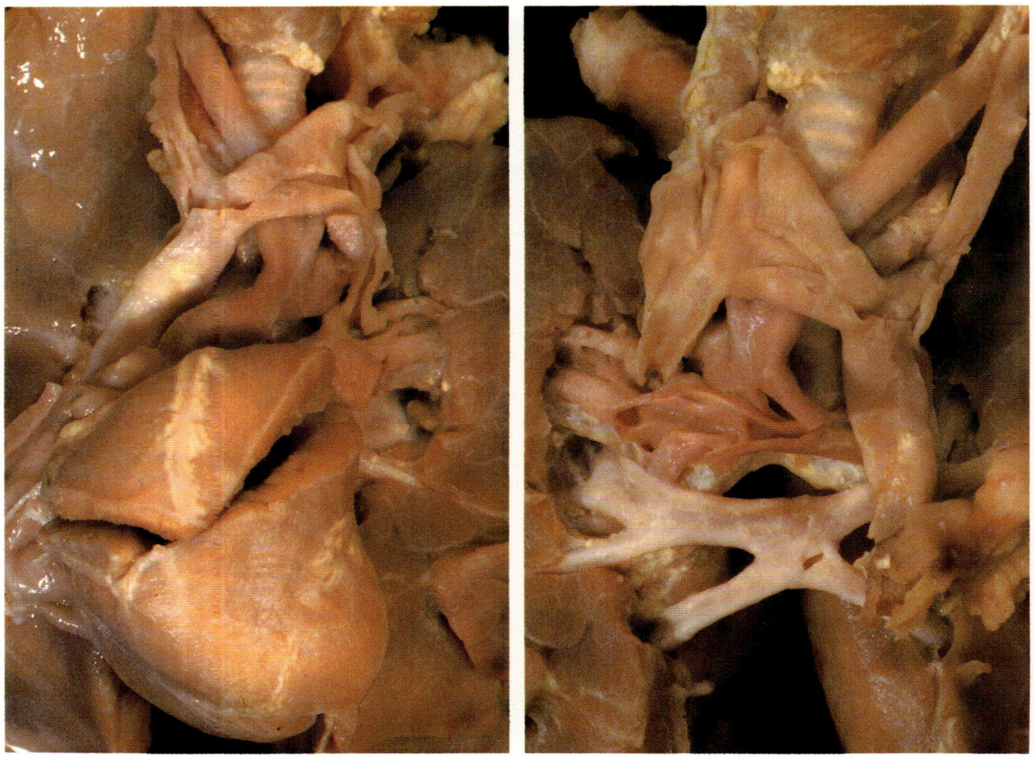

Abb. 10.**26** Häufigster Typ der suprakardialen Drainage, der das sog. „Schneemann"-Bild verursacht. Links: Bogenbildung der vertikalen Vene mit der linken V. brachiocephalica von vorn; der Abfluß erfolgt schließlich über die rechte V. cava superior. Rechts: Das Herz wurde zur Demonstration der Lungenvenenkonfluenz und der gesamten abartigen Abflußbahnen entfernt.

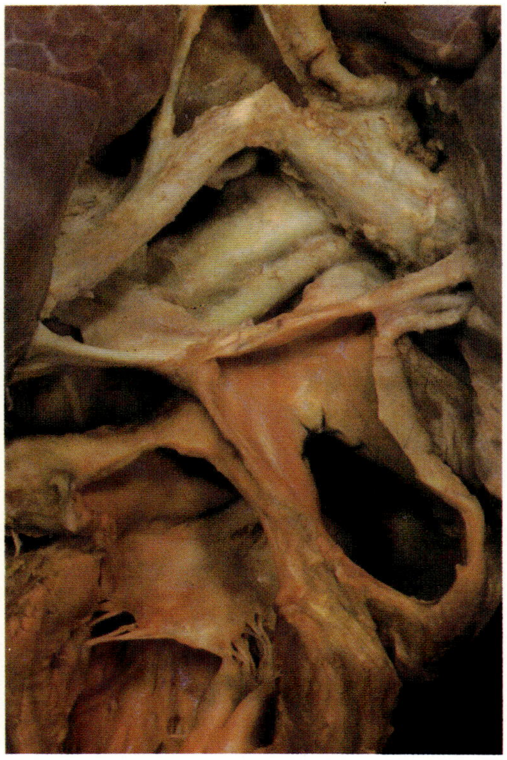

Abb. 10.**27** Bilaterale totale Fehldrainage zum Sinus coronarius. Es ist der erweiterte Sinus coronarius, der sich in den rechten Vorhof entleert, sichtbar.

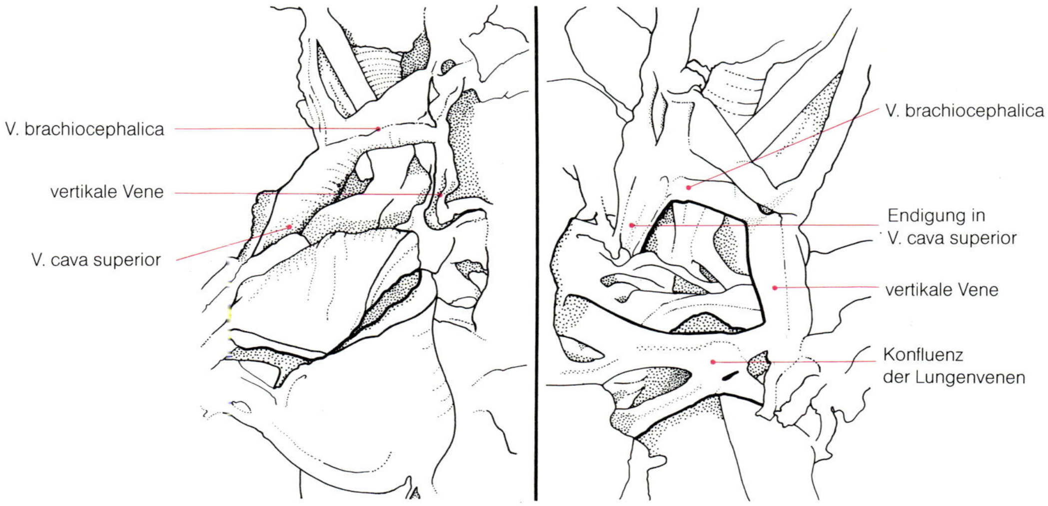

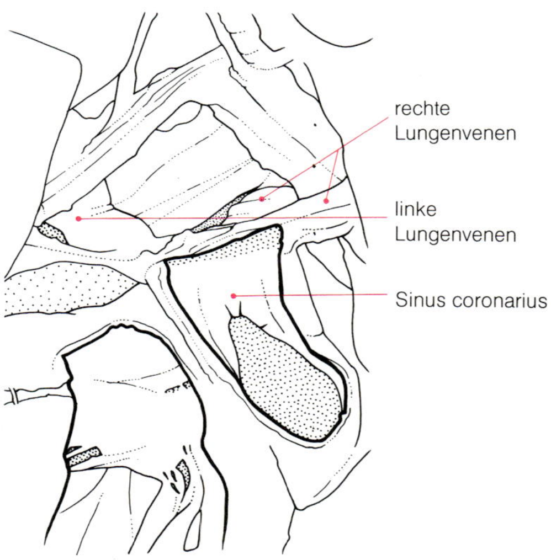

bei Rechtsisomerie der Vorhöfe die Regel, weil irgendwelche morphologisch linke Vorhofgebilde fehlen (s. oben). Eine einseitig rechte partielle Fehlmündung ist bei Sinus-venosus-Vorhofseptumdefekten die Regel (s. unten), eine andere ungewöhnliche Form einer partiellen Fehlmündung findet sich beim Szimitar(Türkensäbel)-Syndrom (KUIPER-OOSTERWAL u. MOULAERT 1973). Bei dieser Mißbildung ist die rechte Lunge entweder hypoplastisch, oder ein Teil von ihr ist sequestriert und hat seine eigene abartige Arterienversorgung aus dem Körperkreislauf. Alle oder ein Teil der Venen haben einen gemeinsamen Abfluß durch ein abartiges Gefäß hinunter zur V. cava inferior.

Vorhofseptumdefekte

Es gibt zwar mehrere Arten von Defekten, die eine interatriale Kommunikation verursachen (BEDFORD u. Mitarb. 1957), doch befinden sich alle außer einem außerhalb der Grenzen des normalen Vorhofseptums. Das normale Septum besteht zum Großteil aus der Valvula foraminis ovalis, und nur die unmittelbare Zirkumferenz der Fossa ovalis ist ein muskuläres interatriales Gebilde (SWEENEY u. ROSENQUIST 1979, ANDERSON u. BECKER 1980; Abb. 10.30.) Der Rest des vorderen Limbus ist eine interatriale Falte, während der untere Limbus in einem Teilbereich zum Atrioventrikularseptum gehört (s. Kap. 11). Eine Einteilung der „Vorhofseptumdefekte" muß daher im Lichte dieser normalen Morphologie gesehen werden.

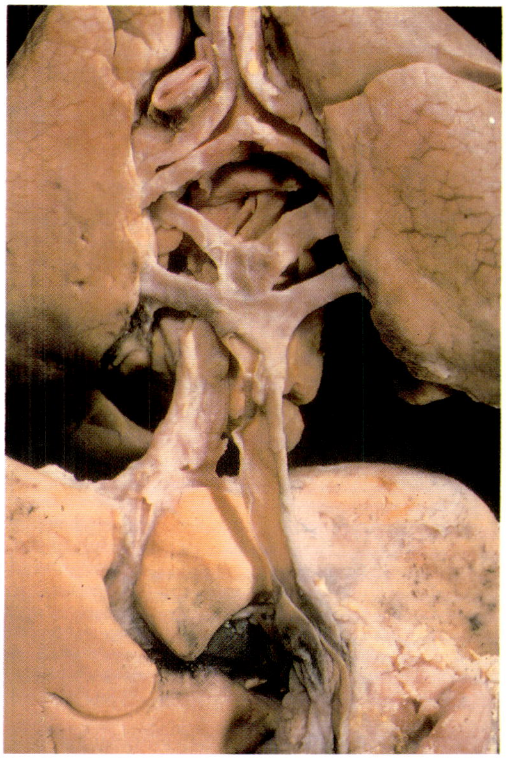

Abb. 10.**28** Infradiaphragmatische bilaterale totale Fehldrainage zur Pfortader.

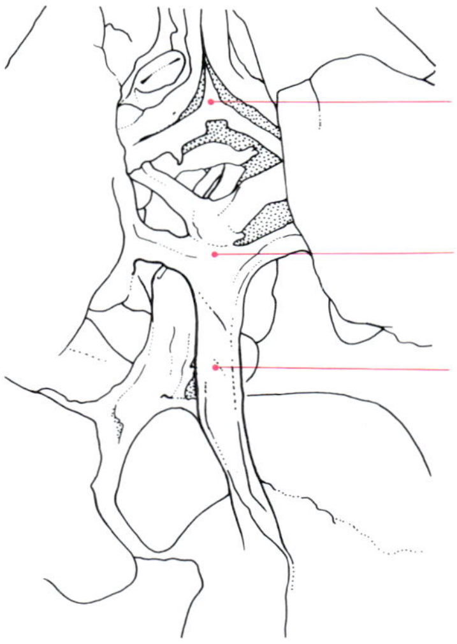

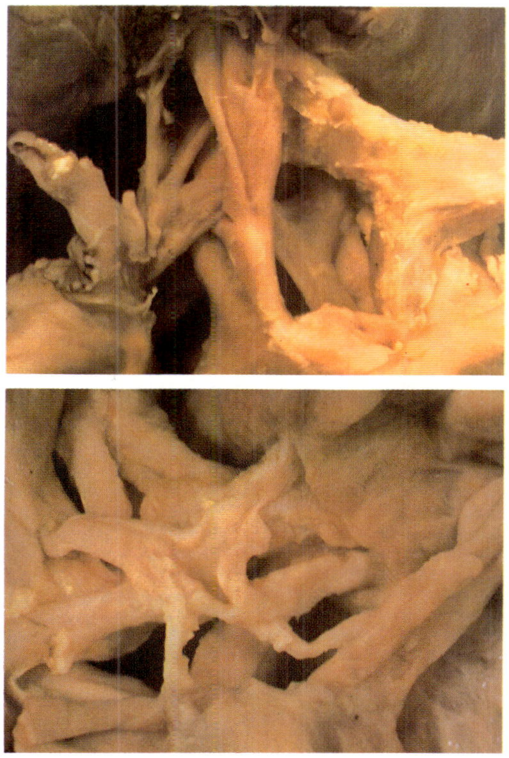

Abb. 10.**29** Die Venenkonfluenz wird auf ihrem Weg zur V. cava superior von den Ästen der A. pulmonalis „in die Zange genommen" (oben). Atresie der gemeinsamen Lungenvene; die Lungenvenen werden durch ein stenotisches abartiges Gefäß mit der V. cava superior verbunden (unten).

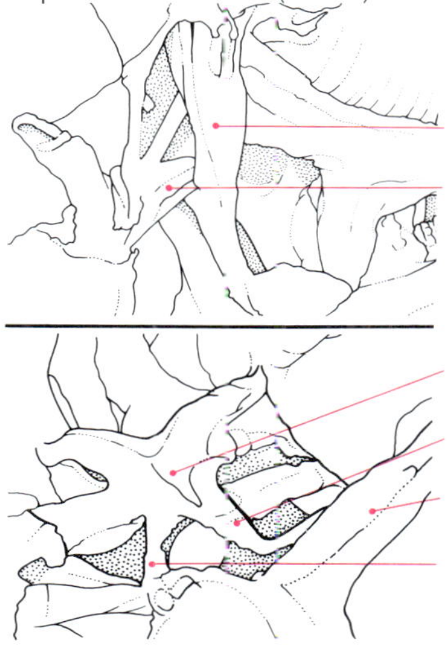

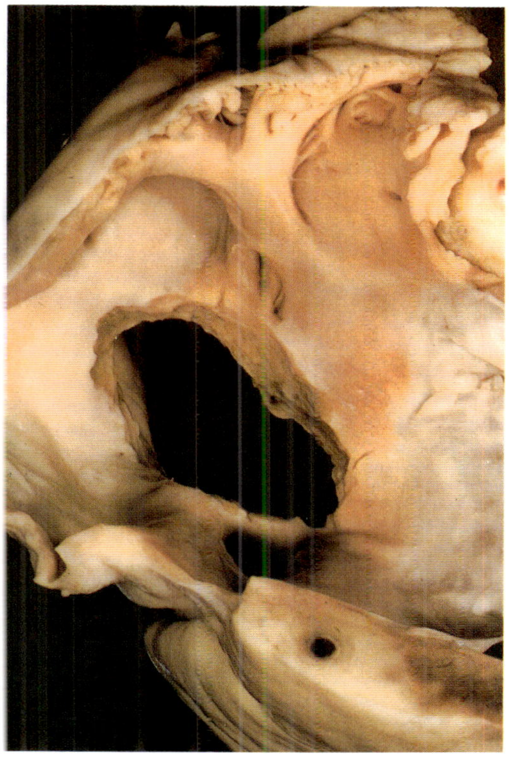

Abb. 10.**30** Vom rechten Vorhof her wird die Ausdehnung des echten muskulären interatrialen Septums demonstriert; es wurde das Gewebe so weit entfernt, bis man auf Strukturen traf, die nicht zwischen rechtem und linkem Vorhof liegen.

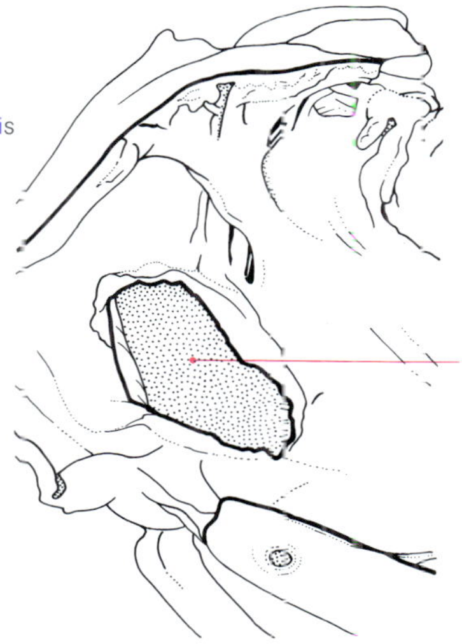

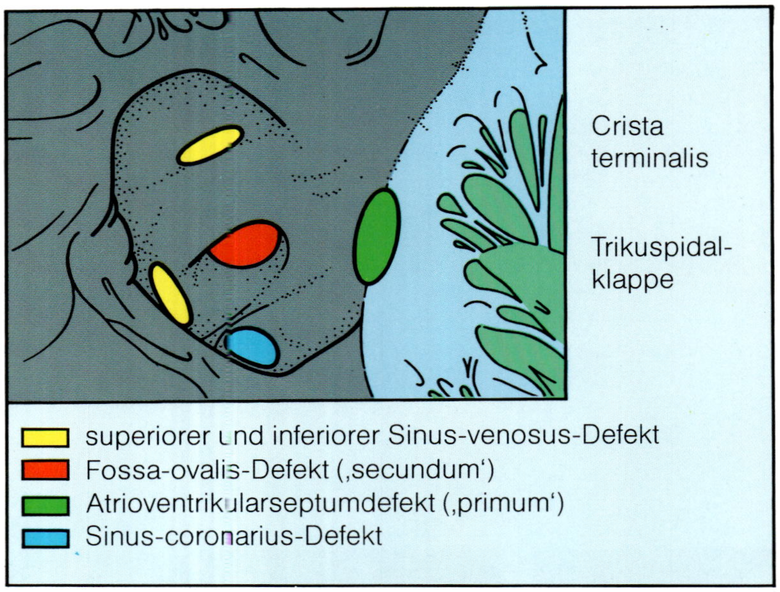

Abb. 10.**31** Defekte, die einen interatrialen Shunt gestatten. Nur die Fossa-ovalis-Defekte (Ostium-secundum-Defekte) sind echte Vorhofseptumdefekte.

Traditionellerweise werden diese Defekte in den Sekundum-Typ (der von einem offenen Foramen ovale unterschieden werden muß), den Primum-Typ, den Sinus-venosus-Typ und den Sinus-coronarius-Typ eingeteilt (Abb. 10.**31**). Der sogenannte Ostium-secundum-Vorhofseptumdefekt ist der einzige echte Defekt des Vorhofseptums und beruht auf der Unvollständigkeit oder Perforation der Valvula foraminis ovalis. Die genauere Bezeichnung dafür ist „Fossa-ovalis-Defekt". Es kann eine kleine Lücke sein, wenn die Valvula marginal unvollständig ist (Abb. 10.**32**, oben), ein größerer Defekt, wenn die Valvula unvollständig und gefenstert ist (Abb. 10.**32**, unten), oder ein sehr großer, wenn die Valvula vollständig fehlt. Ein kleiner Defekt muß von einem offenen Foramen ovale unterschieden werden, bei dem die Valvula foraminis ovalis nicht mit der linken Seite des Limbus verlötet ist, so daß kein Vorhofshunt besteht, solange der Druck im linken Vorhof höher als im rechten ist. Gelegentlich kann bei starker Vorhofdilatation, beispielsweise im Rahmen einer lange bestehenden Mitralinsuffizienz, die Valvula foraminis ovalis derart überdehnt werden, daß eine kleine Dehiszenz entsteht. Diese seltene Erscheinung wird als ein „direkt durch Dehnung bedingter Fossa-ovalis-Defekt" bezeichnet (Abb. 10.**33**). Ein offenes Foramen ovale ist bei etwa einem Viertel aller normalen Herzen ein Zufallsbefund. Der sogenannte Ostium-primum-Vorhofseptumdefekt beruht auf einem Fehlen der atrioventrikulären Septumelemente und ist in Wirklichkeit eher ein Atrioventrikularseptumdefekt als ein Vorhofseptumdefekt. Seine Morphologie wird in Kap. 11 beschrieben.

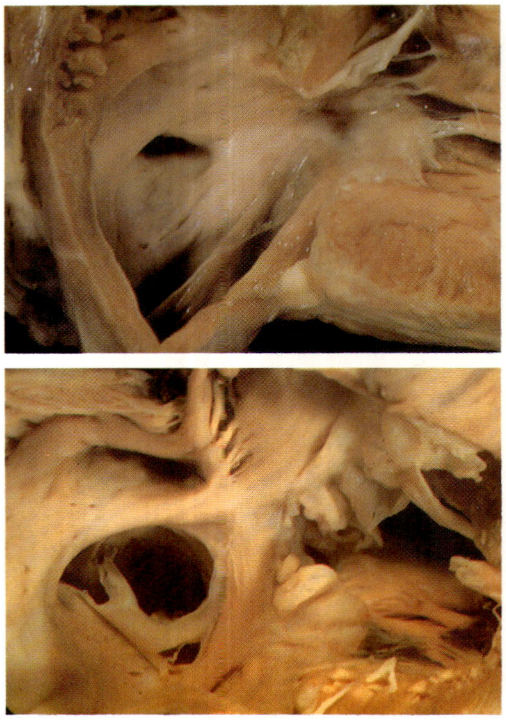

Abb. 10.**32** Kleiner Fossa-ovalis-Defekt, bedingt durch die Unvollständigkeit des kranialen Teils der Valvula foraminis ovalis (oben); größerer Defekt bei gefensterter Klappe (unten).

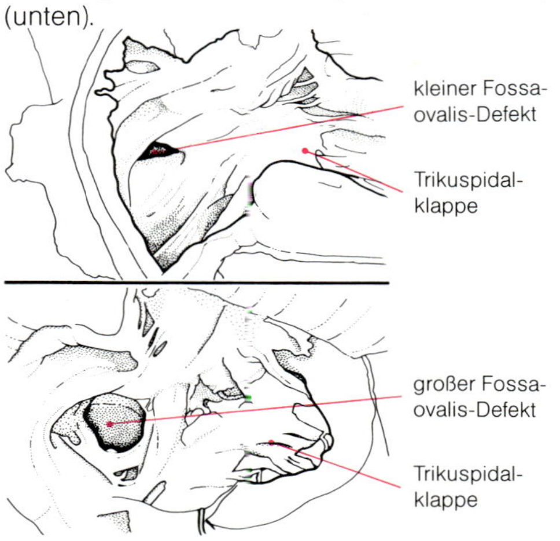

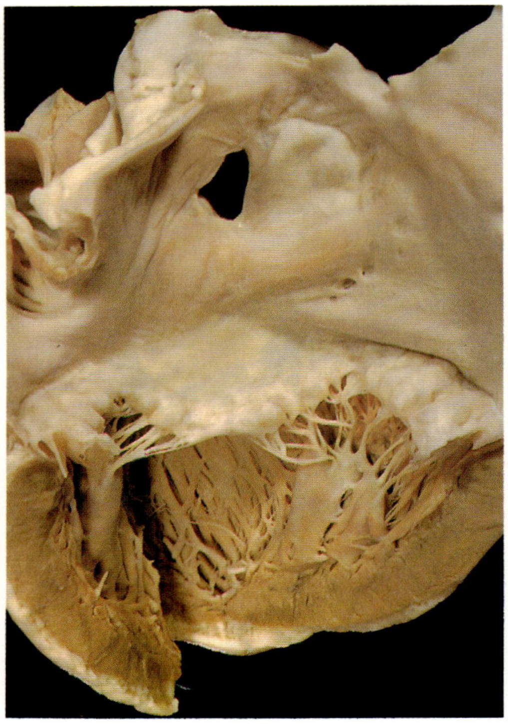

Abb. 10.**33** Direkt durch Dehnung bedingter Fossa-ovalis-Defekt bei lange bestehender Mitralinsuffizierz, vom linken Vorhof gesehen.

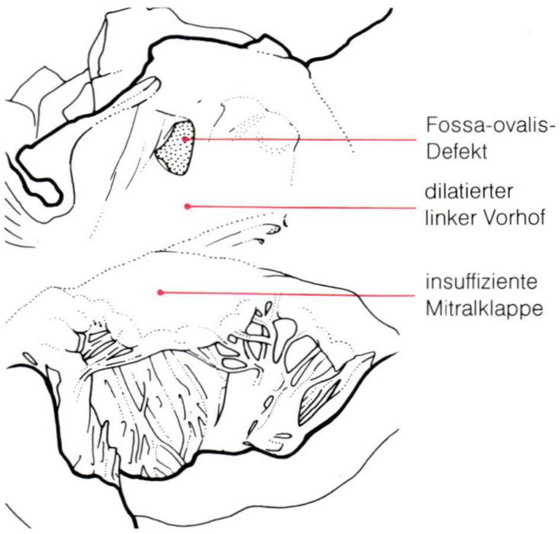

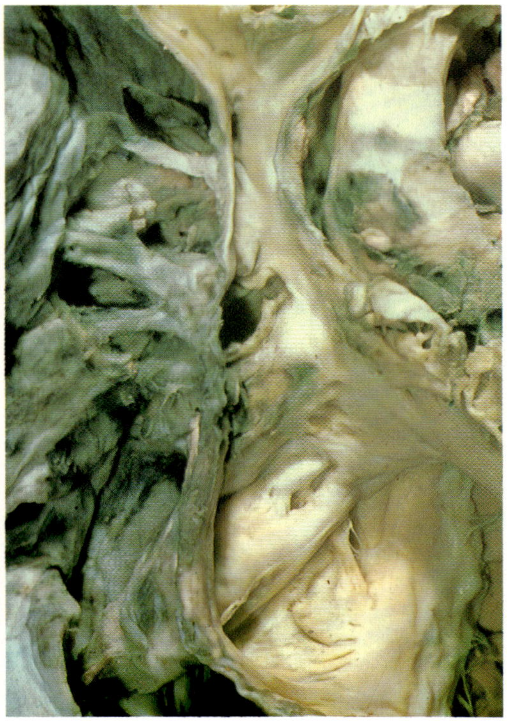

Abb. 10.**34** Sinus-venosus-Defekt im Mündungstrichter der V. cava superior mit Fehldrainage der rechten Lungenvenen.

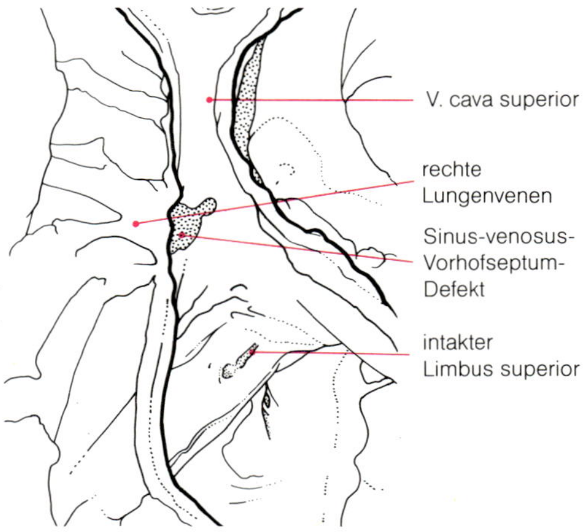

Das Wesen der Sinus-venosus-Defekte (HUDSON 1955, ROSS 1956) besteht darin, daß auch sie außerhalb der Grenzen der Fossa ovalis liegen. Sie sind daher, obwohl sie eindeutig eine interatriale Kommunikation gestatten, streng genommen keine Vorhofseptumdefekte. Der übliche Sinus-venosus-Defekt ist im Mündungstrichter der V. cava superior lokalisiert, der über dem linken Vorhofkavum reitet. Nach unserer Erfahrung geht die Anomalie immer entweder mit einer Fehldrainage der oberen und mittleren rechten Lungenvenen oder mit einer abartigen Verbindung dieser Venen mit den reitenden Teilen der V. cava superior einher (Abb. 10.**34**). Es wurden auch Sinus-venosus-Defekte im Mündungstrichter der V. cava inferior beschrieben, wiederum fast immer begleitet von einer Fehldrainage oder abnormen Verbindung der rechten Lungenvenen, diesmal der unteren.

Der letzte Defekt, der das Potential für eine interatriale Kommunikation liefert (RAGHIB u. Mitarb. 1965), liegt ebenfalls außerhalb der Grenzen des echten Vorhofseptums. Dies ist der Defekt im Bereich des Sinus coronarius (Abb. 10.**35**), der einen interatrialen Shunt gestattet, wenn eine linke V. cava superior direkt in den linken Vorhof mündet und ihr intrakardialer Verlauf nicht überdacht ist (s. Abb. 10.**19**).

Verschiedene sonstige Vorhofmißbildungen

Am Schluß dieses Kapitels über die Vorhöfe besprechen wir die Unterteilung der Vorhöfe, das sogenannte Cor triatriatum, sowie Mißbildungen der Herzohren.

Es kann jeder Vorhof unterteilt sein, aber ohne nähere Bestimmung wird der Terminus „Cor triatriatum" ausschließlich in bezug auf die Unterteilung des linken Vorhofs gebraucht. Es gibt mehrere Varianten des linksatrialen Typs, die in allen Einzelheiten von THILENIUS u. Mitarb. (1976) aufgegliedert worden sind. Bei der häufigsten Form münden die Venen in einen proximalen Hohlraum (Abb. 10.**36**), der durch eine schräge muskuläre Trennwand von einem distalen Hohlraum abgeteilt wird. Der einzige Ausgang für das Lungenvenenblut ist eine Öffnung in der muskulären Scheidewand, die häufig auf Stecknadelkopfgröße reduziert ist (Abb. 10.**37**). Der distale Hohlraum kommuniziert mit dem linken Herzohr, enthält die Valvula foraminis ovalis und kommuniziert mit dem linken Ventrikel. Die Varianten dieser klassischen Form sind durch eine Kommunikation der Fossa ovalis mit dem proximalen Hohlraum und durch die Verbindung mit einer Fehldrainage der Lungenvenen gekennzeichnet. Manchmal, wenn eine totale Fehldrainage der Lungenvenen zum Sinus coronarius vorliegt, aber kein der obigen Definition entsprechendes Cor triatriatum vorhanden ist, kann der Sinus so erweitert sein, daß er wie ein drittes Vorhofkavum wirkt. Gelegentlich wurde das sogar

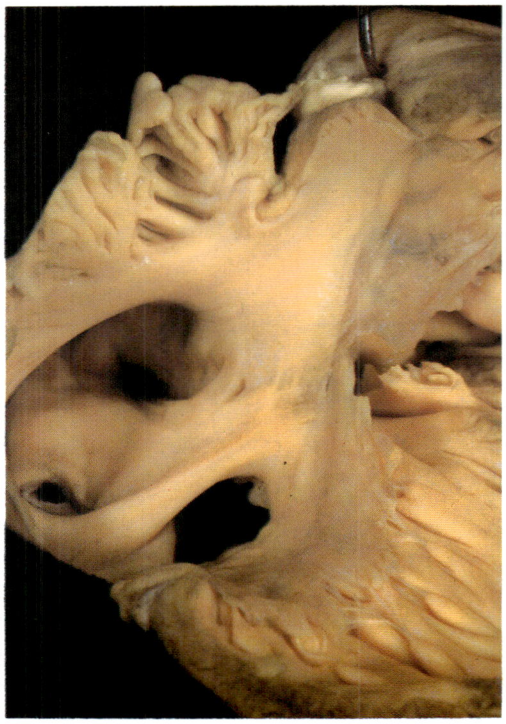

Abb. 10.**35** Sinus-coronarius-Defekt, der einen interatrialen Shunt gestattet, weil der Sinus coronarius selbst nicht überdacht ist (s. Abb. 10.19).

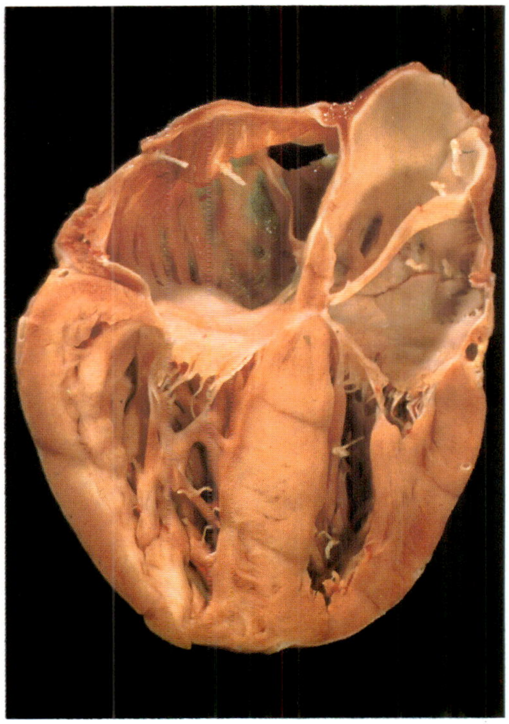

Abb. 10.**36** Der posteriore Vierkammerschnitt zeigt die Scheidemembran beim klassischen Cor triatriatum sinistrum.

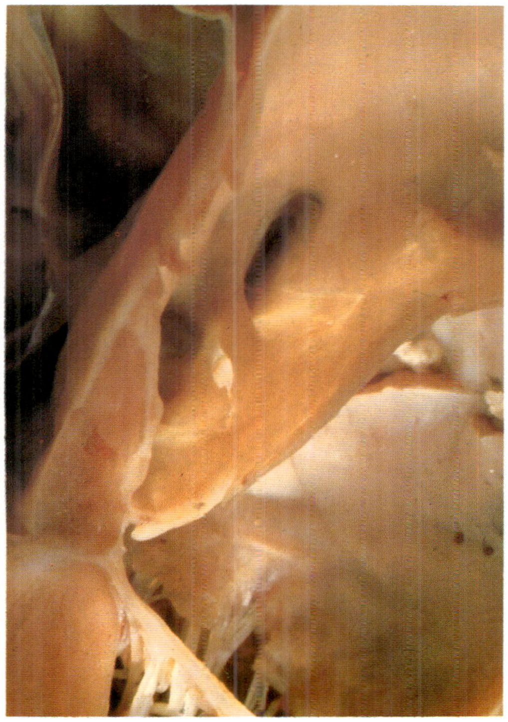

Abb. 10.**37** Stecknadelkopfgroße Öffnung in der muskulären Scheidewand des in Abb. 10.36 gezeigten Herzens.

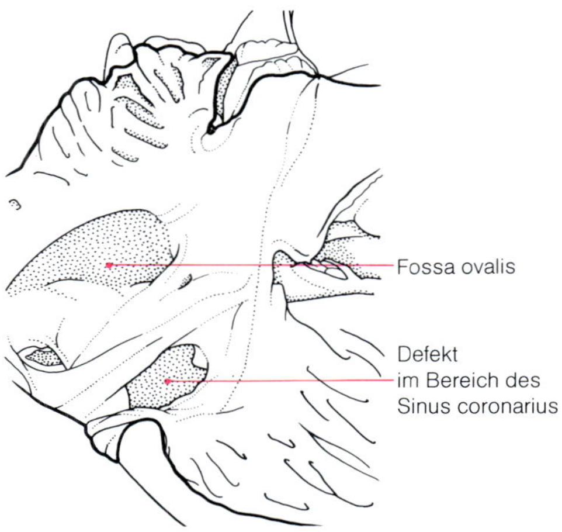

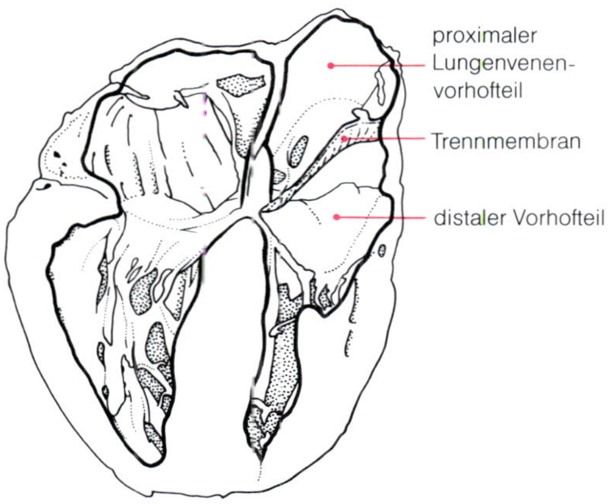

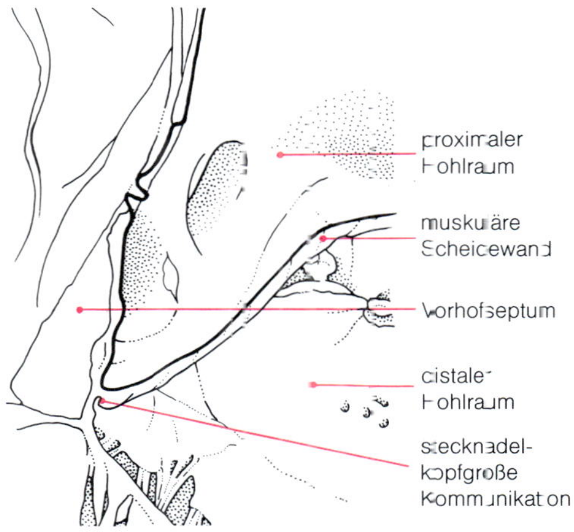

als eine Form des Cor triatriatum aufgeführt (James 1962), was wir aber nicht befürworten.
Ein Cor triatriatum dextrum beruht fast immer auf der Persistenz der rechten Klappe des Sinus venosus. In der Fetalzeit stark vorspringend, wenn sie das sauerstoffreiche Blut der V. cava inferior zum linken Vorhof lenkt, bildet sie sich gewöhnlich im Säuglingsalter zurück. Sie kann bei Trikuspidalatresie persistieren, wenn es aus dem rechten Vorhof keinen anderen Ausgang als durch die Fossa ovalis gibt. In seltenen Fällen kann eine persistierende rechte Sinusklappe den rechten Vorhof in einem normal gebauten Herzen unterteilen. In diesem Fall führt die Anomalie jedoch zu einer Behinderung des Blutausflusses aus dem rechten Vorhof. Mitunter wölbt sich die persistierende Sinusklappe wie ein Spinnakersegel durch das Trikuspidalostium vor und kann sogar bis zur Pulmonalklappe reichen (Jones u. Niles 1968). Eine Persistenz der linken Sinusklappe ist selten; diese selteneren Varianten wurden von Doucette u. Knoblich (1963) gut beschrieben. Eine Anomalie, die mit der Sinusklappenpersistenz zusammenhängt, ist ein Chiari-Netz: filigrane Residuen der Sinusklappen, die zwischen Sinus venarum und Herzohr durch das Vorhofkavum ausgespannt sind, klinisch aber meist keine Bedeutung haben.
Die auffälligste Anomalie der Herzohren ist die Juxtaposition. Bei Situs solitus kann sich entweder das rechte Herzohr abnormerweise im Sinus transversus befinden, so daß es neben dem linken liegt, was als linksseitige Juxtaposition bezeichnet wird (Abb. 10.**38**, links), oder das linke Herzohr kann sich über den Sinus transversus neben das rechte Herzohr verlagern, eine rechtsseitige Juxtaposition (Abb. 10.**38**, rechts). Bei Situs solitus begleitet eine linksseitige Juxtaposition fast ausnahmslos komplexe intrakardiale Anomalien wie Trikuspidalatresie oder komplette Transposition (Melhuis u. Van Praagh 1968). In etwa der Hälfte der Fälle von rechtsseitiger Juxtaposition bestehen relativ geringfügige Schäden wie Vorhofseptumdefekte (Becker u. Becker 1970), aber in der anderen Hälfte ist die Juxtaposition ebenfalls Künder von komplexen Mißbildungen (Anderson u. Mitarb. 1976). Gewöhnlich ist die Juxtaposition komplett, doch wurde auch eine partielle linksseitige Juxtaposition beschrieben. Dabei findet sich ein hypoplastisches Herzohr in normaler Position zusätzlich zu einem juxtaponierten Segment. Die linksseitige Juxtaposition hat ferner deshalb Bedeutung, weil sie gewöhnlich die Position des Sinusknotens gegen die Atrioventrikulargrenze verschiebt (Ho u. Mitarb. 1979).
Eine weitere wichtige aber seltene Anomalie ist ein Riesenaneurysma des linken Herzohrs, das sich gewöhnlich in Verbindung mit einem Defekt des Herzbeutels findet.

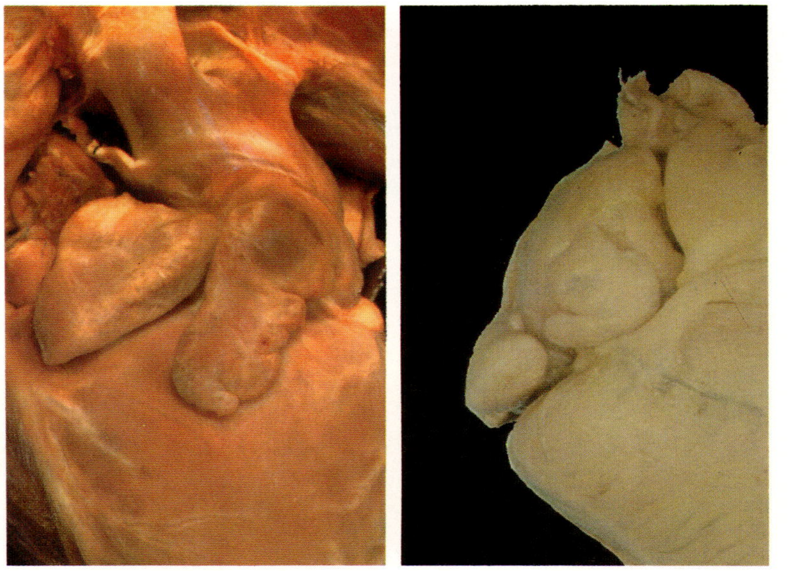

Abb. 10.**38** Linksseitige Juxtaposition der Herzohren (links); rechtsseitige Juxtaposition der Herzohren (rechts) (von *A. Smith*).

Literatur

Anderson, R.H., A.Smith, J.L.Wilkinson: Right juxtaposition of the auricular appendages. Europ. J. Cardiol. 4 (1976) 495–503
Anderson, R.H., A.E.Becker: Cardiac Anatomy. Anatomie des Herzens. Thieme, Stuttgart 1982 (S.36–39)
Anderson, R.C., W.Heilig, R.Novick, C.Jarvis: Anomalous inferior vena cava with azygos drainage: so-called absence of the inferior vena cava. Amer. Heart J. 49 (1955) 318–322
Becker, A.E., M.J.Becker: Juxtaposition of atrial appendages associated with normally oriented ventricles and great arteries. Circulation 41 (1970) 685–688
Bedford, D.E., T.H.Sellors, W.Somerville, J.R.Belcher, E.M.M.Besterman: Atrial septal defect and its surgical treatment. Lancet 1957/I 1255–1261
Bharati, S., M.Lev: Congenital anomalies of the pulmonary veins. Cardiovasc. Clin. 5 (1973) 23–41
Campbell, M., D.C.Deuchar: The left-sided superior vena cava. Brit. Heart J. 16 (1954) 423–439
Caruso, G., A.E.Becker: How to determine atrial situs? Considerations initiated by 3 cases of absent spleen with a discordant anatomy between bronchi and atria. Brit. Heart J. 41 (1979) 559–567
DeLisle, G., M.Ando, A.L.Calder, J.R.Zuberbuhler, S.Rochenmacher, L.E.Alday, O.Mangino, S.Van Praagh, R. Van Praagh: Total anomalous pulmonary venous connection: report of 93 autopsied cases with emphasis on diagnostic and surgical considerations. Amer. Heart J. 91 (1976) 99–122
De Tommasi, S.M., L.Daliento, S.Y.Ho, F.J.Macartney, R.H.Anderson: Analysis of atrioventricular junction, ventricular mass and ventriculoarterial junction in 43 specimens with atrial isomerism. Brit. Heart J. 45 (1981) 236–247
Dickinson, D.F., J.L.Wilkinson, K.R.Anderson, A.Smith, S.Y.Ho, R.H.Anderson: The cardiac conduction system in situs ambiguus. Circulation 59 (1979) 879–885
Doucette, J., R.Knoblich: Persistent right valve of the sinus venosus. Arch. Path. 75 (1963) 105–112
Edwards, J.E., J.W.DuShane: Thoracic venous anomalies. I. Vascular connection between the left atrium and the left innominate vein (levoatriocardinal vein) associated with mitral atresia and premature closure of the foramen ovale (case 1). II. Pulmonary veins draining wholly to the ductus arteriosus (case 2). Arch. Path. 49 (1950) 517–537
Gardner, D.L., L.Cole: Long survival with inferior vena cava draining into the left atrium. Brit. Heart J. 17 (1955) 93–97
Ho, S.Y., J.L.Monro, R.H.Anderson: The disposition of the sinus node in left-sided juxtaposition of the atrial appendage. Brit. Heart J. 41 (1979) 129–132
Hudson, R.: The normal and abnormal inter-atrial septum. Brit. Heart J. 17 (1955) 489–495
Ivemark, B.I.: Implications of agenesis of the spleen on the pathogenesis of conotruncus anomalies in childhood. An analysis of the heart: malformations in the splenic agenesis syndrome, with 14 new cases. Acta paediat. (Uppsala) 44 (1955) 1041–1110
James, T.N.: Classification of triatrial hearts. Anat. Rec. 143 (1962) 79–91
Jones, R.N., N.R.Niles: Spinnaker formation of the sinus venosus valve. Circulation 38 (1968) 468–473
Kuiper-Oosterwal, C.H., A.Moulaert: The scimitar syndrome in infancy and childhood. Europ. J. Cardiol. 1 (1973) 55–61
Layman, T.E., M.A.Levine, K.Amplatz, J.E.Edwards: „Asplenic syndrome" in association with rudimentary spleen. Amer. J. Cardiol. 20 (1967) 136–140
Macartney, F.J., J.R.Zuberbuhler, R.H.Anderson: Morphological considerations pertaining to recognition of atrial isomerism. Consequences for sequential chamber localisation. Brit. Heart J. 44 (1980) 657–667
Melhuish, B.P.P., R.Van Praagh: Juxtaposition of the atrial appendages. A sign of severe cyanotic congenital heart disease. Brit. Heart J. 30 (1968) 269–284
Moller, J.H., A.Nakib, R.C.Anderson, J.E.Edwards: Congenital cardiac disease associated with polysplenia: A developmental complex of bilateral „left-sidedness". Circulation 36 (1967) 789–799
Raghib, G., H.D.Ruttenberg, R.C.Anderson, K.Amplatz, P.Adams, J.E.Edwards: Termination of the left superior vena cava in left atrium, atrial septal defect and absence of coronary sinus. Circulation 31 (1965) 906–918
Rose, A.G., C.B.Beckman, J.E.Edwards: Communication between coronary sinus and left atrium. Brit. Heart J. 36 (1974) 182–185
Ross, D.N.: The sinus venosus type of atrial septal defect. Guy's Hosp. Rep. 105 (1956) 376–381
Stanger, P., A.M.Rudolph, J.E.Edwards: Cardiac malpositions: an overview based on study of sixty-five necropsy specimens. Circulation 56 (1977) 159–172
Sweeney, L.J., G.C.Rosenquist: The normal anatomy of the atrial septum in the human heart. Amer. Heart J. 98 (1979) 194–199
Thilenius, O.G., S.Bharati, M.Lev: Subdivided left atrium: an expanded concept of cor triatriatum sinistrum. Amer. J. Cardiol. 37 (1976) 743–751
Van Mierop, L.H.S., P.R.Patterson, R.W.Reynolds: Two cases of congenital asplenia with isomerism of the cardiac atria and the sinoatrial nodes. Amer. J. Cardiol. 13 (1964) 407–414
Van Mierop, L.H.S., I.H.Gessner, G.L.Schiebler: Asplenia and polysplenia syndromes. Birth Def. 8 (1972) 36–44
Venables, A.W.: Isolated drainage of the inferior vena cava to the left atrium. Brit. Heart J. 25 (1963) 545–548

11 Anomalien der Atrioventrikularregion

In diesem Kapitel wollen wir uns eingehend mit jenen Anomalien befassen, die eine Deformierung und Mißbildung der Atrioventrikularregion zur Folge haben. Als erstes behandeln wir das vollständige Fehlen der atrioventrikulären Septumverbindung, das einen charakteristischen, üblicherweise als „Endokardkissendefekt“ oder „Atrioventrikularmalformation“ bezeichneten Defekt bedingt. Dann wenden wir uns zwei abnormen atrioventrikulären Verbindungen zu, nämlich der atrioventrikulären Diskordanz und dem Doppeleinflußventrikel, und beschreiben die anderen Anomalien, die diese Fehlbildungen so oft begleiten. Zuletzt fassen wir die verschiedenen Anomalien der rechtsseitigen sowie der linksseitigen Atrioventrikularverbindung zusammen und schließen dabei eine weitere Anomalie, nämlich das Fehlen einer atrioventrikulären Verbindung, ein. In den letztgenannten Abschnitten werden jene Anomalien gemeinsam besprochen, die entweder die rechtsseitige oder die linksseitige Verbindung betreffen, unabhängig davon, ob die morphologisch mitral oder die morphologisch trikuspidal konfigurierte Klappe betroffen ist.

Atrioventrikularseptumdefekte

Wie es VAN MIEROP (1970) sehr elegant beschrieben hat, gibt es eine Gruppe von Anomalien, denen die abnorme Struktur ihrer Atrioventrikularverbindung und ihrer Ventrikelmasse gemeinsam ist. Wie bereits gesagt, werden sie öfter mit verschiedenen anderen Namen bezeichnet, etwa „Endokardkissendefekte“, „persistierender Atrioventrikularkanal“ oder „atrioventrikuläre Defekte“. Der Vergleich eines exemplarischen Falles mit dem normalen Herzen zeigt jedoch (Abb. 11.**1**), daß der Defekt auf dem vollständigen Fehlen des normalen Atrioventrikularseptums, sowohl seiner membranösen als auch seiner muskulären Komponente, beruht (Abb. 11.**2**). Der am besten geeignete und anatomisch korrekte Name für die Gruppe lautet daher Atrioventrikularseptumdefekte (BECKER u. ANDERSON 1982).

Ein Vergleich mit dem normalen Herzen (Abb. 11.**3**) ergibt, daß bei den Atrioventrikularseptumdefekten zusätzlich zum Fehlen der normalen Bauelemente des Atrioventrikularseptums auch noch eine gemeinsame Atrioventrikularverbindung (Abb. 11.**4**) anstelle der normalen getrennten rechten und linken, von der Mitral- und der Trikuspidalklappe besetzten Verbindung besteht. Aus diesem Grund weisen die Atrioventrikularklappensegel, die an der gemeinsamen Öffnung sitzen, erhebliche Normabweichungen auf, besonders die Segel im linken Anteil der Öffnung. Weil ein Ostium atrioventriculare commune vorhanden ist, kann sich die Aortenklappe nicht zwischen die rechte und die linke Komponente „hineinzwängen“ (vgl. Abb. 11.**3** und 11.**4**). Bei einem Atrioventrikularseptumdefekt liegt daher der linksventrikuläre Ausflußtrakt direkt vor der linken Atrioventrikularklappenkomponente, statt sich zwischen die linke (Mitral-)Klappe und das Septum wie im normalen Herzen zu zwängen. Tatsächlich lassen sich die Atrioventrikularklappensegel, die am Ostium commune sitzen, am besten als fünfsegelige Klappe interpretieren, wie es VAN MIEROP (1970) angegeben hat. Die Anordnung wird in Abb. 11.**5** anhand eines Atrioventrikularseptumdefekts mit Ostium commune schematisch dargestellt (sogenannter „kompletter Atrioventrikularkanal“) und mit der normalen Anordnung der Mitral- und Trikuspidalklappe in Vergleich gesetzt. Wie zu sehen ist, sind die beiden vollständig im rechten Ventrikel befindlichen Segel, das anterosuperiore und das inferiore, di-

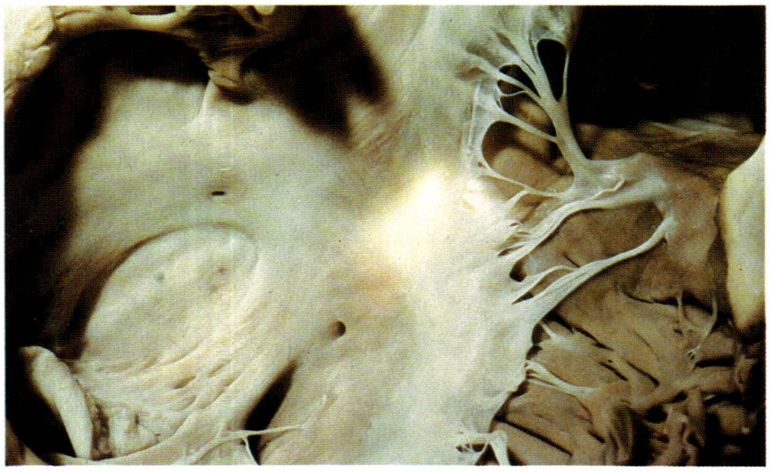

Abb. 11.**1** Transilluminiertes normales membranöses Septum von rechts gesehen. Es wird durch die Ansatzlinie der Trikuspidalklappe in eine atrioventrikuläre und eine interventrikuläre Komponente unterteilt. Posterior der atrioventrikulären Komponente befindet sich das atrioventrikuläre muskuläre Septum.

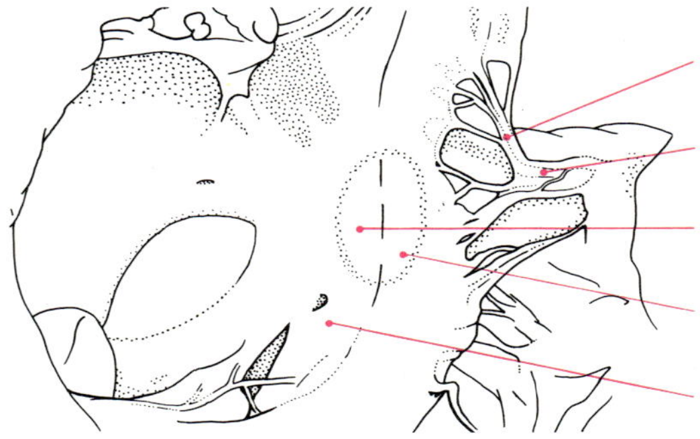

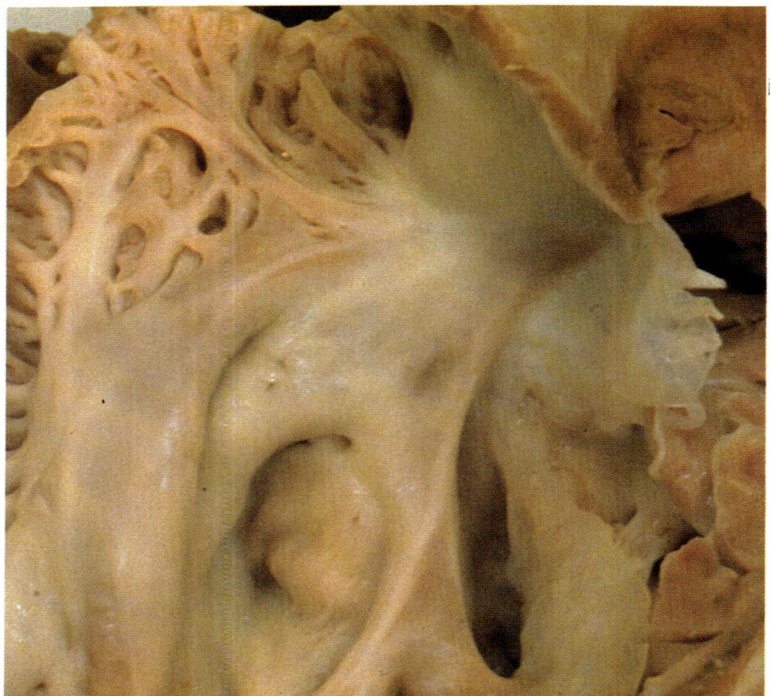

Abb. 11.**2** Der sog. Ostium-primum-Vorhofseptumdefekt ist in Wahrheit ein Defekt im Bereich des normalen Atrioventrikularseptums.

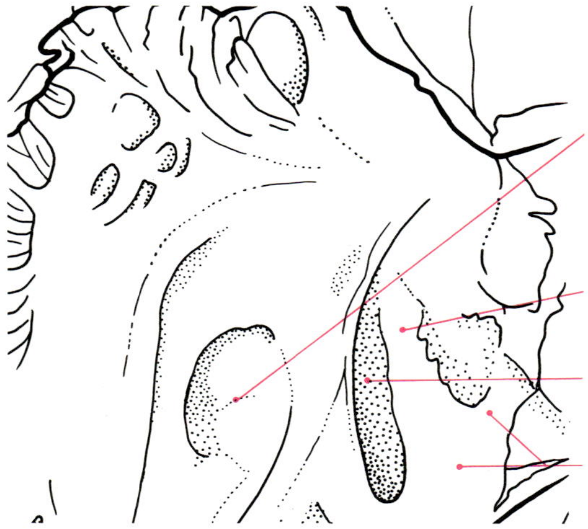

rekt mit denselben Segeln in der normalen Trikuspidalklappe vergleichbar.

In der normalen Mitralklappe beansprucht das murale Segel mindestens zwei Drittel der Zirkumferenz des linken Atrioventrikularostiums und wird von anterolateral und posteromedial gelegenen Papillarmuskeln getragen (Abb. 11.**5**, links). Bei Atrioventrikularseptumdefekten ist das murale, auf den linken Ventrikel beschränkte Segel jedoch viel kleiner und wird vorn und hinten von paarigen linksventrikulären Papillarmuskeln gehalten (Abb. 11.**5** rechts). Der Schlüssel zum Verständnis der Klappenmorphologie bei Atrioventrikularseptumdefekten liegt darin, daß die beiden übrigen Segel der fünfteiligen Klappe Papillarmuskeln sowohl im rechten als auch im linken Ventrikel besitzen – mit anderen Worten, es sind Brückensegel. Wir bezeichnen sie als das anteriore und das posteriore Brückensegel, und wie in Abb. 11.**5**, rechts, zu sehen ist, haben sie eine linksventrikuläre und eine rechtsventrikuläre Komponente.

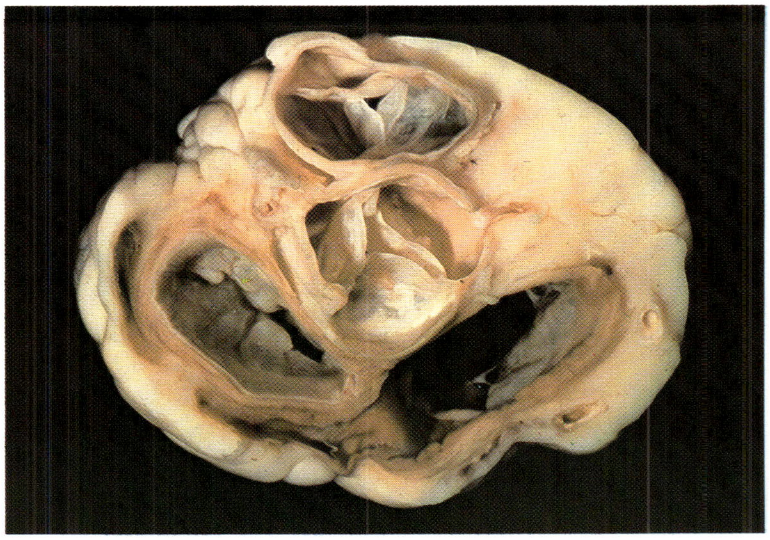

Abb. 11.**3** Normales Herz von oben gesehen. Man beachte die eingekeilte Position der Aortenklappe.

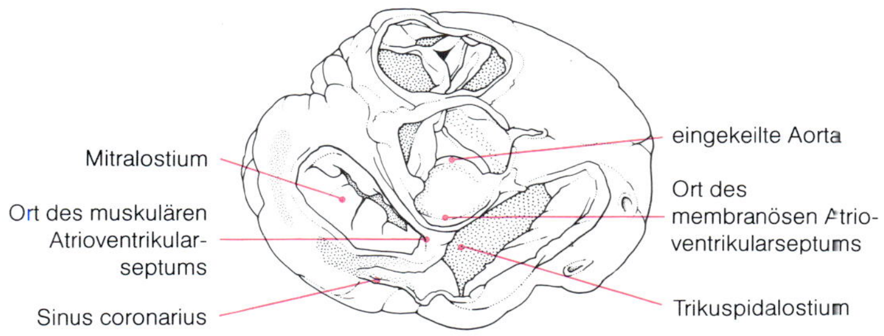

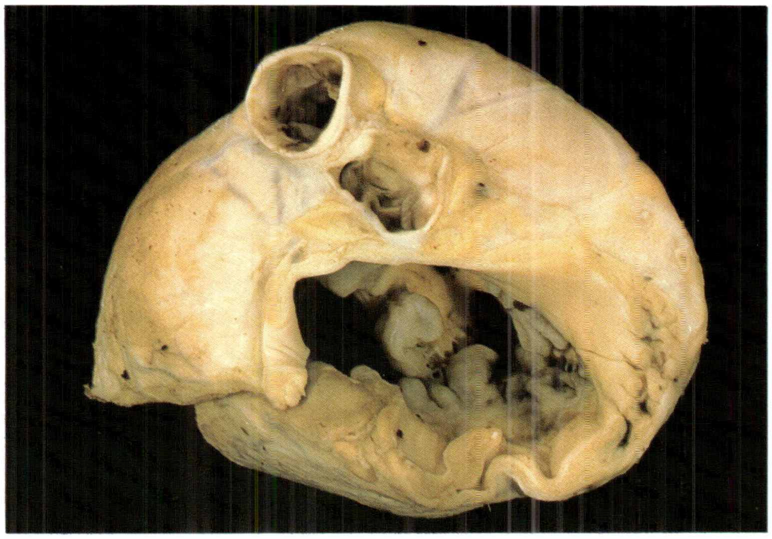

Abb. 11.**4** Atrioventrikularseptumdefekt von oben gesehen. Man beachte die gemeinsame Atrioventrikularverbindung und die anteriore Position der Aorta.

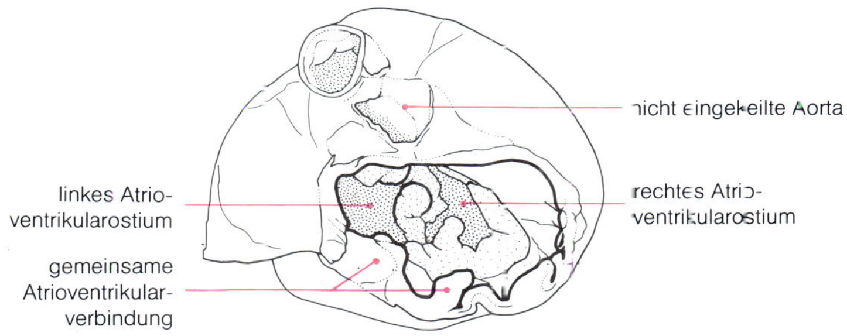

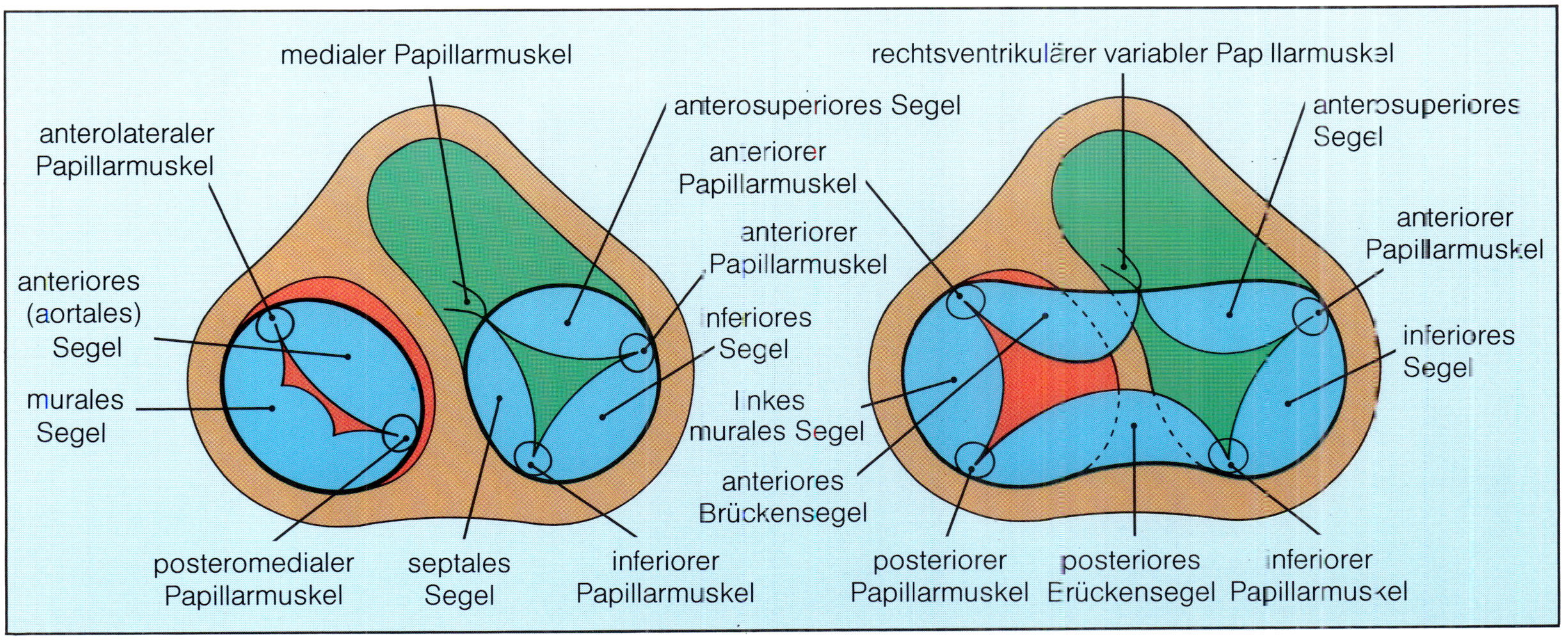

Abb. 11.**5** Schema zum Vergleich des Segelarrangements der Mitral- und Trikuspidalklappe im normalen Herzen (links) und bei Atrioventrikularseptumdefekt (rechts).

Die Auswirkung dieser Segelanordnung auf die linke Atrioventrikularverbindung ist in Abb. 11.**6** zu sehen, im Vergleich zur normalen Mitralklappe (Abb. 11.**7**), beide von unten betrachtet. Die normale Klappe hat zwei Segel, und der linksventrikuläre Ausflußtrakt ist zwischen Klappe und Septum eingekeilt (Abb. 11.**7**). Bei einem Atrioventrikularseptumdefekt hat die linke Klappe drei Segel, wie CARPENTIER (1978) gezeigt hat, und der Ausflußtrakt liegt anterior ihres Brückensegels (Abb. 11.**6**).

Bis jetzt hat sich unsere Besprechung auf sogenannte „komplette Atrioventrikularseptumdefekte" beschränkt. Es ist wohlbekannt, daß der zweite häufige Typ des Atrioventrikularseptumdefekts der sogenannte „Ostium-primum-Vorhofseptumdefekt mit Spaltung der Mitralklappe" ist. Aufgrund dieser Bezeichnung könnte man meinen, daß es sich bei dieser Anomalie um eine normale Mitralklappe mit einer Spalte in ihrem vorderen (aortalen) Segel handelt, und so wurde diese Anomalie auch von vielen früheren Untersuchern beschrieben. Das stimmt aber durchaus nicht, und eine Untersuchung der linken und der rechten Atrioventrikularverbindung bei einem „Ostium-primum-Vorhofseptumdefekt" ergibt, daß sie direkt mit den Verbindungen beim kompletten Defekt vergleichbar sind (vgl. Abb. 11.**8** u. 11.**9**). Der einzige Unterschied zwischen einem kompletten Atrioventrikularseptumdefekt und einem „Ostium-primum-Vorhofseptumdefekt" ist, daß beim letztgenannten, der oft als partieller Defekt bezeichnet wird, die gegenüberliegenden Teile der Brückensegel von einem Gewebestreifen am Kamm des Ventrikelseptums miteinander verbunden werden (Abb. 11.**10**, links). Wenn man die Klappensegel von einem Atrioventrikularseptumdefekt vollständig ablöst (Abb. 11.**11**), ist tatsächlich in keiner Weise mehr zu erkennen, ob es sich ursprünglich um ein Ostium atrioventriculare commune (kompletter Defekt) oder um ein separates rechtes und linkes Atrioventrikularostium

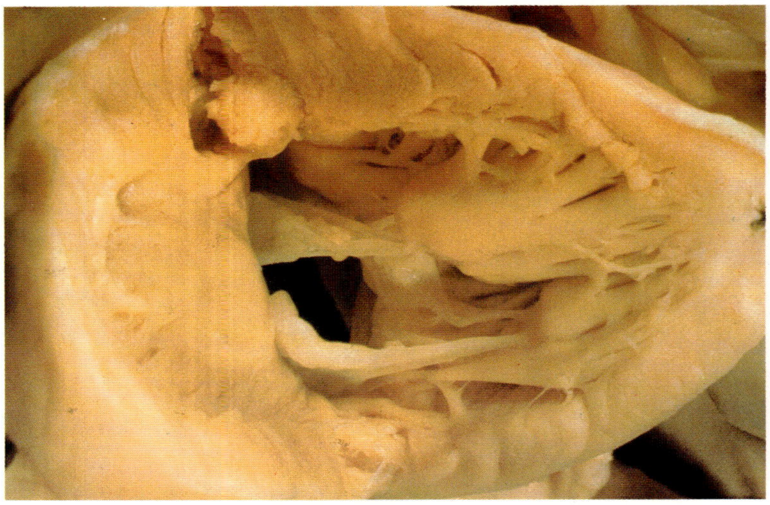

Abb. 11.**6** Geöffneter linker Ventrikel mit Atrioventrikularseptumdefekt. Man sieht die dreisegelige Klappe und den vorn gelegenen Ausflußtrakt.

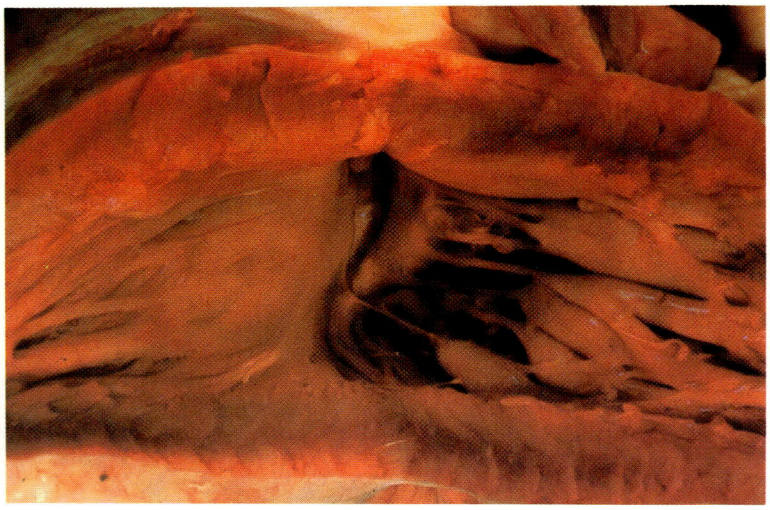

Abb. 11.**7** Normales Herz von links gesehen: die Mitralklappe überlappt den Ausflußtrakt.

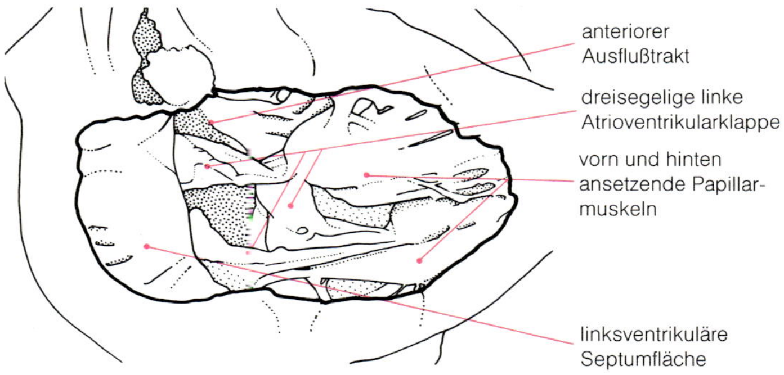

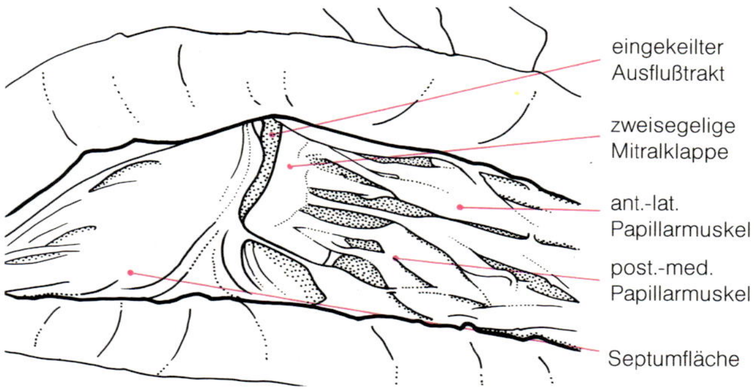

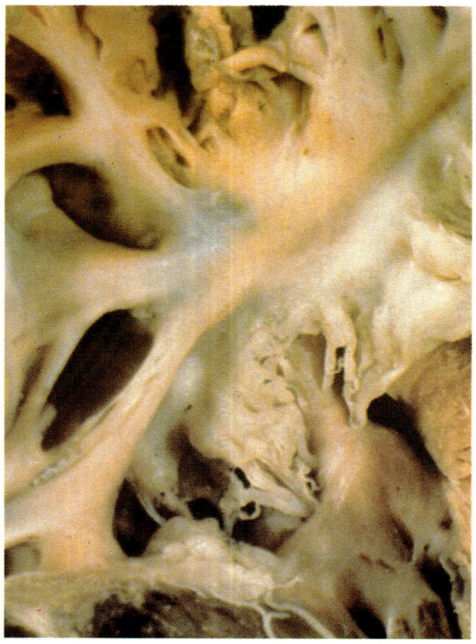

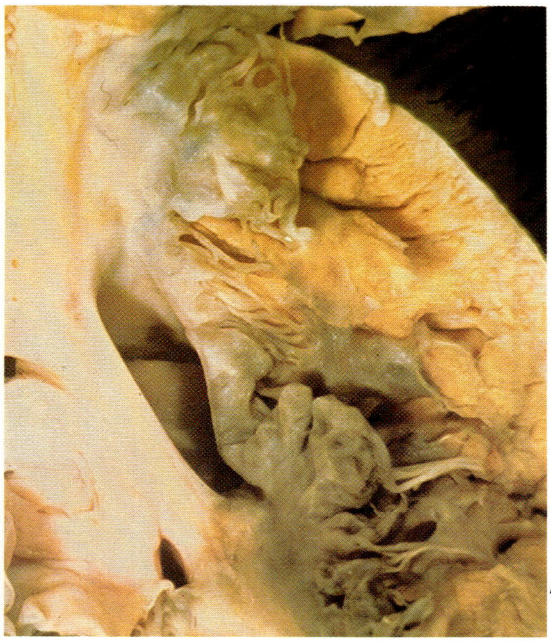

Abb. 11.**8** AV-Septumdefekt mit Ostium commune u. Brückensegeln. Rechts: „Ostium-primum-Vorhofseptumdefekt" mit Verbindungsstreifen zwischen den Brückensegeln, daher separate Ostien. Beides von rechts gesehen.

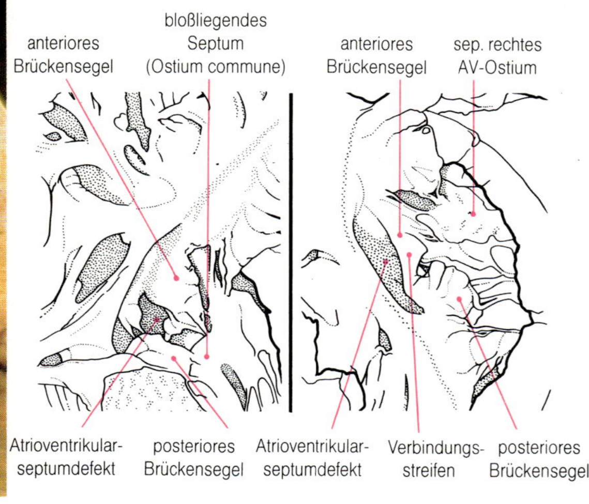

(partieller Defekt) gehandelt hat. Das aufgeschnittene Herz in Abb. 11.**11** illustriert auch die beiden anderen Wesensmerkmale der Atrioventrikularseptumdefekte, die VAN MIEROP (1970) hervorgehoben hat, nämlich den wie „ausgehöhlt“ wirkenden Septumkamm und das grobe Mißverhältnis zwischen den Dimensionen der Einfluß- und der Ausflußzone des Septums – die Einflußzone ist viel kürzer.

Es geht daraus hervor, daß Atrioventrikularseptumdefekte, wenn sie auch eine Einheit für sich darstellen, anatomisch ein Spektrum bilden,

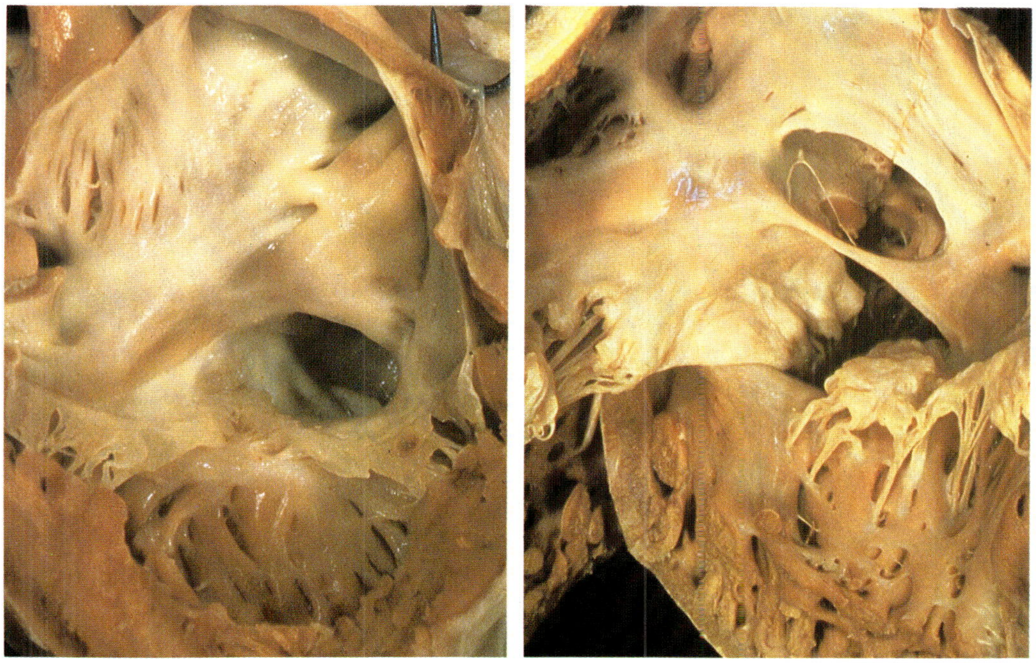

Abb. 11.**9** Links: „Ostium-primum-Vorhofseptumdefekt“ mit Verbindungsstreifen der getrennte Klappenostien erzeugt. Rechts: Brückensegel bei einem Atrioventrikularseptumdefekt mit Ostium commune. Beides von links gesehen.

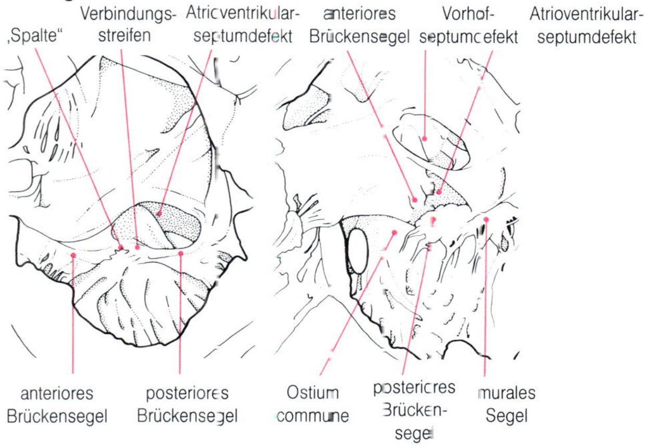

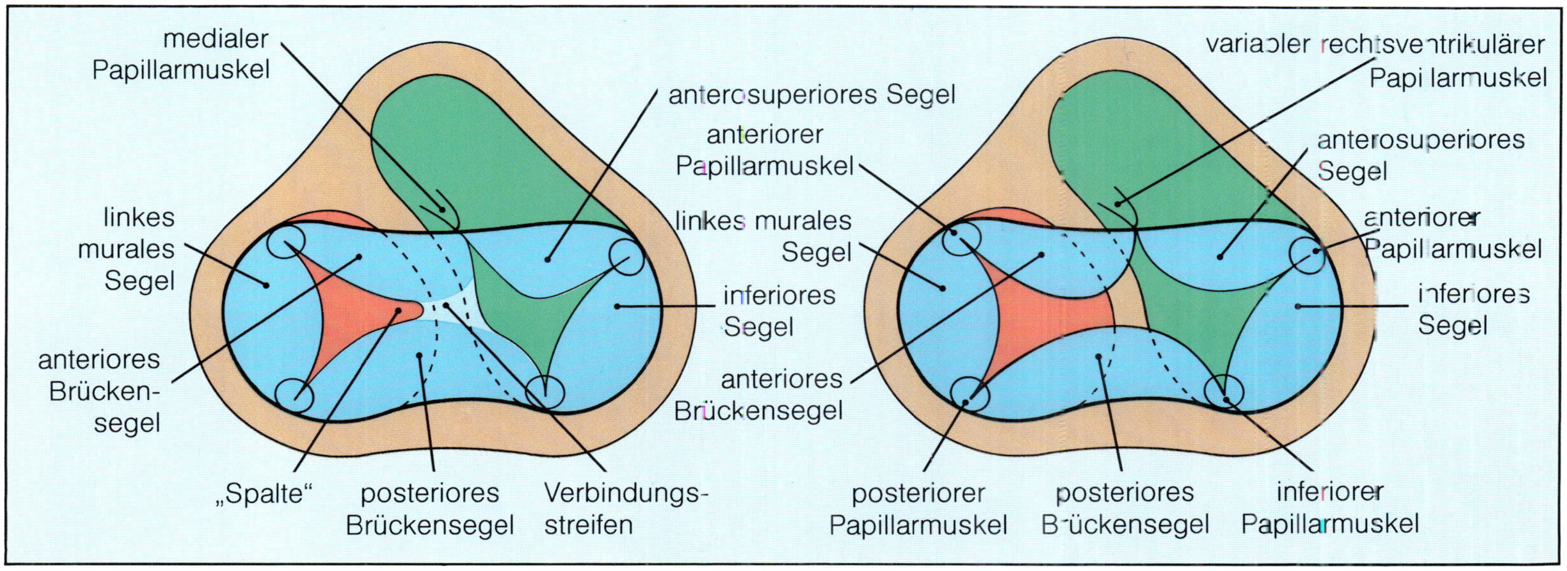

Abb. 11.**10** Das Schema zeigt, daß die Klappenmorphologie bei einem Atrioventrikularseptumdefekt mit getrennten Ostien (links) oder gemeinsamem Ostium (rechts) im wesentlichen dieselbe ist.

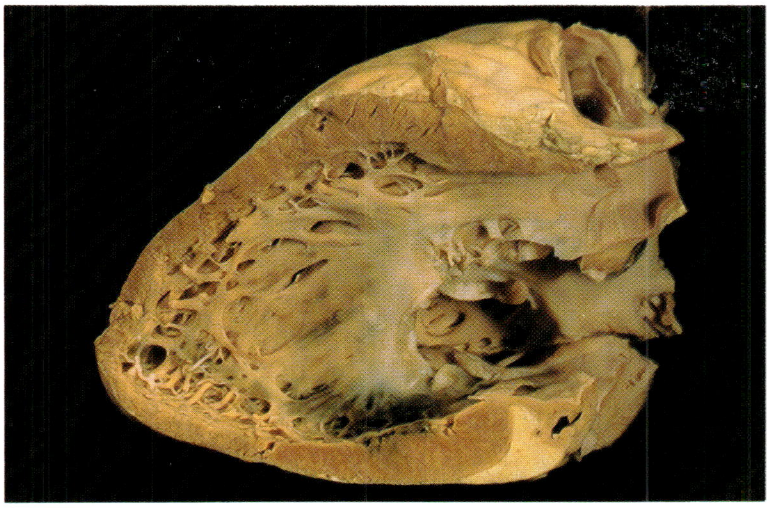

Abb. 11.**11** Bei Betrachtung der Ventrikelmasse von links ist in keiner Weise mehr der Typ des Atrioventrikularseptumdefekts zu erkennen, wenn die Klappensegel entfernt wurden. Man beachte das Mißverhältnis zwischen Einfluß- und Ausflußportion.

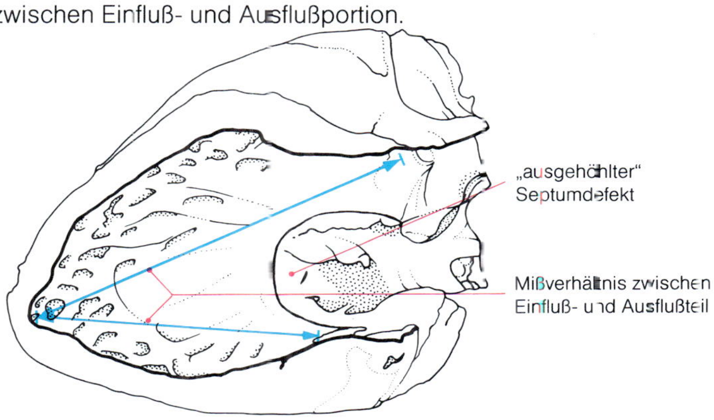

das in Untergruppen zerfällt, je nachdem, ob ein gemeinsames Atrioventrikularostium oder ein separates rechtes und linkes Ostium vorhanden ist. Die weitere Unterteilung richtet sich nach der Integrität des Vorhofseptums und danach, ob die Brückensegel am Kamm des Ventrikelseptums angeheftet sind oder nicht. Abb. 11.**12** zeigt einen Atrioventrikularseptumdefekt mit zwei getrennten Ostien, vom linken Ventrikel gesehen. Die sogenannte Spalte ist in Wirklichkeit der Raum zwischen den linken Komponenten des vorderen und des hinteren Brückensegels, da die linke Klappe drei Segel besitzt wie beim kompletten Defekt (CARPENTIER 1978). Ein Atrioventrikularseptumdefekt erlaubt gewöhnlich einen interatrialen Shunt, weil die Klappensegel in die Ventrikelhöhle verlagert und mit dem ausgehöhlten Septumkamm verschmolzen sind. Der untere Rand des Vorhofseptums reicht fast bis zur Atrioventrikularverbindung hinunter, so daß der interatriale Shunt eigentlich innerhalb der Ventrikelmasse stattfindet. Nichtsdestoweniger kann das Vorhofseptum wirklich unvollständig sein oder einen Ostium-secundum-Defekt aufweisen; das Grundproblem beim „Ostium-primum-Vorhofseptumdefekt" ist aber das Fehlen des Atrioventrikular- und nicht des Vorhofseptums.
Ein Vergleich mit Abb. 11.**13** zeigt, daß die Brückensegel beim kompletten Defekt nicht mit dem ausgehöhlten Septumkamm verschmolzen sind, so daß sich der Atrioventrikularseptumdefekt in eine interatriale, eine interventrikuläre und eine interkuspidale Komponente aufteilt. Zwischen den in Abb. 11.**12** und 11.**13** gezeigten Extremen existiert eine Reihe von Zwischenstufen; ob eine interventrikuläre Kommunikation vorhanden ist oder nicht, hängt aber nur davon ab, ob die Brückensegel und der Verbindungsstreifen mit dem Septumkamm verschmolzen sind. Mit anderen Worten, die „partielle" Form des Atrioventrikularseptumdefekts kann noch durch interventrikuläre Kommunikationen kompliziert werden. Im Hinblick auf den Shunt, der durch einen Atrioventrikulardefekt ermöglicht wird, kann man noch mit einer weiteren Variante rechnen. Wenn die Atrioventrikularklappensegel an der Unterseite des Vorhofseptums ansetzen, ist nur eine interventrikuläre Kommunikation möglich, der sogenannte „isolierte Ventrikelseptumdefekt vom Atrioventrikularkanaltyp". Dieser Ausdruck wird jedoch in recht verwirrender Weise benützt, so daß wir ihn nicht empfehlen. Man spricht besser von einem Atrioventrikularseptumdefekt, der nur einen interventrikulären Shunt erlaubt. Wir haben dieses Arrangement sowohl bei einem Ostium atrioventriculare commune (s. Abb. 13.**7**) als auch bei getrenntem rechtem und linkem Atrioventrikularostium gesehen.

Entsprechend der Klassifikation von RASTELLI (RASTELLI u. Mitarb. 1966) wurde eine weitere Unterteilung des „kompletten" Defekttyps vorgenommen. Unsere und andere Beobachtungen (PICCOLI u. Mitarb. 1979 a, b, UGARTE u. Mitarb. 1976) stützen die Beobachtungen von RASTELLI (1966), stellen aber deren Interpretation in Frage. Im wesentlichen stehen die verschiedenen von RASTELLI u. Mitarb. (1966) beschriebenen Typen nach unserer Meinung mit dem Grad der Brückenbildung des anterioren Segels in Zusammenhang. Beim Typ A ist die Brückenbildung minimal, und an der Kommissur zwischen dem Brückensegel und dem anterosuperioren Segel setzt der mediale Papillarmuskel an (Abb. 11.**4**). Beim Typ B ist die Brückenbildung ausgedehnter, und an der Kommissur setzt ein anomaler apikaler Papillarmuskel an (Abb. 11.**15**). Beim Typ C liegt dagegen eine extreme Brückenbildung vor, und die Kommissur ist wie die anterosuperior-inferiore Kommissur mit dem anterioren Papillarmuskel verbunden (Abb. 11.**16**). Wie die Abb. 11.**14**–11.**16** zeigen, nimmt die Größe des anterosuperioren Segels ab, je höhergradig die Brückenbildung des anterioren Segels ist.
Ein weiteres Charakteristikum des Atrioventrikularseptumdefekts ist die Beschaffenheit des linksventrikulären Ausflußtrakts. In typischer Weise zwischen dem anterioren Brückensegel und der vorderen Ventrikelwand eingezwängt, ist er für eine weitere Einengung durch andere Anomalien wie Gewebezipfel oder anomale Papillarmuskelinsertionen besonders anfällig. Es neigt der ganze linke Ventrikel zur Obstruktion und Hypoplasie, die den von BHARATI u. LEV (1973) beschriebenen rechtsdominanten Typ des Atrioventrikularseptumdefekts verursacht. Gewöhnlich ist das Verhältnis der Ventrikel ausgewogen, es kommt aber auch eine Hypoplasie des rechten Ventrikels vor, die zur linksdominanten Form führt (Abb. 11.17).

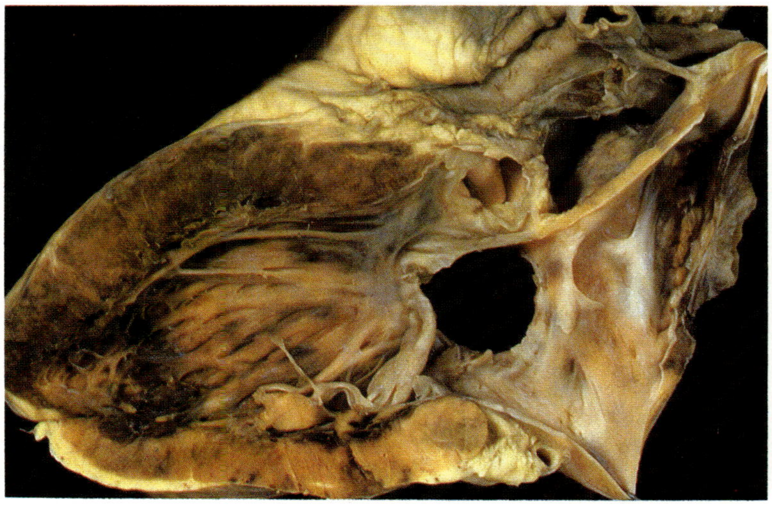

Abb. 11.**12** Durch die Anheftung der Brückensegel an dem „ausgehöhlten" Ventrikelseptum entsteht der sog. „Ostium-primum-Vorhofseptumdefekt".

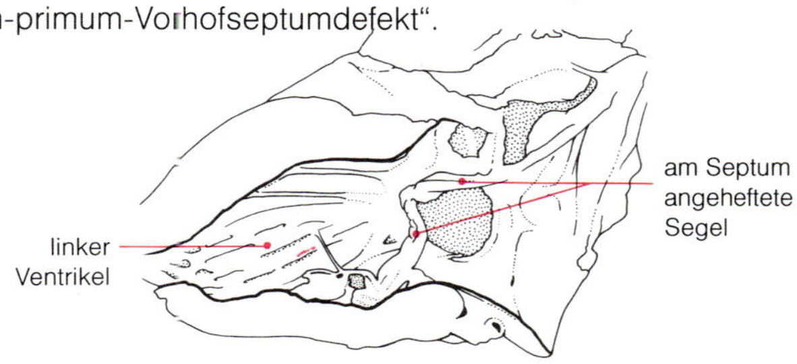

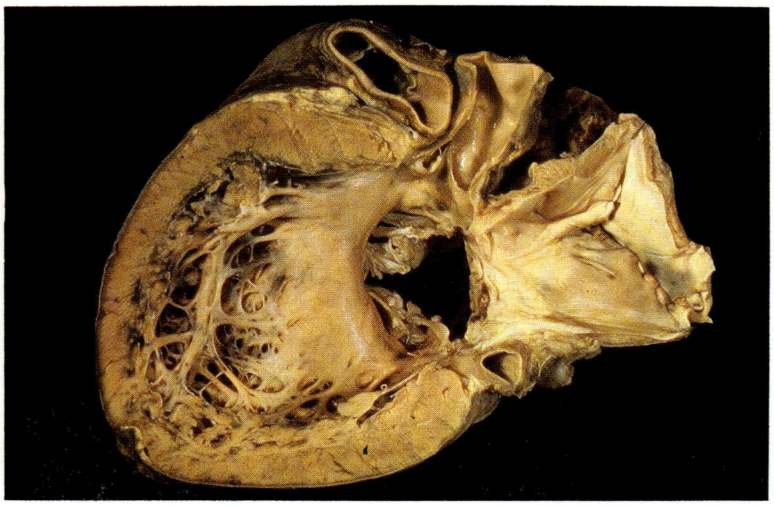

Abb. 11.**13** Bei diesem Defekt mit Ostium commune flottieren die Brückensegel frei und teilen den Atrioventrikularseptumdefekt in eine interatriale und eine interventrikuläre Komponente.

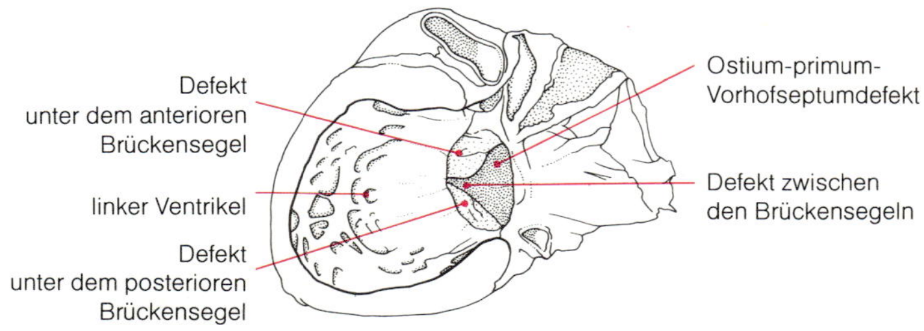

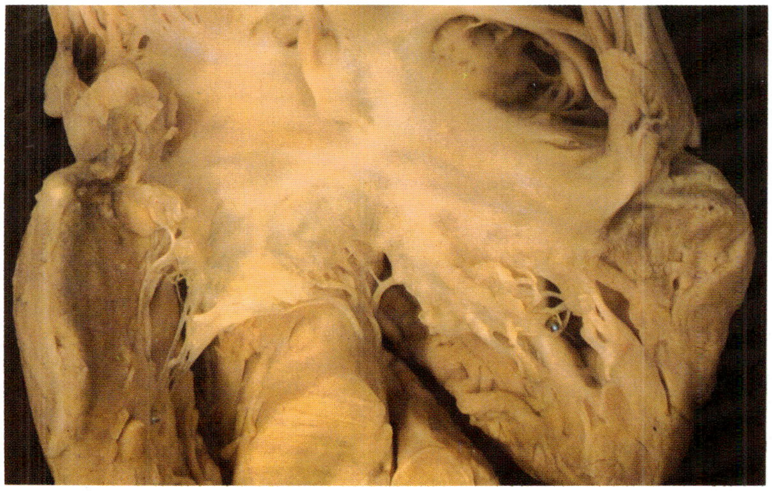

Abb. 11.**14** Atrioventrikularseptumdefekt mit Ostium commune und minimaler Brückenbildung des anterioren Segels (sog. Rastelli-Typ A). Man beachte die Größe des anterosuperioren Segels (Pfeil) und vergleiche sie mit Abb. 11.15 und 11.16.

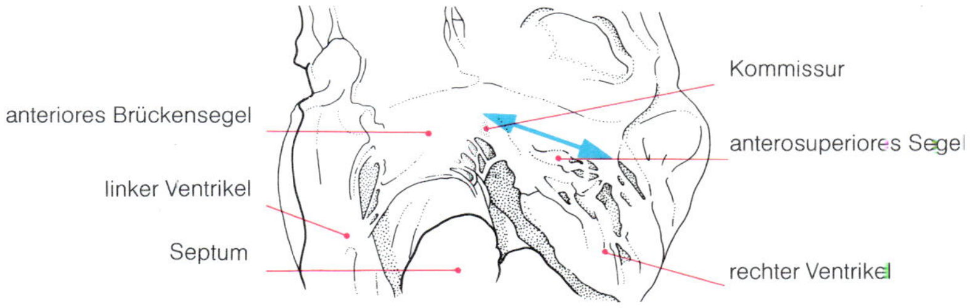

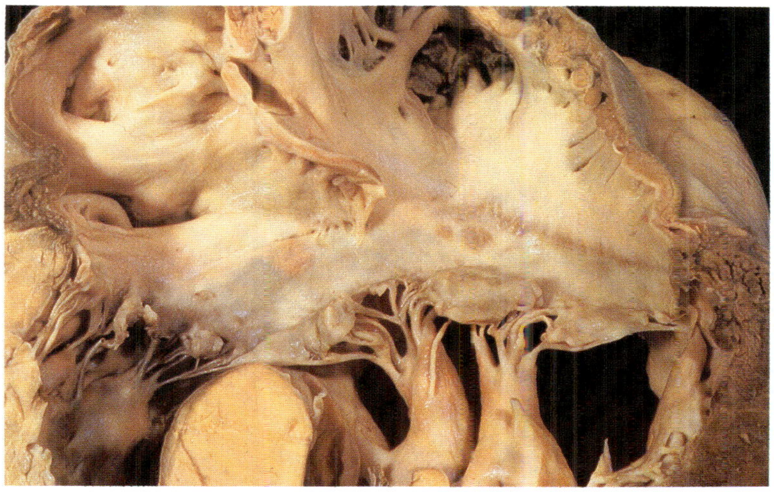

Abb. 11.**15** Atrioventrikularseptumdefekt mit Ostium commune und stärkerer Brückenbildung des anterioren Segels; die Kommissur zwischen diesem und dem anterosuperioren Segel ist mit einem anomalen apikalen Papillarmuskel verbunden (sog. Rastelli-Typ B).

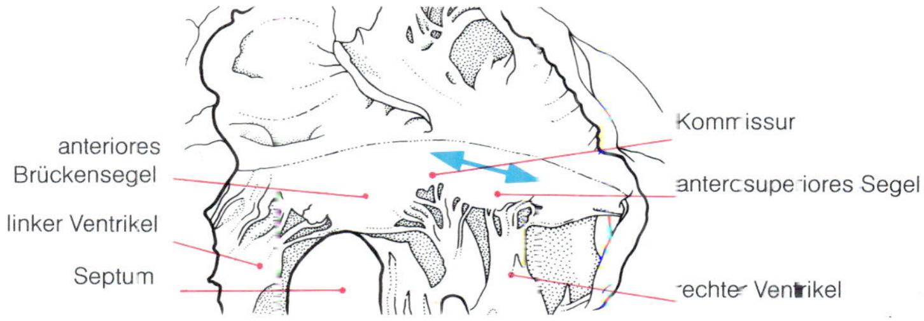

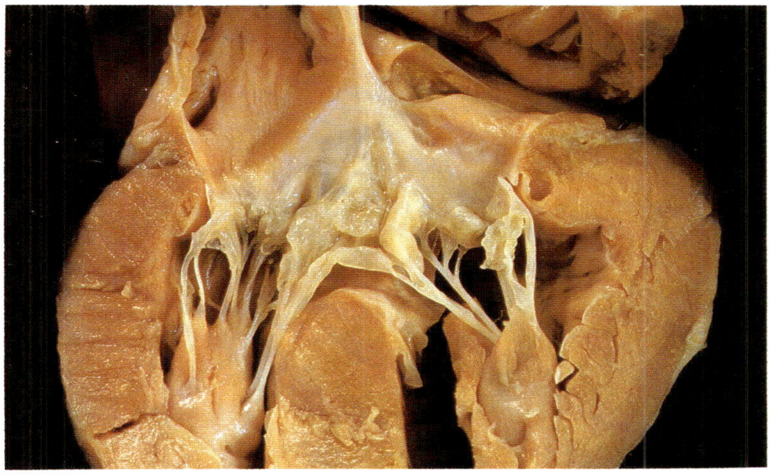

Abb. 11.**16** Atrioventrikularseptumdefekt mit Ostium commune und extremer Brückenbildung des anterioren Segels, wobei die Kommissur mit dem anterioren, zweigeteilten Papillarmuskel verbunden ist (sog. Rastelli-Typ C).

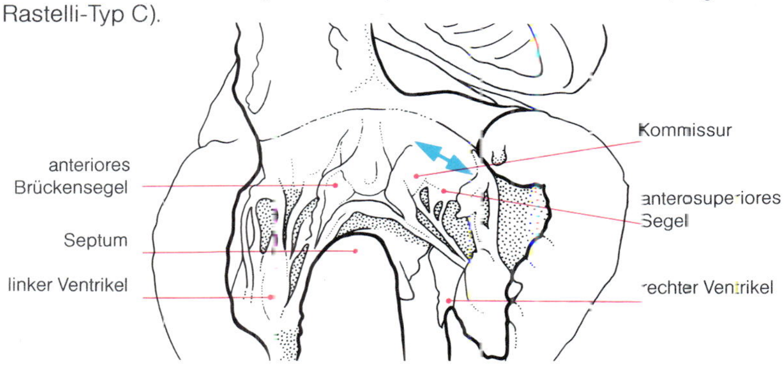

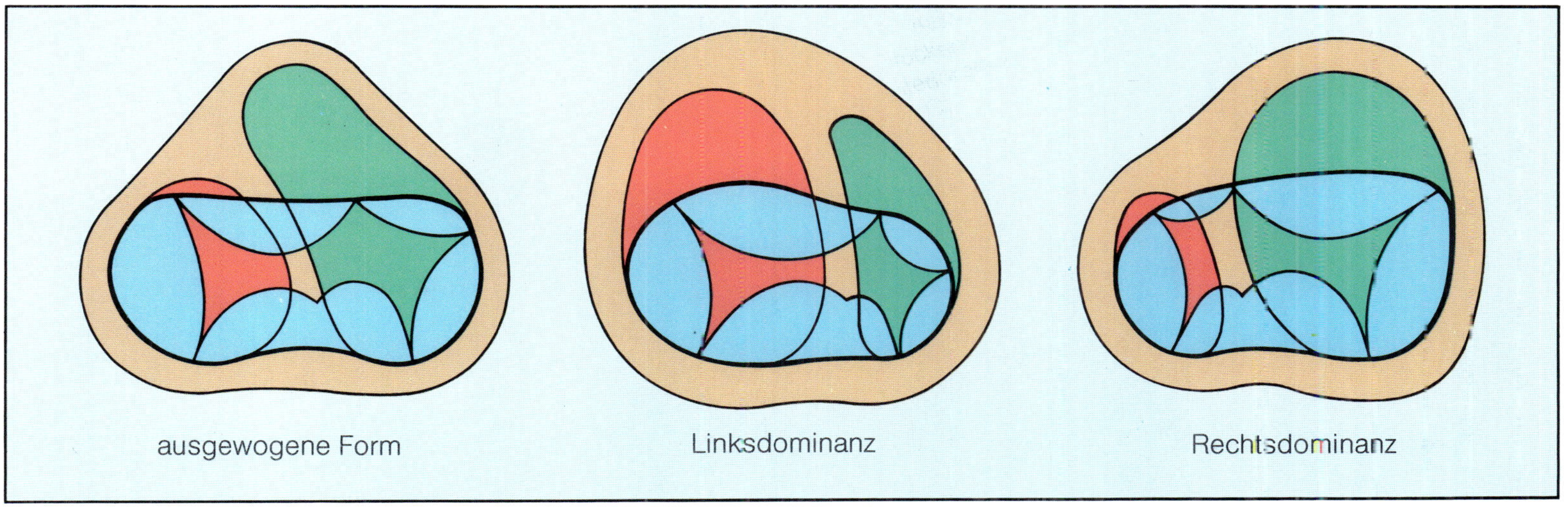

Abb. 11.**17** Je nachdem, welchen Anteil die beiden Ventrikel an dem gemeinsamen Atrioventrikularostium bei einem Atrioventrikularseptumdefekt haben, ist das Verhältnis der Ventrikel ausgewogen oder weist eine Rechts- oder Linksdominanz auf. Schematische Darstellung.

Die letzte wichtige Begleiterscheinung der Atrioventrikularseptumdefekte ist die von Lev (1958) und Feldt u. Mitarb. (1970) gut beschriebene Fehlanlage des Erregungsleitungsgewebes; diese Beobachtungen wurden durch unsere Studien gestützt (Thiene u. Mitarb. 1981). Abb. 11.**18** zeigt die Anordnung bei einem partiellen Defekt (mit getrennten Klappenostien) in der Sicht des Chirurgen. Der Atrioventrikularknoten ist nach hinten verlagert und befindet sich in einem „Knotendreieck“, wenn auch das normale Koch-Dreieck nicht mehr existiert. Ein langes His-Bündel durchbohrt den Anulus fibrosus und ist gemeinsam mit dem ganzen Bündelabschnitt, der sich in die Schenkel aufteilt, nach hinten unter das posteriore Brückensegel verlagert.

Atrioventrikuläre Diskordanz

Die atrioventrikuläre Diskordanz ist ein spezieller Typ der atrioventrikulären Verbindung: der morphologisch rechte Vorhof ist mit dem morphologisch linken Ventrikel und der morphologisch linke Vorhof mit dem morphologisch rechten Ventrikel verbunden. Sie kann bei Situs solitus (Abb. 11.**19**) oder bei Situs inversus (Abb. 11.**20**) vorkommen, aber nicht bei Vorhofisomerie, da die resultierende Verbindung definitionsgemäß doppeldeutig ist (s. Kap. 9).

Eine atrioventrikuläre Diskordanz kann mit jedem Typ der ventrikuloarteriellen Verbindung kombiniert sein, findet sich aber am häufigsten bei

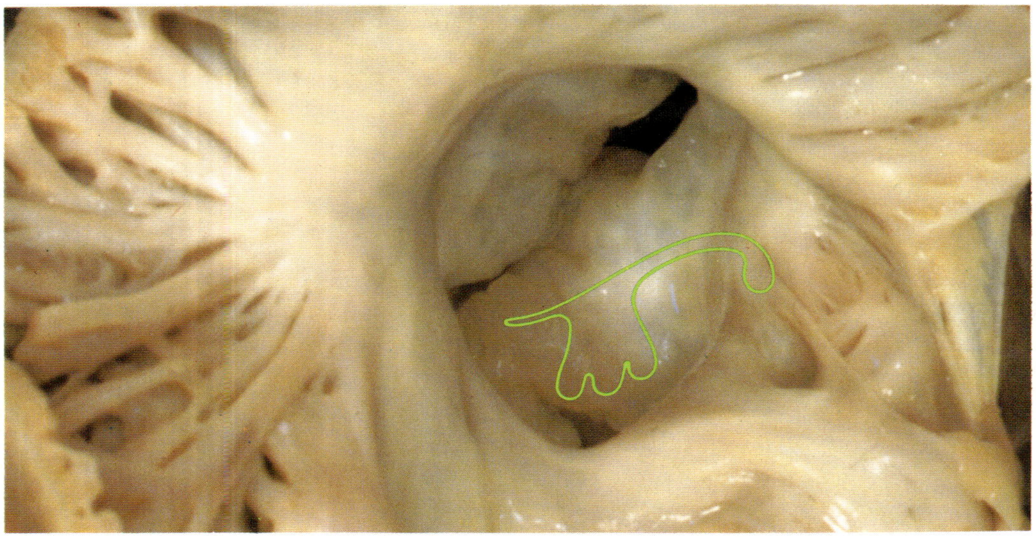

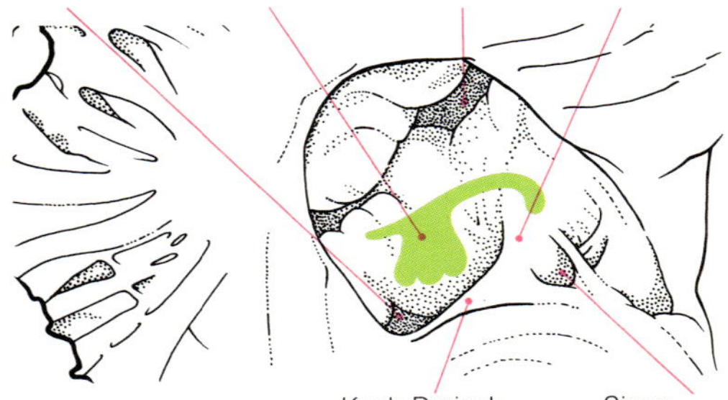

Abb. 11.**18** Atrioventrikularseptumdefekt mit getrennten Klappenostien aus der Sicht des Chirurgen. Die Lage des Erregungsleitungsgewebes wurde angezeichnet.

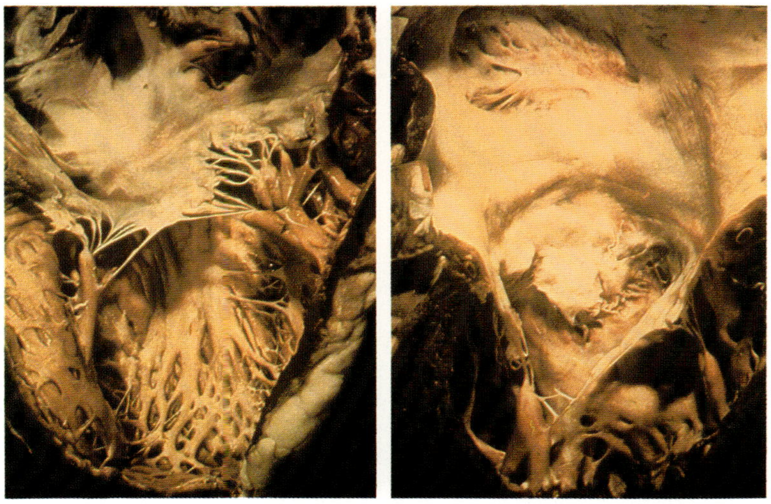

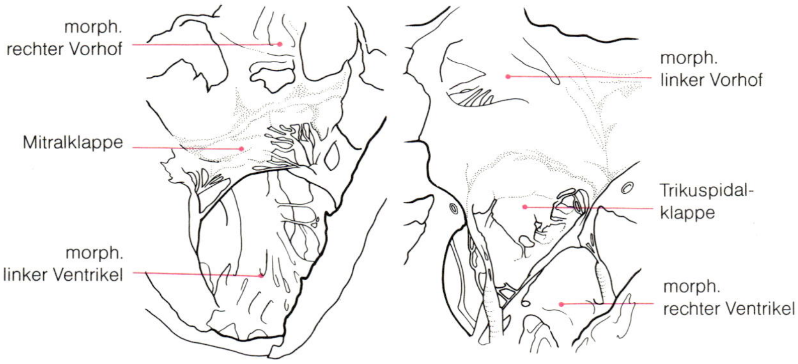

Abb. 11.**19** Atrioventrikuläre Diskordanz bei Situs solitus. Links: rechte Seite des Herzens, rechts: linke Seite des Herzens.

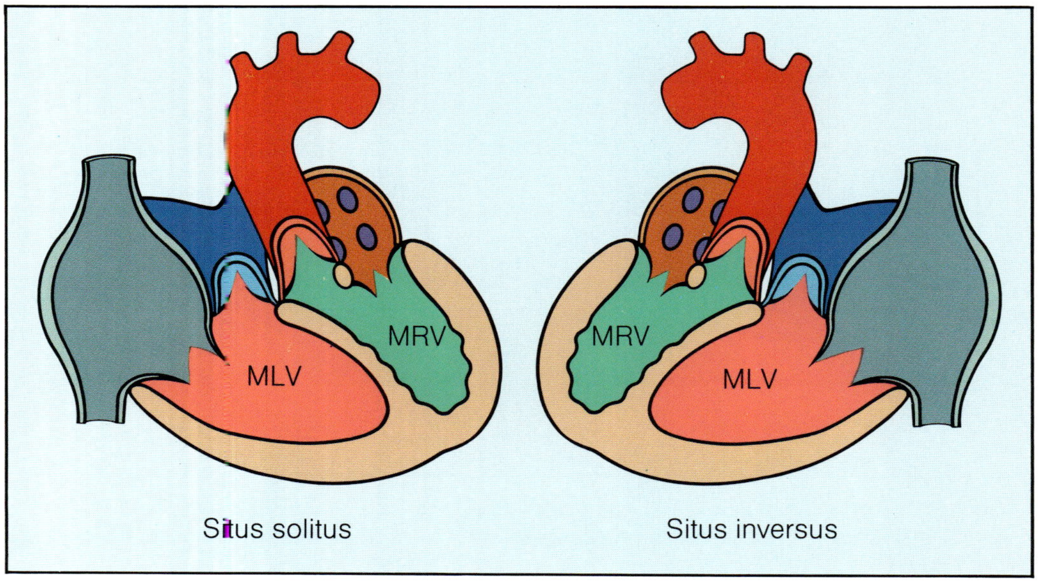

Abb. 11.**20** Schematische Darstellung der atrioventrikulären Diskordanz bei konnatal korrigierter Transposition, wie sie bei Situs solitus (links) oder Situs inversus (rechts) aussieht. MLV = morphologisch linker Ventrikel, MRV = morphologisch rechter Ventrikel.

ventrikuloarterieller Diskordanz. Die so entstandene Segmentkombination wird als konnatal korrigierte Transposition bezeichnet (Abb. 11.**21**), bei der gewöhnlich der morphologisch linke Ventrikel rechts vom morphologisch rechten Ventrikel liegt („Ventrikelinversion"), während sich die Aorta links vom Truncus pulmonalis befindet („l-Transposition", Abb. 11.**22**). Keines dieser Merkmale ist allerdings konstant genug, um als Synonym für korrigierte Transposition verwendbar zu sein. So gibt es eine wichtige Variante, bei der aufgrund einer Rotation der Ventrikelmasse der morphologisch linke Ventrikel auf der linken Seite ist, obwohl eine atrioventrikuläre Diskordanz besteht (Abb. 11.**23**, links) und die Aorta rechts vom Truncus pulmonalis liegt (Abb. 11.**23**, rechts). Dieses Arrangement, bei dem die Lagebeziehungen der Ventrikel und Arterien nicht so sind, wie man es für die vorliegenden Verbindungen erwarten würde, wird als „kreuzverkehrtes" („criss-cross") Herz bezeichnet (ANDERSON u. Mitarb. 1974, VAN PRAAGH u. Mitarb. 1980).

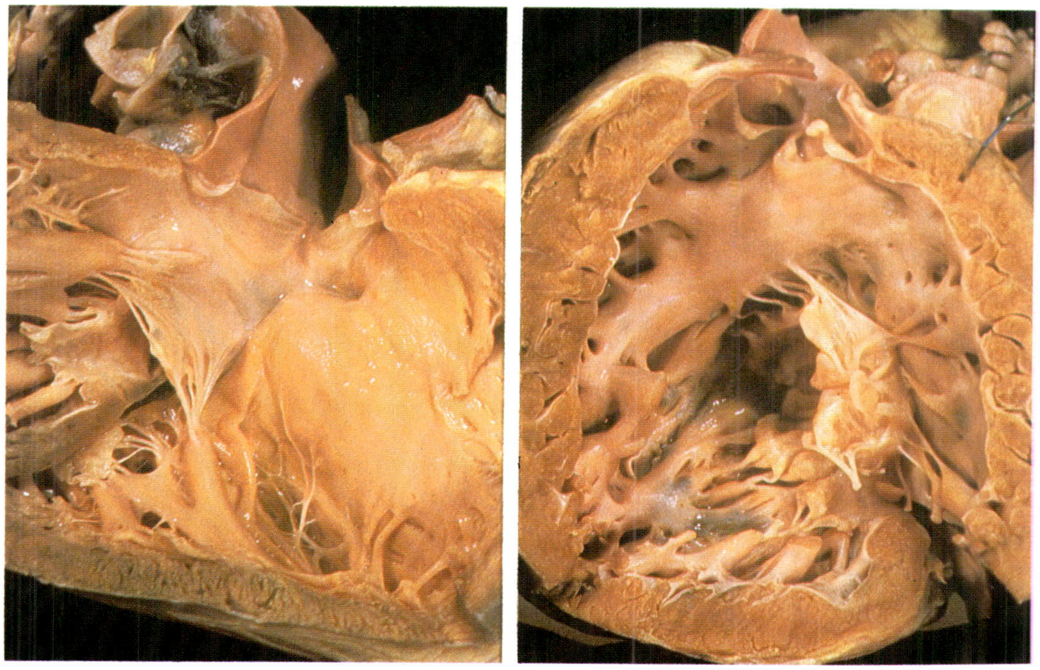

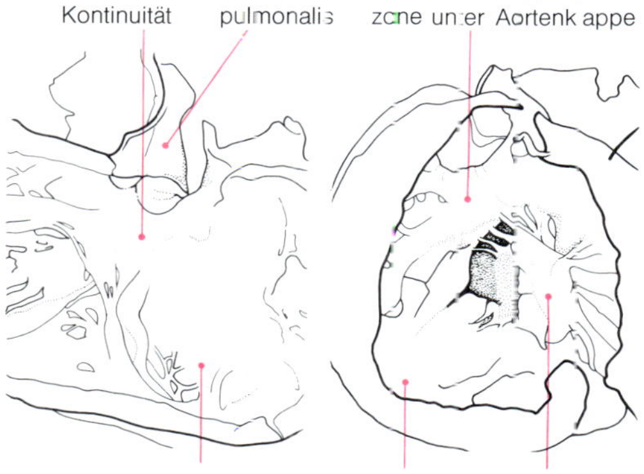

Abb. 11.**21** Ventrikuloarterielle Diskordanz, die in Verbindung mit atrioventrikulärer Diskordanz die konnatal korrigierte Transposition bildet. Der Truncus pulmonalis entspringt aus dem morphologisch linken Ventrikel (links) und die Aorta aus dem morphologisch rechten (rechts).

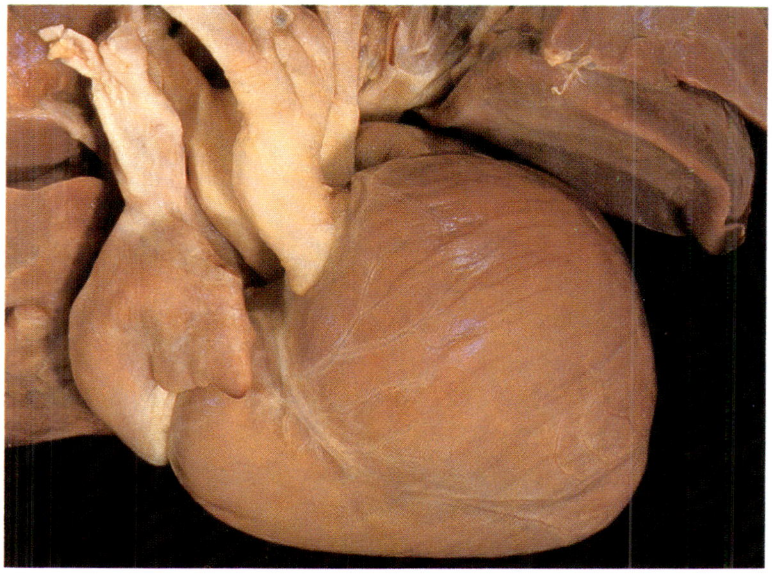

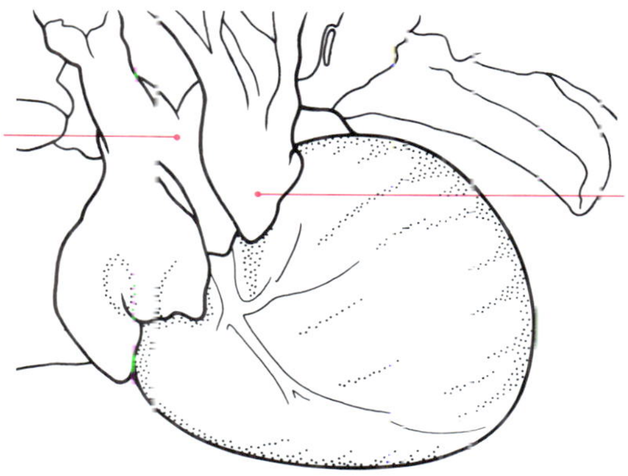

Abb. 11.**22** Übliche linksseitige Position der Aorta bei konnatal korrigierter Transposition bei Situs solitus.

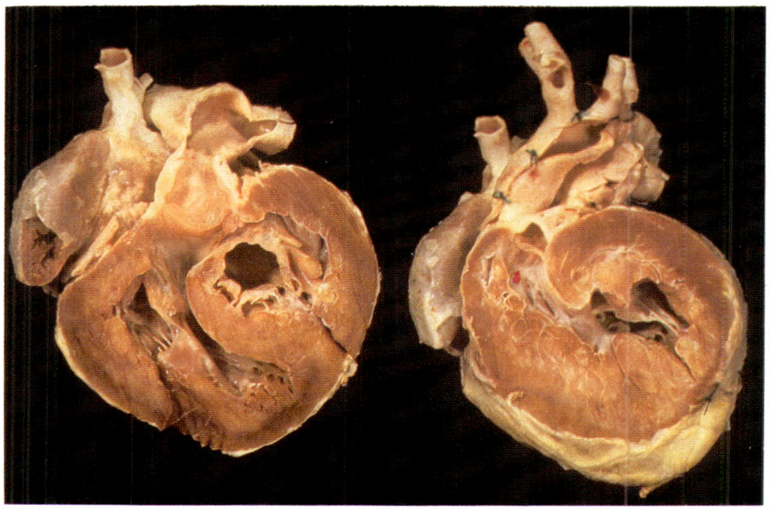

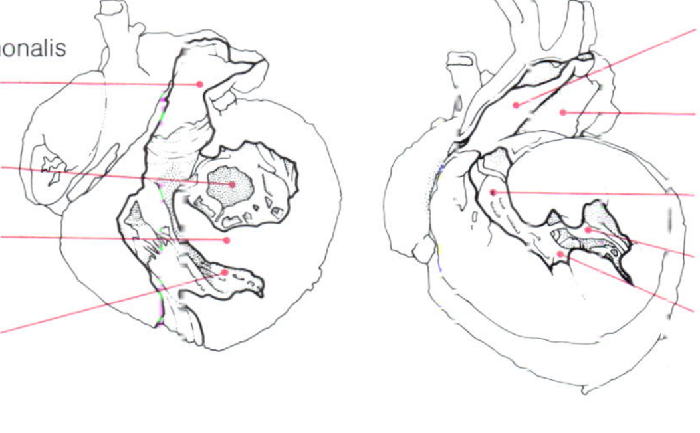

Abb. 11.**23** „Kreuzverkehrtes Herz" bei Situs solitus mit atrioventrikulärer Diskordanz; links: posteriorer Schnitt, rechts: Schnittebene weiter vorn. Der morphologisch rechte Ventrikel legt sich über den posterior und inferior gelegenen morphologisch linken Ventrikel, die Trikuspidalklappe ist auf der linken Seite, die Aorta auf der rechten.

Wenn sich eine korrigierte Transposition bei Situs inversus findet, ist überdies der morphologisch linke Ventrikel in der Regel linksseitig (Abb. 11.**20**) und die Aorta rechtsseitig (Abb. 11.**24**). Es ist sowohl irreführend als auch ungenau, wenn man den Ausdruck „l-Transposition" so verwendet, als ob er mit „konnatal korrigierter Transposition" synonym wäre.

Aufgrund der doppelten Diskordanz sind die Strömungsverhältnisse bei dieser Anomalie im Prinzip korrigiert; sie werden aber durch Begleitanomalien oft „entkorrigiert", so daß man selten einen isolierten Fall mit intaktem Vorhof- und Ventrikelseptum ohne weitere Fehlbildungen findet (Losekoot u. Mitarb. 1982). Drei der Begleitveränderungen sind so häufig, daß man sie fast als Teil der Anomalie ansehen kann (Van-Praagh 1970, Allwork u. Mitarb. 1976), und zwar erstens Ventrikelseptumdefekte, zweitens die Pulmonalstenose und drittens die Ebstein-Anomalie der linken Atrioventrikularklappe. Der Ventrikelseptumdefekt ist gewöhnlich ein subpulmonaler „perimembranöser" Defekt, der sich in das Einflußzonenseptum erstreckt (Abb. 11.**25**); er kann aber auch in das Ausflußzonenseptum reichen, ein „muskulärer" Defekt sein, oder zu einem unterhalb beider großer Arterien liegenden Defekt werden. Die Pulmonalstenose kann durch jede Veränderung, die eine Verengung des morphologisch linksventrikulären Ausflußtrakts verursacht, bedingt sein (s. Kap. 13). Von besonderer Bedeutung sind Gewebezipfel, die entweder von einem teilweise ausgebildeten membranösen Septum (Abb. 11.**26**) oder vom benachbarten Klappengewebe (Anderson u. Mitarb. 1974) herabhängen und damit den Ausflußtrakt einengen (Losekoot u. Mitarb. 1982). Häufig besteht eine Ebstein-Anomalie mit Abwärtsverlagerung des Trikuspidalklappenansatzes in die Einflußzone des morphologisch rechten Ventrikels (Abb. 11.**27**). Eine Dünnwandigkeit und Dilatation des „atrialisierten" Einflußzonenteils ist selten, kann aber sicherlich vorkommen.

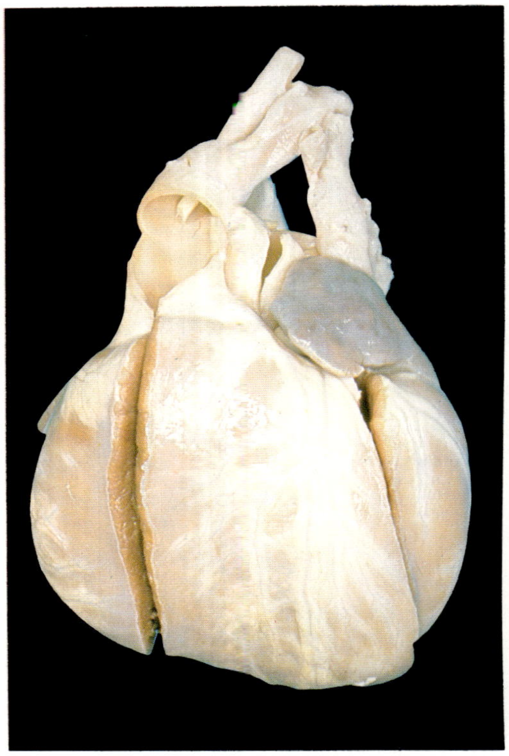

Abb. 11.**24** Bei korrigierter Transposition bei Situs inversus ist es die Regel, daß die Aorta rechts liegt.

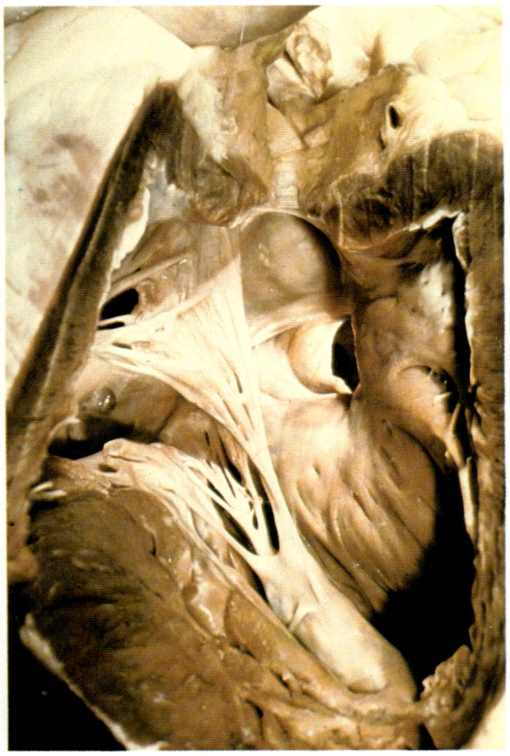

Abb. 11.**25** Typischer „perimembranöser" subpulmonaler, in die Einflußzone reichender Ventrikelseptumdefekt bei konnatal korrigierter Transposition.

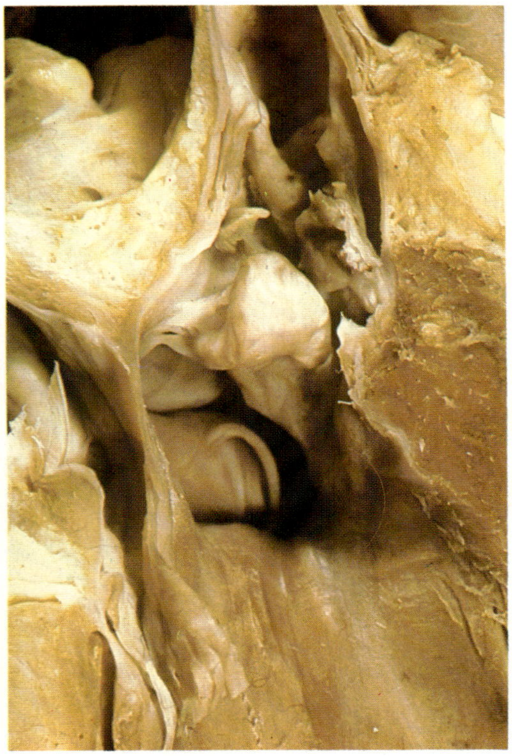

Abb. 11.**26** Von dem nur teilweise ausgebildeten membranösen Septum stammender Gewebezipfel, der eine subpulmonale Stenose verursacht.

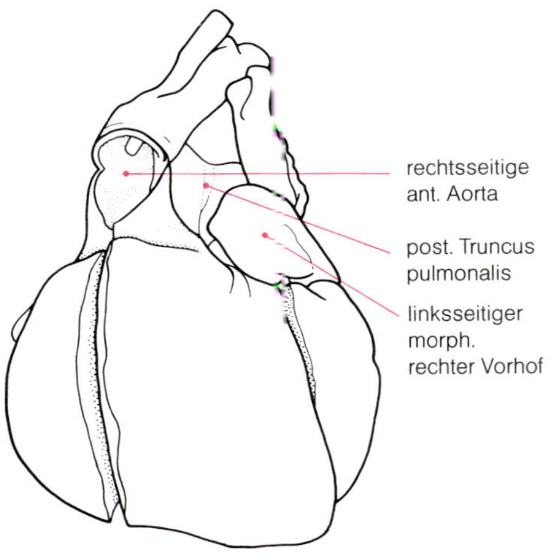

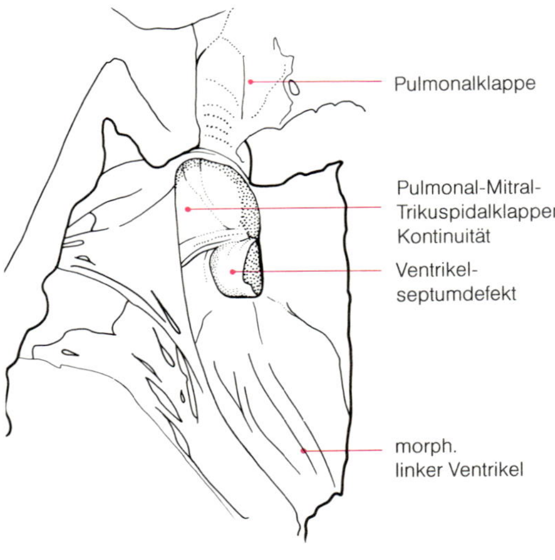

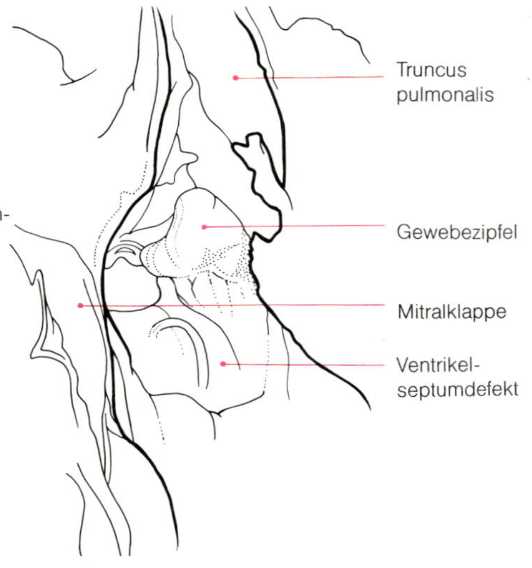

Die atrioventrikuläre Diskordanz geht oft mit Erregungsstörungen einher, die mit der abnormen Anlage des atrioventrikulären Erregungsleitungsgewebes in Zusammenhang stehen. Das Markenzeichen der atrioventrikulären Diskordanz bei Situs solitus ist das Auseinanderklaffen des Vorhofseptums und des ventrikulären Einflußzonenseptums, wobei sich der subpulmonale Ausflußtrakt in die entstandene Lücke zwängt (Abb. 11.**28**). Aus diesem Grund ist der an der Spitze des Koch-Dreiecks normal gelagerte Atrioventrikularknoten nicht befähigt, in Kontakt mit dem Ventrikelmyokard zu treten. Stattdessen übernimmt ein zusätzlicher anomaler anteriorer Knoten die Funktion der atrioventrikulären Erregungsleitung und entsendet ein langes His-Bündel, das vorn um den Pulmonalklappenring zieht (Abb. 11.**29**), bevor es am Ventrikelseptum absteigt und sich invers aufteilt. Wenn ein perimembranöser Defekt besteht, deszendiert dieses anomal lokalisierte Bündel anterokranial vom Defekt (ANDERSON u. Mitarb. 1974). Die besondere Fibroseneigung des abnorm langen His-Bündels findet ihren Ausdruck in der Häufigkeit progressiver Erregungsleitungsstörungen, die sich bei korrigierter Transposition finden. Wenn eine korrigierte Transposition bei Situs inversus vorkommt, klaffen das Vorhof- und das Ventrikelseptum nicht so auseinander. Infolgedessen ist eine normale Position des Atrioventrikularknotens und His-Bündels, die die Verbindung zum Ventrikel herstellen, viel häufiger (THIENE u. Mitarb. 1977).

Andere Fehler sind bei der korrigierten Transposition viel seltener. Von spezieller chirurgischer Bedeutung ist ein Reiten der rechten oder der linken Atrioventrikularklappe (s. S. 177 u. 186), besonders wegen der anderen Anlage des Erregungsleitungsgewebes beim Reiten der rechten Klappe (BECKER u. Mitarb. 1980).

Wie gesagt, kann sich die atrioventrikuläre Diskordanz mit jeder beliebi-

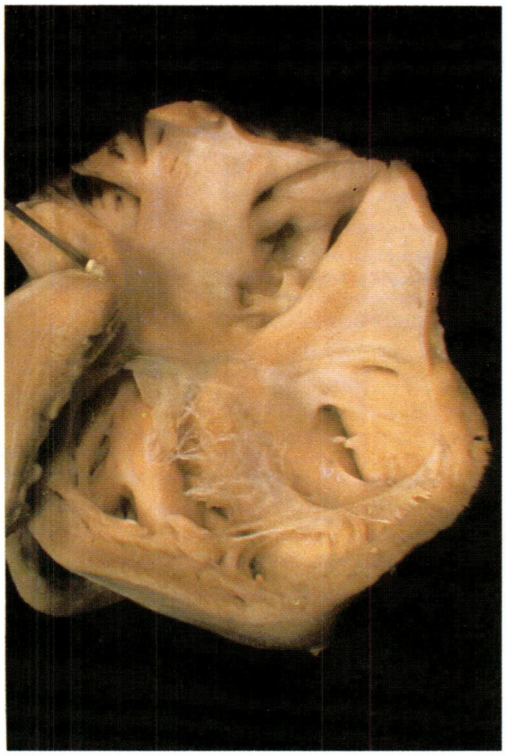

Abb. 11.**27** Typische Form der Ebstein-Anomalie bei atrioventrikulärer Diskordanz. Die Trikuspidalsegel sind abwärts verlagert, aber die Einflußportion des Ventrikels ist nicht dünnwandig.

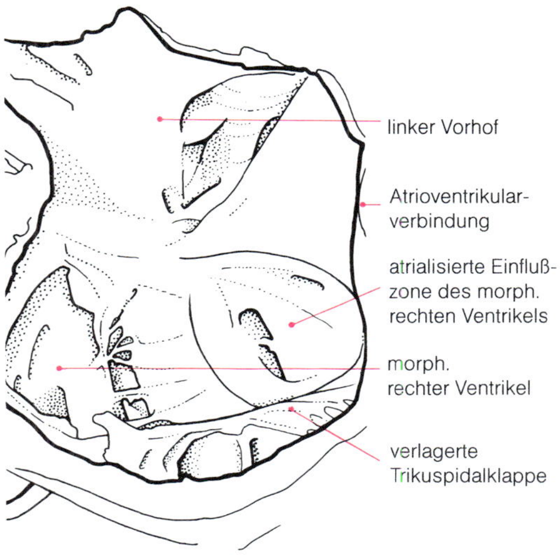

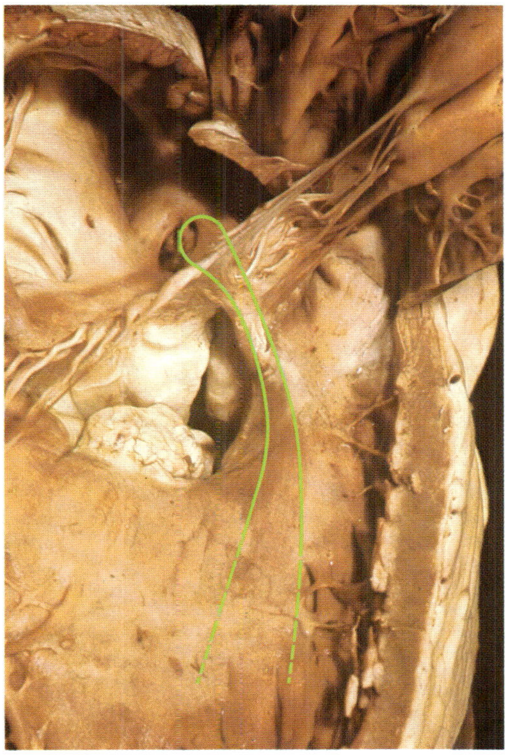

Abb. 11.**28** Für die korrigierte Transposition bei Situs solitus typische Lücke infolge Richtungsabweichung zwischen Vorhof- und Ventrikelseptum. Die Lage des Erregungsleitungsgewebes ist angezeichnet.

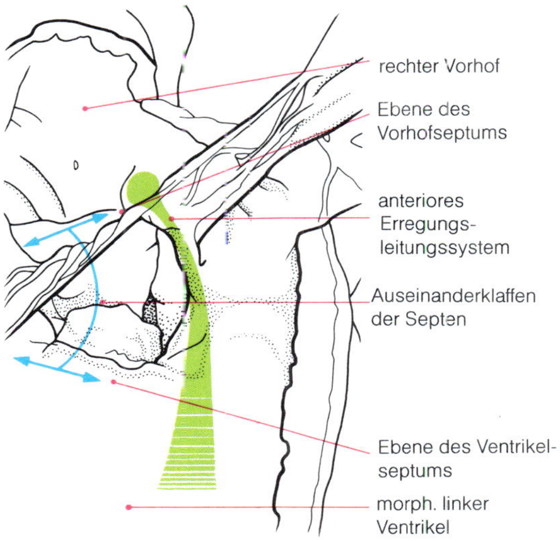

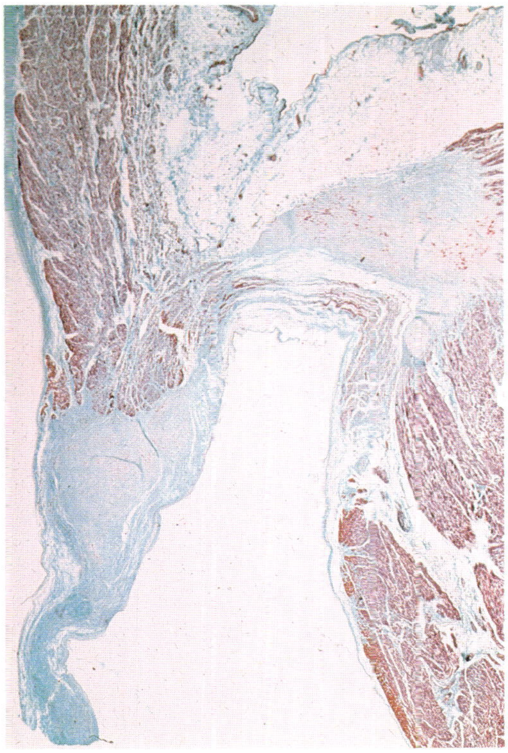

Abb. 11.**29** Histologischer Schnitt des His-Bündels, das vor dem subpulmonalen Ausflußtrakt verläuft. Modifizierte Masson-Trichrom-Färbung.

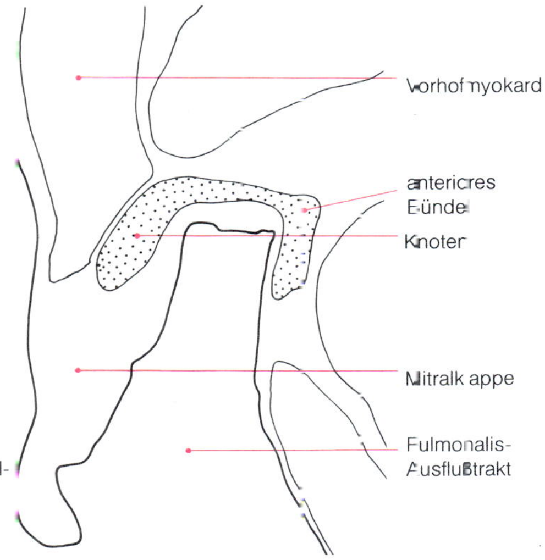

gen ventrikuloarteriellen Verbindung kombinieren. Am häufigsten ist ein Doppelausfluß aus dem morphologisch rechten Ventrikel (Abb. 11.**30**) und ein Einzelausfluß mit Pulmonalatresie (Abb. 11.**31**); sie sind gemeinsam mit dem linken Doppelausflußventrikel (Abb. 11.**32**) „enge Verwandte" der korrigierten Transposition (LOSEKOOT u. Mitarb. 1983). Eine ventrikuloarterielle Konkordanz ist nicht so häufig, hat aber deshalb Bedeutung, weil sie sich klinisch als komplette Transposition präsentiert, wenn sie mit einer atrioventrikulären Diskordanz kombiniert ist.

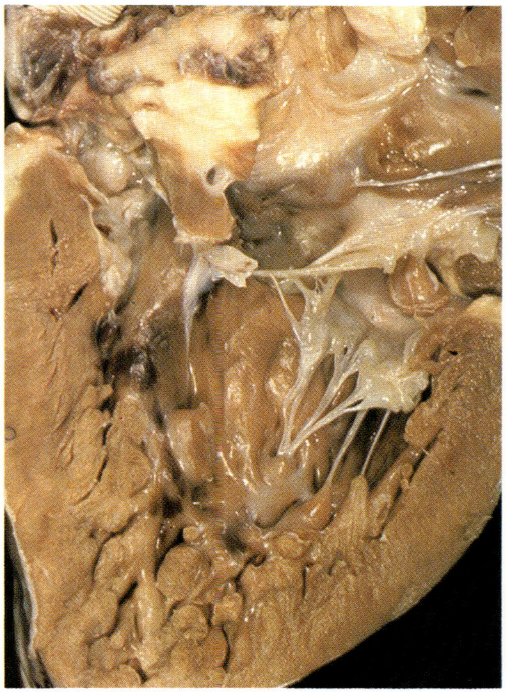

Abb. 11.**30** Rechter Doppelausflußventrikel mit atrioventrikulärer Diskordanz.

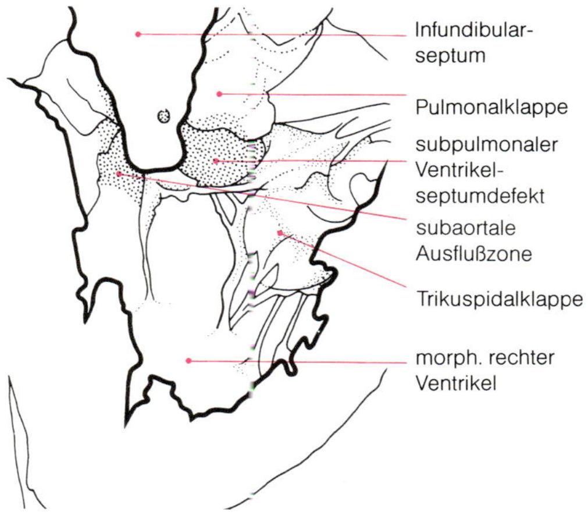

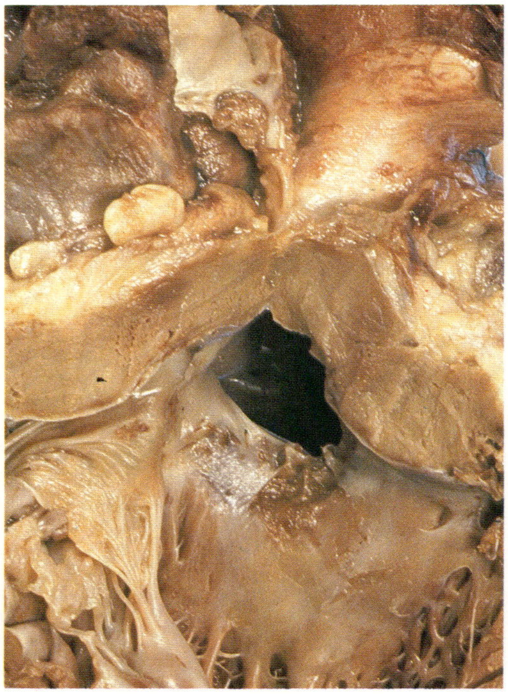

Abb. 11.**31** Einzelausfluß mit Pulmonalatresie bei atrioventikulärer Diskordanz. Der einzige Ausgang aus dem morphologisch linken Ventrikel ist der Ventrikelseptumdefekt. Der atretische Truncus pulmonalis hat keinen Kontakt mit einem Ventrikel.

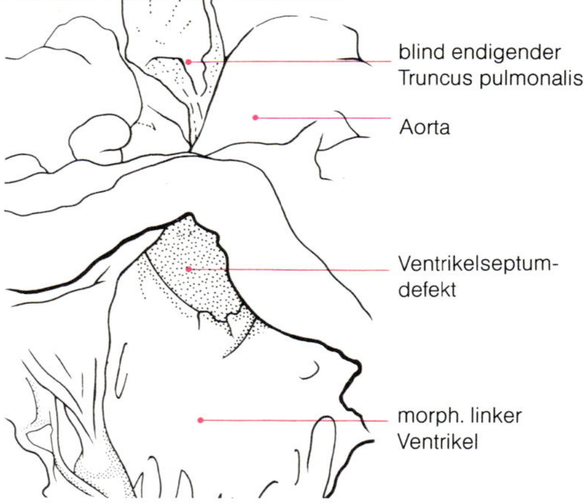

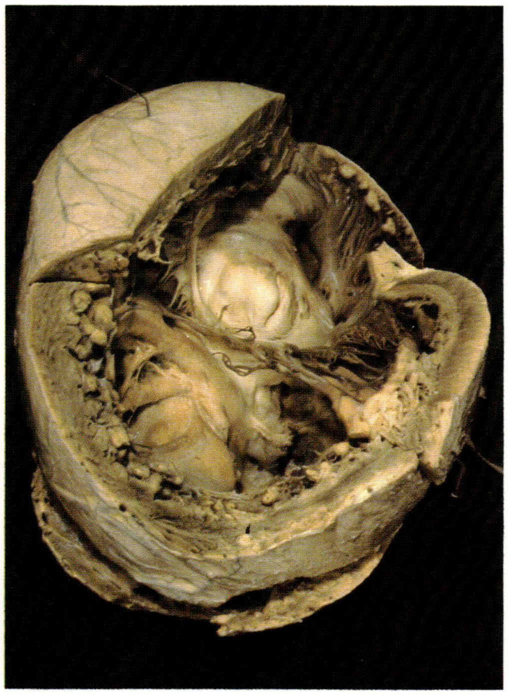

Abb. 11.**32** Linker Doppelausflußventrikel bei atrioventrikulärer Diskordanz und einem unter beiden großen Arterien liegenden Ventrikelseptumdefekt.

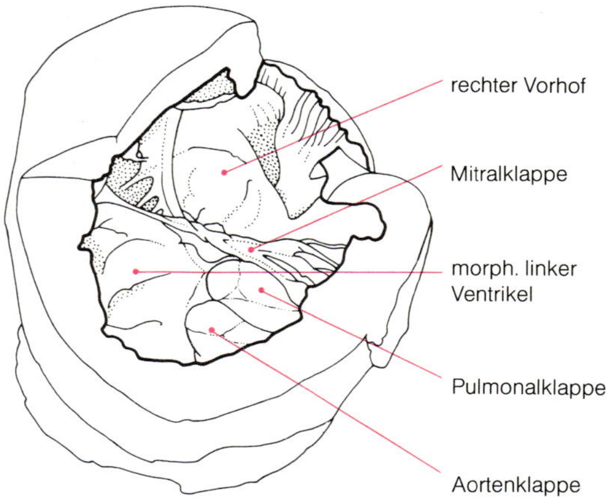

Literatur

Allwork, S. P., H. H. Bentall, A. E. Becker, H. Cameron, L. M. Gerlis, J. L. Wilkinson, R. H. Anderson: Congenitally corrected transposition of the great arteries; morphologic study of 32 cases. Amer. J. Cardiol. 38 (1976) 910–923

Anderson, R. H., E. A. Shinebourne, L. M. Gerlis: Criss-cross atrioventricular relationships producing paradoxical atrioventricular concordance or discordance. Their significance to nomenclature of congenital heart disease. Circulation 50 (1974) 176–180

Anderson, R. H., A. E. Becker, L. M. Gerlis: The pulmonary outflow tract in classically corrected transposition. J. thorac. cardiovasc. Surg. 69 (1975) 747–757

Anderson, R. H., A. E. Becker, R. Arnold, J. L. Wilkinson: The coducting tissues in congenitally corrected transposition. Circulation 50 (1974) 911–923

Becker, A. E., R. H. Anderson: Absence of an atrioventricular connection (AV valve atresia). In: Pathology of Congenital Heart Disease. Butterworths, London 1981 (pp. 257–278)

Becker, A. E., R. H. Anderson: Atrioventricular septal defects. What's in a name? thorac. cardiovasc. Surg. (im Druck)

Becker, A. E., S. Y. Ho, G. Caruso, S. Milo, R. H. Anderson: Straddling right atrioventricular valves in atrioventricular discordance. Circulation 61 (1980) 1133–1141

Bharati, S., M. Lev: The spectrum of common atrioventricular orifice (canal). Amer. Heart J. 86 (1973) 553–561

Carpentier, A.: Surgical anatomy and management of the mitral component of atrioventricular canal defects. In Anderson, R. H., E. A. Shinebourne: Paediatric Cardiology 1977. Churchill-Livingstone, Edinburgh 1978 (pp. 477–486)

Feldt, R. H., J. W. DuShane, J. L. Titus: The atrioventricular conduction system in persistent common atrioventricular canal defect: correlations with electro-cardiogram. Circulation 42 (1970) 437–444

Lev, M.: The architecture of the conduction system in congenital heart disease. I. Common atrioventricular orifice. Arch. Path. 65 (1958) 174–191

Losekoot, T. G., R. H. Anderson, A. E. Becker, G. K. Danielson, B. Soto: Congenitally Corrected Transposition. Churchill-Livingstone, Edinburgh 1983

Piccoli, G. P., J. L. Wilkinson, F. J. Macartney, L. M. Gerlis, R. H. Anderson: Morphology and classification of complete atrioventricular defects. Brit. Heart J. 42 (1979) 633–639

Piccoli, G. P., L. M. Gerlis, J. L. Wilkinson, K. Lozsadi, F. J. Macartney, R. H. Anderson: Morphology and classification of atrioventricular defects. Brit. Heart J. 42 (1979) 621–632

Rastelli, G. C., J. W. Kirklin, J. L. Titus: Anatomic observations on complete form of persistent common atrioventricular canal with special reference to atrioventricular valves. Mayo Clin. Proc. 41 (1966) 296–308

Thiene, G., P. Nava, L. Rossi: The conducting tissue in corrected transposition in situs inversus. Europ. J. Cardiol. 6 (1977) 57–70

Thiene, G., A. C. G. Wenink, C. Frescura, J. L. Wilkinson, V. Gallucci, S. Y. Ho & R. H. Anderson: The surgical anatomy of the conduction tissues in atrioventricular defects. Journal of Thoracic and Cardiovascular Surgery 82, (1981) 928–937.

Doppeleinflußventrikel

Herzen, denen als atrioventrikuläre Verbindung ein Doppeleinflußventrikel gemeinsam ist, bezeichnet man sehr oft als univentrikulär („Einzelventrikel") (Ellis 1977, Edwards 1977). Wie wir sehen werden und wie in Kap. 9 geschildert, sind bei diesen Anomalien meist zwei Ventrikelhöhlen vorhanden (Becker u. Anderson 1981). In der Tat haben Van Praagh u. Mitarb. (1980), auf deren Anregung der Doppeleinfluß als Kriterium des Einzelventrikels herangezogen wird (Van Praagh u. Mitarb. 1964), in neuerer Zeit die Stichhaltigkeit dieses Vorgehens in Frage gestellt, wenn es sich um einen Doppeleinfluß in einen morphologisch rechten Ventrikel handelt, neben dem ein rudimentärer linker Ventrikel existiert. Sie verwenden aber weiterhin den Terminus „Einzelventrikel" für einen Doppeleinfluß in einen morphologisch linken Ventrikel, sogar wenn ein rudimentärer rechter Ventrikel, den sie als Infundibulum betrachten, vorhanden ist (Van Praagh u. Mitart. 1981, Van Praagh u. Mitarb. 1982). Solche semantischen Ungereimtheiten sind für den morphologischen Sachverhalt von peripherer Bedeutung. Wenn die atrioventrikuläre Verbindung und die Ventrikelmorphologie eindeutig beschrieben werden, ist der Ausdruck „Einzelventrikel" als diagnostische Bezeichnung schon entbehrlich (Anderson u. Mitarb. 1983). Sicherlich hält seine gegenwärtige Anwendung einer kritischen Prüfung nicht stand. Wir wollen daher in diesem Abschnitt die Morphologie jener Herzen beschreiben, denen ein Doppeleinfluß als atrioventrikuläre Verbindung gemeinsam ist. Wie wir in diesem Kapitel später zeigen werden, und wie in Kap. 9 besprochen, gibt es auch Herzen mit ähnlicher Ventrikelmorphologie, bei denen die rechte oder die linke Atrioventrikularverbindung fehlt.

Morphologisch linker Ventrikel mit doppelter Einflußbahn

Dies ist der weitaus häufigste Typ eines Doppeleinflußventrikels (Van Praagh u. Mitarb. 1964, Lev u. Mitarb. 1969, Anderson u. Mitarb. 1979). Beide Vorhöfe verbinden sich entweder über zwei getrennte (Abb. 11.**33**) oder über eine gemeinsame Atrioventrikularklappe (Abb. 11.**34**) mit einer Kammer vom linksventrikulären Trabekeltyp. Ein ante-

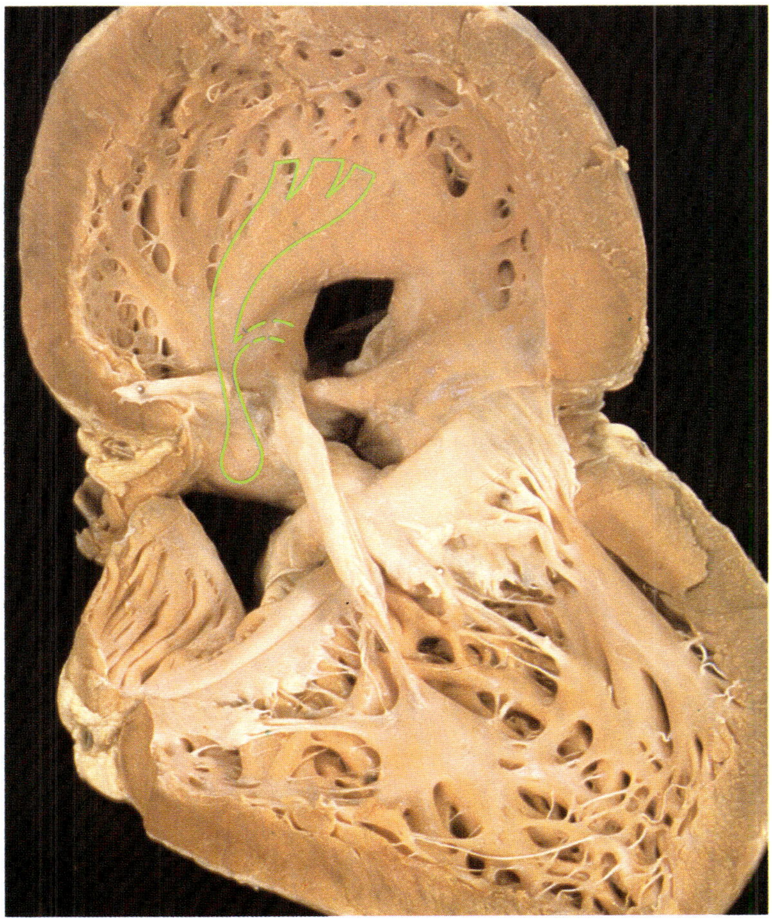

Abb. 11.**33** Linker Hauptventrikel in einem Herzen mit Doppeleinfluß, das durch eine großzügige frontale Inzision fischmaulartig geöffnet wurde. Der Verlauf des Erregungsleitungsgewebes wurde markiert.

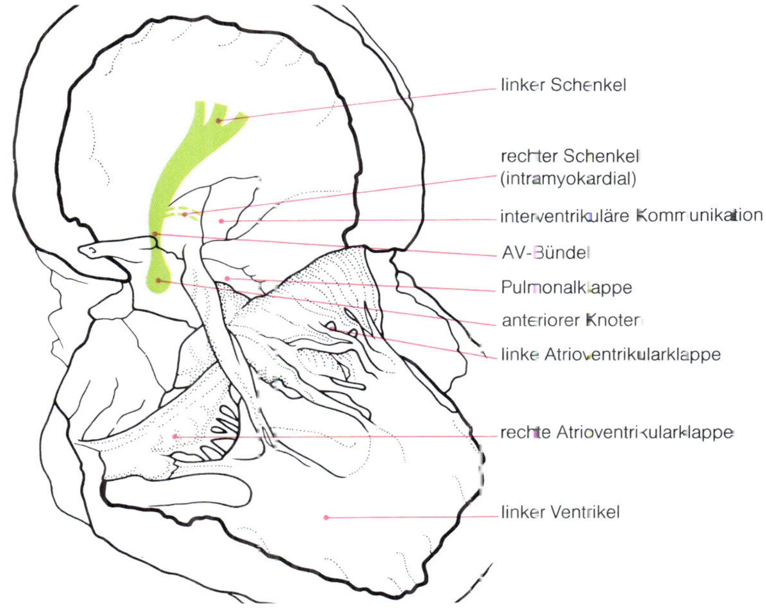

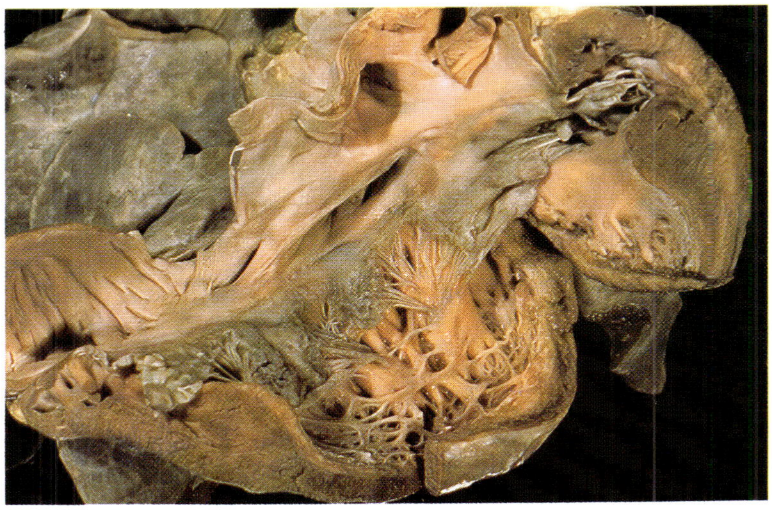

Abb. 11.**34** Linker Doppeleinflußventrikel mit gemeinsamer Atrioventrikularklappe, die das anteriore Trabekelzonenseptum minimal überreitet.

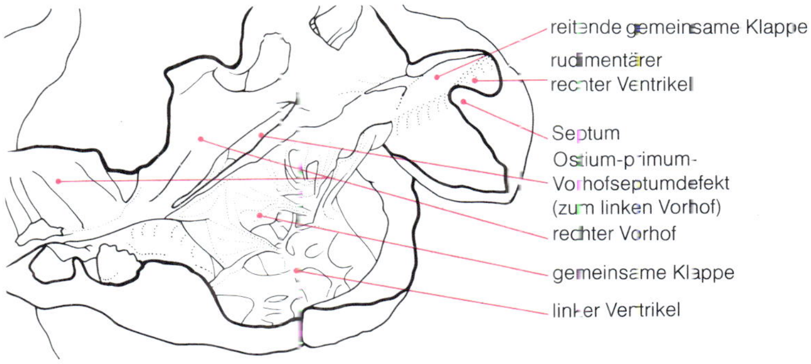

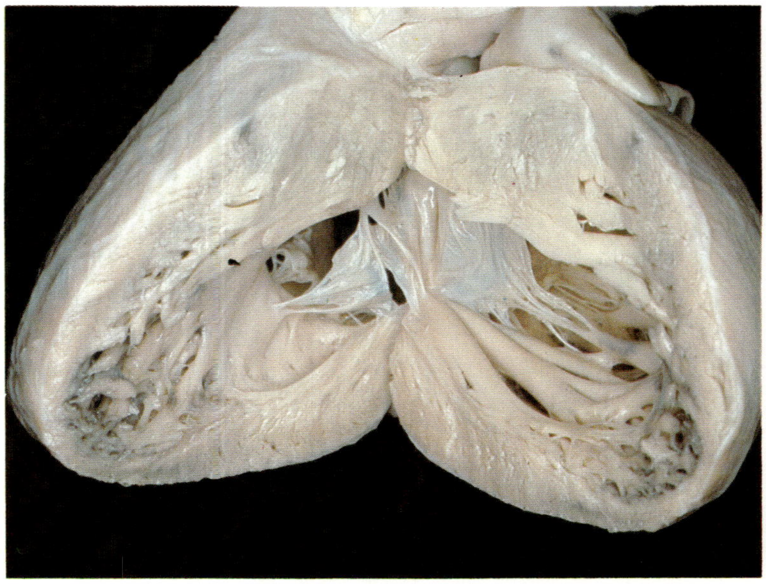

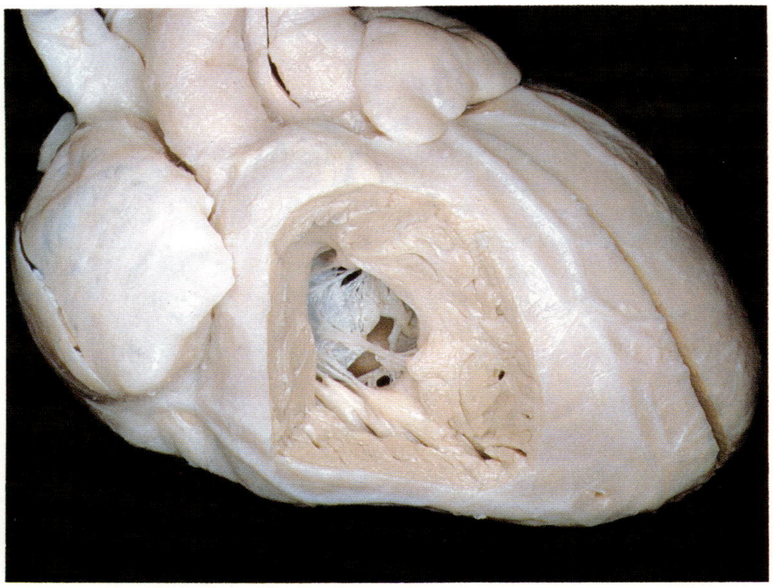

Abb. 11.**35** Linker Doppeleinflußventrikel mit reitender rechter Atrioventrikularklappe, vom linken Ventrikel gesehen (von Dr. *L. H. S. Van Mierop*).

Abb. 11.**36** Das Herz von Abb. 11.35 mit dem übergreifenden Teil der rechten Atrioventrikularklappe vom rudimentären rechten Ventrikel aus gesehen (von Dr. *L. H. S. Van Mierop*).

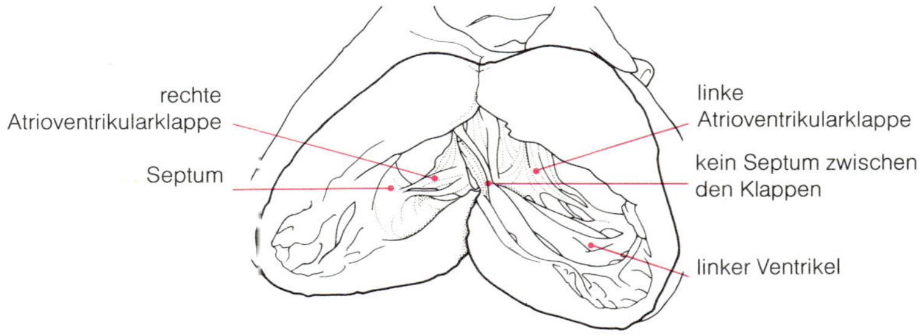

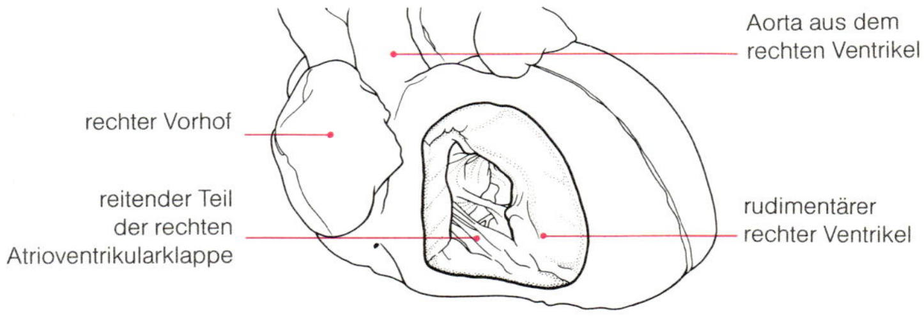

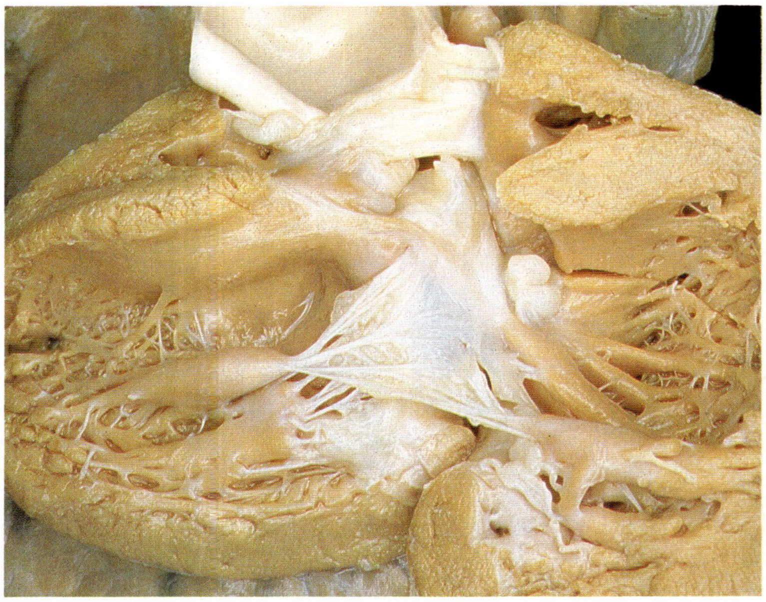

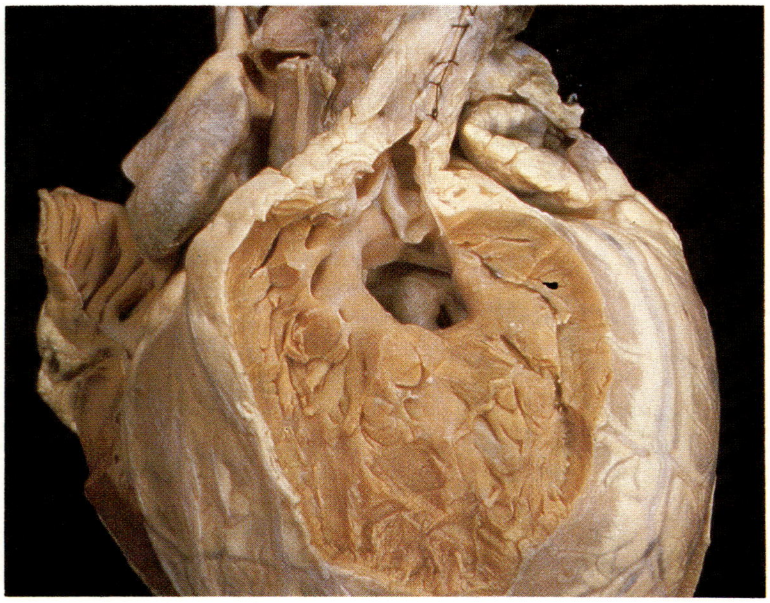

Abb. 11.**37** Linker Doppeleinflußventrikel mit nicht perforierter linker Atrioventrikularklappe (von Dr. *J. R. Zuberbuhler*).

Abb. 11.**38** Rudimentärer rechter Ventrikel des Herzens von Abb. 11.33, der sich in direkt anteriorer Position befindet. Es besteht ventrikulo-arterielle Diskordanz.

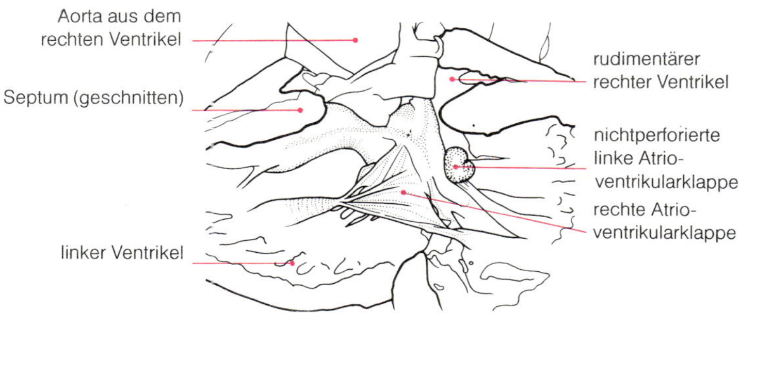

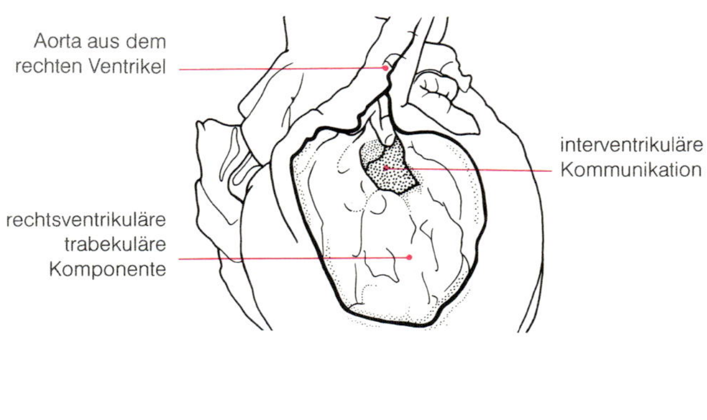

riores Trabekelzonenseptum, das niemals bis zur Crux reicht, trennt den morphologisch linken Ventrikel von einem anterioren rudimentären rechten Ventrikel, der gewöhnlich zumindest eine Ausflußportion besitzt (Abb. 11.**38**).

Aufgrund der genannten atrioventrikulären Verbindung fehlt dem rudimentären rechten Ventrikel eine Einflußportion. Wenn zwei Atrioventrikularklappen vorhanden sind, kann eine der beiden Klappen über dem Ventrikelseptum reiten (Abb. 11.**35** u. 11.**36**) oder nicht perforiert sein (Abb. 11.**37**). Auch eine gemeinsame Klappe kann reiten (Abb. 11.**34**). Herzen mit reitenden Klappen werden dieser Kategorie zugerechnet, wenn durch die Zuordnung des übergreifenden Klappenrings eine atrioventrikuläre Doppeleinflußverbindung entsteht. Häufig finden sich zusätzlich zum Reiten noch andere Mißbildungen der Atrioventrikularklappen, gewöhnlich eine Stenose (Quero-Jimenez u. Mitarb. 1979). Der rudimentäre rechte Ventrikel kann direkt vor dem linken liegen (Abb. 11.**38**), öfter aber befindet er sich auf einer der beiden Seiten desselben. Der rudimentäre Ventrikel ist immer anterosuperior, und häufiger ist er linksseitig (Abb. 11.**39**) als rechtsseitig (Abb. 11.**40**).

Meistens ist die ventrikuloarterielle Verbindung diskordant, und die Aorta geht aus dem morphologisch rechten, der Truncus pulmonalis aus dem morphologisch linken Ventrikel hervor (Abb. 11.**33**, 11.**38** und 11.**40**). Es kommen auch konkordante ventrikuloarterielle Verbindungen vor; die rudimentäre rechtsventrikuläre Kammer sieht weit mehr der anterioren Kammer ähnlich, die man bei der klassischen Trikuspidalatresie findet (Abb. 11.**41**; vgl. mit Abb. 11.**56**).

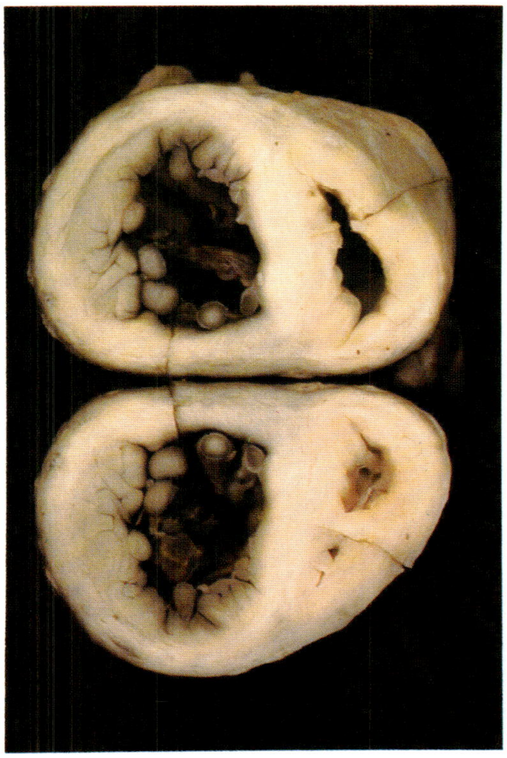

Abb. 11.**39** Transversaler Schnitt durch einen linken Doppeleinflußventrikel mit linksseitigem rudimentärem rechtem Ventrikel. Der obere Teil ist die Herzbasis, der untere zeigt die Trabekelzonen der Ventrikel. Die rechte Atrioventrikularklappe ist schwer stenotisch.

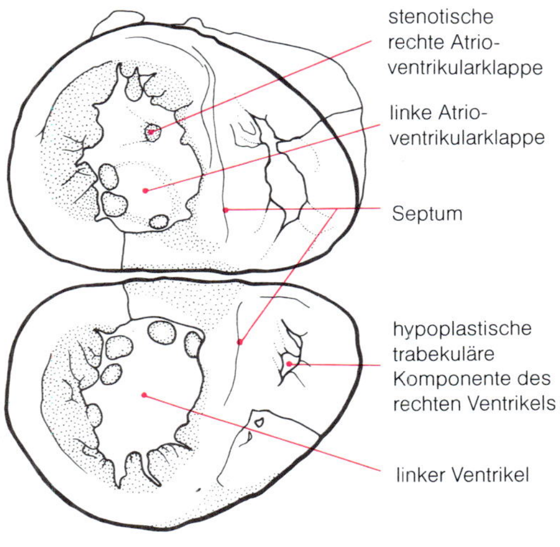

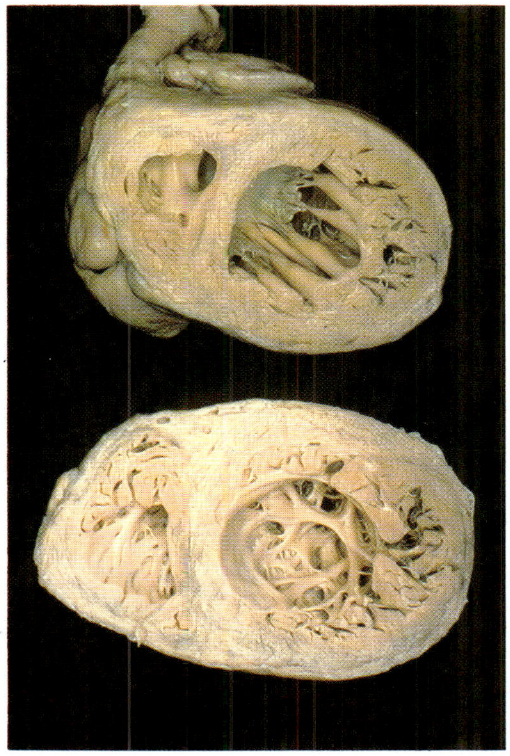

Abb. 11.**40** Transversaler Schnitt (vergleichbar mit Abb. 11.39). durch einen linken Doppeleinflußventrikel mit rechtsseitigem anteriorem rudimentärem Ventrikel, der eine rechtsventrikuläre Trabekelstruktur aufweist (von Dr. *L. H. S. Van Mierop*).

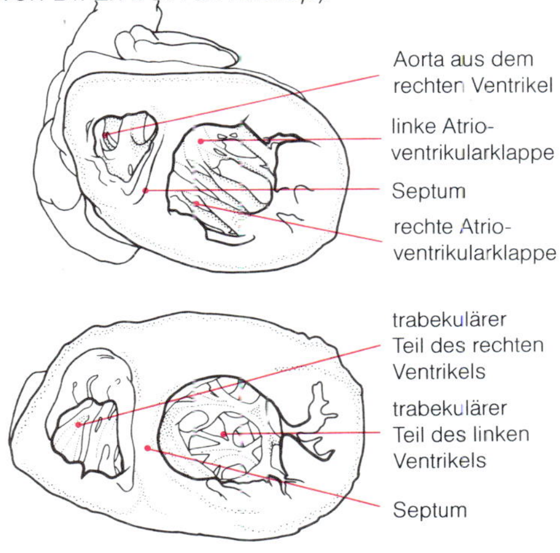

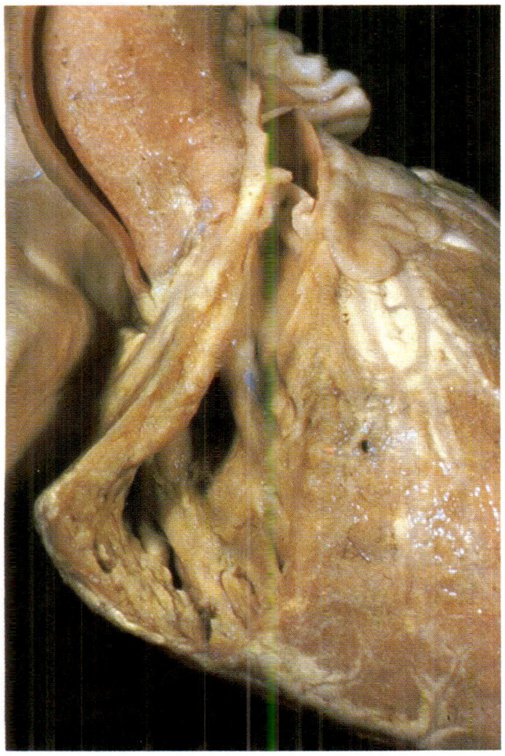

Abb. 11.**41** Andersartige Morphologie des rudimentären rechten Ventrikels, wenn eine ventrikuloarterielle Konkordanz besteht (vgl. mit Abb. 11.38). Der posterior gelegene linke Hauptventrikel hatte einen Doppeleinfluß.

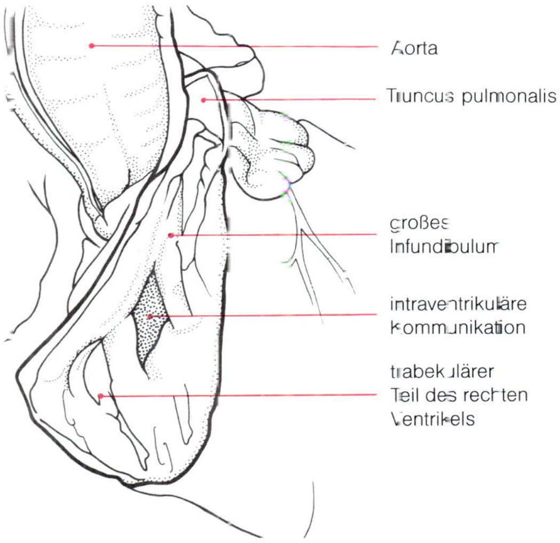

Es können sich Doppelausflußverbindungen finden, die selten von dem rudimentären rechten Ventrikel, häufiger vom linken Hauptventrikel ausgehen. Wenn beide Ausflußportionen mit dem linken Ventrikel in Verbindung stehen (Abb. 11.**42**), wird der rudimentäre rechte nur von seiner trabekulären Komponente repräsentiert (Abb. 11.**43**). Ein Einzelausfluß über einen Truncus arteriosus ist außergewöhnlich selten, ebenso ein solitärer Truncus pulmonalis mit Aortenatresie. Häufiger kommt ein solitärer Aortenstamm mit Pulmonalatresie vor, und fast immer geht der solitäre Stamm aus dem rudimentären rechten Ventrikel hervor (Abb. 11.**39**). Oft besteht eine Stenose der Ausflußbahn, gewöhnlich auf subvalvulärer Ebene; sie betrifft häufiger die Pulmonalisausflußbahn. Eine Obstruktion der Aortenausflußbahn ist bei ventrikuloarterieller Diskordanz häufig und beruht meist auf einer Verengung der interventrikulären Kommunikation. Fast immer begleitet eine in der Regel schwere Koarktation die subaortische Obstruktion. Bedingt durch die Orientierung des Septums ist die Anlage des Erregungsleitungsgewebes grob abnorm (Anderson u. Mitarb. 1974). Im anterolateralen Quadranten des rechten Atrioventrikularostiums befindet sich ein anomaler Atrioventrikularknoten, der ein langes His-Bündel entsendet; dieses verläuft anterosuperior bis zur Teilungsstelle, die auf dem Trabekelzonenseptum reitet. Wenn der rudimentäre Ventrikel auf der linken Seite liegt und eine ventrikuloarterielle Diskordanz besteht, verläuft dieses lange Bündel anterosuperior vom Pulmonalklappenring (Abb. 11.**33** u. 11.**44**). Liegt die rudimentäre rechtsventrikuläre Kammer rechtsseitig, so steigt das Bündel direkt zum Trabekelzonenseptum ab, ohne rund um den Pulmonalisausflußtrakt zu laufen (Wenink 1978). Die abnorme Lage des Septums beeinflußt auch die Anordnung der Koronararterien. An der Crux befindet sich keine größere Arterie, stattdessen gehen aus der rechts- und der linksseitigen Koronararterie größere Äste hervor, die vorn absteigen und die Grenzen des rudimentären rechten Ventrikels markieren (Keeton u. Mitarb. 1979 a, Anderson u. Becker 1981).

Morphologisch rechter Ventrikel mit doppelter Einflußbahn

Das Wesen dieses Typs einer atrioventrikulären Doppeleinflußverbindung besteht darin, daß beide Vorhöfe mit einem morphologisch rechten Ventrikel verbunden sind (Abb. 11.**45**), der sich anterior eines Septums befindet, das bis zur Crux reicht (Abb. 11.**46**) (Keeton u. Mitarb. 1979 b, Soto u. Mitarb. 1979). Die Verbindung erfolgt entweder über zwei Atrioventrikularklappen (Abb. 11.**45**) oder über eine gemeinsame Klappe (Abb. 11.**47**, links). Das Septum trennt den morphologisch rechten von einem rudimentären linken Ventrikel, der fast ausnahmslos posterior und linksseitig gelegen ist (Abb. 11.**46** u. 11.**47**, rechts); in Einzelfällen kann er posterior und rechtsseitig sein (Essed u. Mitarb. 1980). Wie beim linken Doppeleinflußventrikel kann eine der beiden Atrioventrikularklappen oder eine gemeinsame Klappe über dem Septum reiten (Abb. 11.**46**). Auch mit unperforierten Klappen muß man rechnen. Die ventrikuloarterielle Verbindung besteht meist entweder in einem Doppelausfluß aus

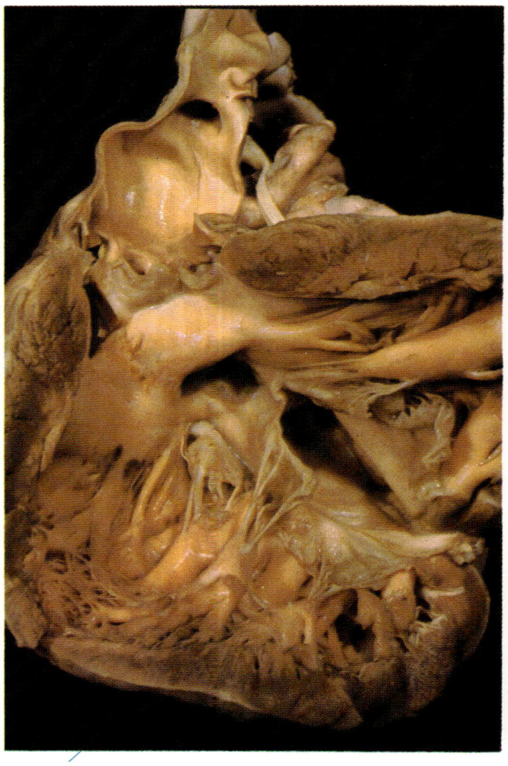

Abb. 11.**42** Doppeleinfluß und Doppelausfluß eines morphologisch linken Ventrikels.

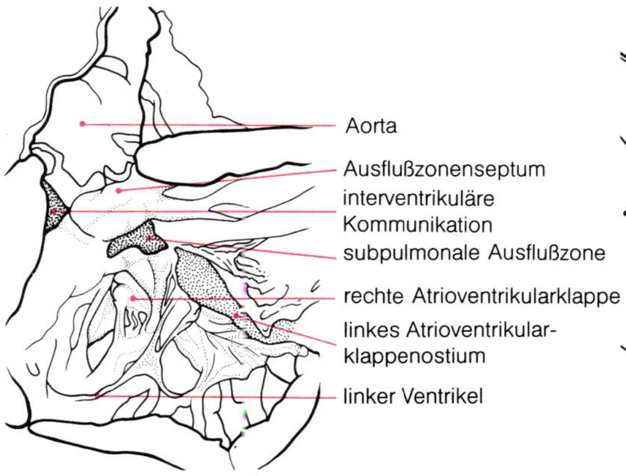

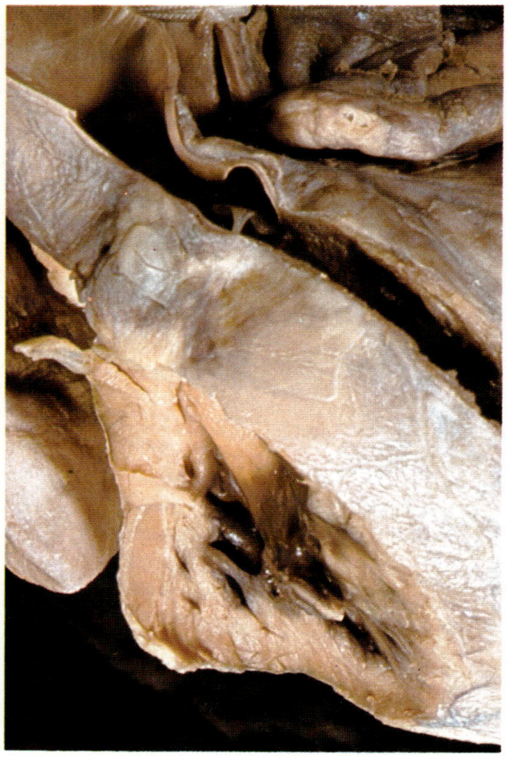

Abb. 11.**43** Der rudimentäre rechte Ventrikel des Herzens von Abb. 11.43 besitzt nur eine trabekuläre Komponente.

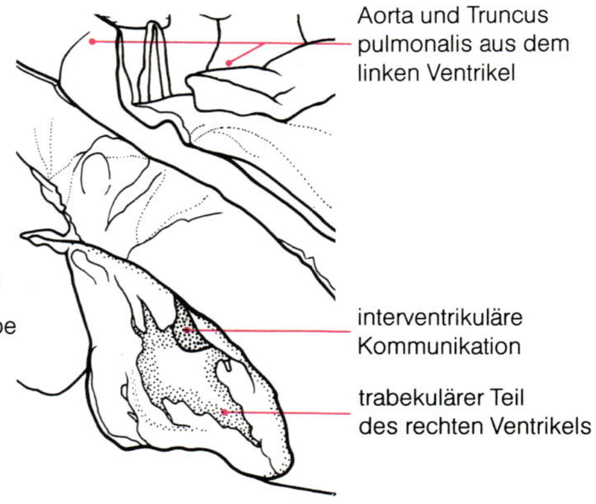

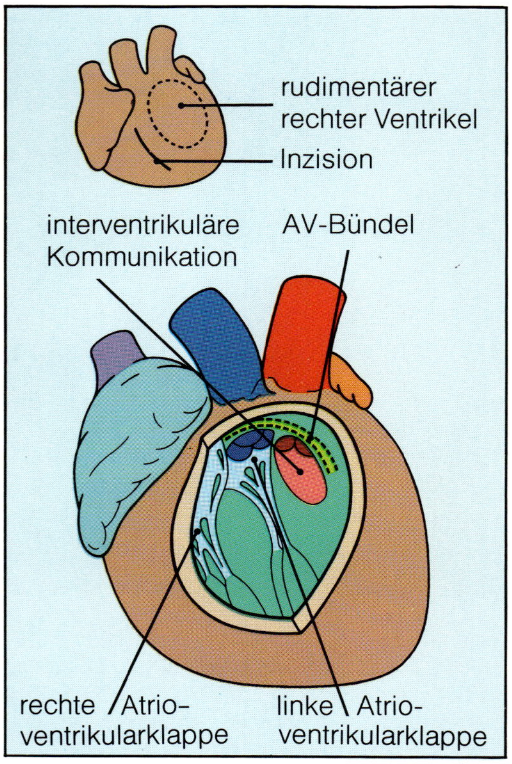

Abb. 11.**44** Verlauf des Erregungsleitungsgewebes bei linkem Doppeleinflußventrikel mit linksseitigem rudimentärem rechtem Ventrikel und ventrikuloarterieller Diskordanz: Sicht des Chirurgen durch eine Inzision im Hauptventrikel.

dem rechten Ventrikel (Abb. 11.**45**) oder in einem Einzelausfluß mit Pulmonal- oder Aortenatresie, wobei der solitäre Stamm aus dem morphologisch rechten Ventrikel hervorgeht. Bei jedem dieser Arrangements ist der rudimentäre linke Ventrikel einfach ein trabekelbesetzter Sack, der zwar erhebliche Größe erreichen kann, besonders wenn eine reitende Klappe vorhanden ist, die teilweise an diesem rudimentären Ventrikel ansetzt (Abb. 11.**46**). Seltener ist die ventrikuloarterielle Verbindung konkordant, wenn die Aorta aus dem rudimentären linken Ventrikel hervorgeht (Abb. 11.**47**, rechts).

Weil das Trabekelzonenseptum bis zur Crux reicht, ist das Potential für die Bildung eines normal angelegten Erregungsleitungssystems vorhanden. Ein solches System fanden wir auch in allen untersuchten Herzen mit linksseitigem rudimentärem Ventrikel, wenn auch in einem Fall das His-Bündel an einer hinteren Trabekel statt am Trabekelzonenseptum abstieg (Wilkinson u. Mitarb. 1979). Wenn der rudimentäre Ventrikel aber auf der rechten Seite liegt, weist die Ventrikelarchitektur ein Linke-Hand-Muster auf. Wie in Kap. 10 und in diesem Kapitel früher beschrieben, begünstigt die Architektur des Linke-Hand-Musters eine abnorme Anlage des Erregungsleitungssystems. In dem einzigen Herzen dieses Typs, das wir histologisch studiert haben, fanden sich anomale Knoten und Bündel, die beim Absteigen eine Schlinge bildeten (Essed u. Mitarb. 1980). Wie beim linken Doppeleinflußventrikel verlaufen die Koronararterien auch hier an der Grenze des rudimentären Ventrikels. Beim rechten Doppeleinflußventrikel steigt aber die posteriore begrenzende Arterie an oder nahe an der Crux ab und spiegelt damit die Orientierung des Ventrikelseptums zur Crux wieder (Keeton u. Mitarb. 1979 a, Anderson u. Becker 1981).

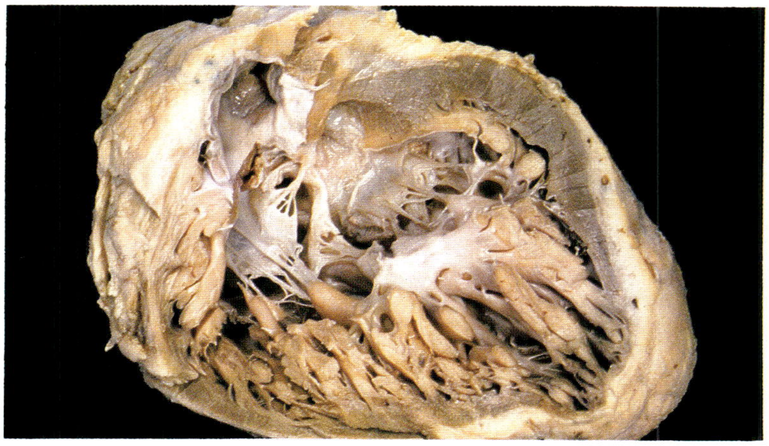

Abb. 11.**45** Rechter Doppeleinflußventrikel mit zwei Atrioventrikularklappen und Doppelausfluß aus demselben Ventrikel.

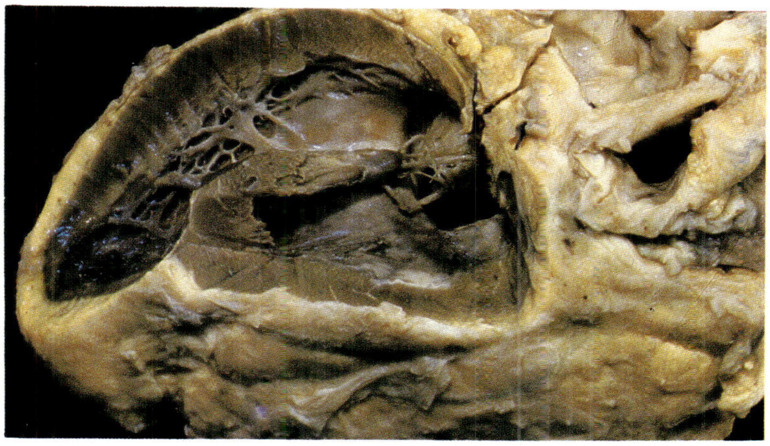

Abb. 11.**46** Rudimentärer linker Ventrikel des Herzens von Abb. 11.45. Die linke Atrioventrikularklappe reitet, aber der Ventrikel besteht effektiv nur aus der trabekulären Komponente vom linken Typ.

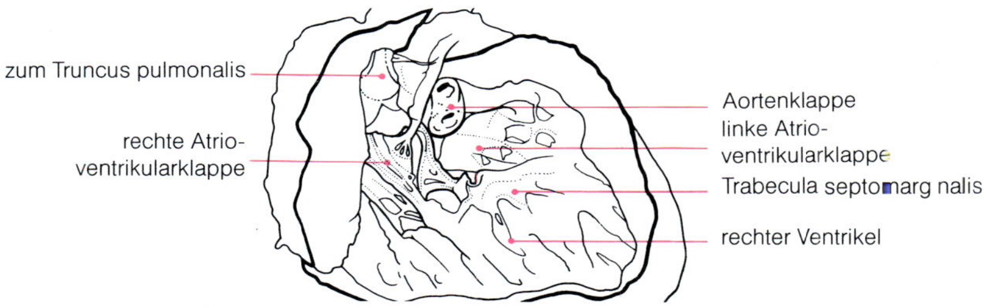

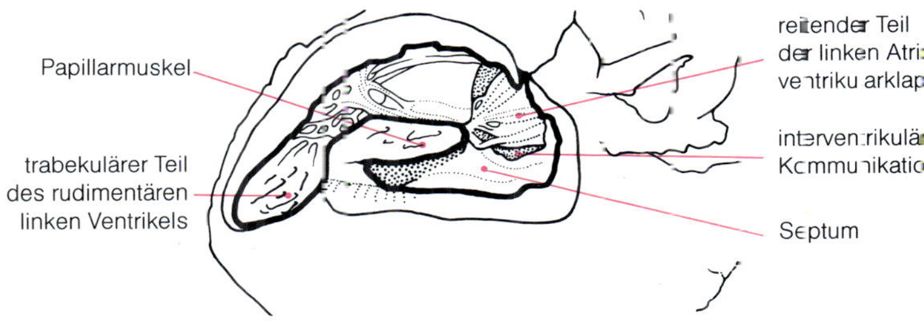

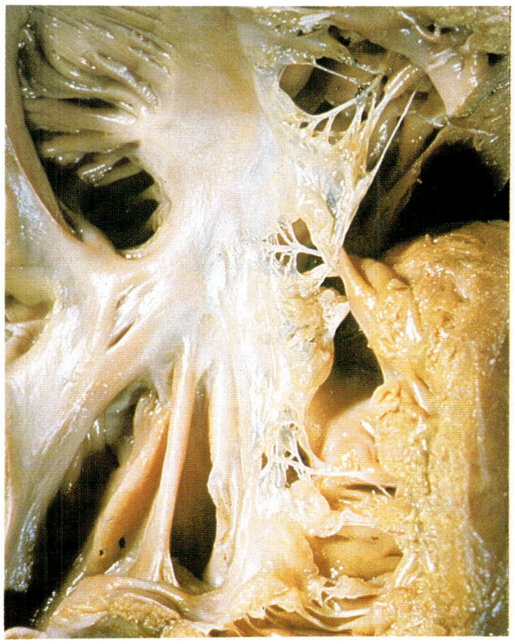

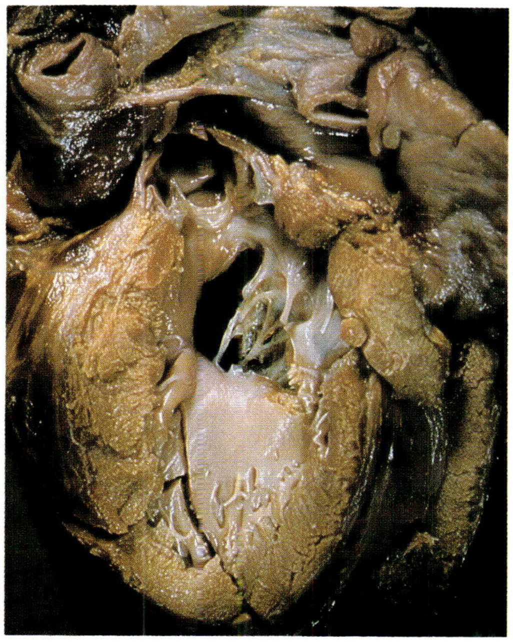

Abb. 11.**47** Links: rechter Doppeleinflußventrikel mit gemeinsamer Atrioventrikularklappe; rechts: rudimentärer linker Ventrikel desselben Herzens, aus dem die Aorta entspringt, d. h., es besteht ventrikuloarterielle Konkordanz.

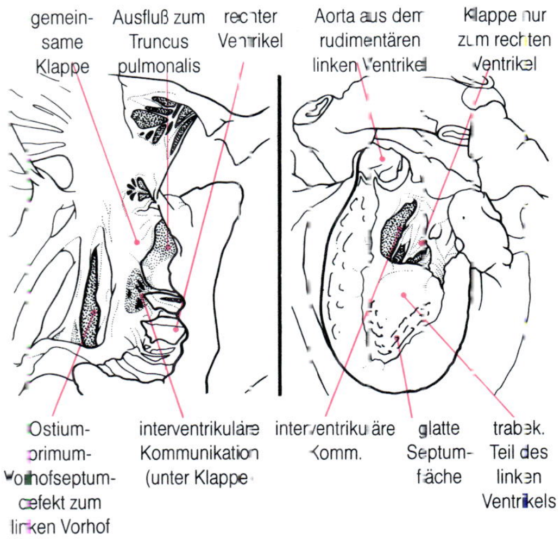

Undeterminierter Ventrikel mit doppelter Einflußbahn

Dies ist der seltenste Typ des Doppeleinflußventrikels (ANDERSON u. Mitarb. 1979); er ist durch einen Solitärventrikel, der weder einen rechts- noch einen linksventrikulären Trabekeltyp aufweist, gekennzeichnet (Abb. 11.**48**). Das Trabekelwerk ist gröber als beim rechtsventrikulären Typ, und die Ventrikelspitze wird häufig von größeren, frei stehenden Trabekeln durchzogen, die oft bis in den ventrikulären Ausflußtrakt oder bis zur Atrioventrikularverbindung reichen. Diese Trabekel können den Spannapparat der beiden Atrioventrikularklappen oder einer gemeinsamen Klappe tragen Auf den Trabekeln kann auch das ventrikuläre Reizleitungsgewebe verlaufen, das in Form eines solitären Bündels gewöhnlich von einem anomalen anterolateralen Knoten deszendiert (WILKINSON u. Mitarb. 1976). Oft findet sich hinten zwischen den beiden Atrioventrikularostien eine gut ausgebildete Leiste, die sich verliert, wenn man sie herzspitzenwärts verfolgt; hier befinden sich beiderseits der Leiste grobe Trabekel (Abb. 11.**49**). Das atrioventrikuläre Erregungsleitungsgewebe verläuft nicht auf der Leiste. Man muß dieses Arrangement von jenen Formen unterscheiden, bei denen sich ein Überrest des Einflußzonenseptums herzspitzenwärts in ein stark hypoplastisches Ventrikelseptum fortsetzt, das Trabekelzonen von unmißverständlich rechts- und linksventrikulärem Typ trennt. Die letztgenannte Anomalie betrachtet man am besten als riesigen Ventrikelseptumdefekt und nicht als Doppeleinflußventrikel. Diese Unterscheidung hat deshalb Bedeutung, weil bei einem riesigen Ventrikelseptumdefekt das His-Bündel tatsächlich auf dem posterioren Rest des Einflußzonenseptums absteigt, um sich auf dem hypoplastischen Ventrikelseptum aufzuteilen.

Bei einem Doppeleinflußventrikel von undeterminierter Morphologie ist die ventrikuloarterielle Verbindung zwangsläufig entweder ein Doppelausfluß oder ein Einzelausfluß aus dem Herzen. Obwohl es nur diese beiden Typen der Verbindung gibt, ist die räumliche Beziehung der großen Arterien ebenso variabel wie bei anderen Typen des Doppeleinflusses; von außen gesehen ist die Beziehung oft „normal" oder so wie üblicherweise bei einer kompletten Transposition. Es gibt keine größeren absteigenden Koronararterien, wenn ein Doppeleinfluß in einen solitären undeterminierten Ventrikel vorliegt, ein Ausdruck der Tatsache, daß das Ausflußzonenseptum das einzige vorhandene Septumelement ist.

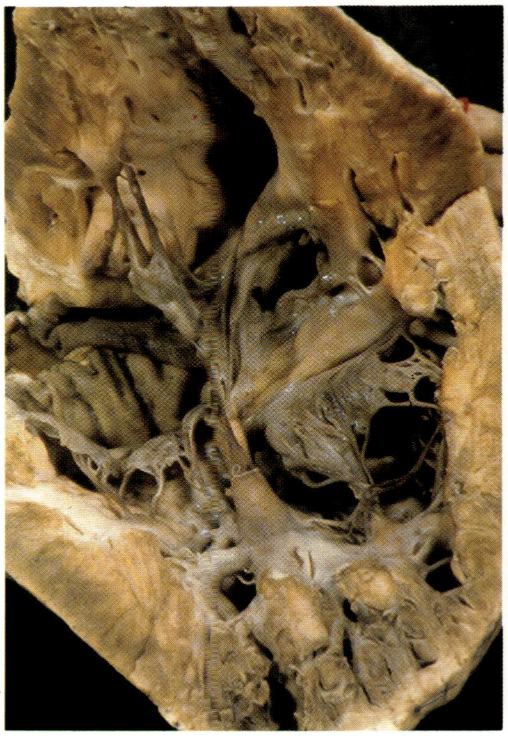

Abb. 11.**48** Doppeleinfluß und Doppelausfluß eines solitären Ventrikels von undeterminierter Trabekelstruktur.

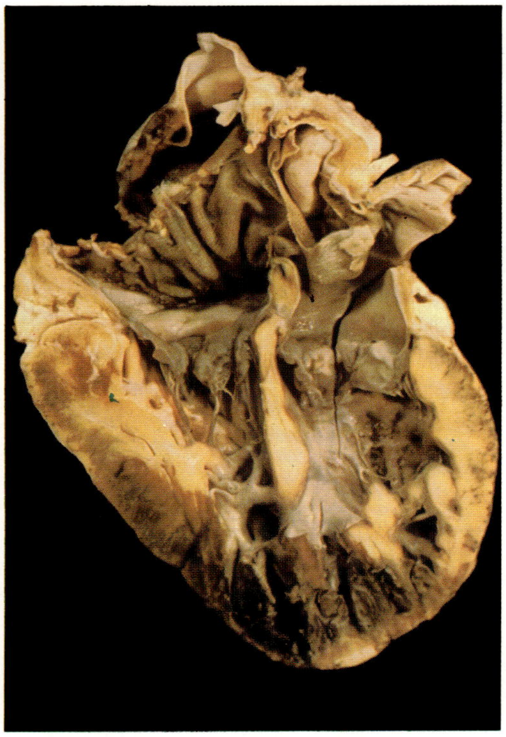

Abb. 11.**49** Vierkammerschnitt des Herzens von Abb. 11.48. Man sieht die posteriore Leiste, die die beiden atrioventrikulären Verbindungen teilt und sich herzspitzenwärts verliert. Es ist nur eine solitäre trabekuläre Komponente von undeterminierter Trabekelstruktur vorhanden.

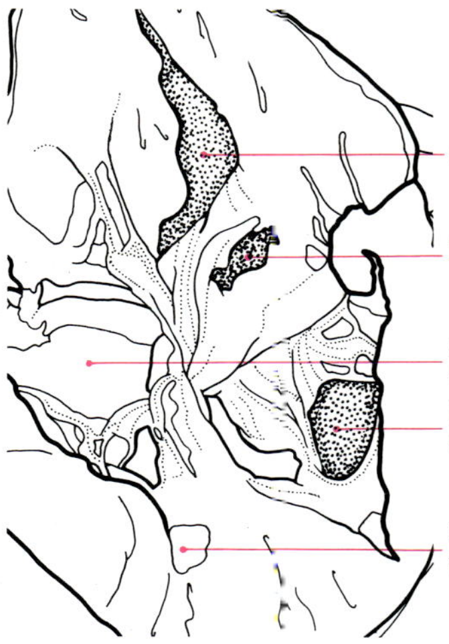

Literatur

Anderson, R.H., A.E.Becker: Coronary arterial patterns: a guide to identification of congenital heart disease. In Becker, A.E., T.G.Losekoot, C.Marcelleti, R.H.Anderson: Paediatric Cardiology, Churchill-Livingstone, Edinburgh 1981 (pp.251-262)

Anderson, R.H., A.E.Becker, R.Arnold, J.L.Wilkinson: The conducting tissues in congenitally corrected transposition. Circulation 50 (1974) 911-923

Anderson, R.H., M.J.Tynan, R.M.Freedom, M.Quero-Jimenez, F.J.Macartney, E.A.Shinebourne, J.L.Wilkinson, A.E.Becker: Ventricular morphology in the univentricular heart. Herz 4 (1979) 184-197

Anderson, R.H., F.J.Macartney, M.J.Tynan, A.E.Becker, L.Allan, R.M.Freedom, M.J.Godman, S.Hunter, M.Quero-Jimenez, M.L.Rigby, E.A.Shinebourne, G.Sutherland, J.G.Smallhorn, B.Soto, G.Thiene, J.L.Wilkinson, B.L.Wilcox, J.R.Zuberbuhler: The single ventricle trap unsprung. Pediatr. Cardiol. (im Druck)

Becker, A.E., R.H.Anderson: Double inlet ventricles. In: Pathology of Congenital Heart Disease. Butterworths, London 1982 (pp.241-256)

Edwards, J.E.: Discussion, In Davila, J.C.: 2nd Henry Ford Hospital International Symposium on Cardiac Surgery. Appleton-Century-Crofts, New York 1977 (p.242)

Ellis, K.: Angiography in complex congenital heart disease: single ventricle, double inlet, double outlet and transposition. In Davila, J.C.: 2nd Henry Ford Hospital International Symposium on Cardiac Surgery. Appleton-Century-Crofts, New York 1977 (p.224)

Essed, C.E., S.Y.Ho, S.Hunter, R.H.Anderson: Atrioventricular conduction system in univentricular heart of right ventricular type with right-sided rudimentary chamber. Thorax 35 (1980) 123-127

Keeton, B.R., D.C.McGoon, G.K.Danielson, D.G.Ritter, R.B.Wallace: Anatomy of coronary arteries in univentricular hearts and its surgical implications. Amer. J. Cardiol. 43 (1979) 569-580

Keeton, B.R., F.J.Macartney, S.Hunter, C.Mortera, P.Rees, E.A.Shinebourne, M.J.Tynan, J.L.Wilkinson, R.H.Anderson: Univentricular heart of right ventricular type with double or common inlet. Circulation 59 (1979) 403-411

Lev, M., R.R.Liberthson, J.R.Kirkpatrick, F.A.O.Eckner, R.A.Arcilla: Single (primitive) ventricle. Circulation 39 (1969) 577-591

Quero-Jimenez, M., A.Cameron, F.Acerete, C.Quero-Jimenez: Univentricular hearts: pathology of the atrioventricular valves. Herz 4 (1979) 161-165

Soto, B., E.G.Bertranou, P.R.Bream, A.Souza, Jr., L.M.Bargeron, Jr.: Angiographic study of univentricular heart of right ventricular type. Circulation 60 (1979) 1325-1334

Van Praagh, R., P.A.Ongley, H.J.C.Swan: Anatomic types of single or common ventricle in man: morphologic and geometric aspects of sixty necropsied cases. Amer. J. Cardiol. 13 (1964) 367-386

Van Praagh, R., I.David, S.Van Praagh: What is a ventricle? The single ventricle trap. Pediatr. Cardiol. 2 (1982) 79-84

Van Praagh, R., I.David, D.Gordon, G.B.Wright, S.Van Praagh: Ventricular diagnosis and designation. In Godman, M.J.: Paediatric Cardiology, vol. IV. Churchill-Livingstone, Edinburgh 1981 (pp.153-168)

Wenink, A.C.G.: The conduction tissues in primitive ventricle with outlet chamber: two different possibilities. J. thorac. cardiovasc. Surgery 75 (1978) 747-753

Wilkinson, J.L., D.F.Dickinson, A.Smith, R.H.Anderson: Conducting tissues in univentricular heart of right ventricular type with double or common inlet. J. thorac. cardiovasc. Surg. 77 (1979) 691-698

Wilkinson, J.L., R.H.Anderson, R.Arnold, D.I.Hamilton, A.Smith: The conducting tissues in primitive ventricular hearts without an outlet chamber. Circulation 53 (1976) 930-938

Anomalien der rechten Atrioventrikularregion

In der überwiegenden Mehrzahl der Fälle besteht bei dieser Anomalie ein Situs solitus der Vorhöfe, so daß von der Störung der morphologisch rechte Vorhof betroffen ist, der meist zu einer Klappe mit Trikuspidalismorphologie führt. Man muß aber daran denken, daß bei atrioventrikulärer Diskordanz (s. oben) an dieser rechtsseitigen Atrioventrikularverbindung eine Klappe mit Mitralismorphologie sitzt (Abb. 11.**19**, links), während bei Situs inversus der rechtsseitige Vorhof auch eine linke Morphologie und die rechte Klappe wiederum eine Mitralismorphologie aufweisen (s. Abb. 10.**2**). Bei Vorhofisomerie (s. Kap. 10) kann der rechtsseitige Vorhof dem morphologisch rechten oder dem morphologisch linken Typ angehören, und die Klappe kann Trikuspidalis- oder Mitralismorphologie besitzen, abhängig von der Ventrikelarchitektur. Diese abnormen Arrangements sind jedoch im Vergleich zur Häufigkeit von Anomalien der rechtsseitigen morphologisch trikuspidalen Klappe bei Situs solitus selten. Wenn nicht anders angegeben, werden wir daher Fehlbildungen der morphologisch trikuspidalen Klappe beschreiben. Wir wollen mit einer Betrachtung der extremsten Anomalie der rechten Klappe, ihrem völligen Fehlen, oder wie es häufiger ausgedrückt wird, ihrer Atresie, beginnen.

Atresie der rechten Atrioventrikularklappe

Wir müssen damit beginnen, den wichtigen Unterschied zwischen einer nicht perforierten Klappe (Modus der Verbindung) und einer fehlenden atrioventrikulären Verbindung (Typ der Verbindung) als Ursache der Atrioventrikularklappenatresie hervorzuheben (s. Abb. 9.**15**). An der rechten Atrioventrikularverbindung besteht die Möglichkeit, daß eine nicht perforierte Klappe vorhanden ist, die eine Trikuspidalatresie verursacht. Meist handelt es sich dabei um eine rechte Klappe mit Ebstein-Anomalie (Abb. 11.**50**). Solche Fälle sind aber die große Ausnahme. Gewöhnlich beruht eine Trikuspidalatresie auf dem Fehlen der rechten Atrioventrikularverbindung (Vlad 1978, Becker u. Anderson 1981). Der rechte Vorhof besitzt einen vollständig muskulären Boden (Abb. 11.**51**), der in seiner Gesamtheit durch Kranzfurchengewebe von der Ventrikelmasse getrennt wird. Es kann eine Nische vorhanden sein, die über der atrioventrikulären Komponente des zentralen Bindegewebskörpers liegt, so daß der rechte Vorhof eher mit dem morphologisch linken Ventrikel (Abb. 11.**52**) in potentieller Kommunikation steht statt mit dem rechten (Rosenquist u. Mitarb. 1970, Anderson u. Mitarb. 1977). Das

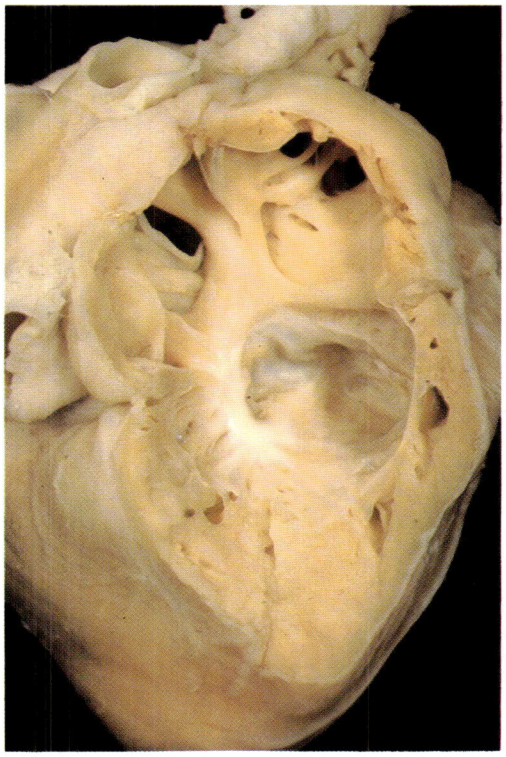

Abb. 11.**50** Atrioventrikuläre Konkordanz mit nicht perforierter rechter Atrioventikularklappe bei Vorliegen einer Ebstein-Anomalie.

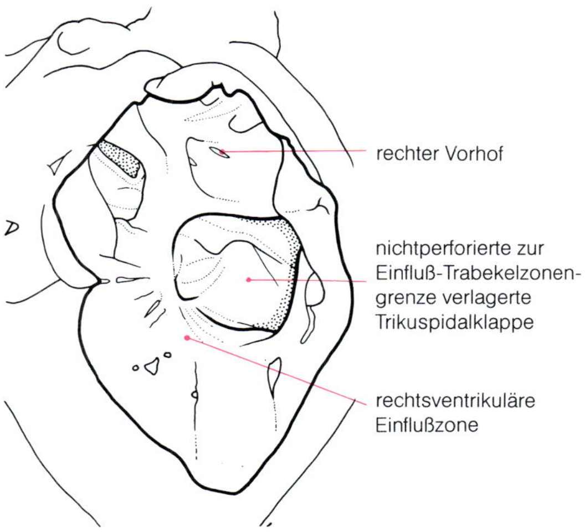

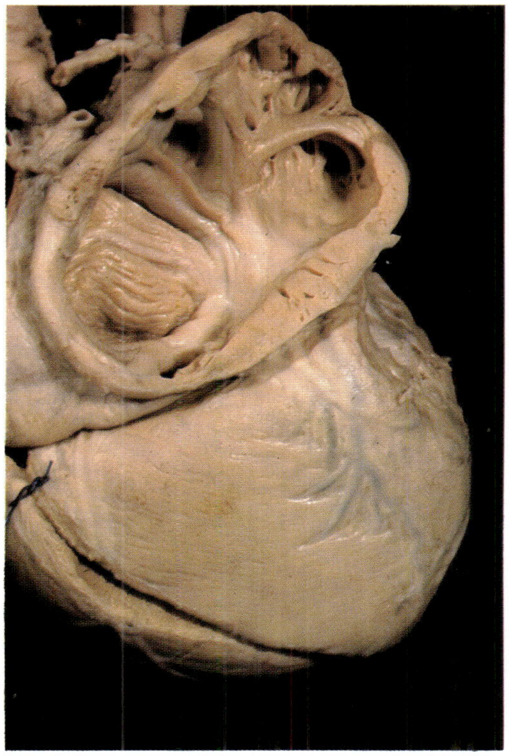

Abb. 11.**51** Morphologisch rechter Vorhof bei klassischer Trikuspidalatresie (Ansicht wie Abb. 11.50), zur Demonstration des Unterschieds zwischen einer fehlenden atrioventrikulären Verbindung und einer nicht perforierten Klappe.

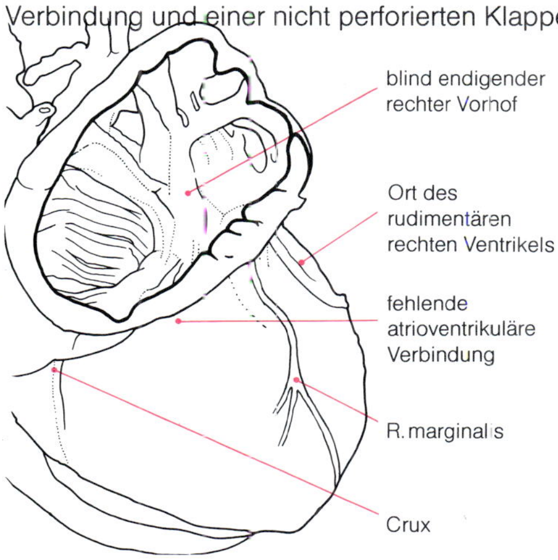

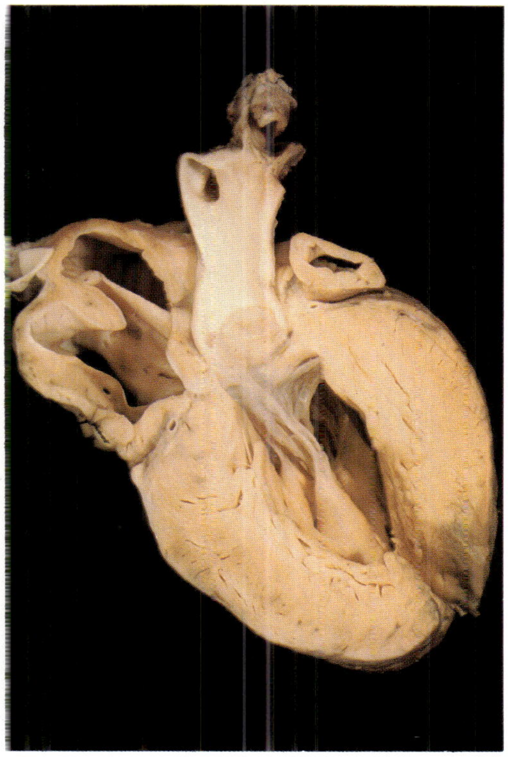

Abb. 11.**52** Vierkammerschnitt bei klassischer Trikuspidalatresie. Man sieht, wie das Kranzfurchengewebe den Boden des rechten Vorhofs von der Ventrikelmasse trennt und wie die Nische zum linken Ventrikel „zeigt".

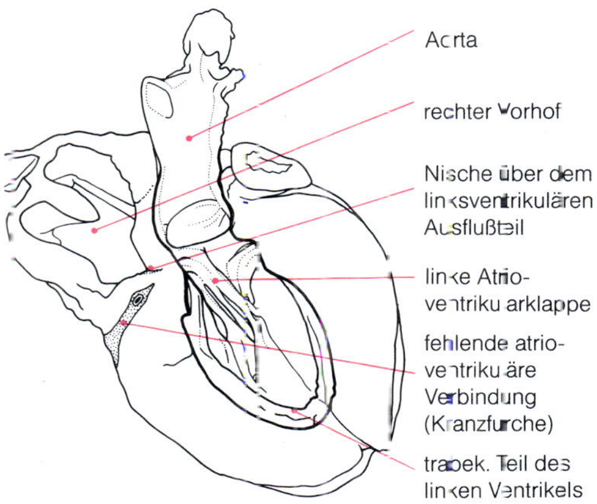

Wesen der klassischen Trikuspidalatresie besteht darin, daß das gesamte rechtsatriale Blut einen Vorhofseptumdefekt passieren (Abb. 11.**51**) und dann vom linken Vorhof in einen morphologisch linken Hauptventrikel strömen muß (Abb. 11.**53**). Der rechte Ventrikel ist rudimentär, besitzt keine Einflußportion und ist vom Hauptventrikel durch ein Septum getrennt, das nicht bis zur Crux reicht (Abb. 11.**54**). Wie beim linken Ventrikel mit doppelter Einflußbahn werden die Grenzen des rudimentären Ventrikels durch deszendierende anteriore Koronararterienäste markiert, und an der Crux befindet sich keine größere Koronararterie (Abb. 11.**55**). Die ventrikuloarterielle Verbindung ist gewöhnlich konkordant, die Aorta geht aus dem linken Hauptventrikel (Abb. 11.**53**) und der Truncus pulmonalis aus dem rudimentären rechten Ventrikel hervor (Abb. 11.**54**). Häufig besteht eine Pulmonalstenose, gewöhnlich infolge einer Stenose an der interventrikulären Kommunikation. Auch eine Pulmonalatresie kann sich bei dieser Segmentkombination finden, und in diesem Fall ist der rechte Ventrikel meist ausgesprochen hypoplastisch. In einer Minderzahl der Fälle beobachtet man unter Umständen eine ventrikuloarterielle Diskordanz, bei der die Aorta aus dem anterioren rudimentären Ventrikel hervorgeht (Abb. 11.**56**). Andere Verbindungen, etwa ein Doppelausfluß oder ein Einzelausfluß über einen Trunkus, können entweder vom Hauptventrikel oder vom rudimentären Ventrikel ausgehen (ANDERSON u. Mitarb. 1977), sind aber selten. Der Atrioventrikularknoten

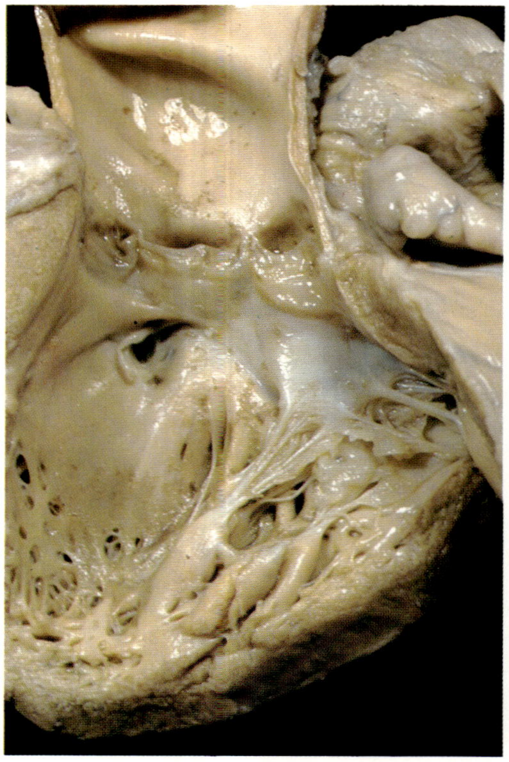

Abb. 11.**53** Klassische Trikuspidalatresie (dasselbe Herz wie in Abb. 11.51). Der linke Vorhof ist mit dem linken Ventrikel verbunden, aus dem die Aorta hervorgeht.

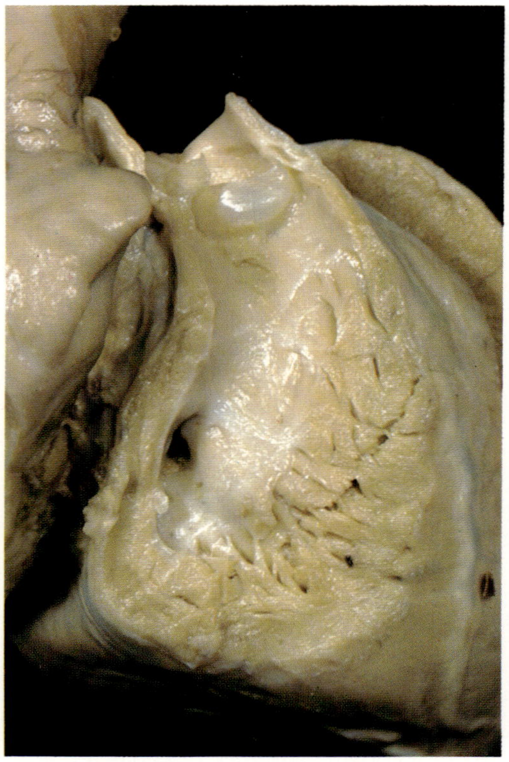

Abb. 11.**54** Rudimentärer rechter Ventrikel bei klassischer Trikuspidalatresie mit ventrikuloarterieller Konkordanz (dasselbe Herz wie in Abb. 11.51).

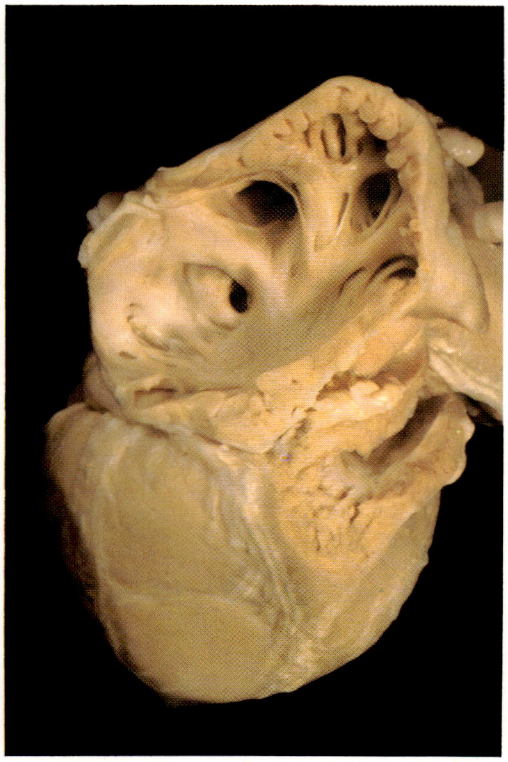

Abb. 11.**55** Ansicht einer klassischen Trikuspidalatresie von schräg rechts hinten. Das Septum reicht nicht bis zur Crux und wird von einem Koronararterienast am Margo acutus markiert statt von der posterior absteigenden Arterie.

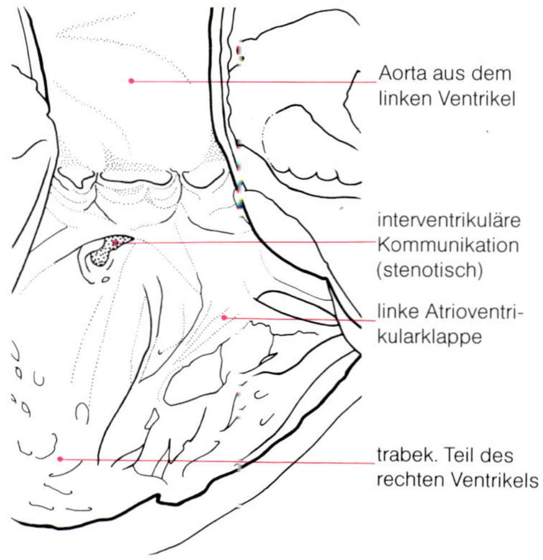

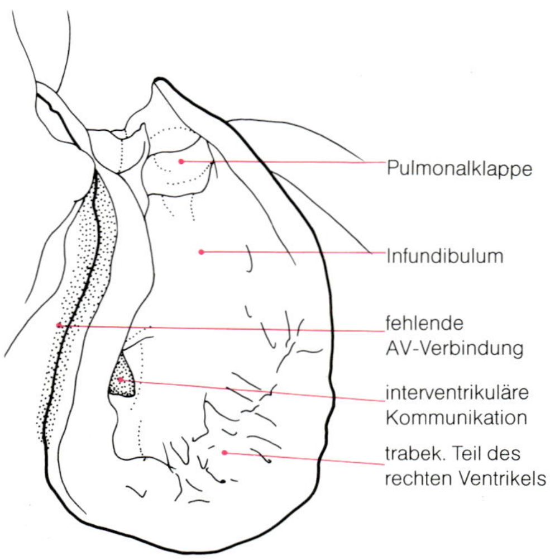

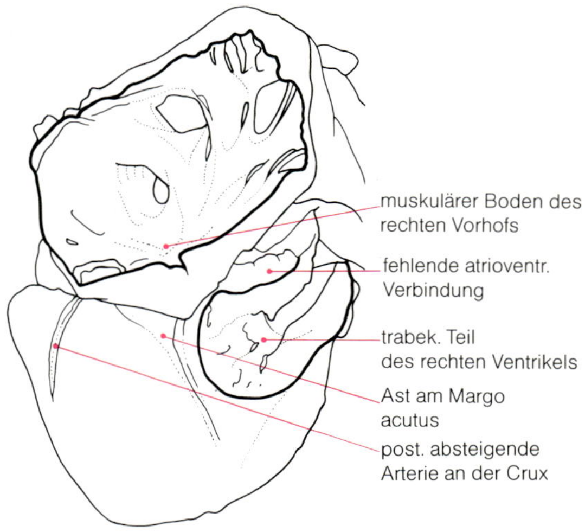

liegt im Boden des rechten Vorhofs und überlappt die Nische; das ventrikuläre Erregungsleitungsgewebe verzweigt sich auf dem Trabekelzonenseptum, die Teilung des Bündels erfolgt auf der linksventrikulären Seite unterhalb des Septumkamms (DICKINSON u. Mitarb. 1979).
Die Trikuspidalatresie wird zwar fast immer in den klassischen oben beschriebenen Formen beobachtet, doch gibt es seltene Varianten. So kann beispielsweise eine nicht perforierte rechte Klappe bei atrioventrikulärer Doppeleinflußverbindung vorkommen. Ein Fehlen der rechten atrioventrikulären Verbindung kann zu sehen sein, wenn sich der linke Vorhof mit einem morphologisch rechten Ventrikel verbindet. Das wurde auch beobachtet, wenn der rudimentäre linke Ventrikel auf der rechten Seite liegt und eine reitende linke Atrioventrikularklappe vorhanden ist (OTERO COTO u. Mitarb. 1981) (Abb. 11.**57**). Schließlich ist eventuell ein Fehlen der rechten Atrioventrikularverbindung zu erwarten, wenn ein solitärer Ventrikel des undeterminierten Typs vorliegt.

Reitende rechte Atrioventrikularklappe

Eine reitende rechte Atrioventrikularklappe findet sich am häufigsten bei atrioventrikulärer Konkordanz; je nach dem Grad des Überreitens des Klappenostiums gibt es eine Serie von Anomalien, die im Doppeleinfluß in einen morphologisch linken Ventrikel kulminieren (Abb. 9.16). Eine atrioventrikuläre Konkordanz ist vorhanden, wenn der größere Teil des reitenden rechten Klappenostiums mit dem morphologisch rechten Ventrikel verbunden ist (Abb 11.**58**). Das Wesentliche bei der reitenden Trikuspidalklappe ist – gleichgültig ob es sich um eine konkordante atrioventrikuläre Verbindung oder um einen Doppeleinfluß handelt –, daß das Ventrikelseptum nicht bis zur Crux reicht. Aus diesem Grund ist der reguläre Atrioventrikularknoten im Koch-Dreieck nicht befähigt, in Kontakt mit dem ventrikulären Erregungsleitungsgewebe, das auf dem Septum reitet, zu treten (MILO u. Mitarb. 1979).

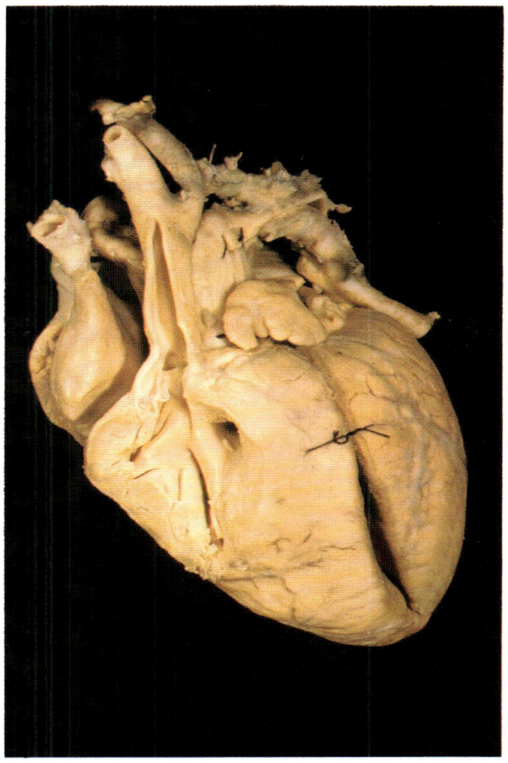

Abb. 11.**56** Rudimentärer rechter Ventrikel bei klassischer Trikuspidalatresie mit ventrikuloarterieller Diskordanz.

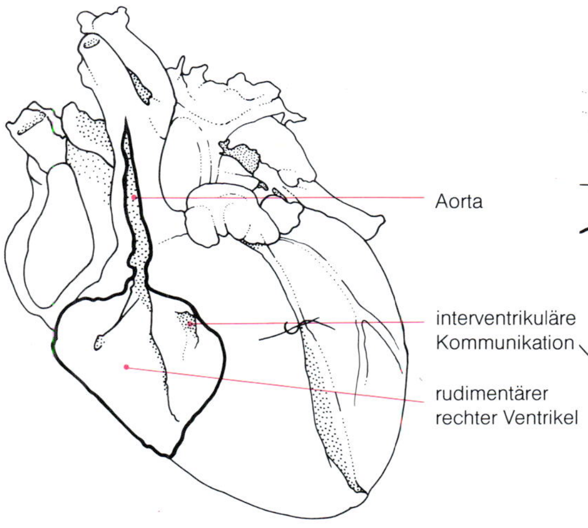

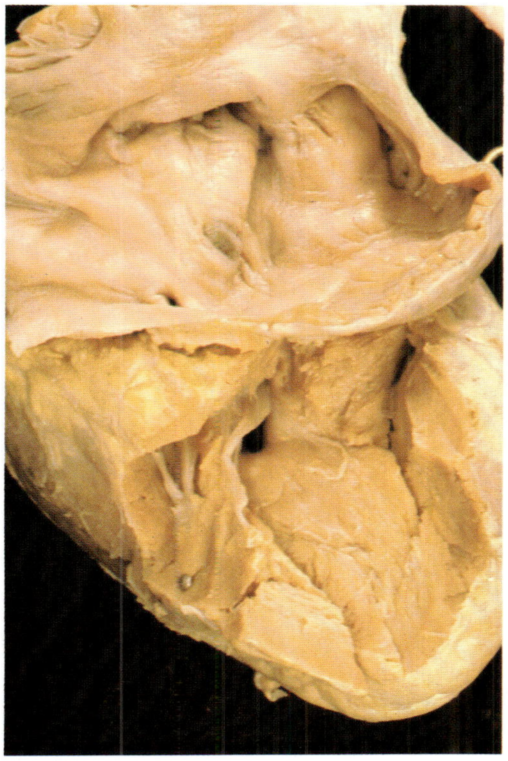

Abb. 11.**57** Fehlende rechte atrioventrikuläre Verbindung mit dem rechtsseitigen rudimentären linken Ventrikel. Der linke Vorhof verbindet sich mit dem rechten Ventrikel, und von der reitenden Klappe ist ein Teil im rechtsseitigen linken Ventrikel zu sehen.

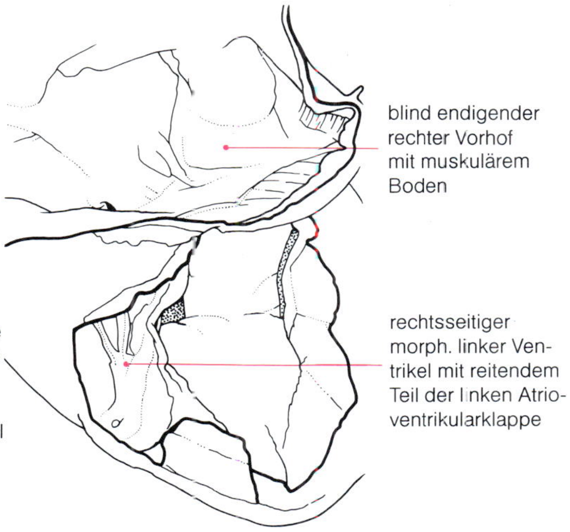

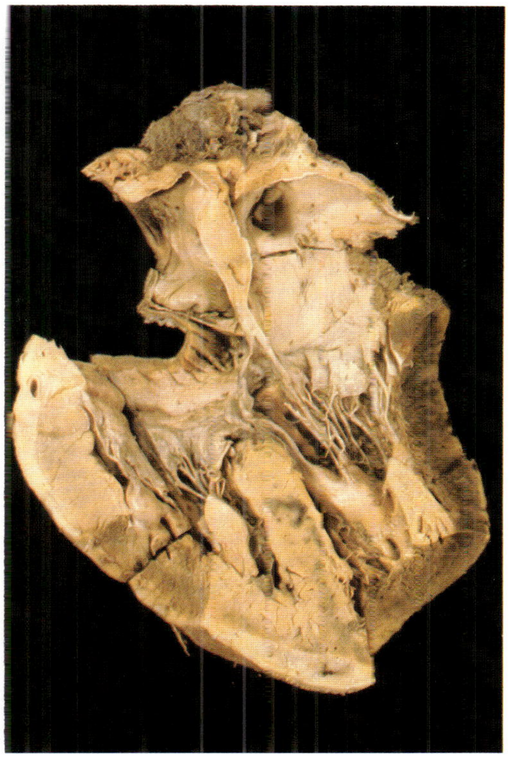

Abb. 11.**58** Vierkammerschnitt bei atrioventrikulärer Konkordanz und reitender Trikuspidalklappe.

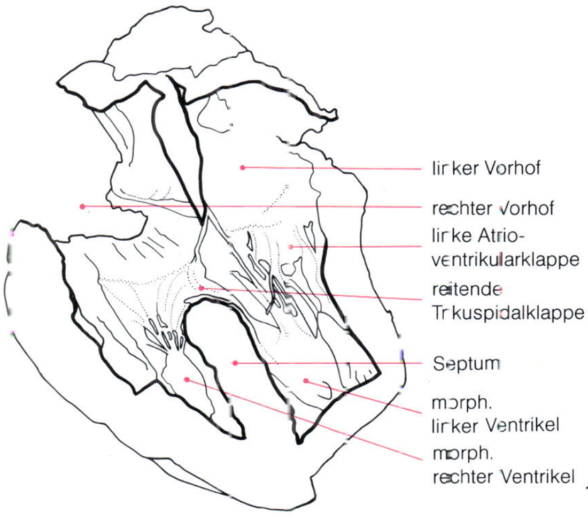

Stattdessen bildet sich ein anomaler Knoten posterior und lateral am Ostium der reitenden Klappe an dem Punkt, an dem das Ventrikelseptum die Atrioventrikularverbindung erreicht (Abb. 11.**59**). Aus dieser anomalen Anlage des Erregungsleitungsgewebes erklärt sich zweifellos die große Häufigkeit des traumatischen Herzblocks im Gefolge der chirurgischen Korrektur einer reitenden Trikuspidalklappe (Pacifico u. Mitarb. 1979).

Die zweite Möglichkeit ist, daß eine reitende rechte Atrioventrikularklappe bei atrioventrikulärer Diskordanz vorkommt (abgesehen von den seltenen Fällen bei Situs inversus oder bei Vorhofisomerie; Anderson u. Ho 1981). Die reitende Klappe hat Mitralismorphologie und verbindet den rechten Vorhof mit einem morphologisch linken Ventrikel (Becker u. Mitarb. 1980). Je nachdem, welche Verbindung der überreitende Klappenring gerade herstellt, handelt es sich entweder um eine atrioventrikuläre Diskordanz (Abb. 11.**60**) oder um einen Doppeleinfluß in einen morphologisch rechten Ventrikel mit rechtsseitigem rudimentärem linkem Ventrikel. Hinsichtlich der Septummorphologie ist wichtig, daß die Klappe über dem vorderen Teil des Septums, das bis zur Crux reicht, reitet. Wegen des Linke-Hand-Musters der Ventrikelarchitektur ist die Anlage des Erregungsleitungsgewebes anomal (Becker u. Mitarb. 1980). Die ventrikuloarterielle Verbindung bei reitender Mitralklappe und atrioventrikulärer Diskordanz ist gewöhnlich ein Doppelausfluß aus einem rechten Ventrikel, sie kann aber auch diskordant sein.

Ebstein-Anomalie der Trikuspidalklappe

Das Wesen dieser Anomalie ist die Verlagerung des Ansatzrandes der Trikuspidalsegel von der Atrioventrikulargrenze in das Kavum des rechten Ventrikels, wobei die Segel selbst oft dysplastisch sind. Das Ausmaß dieser Verlagerung ist unterschiedlich, sie geht aber niemals weiter als bis zur Vereinigung der Einfluß- und der Trabekelkomponente des Ventrikels. Bei der schwersten Form ist der Ansatz des septalen und des unteren Segels bis zu der Grenze zwischen Einfluß- und Trabekelteil, die zu einem hervortretenden Muskelwulst aufgeworfen ist, abwärts verschoben (Abb. 11.**61**). Der Ansatz des anterosuperioren Segels am Klappenring ist fast nie verlagert. Dieses Segel ist gewöhnlich ausgesprochen dysplastisch und hängt von der ventrikulo-infundibularen Falte herab, seine apikalen Befestigungen sind grob abartig (Abb. 11.**62**). Der Klappen-

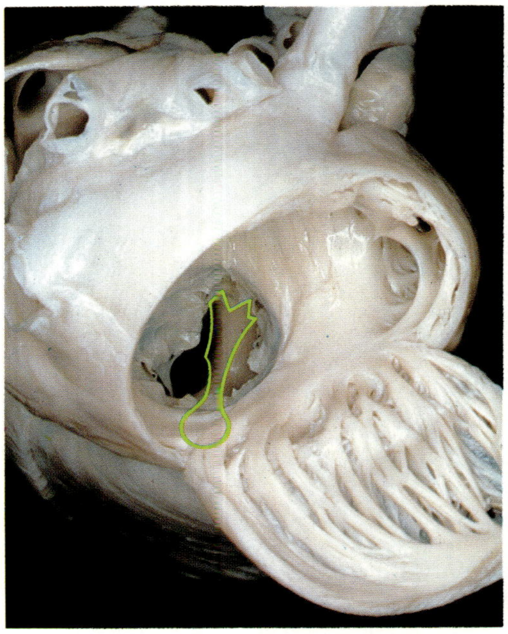

Abb. 11.**59** In diesem Herzen mit reitender Trikuspidalklappe wurde ein Fenster in den rechten Vorhof geschnitten, um die abartige Orientierung des Septums zu demonstrieren. Die Lage des Erregungsleitungsgewebes wurde angezeichnet (von Dr. *L. H. S. Van Mierop*).

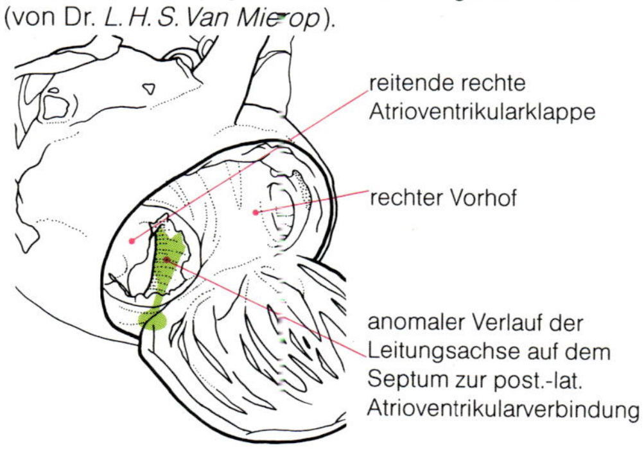

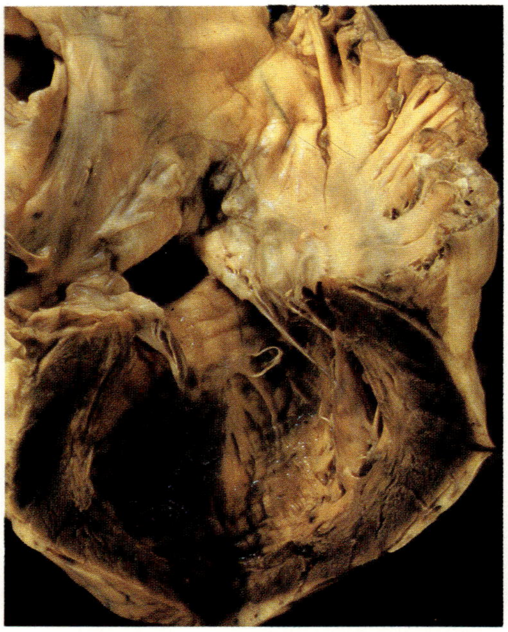

Abb. 11.**60** Rechter Vorhof und morphologisch linker Ventrikel in einem Herzen mit atrioventrikulärer Diskordanz und reitender Mitralklappe.

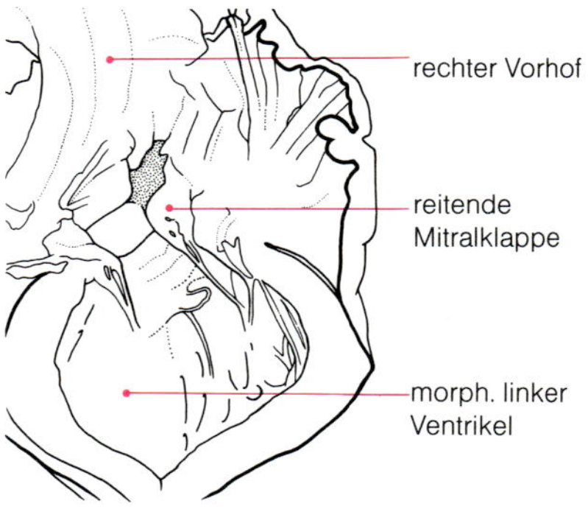

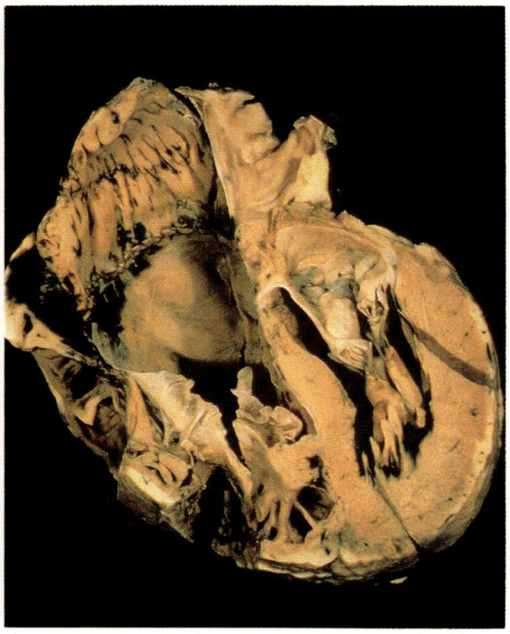

Abb. 11.**61** Schrägschnitt durch den rechten Ventrikel bei Ebstein-Anomalie zur Demonstration der Abwärtsverlagerung des effektiven Trikuspidalrings und des Muskelwulstes zwischen Einfluß- und Trabekelzone.

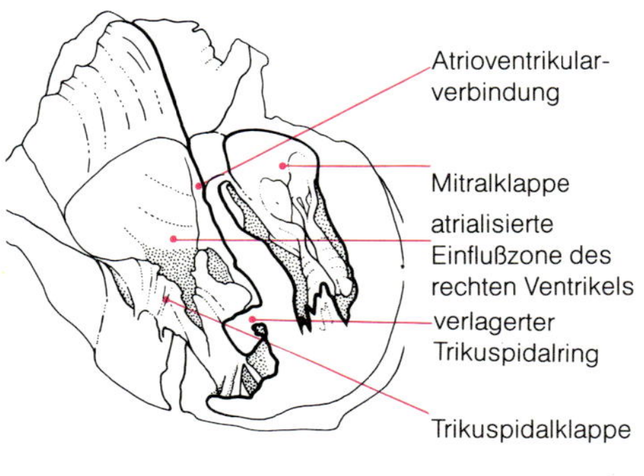

Literatur

Anderson, R.H., S.Y. Ho: Straddling and overriding valves-segmental morphology. In Wenink, A.C.G., A. Oppenheimer-Dekker, A.J. Moulaert: The Ventricular Septum of the Heart, Boerhaave Series, Leiden University Press, The Hague 1981 (pp. 157–173)

Anderson, R.H., J.L. Wilkinson, L.M. Gerlis, A. Smith, A.E. Becker: Atresia of the right atrioventricular orifice. Brit. Heart J. 39 (1977) 414–428

Anderson, K.R., J.R. Zuberbuhler, R.H. Anderson, A.E. Becker, J.T. Lie: Ebstein's anomaly: a review of the pathologic anatomy. Mayo Clin. Proc. 54 (1979) 174–180

Becker, A.E., R.H. Anderson: Absence of an atrioventricular connection (AV valve atresia). In: Pathology of Congenital Heart Disease. Butterworths, London 1981 (pp. 257–278)

Becker, A.E., M.J. Becker, J.E. Edwards: Pathologic spectrum of dysplasia of the tricuspid valve, features in common with Ebstein's malformation. Arch. Path. 91 (1971) 167–178

Becker, A.E., S.Y. Ho, G. Caruso, S. Milo, R.H. Anderson: Straddling right atrioventricular valves in atrioventricular discordance. Circulation 61 (1980) 1133–1141

Dickinson, D.F., J.L. Wilkinson, A. Smith, A.E. Becker, R.H. Anderson: Atrioventricular conduction tissues in univentricular hearts of left ventricular type with absent right

saum, normalerweise ein freier Rand, ist mit dem Muskelwulst zwischen Einfluß- und Trabekelteil verklebt, so daß die einzige Kommunikation mit dem Ausflußteil des Ventrikels über die Kommissuren des deformierten septalen und inferioren Segels und durch Perforationen in dem mißgebildeten anterosuperioren Segel selbst stattfindet (Abb. 11.**63**). Bei dieser schweren Form sind die Einflußbahn und ein Teil des Ventrikels dilatiert und dünnwandig. Wegen der Abwärtsverlagerung des effektiven Trikuspidalrings wird der Einflußteil des Ventrikels physiologisch zu einem Teil des rechten Vorhofs, er wird sozusagen „atrialisiert". In seltenen Fällen sind auch die Kommissuren zwischen den Klappensegeln verschlossen, so daß eine nicht perforierte Ebstein-Anomalie resultiert. Bei weniger schweren Formen kann eine Abwärtsverlagerung des inferioren und des septalen Segels in den verschiedensten Graden zu beobachten sein (Becker u. Mitarb. 1971, Zuberbuhler u. Mitarb. 1979, Anderson u. Mitarb. 1979).

Andere Fehlbildungen der Trikuspidalklappe

Eine Dysplasie der morphologisch trikuspidalen Klappe ist zwar ziemlich universell mit einer Ebstein-Anomalie verbunden, kann aber auch isoliert ohne Abwärtsverlagerung des effektiven Klappenrings vorkommen. Eine solche isolierte Dysplasie kann bei normal dimensionierten Klappen zu beobachten sein; dabei ist das Gewebe der Segel zu blumenkohlartigen Auswüchsen aufgeworfen (Abb. 11.**64**). Man sieht das häufiger bei einer Pulmonalatresie mit intaktem Septum, entweder in Kombination mit der Ebstein-Anomalie oder seltener allein. Andere angeborene Anomalien als die Ebstein-Anomalie oder die isolierte Dysplasie, die eine Stenose oder Insuffizienz der morphologisch trikuspidalen Klappe bedingen, sind außergewöhnlich selten; Anomalien, denen Veränderungen des Gewebes selbst zugrundeliegen, wie es beim Marfan-Syndrom der Fall ist, werden in Kap. 4 besprochen. Eine seltene Anomalie von Bedeutung ist jedoch ein angeborener Klappendefekt, bei dem die Segel der Trikuspidalklappe entweder vollständig fehlen oder ganz mangelhaft ausgebildet sind und an den Ventrikelwänden kleben. Auch dieses soge-

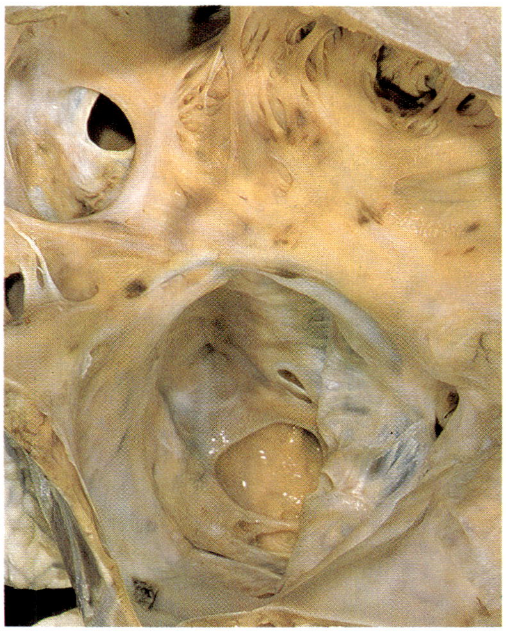

Abb. 11.**62** Blick auf den Einflußteil des rechten Ventrikels in einem schweren Fall von Ebstein-Anomalie.

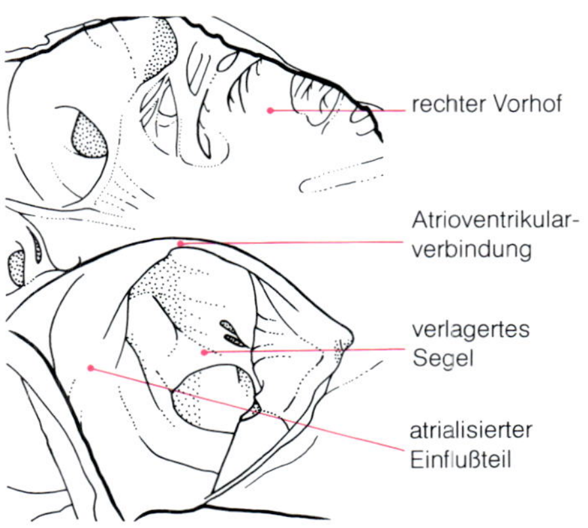

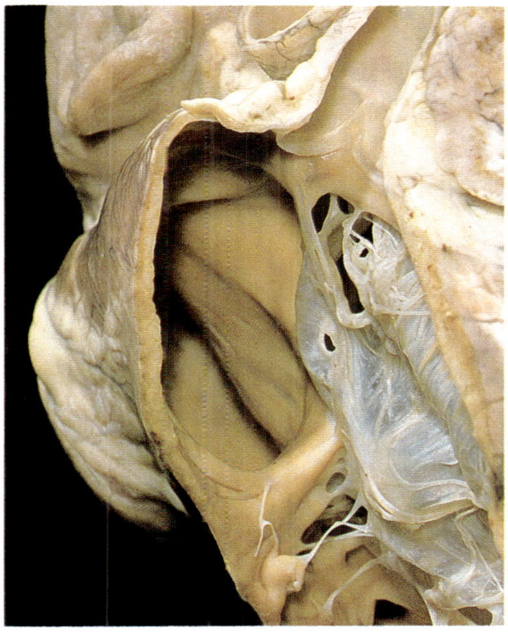

Abb. 11.**63** Dünnwandige, dilatierte Ausflußportion des in Abb. 11.62 gezeigten Herzens.

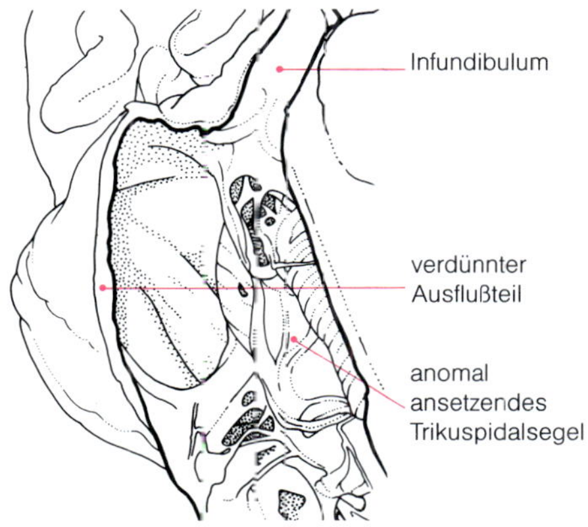

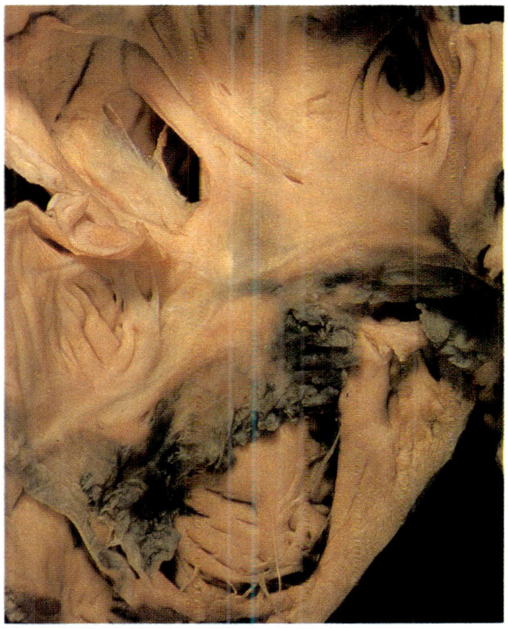

Abb. 11.**64** Blick auf den Einflußteil der rechtsseitigen Herzhöhlen; die Trikuspidalklappe ist normal groß aber dysplastisch.

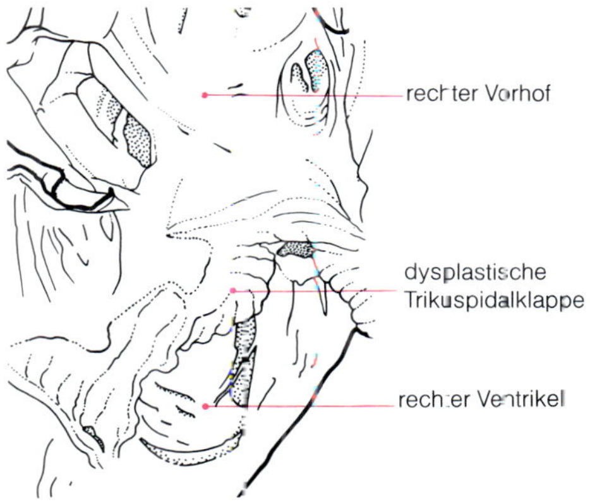

atrioventricular connection („tricuspid atresia"). Brit. Heart J. 42 (1979) 1–8

Kanjuh, V. I., J. E. Stevenson, K. Amplatz, J. E. Edwards: Congenitally unguarded tricuspid orifice with co-existent pulmonary atresia. Circulation 30 (1964) 911–917

Mili, S., S. Y. Ho, F. J. Macartney, J. L. Wilkinson, A. E. Becker, A. C. G. Wenink, A. Gittenberger de Groot, R. H. Anderson: Straddling and overriding atrioventricular valves: morphology and classification. Amer. J. Cardiol. 44 (1979) 1122–1134

Otero Coto, E., F. Calabro, F. Marsico, J. S. Lopez Arranz: Right atrial outlet atresia with straddling left atrioventricular valve. A form of double outlet atrium. Brit. Heart J. 45 (1981) 317–324

Pacifico, A. D., B. Soto, L. M. Bargeron, Jr.: Surgical treatment of straddling tricuspid valves. Circulation 60 (1979) 655–664

Rosenquist, G. C., R. J. Levy, R. D. Rowe: Right atrial-left ventricular relationships in tricuspid atresia; position of the presumed site of the atretic valve as determined by transillumination. Amer. Heart J. 80 (1970) 493–497

Vlad, P.: Tricuspid atresia. In Keith, J. D., R. D. Rowe, P. Vlad: Heart Disease in Infancy and Childhood, 3rd ed. Macmillan, New York 1978 (pp. 518–541)

Zuberbuhler, J. R., S. P. Allwork, R. H. Anderson: The spectrum of Ebstein's anomaly of the tricuspid valve. J. thorac. cardiovasc. Surg. 77 (1979) 202–211

nannte „konnatal ungeschützte Trikuspidalostium“ findet sich gewöhnlich bei Pulmonalatresie und intaktem Ventrikelseptum (KANJUH u. Mitarb. 1964).

Anomalien der linken Atrioventrikularregion

Wie im vorangegangenen Abschnitt ist der größere Teil dieser Besprechung Fällen mit Situs solitus und atrioventrikulärer Konkordanz gewidmet. Wir werden uns daher mit Fehlbildungen der morphologisch mitral konfigurierten Klappe befassen. Man darf aber nicht vergessen, daß bei Situs inversus und atrioventrikulärer Konkordanz an der linksseitigen Atrioventrikularverbindung die morphologisch trikuspidale Klappe sitzt. Diese kann von allen Anomalien befallen sein, die im vorangehenden als spezifisch für die morphologisch trikuspidale Klappe beschrieben worden sind. Ebenso sitzt bei Situs solitus und atrioventrikulärer Diskordanz an der linksseitigen Verbindung wiederum eine morphologisch trikuspidale Klappe. Wie bereits gesagt, kann diese Klappe ebenfalls den für die Trikuspidalklappe spezifischen Fehlbildungen, etwa der Ebstein-Anomalie, unterliegen (ANDERSON u. Mitarb. 1978); sie werden hier nicht weiter besprochen. Wir werden uns auch nicht mit Anomalien der linksseitigen Klappe bei Vorhofisomerie befassen (s. Kap. 10), doch wollen wir das Reiten der linksseitigen Klappe beschreiben, unabhängig von ihrer Morphologie, sowie die Atresie der linksseitigen Klappe bei verschiedenen Segmentkombinationen.

Atresie der linken Atrioventrikularklappe

Wie bei der rechten Atrioventrikularverbindung muß man zwischen einer Undurchgängigkeit der linken Atrioventrikularklappe und einem Fehlen der Atrioventrikularverbindung als Substrat für die Atresie der linken Atrioventrikularklappe unterscheiden.

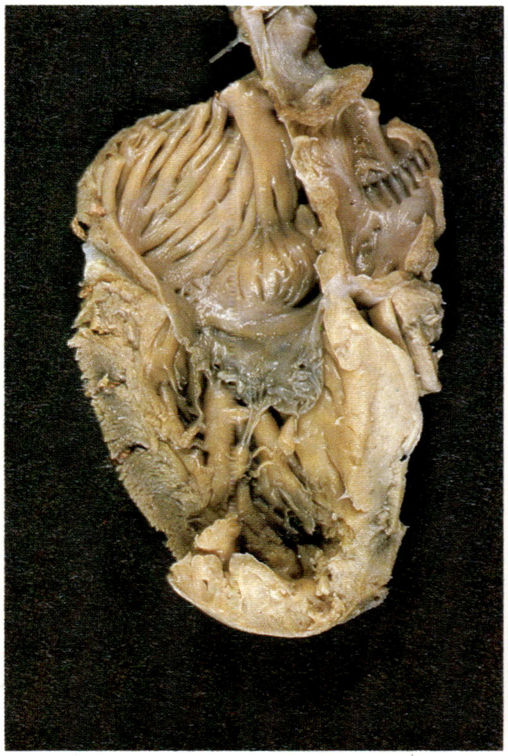

Abb. 11.**65** Der Vierkammerschnitt zeigt eine kleine, nicht perforierte Membran zwischen dem linken Vorhof und dem hypoplastischen linken Ventrikel (von Dr. *G. Thiene*).

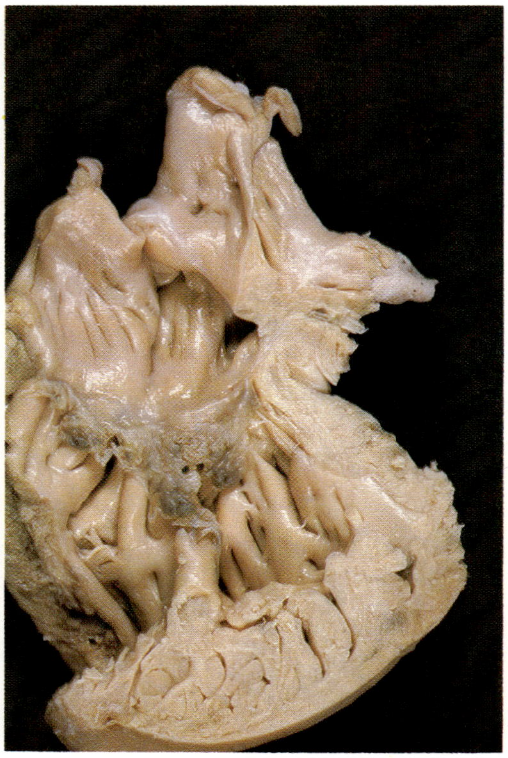

Abb. 11.**66** Der Vierkammerschnitt zeigt das Fehlen der linken atrioventrikulären Verbindung; der rechte Vorhof ist mit dem morphologisch rechten Ventrikel verbunden, und der linke Ventrikel ist rudimentär und hypoplastisch (von Dr. *G. Thiene*).

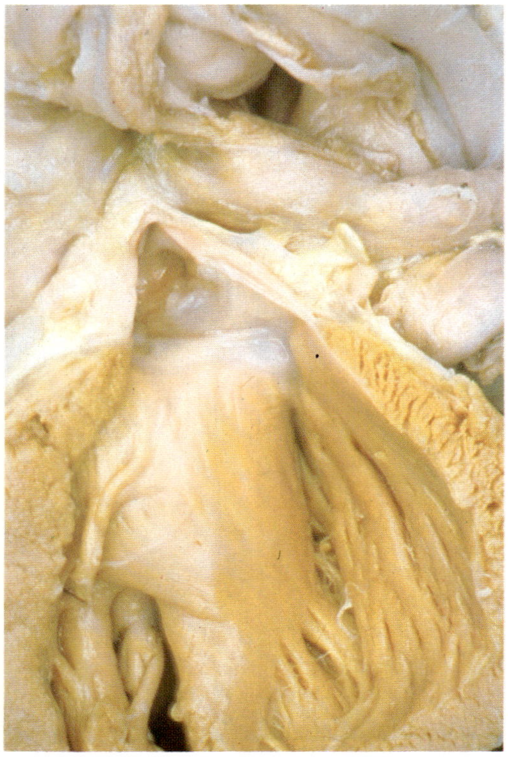

Abb. 11.**67** In einem Fall von fehlender atrioventrikulärer Verbindung geht die Aorta aus dem rudimentären linken Ventrikel hervor, und es besteht eine apikale, im muskulären Bereich liegende interventrikuläre Kommunikation mit dem morphologisch rechten Ventrikel (von Dr. *J. R. Zuberbuhler*).

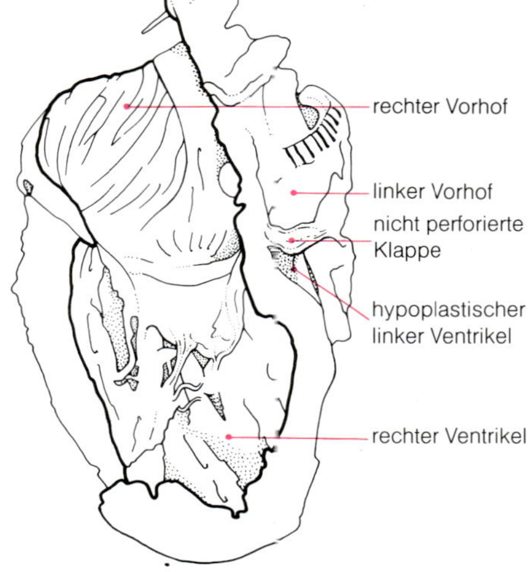

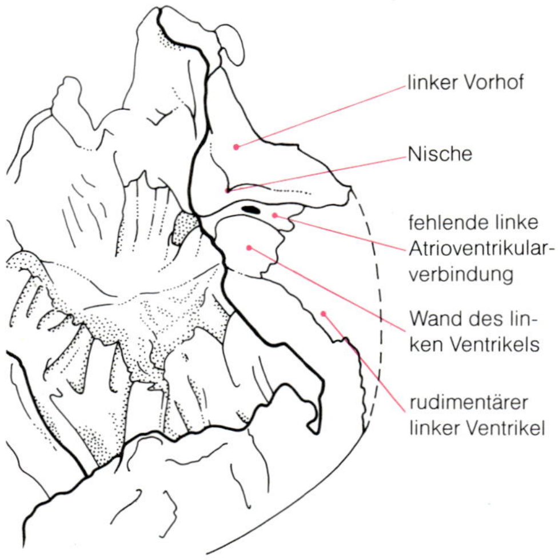

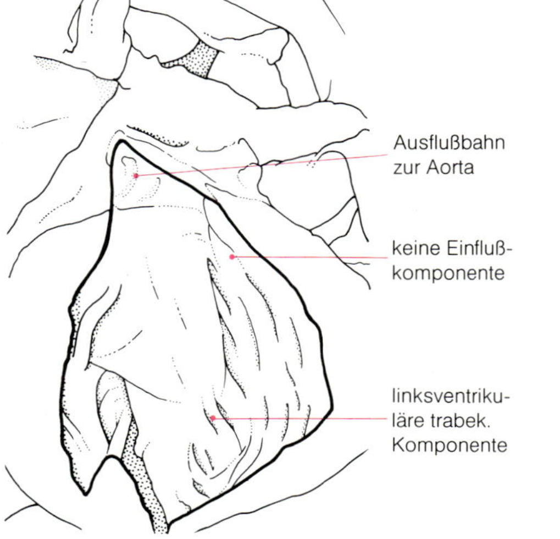

In Herzen mit Mitralatresie verbindet sich der morphologisch rechte Vorhof immer mit einem morphologisch rechten Ventrikel. Die Unterscheidung der beiden Hauptuntergruppen dieser Fehlbildung (THIENE u. Mitarb. 1981) erfolgt danach, ob eine nicht perforierte Klappenmembran zwischen dem linken Vorhof und dem hypoplastischen linken Ventrikel vorhanden ist (Abb. 11.**65**), oder ob die linke Atrioventrikularverbindung fehlt und der linke Ventrikel sowohl hypoplastisch als auch rudimentär – ohne Einflußportion – ist (Abb. 11.**66**). Die Größe des linken Ventrikels entspricht gewöhnlich dem Zustand der Aortenausflußbahn, gleichgültig ob eine unperforierte Klappenmembran vorhanden ist oder ob die Verbindung fehlt. Wenn gleichzeitig eine Aortenatresie besteht (Abb. 11.**65**–11.**67**), ist der linke Ventrikel fast immer ausgesprochen hypoplastisch. Wenn die Aortenwurzelpassage offen ist, kann der linke Ventrikel erheblich größer sein, weil gewöhnlich eine interventrikuläre Kommunikation vorhanden ist, entweder bei ventrikuloarterieller Konkordanz oder bei einem Doppelausfluß aus dem rechten Ventrikel. Jede dieser Kombinationen mit durchgängiger Aortenwurzel kann entweder bei nicht perforierter Klappenmembran (Abb. 11.**68**) oder bei fehlender Atrioventrikularverbindung (Abb. 11.**67**) vorkommen.

Eine weitere bekannte Variante der Atresie der linken Atrioventrikularklappe beobachtet man bei der Verbindung des rechten Vorhofs mit einem morphologisch linken Ventrikel. Die linke Atrioventrikularverbindung fehlt dann gewöhnlich (Abb. 11.**69**), und der rudimentäre rechte Ventrikel liegt links vorn. Meist geht die Anomalie mit einer ventrikuloarteriellen Diskordanz einher (Abb. 11.**70**). Es gibt noch andere seltene Kombinationen, etwa wenn unter diesen Gegebenheiten die linke Verbindung fehlt und der rudimentäre rechte Ventrikel auf der rechten Seite liegt, entweder mit ventrikuloarterieller Konkordanz (QUERO 1970) oder Diskordanz, oder wenn die linke Verbindung fehlt und der rechte Vorhof mit einem solitären Ventrikel von undeterminierter Morphologie verbunden ist.

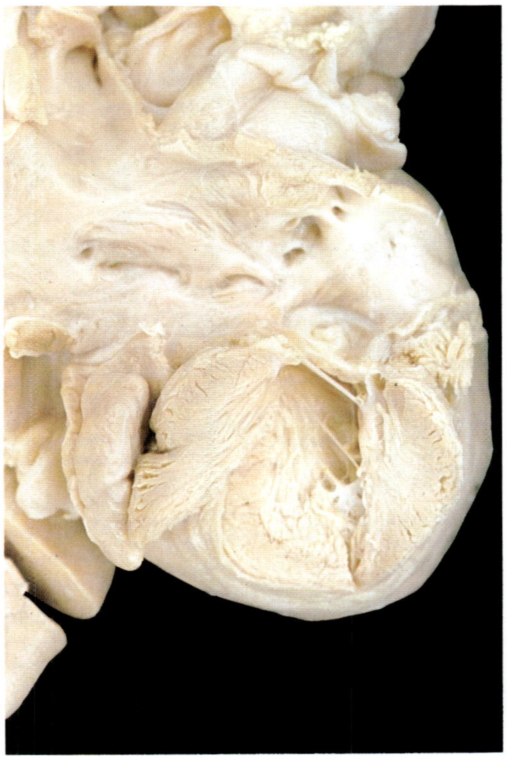

Abb. 11.**68** Nicht perforierte Mitralklappe bei atrioventrikulärer Konkordanz und rechtem Doppelausflußventrikel. Blick auf die Klappe vom linken Vorhof (von Dr. *J. R. Zuberbuhler*).

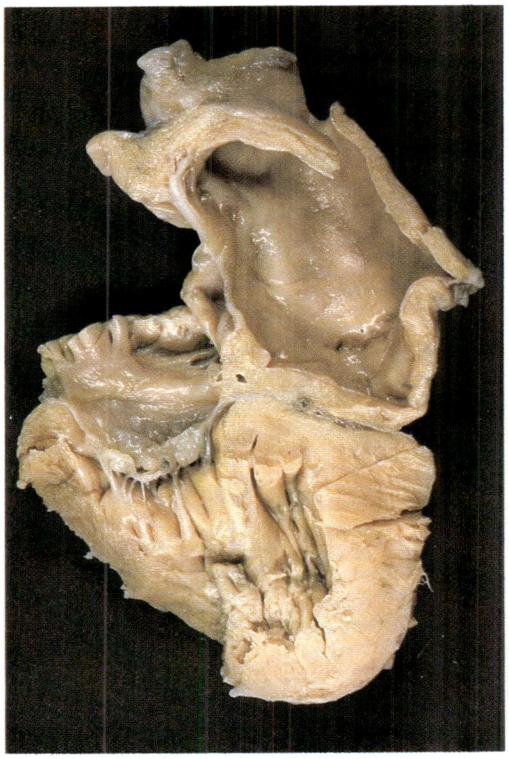

Abb. 11.**69** Vierkammerschnitt bei fehlender linker atrioventrikulärer Verbindung, wobei der rechte Vorhof mit dem morphologisch linken Ventrikel verbunden ist (von Dr. *G. Thiene*).

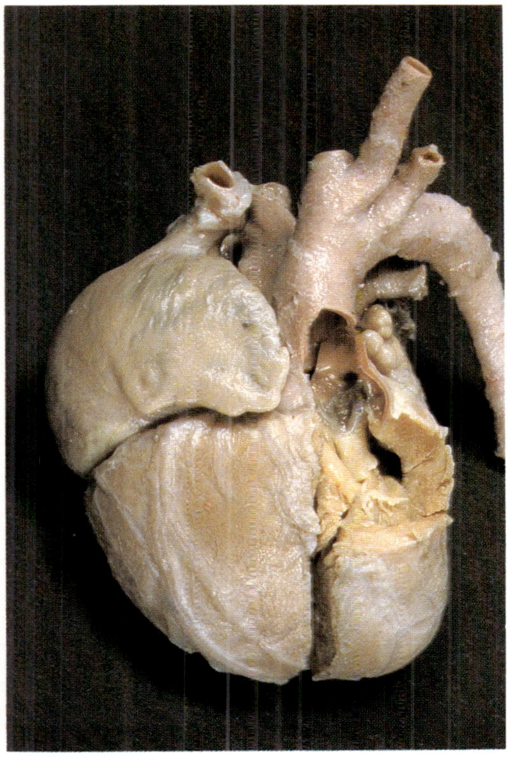

Abb. 11.**70** Linksseitiger rudimentärer rechter Ventrikel des Herzens von Abb. 11.69, aus dem die Aorta hervorgeht (ventrikuloarterielle Diskordanz) (von Dr. *G. Thiene*).

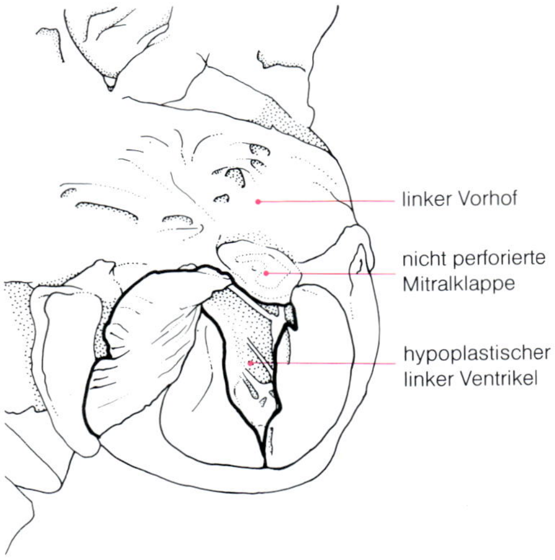

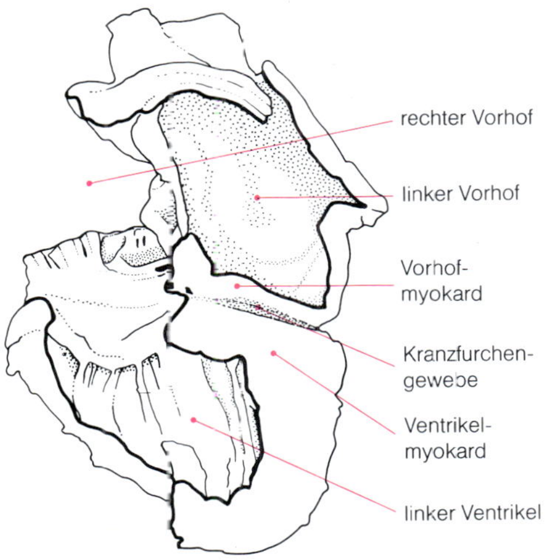

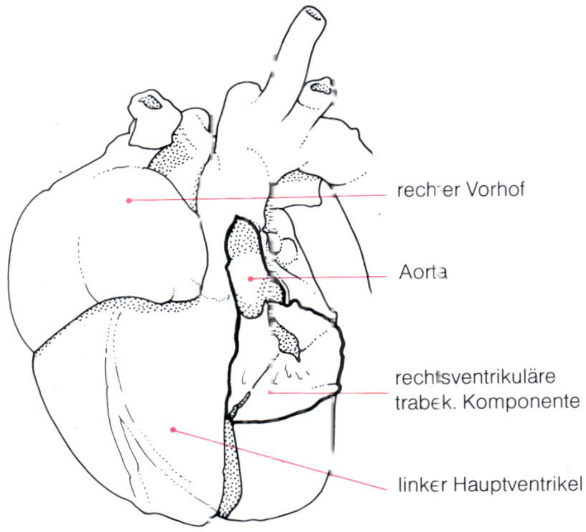

Anatomische Fehlbildungen der morphologisch mitral konfigurierten Klappe

Angeborene Fehlbildungen, die eine Stenose oder Insuffizienz der Mitralklappe bedingen, sind viel häufiger als jene der morphologisch trikuspidalen Klappe. Eine allgemeine Miniaturisierung und Dysplasie der Klappe (Abb. 11.**71**) findet man gewöhnlich bei gleichzeitiger Aortenatresie und Mitralstenose (RUCKMAN u. VAN PRAAGH 1978; s. Kap. 13). Eine Miniaturisierung der Klappe, die ausreicht, um eine Stenose zu bewirken, kann aber auch ohne Dysplasie zu beobachten sein (Abb. 11.**72**); eine Dysplasie der Klappe kann auch isoliert oder gemeinsam mit anderen Defekten wie Klappenspalten vorkommen. Es gibt echte isolierte Spalten im aortalen Segel einer sonst normalen Mitralklappe (Abb. 11.**73**) oder Spalten im Rahmen eines Atrioventrikularseptumdefekts (s. S. 160). Sie verursachen eventuell eine Stenose, häufiger aber eine Insuffizienz der Klappe. Häufiger ist der Prolaps einzelner Lappen der Mitralsegel Ursache einer Mitralinsuffizienz. Er ist am schwersten bei Krankheitsprozessen wie dem Marfan-Syndrom (Abb. 11.**74**), kann aber unter verschiedenen Bedingungen auftreten. Vom morphologischen Standpunkt gibt es Anhaltspunkte dafür, daß der Prolaps und die weniger schwerwiegenden verwandten Haubenbildungen durch die mangelnde Chordaunterstützung des betroffenen Segelsegments zustandekommen (BECKER u. DE WIT 1980).

Abgesehen von der oben besprochenen globalen Miniaturisierung gibt es verschiedene andere angeborene Fehlbildungen, die eine Mitralstenose verursachen. Am häufigsten wird die sogenannte „Fallschirm"-Deformität beschrieben, aber wie so oft bei der Namensgebung sorgen Widersprüche und Verwechslungen für Unklarheit. Unseres Wissens stammt die erste Beschreibung einer Insertion aller Sehnenfäden der Klappe an einem solitären Papillarmuskel von SWAN u. Mitarb. (1949), die das Wort „Fallschirm" („parachute") dabei nicht benützen. Der Name wurde von EDWARDS zur Beschreibung von Klappenanomalien bei konnatal korrigierter Transposition geprägt (SCHIEBLER u. Mitarb. 1961) und erstmals von SHONE u. Mitarb. (1963) für die normal gelegene aber stenotische Mitralklappe angewandt. Sie beschrieben die Anomalie, wie es SWAN u. Mitarb. (1949) getan hatten, das heißt, daß alle Sehnenfäden an einem einzigen Papillarmuskel inserierten, wodurch die ganze Klappe wie ein Fallschirm aussah. Das Problem für den Pathologen liegt darin, daß der normalen Mitralklappe, wenn sie durch Entfernung der Ventrikelwand freigelegt wird (Abb. 11.**75**), eine beträchtliche Ähnlichkeit mit einem Fallschirm zugebilligt werden kann, und zwar deshalb, weil die Papillarmuskeln in situ eng beisammen stehen. Nur wenn die Klappe durch Aufschneiden des Klappenrings geöffnet und aufgeklappt wird, ergibt sich der typische „Blickwinkel des Pathologen" (Abb. 11.**76**). Falls also die normal situierten Muskeln durch einen pathologischen Prozeß miteinander verschmolzen und die Interchordalräume obliteriert wären, so würde eine Stenose entstehen, und der fallschirmartige Eindruck würde sich sehr verstärken. Das ist sicherlich das Arrangement, das von Angiokardiographie-Untersuchern (MACARTNEY u. Mitarb. 1976) und Chirurgen (CARPENTIER u. Mitarb. 1976) zur „Fallschirmklappe" ernannt wird. Auf dieses Arrangement bezogen sich auch SHONE u. Mitarb. (1963) in einer Bildlegende, die es als „partielle" Fallschirmdeformität ansahen, und auch ROSENQUIST (1974) hat solche Fälle in seiner Studie eingeschlossen. Für den Pathologen ist die Ähnlichkeit mit einem Fallschirm aber größer, wenn einer der paarigen Mitralpapillarmuskeln entweder sehr hypoplastisch ist oder fehlt. Die betroffene Kommissur inseriert dann direkt an der Ventrikelwand und alle Sehnenfäden laufen zu dem solitären Papillarmuskel zusammen, so daß die Klappe sogar, wenn sie auf Pathologen-

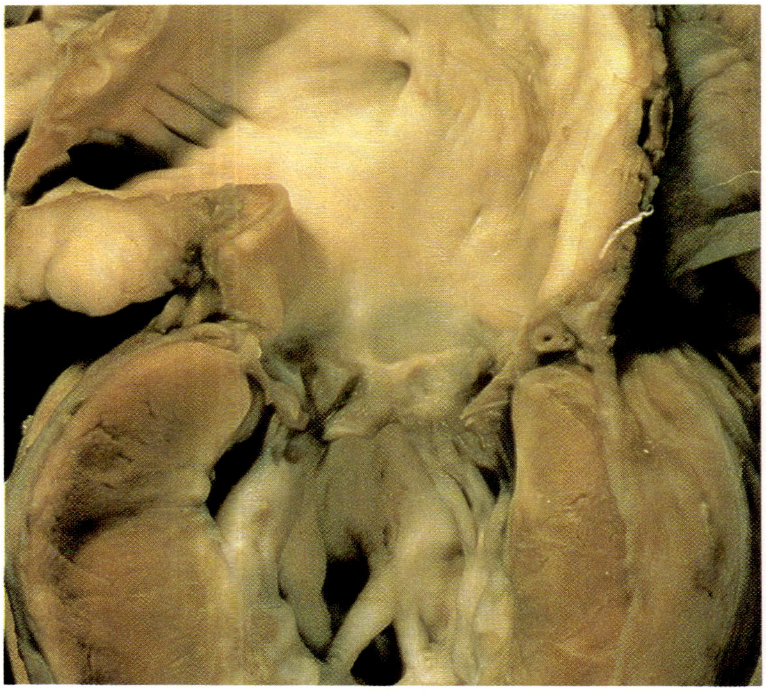

Abb. 11.**71** Globale Miniaturisierung und Dysplasie der Mitralklappe bei gleichzeitiger Aortenatresie.

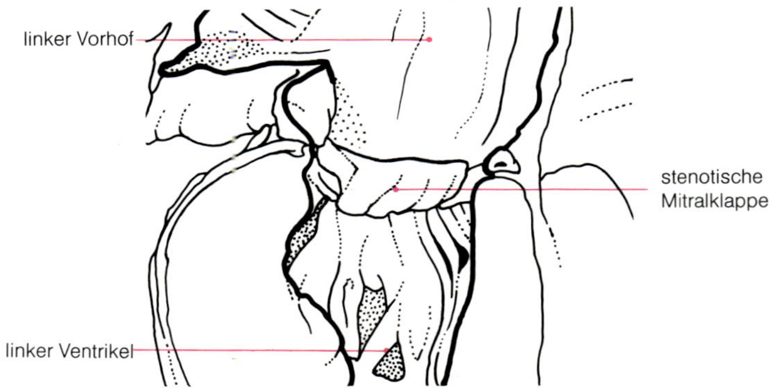

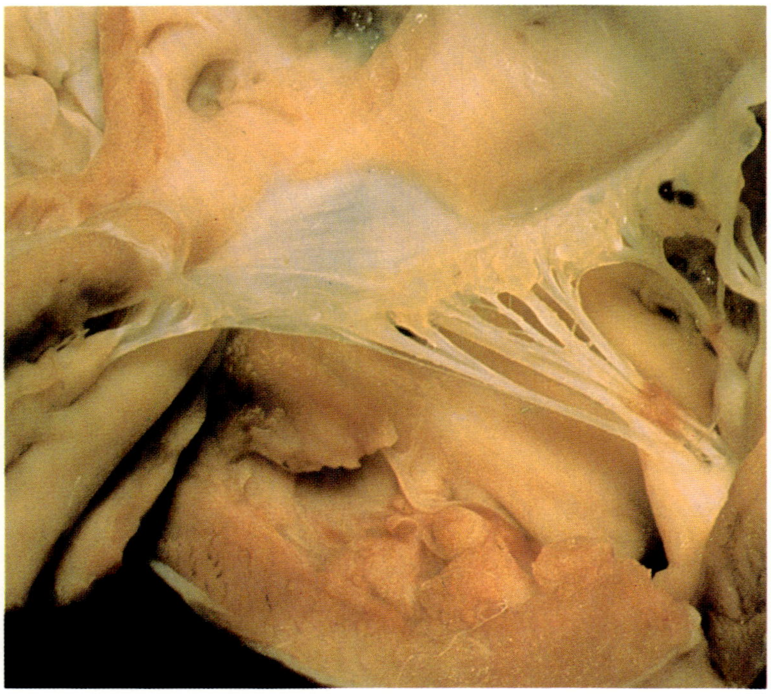

Abb. 11.**72** Hypoplasie des anterolateralen Papillarmuskels, die ausreicht, um eine Miniaturisierung und Stenose zu bewirken, aber keine Klappendysplasie.

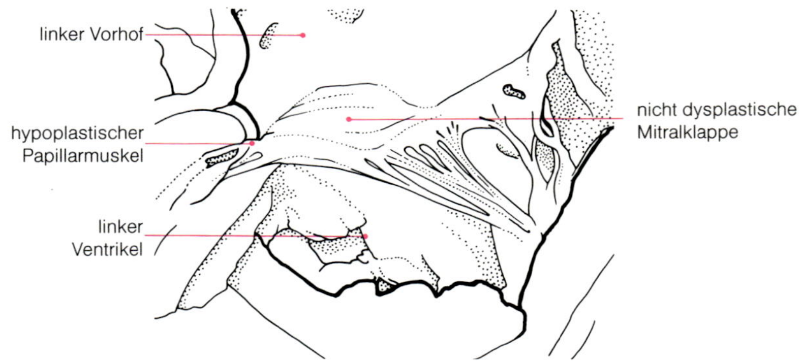

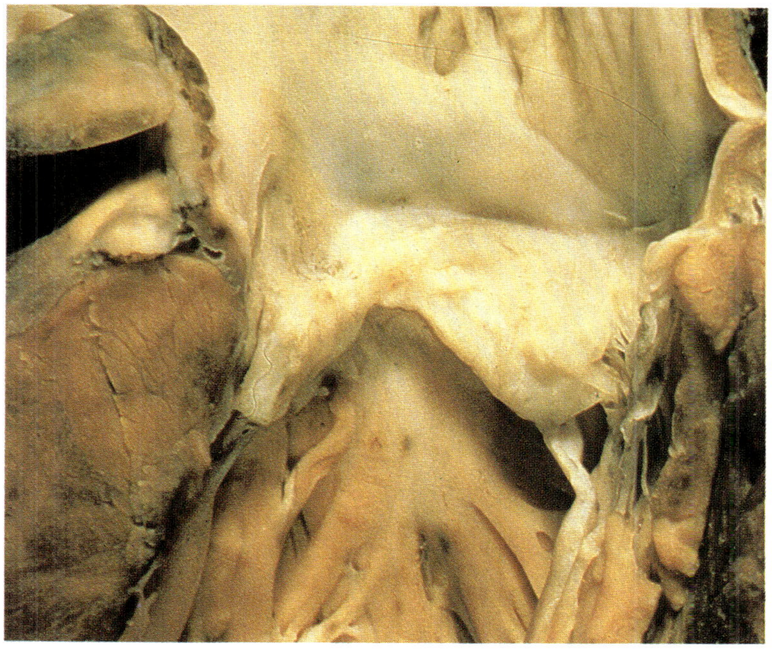

Abb. 11.**73** Isolierte Spalte im aortalen Segel der Mitralklappe. Man beachte die Dysplasie des Segels.

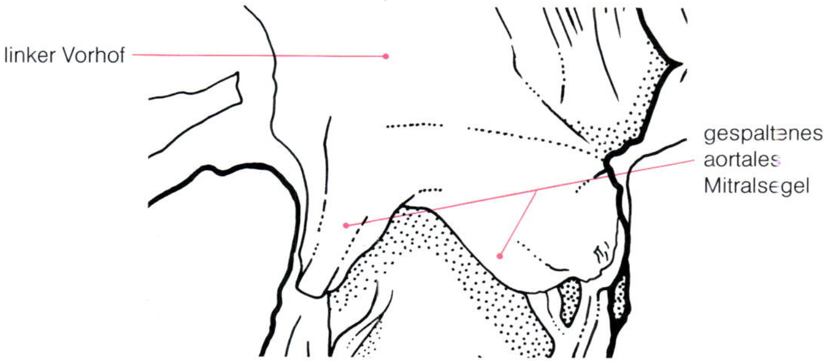

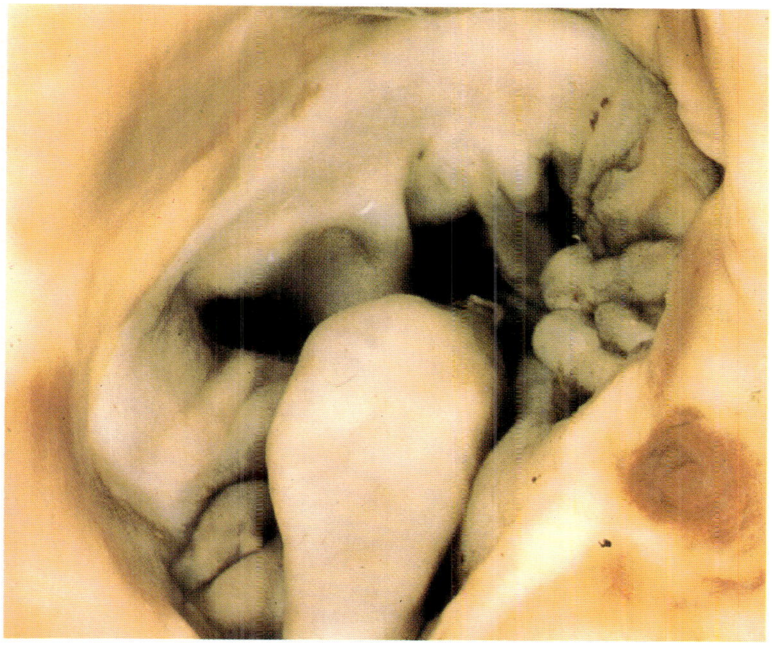

Abb. 11.**74** Prolaps des mittleren Lappens des muralen Mitralsegels bei einem sechsmonatigen Kind mit Marfan-Syndrom.

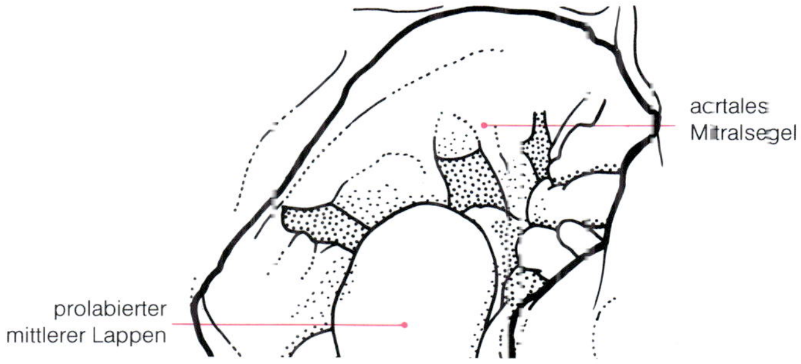

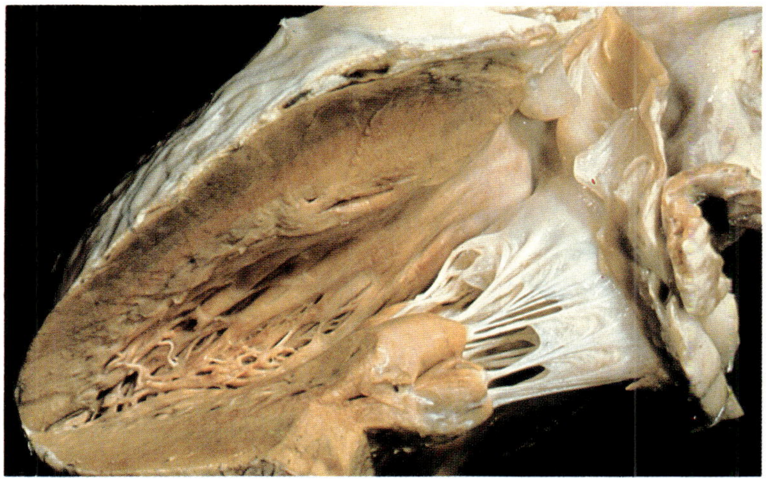

Abb. 11.**75** Freilegung der normalen Mitralklappe in situ zur Demonstration ihrer Ähnlichkeit mit einem Fallschirm.

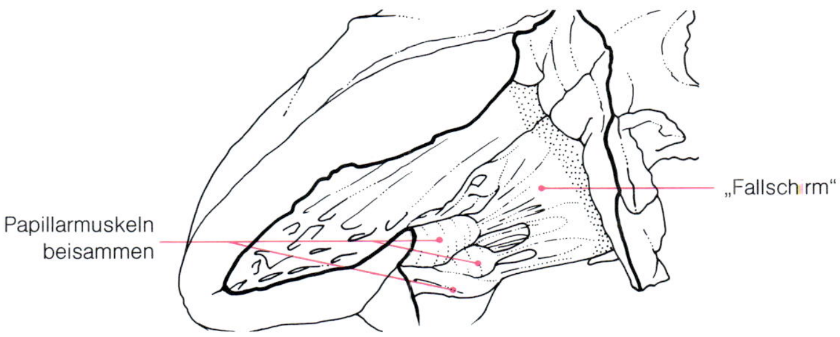

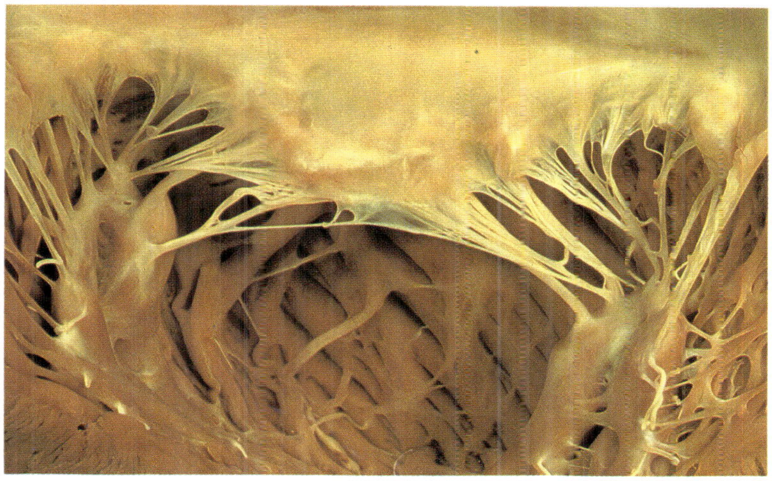

Abb. 11.**76** In typischer „Pathologenart" geöffnete normale Mitralklappe; die Papillarmuskeln sind auseinandergeklappt und jede Ähnlichkeit mit einem Fallschirm ist beseitigt.

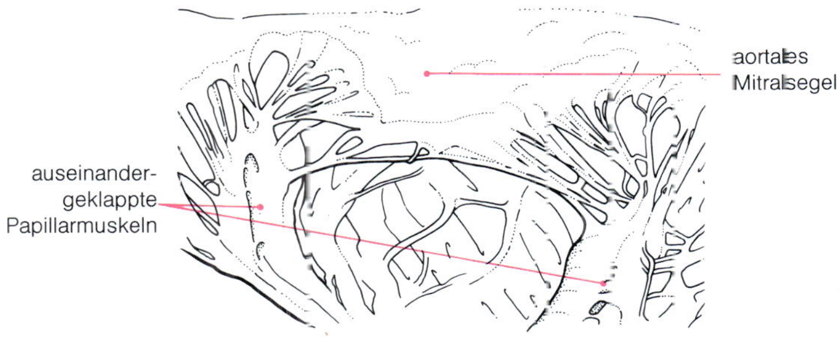

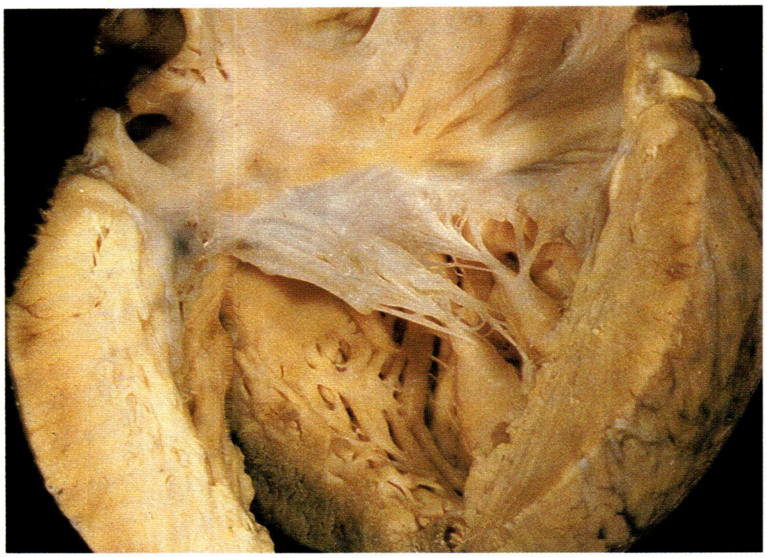

Abb. 11.**77** „Fallschirm“-Deformität, die durch den anomalen Ansatz der anterolateralen Mitralklappenkommissur an der parietalen Ventrikelwand zustandekommt.

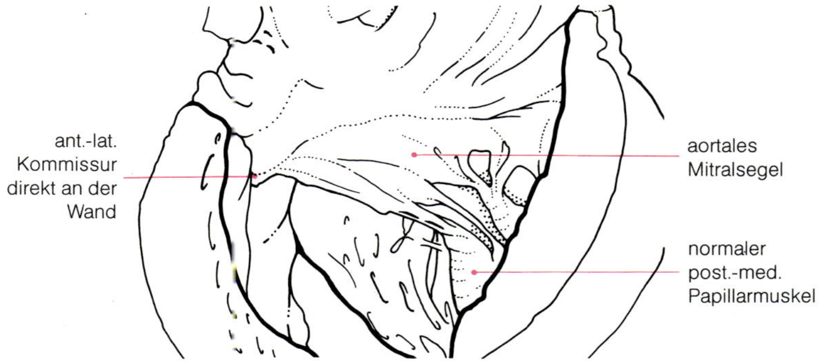

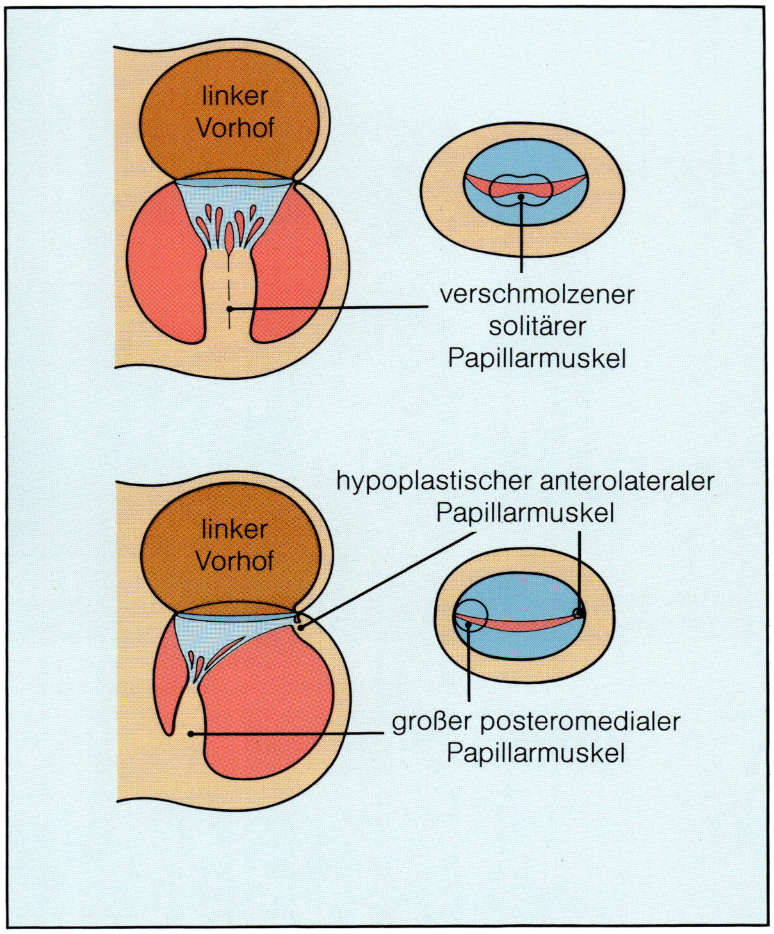

Abb. 11.**78** Schematische Darstellung der „Fallschirm“-Deformität, die (oben) durch Verschmelzung der Papillarmuskeln und (unten) durch ausgeprägte Hypoplasie oder Fehlen eines Papillarmuskels hervorgerufen wird.

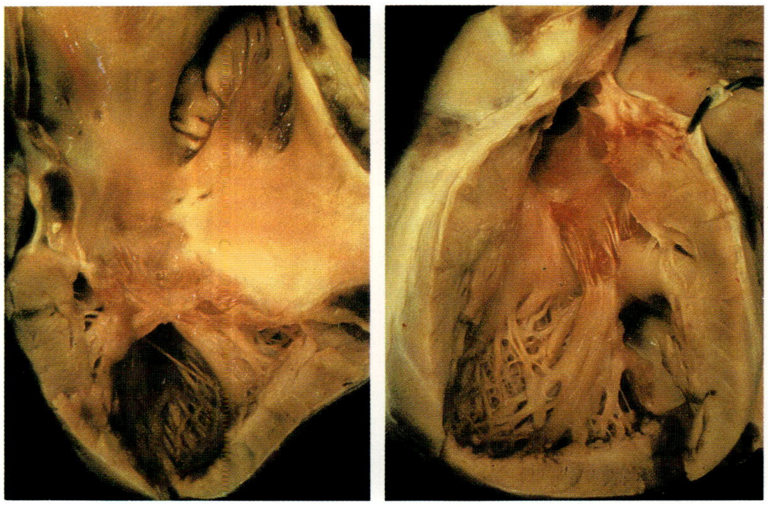

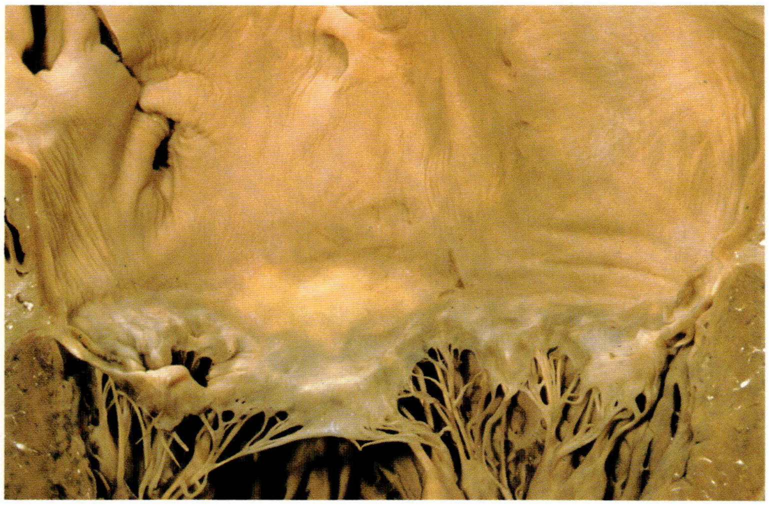

Abb. 11.**79** Arkadenbildung an der Mitralklappe. Am freien Rand der Klappe befindet sich ein vollständiger Muskelbalken. Blick auf die Einfluß- (links) und Ausflußseite (rechts).

Abb. 11.**80** Doppeltes Mitralostium, das durch einen Verbindungsstreifen aus Klappengewebe erzeugt wird.

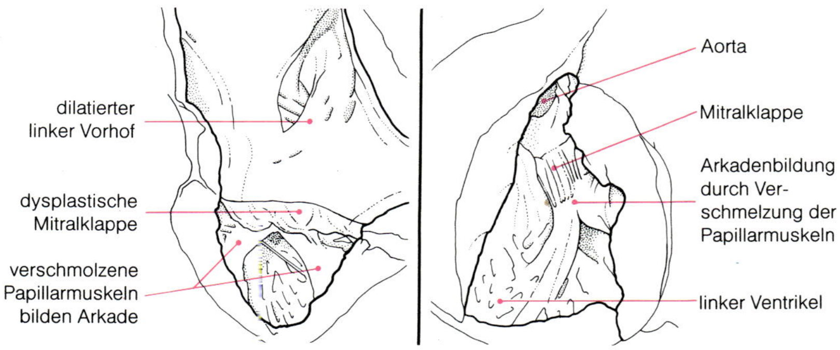

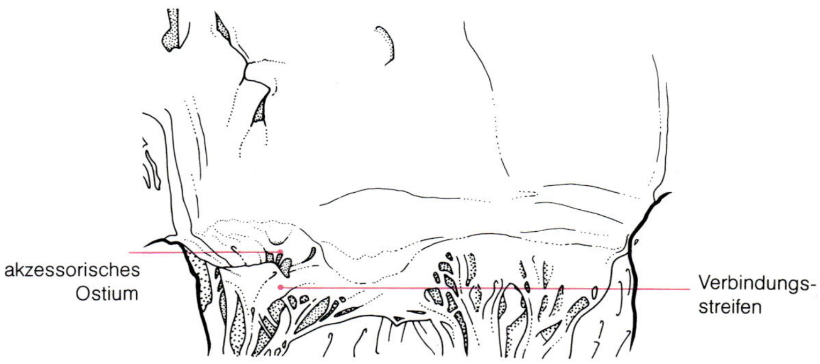

art geöffnet wird, einem Fallschirm ähnelt (Abb. 11.**77**). Es können also zwei Veränderungen der Mitralklappe ein fallschirmartiges Arrangement erzeugen. Die Verwirrung kommt daher, daß manche führenden Autoren (Ruckman u. Van Praagh 1978) die Klappen mit verschmolzenen Papillarmuskeln aus ihrer Kategorie der Fallschirmklappen ausgeschlossen haben. Das ist irgendwie unglücklich, da sie, wie wir gezeigt haben, sicherlich einem Fallschirm ähneln und wohl der Typ der „Fallschirmklappe" sind, der dem Kliniker am häufigsten begegnet. In unseren Augen wäre der beste Kompromiß, daß der Pathologe, wenn er von einem „Fallschirm" spricht, diesen durch Angabe der vorliegenden Veränderungen näher definiert. Er kann dann einfach und unzweideutig eine durch Verschmelzung der Papillarmuskeln entstandene Fallschirmdeformität (Abb. 11.**78**, oben) oder eine auf einer Anomalie einer Kommissur und eines Papillarmuskels beruhende Fallschirmdeformität beschreiben (Abb. 11.**77** u. 11.**78**, unten).
Eine seltenere Form der angeborenen Mitralstenose entsteht durch eine Arkadenbildung (Layman u. Edwards 1976). Bei dieser Anomalie sind die Sehnenfäden von den Papillarmuskeln bis zu den Klappensegeln durchweg muskularisiert, so daß die Muskelbalken von jedem Muskel zur Arkade am Segelrand verschmelzen (Abb. 11.**79**). Eine ähnliche Fehlbildung ist die Hängemattenanomalie, die meist bei Herzoperationen beobachtet wird (Carpentier u. Mitarb. 1976).

Eine weitere Anomalie, die eine angeborene Mitralstenose verursacht, ist das doppelte Ostium, das in zwei Formen auftritt. Bei der häufigsten Form verbindet einfach ein Klappengewebsstreifen das aortale Mitralsegel mit einem der Lappen (Abb. 11.**80**), und die Klappe selbst besitzt normale Papillarmuskeln. Diese Variante kommt auch in der linken Klappe bei Atrioventrikularseptumdefekten vor.
Bei der selteneren Form sind zwei einzelne Ostien vorhanden, jedes mit einem eigenen Segelsatz und dem dazugehörigen Spannapparat (Abb. 11.**81** und 11.**82**). Schließlich muß man bei der Besprechung der angeborenen Mitralklappenanomalien auch daran denken, daß die Ebstein-Anomalie zwar gewöhnlich die Trikuspidalklappe betrifft, daß aber in seltenen Fällen die Mitralklappe von einer ähnlichen Fehlbildung befallen sein kann (Ruschaupt u. Mitarb. 1976; Abb. 11.**83**). Der betroffene Klappenring ist in die Einflußportion des Ventrikels verlagert, aber in den beschriebenen Fällen bestand keine Dünnwandigkeit des „atrialisierten" Teils der Einflußzone. Diese Anomalie muß von der viel häufiger vorkommenden Ebstein-Anomalie der linksseitigen morphologisch trikuspidalen Klappe bei atrioventrikulärer Diskordanz unterschieden werden (s. Abb. 11.**27**).

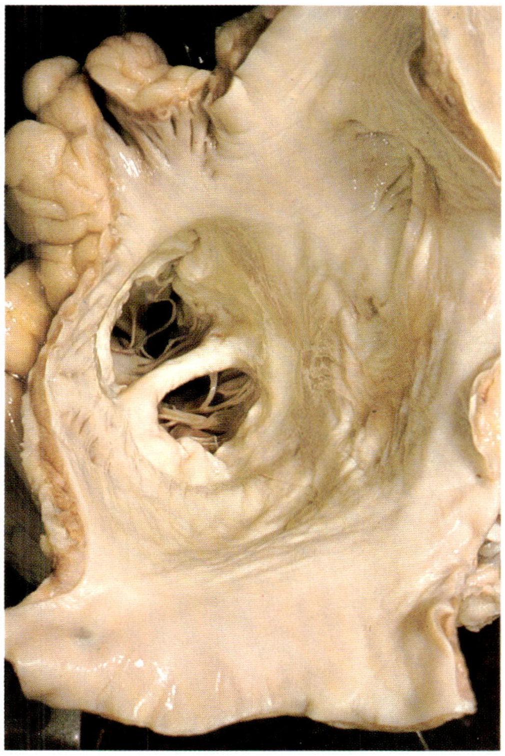

Abb. 11.**81** Die seltenere Variante des doppelten Mitralostiums mit zwei einzelnen Klappenostien, vom linken Vorhof gesehen.

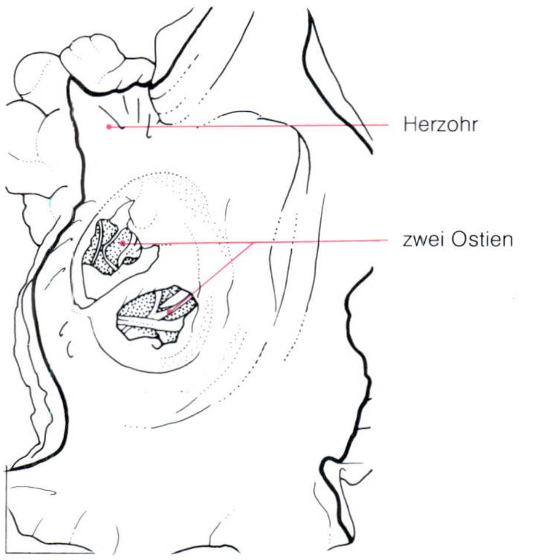

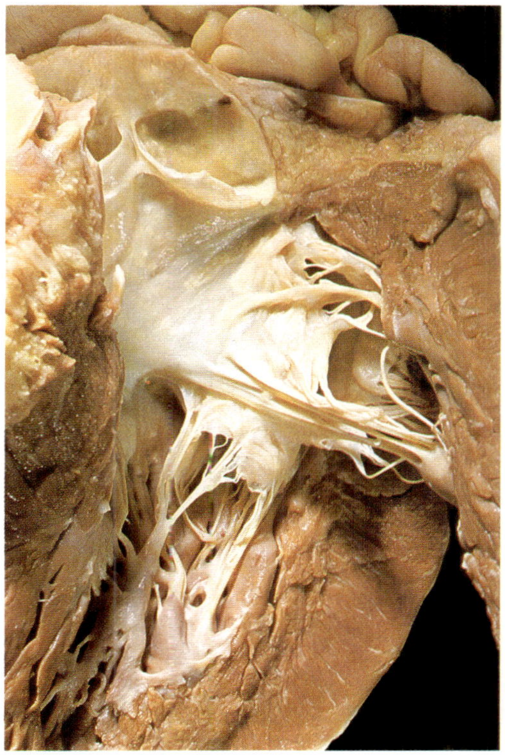

Abb. 11.**82** Die Befestigungen der in Abb. 11.81 gezeigten Klappe im linken Ventrikel. Man beachte die Verdoppelung der Segel und des Spannapparates.

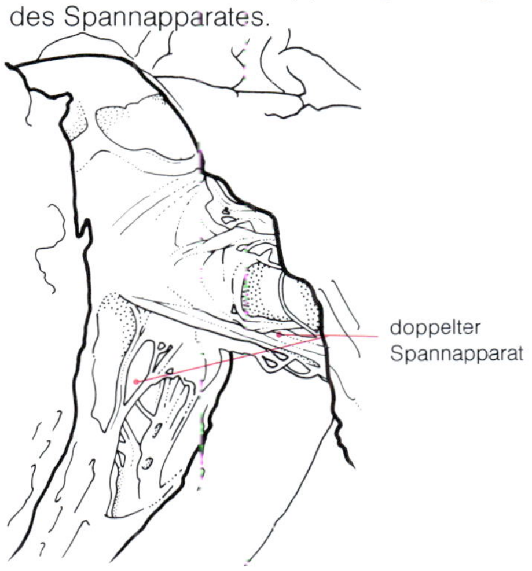

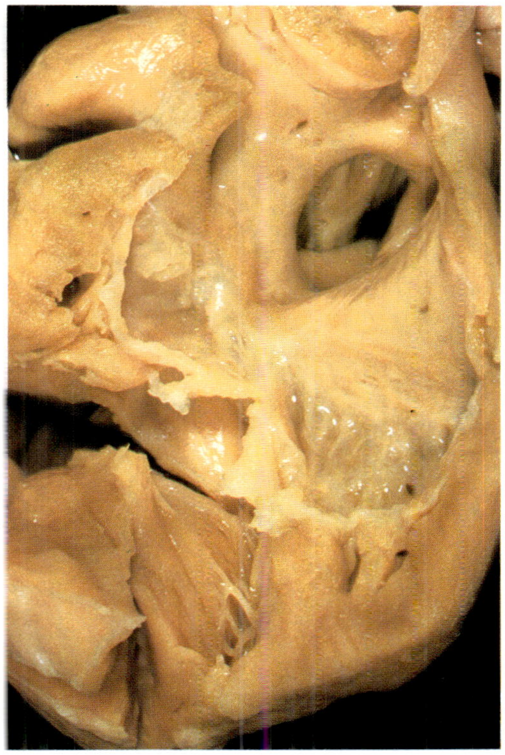

Abb. 11.**83** Fehlbildung der morphologisch mitralen Klappe mit Abwärtsverlagerung des muralen Segels, ähnlich der Ebstein-Anomalie.

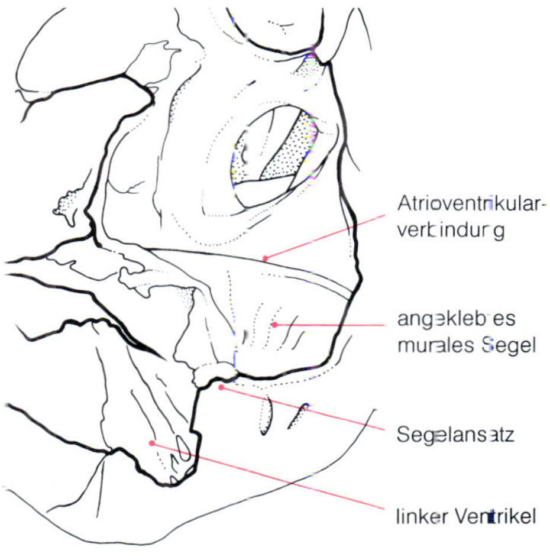

Reitende linke Atrioventrikularklappe

Eine reitende linke Atrioventrikularklappe findet sich am häufigsten bei Situs solitus, wenn der rechte Vorhof mit einem morphologisch rechten Ventrikel und die linke Klappe teilweise mit dem rechten Ventrikel und teilweise mit dem normalerweise zugehörigen linken Ventrikel verbunden ist. Wenn die Klappe hauptsächlich mit dem linken Ventrikel Verbindung hat, handelt es sich um eine konkordante atrioventrikuläre Verbindung. Dieser Typ der reitenden Mitralklappe (Abb. 11.**84**) wird meist bei einem rechten Doppelausflußventrikel (Kitamura u. Mitarb. 1974) oder bei kompletter Transposition beobachtet. Die Klappe spreizt sich über den vorderen Teil eines Septums, das die Crux erreicht. Aus diesem Grund befindet sich das Erregungsleitungsgewebe an seinem normalen Platz (Milo u. Mitarb. 1979). Ist die reitende Klappe vorwiegend mit dem rechten Ventrikel verbunden, so handelt es sich um eine atrioventrikuläre Verbindung mit doppelter Einflußbahn (s. S. 172).

Bei der zweiten Variante der reitenden linken Klappe ist der rechte Vorhof mit einem morphologisch linken Ventrikel verbunden, und die reitende Klappe ist teilweise mit dem linken Ventrikel und teilweise mit dem linksseitigen morphologisch rechten Ventrikel verbunden. Wenn sich die reitende Klappe hauptsächlich mit dem morphologisch rechten Ventrikel verbindet, so handelt es sich unter den Gegebenheiten einer ventrikuloarteriellen Diskordanz um die Kombination einer konnatal korrigierten Transposition mit einer reitenden Trikuspidalklappe. Die Klappe spreizt sich über den hinteren Teil eines Septums, das nicht bis zur Crux reicht, und man findet ein anomales Erregungsleitungssystem wie bei der korrigierten Transposition (s. S. 167). Ist die reitende Klappe vorwiegend mit dem morphologisch linken Ventrikel verbunden, so besteht ein Doppeleinfluß mit linksseitigem rudimentärem rechtem Ventrikel (Abb. 11.**85**). Die Anlage des Erregungsleitungsgewebes wird in Abb. 11.**44** beschrieben und illustriert und ist mit dem Arrangement bei korrigierter Transposition vergleichbar. Eine reitende Klappe kann auch bei Vorhofisomerie oder bei einem Fehlen der rechten Atrioventrikularverbindung vorkommen (Ho u. Mitarb. 1982); diese Kombinationen sind jedoch sehr selten.

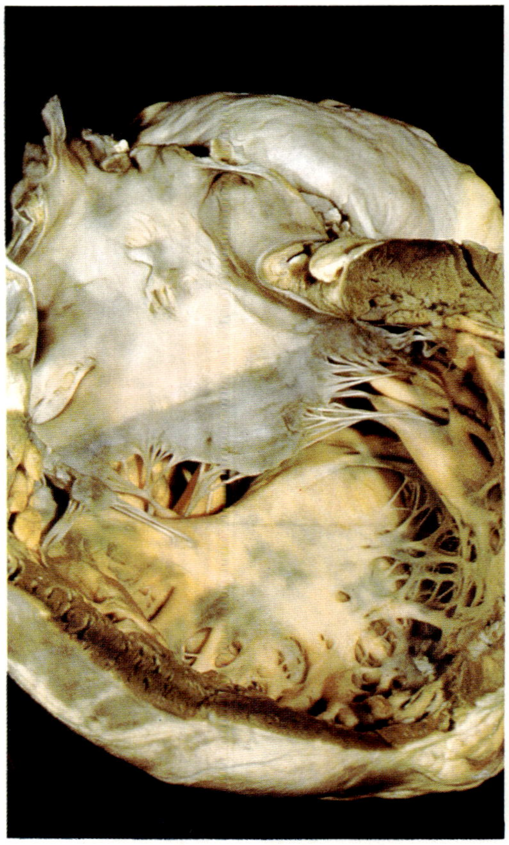

Abb. 11.**84** Reitende Mitralklappe bei atrioventrikulärer Konkordanz vom morphologisch linken Ventrikel gesehen.

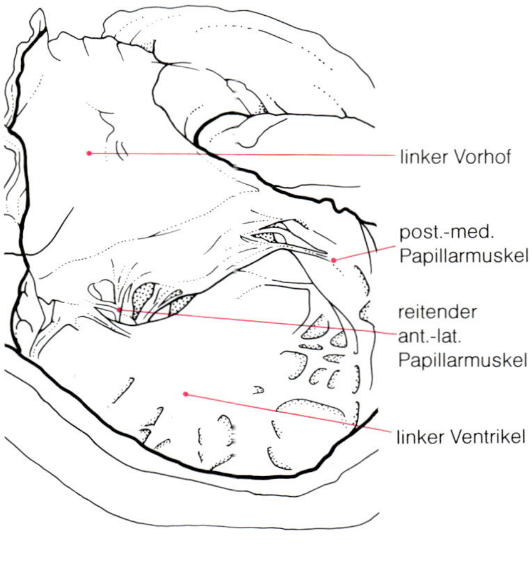

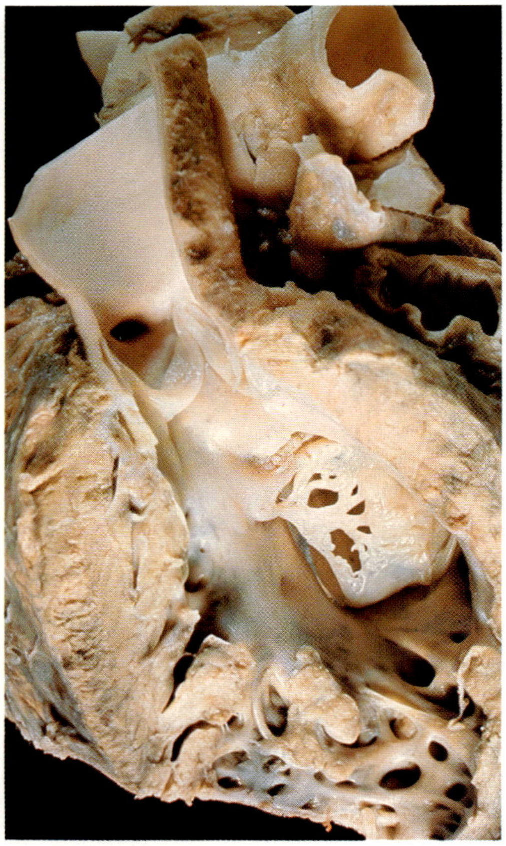

Abb. 11.**85** Rudimentärer linksseitiger rechter Ventrikel mit reitender linker Atrioventrikularklappe in einem Herzen mit linkem Doppeleinflußventrikel und ventrikuloarterieller Diskordanz.

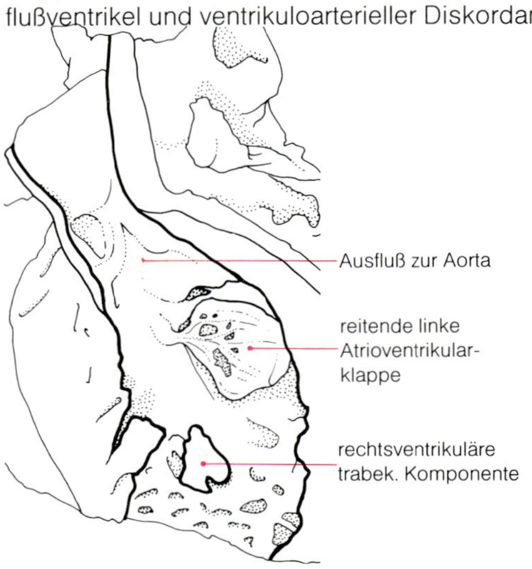

Literatur

Anderson, K.R., G.K. Danielson, D.C. McGoon, J.T. Lie: Ebstein's anomaly of the left-sided tricuspid valve, pathological anatomy of the valvular malformation. Circulation 58 (1978) 1–91

Becker, A.E., A.P.M. de Wit: The mitral valve apparatus: a spectrum of normality relevant to mitral valve prolapse. Brit. Heart J. 42 (1980) 680–689

Carpentier, A., B. Branchini, J.C. Cour, E. Asfaou, M. Villani, A. Deloche, J. Relland, C.L. D'Allaines, P. Blondeau, A. Piwnica: Congenital malformations of the mitral valve in children. Pathology and surgical treatment. J. thorac. cardiovasc. Surg. 72 (1976) 854–866

Ho, S.Y., S. Milo, R.H. Anderson, F.J. Macartney, A. Goodwin, A.E. Becker, A.C.G. Wenink, L.M. Gerlis, J.L. Wilkinson: Straddling atrioventricular valve with absent atrioventricular connection. Brit. Heart J. 47 (1982) 344–352

Kitamura, N., A. Takao, M. Ando, Y. Imai, S. Konno: Taussig-Bing heart with mitral valve straddling: case reports and post-mortem study. Circulation 49 (1974) 761–767

Layman, T.E., J.E. Edwards: Anomalous mitral arcade: A type of congenital mitral insufficiency. Circulation 35 (1967) 389–395

Macartney, F.J., H.H. Bain, M.I. Ionescu, P.B. Deverall, O. Scott: Angiographic/pathologic correlations in congenital mitral valve anomalies. Europ. J. Cardiol. 4 (1976) 191–211

Milo, S., S.Y. Ho, F.J. Macartney, J.L. Wilkinson, A.E. Becker, A.C.G. Wenink, A. Gittenberger de Groot, R.H. Anderson: Straddling and overriding atrioventricular valves: morphology and classification. Amer. J. Cardiol. 44 (1979) 1122–1134

Quero, M.: Atresia of the left atrioventricular orifice associated with a Holmes heart. Circulation 42 (1970) 739–744

Rosenquist, G.C.: Congenital mitral valve disease associated with coarctation of the aorta. A spectrum that includes parachute deformity of the mitral valve. Circulation 49 (1974) 985–993

Ruckman, R.N., R. Van Praagh: Anatomic types of congenital mitral stenosis: report of 49 cases with consideration of diagnosis and surgical implications. Amer. J. Cardiol. 42 (1978) 592–601

Ruschaupt, D.G., S. Bharati, M. Lev: Mitral valve malformation of Ebstein type in absence of corrected transposition. Amer. J. Cardiol. 38 (1976) 109–112

Schiebler, G.L., J.E. Edwards, H.B. Burchell, J.W. DuShane, P.A. Ongley, E.H. Wood: Congenital corrected transposition of the great vessels: a study of 33 cases. Pediatrics 27 (1961) 849

Shone, J.D., R.D. Sellers, R.C. Anderson, P.J. Adams, C.W. Lillehei, J.E. Edwards: The developmental complex of „parachute mitral valve", supravalvular ring of left atrium, subaortic stenosis, and coarcatation of the aorta. Amer. J. Cardiol. 11 (1963) 714–725

Swan, H., J.M. Trapnell, J. Denst: Congenital mitral stenosis and systemic right ventricle with associated pulmonary vascular changes frustrating surgical repair of patent ductus arteriosus and coarctation of the aorta. Amer. Heart J. 38 (1949) 914–923

Thiene, G., L. Daliento, C. Frescura, C., M. De Tommasi, F.J. Macartney, R.H. Anderson: Atresia of left atrioventricular orifice. Anatomical investigation in 62 cases. Brit. Heart J. 45 (1981) 393–401

12 Anomalien der Ventrikel

Im vorigen Kapitel besprachen wir Fehlbildungen der Atrioventrikularregion einschließlich zahlreicher Anomalien, die die Ventrikeleinflußportionen betreffen. In den beiden folgenden Kapiteln werden wir Fehlbildungen der Ventrikelausflußportionen bei normalen (Kap. 13) und anomalen (Kap. 14) ventrikuloarteriellen Verbindungen behandeln. In diesem Kapitel befassen wir uns mit Defekten des Ventrikelseptums, die dessen Einfluß-, Trabekel- oder Ausflußteil oder eine Kombination davon betreffen. Außerdem wollen wir hier noch verschiedene sonstige Ventrikelfehlbildungen mit hinzunehmen, etwa unterteilte Ventrikel, überzählige Ventrikelhöhlen und die Uhl-Anomalie.

Ventrikelseptumdefekte

Es ist wohlbekannt, daß man Defekte des Ventrikelseptums an verschiedenen Stellen innerhalb seiner Grenzen finden kann. Die Klassifikationen dieser Defekte bewegen sich von der äußerst einfachen (Lev 1959) bis zur äußerst komplexen (Goor u. Mitarb. 1971). Unser Vorgehen (Soto u. Mitarb. 1980) basiert auf der Prämisse, daß das Septum als solches eine membranöse und eine muskuläre Komponente besitzt, die sich wiederum in die Einfluß-, Trabekel- und Ausflußportion unterteilen läßt (Abb. 12.**1**). Der Ansatz der Trikuspidalklappe an der rechten Seite des Septums ist der Ventrikelspitze näher als der Ansatz der Mitralklappe, so daß sich ein Teil des Einflußzonenseptums sowie ein Teil des membranösen Septums in atrioventrikulärer Position befinden. Wenn diese Kom-

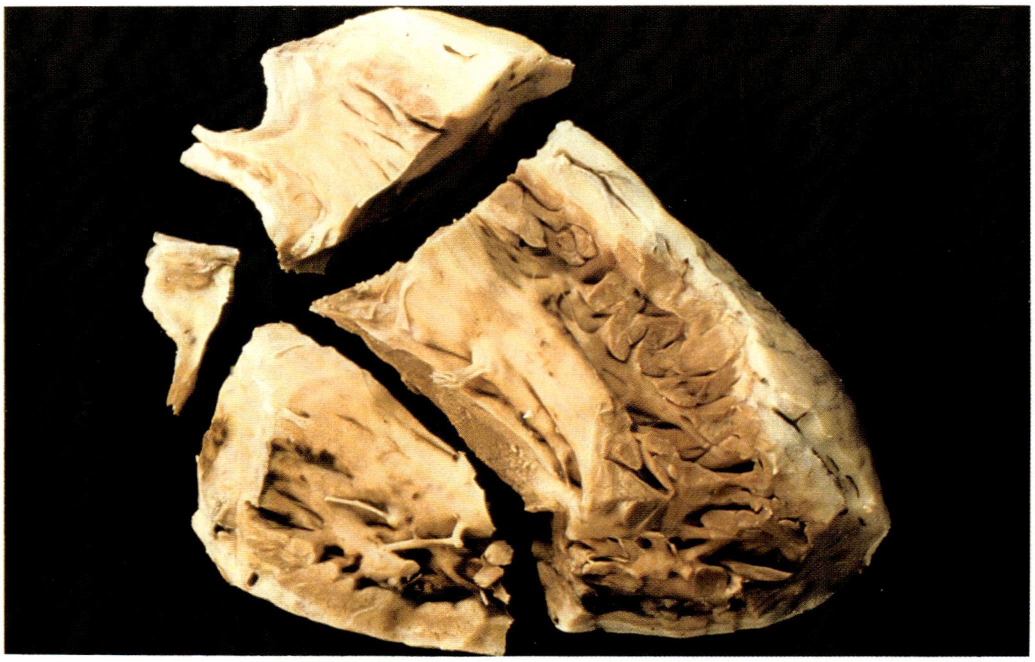

Abb. 12.**1** Grundkomponenten des normalen Ventrikelseptums: membranöses Septum, muskuläres Einfluß-, muskuläres Ausfluß- und muskuläres Trabekelzonenseptum.

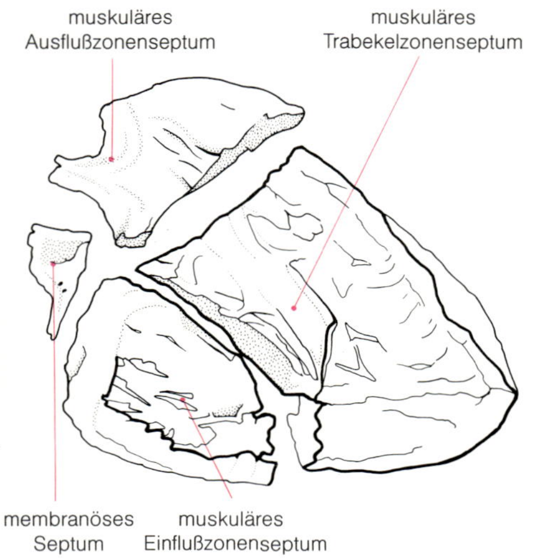

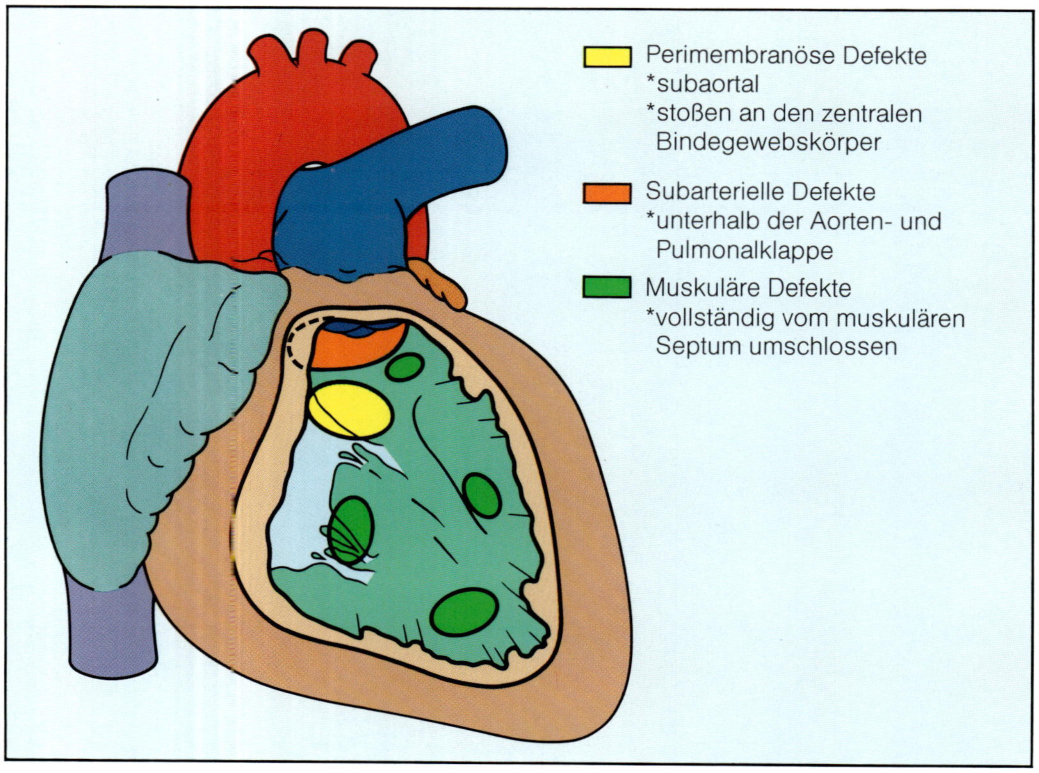

Abb. 12.**2** Einteilung der isolierten Ventrikelseptumdefekte in ihre Grundformen.

ponenten fehlen, entstehen Atrioventrikularseptumdefekte (s. Kap. 11). Alle interventrikulären Defekte befinden sich unterhalb des Trikuspidalklappenansatzes.

Je nach ihrer Lage im Septum lassen sich drei besondere Typen unterscheiden (Abb. 12.**2**). Die Mehrzahl der Defekte befindet sich im Bereich des membranösen Septums und seiner Umgebung. Obwohl sie häufig als „membranöse" Defekte bezeichnet werden, nehmen sie, wie Becu u. Mitarb. (1956) gezeigt haben, fast ausnahmslos ein weit größeres Septumareal ein, als die interventrikuläre Komponente des membranösen Septums normalerweise ausfüllt. Vom linken Ventrikel aus sieht man (Abb. 12.**3**), daß alle diese Defekte direkt an den zentralen Bindegewebskörper anstoßen; die atrioventrikuläre Komponente des membranösen Septums ist ja ein wesentlicher Bestandteil desselben. Die interventrikuläre Komponente ist oft noch teilweise oder vollständig erhalten und hängt als fibröse Falte in den hinteren Rand der Lücke. Die Defekte betreffen also den perimembranösen Bereich und nicht nur den membranösen; sie werden daher als „perimembranöse" Defekte bezeichnet. Man kann sie je nach dem Bereich des muskulären Septums in der Umgebung des zentralen Bindegewebskörpers, der am meisten defekt ist, weiter unterteilen. Wie Abb. 12.**1** zeigt, treffen die drei Komponenten des muskulären Septums am zentralen Bindegewebskörper zusammen, und es fehlen gewöhnlich Teile aller Komponenten, wenn ein perimembranöser Defekt besteht. Man kann jedoch eine nähere Bestimmung der Defekte danach vornehmen, ob die Lücke vorwiegend im Einfluß-, Trabekel- oder Ausflußbereich des Septums liegt. In der Sicht vom rechten Ventrikel, wie sie sich dem Chirurgen gewöhnlich bietet, wird ein perimembranöser Defekt des Einflußbereichs größtenteils vom septalen Segel der Trikuspidalklappe überdeckt, und der mediale Papillarmuskel liegt oberhalb des Defekts (Abb. 12.**4**). Beim Zurückschlagen des Segels zeigt sich, daß das Dach des Defekts von einem großen Areal der zusammenhängenden Sehnenplatte zwischen Trikuspidal-, Aorten- und Mitralklappe gebildet wird. In das Trabekelzonenseptum reichende perimembranöse Defekte sind mehr zur Spitze des rechten Ventrikels hin orientiert, und der mediale Papillarmuskel liegt mehr an ihrem oberen Rand (Abb. 12.**5**). Häufig gehen diese Defekte mit einer Spaltung des septalen Trikuspidalsegels einher, die bis zum zentralen Bindegewebskörper reicht.

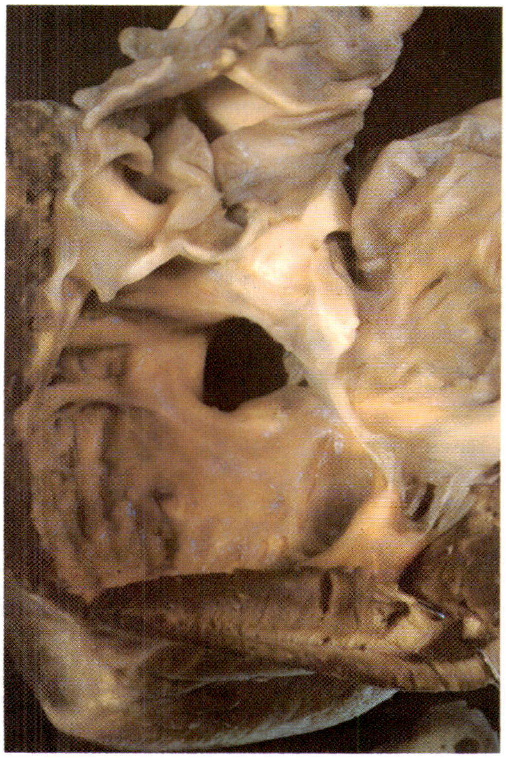

Abb. 12.**3** Linksventrikuläre Seite eines perimembranösen Ventrikelseptumdefekts.

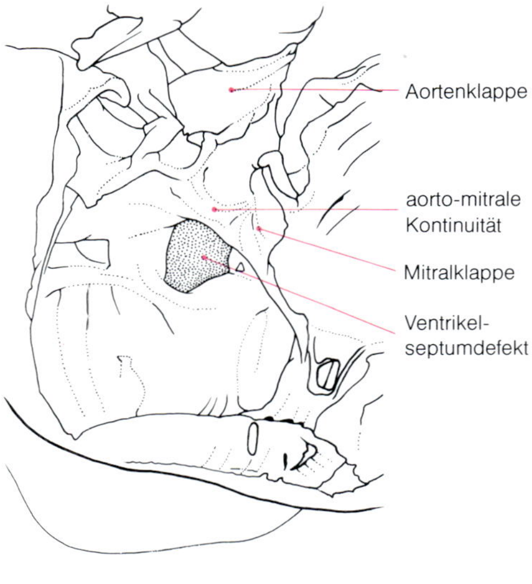

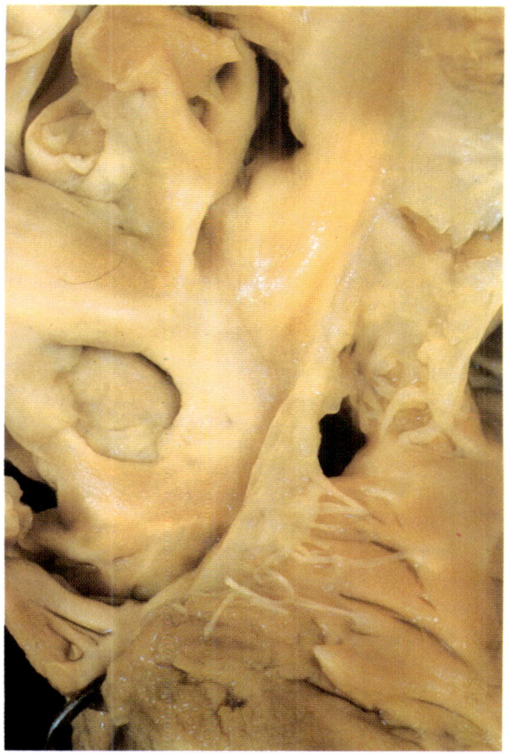

Abb. 12.**4** Perimembranöser Einflußzonen-Ventrikelseptumdefekt vom rechten Ventrikel gesehen.

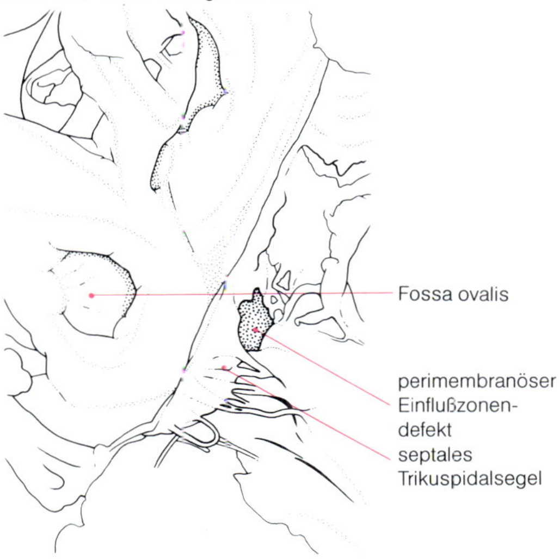

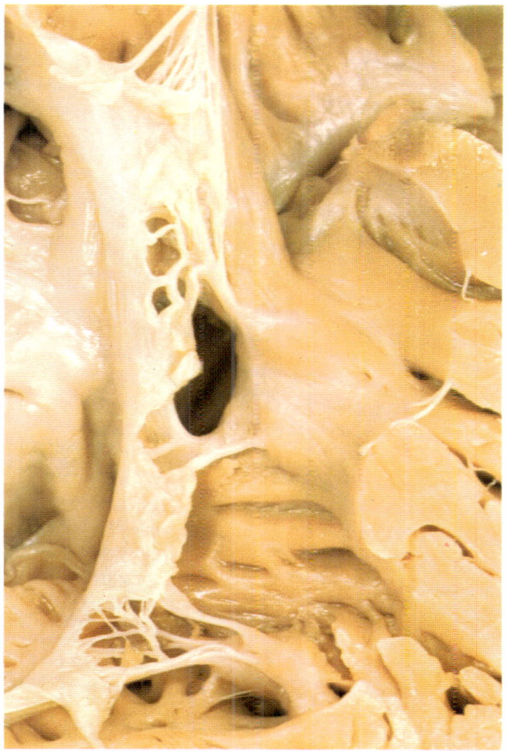

Abb. 12.**5** Rechtsventrikuläre Seite eines perimembranösen Trabekelzonen-Ventrikelseptumdefekts.

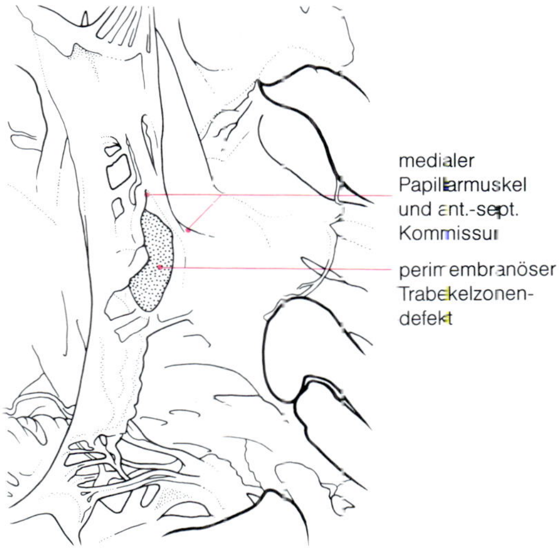

Perimembranöse Ausflußzonendefekte dehnen sich in das Infundibulum des rechten Ventrikels aus, und der mediale Papillarmuskel liegt unter und hinter dem Defekt (Abb. 12.**6**). Diese Defekte gehen oft mit einer Richtungsabweichung des Ausflußzonenseptums einher, das entweder in den rechten Ventrikel wie bei der Fallot-Tetralogie (s. Kap. 13) oder in den linken Ventrikel (Abb. 12.**7**) verlagert ist. Die Abweichung in den linken Ventrikel bewirkt eine Verengung der linksventrikulären Ausflußbahn und geht gewöhnlich mit einer Koarktation oder Unterbrechung des Aortenbogens einher (Abb. 12.**8**). Es ist von klinischer Bedeutung, daß alle Formen der perimembranösen Defekte definitionsgemäß in direkter Beziehung zum Aortenostium stehen und darunter liegen. Außerdem ist wichtig, daß sich das Erregungsleitungsgewebe bei perimembranösen Defekten immer posteroinferior vom Defekt befindet, zur rechten Hand in der Sicht des Chirurgen, der durch den rechten Vorhof und die Trikuspidalklappe eingeht. Abb. 12.**9** zeigt einen perimembranösen Trabekelzonendefekt aus der Sicht des Chirurgen. Ein guter Führer zum Defekt ist wiederum die Spitze des Koch-Dreiecks, und wie Abb. 12.**10** zeigt, verläuft der Endabschnitt des Atrioventrikularbündels, der sich in die Schenkel teilt, auf der linksventrikulären Seite des Septums (Milo u. Mitarb. 1980). Der verwundbarste Teil des Atrioventrikularbündels ist der Abschnitt, der durch den zentralen Bindegewebskörper zum linksventrikulären Ausflußtrakt zieht.

Beim zweiten Typ des Ventrikelseptumdefekts, dem sogenannten muskulären Defekt, wird die Lücke auf allen Seiten von den muskulären Komponenten des Septums umgeben. Wie die perimembranösen Defekte können die muskulären Defekte in eine Einfluß-, Trabekel- und Ausflußzonenkategorie weiter unterteilt werden. Muskuläre Defekte des Einflußzonenseptums sind wie die perimembranösen Einflußseptumdefekte vom septalen Segel der Trikuspidalklappe bedeckt, vom rechten Ventrikel aus gesehen (Abb. 12.**11**). Sie unterscheiden sich von den perimembranösen Defekten durch ein Muskelbündel, das sich zwischen den Defekt und den zentralen Bindegewebskörper sowie den Mitral- und Trikuspidalklappenansatz am Einflußzonenseptum schiebt. Dies ist vom linken Ventrikel am besten zu sehen (Abb. 12.**12**). Das Muskelbündel ist wichtig, weil es ermöglicht, daß das Erregungsleitungsgewebe oberhalb des Defekts deszendiert, zur linken Hand aus der Blickrichtung des Chirurgen durch den rechten Vorhof und die Trikuspidalklappe (Abb. 12.**13**).

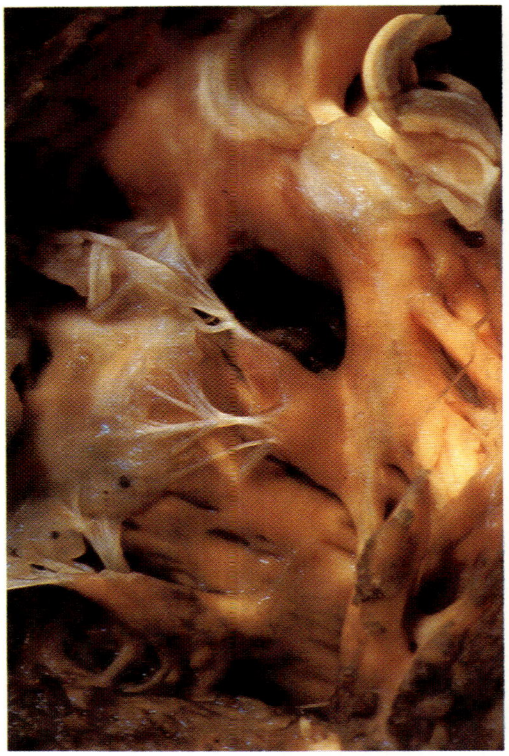

Abb. 12.**6** Rechtsventrikuläre Seite eines perimembranösen Ausflußzonen-Ventrikelseptumdefekts.

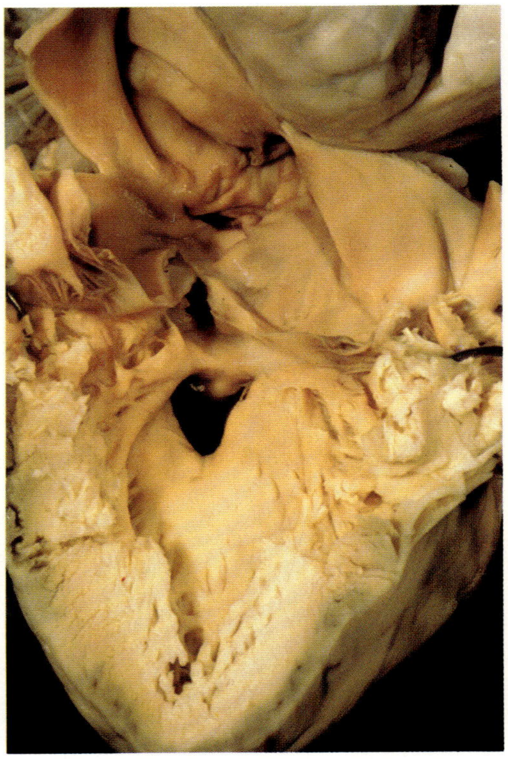

Abb. 12.**7** Perimembranöser Ausflußzonen-Ventrikelseptumdefekt mit Verlagerung des Ausflußzonenseptums in den verengten subaortischen Ausflußtrakt.

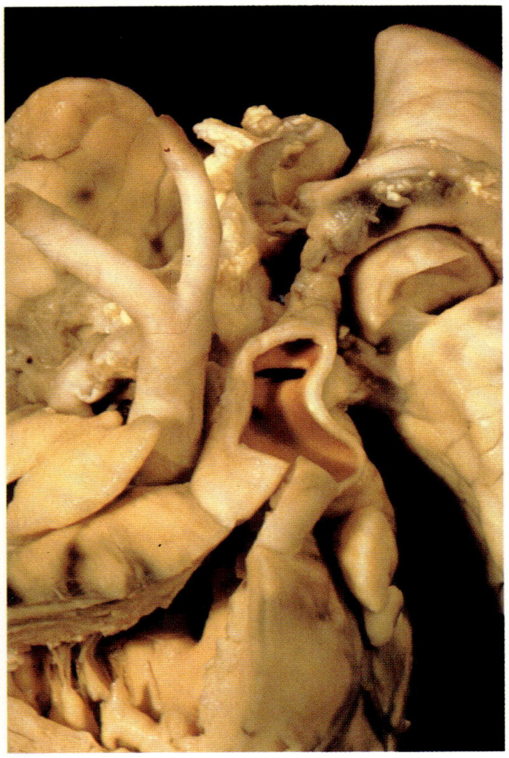

Abb. 12.**8** Die Folge der Obstruktion, die durch die in Abb. 12.7 gezeigte Septumverlagerung verursacht wurde, ist die Unterbrechung des Aortenbogens.

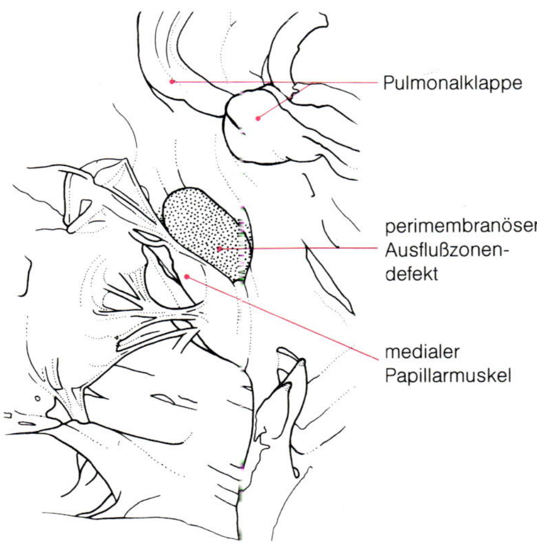

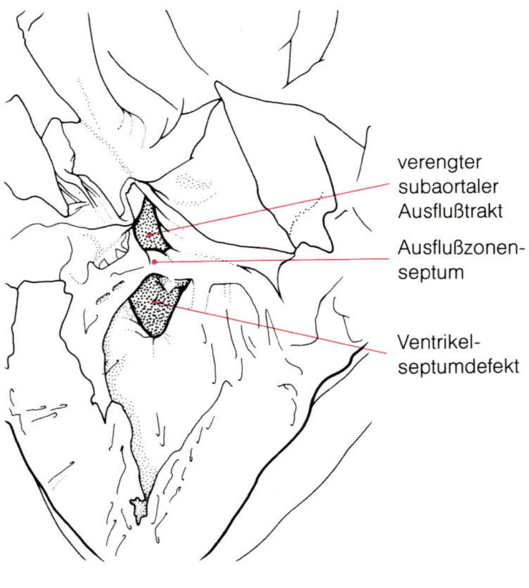

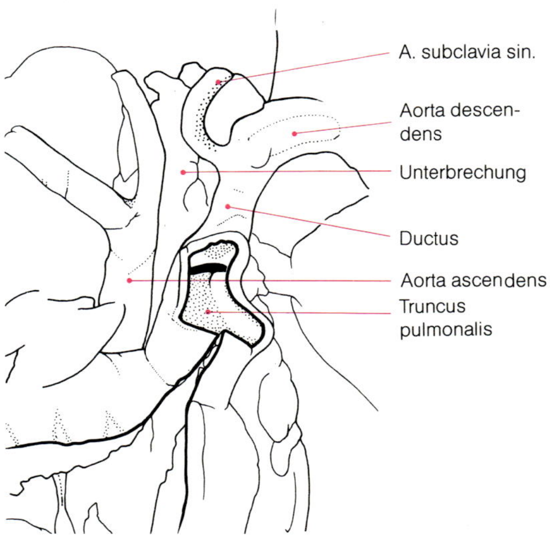

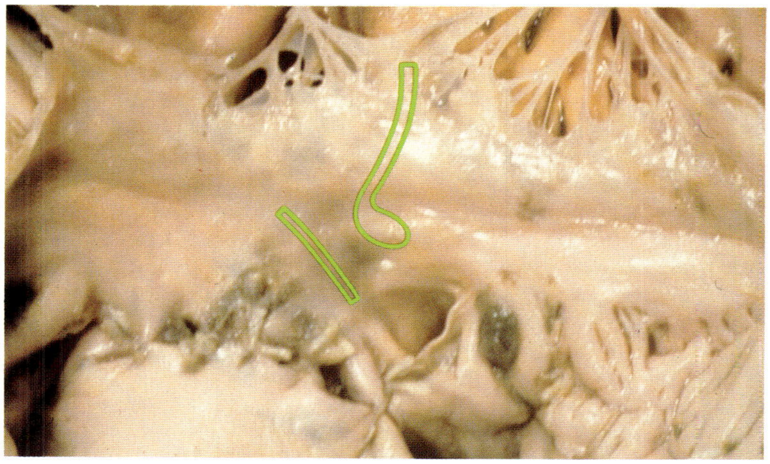

Abb. 12.**9** Perimembranöser Ventrikelseptumdefekt, wie ihn der Chirurg durch die Trikuspidalklappe sieht. Die Lage des Erregungsleitungsgewebes ist angezeichnet.

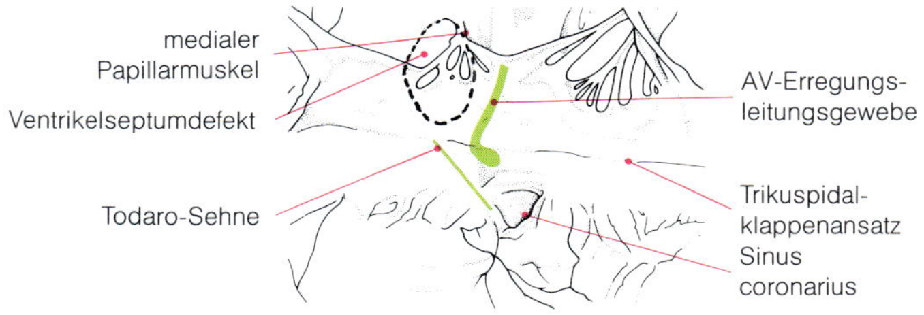

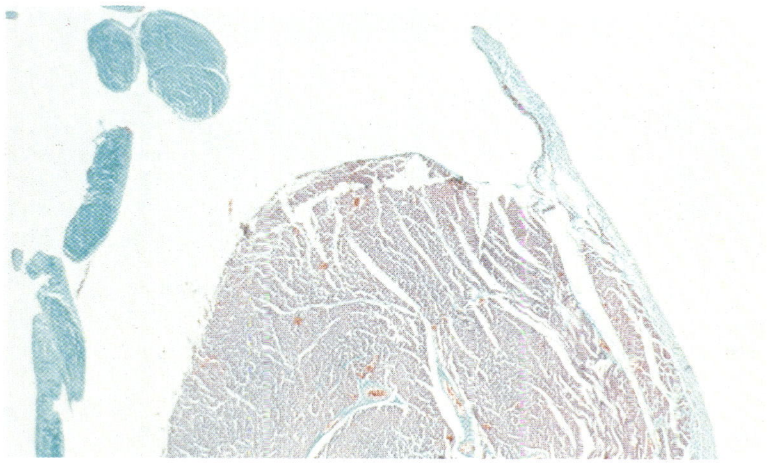

Abb. 12.**10** Kamm des Ventrikelseptums, Herz von Abb. 12.9. Der Schnitt demonstriert, daß sich der Endteil des Atrioventrikularbündels, der sich in die Schenkel teilt, auf der linksventrikulären Seite des Septums befindet.

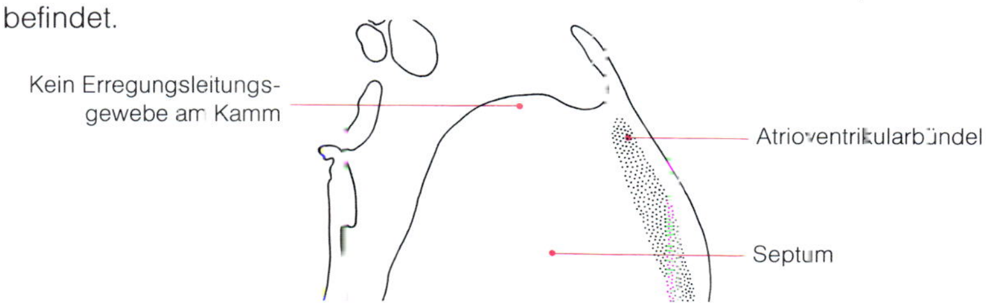

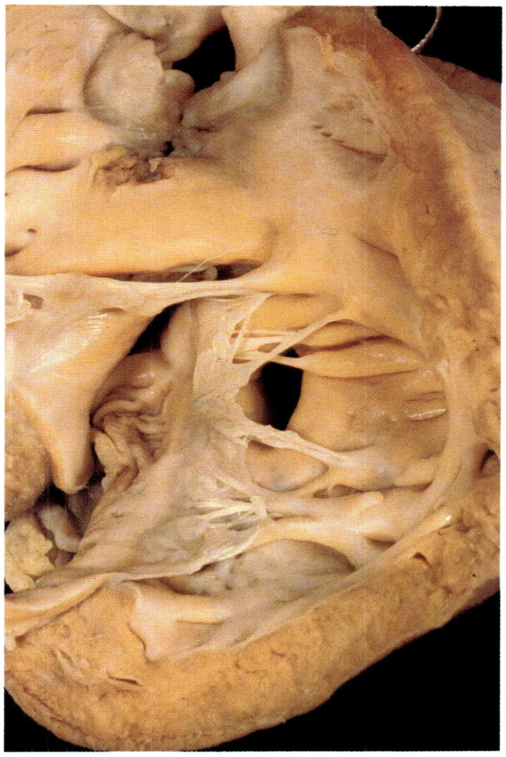

Abb. 12.**11** Rechtsventrikuläre Seite eines muskulären Einflußzonen-Ventrikelseptumdefekts.

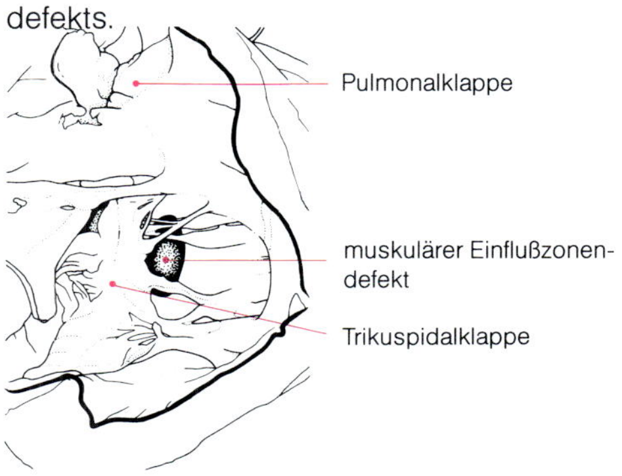

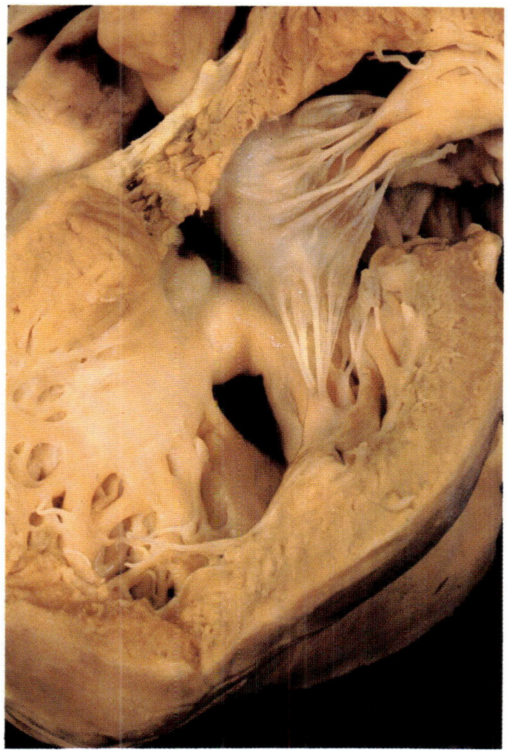

Abb. 12.**12** Linksventrikuläre Seite desselben Defekts wie in Abb. 12.11.

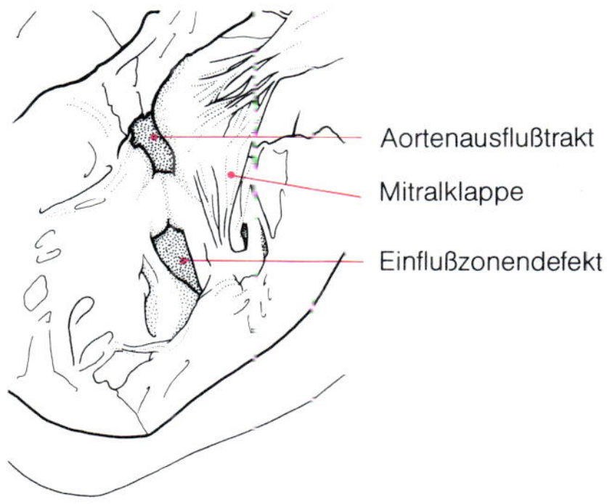

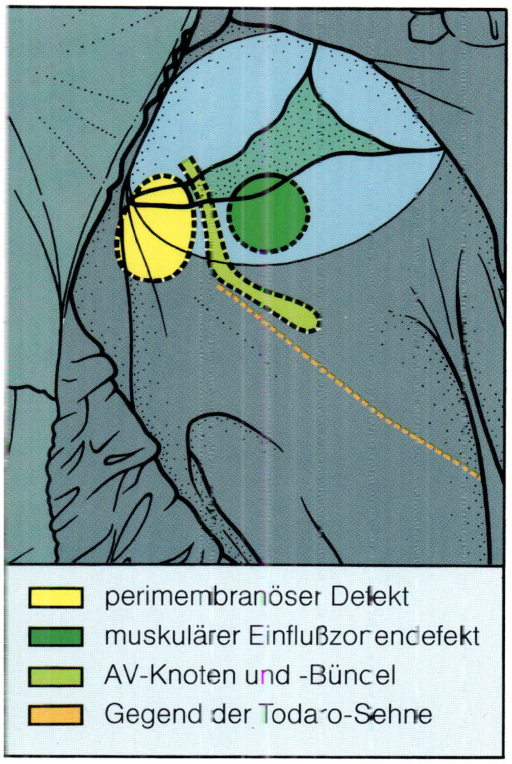

Abb. 12.**13** Unterschiedliche Lagebeziehung des Atrioventrikularbündels zu einem perimembranösen und einem muskulären Ventrikelseptumdefekt, wie es der Chirurg durch eine Inzision im rechten Vorhof sieht.

Muskuläre Trabekelseptumdefekte befinden sich innerhalb der Grenzen des Trabekelzonenseptums. Es gibt große, einzelne Defekte und multiple. Diese kommen in zwei Formen vor: entweder sind es zwei oder drei große Defekte, die gewöhnlich beiderseits der Trabecula septomarginalis liegen, oder viele kleinere Defekte, die das Septum perforieren – ein sogenanntes „Schweizerkäse-Septum". Zum dritten Typ des muskulären Defekts gehören Lücken innerhalb der Grenzen des Ausflußzonenseptums. Diese Defekte sind verhältnismäßig klein (Abb. 12.**14**), können sich aber durchaus bis zum Ansatz der Arterienklappen ausdehnen (Abb. 12.**15**).

Die letzte Sonderform des Ventrikelseptumdefekts besteht in dem vollständigen Fehlen der Ausflußkomponente des Septums. Dadurch bleibt eine Lücke unterhalb der Aorten- und der Pulmonalklappe offen, die von einem Areal der aortopulmonalen Sehnenplatte überdacht wird. Die genaueste Bezeichnung lautet „doppelt zugeordneter subarterieller Defekt" (Abb. 12.**16**). Häufig wird dieser Defekt auch als „supracristal" bezeichnet, im Gegensatz zu den perimembranösen Defekten, die als „infracristal" gelten. Das Studium von Abb. 12.**16** ergibt, daß das Muskelbündel unter dem doppelt zugeordneten subarteriellen Defekt der mit der ventrikulo-infundibulären Falte verschmolzene hintere Schenkel der Trabecula septomarginalis ist. Beim Vergleich mit Abb. 12.**6** sieht man, daß der sogenannte „infracristale" Defekt unterhalb des Ausflußzonenseptums, aber wie der unter beiden großen Arterien liegende Defekt oberhalb der Trabecula septomarginalis liegt. Es ist die Crista, die ihre Identität geändert hat, nicht der Defekt. Der durch Verschmelzung der Trabecula septomarginalis und der ventrikuloinfundibulären Falte gebildete Muskelbalken ist deshalb wichtig, weil er das Erregungsleitungsgewebe vom Rand des Defekts abschirmt. Manchmal ist ein unter beiden Arterien liegender Defekt so ausgedehnt, daß er zu einem perimembranösen Defekt wird, wenn das Muskelbündel dünn ist (Abb. 12.**17**). Dann verläuft die Leitungsachse viel näher am Rand des Defekts, aber meist dennoch auf der linksventrikulären Seite des Septums (Abb. 12.**10**). Weil das Ausflußzonenseptum fehlt, hat die Aortenklappe bei solchen subarteriellen Defekten relativ wenig Halt, und es kommt oft zu einem Prolaps

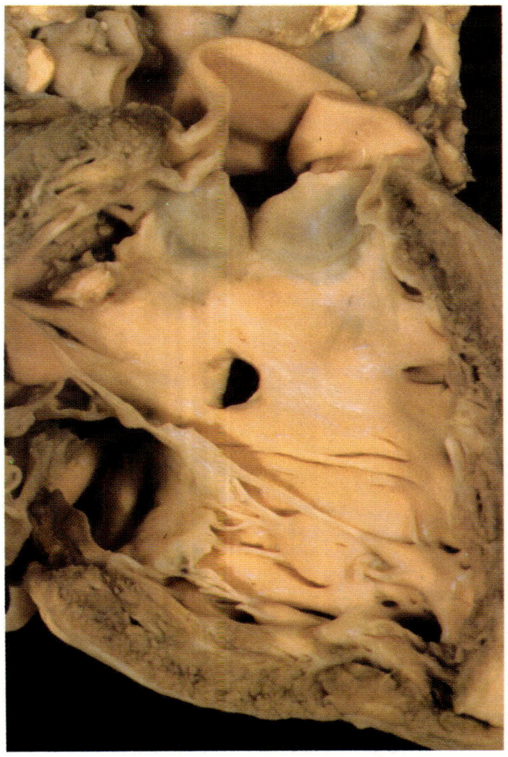

Abb. 12.**14** Rechtsventrikuläre Seite eines kleinen muskulären Ausflußzonen-Ventrikelseptumdefekts.

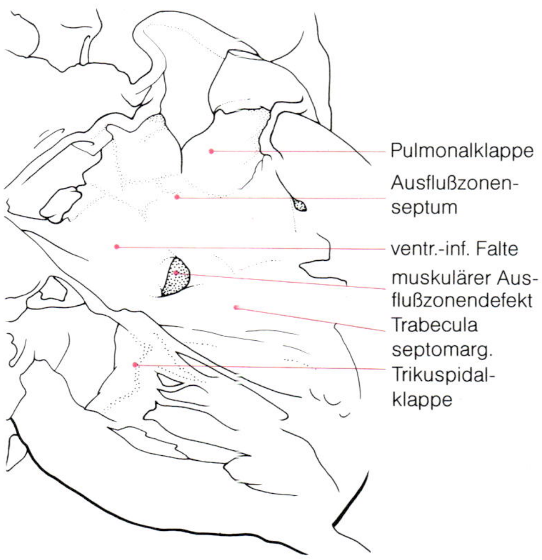

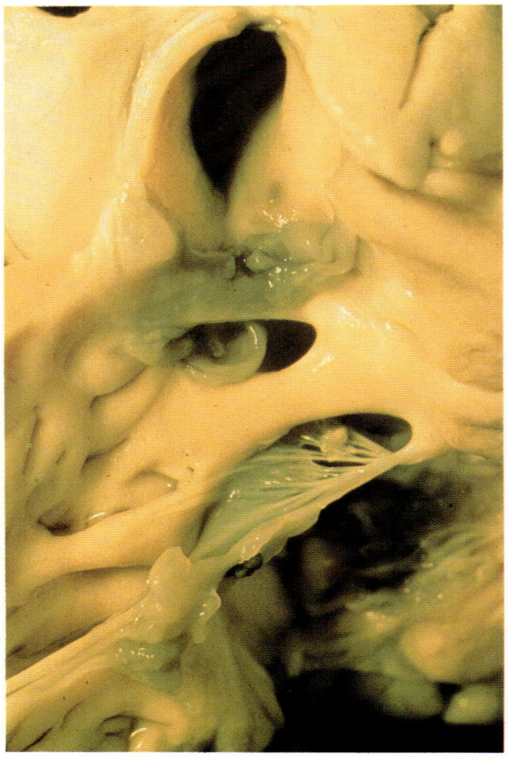

Abb. 12.**15** Muskulärer Ausflußzonen-Ventrikelseptumdefekt mit ausgeprägter Hypoplasie des Ausflußzonenseptums und Prolaps der rechtskoronaren Aortentaschenklappe.

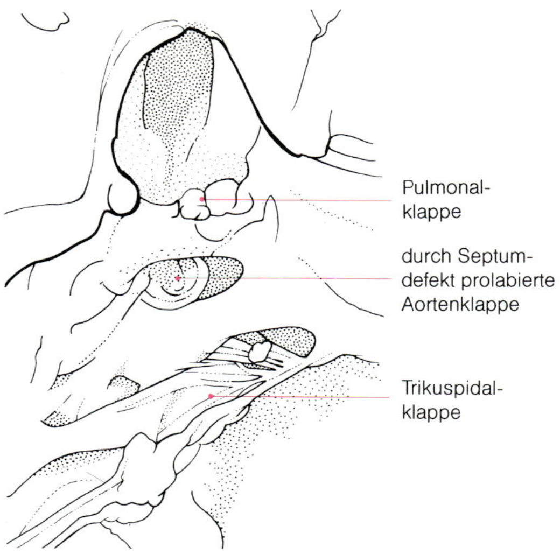

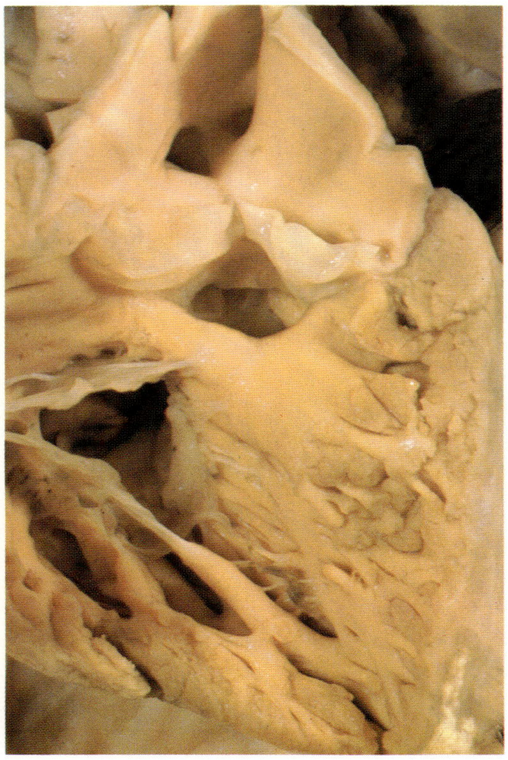

Abb. 12.**16** Doppelt zugeordneter subarterieller Defekt mit muskulärem posteroinferiorem Randsaum, vom rechten Ventrikel gesehen.

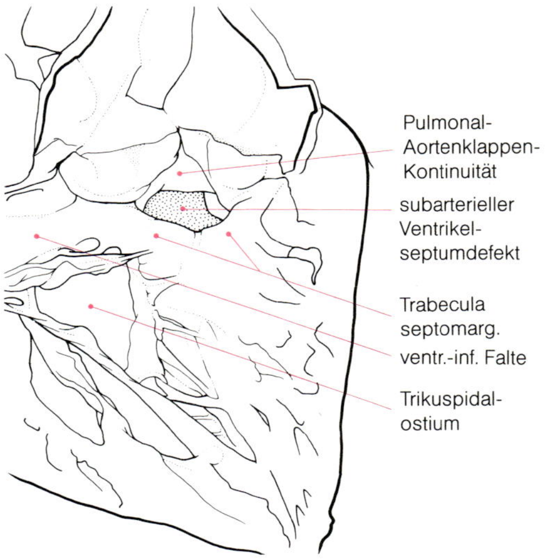

ihrer rechtskoronaren Semilunarklappe. Das kann auch bei perimembranösen Defekten vorkommen (Van Praagh u. McNamara 1968, Tatsuno u. Mitarb. 1973), und wurde bei einem Defekt des muskulären Ausflußzonenseptums beobachtet, bei dem das Ausflußzonenseptum besonders hypoplastisch war (s. Abb. 12.**15**).

Der spontane Verschluß eines Ventrikelseptumdefekts hat große klinische Bedeutung. Es ist nicht möglich, anhand des Autopsiematerials festzustellen, wieviele Defekte sich schließen, doch kann ein Einblick in die Mechanik der Schließung gewonnen werden. Muskuläre Defekte können, wenn sie klein sind, einfach vom muskulären Septum überwachsen werden. Perimembranöse Defekte können entweder durch Überklebung des Defekts mit Trikuspidalklappengewebe (Abb. 12.**18**) oder durch Herniation von Gewebezipfeln, die von der Unterseite der Trikuspidalsegel herabhängen, verschlossen werden (Abb. 12.**19**). Bei Defekten mit einer Richtungsabweichung der Septumkomponenten ist ein spontaner Verschluß unwahrscheinlich, ebenso bei Defekten unterhalb beider großer Arterien, wenn sich auch die letztgenannten durch Herniation einer Aortensemilunarklappe verkleinern können.

Die obige Besprechung hat sich zwar auf isolierte Ventrikelseptumdefekte in Herzen mit normalen Verbindungen beschränkt, doch ist die Unterteilung der Defekte in einen perimembranösen, einen muskulären und einen doppelt zugeordneten subarteriellen Typ auch bei abnormen Segmentverbindungen, etwa bei der kompletten oder der korrigierten Transposition oder bei Doppelausflußventrikeln, von gleichem Wert (s. Kap. 14). Wir werden auch sehen, daß bei der kompletten Transposition eine Verlagerung des Ausflußzonenseptums in den linken Ventrikel wiederum eine Stenose der Ausflußbahn bewirkt, die aufgrund der abnormen ventrikuloarteriellen Verbindung subpulmonal statt subaortal wie im „normalen“ Herzen mit diesem Defekttyp ist.

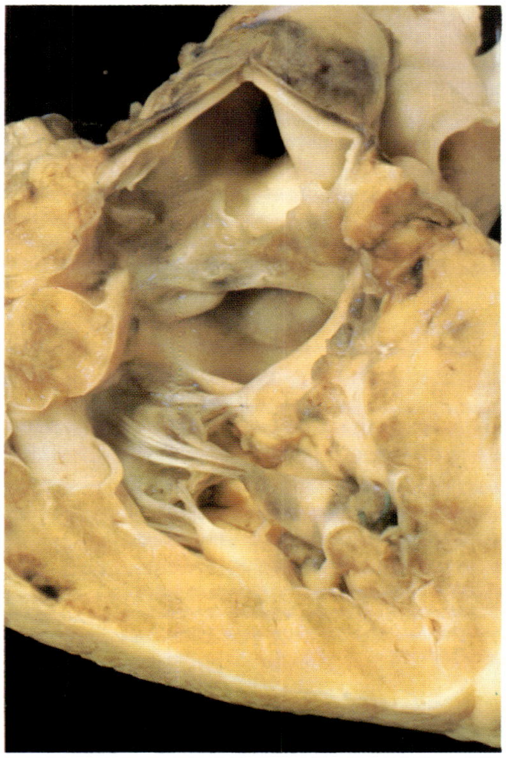

Abb. 12.**17** Rechtsventrikuläre Seite eines perimembranösen Ventrikelseptumdefekts unter beiden großen Arterien.

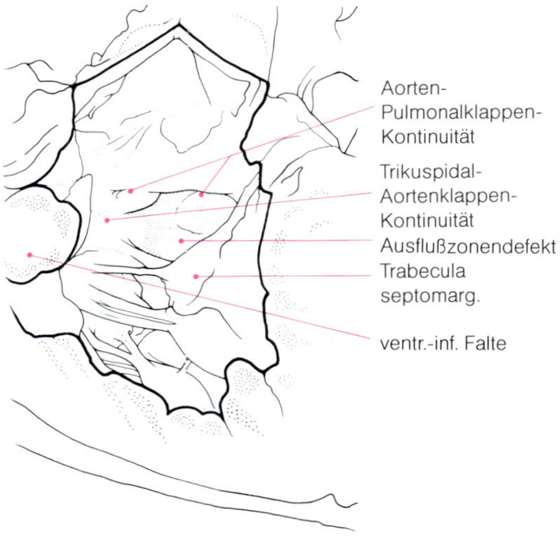

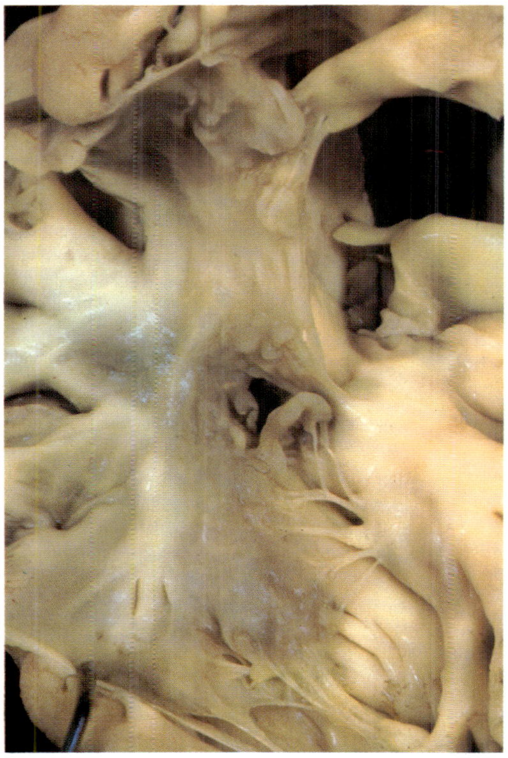

Abb. 12.**18** Perimembranöser Trabekelzonendefekt, der teilweise durch einen vom septalen Trikuspidalsegel herabhängenden fibrösen Gewebezipfel verschlossen wird.

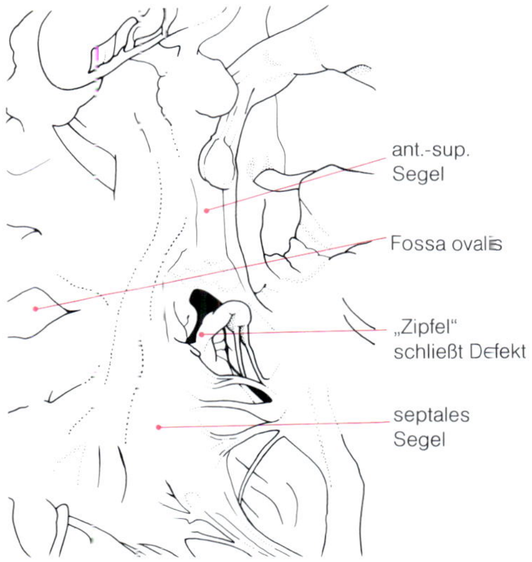

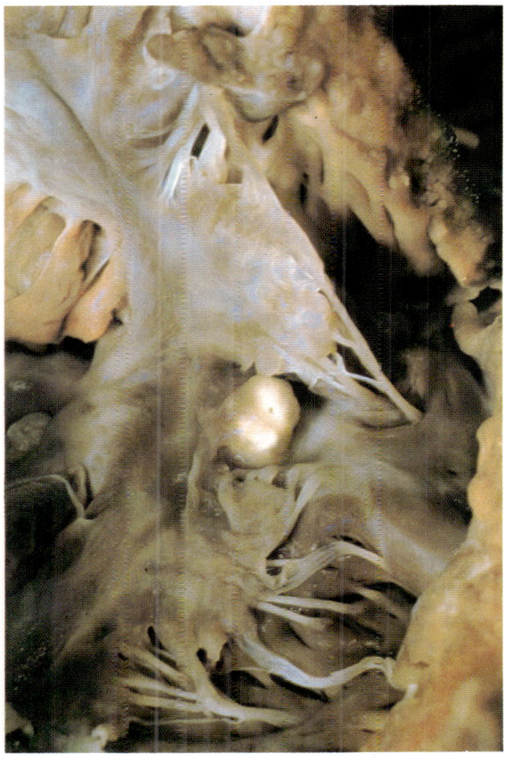

Abb. 12.**19** Überschüssiger Gewebezipfel von der Unterseite der Trikuspidalklappe, der einen Spontanverschluß des perimembranösen Ventrikelseptumdefekts bewirkt.

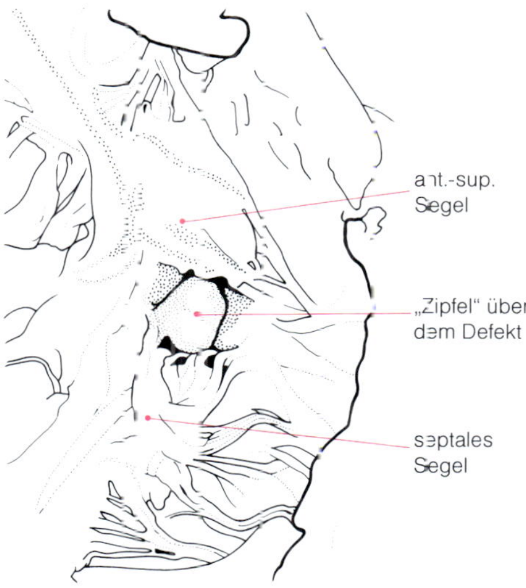

Sonstige Anomalien des rechten Ventrikels

Es gibt mehrere Fehlbildungen der Ventrikel, die untereinander keine Ähnlichkeit haben, aber auch nicht in eine der bisher oder in späteren Kapiteln besprochenen Kategorien fallen. Sie sollen hier beschrieben werden.

Die Uhl-Anomalie ist eine Fehlbildung, die das Myokard in seiner Gesamtheit betrifft (s. Kap. 16). Das Interesse für die Anomalie, die UHL noch als Medizinstudent erstmals beschrieben hat (1952), ist beträchtlich größer als die Zahl der Fälle, über die später berichtet wurde (VECHT u. Mitarb. 1979). Weitaus mehr Fälle wurden beschrieben und als Uhl-Anomalie bezeichnet, die wahrscheinlich das Eponym nicht verdienen. Das ursprünglich beschriebene Herz war durch das vollständige Fehlen des rechtsventrikulären Myokards gekennzeichnet, während das übrige Herz normal war. Wir haben *ein* solches Herz untersucht, bei dem die Seitenwand des rechten Ventrikels nur aus den aufeinanderliegenden Blättern des Epikards und des Endokards bestand. Das Myokard der Trabecula septomarginalis und ihrer Verzweigungen war jedoch normal (Abb. 12.**20**). Wir haben zwar darauf hingewiesen, daß Uhl den Ausdruck „Pergamentventrikel" gebrauchte (BECKER u. ANDERSON 1981), doch finden wir beim weiteren Studium, daß das nicht der Fall ist. UHL unterschied zwischen seiner Anomalie, die zweifellos ein pergamentartiges Aussehen hat, und anderen Fehlbildungen, bei denen einfach durch Dilatation eine papierdünne Wand des rechten Ventrikels entstehen kann.

Das Musterbeispiel für die letztgenannte Anomalie ist die Pulmonalatresie mit intaktem Septum und enorm dilatiertem rechtem Ventrikel (s. Kap. 13), die keine Uhl-Anomalie ist. Man muß auch darauf achten, zwischen Uhl-Anomalie und Lipomatosis cordis zu unterscheiden. Bei dieser ist die Ventrikelwand von Fett durchsetzt, das das Myokard weitgehend verdrängen kann und ein pergamentartiges Aussehen bewirkt (Abb. 12.**21**). Dabei ist jedoch auch der linke Ventrikel befallen. Andere (BHARATI u. Mitarb. 1978) haben zwar solche Veränderungen als Uhl-Anomalie beschrieben, doch ist das unserer Meinung nach nicht gerechtfertigt.

Wenn ein Ventrikel in zwei Teile unterteilt wird, entsteht ein zweikammeriger Ventrikel; das kommt zwar am häufigsten beim morphologisch rechten Ventrikel vor, doch haben GERLIS u. Mitarb. (1981) kürzlich mehrere Varianten des unterteilten linken Ventrikels beschrieben. Als leichteste Form der Unterteilung des rechten Ventrikels betrachtet man oft die Existenz eines anomalen Muskelbündels, das aber keine wirkliche Trennung in zwei Höhlen verursacht, sondern einfach den Ausflußtrakt des Ventrikels überquert (Abb. 12.**22**). Das anomale Bündel repräsentiert einen hohen Abgang des Stamms der Trabecula septomarginalis von der rechtsventrikulären Septumfläche. Ein solches einfaches anomales Bün-

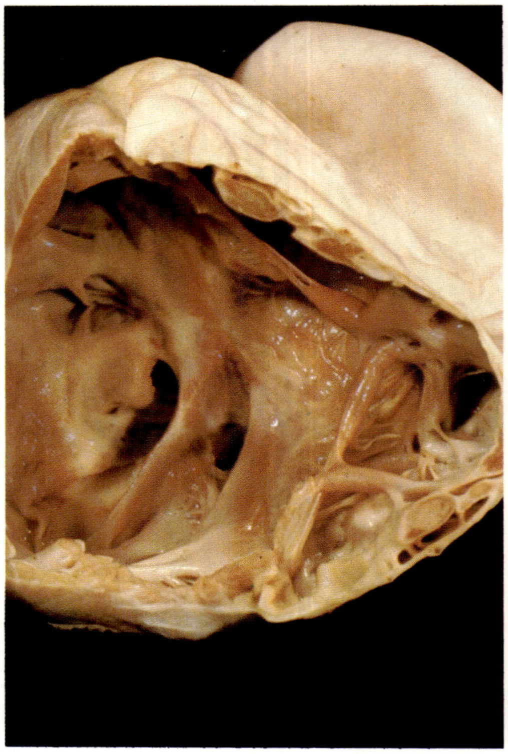

Abb. 12.**20** Vollständiges Fehlen des rechtsventrikulären Myokards bei der Uhl-Anomalie.

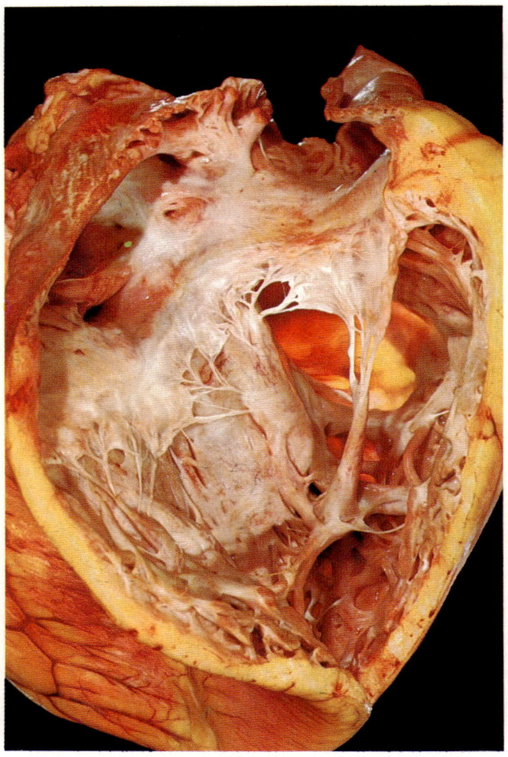

Abb. 12.**21** Pergamentartiges Infundibulum bei Lipomatosis cordis.

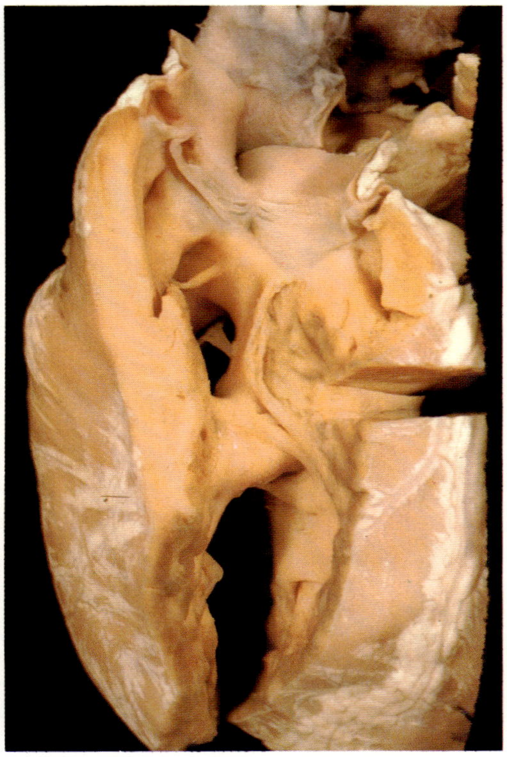

Abb. 12.**22** Hoher Abgang der Trabecula septomarginalis in einem sonst normalen Herzen, durch den der Ausflußteil des rechten Ventrikels in einen oberen und einen unteren Kanal unterteilt wird (photographiert mit freundlicher Genehmigung von Dr. *H. Cameron*).

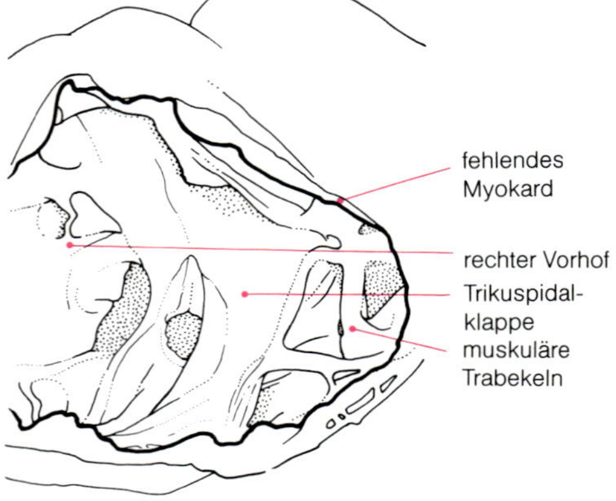

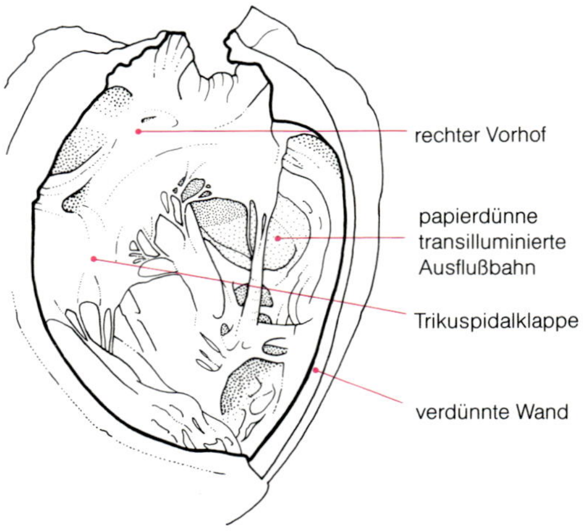

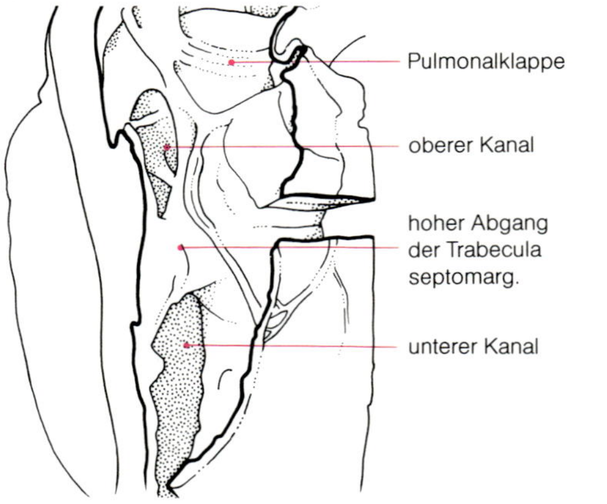

del schafft selten Probleme. Die Unterteilung des Ventrikels ist viel deutlicher und die Obstruktion viel schwerer, wenn es der apikale Teil der Trabecula septomarginalis ist, der vergrößert, aber nicht von der Septumfläche abgelöst ist. In diesem Fall entsteht durch die Hypertrophie der Trabekula eine apikale Muskelleiste, die den rechten Ventrikel in eine getrennte Einfluß- und Ausflußkomponente teilt (Abb. 12.**23**). Dies ist die häufigste Form des zweigeteilten rechten Ventrikels. Sie kann zwar isoliert vorkommen, ist aber gewöhnlich mit einem isolierten Ventrikelseptumdefekt oder mit einer Fallot-Tetralogie vergesellschaftet. Der Defekt liegt gewöhnlich im Einflußteil des zweigeteilten Ventrikels (Rowland u. Mitarb. 1975). Eine Unterteilung des rechten Ventrikels durch eine hypertrophierte Trabecula septomarginalis kann auch mit einem Ventrikelseptumdefekt, der mit der Ausflußkomponente kommuniziert, einhergehen. Wenn dabei die Trennungsleiste sehr mächtig ist, kann die Ausflußkomponente praktisch als Teil des morphologisch linken Ventrikels in diesen einbezogen werden (Abb. 12.**24**). Solche Anomalien können für die klinische Diagnose Probleme aufwerfen, da der Eindruck entsteht, daß der linke Ventrikel unterteilt ist (Beitzke u. Mitarb. 1979).

Zu einer Unterteilung des rechten Ventrikels kann es auch kommen, wenn eine seiner anatomischen Komponenten entweder partiell oder komplett vom Rest der Kammer abgeschnürt ist. Die typische Infundibulumhöhle, die sich oft bei der Fallot-Tetralogie findet (Abb. 13.**14** und 13.**15**) entsteht durch einen stenotischen Ring zwischen dem Hauptteil des rechten Ventrikels und der subpulmonalen Ausflußkomponente. Eine weitere geläufige Ursache einer subpulmonalen Verengung ist ein stenotischer muskulärer Ring zwischen der Trabekel- und der Ausflußkomponente, wenn bei Trikuspidalatresie oder linkem Doppeleinflußventrikel der Truncus pulmonalis aus dem rudimentären rechten Ventrikel hervorgeht. Es kommt auch vor, daß die Einflußkomponente des rechten Ventrikels durch eine dicke Muskelleiste vollständig vom Rest des Ventrikels abgetrennt wird.

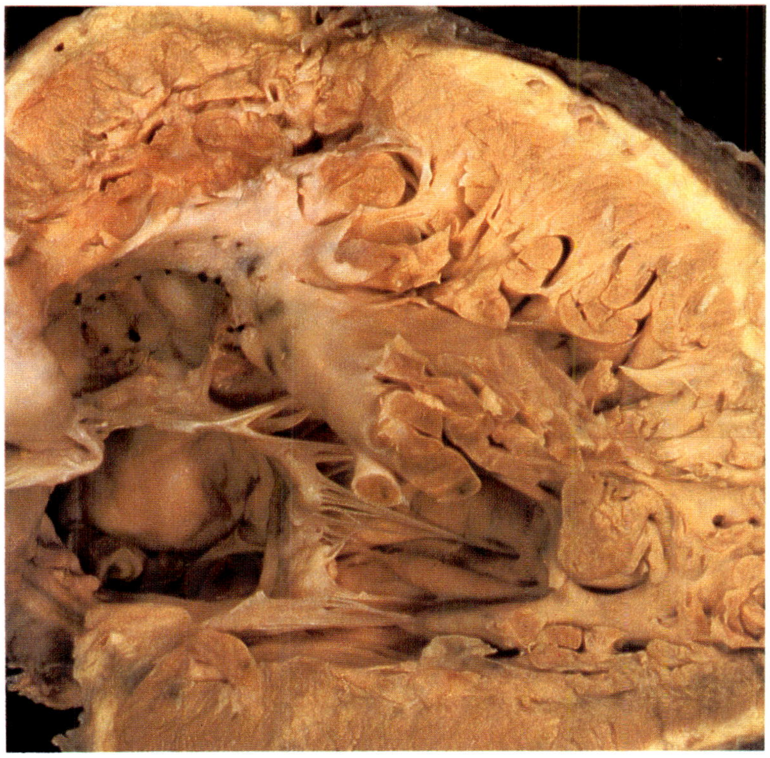

Abb. 12.**23** In einem Fall von Fallot-Tetralogie wurde der rechte Ventrikel durch die Hypertrophie des Stamms der Trabecula septomarginalis in eine trabekuläre Einfluß- und Ausflußkomponente unterteilt (photographiert mit freundlicher Genehmigung von Dr. *S. P. Allwork*).

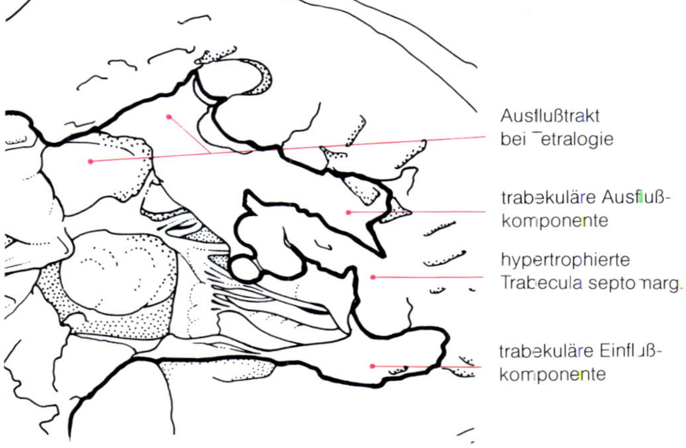

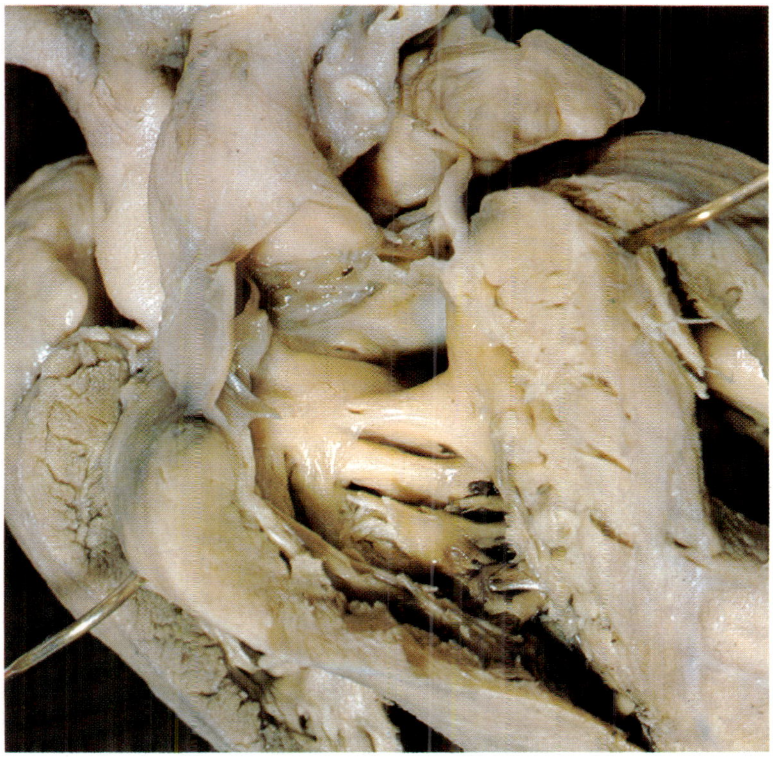

Abb. 12.**24** Hypertrophie und Wachstum der Trabecula septomarginalis haben zu einer Verschmelzung mit dem Infundibularseptum und zu einer Inkorporation der subpulmonalen Komponente des rechten Ventrikels in den linken Ventrikel über den Septumdefekt geführt.

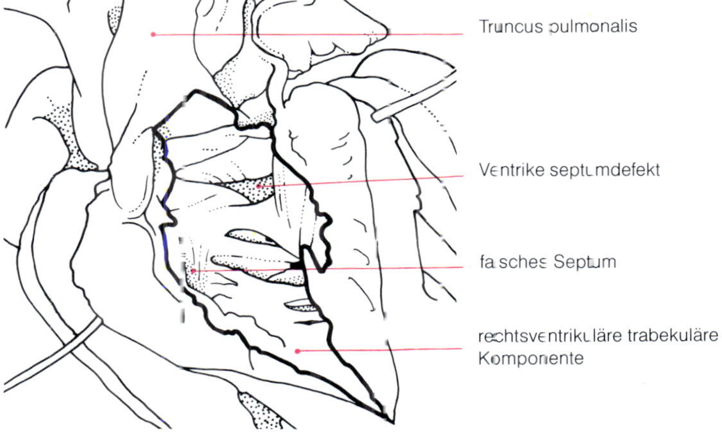

In den von uns beobachteten Fällen dieses Typs fehlten die Segel der rechten Atrioventrikularklappe, so daß sich eine bizarre Variante der Trikuspidalatresie ergab (Abb. 12.**25**, links). Den Rest des rechten Ventrikels bildete eine rudimentäre Höhle, die vom linken Ventrikel aus durch eine interventrikuläre Kommunikation gefüllt wurde und die mit dem typischen rudimentären rechten Ventrikel der Trikuspidalatresie bei fehlender rechter atrioventrikulärer Verbindung vergleichbar war (vgl. Abb. 12.**25**, rechts und 11.**56**). Vor ganz kurzer Zeit haben wir auch ein Herz gesehen, bei dem sich der Stamm der Trabecula septomarginalis zu einem Diaphragma auffächerte, das die Trabekelkomponente des rechten Ventrikels von seiner Einfluß- und Ausflußkomponente trennte (Abb. 12.**26**).

GERLIS u. Mitarb. (1981) befaßten sich mit der Literatur über die Unterteilung des linken Ventrikels und beschrieben, daß es sich in den meisten angegebenen Fällen um eine aneurysmatische oder eine divertikuläre Umbildung der Ventrikelwand handelte. Solche Divertikel können sich auch im rechten Ventrikel finden, während im linken Ventrikel Aneurysmen vorkommen können, die durch das Areal der aorto-mitralen Sehnenplatte durchbrechen und in den Sinus transversus vordringen (SAPSFORD u. Mitarb. 1979). Die von GERLIS u. Mitarb. (1981) beschriebenen Fälle könnten jedoch durchaus eine Abschnürung der Trabekelkomponente des linken Ventrikels von seiner Einfluß- und Ausflußkomponente darstellen.

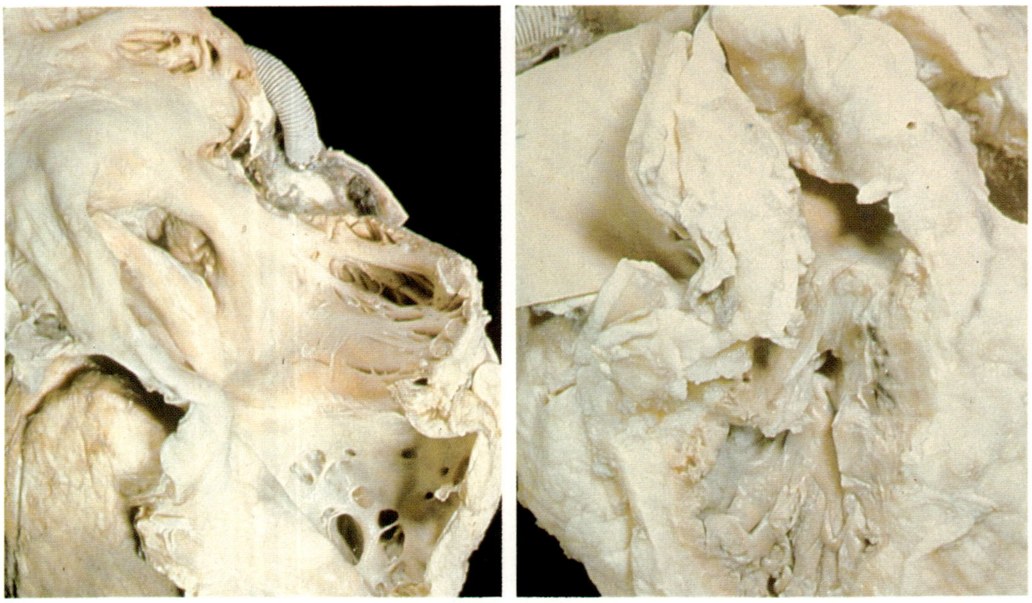

Abb. 12.**25** Durch eine muskuläre Scheidewand wird die Einflußzone (links) vom Rest des rechten Ventrikels getrennt (rechts; s. Abb. 11.56). Weil die Trikuspidalklappe fehlt, ist die Einflußzone ein Teil des rechten Vorhofs.

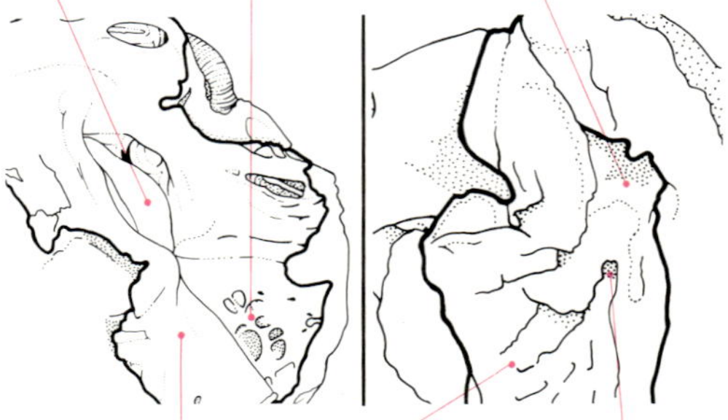

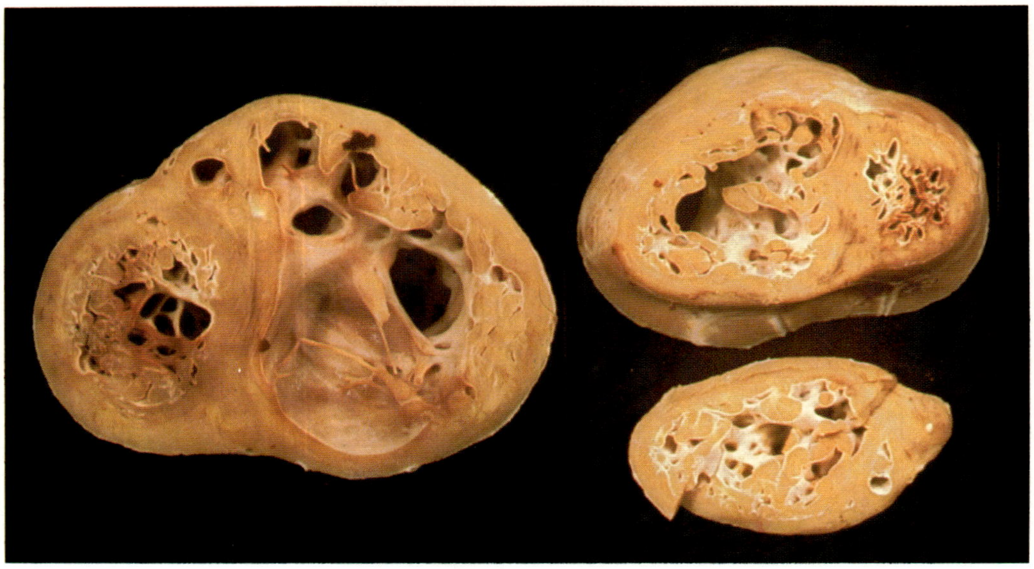

Abb. 12.**26** Die Trabecula septomarginalis hat sich zu einer Muskelleiste vergrößert (links), die die trabekuläre Komponente des rechten Ventrikels (rechts) von seiner Einfluß- und Ausflußkomponente trennt.

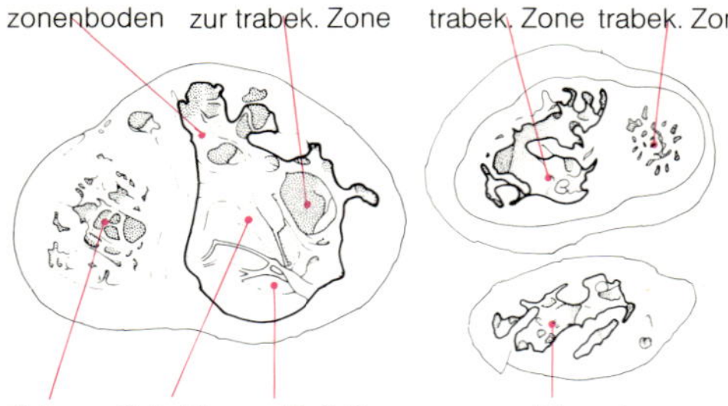

Literatur

Becker, A. E., R. H. & Anderson: The Myocardium. In: *Pathology of Congenital Heart Disease.* Butterworths, London 1981 (pp. 396-397)

Becu, L. M., R. S. Fontana, J. W. DuShane, J. W. Kirklin, H. B. Burchell, J. E. Edwards: Anatomic and pathologic studies in ventricular septal defect. *Circulation,* 14 (1956) 349-364

Beitzke, A., R. H. Anderson, J. L. Wilkinson, E. A. Shinebourne: Two-chambered right ventricle: simulating two-chambered left ventricle. *Brit. Heart J.* 42 (1979) 22-26

Bharati, S., D. A. Ciraulo, M. Bilitch, K. M. Rosen, M. Lev: Inexcitable right ventricle and bilateral bundle branch block in Uhl's disease. *Circulation* 57 (1978) 636-644

Gerlis, L. M., J. B. Partridge, G. I. Fiddler, G. Williams, O. Scott: Two-chambered left ventricle. Three new varieties. *Brit. Heart J.* 46 (1981) 278-284

Goor, D. A., C. W. Lillehei, J. E. Edwards: Ventricular septal defects and pulmonic stenosis with and without dextroposition. Anatomic features and embryologic implications. *Chest* 60 (1971) 117-128

Lev, M.: The pathologic anatomy of ventricular septal defect. *Dis. Chest* 35 (1959) 533-545

Milo, S., S. Y. Ho, J. L. Wilkinson, R. H. Anderson: The surgical anatomy and atrioventricular conduction tissues of hearts with isolated ventricular septal defects. *J. thorac. cardiovasc. Surg.* 79 (1980) 244-255

Rowland, J. W., A. R. Rosenthal, A. R. Castenada: Double chamber right ventricle: Experience with 17 cases. *Amer. Heart J.* 89 (1975) 455-462

Sapsford, R. N., D. H. Fitchett, D. Tarin, R. H. Anderson: Aneurysm of left ventricle secondary to bacterial endocarditis. *J. thorac. cardiovasc. Surg.* 78 (1979) 79-86

Soto, B., A. E. Becker, A. J. Moulaert, J. T. Lie, R. H. Anderson: Classification of ventricular septal defects. *Brit. Heart J.* 43 (1980) 332-343

Tatsuno, K., S. Konno, S. Sakakibara: Ventricular septal defect with aortic insufficiency. Angiocardiographic aspects and a new classification. *Amer. Heart J.* 85 (1973) 13-21

Uhl, H. S. M.: A previously undescribed congenital malformation of the heart: almost total absence of the myocardium of the right ventricle. *Bull. Johns Hopk. Hosp.* 91 (1952) 197-209

Van Praagh, R., J. J. McNamara: Anatomic types of ventricular septal defect with aortic insufficiency. *Amer. Heart J.* 75 (1968) 604-619

Vecht, R. J., D. J. S. Carmichael, R. Gopal, G. Philip: Uhl's anaomaly. *Brit. Heart J.* 41 (1979) 676-682

13 Anomalien der Ventrikelausflußbahnen

In diesem Kapitel behandeln wir Anomalien der Ventrikelausflußbahnen von Herzen mit grundsätzlich konkordanten ventrikuloarteriellen Verbindungen. Die Qualifikation der Verbindung ist deshalb notwendig, weil wir mit einer Besprechung der Fallot-Tetralogie beginnen wollen, und weil die Morphologie, die diesem Herzfehler zugrundeliegt, auch bei einer ventrikuloarteriellen Doppelausflußverbindung zu finden sein kann. Außerdem wird sich bei der Besprechung der Ausflußbahnfehlbildungen zeigen, daß die gleichen Störungen, die im Herzen mit normalen Verbindungen eine subaortale Obstruktion bewirken, bei ventrikuloarterieller Diskordanz eine subpulmonale Obstruktion verursachen. Wir wollen daher die grundsätzliche Anatomie der obstruktiven Veränderungen unabhängig von der ventrikuloarteriellen Verbindung beschreiben. Zum Schluß befassen wir uns mit der Atresie des Ausflußtrakts; sie besteht zwar in den meisten Fällen im Rahmen einer ventrikuloarteriellen Konkordanz, doch in manchen ist die Diagnose Einzelausfluß aus dem Herzen besser am Platz. Nichtsdestoweniger werden sie aus praktischen Gründen hier mit der Pulmonal- und Aortenatresie abgehandelt.

Fallot-Tetralogie

Die Kombination von vier morphologischen Merkmalen, aus der die als Fallot-Tetralogie bezeichnete Anomalie besteht, war schon lange bekannt, bevor Etienne-Louis Fallot sie als die häufigste Ursache der „maladie bleue“, die ein Überleben bis ins Kindesalter erlaubt, ansprach. Gewiß war sie schon von Stensen, John Hunter und Peacock beschrieben worden, aber es war Fallot, der ihre klinische Bedeutung erkannte. Die klassischen Merkmale sind: Ventrikelseptumdefekt, reitende Aorta, infundibuläre Pulmonalstenose und Hypertrophie des rechten Ventrikels (Abb. 13.**1**).

Das anatomische Kardinalmerkmal ist jedoch eine Verlagerung der septalen Insertion des Infundibularseptums nach vorn. Im normalen Herzen (Abb. 13.**2**, links) inseriert das Infundibularseptum zwischen den Schenkeln der Trabecula septomarginalis und trennt den Ausflußtrakt des rechten Ventrikels von dem des linken. Es ist mit der ventrikuloinfundibulären Falte verschmolzen, die die Trikuspidal- und die Pulmonalklappe trennt und dabei die Crista supraventricularis bildet (Anderson u.

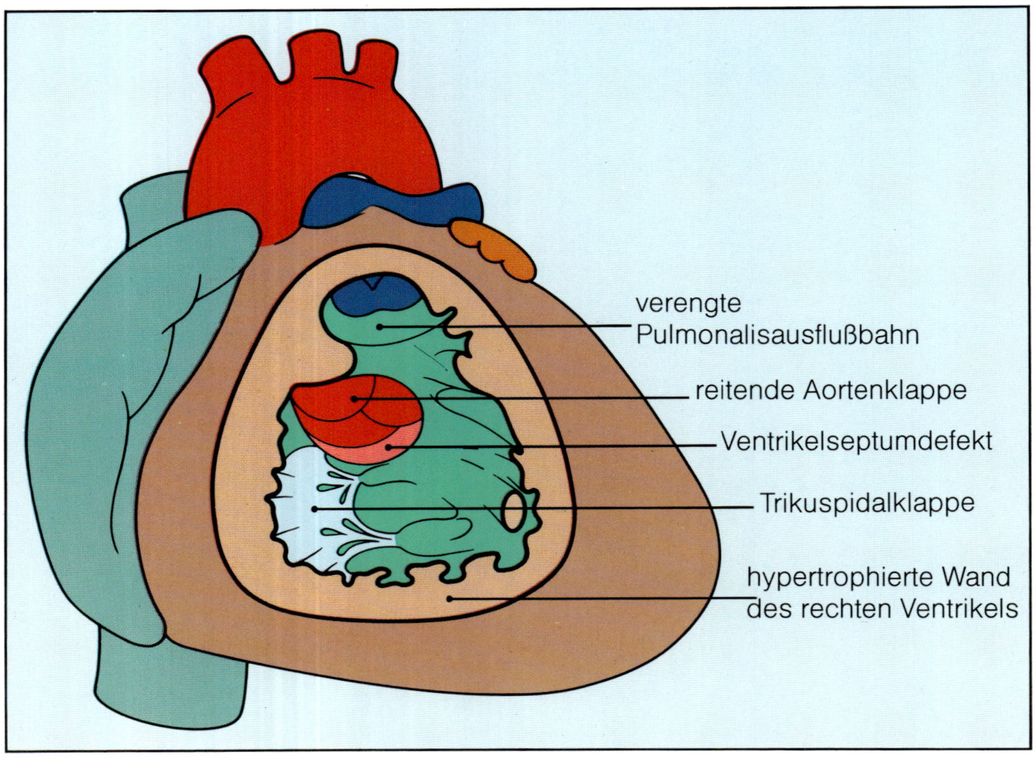

Abb. 13.**1** Die morphologischen Kardinalmerkmale der Fallot-Tetralogie.

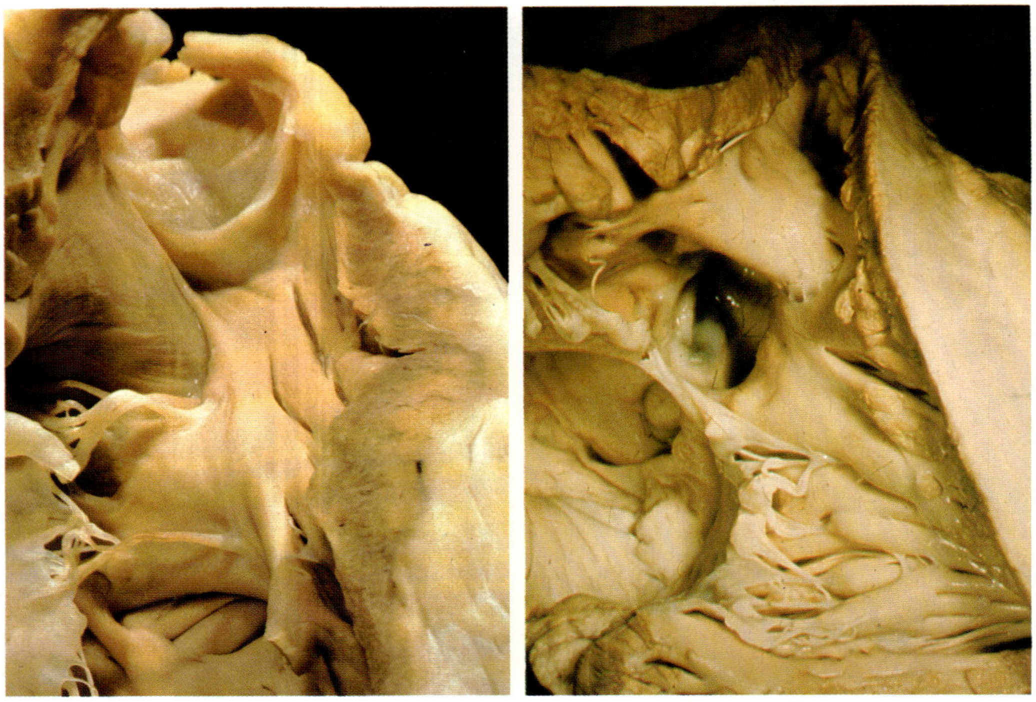

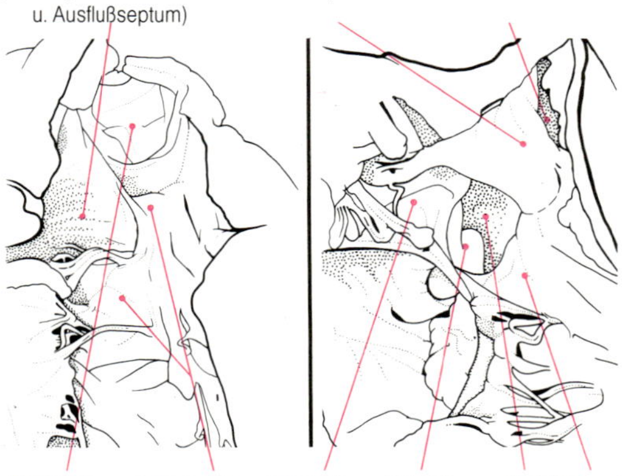

Abb. 13.**2** Insertion der Ausflußseptumkomponente der Crista supraventr.: normal zwischen den Schenkeln der Trab. septomarg. (links), bei Tetralogie n. vorn u. oben verlagert (rechts).

Becker 1980). Bei der Tetralogie fehlt die Vereinigung dieser Gebilde, da das Infundibularseptum vor dem vorderen Schenkel der Trabecula septomarginalis inseriert oder mit diesem verschmilzt (Abb. 13.**2**, rechts). Durch diese anomale Insertion des Infundibularseptums klafft eine Lücke im Ventrikelseptum, der Septumdefekt, der es der Aorta ermöglicht, über dem Septum zu reiten, und zugleich eine Einengung des Pulmonalisinfundibulums bewirkt. Die Hypertrophie des rechten Ventrikels ist als hämodynamische Folge dieser abnormen Verhältnisse zu betrachten.
Es wurden zwar einige Zweifel geäußert, ob das Reiten der Aorta Realität sei oder Illusion (Van Praagh u. Mitarb. 1970 a), doch zeigen Sektionen, daß im Vergleich zum normalen Herzen (Abb. 13.**3**, oben) die Aortenklappe sowohl nach vorn als auch nach rechts verlagert ist (Abb. 13.**3**, unten). Geometrische Messungen an Sektionspräparaten bestätigen diese Beobachtung (Goor u. Mitarb. 1971, Becker u. Mitarb. 1975).
Wenn auch alle Tetralogiefälle dieselbe Basismorphologie besitzen, findet sich doch eine erhebliche Variabilität bei den morphologischen Einzelheiten der anatomischen Komponenten (Baffes u. Mitarb. 1953, Anderson u. Mitarb. 1981). In der Mehrzahl der Fälle ist der Ventrikelseptumdefekt perimembranös (Abb. 13.**4**), hat aber in etwa 20% der Fälle einen posteroinferioren muskulären Randsaum (Abb. 13.**5**). Bei beiden Typen kann der Defekt aber so ausgedehnt sein, daß er bis unter die Aorta und Pulmonalis reicht, wenn das auch selten vorkommt (Abb. 13.**6**). Der perimembranöse Defekt erstreckt sich gewöhnlich in die Infundibulumregion, kann sich aber in das Einflußzonenseptum ausweiten und mit ei-

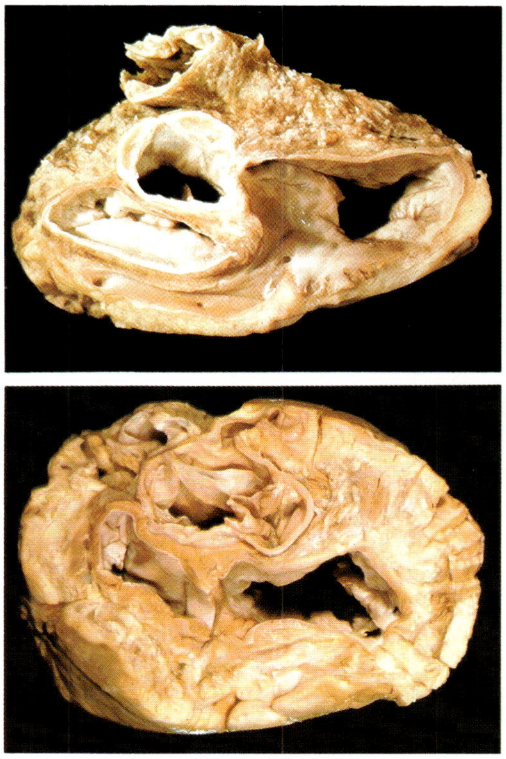

Abb. 13.**3** Oben: eingekeilte Position der Aortenklappe im normalen Herzen; unten: antero- und dextroponierte Aortenklappe bei Fallot-Tetralogie, beides von oben gesehen.

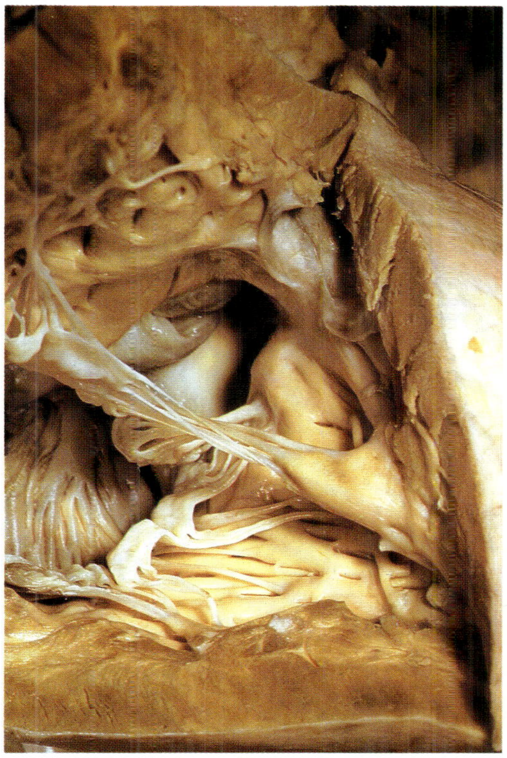

Abb. 13.**4** Perimembranöser Ventrikelseptumdefekt von rechts gesehen.

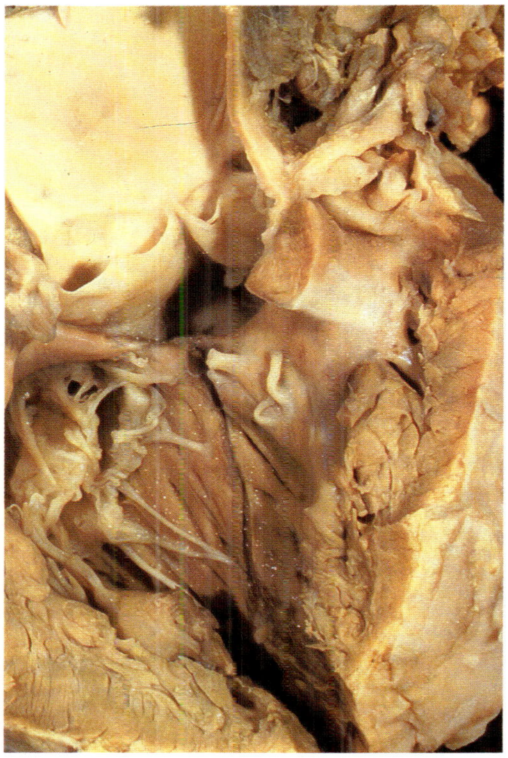

Abb. 13.**5** Ventrikelseptumdefekt mit Muskelbündel zwischen Aorten- u. Trikuspidalklappe, entstanden durch Verschmelzung der ventr.-inf. Falte mit d. hint. Schenkel d. Trab. septo-marg.

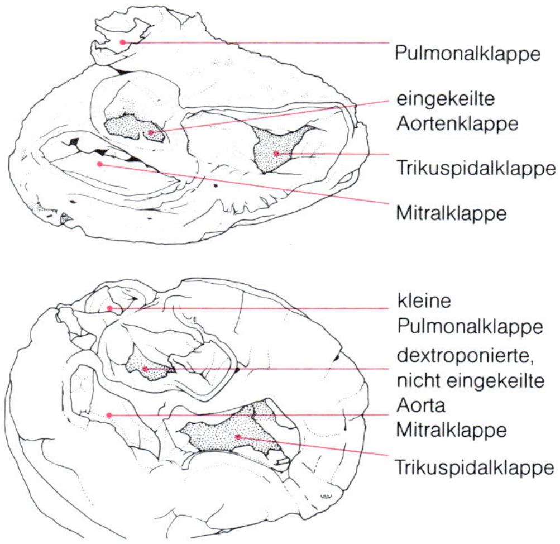

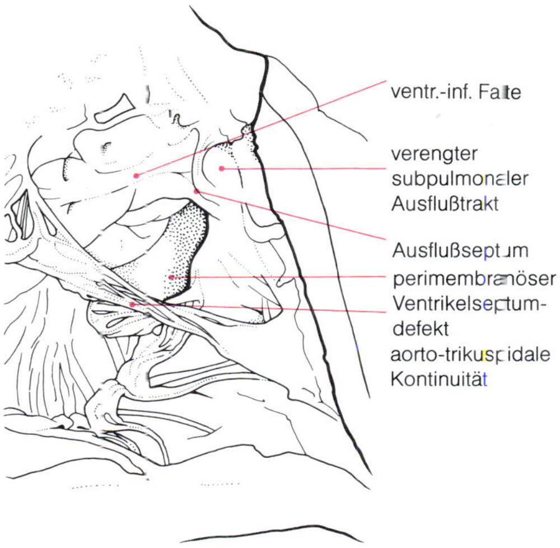

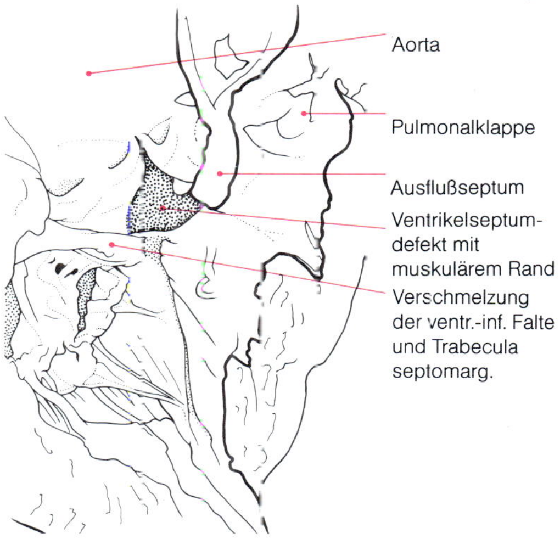

nem Ostium atrioventriculare commune vergesellschaftet sein (Abb. 13.**7**). Gewöhnlich ist die Passage durch den Defekt nicht behindert. Einige Definitionen der Tetralogie verlangen sogar die Existenz eines nichtrestriktiven Defekts (Kirklin u. Karp 1970). Nichtsdestoweniger gibt es Herzen mit der unzweifelhaften Anatomie der Fallot-Tetralogie, bei denen der Defekt obstruiert ist, entweder durch eine Vermehrung des Trikuspidalklappengewebes rund um den Defekt (Abb. 13.**8**) oder aufgrund einer Mitralklappenanomalie (Van Praagh u. Mitarb. 1970b). Ob der Defekt perimembranös oder muskulär ist, hat hauptsächlich für den Chirurgen Bedeutung. Ist er perimembranös, so besteht über den Ventrikelseptumdefekt eine Kontinuität zwischen der Trikuspidal- und der Aortenklappe, zusätzlich zur normalen aorto-mitralen Kontinuität (Abb. 13.**9**). Das His-Bündel hat dann eine enge Beziehung zum Gebiet der aorto-mitral-trikuspidalen Sehnenplatte und kann in diesem Bereich

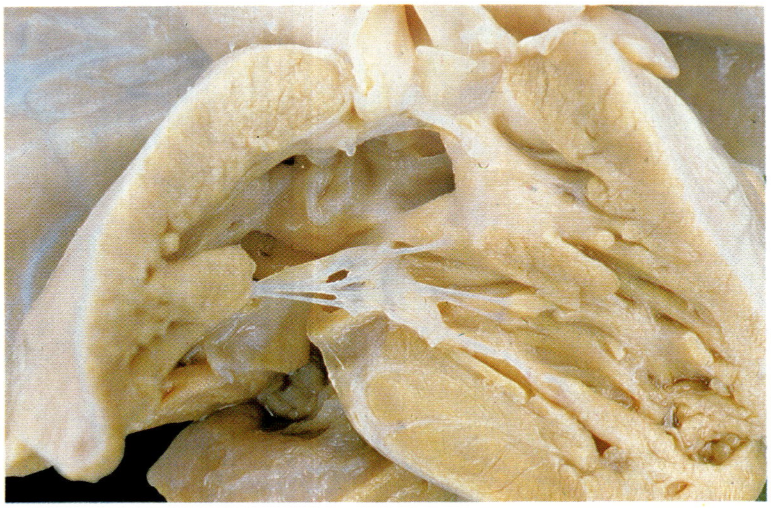

Abb. 13.**6** Perimembranöser Ventrikelseptumdefekt, der sich aufgrund des fehlenden Infundibularseptums so weit ausdehnt, daß er bis unter beide große Arterien reicht (von Dr. *J. R. Zuberbuhler*).

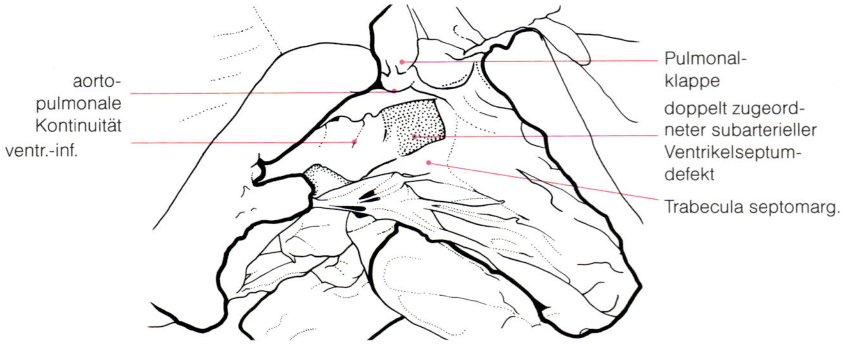

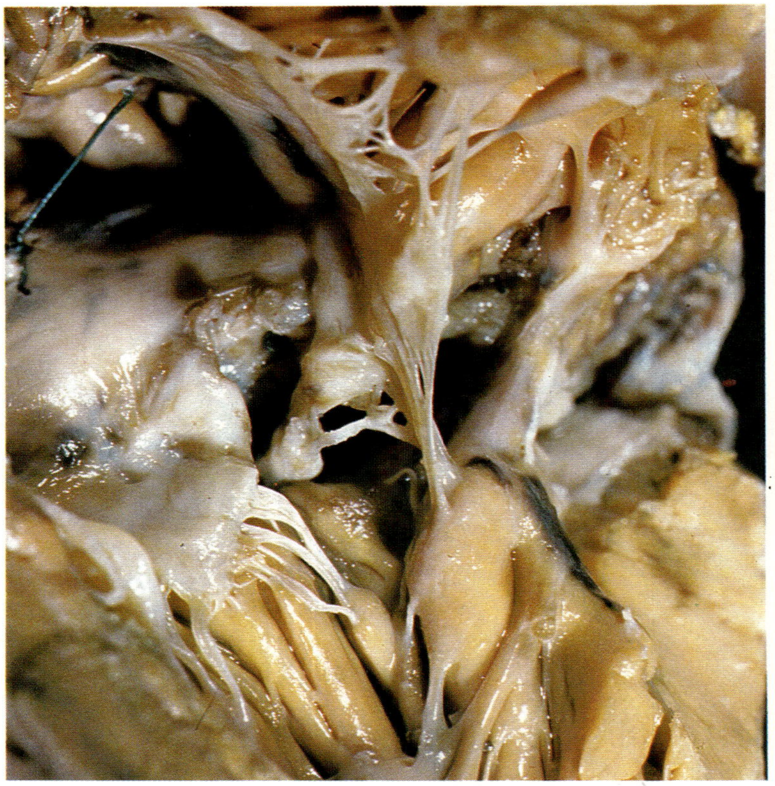

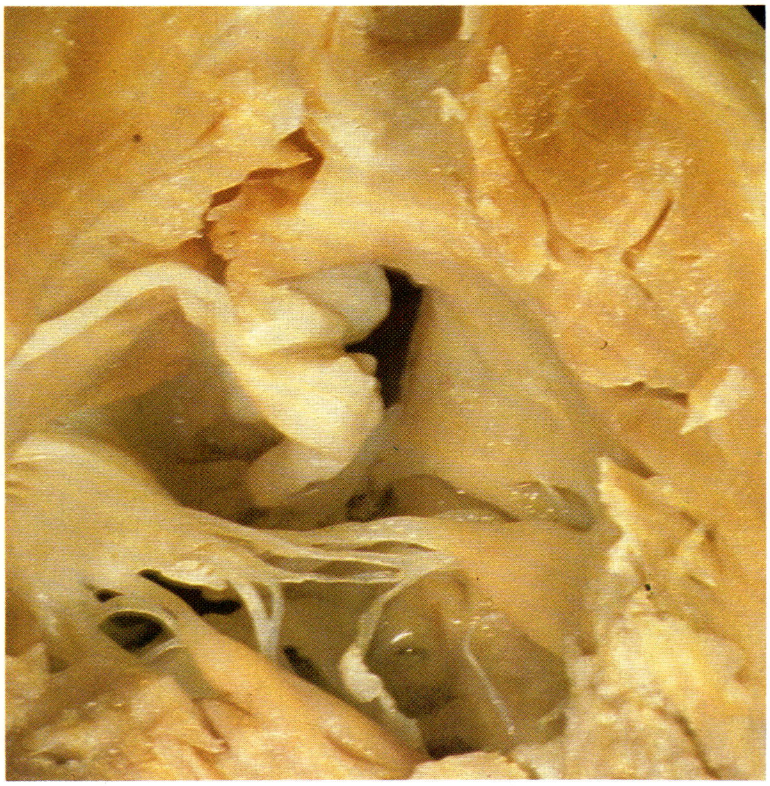

Abb. 13.**7** Ventrikelseptumdefekt, der bis in das Einflußzonenseptum reicht, in Verbindung mit einem Ostium atrioventriculare commune.

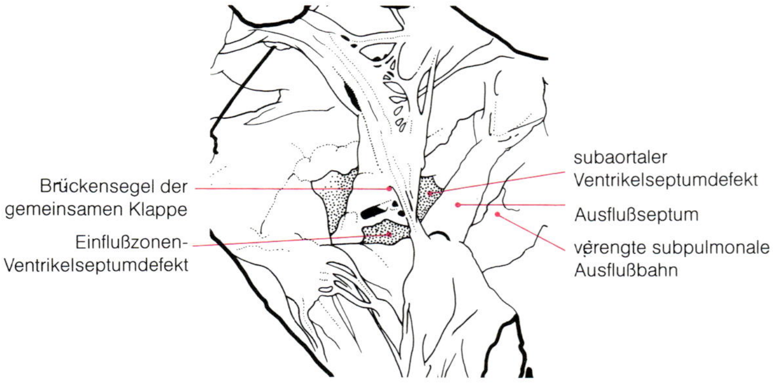

Abb. 13.**8** Ventrikelseptumdefekt, der durch überschüssige Gewebezipfel an den Trikuspidalsegeln fast vollständig verschlossen ist, von rechts gesehen.

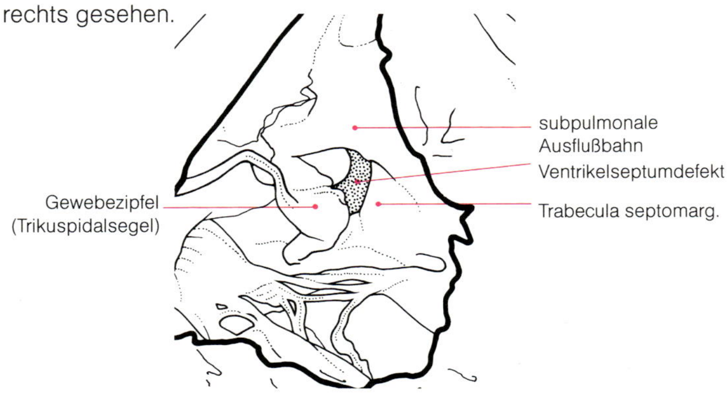

von einem Überrest des interventrikulären membranösen Septums überlagert werden. Das Endstück des Bündels, das sich in die Schenkel teilt, verläuft meist gleich unterhalb des Septumkamms auf der linksventrikulären Seite (Abb. 13.**10**), wo es vor einem Operationstrauma gewöhnlich sicher ist; mitunter reitet es jedoch direkt auf dem Septum und ist dann durch Nähte, die durch den Septumkamm gelegt werden, verletzbar (Abb. 13.**11**). Es kommt hier auf die Trabecula septomarginalis an: Wenn sie mit der ventrikulo-infundibulären Falte verschmolzen ist, so daß sich ein posteroinferiorer muskulärer Randsaum am Defekt bildet (Abb. 13.**5**), wird der Muskel die Aorten- und die Trikuspidalklappe trennen und zugleich das Erregungsleitungsbündel bedecken.

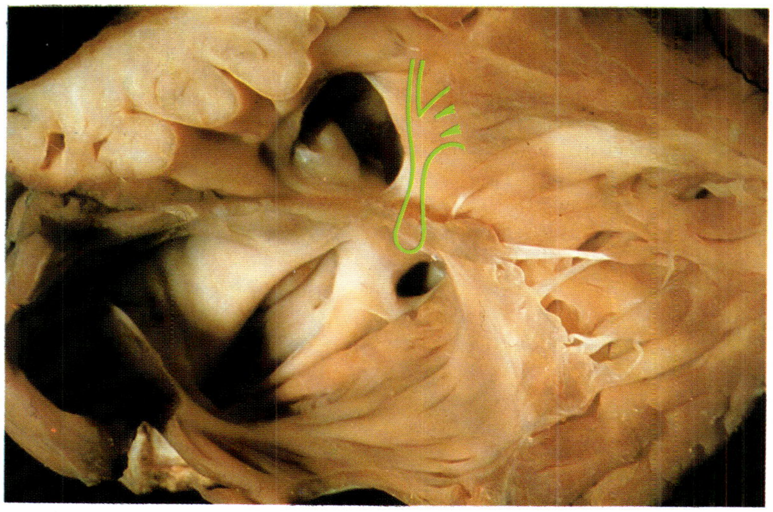

Abb. 13.**9** Vermutliche Lage des Erregungsleitungsgewebes bei einem perimembranösen Ventrikelseptumdefekt nach Entfernung des septalen Trikuspidalsegels in der Blickrichtung des Chirurgen.

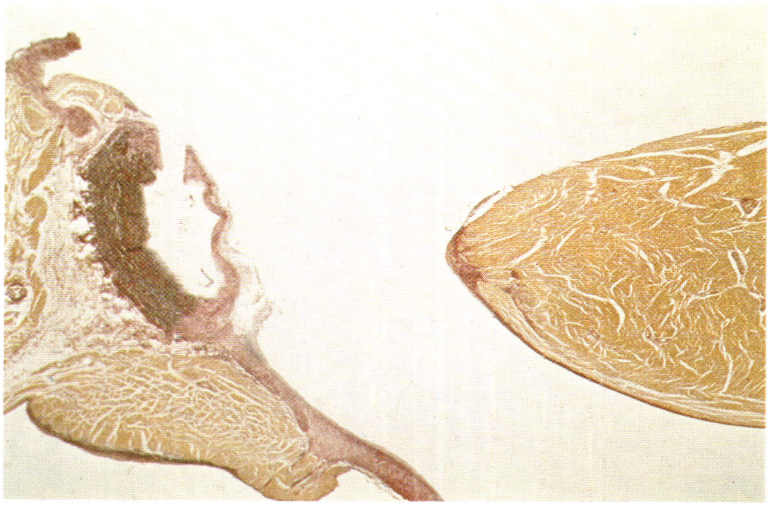

Abb. 13.**10** Endteil des Atrioventrikularbündels, der sich in die Schenkel aufteilt, auf der linksventrikulären Seite des Septums. E-vG.

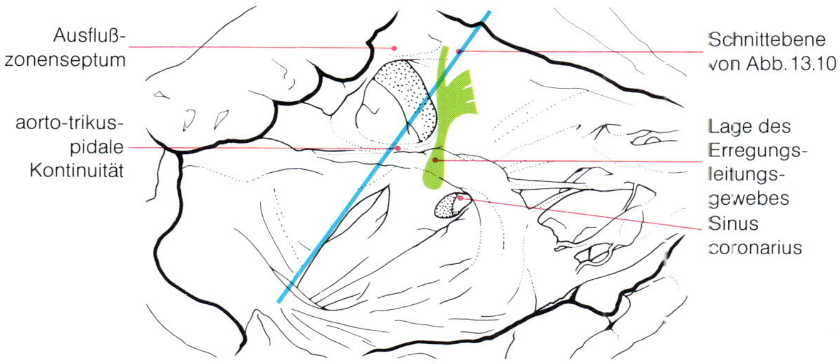

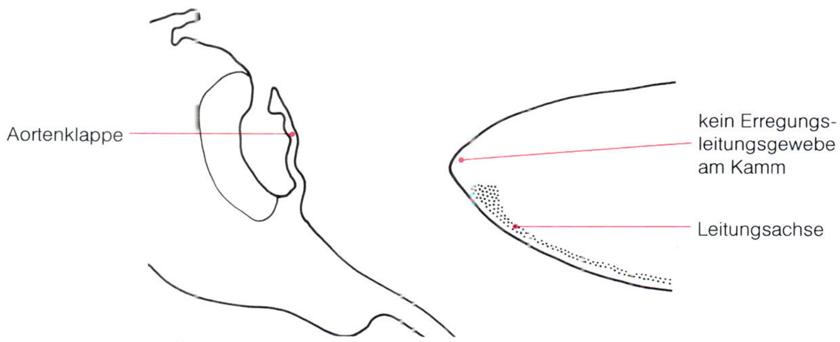

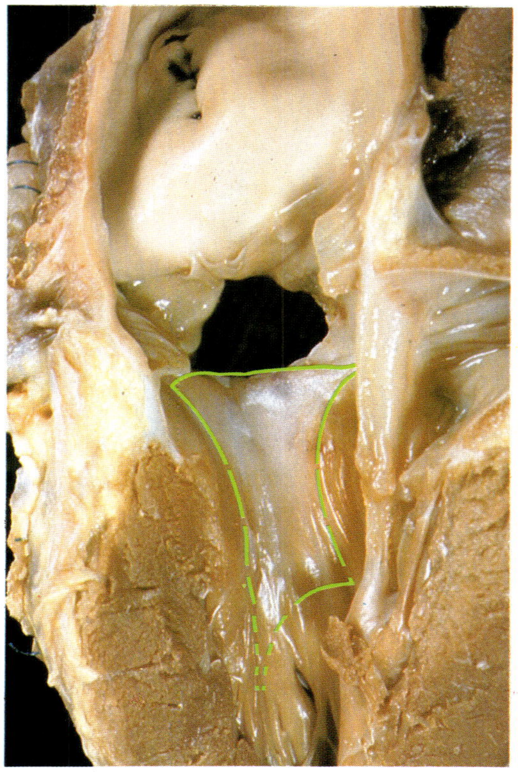

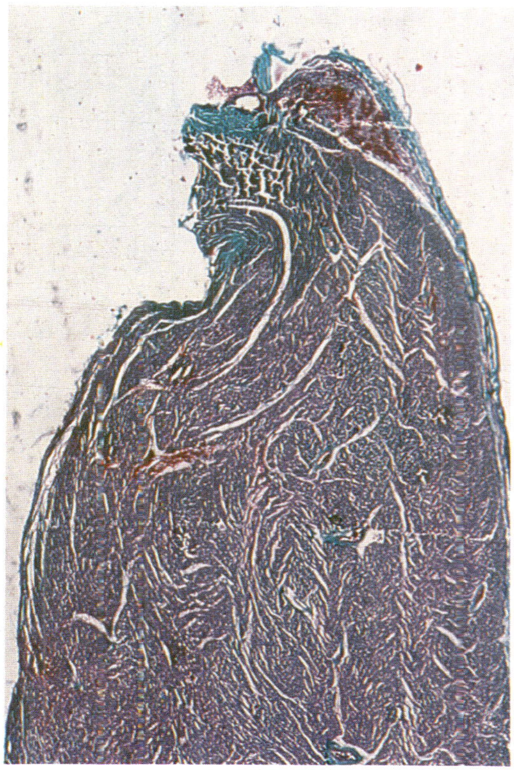

Abb. 13.**11** Perimembranöser Ventrikelseptumdefekt bei dem der Endteil des AV-Bündels, der sich in die Schenkel teilt, direkt auf dem Septumkamm reitet; er wurde bei der Operation verletzt (links). Histologie (rechts). Trichromfärbung (photographiert mit freundlicher Erlaubnis von Dr. *J. L. Monro*).

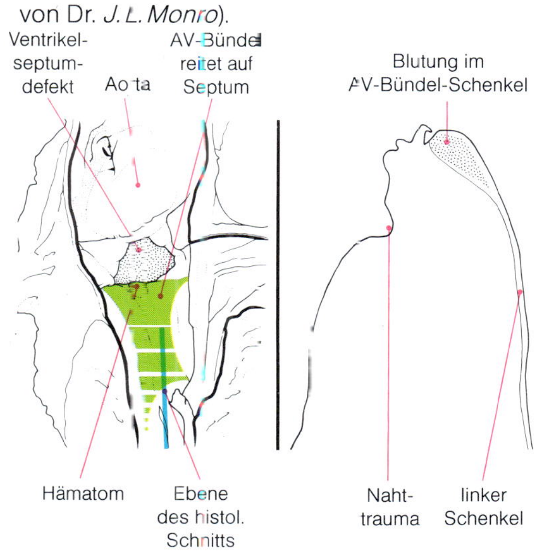

Die Lokalisation des Ventrikelseptumdefekts bedingt es, daß die Aorta aus beiden Ventrikeln entspringt. Sie reitet über dem Ventrikelseptum und steht mit dem rechten Ventrikel in größerem oder geringerem Ausmaß in Verbindung. Dieses Ausmaß ist für die ventrikuloarterielle Verbindung maßgeblich, die konkordant (der Großteil der Aorta ist mit dem linken Ventrikel verbunden, Abb. 13.**5**) oder ein rechter Doppelausflußventrikel sein kann (der Großteil der Aorta ist mit dem rechten Ventrikel verbunden, Abb. 13.**12**).
Die Stenose des Infundibulums beruht hauptsächlich auf der Verlagerung der Septuminsertion des Infundibularseptums nach vorn (Abb. 13.**2**). Sie wird häufig durch eine Hypertrophie anteriorer Trabekel (Abb. 13.**13**) oder des Stammes der Trabecula septomarginalis verschärft (Anderson u. Mitarb. 1981). Manchmal kann durch eine Fibrose aller dieser Gebilde ein „os infundibuli" (Abb. 13.**14**) mit einer eigenen distalen Infundibulumhöhle entstehen (Abb. 13.**15**). Die Länge des Infundibularseptums selbst kann schwanken – von vollständig fehlend (Abb. 13.**6**) über kurz (Abb. 13.**13**) bis zu besonders lang (Abb. 13.**16**). Die Auffassung, daß das subpulmonale Infundibulum bei der Tetralogie „zu kurz, zu eng und zu seicht" sei (Van Praagh u. Mitarb. 1970b), ist durch nichts belegt. In Wirklichkeit stützt der Augenschein die entgegengesetzte Ansicht (Becker u. Mitarb. 1975). Darüber hinaus sind obstruktive Veränderungen der Pulmonalklappe häufig; oft hat die Klappe nur zwei Taschen. Zuweilen fehlt die Pulmonalklappe, in dem Sinn, daß nur ein Saum von dysplastischem Klappengewebe vorhanden ist, und dann ist der Truncus pulmonalis erweitert. Diese Fälle gehen oft mit einer schweren Atemnot einher, die mit einer Bronchialkompression bei Tracheobronchomalazie des Knorpelskeletts zusammenhängt. Das Kaliber der Pulmonalarterien ist oft geringer als normal. Es können periphere Stenosen vorkommen, sowohl an der Pulmonalisgabelung als auch weiter peripher. Die Größe der Pulmonalarterien und die Existenz oder das Fehlen von Aststenosen sind wichtige Faktoren für die Wahl der optimalen chirurgischen Korrektur.

Pulmonalatresie

Von Pulmonalatresie spricht man, wenn die Pulmonalisstrombahn keine durchgängige Kommunikation mit der Ventrikelmasse hat. Das beruht entweder darauf, daß die Pulmonalklappe zwar angelegt, aber nicht perforiert ist (Abb. 13.**17a**), oder darauf, daß sich der Truncus pulmonalis nach unten zu verengt und blind am Klappensinus endet, wobei sich das Ventrikelmyokard zwischen das Ventrikel- und das Arterienlumen schiebt (Abb. 13.**17b**). Eine weitere Variante der letztgenannten Form ist das Fehlen des gesamten Truncus-pulmonalis-Segments oder sogar aller intraperikardialen Pulmonalarterien (Abb. 13.**17c**).
Es ist umstritten, ob man das Fehlen der intraperikardialen Pulmonalarterien als Variante der Pulmonalatresie ansehen soll; in diesem Fall wäre der solitäre Gefäßstamm eine Aorta oder ein Truncus arteriosus (Thiene

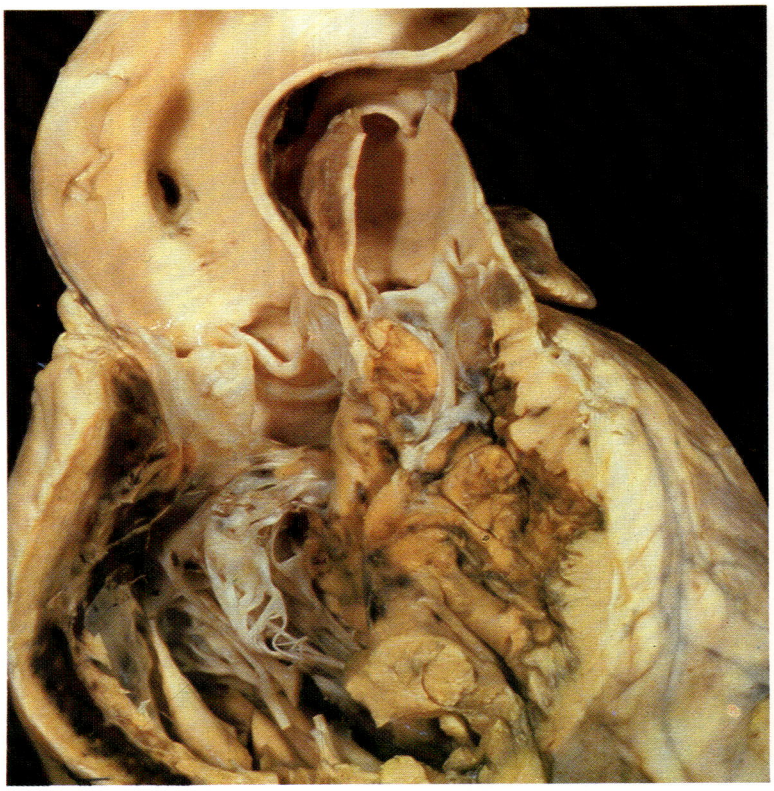

Abb. 13.**12** Fallot-Tetralogie, bei der der Großteil der reitenden Aorta mit dem rechten Ventrikel verbunden ist, d. h. eine Tetralogie mit rechtem Doppelausflußventrikel.

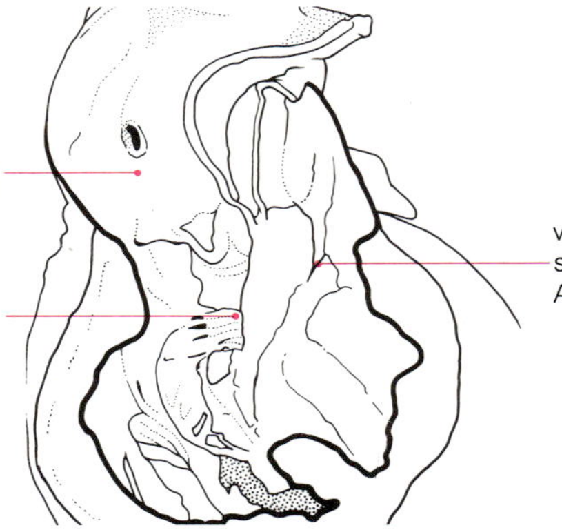

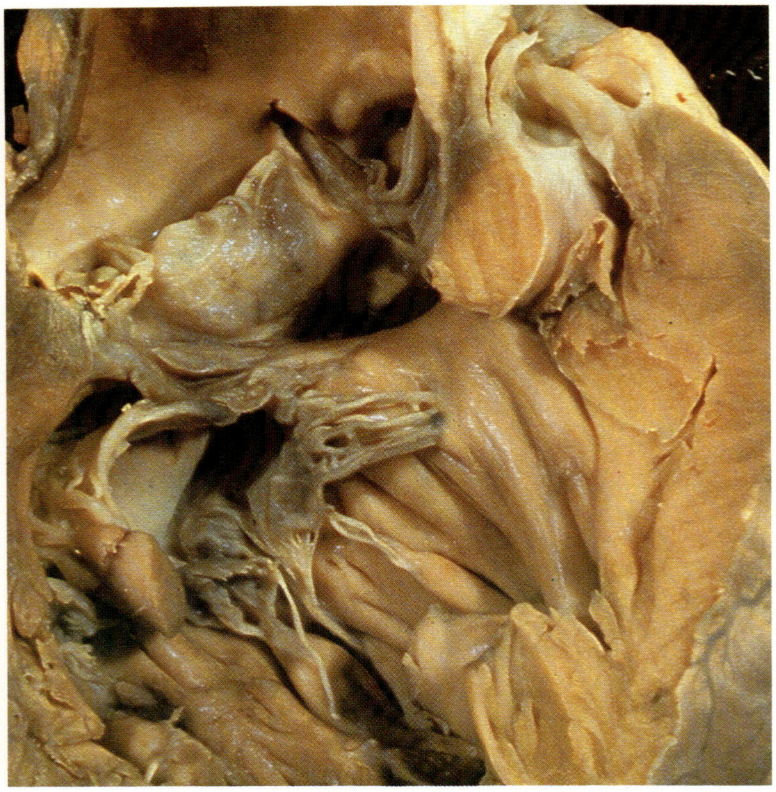

Abb. 13.**13** Die Verlagerung des kurzen Infundibularseptums nach vorn hatte einen engen subpulmonalen Ausflußtrakt zur Folge, die Verengung wurde aber durch Hypertrophie septoparietaler Trabekel verstärkt (von Dr. *J. R. Zuberbuhler*).

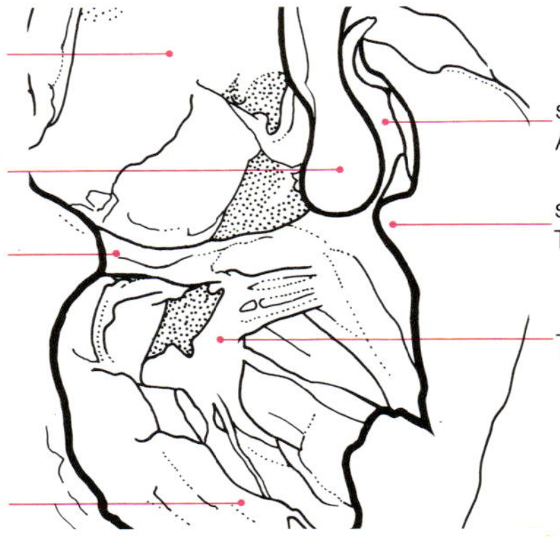

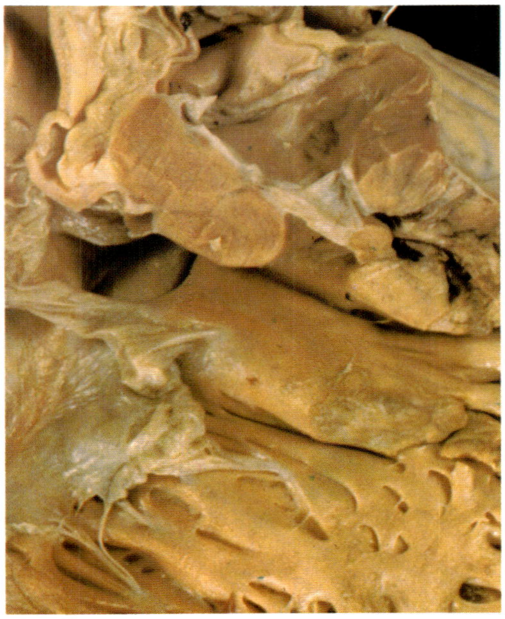

Abb. 13.**14** Schnitt durch den Ausflußtrakt des rechten Ventrikels zur Illustration eines eigenen Os infundibuli.

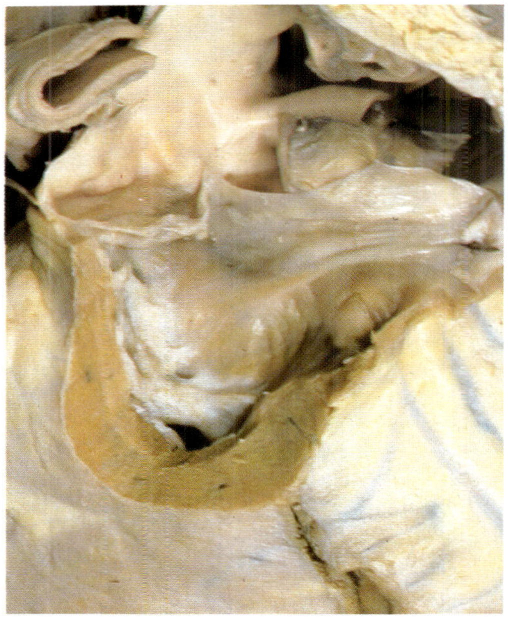

Abb. 13.**15** Herz von Abb. 13.14 mit der eigenen Infundibulumhöhle distal des Os (photographiert mit freundlicher Erlaubnis von Dr. *S. P. Allwork*).

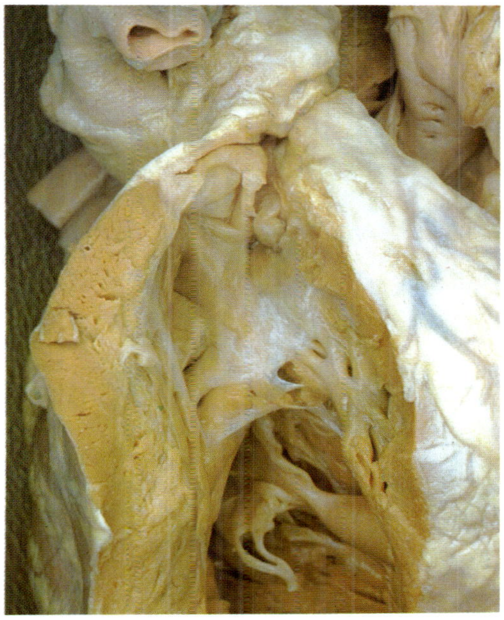

Abb. 13.**16** Die Vorderwand des subpulmonalen Infundibulums wurde entfernt, um die extreme Länge des Infundibularseptums zu demonstrieren (vgl. mit Abb. 13.6 und 13.13).

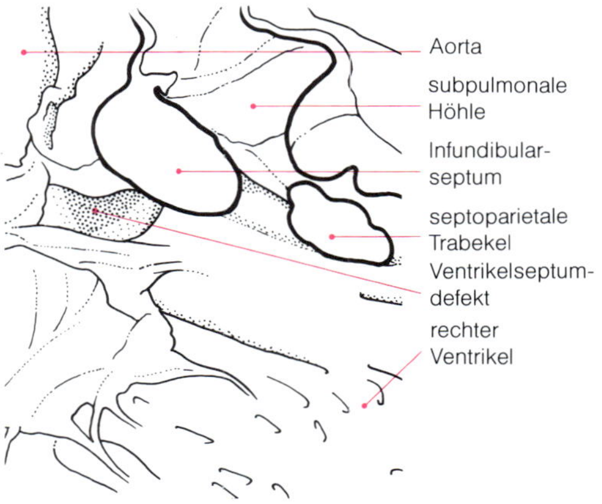

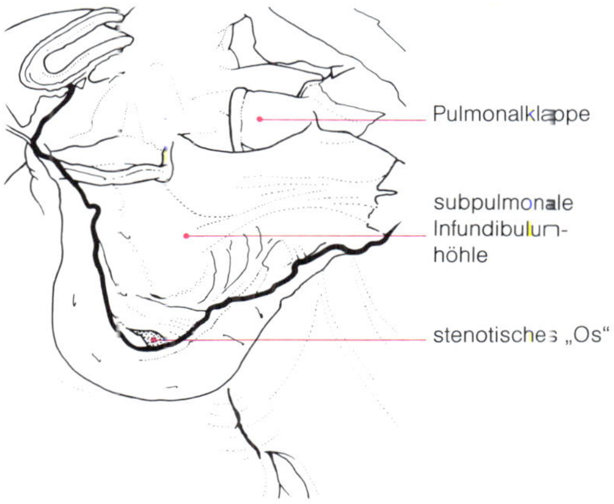

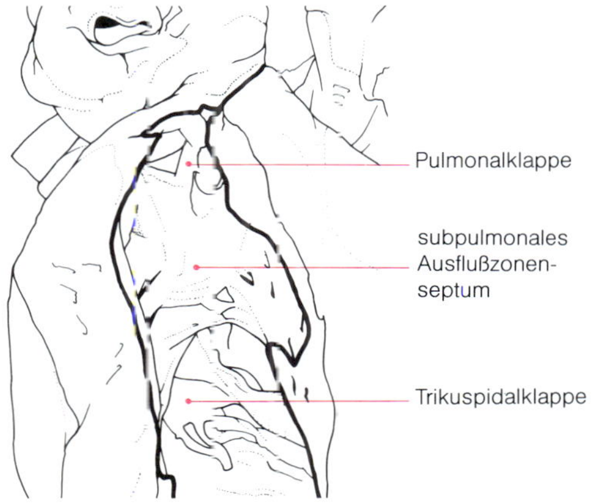

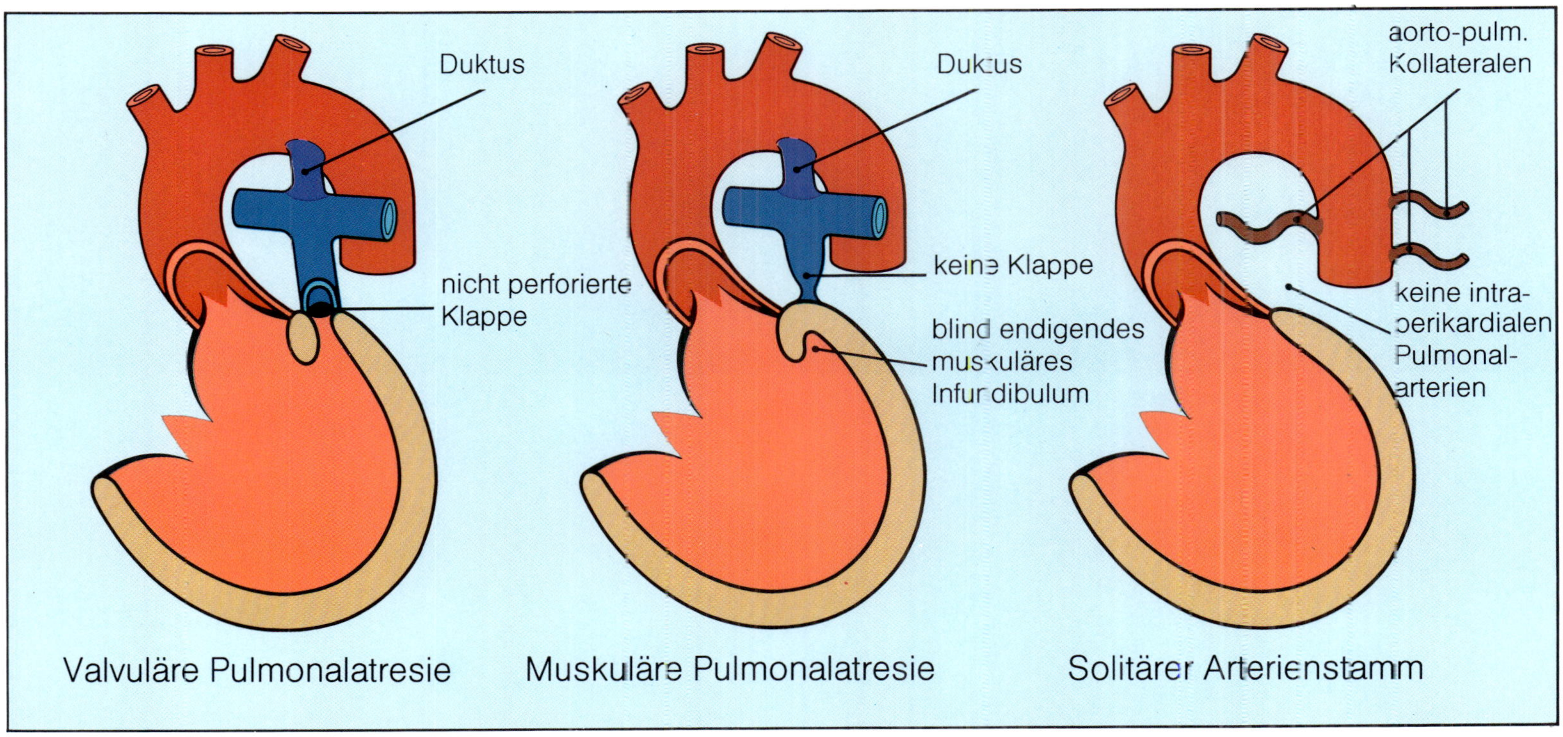

Abb. 13.**17** Grundvarianten der Pulmonalatresie. Bei der Varietät mit fehlendem Truncus pulmonalis kann der solitäre Stamm nicht eindeutig als Aorta oder Trunkus identifiziert werden und wird daher genauer als solitärer Arterienstamm beschrieben. Hier wird die muskuläre und die valvuläre Varietät zwar im Rahmen der Pulmonalatresie mit Ventrikelseptumdefekt dargestellt, doch finden sie sich auch bei intaktem Septum.

u. Mitarb. 1977). Semantisch ist dieses Problem so zu lösen, daß man den persistierenden Stamm weder als Aorta noch als Trunkus sondern einfach als solitären Arterienstamm beschreibt (Thiene u. Anderson 1983). Wir wollen diesem Beispiel folgen und in diesem Abschnitt unvoreingenommen die Morphologie des solitären Arterienstammes mit fehlenden intraperikardialen Pulmonalarterien beschreiben, und zwar deshalb, weil die klinischen Erscheinungen eher mit jenen der Pulmonalatresie als mit denen des Trunkus vergleichbar sind.
Selbstverständlich ist die Pulmonalatresie in allen ihren Varianten ihrem Wesen nach eine Fehlbildung der Ventrikuloarterialverbindung. Sie kann daher bei jeder möglichen Kombination der atrioventrikulären und der ventrikuloarteriellen Verbindungen vorkommen. In diesem Abschnitt wollen wir nur die häufigsten Kombinationen besprechen, nämlich die Pulmonalatresie bei Situs solitus, atrioventrikulärer Konkordanz und ventrikuloarterieller Konkordanz. Dieses Arrangement gibt es als solches in zwei Grundvarianten: mit intaktem Ventrikelseptum und mit Ventrikelseptumdefekt. Die selteneren Varianten lassen sich anhand der für diese beiden Grundformen beschriebenen Anatomie erklären, die sich beispielsweise unter den Gegebenheiten einer kompletten Transposition (s. Kap. 14), einer korrigierten Transposition oder eines Doppeleinflußventrikels findet (s. Kap. 11).

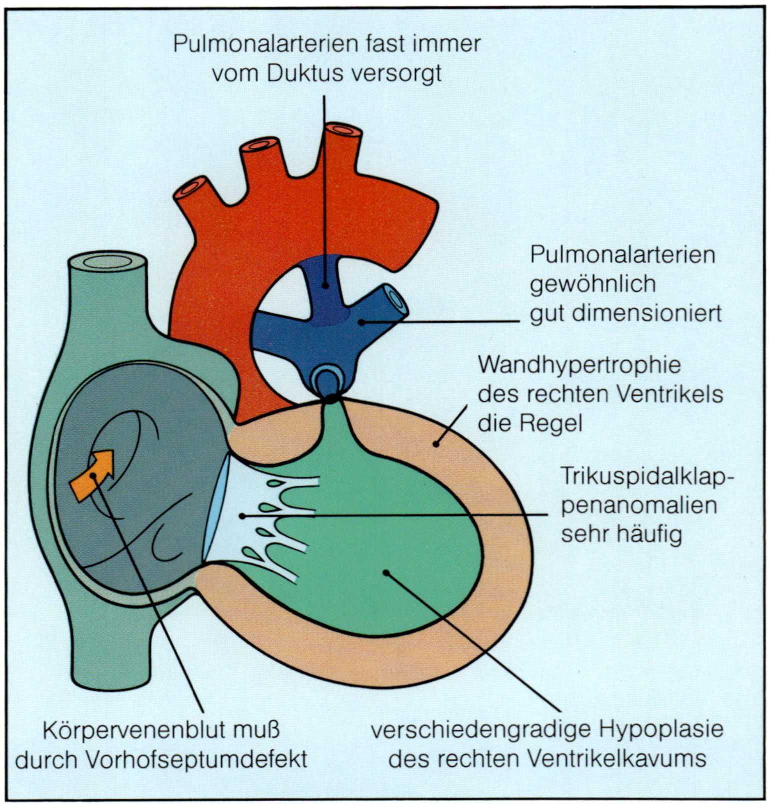

Abb. 13.**18** Grundmerkmale der Pulmonalatresie mit intaktem Septum.

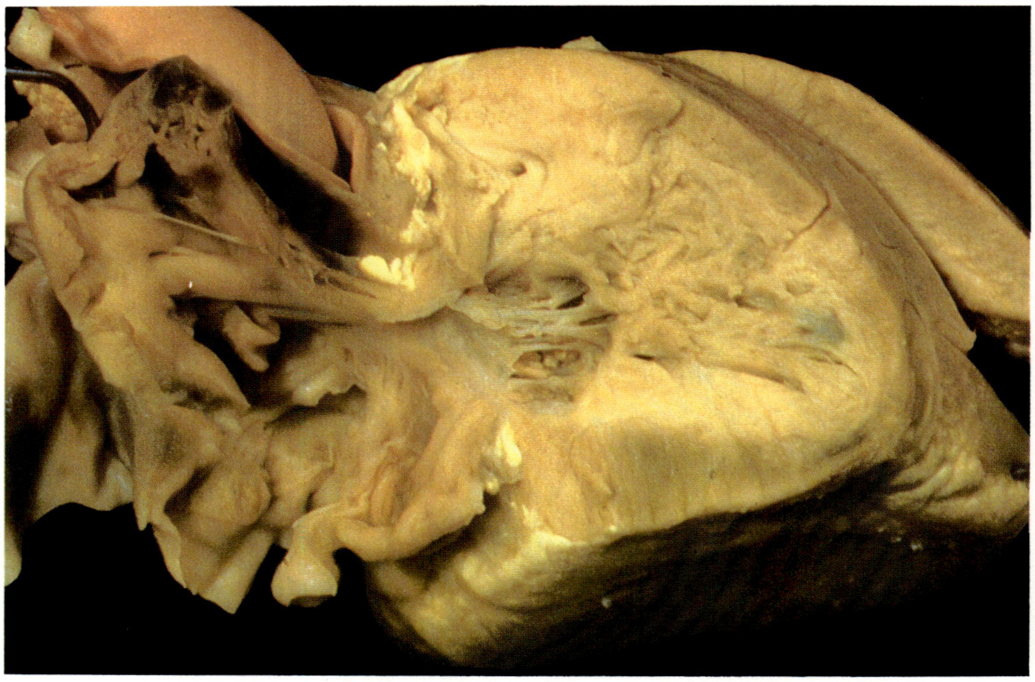

Abb. 13.**19** Hypoplasie der Höhle des rechten Ventrikels mit Obliteration der Trabekel- und der Ausflußkomponente.

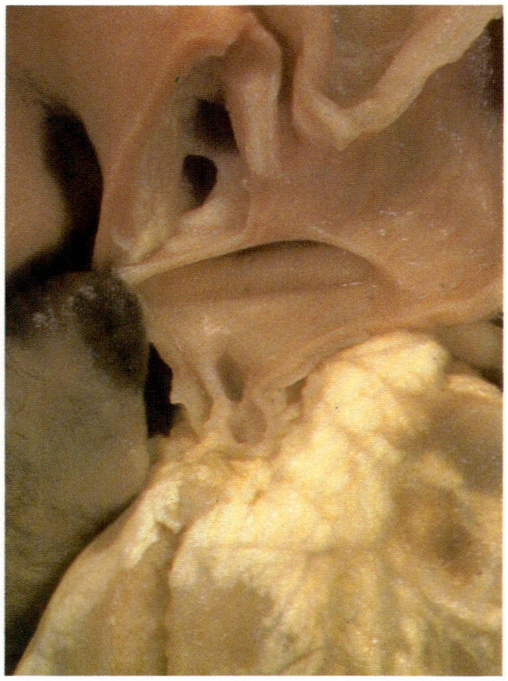

Abb. 13.**20** Blind endigender Truncus pulmonalis in einem Fall, in dem das Kavum der Ventrikelausflußbahn obliteriert war.

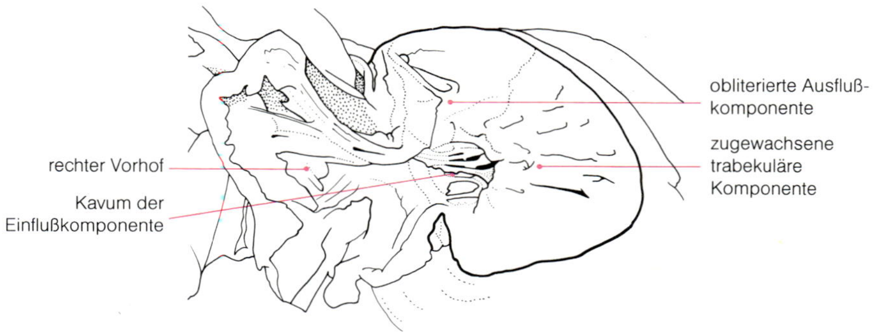

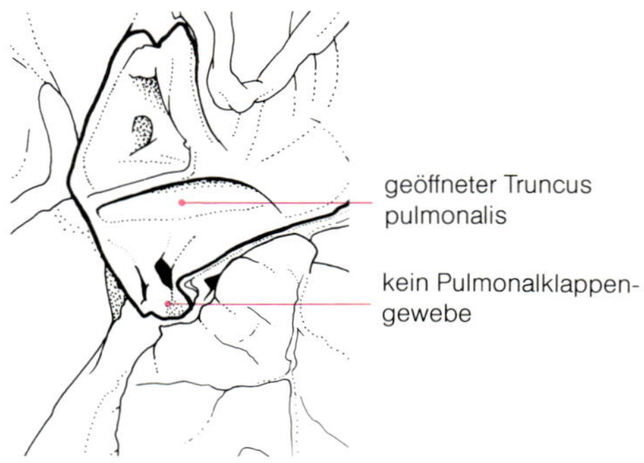

Pulmonalatresie mit intaktem Septum

Bei dieser Variante der Pulmonalatresie (Abb. 13.**18**) ist die auffallendste Erscheinung die Hypoplasie des rechten Ventrikelkavums. Ihr Grad ist variabel, das Kavum des rechten Ventrikels kann winzig bis normal sein; in seltenen Fällen ist der Ventrikel dilatiert und papierdünn (Greenwold u. Mitarb. 1956, Zuberbuhler u. Anderson 1979). Aus der Morphologie dieser Ventrikel läßt sich entnehmen, daß die Ventrikelgröße in den meisten Fällen mit der Obliteration verschiedener Komponenten des Ventrikelkavums durch Myokardhypertrophie zusammenhängt. Bei den Ventrikeln mit den kleinsten Höhlen besteht das Kavum effektiv nur aus der Einflußzone. Sowohl die Trabekelzone als auch das Infundibulum werden durch die Wandhypertrophie obliteriert (Abb. 13.**19**). Die Obliteration der Ausflußzone erzeugt die muskuläre Form der Pulmonalatresie, und folglich ist kein Semilunarklappengewebe nachweisbar. Der Truncus pulmonalis endet blind oberhalb der strahlenförmig verschmolzenen Sinus Valsalvae (Abb. 13.**20**).
In jenen Fällen, in denen die Kavumgröße passabel, aber doch noch gering ist, ist wiederum die Trabekelzone meist durch Wandhypertrophie obliteriert (Abb. 13.**21**); die Ausflußzone besitzt jedoch ein Lumen und erstreckt sich bis zur Unterfläche der nicht perforierten Klappenmembran, die die Höhle des rechten Ventrikels vom Truncus pulmonalis trennt (Abb. 13.**22**). In Fällen mit normal großem rechtem Ventrikel ist die Wandhypertrophie geringer und alle Komponenten des Kavums sind repräsentiert; die Atresie beruht darauf, daß die Klappe nicht perforiert ist (Abb. 13.**23**).
Unabhängig von der Dimension des Ventrikelkavums ist die Trikuspidalklappe meist abartig und weist eine Dysplasie, kurze, dicke Sehnenfäden und mitunter die Merkmale der Ebstein-Anomalie auf (Freedom u. Mitarb. 1978). In den Fällen mit vergrößertem rechtem Ventrikel ist fast immer auch eine Ebstein-Anomalie vorhanden. Das Ventrikelkavum ist dann stark dilatiert, aber die Muskelwand ist dünn und schwach. Dieses Bild muß von der Uhl-Anomalie unterschieden werden, bei der die Pulmonalklappe normal ist (s. Kap. 12). Erhebliche Bedeutung haben bei der Pulmonalatresie Sinusoide, die sich in dem hypertrophierten Ventri-

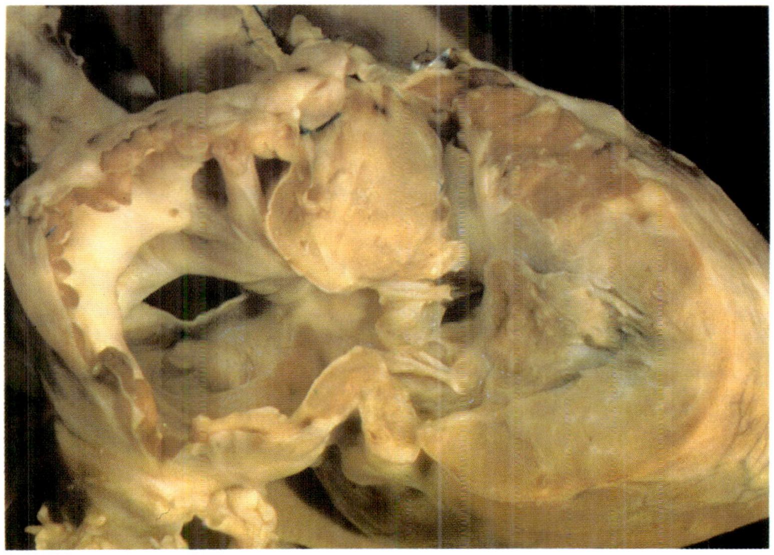

Abb. 13.**21** Mittelgroßes hypoplastisches Kavum des rechten Ventrikels, bei dem nur die Trabekelkomponente durch Muskelhypertrophie obliteriert ist.

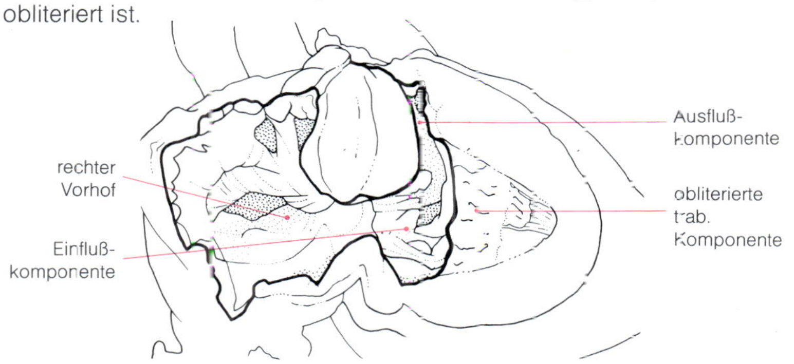

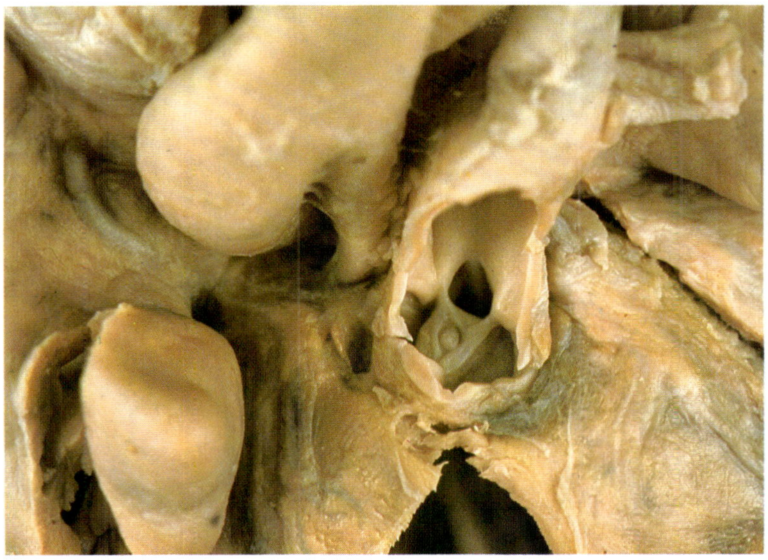

Abb. 13.**22** Nicht perforierte Pulmonalklappe in einem Herzen mit offenem Kavum der Ventrikelausflußzone.

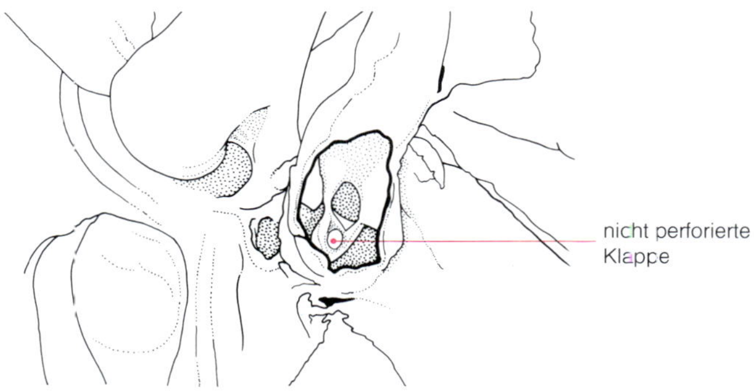

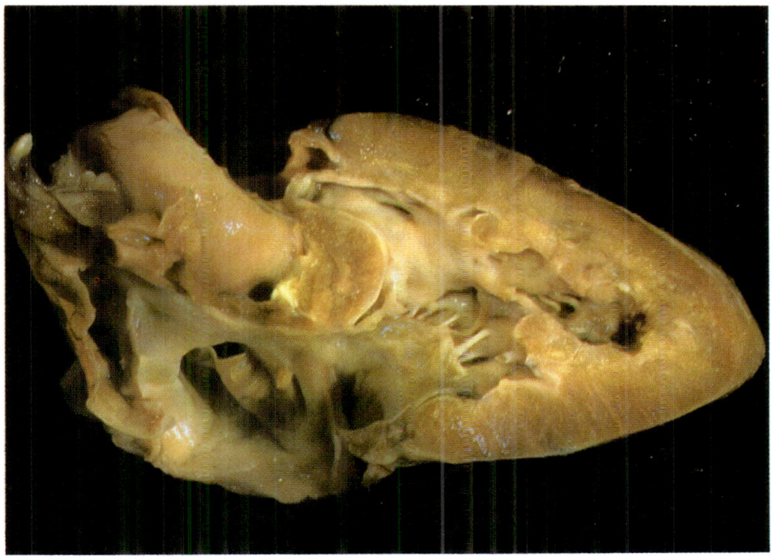

Abb. 13.**23** Normal großer Ventrikel bei nicht perforierter Pulmonalklappe. Alle Kavumkomponenten sind gut repräsentiert.

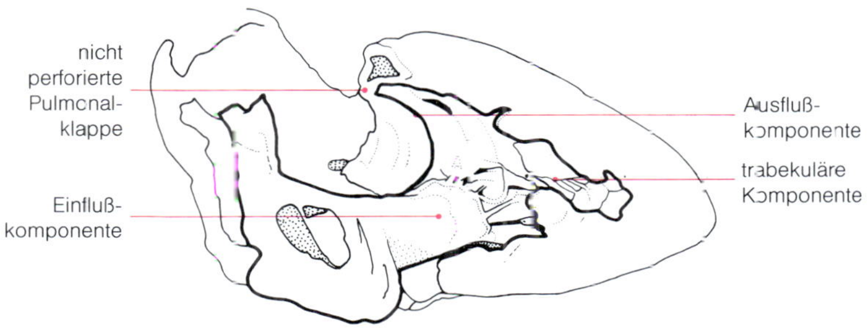

kelmyokard befinden und Verbindung mit den Koronararterien haben. Sie können sich in manchen Fällen stark erweitern und einen Kreisshunt vom rechten Vorhof zum rechten Ventrikel, dann durch die Koronararterien zu den Koronarvenen und zurück zum Sinus coronarius und zum rechten Vorhof ermöglichen (Freedom u. Harrington 1974). Obwohl eine Hypoplasie des rechten Ventrikelkavums die Regel ist, sind die Pulmonalarterien bei der Pulmonalatresie mit intaktem Septum gewöhnlich gut ausgebildet und werden fast immer über einen offenen Ductus arteriosus gespeist (Abb. 13.**18**). Selten werden sie über große aortopulmonale Kollateralarterien versorgt, doch finden sich diese häufiger bei der Pulmonalatresie mit Ventrikelseptumdefekt.

Pulmonalatresie mit Ventrikelseptumdefekt

Wenn sich eine Pulmonalatresie mit Ventrikelseptumdefekt bei atrioventrikulärer und ventrikuloarterieller Konkordanz findet, hat der Herzfehler fast immer die Morphologie einer extremen Fallot-Tetralogie, bei der das verlagerte Infundibularseptum eine Atresie der Ausflußbahn bewirkt. In seltenen Fällen findet sich eine Klappenatresie, wahrscheinlich eine erworbene. Zumeist ist aber das subpulmonale Infundibulum ein blind endigender muskulärer Tunnel, so daß es sich um den muskulären Typ der Atresie handelt. Die Anatomie des Ventrikelseptumdefekts ist so wie bei der Tetralogie, gewöhnlich ist es ein perimembranöser Defekt (Abb. 13.**24**), selten mit einem muskulären unteren Randsaum. Gelegentlich finden sich Fälle ohne jede Spur eines subpulmonalen Infundibulums, das sind aber Ausnahmen. Selten trifft man auch auf Fälle, bei denen der Ventrikelseptumdefekt geschlossen ist, so daß sie sich als Pulmonalatresie mit intaktem Septum repräsentieren (Abb. 13.**25**; Fisher u. Mitarb. 1980).

Am stärksten variiert die Morphologie der pulmonalen Blutversorgung (Macartney u. Mitarb. 1974, Rabinovich u. Mitarb. 1981). Diesbezüg-

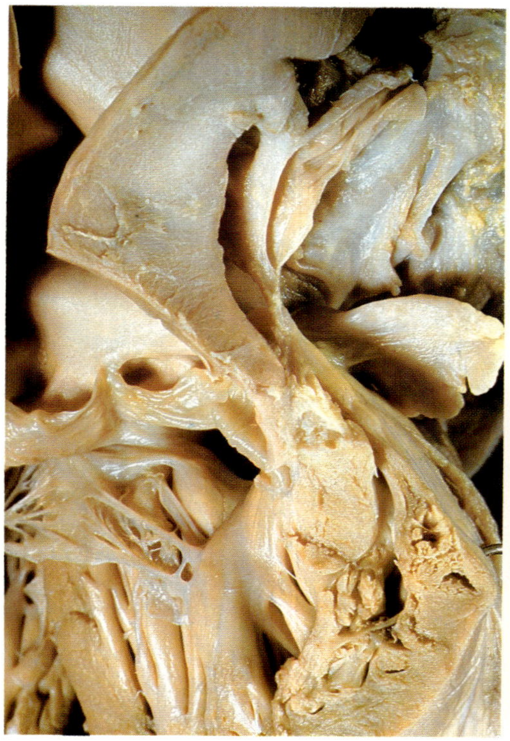

Abb. 13.**24** Tetralogieartige Morphologie der Ausflußzone bei der üblichen Form der Pulmonalatresie mit Ventrikelseptumdefekt.

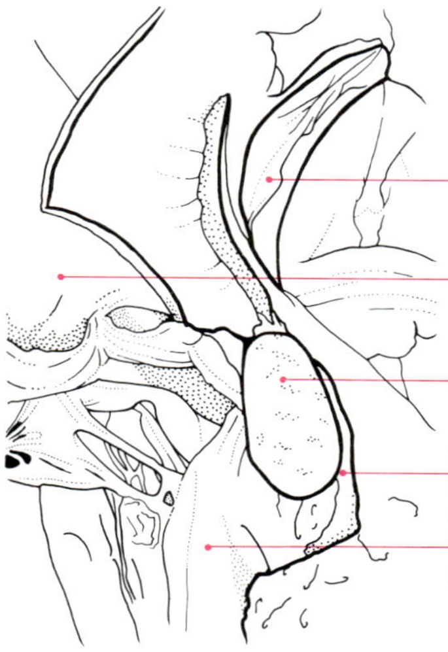

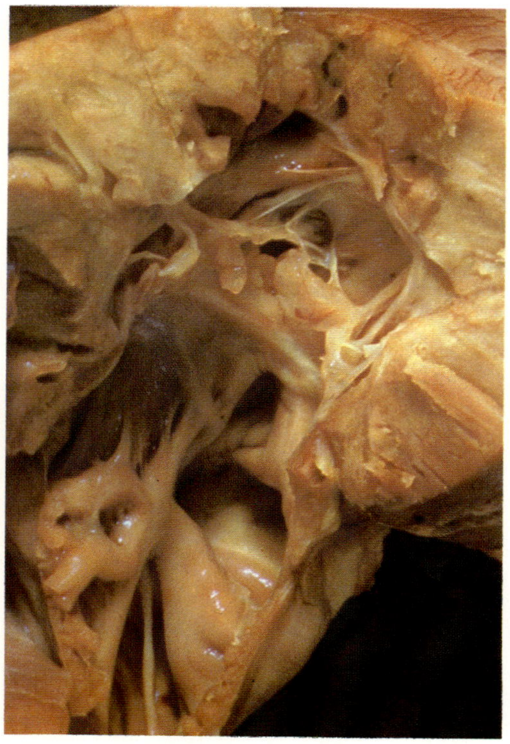

Abb. 13.**25** Pulmonalatresie mit Ventrikelseptumdefekt, bei der der spontane Verschluß des Defekts den Eindruck einer Pulmonalatresie mit intaktem Septum erzeugt.

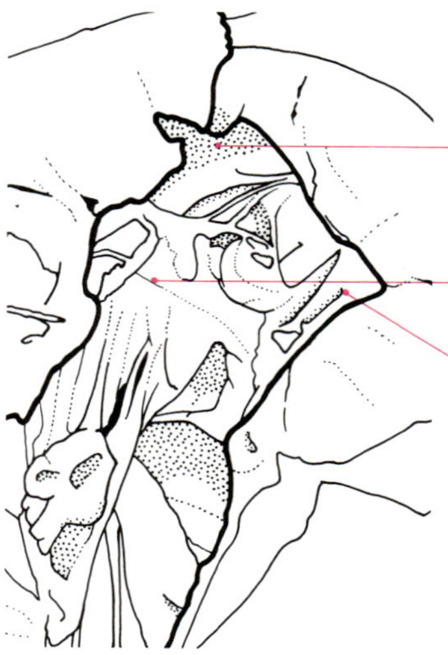

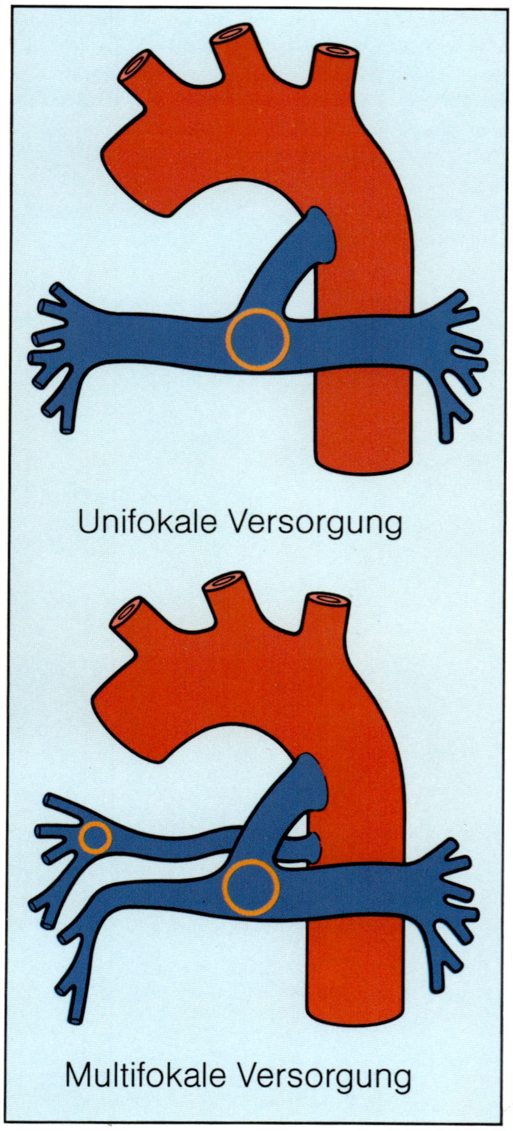

Abb. 13.**26** Gegenüberstellung der uni- und multifokalen Pulmonalarterienversorgung. Wenn sich alle Pulmonalarterien zu einer Konfluenz vereinigen, wird das Blut immer von einem Punkt aus zu beiden Lungen verteilt, gleichgültig, ob die Quelle der Duktus oder, seltener, eine Kollateralarterie ist. Eine Versorgung aus verschiedenen Quellen ist multifokal, auch wenn eine Konfluenz existiert.

lich muß der Lungenkreislauf in seiner Gesamtheit beurteilt werden, da es von dem Potential, die Rückverbindung dieser Strombahn zum Herzen wiederherzustellen abhängt, welche chirurgischen Möglichkeiten offen stehen („The Connexions Problem", STARK u. Mitarb. 1983). Bei der einfachsten Form erfolgt die Verbindung der intrapulmonalen Arterien von allen Teilen beider Lungenflügel über eine Konfluenz der rechten und der linken A. pulmonalis; dieses Arrangement wird als unifokale Versorgung bezeichnet (Abb. 13.**26**, oben; HAWORTH u. MACARTNEY 1980). Die unifokale Versorgung erfolgt am häufigsten über einen Ductus arteriosus (Abb. 13.**27**), seltener über andere Bahnen, etwa über ein aortopulmonales Fenster oder einen fünften Aortenbogen. Wenn der Ductus arteriosus fehlt, findet man kompliziertere Arrangements. Dann werden die verschiedenen Sektoren der intrapulmonalen arteriellen Strombahn von verschiedenen Quellen gespeist, die Versorgung ist also multifokal (Abb. 13.**26**, unten). Gewöhnlich erfolgt die multifokale Versorgung über große aortopulmonale Kollateralarterien, die meistens von der Aorta descendens abgehen (Abb. 13.**28**). Selten entspringen sie von Aortenästen, etwa dem T. brachiocephalicus oder den Koronararterien. Die Zahl der Kollateralen schwankt meist zwischen zwei und fünf, und jedes Gefäß versorgt meist einen anderen Teil des intrapulmonalen Arteriensystems. Wenn Kollateralen vorhanden sind, fehlt gewöhnlich der Ductus Botalli, das heißt aber nicht, daß eine Konfluenz der Pulmonalarterien fehlt (Abb. 13.**29**). Man kann sich sogar eine unifokale Versorgung der Lunge über eine Kollateralarterie, die die zentralen Pulmonalarterien speist, vorstellen; das wäre aber ein sehr seltenes Vorkommnis. Wenn zentrale Pulmonalarterien zugleich mit Kollateralarterien vorhanden sind, versorgen die zentralen Arterien gewöhnlich nicht das gesamte intrapulmonale Gefäßnetz. Die Koexistenz von großen aortopulmonalen Kollateralen mit zentralen, über einen Duktus gespeisten Pulmonalarterien in demselben Lungenflügel wurde aus Gründen der Embryonalentwicklung angezweifelt (THIENE u. Mitarb. 1976). Klinische Untersuchungen haben jedoch eindeutig ergeben, daß eine Versorgung ein und desselben Lungenflügels von beiden Quellen zu finden sein kann (MACARTNEY u. HAWORTH 1983). Wie bereits besprochen, hat es erhebliche klinische Bedeutung, wenn die beiden Lungenflügel durch konfluierende Pulmonalarterien verbunden sind (Abb. 13.**27** u. 1.**29**). Wenn das nicht der Fall ist, wird meist jeder Lungenflügel entweder über einen Duktus oder über Kollateralarterien versorgt; aber wiederum können sich andere Quellen finden, etwa die Versorgung des einen Lungenflügels über einen persistierenden fünften Aortenbogen gemeinsam mit Kollateralarterien und die Versorgung des anderen über einen Ductus arteriosus (Abb. 13.**30**). Die extreme Form nicht-konfluierender Pulmonalarterien besteht darin, daß nicht nur die Pulmonaliskonfluenz fehlt, sondern daß auch keine Spur von intraperikardialen Pulmonalarterien zu sehen ist.

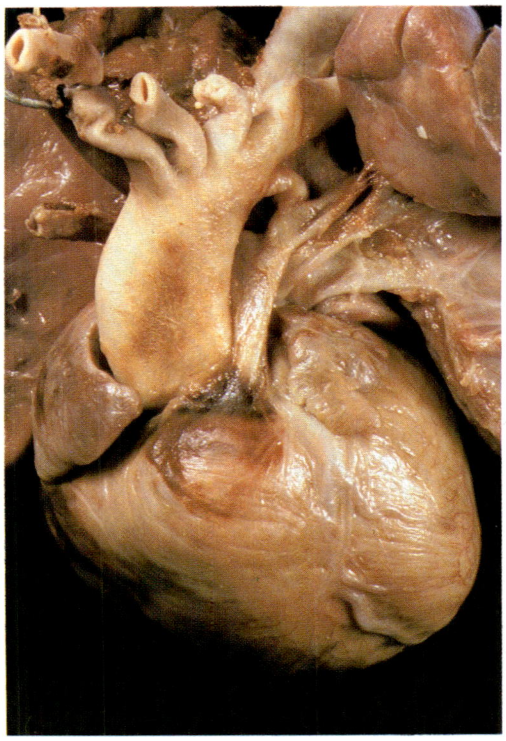

Abb. 13.**27** Unifokale Pulmonalarterienversorgung über einen Ductus arteriosus.

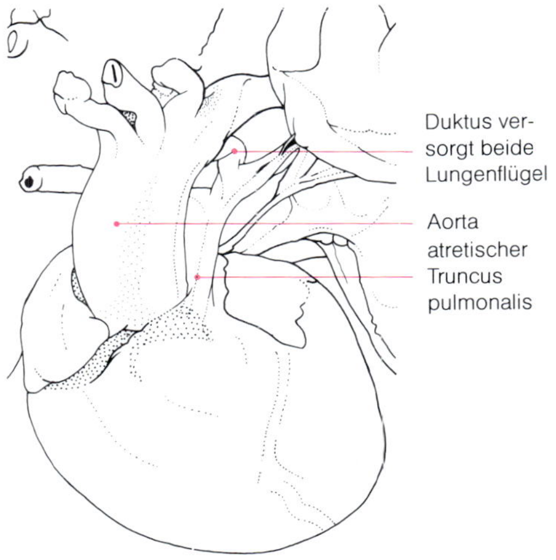

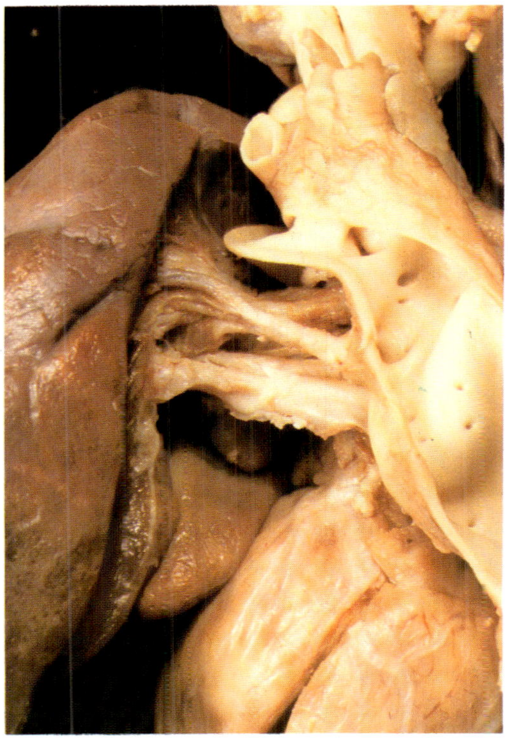

Abb. 13.**28** Multiple große aortopulmonale Kollateralarterien, die von der Aorta descendens abgehen und zu den Lungenhili ziehen.

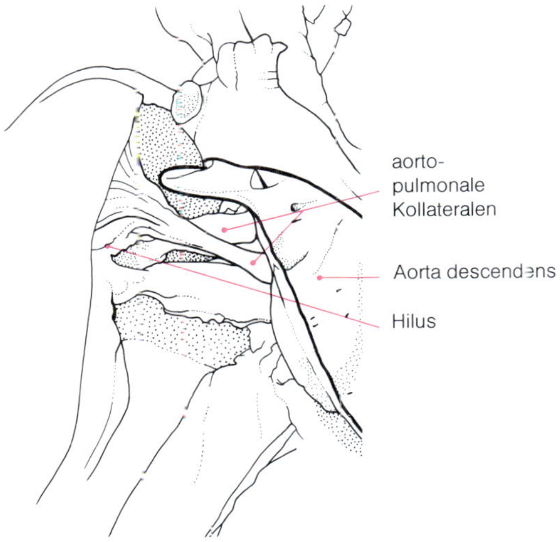

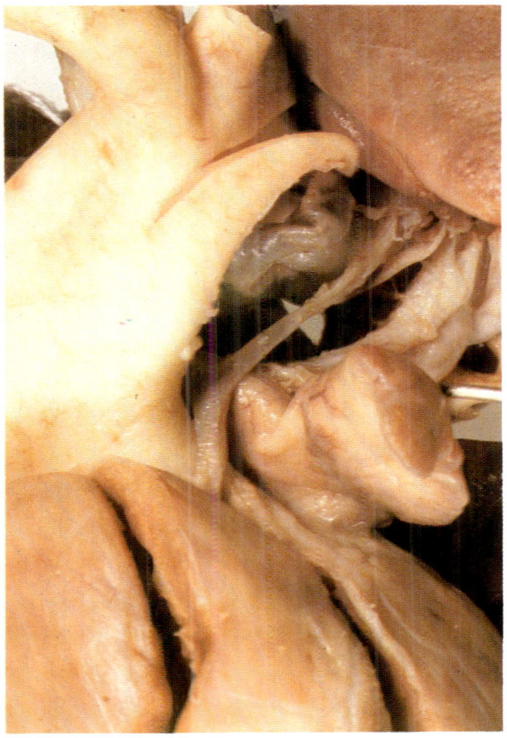

Abb. 13.**29** Kleine zentrale konfluierende Pulmonalarterien in einem Fall mit mulitfokaler Versorgung durch große aortopulmonale Kollateralarterien.

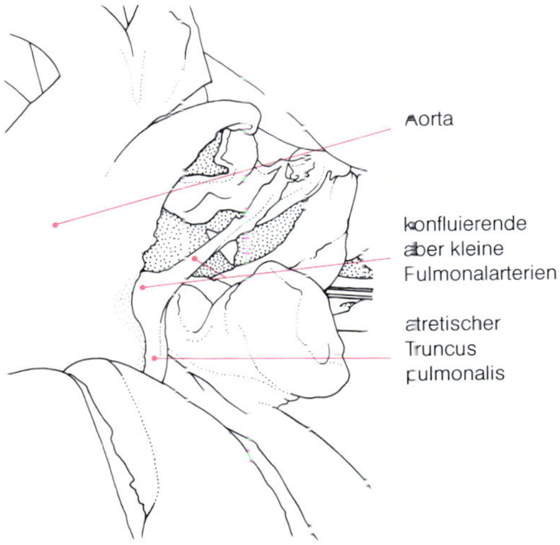

Die Pulmonalarterien werden in diesen Fällen zwangsläufig über große aortopulmonale Kollateralen gespeist. In letzter Zeit gab es Diskussionen, ob es solche Fälle gibt, und es wurde argumentiert, daß bei sorgfältigem Präparieren immer fadenförmige Pulmonalarterien gefunden werden (SOTOMORA u. EDWARDS 1978). Es gibt aber Beispiele dafür, daß trotz sorgfältigster Sektion keine intraperikardialen Pulmonalarterien nachweisbar sind (Abb. 13.**31**). Diese Fälle sind es, bei denen der aszendierende Arterienstamm am genauesten als solitärer Arterienstamm bezeichnet wird.

Alle bisher besprochenen Quellen der Pulmonalgefäßversorgung bei Pulmonalatresie stellen angeborene Fehlbildungen dar. Diesbezüglich zeigen ihr Verlauf und ihre Struktur überzeugend, daß die großen Kollateralarterien keine hypertrophierten Bronchialarterien sind. Es ist daher falsch, sie als „Bronchial"arterien zu bezeichnen. Es kann sich allerdings eine erworbene Kollateralversorgung der Alveolen zentrifugal über die Bronchialarterien oder zentripetal über die Interkostalarterien entwikkeln. Diese erworbenen Kollateralarterien sind viel kleiner als die großen aortopulmonalen Kollateralarterien und bilden ein ausgedehnteres maschenartiges Kollateralnetz. Sie lassen sich angiographisch leichter nachweisen als bei der Sektion. Ebenso sind der Verlauf der intrapulmonalen Arterien und die Interkommunikationen von Lungensegmenten mit multifokaler Versorgung viel leichter bei der Angiographie zu sehen als bei der Sektion. Diese kann aber bei sorgfältiger Ausführung lohnend sein (HAWORTH u. MACARTNEY 1980).

Die oben für die Tetralogievariante „Pulmonalatresie mit Ventrikelseptumdefekt" besprochene Variabilität der Pulmonalarterienversorgung ist auch zu beobachten, wenn diese Anomalie der ventrikuloarteriellen Verbindung bei Kombinationen wie der kompletten oder korrigierten Transposition auftritt.

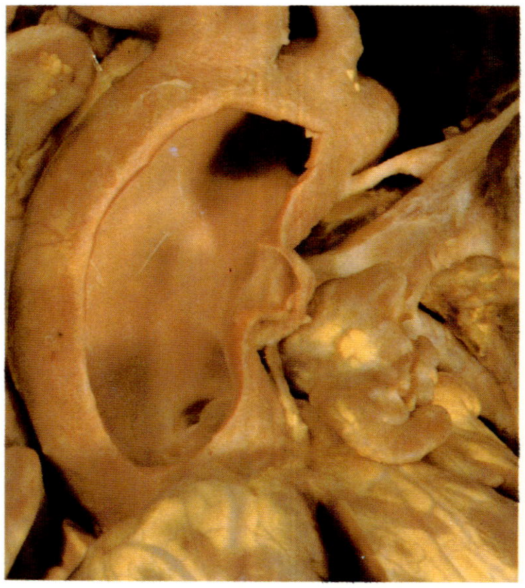

Abb. 13.**30** Nicht konfluierende Pulmonalarterien mit zusätzlicher multifokaler Versorgung durch aortopulm. Kollateralen. Die rechte Pulmonalarterie wird vom Duktus, die linke Lunge von aortopulm. Kollateralen versorgt. Atret. Ligament zur linken Pulmonalarterie am Hilus (von Dr. *M. J. Kearney*).

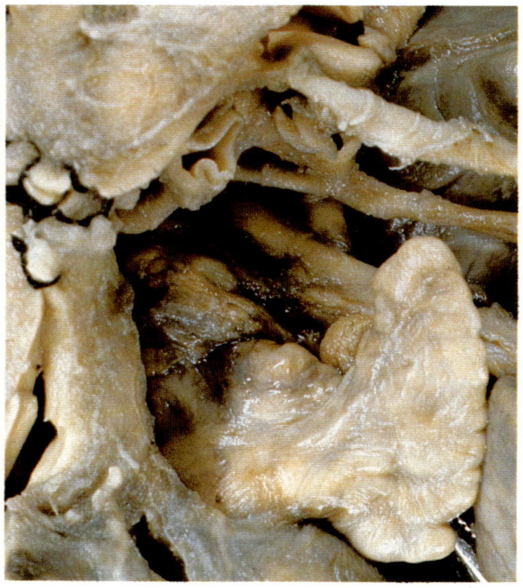

Abb. 13.**31** Solitärer Arterienstamm, der an der Herzbasis austritt. Intraperikardiale Pulmonalarterien sind nicht zu sehen. Die Lunge wird über aortopulmonale Kollateralen mit Blut versorgt (von *A. Smith*).

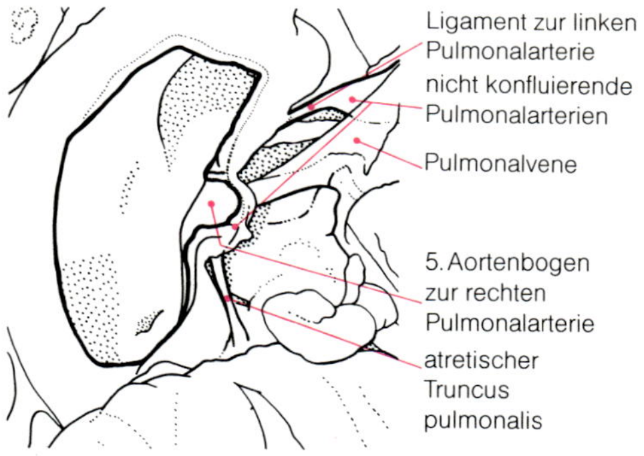

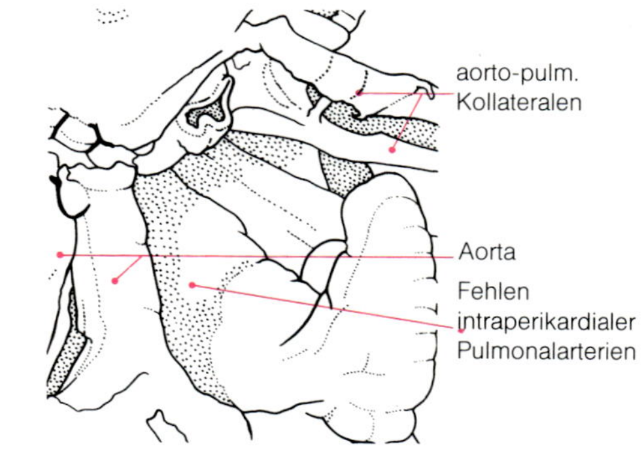

Literatur

Anderson, R. H., S. P. Allwork, S. Y. Ho, C. C. Lenox, J. R. Zuberbuhler: Surgical anatomy of tetralogy of Fallot. *J. thorac. cardiovasc. Surg.* 81 (1981) 887-896

Anderson, R. H., A. E. Becker: Anatomie des Herzens. Thieme, Stuttgart 1982

Baffes, T. G., F. R. Johnson, W. J. Potts, S. Gibson: Anatomic variations in the tetralogy of Fallot. *Amer. Heart J.* 46 (1953) 657-669

Becker, A. E., M. Connor, R. H. Anderson: Tetralogy of Fallot: a morphometric and geometric study. *Amer. J. Cardiol.* 35 (1975) 402-412

Fisher, E. A., B. D. Thanopoulos, F. A. O. Eckner, A. R. Hastreiter, I. W. Dubrow: Pulmonary atresia with obstructed ventricular septal defect. *Pediat. Cardiol.* 1 (1980) 209-217

Freedom, R. M., D. P. Harrington: Contribution of Intramyocardial sinusoids in pulmonary atresia and intact ventricular septum to a right-sided circular shunt. *Brit. Heart J.* 36 (1974) 1061-1065

Freedom, R. M., M. R. Dische, R. D. Rowe: The tricuspid valve in pulmonary atresia with intact ventricular septum. A morphological study of 60 cases. *Arch. Path. Lab. Med.* 102 (1978) 28-31

Goor, D. A., C. W. Lillehei, J. E. Edwards: Ventricular septal defects and pulmonic stenosis with and without dextroposition. Anatomic features and embryologic implications. *Chest* 60 (1971) 117-128

Greenwold, W. E., J. W. DuShane, H. B. Burchell, A. Bruwer, J. E. Edwards: Congenital pulmonary atresia with intact ventricular septum. Two anatomic types. *Circulation* 14 (1956) 945-946

Haworth, S. G., F. J. Macartney: Growth and development of pulmonary circulation in pulmonary atresia with ventricular septal defect and major aortopulmonary collateral arteries. *Brit. Heart J.* 44 (1980) 14-24

Kirklin, J. W., R. B. Karp: The Tetralogy of Fallot. From a surgical viewpoint. Saunders, Philadelphia 1970

Macartney, F. J., S. G. Haworth: Investigation of patients with pulmonary atresia and ventricular septal defect. In Anderson, R. H., F. J. Macartney, E. A. Shinebourne, M. Tynan: *Paediatric Cardiology, vol. V.* Churchill-Livingstone, Edinburgh 1983

Macartney, F. J., O. Scott, P. B. Deverall: Haemodynamic and anatomical characteristics of pulmonary blood supply in pulmonary atresia with ventricular septal defect – including a case of persistent fifth aortic arch. *Brit. Heart J.* 36 (1974) 1049-1060

Rabinovitch, M., V. Herrera deLeon, A. R. Castaneda, L. Reid: Growth and development of the pulmonary vascular bed in patients with tetralogy of Fallot with or without pulmonary atresia. *Circulation* 64 (1981) 1234-1248

Sotomora, R. F., J. E. Edwards: Anatomic identification of so-called absent pulmonary artery. *Circulation* 57 (1978) 624-633

Stark, J., J. C. Huhta, F. J. Macartney: Palliative surgery for pulmonary atresia with ventricular septal defect. In Anderson, R. H., F. J. Macartney, E. A. Shinebourne, M. J. Tynan: *Paediatric Cardiology, vol. V.* Churchill-Livingstone, Edinburgh 1983

Thiene, G., R. H. Anderson: Pulmonary atresia with ventricular septal defect. In Anderson, R. H., F. J. Macartney, E. A. Shinebourne, M. J. Tynan: *Paediatric Cardiology, vol. V.* Churchill-Livingstone, Edinburgh 1983

Thiene, G., U. Bortolotti, V. T. Gallucci, P. A. Pellegrino: Anatomical study of truncus arteriosus communis with embryological and surgical considerations. *Brit. Heart J.* 38 (1976) 1109-1123

Thiene, G., U. Bortolotti, V. Gallucci, M. L. Valente, S. Dalla Volta: Pulmonary atresia with ventricular septal defect. *Brit. Heart J.* 39 (1977) 1223-1233

Van Praagh, R., R. D. Corwin, E. Dahlguist, R. M. Freedom, L. Mattioli, R. A. Nebesar: Tetralogy of Fallot with severe left ventricular outflow tract obstruction due to anomalous attachment of the mitral valve to the ventricular septum. *Amer. J. Cardiol.* 26 (1970 a) 95-101

Van Praagh, R., S. Van Praagh, R. A. Nebesar, A. J. Muster, S. N. Sinha, M. H. Paul: Tetralogy of Fallot: underdevelopment of the pulmonary infundibulum and its sequelae. *Amer. J. Cardiol.* 26 (1970 b) 25-33

Zuberbuhler, J. R., R. H. Anderson: Morphological variations in pulmonary atresia with intact ventricular septum. *Brit. Heart J.* 41 (1979) 281-288

Aortenatresie

Wie die Pulmonalatresie kann auch die Atresie der Aortenbahn in den Varianten einer nicht perforierten Klappe oder einer muskulären Atresie zwischen der Ventrikelausflußbahn und dem blind am Sinus endenden hypoplastischen Aortenstamm vorkommen. Bei beiden Typen wird es möglich sein, den ventrikulären Ursprung der atretischen Aorta zu bestimmen, und beide finden sich zumeist bei ventrikuloarterieller Konkordanz (Abb. 13.**32**), seltener bei ventrikuloarterieller Diskordanz oder bei einem Doppelausflußventrikel (Abb. 13.**33**). Wie zu erwarten, sind sie auch bei jeder beliebigen atrioventrikulären Verbindung anzutreffen. Man beobachtet sie zwar meistens bei atrioventrikulärer Konkordanz und den oben besprochenen ventrikuloarteriellen Verbindungen, unter denen selten eine komplette Transposition ist (McGarry u. Mitarb. 1980), doch kann eine Aortenatresie auch bei atrioventrikulärer Diskordanz, korrigierter Transposition (Abb. 13.**34**; Brenner u. Mitarb. 1978, Deanfield u. Mitarb. 1981) oder bei noch komplizierteren Arrangements wie rechtsatrialer Isomerie mit Doppeleinfluß in einen morphologisch rechten Ventrikel über eine gemeinsame Klappe vorkommen (De Tommasi u. Mitarb. 1981). Darüber hinaus gibt es noch Fälle, bei denen es nicht gelingt, die Verbindung des blind endigenden Aortenstamms zum Ventrikelkavum zu verfolgen. Sie werden dann am besten als Einzelausfluß über einen solitären Truncus pulmonalis aufgefaßt, der seinerseits entweder aus einem morphologisch rechten oder linken Ventrikel hervorgeht.

Die weitere Variabilität der Aortenatresie richtet sich so wie bei der Pulmonalatresie nach der Integrität des Septums. In der überwiegenden Mehrzahl der Fälle ist das Ventrikelseptum intakt, und der Ventrikel, aus dem die atretische Aorta hervorgeht, ist ausgesprochen hypoplastisch. Das Musterbeispiel dieses Typs ist das „Linksherzhypoplasie-Syndrom" (Lev 1952). Das Kavum des morphologisch linken Ventrikels ist entweder schlitzförmig, wenn zugleich eine Mitralatresie besteht (die ihrerseits durch ein Fehlen der linken Verbindung oder durch eine nicht perforierte Klappe bedingt sein kann; s. Kap. 11), oder etwas größer, wenn auch immer noch sehr hypoplastisch, wenn die Mitralklappe durchgängig aber stenotisch ist. Bei diesem Typ wird das hypoplastische Ventrikelkavum immer von einer dicken, perlmutterartigen Fibroelastoseschicht ausgekleidet (Abb. 13.**35**). Diese Fälle mit Linksherzhypoplasie und Aor-

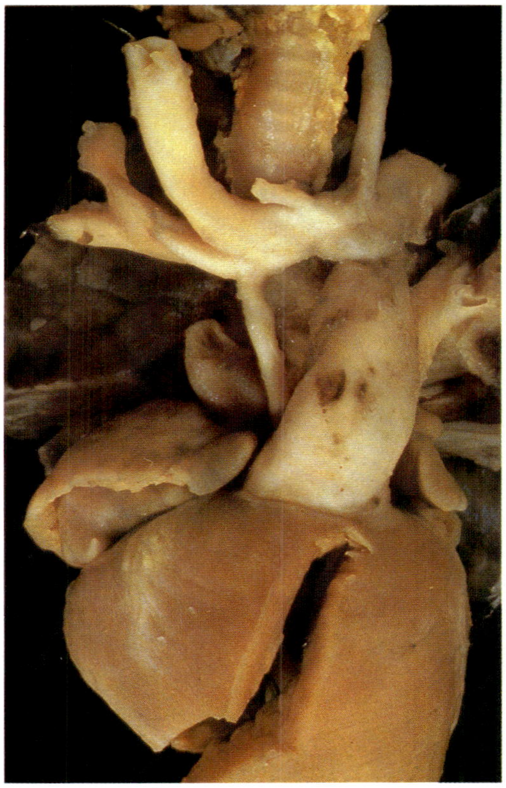

Abb. 13.**32** Typische Form der Hypoplasie der Aorta ascendens bei der Aortenatresie mit atrioventrikulärer und ventrikuloarterieller Konkordanz.

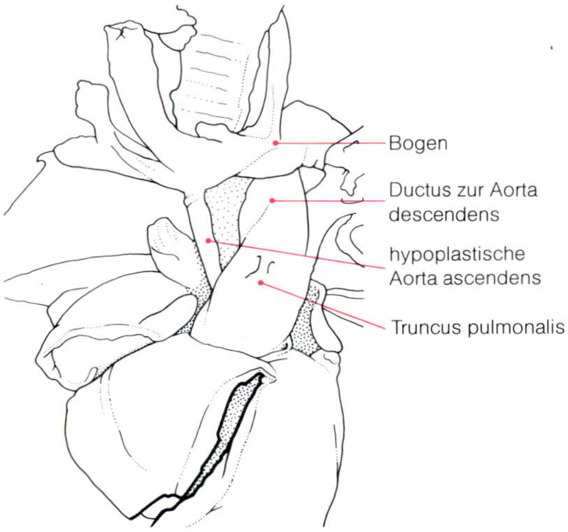

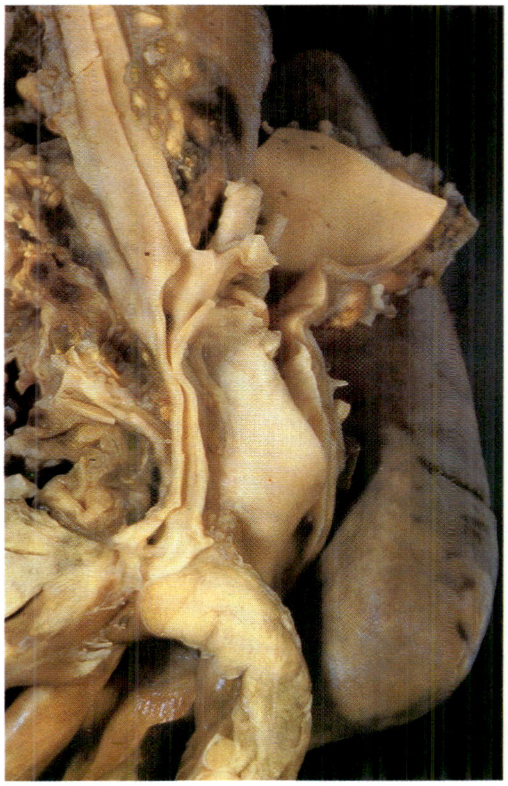

Abb. 13.**33** Ein Fall, der auf den ersten Blick dem von Abb. 13.32 ähnlich war. Ein Vierkammerschnitt zeigte jedoch einen rechten Doppelausflußventrikel mit nicht perforierter Aortenklappe.

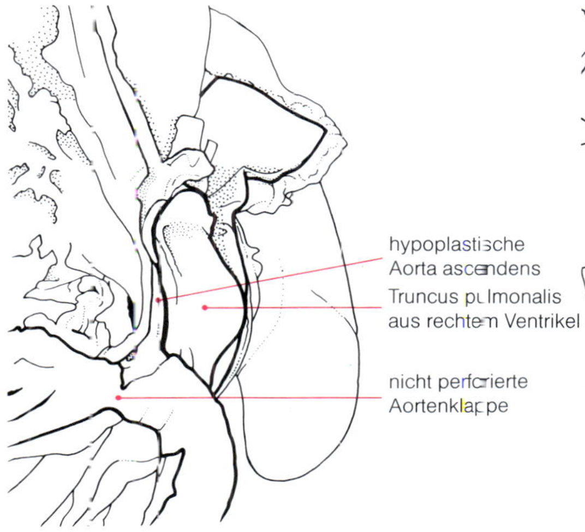

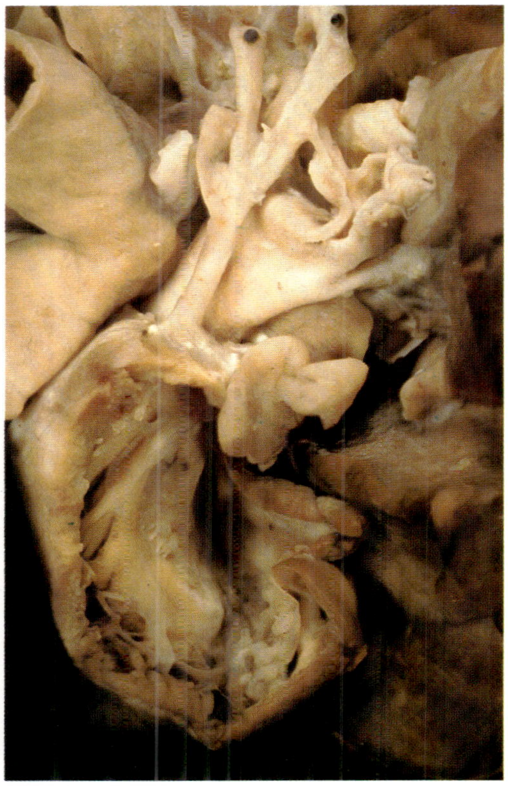

Abb. 13.**34** Morphologisch rechter Ventrikel und hypoplastische Aorta ascendens in einem Fall von Aortenatresie mit atrioventrikulärer und ventrikuloarterieller Diskordanz (korrigierte Transposition) (von Prof. *F. J. Macartney*).

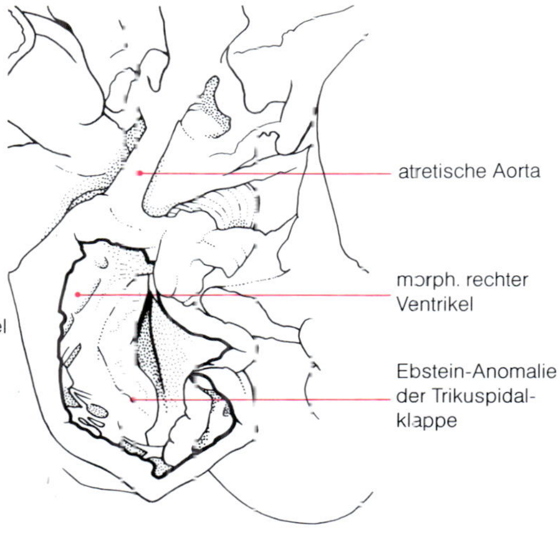

tenatresie haben eine überaus schlechte Prognose, wenn auch in letzter Zeit ein Versuch zu einer „Korrekturoperation" unternommen wurde, die einigen Erfolg hatte (NORWOOD u. Mitarb. 1981). Bei ventrikuloarterieller Diskordanz und Aortenatresie ist es natürlich der rechte Ventrikel, der sehr hypoplastisch ist, und in diesen seltenen Fällen ist die Prognose ebenso düster. Die Fälle mit einem Ventrikelseptumdefekt haben eine bessere Überlebenschance. Mit dieser Variante der Aortenatresie, die LEV (1966) erstmals beschrieben hat, haben sich 1976 mehrere Forschergruppen eingehend beschäftigt (PELLEGRINO u. THIENE 1976, ROBERTS u. Mitarb. 1976, FREEDOM u. Mitarb. 1976). Aufgrund des Ventrikelseptumdefekts ist das Kavum des linken Ventrikels viel größer und kann annähernd normale Größe erreichen, wenn auch in zwei von uns untersuchten Fällen der günstige Effekt des Ventrikelseptumdefekts dadurch abgeschwächt wurde, daß ein Ostium atrioventriculare commune ausschließlich mit dem morphologisch rechten Ventrikel verbunden war - der linke Ventrikel war rudimentär und hypoplastisch (THIENE u. Mitarb. 1979). In der Mehrzahl dieser seltenen Fälle ist der linke Ventrikel jedoch gut dimensioniert und mit dem linken Vorhof durch eine normale Mitralklappe verbunden (Abb. 13.**36**). Der Ventrikelseptumdefekt ist ebenfalls meist groß und liegt subpulmonal, wobei manchmal der Truncus pulmonalis über dem linken Ventrikel reitet. Das Dach und der hintere Rand des Defekts werden von einem hervortretenden Muskelbündel gebildet, das aus dem mit der ventrikulo-infundibularen Falte verschmolzenen Infundibularseptum besteht. Patienten mit einem Ventrikelseptumdefekt und ausreichend großem linkem Ventrikel mit normaler Mitralklappe sind viel bessere Kandidaten für eine operative Korrektur, dennoch sind die Korrekturschritte beängstigend und stellen hohe Anforderungen an den Chirurgen (FREEDOM u. Mitarb. 1976, THIENE u. Mitarb. 1979).

Ungeachtet der atrioventriukulären und ventrikuloarteriellen Verbindungen wird es stets eine wichtige Konsequenz der Aortenatresie sein, daß die Blutzufuhr zu den Koronararterien retrograd über die hypoplastische Aorta ascendens erfolgen muß. In einem Fall erfolgte diese Versorgung durch ein aortopulmonales Fenster, wobei auch ein Ventrikelseptumdefekt und ein unterbrochener Aortenbogen vorhanden waren (ROSENQUIST u. Mitarb. 1974). Häufiger ist jedoch die Blutversorgung der Koronararterien sowie der Kopf-, Hals- und Armarterien vom Ductus arteriosus abhängig. In solchen Fällen erweckt die Anordnung der großen Arterien oft den Eindruck, daß die Aorta descendens aus dem Truncus pulmonalis hervorgeht. In Wirklichkeit geht sie aus dem Ductus arteriosus hervor (Abb. 13.**37**); man muß aber aufpassen, daß man nicht die hypoplastische Aorta ascendens mit einer abartigen, aus der A. brachiocephalica abgehenden Koronararterie verwechselt, da ein solches Arrangement dann als Truncus statt als Aortenatresie interpretiert werden könnte. Der ohnehin kritische Zustand der duktusabhängigen Blutversorgung für den Oberkörper und die Koronararterien wird gewöhnlich durch eine umschriebene Koarktation im Bereich des Isthmus noch weiter gefährdet. Alles in allem ist also die Aortenatresie ein trübes Kapitel für den Kliniker, kommt aber Pathologen, die in großen Zentren für pädiatrische Kardiologie arbeiten, häufig zu Gesicht.

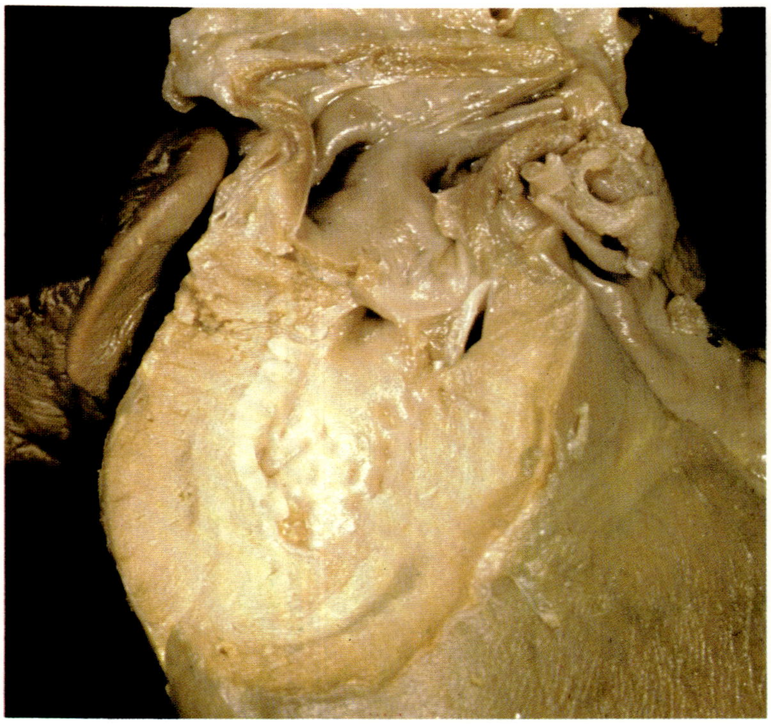

Abb. 13.**35** Hypoplastischer, mit einer perlmutterartigen Fibroelastoseschicht ausgekleideter linker Ventrikel bei Linksherzhypoplasie-Syndrom mit Mitralstenose.

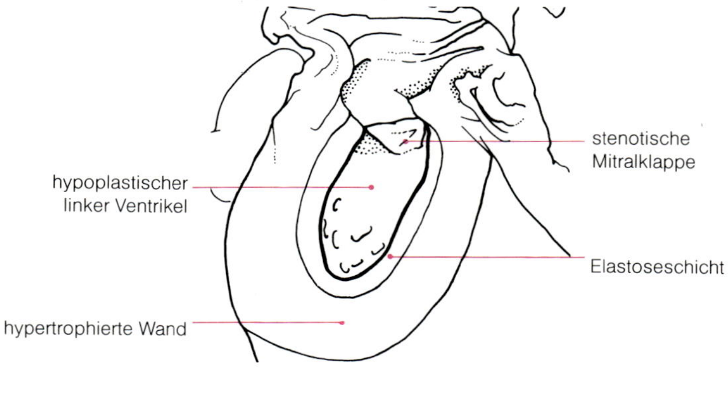

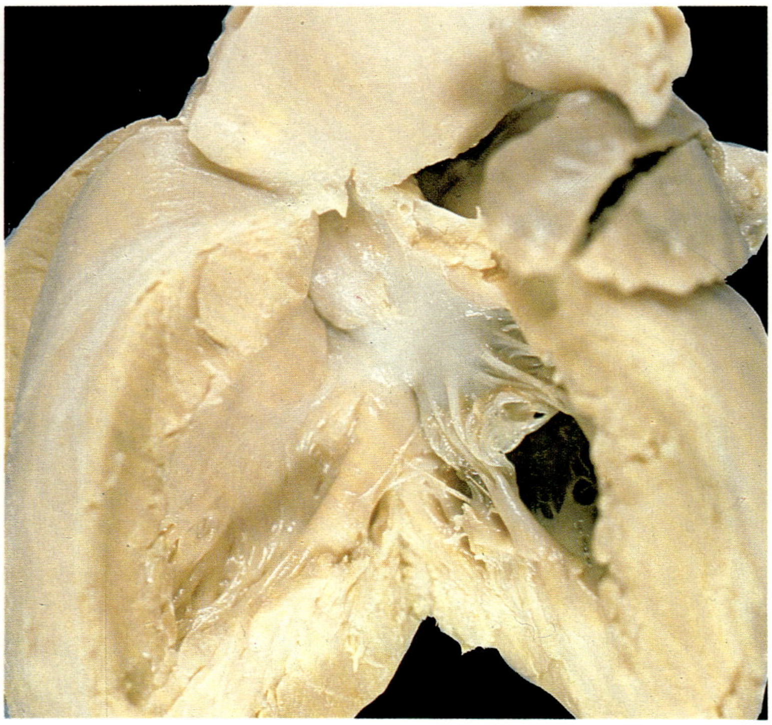

Abb. 13.**36** Viel größerer, ja normaler linker Ventrikel mit normaler Mitralklappe in einem Fall von Aortenatresie mit Ventrikelseptumdefekt.

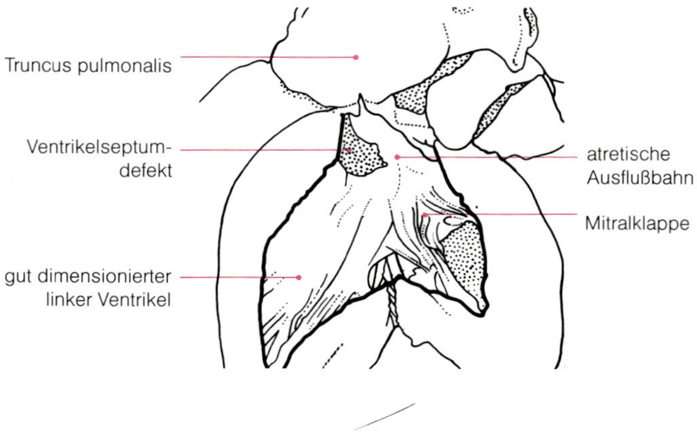

Fehlbildungen der ventrikulären Ausflußbahn

Sowohl im morphologisch rechten als auch linken Ventrikel können Stenosen auf subvalvulärer Ebene in der Ausflußzone der Ventrikel, auf der Ebene der Arterienklappen selbst oder im aszendierenden Abschnitt der Arterienstämme vorkommen. Zwar gehören die letztgenannten streng genommen nicht zum Ventrikel, doch ist es zweckmäßig, sie hier mitzubesprechen. Anomalien innerhalb der Trabekelzone der Ventrikel, besonders des morphologisch rechten Ventrikels, können ebenfalls eine Ausflußstenose bewirken, wurden aber bereits in Kap. 12 beschrieben (s. Abb. 12.**22**–12.**24**). Fehlbildungen auf der Ebene der ventrikulären Ausflußbahn werden eine Obstruktion verursachen, unabhängig davon, welche Arterie aus dem Ventrikel hervorgeht. So werden die Veränderungen, die bei ventrikuloarterieller Konkordanz eine subaortale Einengung im linken Ventrikel verursachen, bei kompletter Transposition eine subpulmonale Einengung bewirken. Wir werden daher die Ausflußobstruktion für den morphologisch rechten und für den morphologisch linken Ventrikel gesondert beschreiben, da sie von der speziellen Anatomie der Ausflußbahnen in den beiden Ventrikeln maßgeblich beeinflußt wird. Die Arterienklappenanomalien können jedoch gemeinsam besprochen werden, da die Klappe denselben pathologischen Prozessen unterliegt, gleichgültig, ob sie sich in der Aorta oder im Truncus pulmonalis befindet, wenn auch mit unterschiedlicher Prädilektion für die beiden Orte. Die supravalvuläre Stenose wird dann wieder getrennt für die Aorta und den Truncus pulmonalis beschrieben.

Einengung der rechtsventrikulären Ausflußbahn

Die Ausflußbahn des morphologisch rechten Ventrikels ist ein vollständig muskuläres Gebilde, das die Pulmonalistaschenklappen trägt und sich als Ring zwischen dem Ausgang und dem Rest des Ventrikels präsentiert, der von der Crista supraventricularis, der Trabecula septomarginalis und dem Moderatorband gebildet wird (Abb. 13.**38**). Das Potential für die Entwicklung einer muskulären Ausflußstenose ist daher beträchtlich. Es überrascht vielleicht bei isolierter Betrachtung, daß die muskuläre Stenose fast immer einen Teil des Crista-Trabecula-Rings betrifft. Eine Obstruktion des Infundibulums wird mit großer Häufigkeit in Verbindung mit einem Ventrikelseptumdefekt beobachtet, wie bei der Fallot-Tetralogie (Abb. 13.**2**–13.**6**), der kompletten Transposition oder einem rechten Doppelausflußventrikel (s. Kap. 14). Bei diesen Herzfehlern ist es aber die Verlagerung des Infundibularseptums, die als Stimulus zur Bildung der anulären Infundibulumverengung wirkt. Die Obstruktion kann so schwer sein, daß der Ausflußteil des Ventrikels als eigene Infundibulumhöhle abgeschnürt wird (Abb. 13.**15**). Bei intaktem Ventrikelseptum ist eine anuläre Ausflußobstruktion jedoch viel seltener, gleichgültig ob ventrikuloarterielle Konkordanz oder Diskordanz vorliegt. In der reichen Erfahrung, die man im Kinderkrankenhaus in Toronto über die iso-

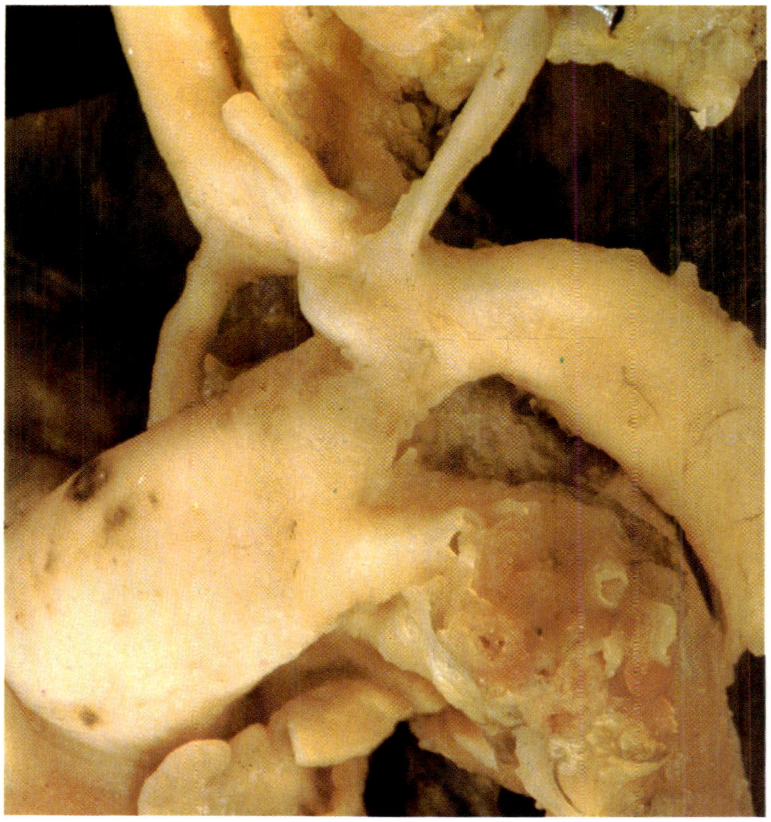

Abb. 13.**37** Anordnung der Arterienstämme bei der typischen Form der Aortenatresie (Linksherzhypoplasie). Die Aorta descendens wird vom Truncus pulmonalis über einen weiten Duktus versorgt.

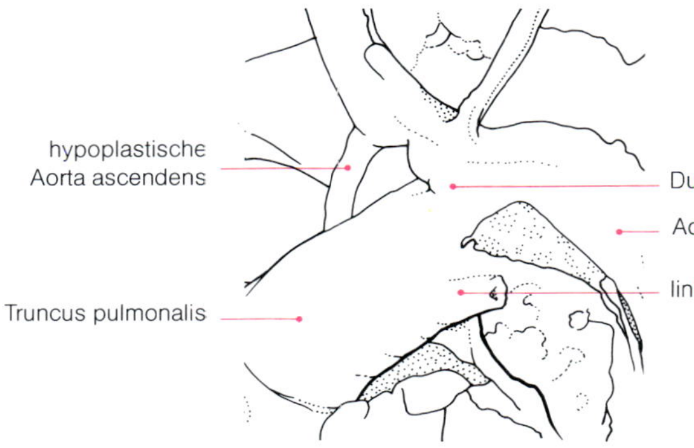

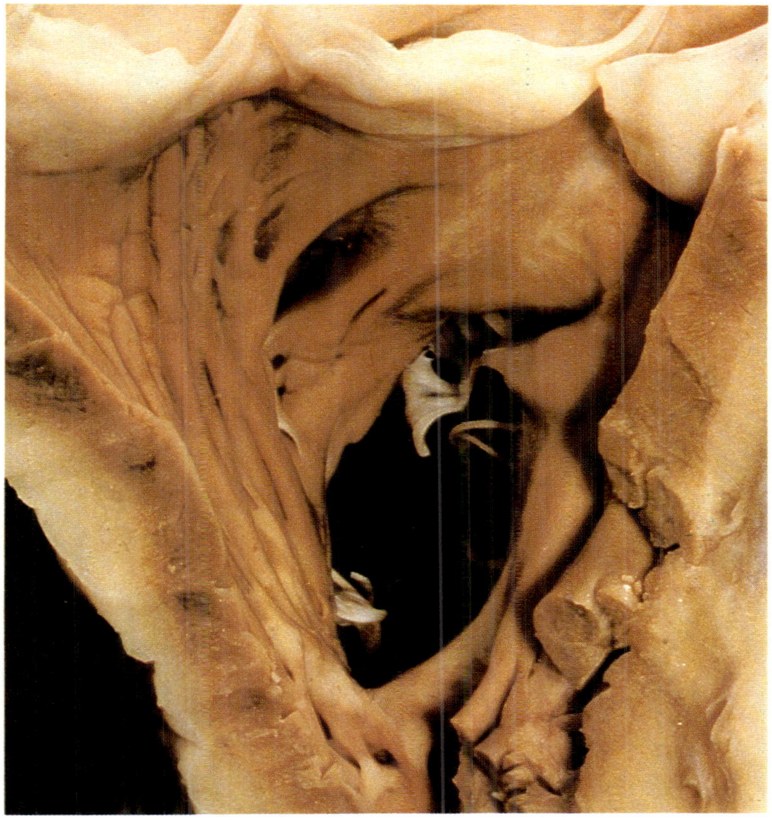

Abb. 13.**38** Normaler rechtsventrikulärer Ausflußtrakt mit dem muskulären Ring, der von der Crista supraventricularis, der Trabecula septomarginalis und dem Moderatorband gebildet wird.

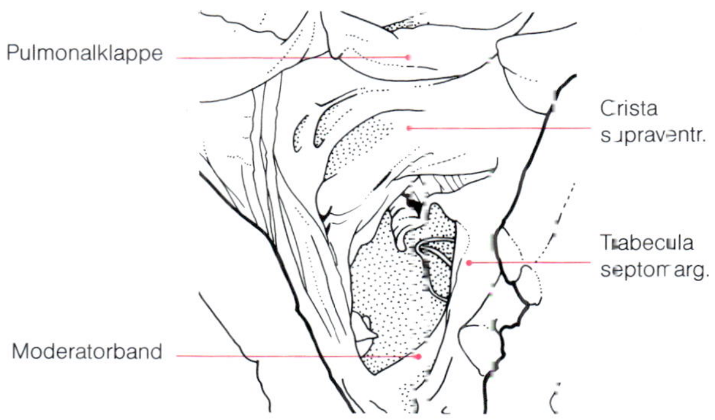

lierte Pulmonalstenose mit normaler Aortenwurzel gesammelt hat, fand sich nur in 2,7% eine Infundibulumstenose (Rowe 1978 a), während von den 228 von Zaret u. Conti (1973) untersuchten Fällen nur 3 (1,3%) eine reine Infundibulumstenose hatten. Überdies ist es möglich, daß einige dieser Fälle, wie von Rowe (1978 a) erörtert, ursprünglich mit einem Ventrikelseptumdefekt verbunden waren, der sich später verschloß. Nach seiner Erfahrung war eine mit einer Klappenstenose kombinierte Stenose des rechtsventrikulären Infundibulums sogar noch seltener, wenn das Septum intakt war. Wir sind weder einer isolierten rechtsventrikulären Infundibulumstenose begegnet, noch haben wir sie gemeinsam mit einer Klappenstenose und einem intakten Ventrikelseptum gesehen, außer als Folge einer hypertrophischen Kardiomyopathie, die die Ausflußbahnen des linken und des rechten Ventrikels einengte. Das letztgenannte wird besonders häufig bei Lentiginose beobachtet (Somerville u. Bonham-Carter 1972). Sehr selten wird eine Verengung der rechtsventrikulären Ausflußbahn auf subvalvulärer Ebene durch Einstülpung von großen Aussackungen fibröser Gebilde hervorgerufen – etwa durch eine Aussackung des membranösen Septums (Bonvicini u. Mitarb. 1982) oder einer Klappe des Sinus venarum („Spinnaker-Syndrom"; Jones u. Niles 1968).

Einengung der linksventrikulären Ausflußbahn

Anders als beim morphologisch rechten Ventrikel setzt sich die Ausflußbahn des morphologisch linken Ventrikels teilweise aus Muskelgewebe und teilweise aus fibrösem Gewebe zusammen. Der vordere Teil (Abb. 13.**39**, links) wird von der linksventrikulären Seite des Infundibularseptums und dem linken Rand der ventrikulo-infundibulären Falte sowie dem anterolateralen Muskelbündel des linken Ventrikels gebildet. Der hintere Teil (Abb. 13.**39**, rechts) besteht aus der großen verbindenden Sehnenplatte zwischen Arterien- und Atrioventrikularklappe („fibröse Kontinuität"), mit dem linken Trigonum fibrosum und dem zentralen Bindegewebskörper an ihren beiden äußersten Enden. In sehr seltenen Fällen kann die ventrikulo-infundibuläre Falte zwischen der Arterien- und der Atrioventrikularklappe im linken Ventrikel persistieren. Bei ventrikuloarterieller Konkordanz ist dieses Bündel dünn (Rosenquist u. Mitarb. 1976), es kann aber bei ventrikuloarterieller Diskordanz kräftiger sein. Diese Gesamtbeschaffenheit der Ausflußtraktanatomie ist es, die den Charakter der obstruktiven Veränderungen bestimmt: die Obstruk-

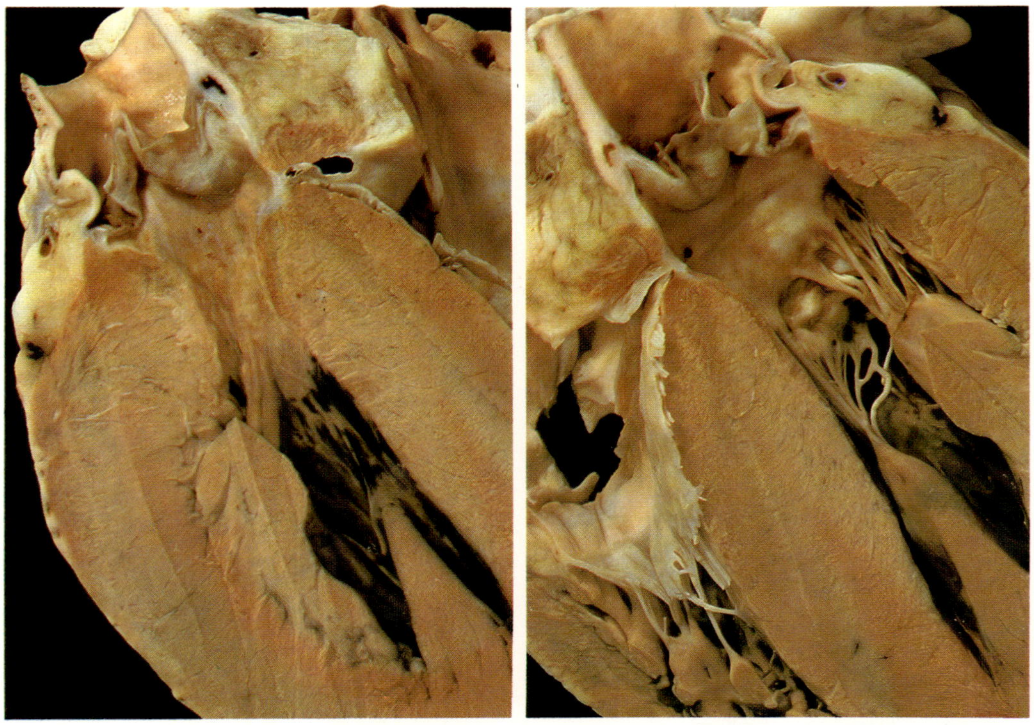

Abb. 13.**39** Normaler linksventrikulärer Ausflußtrakt. Links: der muskuläre vordere Teil von hinten gesehen; rechts: der fibröse hintere Teil von vorn gesehen.

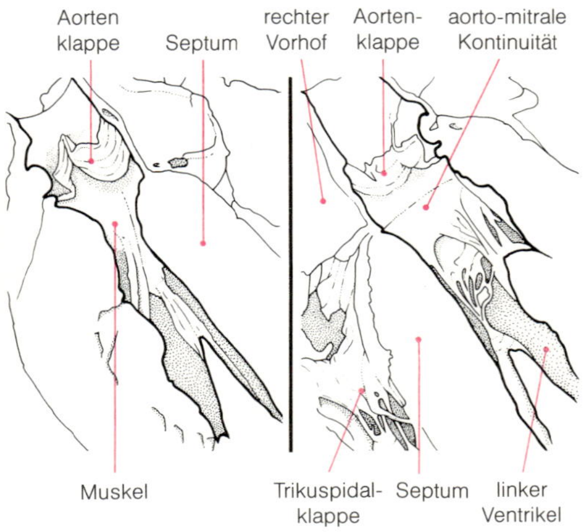

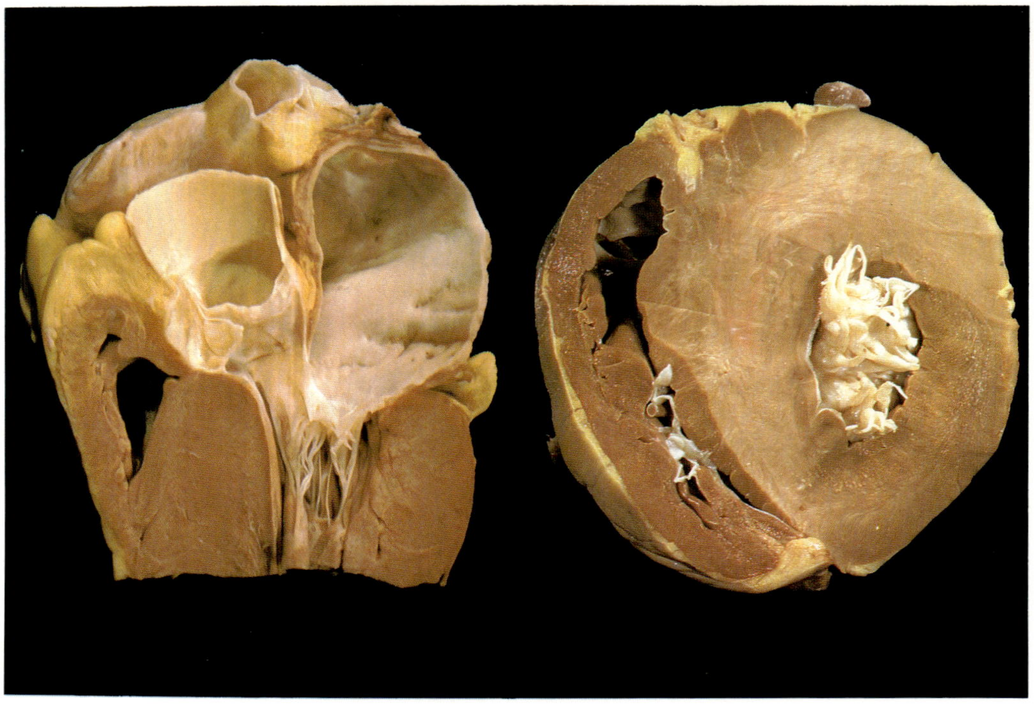

Abb. 13.**40** Minimale Vorwölbung des Ventrikelseptums in den linksventrikulären Ausflußtrakt (links); extreme Vorwölbung des Ventrikelseptums, die eindeutig eine Verengung des Ausflußtrakts bewirkt (rechts) (von Dr. *C. E. Essed*, links).

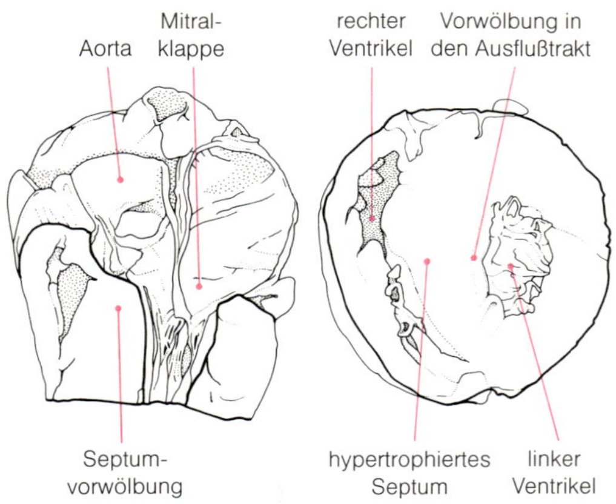

tion kann dynamisch oder fixiert sein (ROBERTS 1974). Die dynamische Obstruktion ist durch eine muskuläre Verdickung an der Septumoberfläche gekennzeichnet. Wenn die Verdickung minimal ist, verursacht sie eine Vorwölbung des Septums (Abb. 13. **40**, links), die unter Umständen pathologisch bedeutungslos ist. Ist sie extrem, so ist ihr obstruktiver Charakter nicht zu bezweifeln (Abb. 13.**40**, rechts), und es kann dann auch die Ausflußbahn des rechten Ventrikels eingeengt werden. Eine solche muskuläre Septumhypertrophie beruht fast immer auf einer hypertrophischen Kardiomyopathie; die Beziehung zwischen dieser und der asymmetrischen Septumhypertrophie wird eingehend in Kap. 16 besprochen. Die dynamische Hypertrophie kann zugleich mit einer fixierten stenotischen Veränderung, die es in verschiedenen Formen gibt, vorkommen.

Die fixierten obstruktiven Veränderungen lassen sich einteilen in fibröse Diaphragmen, fibromuskuläre Tunnel, überschüssige Gewebezipfel, Insertionsanomalien des Atrioventrikularklappen-Spannapparats, Hypertrophie des anterolateralen Muskelbündels oder Verlagerung des Ausflußzonenseptums bei Vorliegen eines Ventrikelseptumdefekts. Ist ein fibröses Diaphragma vorhanden, so zieht es von der Oberfläche des Ventrikelseptums bis zum gegenüberliegenden aortalen Segel der Mitralklappe (Abb. 13.**41**). Es engt das Lumen selten vollständig ringförmig ein, häufiger ist es hufeisenförmig. Das Diaphragma ist oft mit dem Atrioventrikularklappensegel verwachsen, sein septaler Teil liegt hingegen direkt über den Fasern des linken Erregungsleitungsschenkels. Ein fibromuskulärer Tunnel ist eine schwerere Form des diskreten Diaphragmas, da die Stenose ein viel längeres Segment des Ausflußtrakts betrifft, oft in Kombination mit einer umschriebenen Septumvorwölbung. Überschüssige Gewebezipfel können vom membranösen Septum, gleichgültig ob es intakt oder teilweise ausgebildet ist, von der Mitralklappe (oder der linken Klappe bei Atrioventrikularseptumdefekt) oder von der Trikuspidalklappe, wenn ein Ventrikelseptumdefekt besteht, ausgehen. Als Ursache einer Obstruktion haben sie die größte Bedeutung, wenn entweder eine komplette Transposition besteht, bei der der hohe rechtsseitige Druck die Anhängsel in den linksventrikulären Ausflußtrakt preßt, wenn ein Atrioventrikularseptumdefekt vorhanden ist, oder wenn sich diese beiden Anomalien gleichzeitig finden (Abb. 13.**42**). Eine Insertionsanomalie des Atrioventrikularklappenapparats führt ebenfalls in Verbindung mit Atrioventrikularseptumdefekten sehr oft zu Schwierigkeiten, kann aber auch bei anderen Voraussetzungen, unter anderem bei einer kompletten Transposition, Probleme schaffen. MOULAERT u. OPPENHEIMER-DEKKER (1976) erkannten, daß eine Hypertrophie des anterolateralen Muskel-

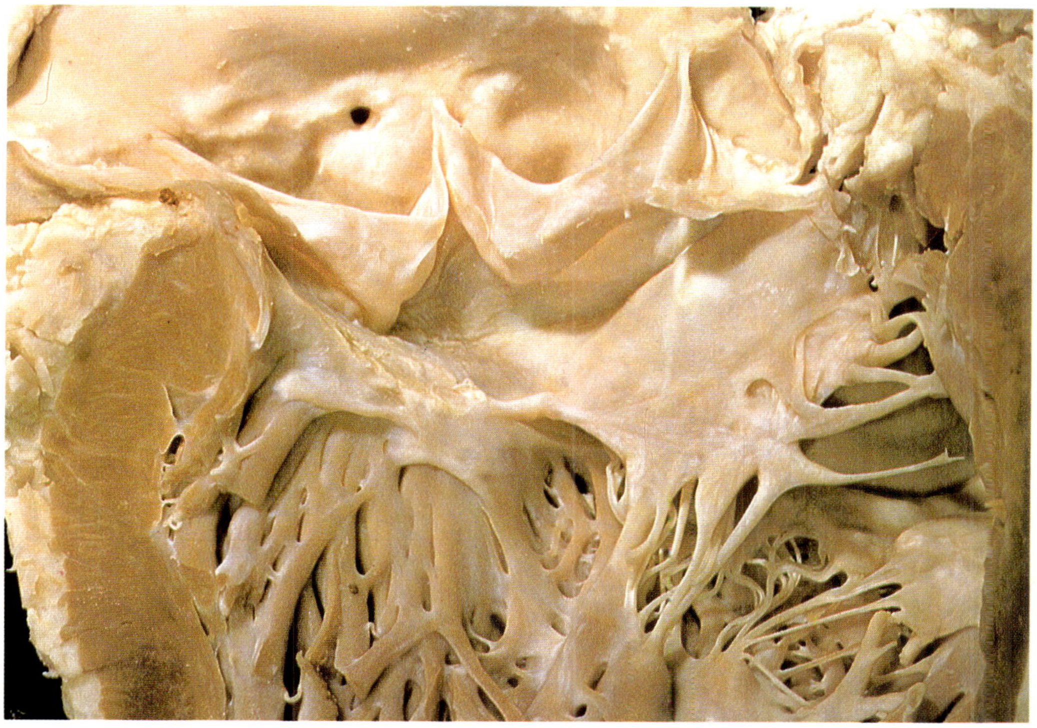

Abb. 13.**41** Subvalvuläres fibröses Diaphragma in einem Herzen mit ventrikuloarterieller Konkordanz.

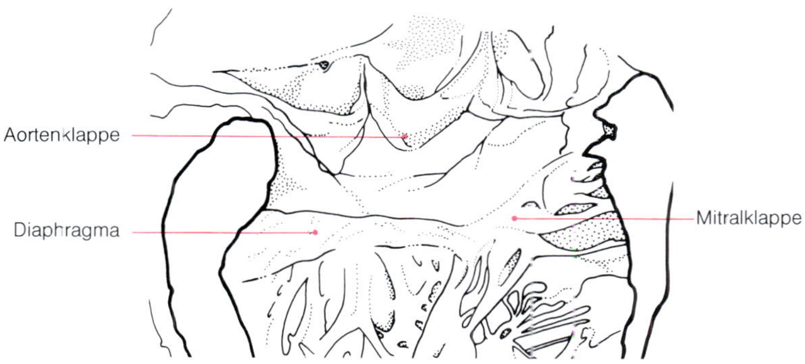

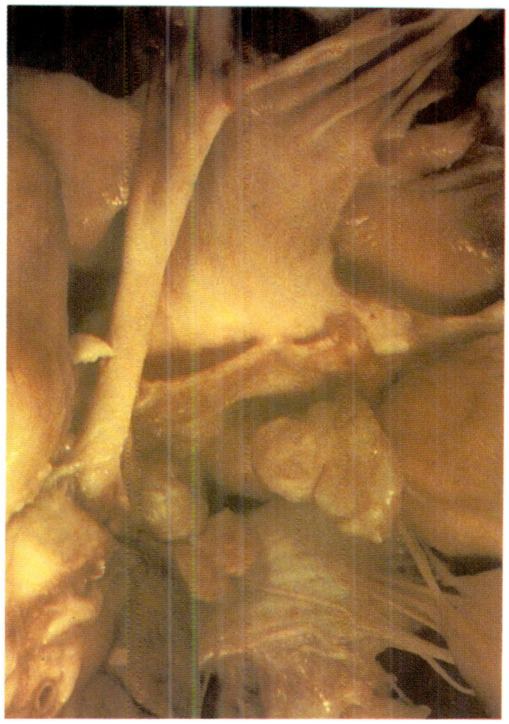

Abb. 13.**42** Fibröse Gewebezipfel, die sich vom zentralen Bindegewebskörper ausgehend in einen Atrioventrikularseptumdefekt einstülpen, bei ventrikuloarterieller Diskordanz (von Prof. *F. J. Macartney*).

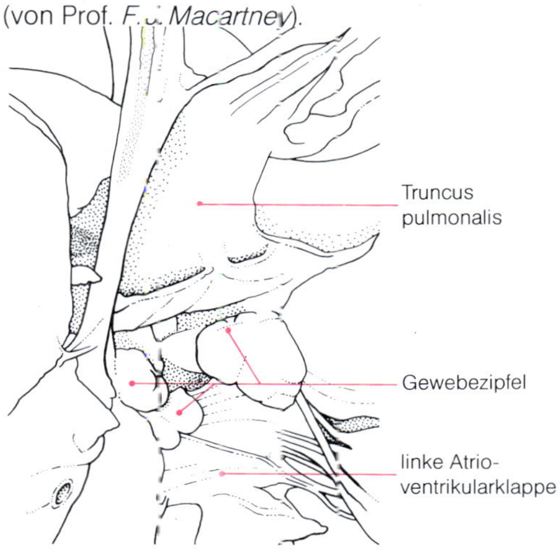

bündels bei Ventrikelseptumdefekten, die mit einer Obstruktion des linksventrikulären Ausflußtrakts und einer Unterbrechung des Aortenbogens verbunden waren, eine wesentliche Rolle spielt, und wir haben mit Sicherheit einen Fall gesehen, bei dem die Hypertrophie dieses Bündels die Hauptstörung war (Abb. 13.**43**). Häufiger jedoch ist es Verlagerung des Ausflußzonenseptums, das quer zum Ausflußtrakt im linken Ventrikel inseriert, die die größte Obstruktion bewirkt (s. Abb. 12.**7**).
Vor der Besprechung der Arterienklappenanomalien soll hier am Rande noch eine andere seltene Fehlbildung des linksventrikulären Ausflußtrakts erwähnt werden, nämlich ein Tunnel zwischen Aorta und linkem Ventrikel. Dieser erstmals von Levy u. Mitarb. (1963) beschriebene Tunnel geht vom Kavum des linken Ventrikels aus und beginnt gewöhnlich unter der rechtskoronaren Semilunarklappe der Aorta, durchbohrt dann das Ausflußzonenseptum und kommt rechts vom Truncus pulmonalis zum Vorschein, hierauf tritt er durch die Wand der Aorta, um mit ihrem Lumen zu kommunizieren. In seinem intramyokardialen Verlauf hat er eine sinusoidartige Struktur, im äußeren Teil dagegen eine arterienartige.

Anomalien der Arterienklappen

Fehlbildungen der Arterienklappen gehen zwar oft mit anderen angeborenen Herzfehlern einher, doch ist die Klappenstenose die weitaus häufigste Form der isolierten Ausflußtraktstenose des rechten oder des linken Ventrikels. Die valvuläre Aortenstenose ist bei ventrikuloarterieller Konkordanz häufig, bei diskordanten ventrikuloarteriellen Verbindungen jedoch äußerst selten. Im Gegensatz dazu ist die Pulmonalklappenstenose bei ventrikuloarterieller Diskordanz relativ häufiger als bei Konkordanz, wenn auch wie gesagt die valvuläre Stenose am allerhäufigsten einer isolierten Pulmonalstenose zugrunde liegt.
Für den Typ der Arterienstenose ist die Morphologie der Semilunarklappen maßgeblich. Eine Klappendysplasie (Abb. 13.**44**) führt zu einer gleichmäßigen Verdickung einer meist dreiteiligen Klappe, und obwohl die Kommissuren durch den Prozeß meist obliterieren, ist die Dreiteiligkeit noch erkennbar. Die Klappenmembranen bestehen aus mukoidem Bindegewebe. Der Prozeß kann die Aorten- oder die Pulmonalklappe befallen und ist typisch für das Ullrich-Noonan-Syndrom. Bei Klappenveränderungen dieser Art ist die Situation ungünstig, weil eine chirurgische Rekonstruktion selten möglich ist. Eine kuppelförmige Stenose

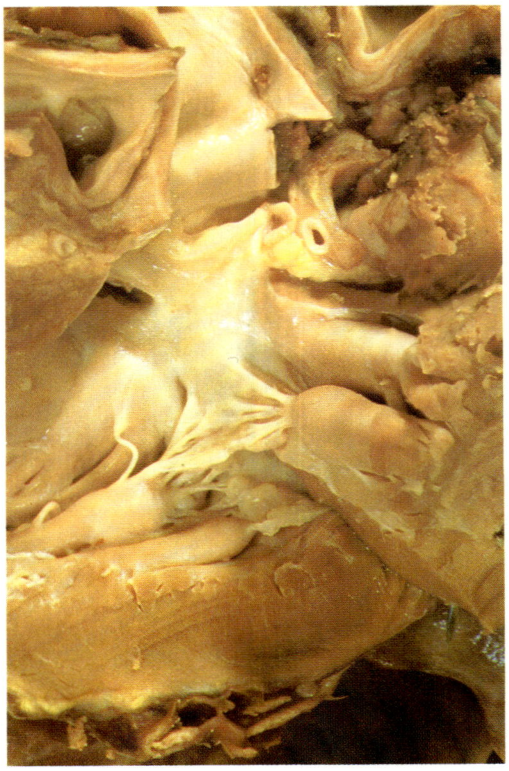

Abb. 13.**43** Hypertrophie des anterolateralen Muskelbündels des linken Ventrikels, die in einem Herzen mit Ventrikelseptumdefekt und unterbrochenem Aortenbogen eine subaortale Obstruktion bewirkt (von Prof. *F. J. Macartney*).

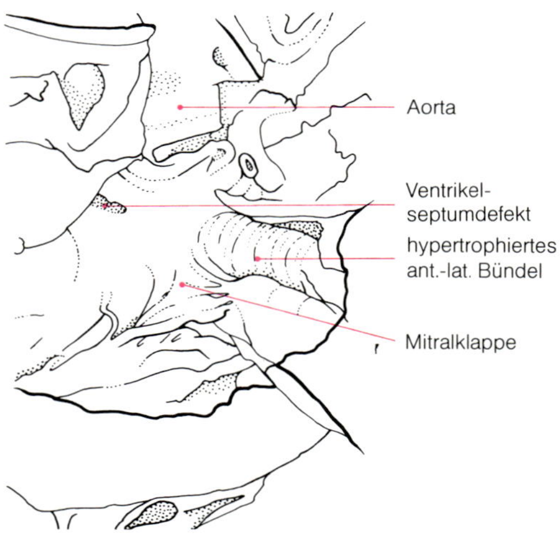

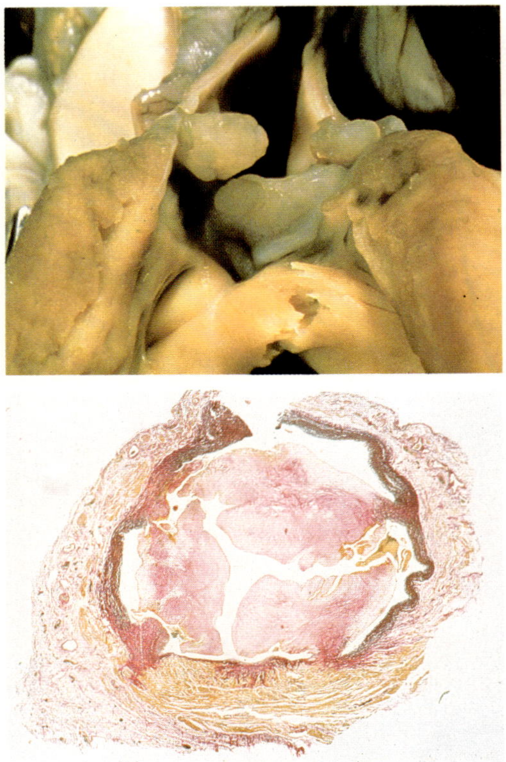

Abb. 13.**44** Dysplastische trikuspide Pulmonalklappe. Oben: makroskopisch, unten: histologisch. E-vG.

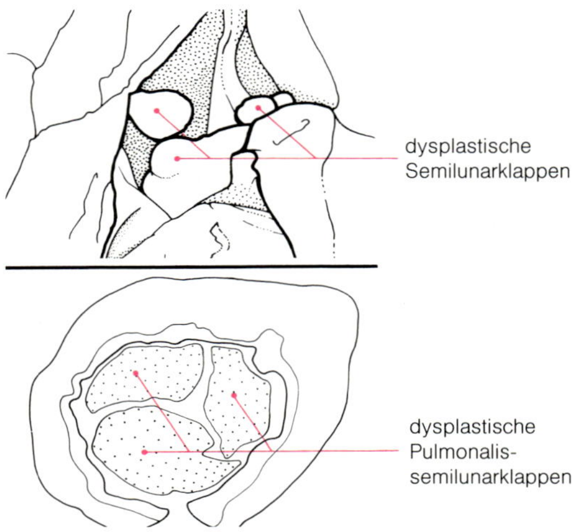

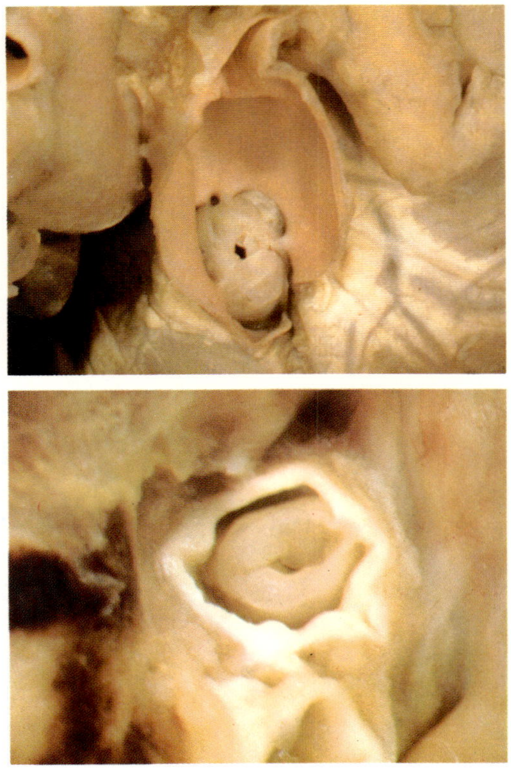

Abb. 13.**45** Kuppelförmige Stenose mit stecknadelkopfgroßer Öffnung bei einer trikuspiden Pulmonalklappe (oben); unikuspide Aortenklappe mit nur einer Kommissur (unten).

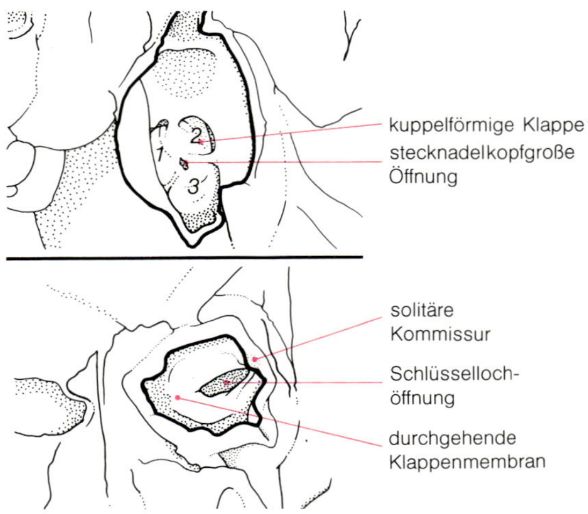

(Abb. 13.**45**, oben) betrifft meist die Pulmonalklappe. Die Verwachsung der Kommissuren läßt nur eine stecknadelkopfgroße Öffnung in der Mitte frei. Gewöhnlich sind die Zeichen der Kommissurenverwachsung nur peripher sichtbar, aber es ist daraus zu entnehmen, daß sich die Stenose meist in einer dreiteiligen Klappe entwickelt. Für die Stenose einer unikuspiden Klappe mit nur einer Kommissur ist ein exzentrisches schlüssellochförmiges Ostium kennzeichnend (Abb. 13.**45**, unten). Es ist eine einzige Semilunarklappe vorhanden, doch sind häufig zwei vom Ostium ausstrahlende Raphen sichtbar, die darauf hindeuten, daß auch dieser Stenosetyp, den man meist an der Aortenklappe beobachtet, durch Verwachsung der Kommissuren einer ursprünglich dreiteiligen Klappe entsteht. Bikuspide Klappen sind an und für sich nicht von vornherein stenotisch, unterliegen aber häufig pathologischen Prozessen, die sich mit zunehmendem Alter entwickeln. Ganz typisch ist eine Verkalkung und Verdickung der Klappenmembranen, fast immer in einer Aortenklappe (Abb. 13.**46**). Bikuspide, stenotische Aortenklappen sind für die Entwicklung anderer pathologischer Prozesse, etwa einer infektionsbedingten Endokarditis, besonders anfällig. Die beiden Semilunarklappen einer biksupiden Klappe können gleich groß sein, sind aber oft ungleich dimensioniert. Dann hat die größere Semilunarklappe gewöhnlich eine seichte Raphe in ihrem Mittelteil, sie wird als die vereinigte Tasche bezeichnet. Solche Klappen finden sich fast immer in der Aorta, und die beiden Koronararterien entspringen gewöhnlich oberhalb der vereinigten Tasche. In etwa der Hälfte aller Koarktationsfälle findet sich eine bikuspide Aortenklappe (BECKER u. Mitarb. 1970) mit meist gleich großen Semilunarklappen. Die Stenose einer dreiteiligen Klappe ist die typische Form der isolierten Pulmonalstenose, die sich mit peripherer Kommissurenverwachsung im Kindesalter als leichtere Form der Kuppelstenose präsentiert. In beiden Arterienklappen sind die drei Semilunarklappen selten gleich groß, und wahrscheinlich ist die isolierte Aortenklappenstenose älterer Menschen (Abb. 14.**47**) eine Folge von Krankheitsprozessen, die sich in den Kommissuren zwischen diesen ungleich großen Taschen abspielen (VOLLEBERGH u. BECKER 1977). Wenn eine Klappe vier Semilunarklappen besitzt, so hat das im allgemeinen keine funktionelle Bedeutung; eine vierteilige Pulmonalisklappe findet sich keineswegs selten (Abb. 13.**48**). In unserem Material betrug die Häufigkeit 1:250 untersuchten Herzen (BECKER 1972). Solche tetrakuspiden Pulmonalklappen können die Basis für die Entwicklung einer schweren kuppelförmigen Stenose bilden (Abb. 13.**49**). Eine vierteilige Aortenklappe ist extrem selten und nur dann von pathologischer Bedeutung, wenn eine weitere Ver-

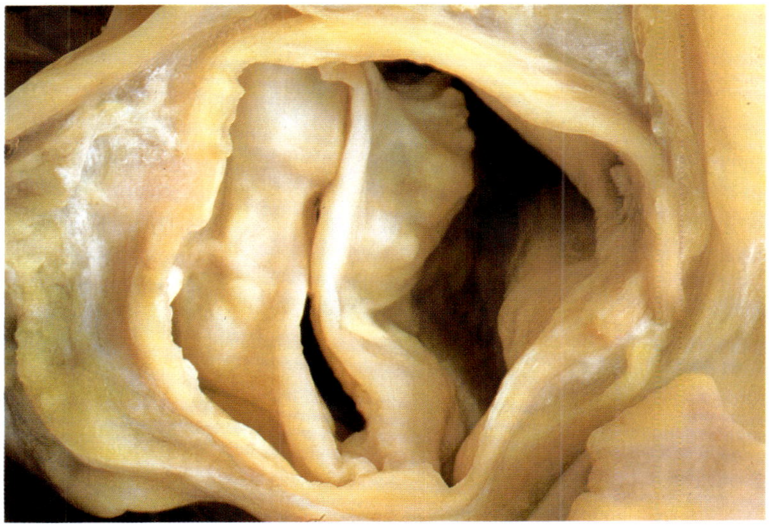

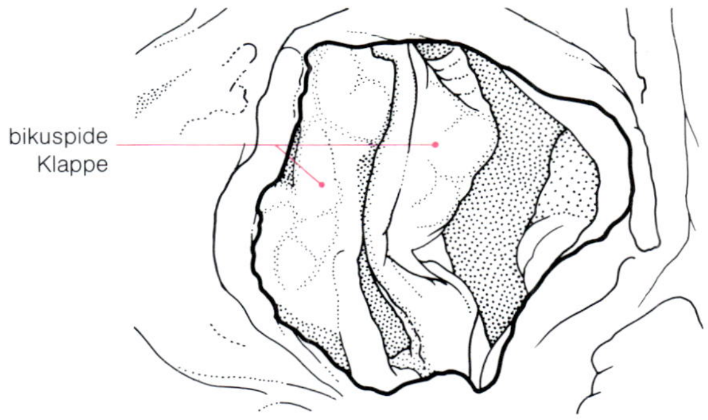

Abb. 13.**46** Stenotische bikuspide Aortenklappe.

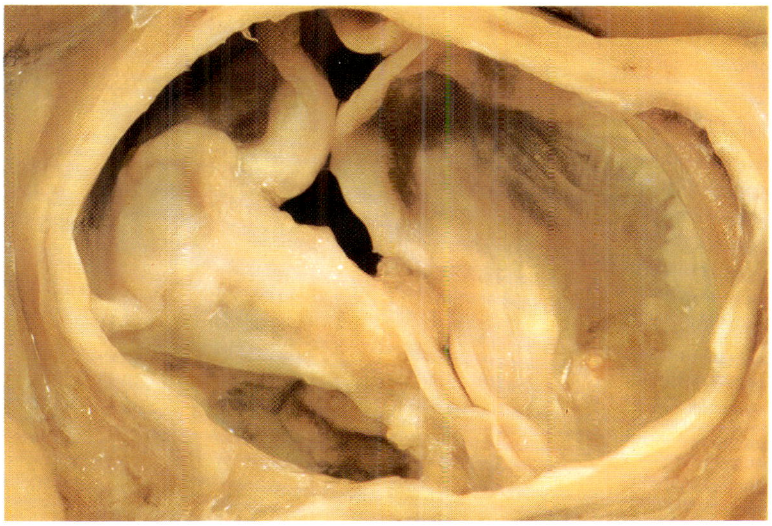

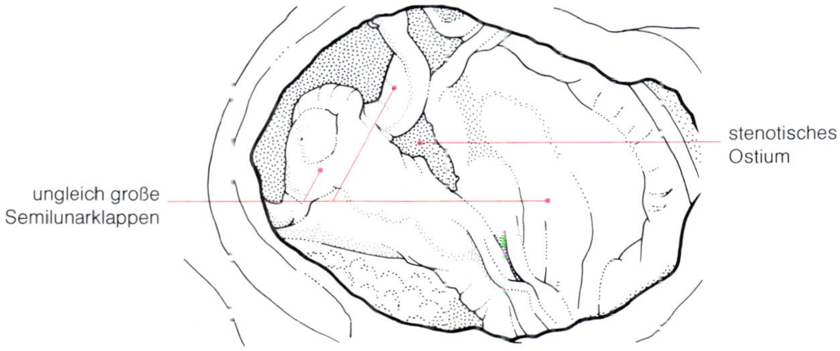

Abb. 13.**47** Stenose einer trikuspiden Aortenklappe mit Semilunarklappen von sehr ungleicher Größe.

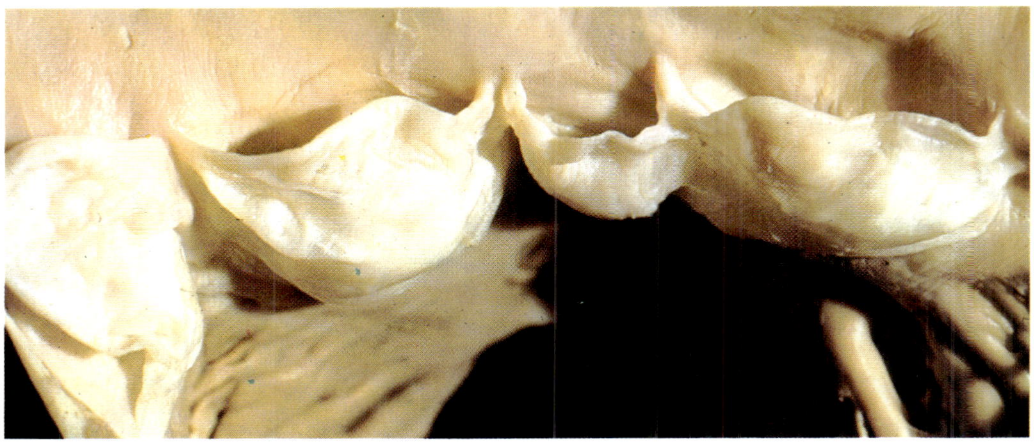

Abb. 13.**48** Eine tetrakuspide Pulmonalklappe ist oft ein Zufallsbefund bei der Autopsie.

änderung auftritt, etwa die Verlegung eines Koronararterienostium durch eine deformierte Semilunarklappe (KUROSAWA u. Mitarb. 1981; Abb. 13.**50**). Bis jetzt haben wir uns ausschließlich mit angeborenen Fehlbildungen der Arterienklappen, die einer Ausflußtraktstenose zugrundeliegen, befaßt. Es kann aber auch zu einer Insuffizienz kommen, wie bei den schlotterigen Klappen des Marfan-Syndroms. Die zweite wichtige Fehlbildung, die zur Insuffizienz führt, besteht in einem Prolaps der einen Semilunarklappe einer bikspiden Klappe in den Ventrikel (Abb. 13.**51**).

Supravalvuläre Arterienstenose

Wie bereits gesagt, betrifft die supravalvuläre Stenose streng genommen nicht den ventrikulären Ausflußtrakt, wird aber aus Zweckmäßigkeitsgründen hier besprochen. Fehlbildungen eines aszendierenden Arterienstammes bevorzugen eher die Aorta als den Truncus pulmonalis und können in Sanduhr-, Diaphragma- oder Tubulusform vorkommen (EDWARDS 1965, PETERSON u. Mitarb. 1965; Abb. 13.**52**). Der tubuläre Typ ist der seltenste, aber auch der schwerste, da oft der Aortenbogen und seine Äste mitbeteiligt sind. Bei den anderen Formen ist der Aufbau der Arterienwand desorganisiert, sie zeigt ein sogenanntes Mosaikmuster (Abb. 13.**53**). Bei jeder dieser Formen ist die Aorta in ein proximales Hochdruck- und ein distales Niederdrucksystem unterteilt. Da die Koronararterien proximal der Verengung abgehen, sind sie Teil des Hochdrucksystems und daher dilatiert (Abb. 13.**54**); sie verlaufen geschlängelt und unterliegen einer vorzeitigen Atherosklerose. Diese, kombiniert mit der entstandenen Ventrikelhypertrophie, bildet die Grundlage des häufig vorkommenden plötzlichen Todes. Bei jedem Typ der supraaortalen Stenose sind von den Wandveränderungen auch die Kommissurenansätze der Semilunarklappen betroffen; bei der Sanduhr- und der Diaphragmaform kommt es durch einen Venturi-Effekt zu einer Dilatation der distalen Aorta ascendens. Im Truncus pulmonalis können zwar proximale Obstruktionen zu beobachten sein, üblicher sind aber periphere Veränderungen, für die man umfangreiche Klassifikationen vorgeschlagen hat (nachzulesen bei ROWE 1978b). Sie sind sehr selten, und man muß sehr sorgfältig präparieren, um sie nachzuweisen. Wenn sie nicht augenfällig sind, lassen sie sich wahrscheinlich leichter mit einer postmortalen Kontrastmittelradiographie demonstrieren. Pulmonalarterienstenosen gehen bekanntermaßen mit einer Hyperkalzämie einher (BEUREN 1972), wie auch die supravalvuläre Aortenstenose (GARCIA u. Mitarb. 1964).
Bevor wir die Besprechung der Arterienstämme abschließen, ist hier noch die Beschreibung des Aortensinusaneurysmas am Platz, da es ebenfalls als angeboren gilt. Nach EDWARDS u. BURCHELL (1956, 1957) besteht der Defekt in der mangelhaften Ausbildung oder dem Fehlen der Media in der Wand eines Aortensinus. Dadurch kommt es zu einer aneurysmatischen Ausweitung des Sinus, am häufigsten des rechten, am zweithäufigsten des nicht-koronaren Sinus. Ein Aneurysma des linken Sinus ist außerordentlich selten (SAKAKIBARA u. KONNO 1962). Durch die Ausweitung wölbt sich der rechte Sinus in den rechten Vorhof oder den rechtsventrikulären Ausflußtrakt vor, wo er eine schwere Obstruktion bewirken kann (Abb. 13.**55**). Die häufigste Komplikation, die in etwa drei

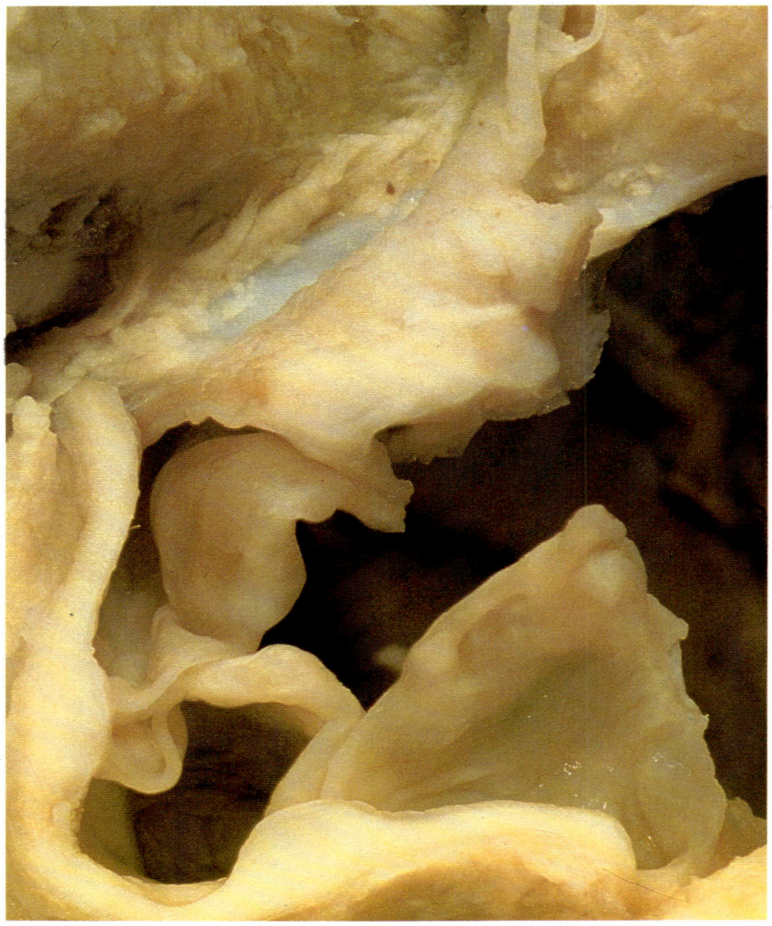

Abb. 13.**50** Tetrakuspide Aortenklappe, bei der eine der Semilunarklappen das Ostium der linken Koronararterie verlegt.

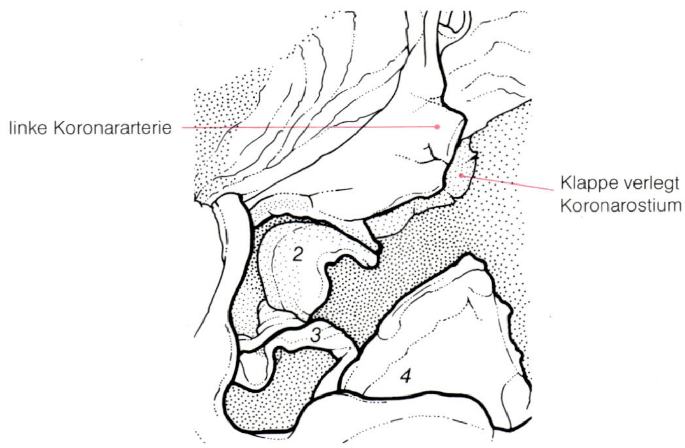

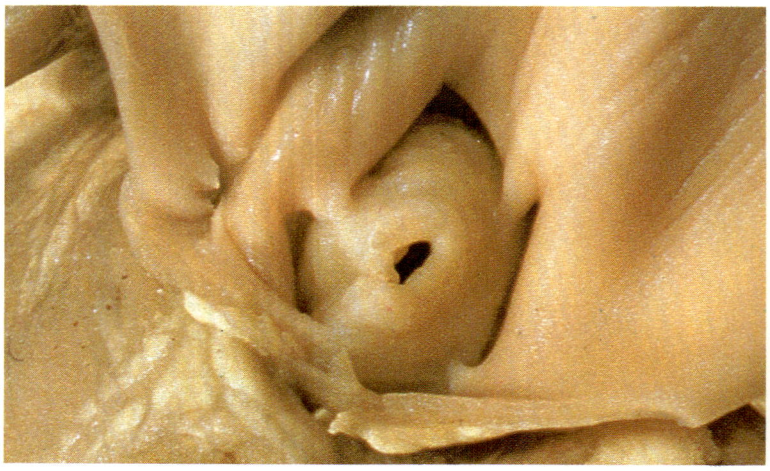

Abb. 13.**49** Kuppelförmige Stenose einer vierteiligen Pulmonalklappe (von Prof. Dr. *F. J. Macartney*).

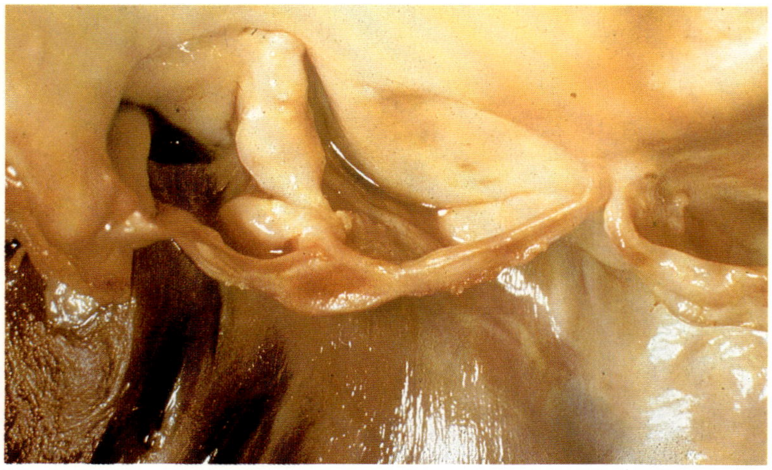

Abb. 13.**51** Bikuspide Aortenklappe mit Prolaps einer Semilunarklappe, der eine Insuffizienz bewirkt (von Dr. *J. E. Edwards*).

Viertel der Fälle auftritt, ist die Ruptur, unabhängig davon, welcher Sinus betroffen ist (KIEFFER u. WINCHELL 1960). Die Aneurysmenbildung erfolgt gewöhnlich im Erwachsenenalter; sie kann leicht übersehen werden und ist aus diesem Grund vielleicht häufiger als allgemein angenommen (ROBERTS 1979). Sie kann jedoch schon im Kindesalter vorkommen und wurde bei einem Vierjährigen beobachtet (FOWLER u. BEVEL 1951).

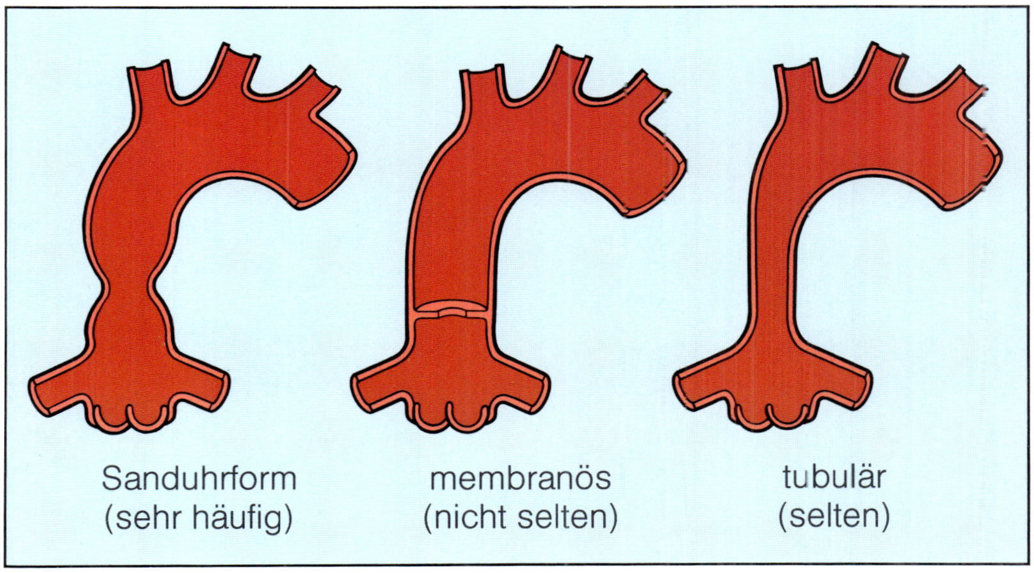

Abb. 13.**52** Schematische Darstellung der Typen der supravalvulären Aortenstenose.

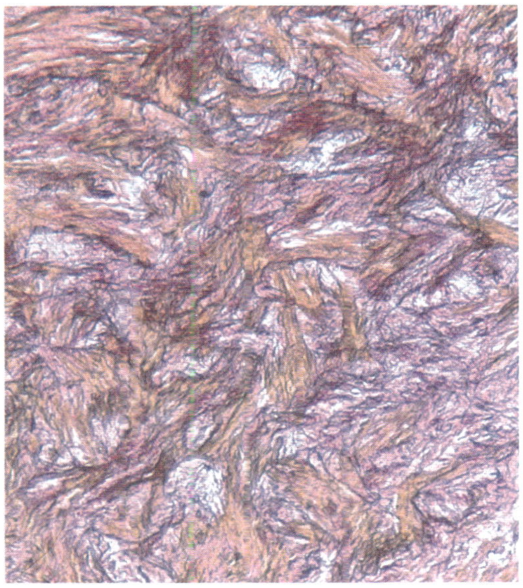

Abb. 13.**53** Mosaikmuster des Gewebes in der Aortenwand bei supravalvulärer Stenose. E-vG.

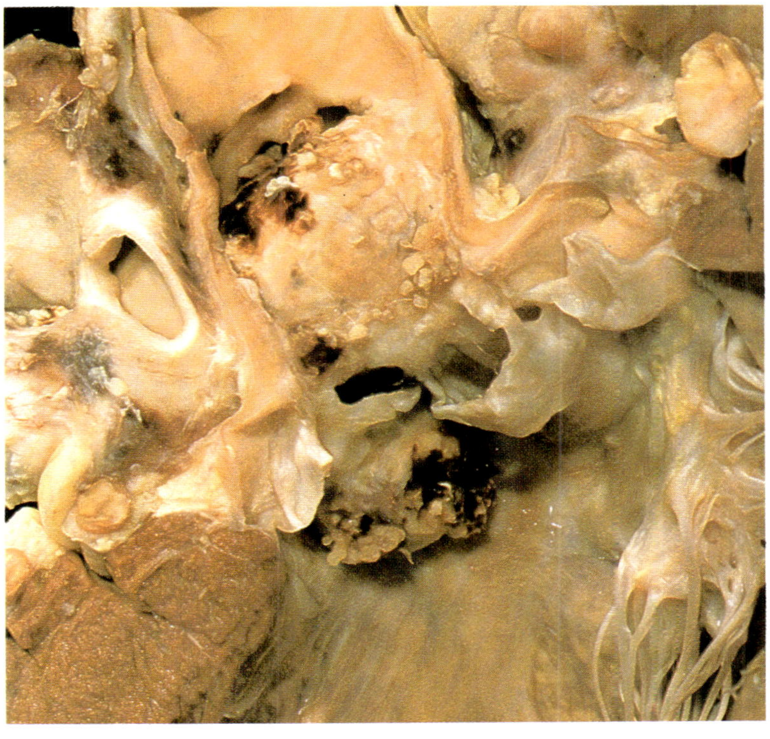

Abb. 13.**54** Sanduhrförmige supravalvuläre Aortenstenose mit Erweiterung der Koronararterien. Es besteht eine begleitende Infektion.

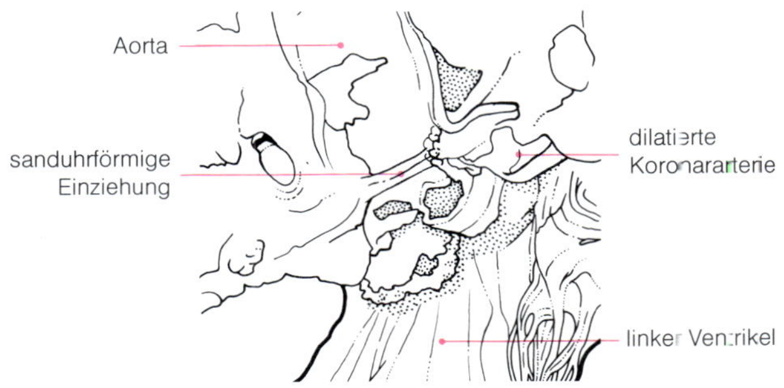

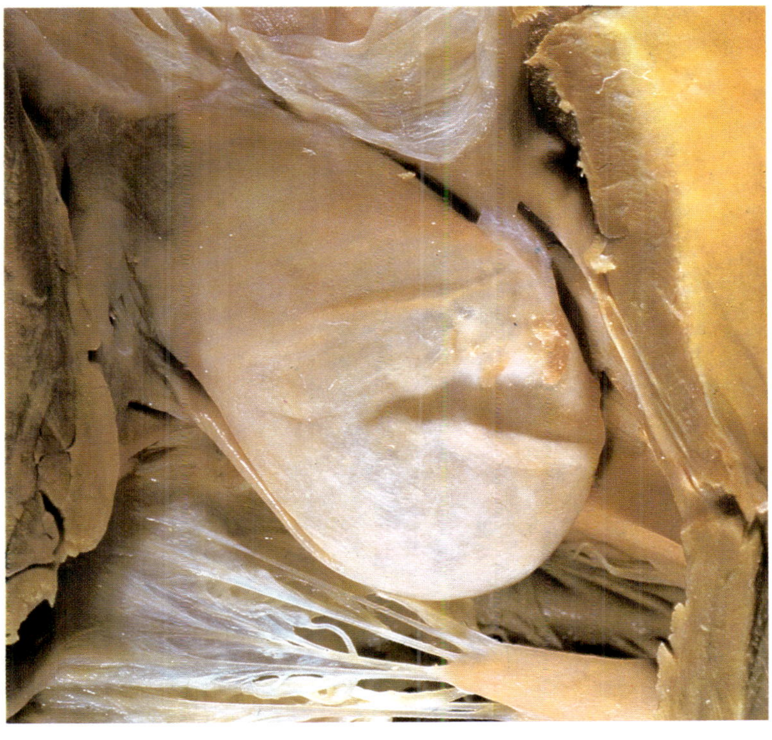

Abb. 13.**55** Aneurysma des rechten Aortensinus, das sich in den rechtsventrikulären Ausflußtrakt vorwölbt und eine Obstruktion bewirkt.

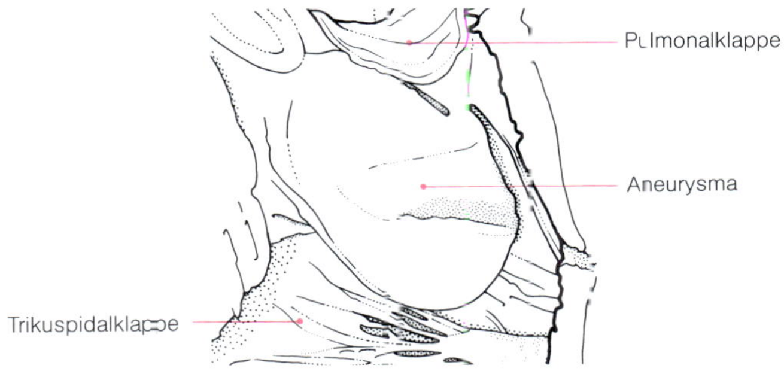

Literatur

Becker, A. E.: Quadricuspid pulmonary valve. Anatomical observations in 20 hearts. *Acta morph. neerl.-scand.* 10 (1972) 299–309

Becker, A. E., M. J. Becker, J. E. Edwards: Anomalies associated with coarctation of the aorta. Particular reference to infancy. *Circulation* 41 (1970) 1067–1075

Beuren, A. J.: Supravalvular aortic stenosis: a complex syndrome with and without mental retardation. *Birth Def.* 8 (1972) 45–56

Bonvicini, M., G. Piovaccari, F. M. Picchio: Severe subpulmonary obstruction caused by an aneurysmal tissue tag complicating an infundibular perimembranous ventricular septal defect. *Brit. Heart J.* 48 (1982) 189–191

Brenner, J. I., S. Bharati, W. C. Winn, M. Lev: Absent tricuspid valve with aortic atresia in mixed levocardia (atria situs solitus, L-loop). A hitherto undescribed entity. *Circulation* 57 (1978) 836–840

Deanfield, J. E., R. H. Anderson, F. J. Macartney: Aortic atresia with „corrected transposition of the great arteries" (atrioventricular and ventriculoarterial dicordance). *Brit. Heart J.* 46 (1981) 683–686

De Tommasi, S. M., L. Daliento, S. Y. Ho, F. J. Macartney, R. H. Anderson: Analysis of atrioventricular junction, ventricular mass and ventriculoarterial junction in 43 specimens with atrial isomerism. *Brit. Heart J.* 45 (1981) 236–247

Edwards, J. E.: Pathology of left ventricular outflow tract obstruction. *Circulation* 31 (1965) 586–599

Edwards, J. E., H. B. Burchell: Specimen exhibiting the essential lesion in aneurysm of the aortic sinus. *Proc. Mayo Clin.* 31 (1956) 407–412

Edwards, J. E., H. B. Burchell: The pathological anatomy of deficiences between the aortic root and the heart including aortic sinus aneurysms. *Thorax* 12 (1957) 125–139

Fowler, R. E. L., H. H. Bevel: Aneurysms of the sinus of Valsalva. *Pediatrics* 8 (1951) 340–348

Freedom, R. M., W. G. Williams, M. R. Dische, R. D. Rowe: Anatomical variants in aortic atresia. Potential candidates for ventriculo-aortic reconstitution. *Brit. Heart J.* 38 (1976) 821–826

Garcia, R. E., W. F. Friedman, M. M. Kaback, R. D. Rowe: Idiopathic hypercalcaemia and supravalvular aortic stenosis. Documentation of a new syndrome. *New Engl. J. Med.* 271 (1964) 17–120

Jones, R. N., N. R. Niles: Spinnaker formation of the sinus venosus valve. *Circulation* 38 (1968) 468–473

Kieffer, S. A., P. Winchell: Congenital aneurysms of the aortic sinuses with cardioaortic fistula. *Dis. Chest* 38 (1960) 79–96

Kurosawa, H., Sj. Sc. Wagenaar, A. E. Becker: Sudden death in a youth. A case of quadricuspid aortic valve with isolation of origin of left coronary artery. *Brit. Heart J.* 46 (1981) 211–215

Lev, M.: Pathologic anatomy and interrelationship of hypoplasia of the aortic tract complexes. *Lab. Invest.* 1 (1952) 61–70

Lev, M.: Some newer concepts of the pathology of congenital heart disease. *Med. Clin. N. Amer.* 50 (1952) 3–14

Levy, M. J., C. W. Lillehei, R. C. Anderson, K. Amplatz, J. E. Edwards: Aortic-left ventricular tunnel. *Circulation* 27 (1963) 841–853

McGarry, K. M., J. F. N. Taylor, F. J. Macartney: Aortic atresia occurring with complete transposition of great arteries. *Brit. Heart J.* 40 (1980) 711–713

Moulaert, A. J., A. Oppenheimer-Dekker: Anterolateral muscle bundle of the left ventricle, bulboventricular flange and subaortic stenosis. *Amer J. Cardiol.* 37 (1976) 78–81

Norwood, W. I., P. Land, A. R. Castaneda, D. N. Campbell: Experience with operations for hypoplastic left heart syndrome. *J. thorac. cardiovasc. Surg.* 82 (1981) 511–516

Pellegrino, P. A., G. Thiene: Aortic valve atresia with a normally developed left ventricle. *Chest* 69 (1976) 121–122

Peterson, T. A., D. B. Todd, J. E. Edwards: Supravalvular aortic stenosis. *J. thorac. cardiovasc. Surg.* 50 (1965) 734–741

Roberts, W. C.: Left ventricular outflow and aortic regurgitation. In Edwards, J. E., M. Lev: *The Heart.* Williams & Wilkins, Baltimore 1974 (pp. 110–175

Roberts, W. C.: Congenital cardiovascular abnormalities usually „silent" until adulthood: morphologic features of the floppy mitral valve, valvular aortic stenosis, discrete subvalvular aortic stenosis, hypertrophic cardiomyopathy, sinus of Valsalva aneurysm, and the Marfan syndrome. In Roberts, W. C.: *Congenital Heart Disease in Adults.* Davis, Philadelphia 1979 (pp. 439–443)

Roberts, W. C., L. W. Perry, R. S. Chandra, G. E. Meyers, S. R. Shapiro, L. P. Scott: Aortic valve atresia: a new classification based on necropsy study of 73 cases. *Amer. J. Cardiol.* 37 (1976) 753–756

Rosenquist, G. C., E. B. Clark, L. J. Sweeney, H. A. McAllister: The normal spectrum of mitral and aortic valve discontinuity. *Circulation* 54 (1976) 298–301

Rosenquist, G. C., J. F. N. Taylor, J. Stark: Aortopulmonary fenestration and aortic atresia. Report of an infant with ventricular septal defect, persistent ductus arteriosus and interrupted aortic arch. *Brit. Heart J.* 36 (1974) 1146–1148

Rowe, R. D.: Pulmonary stenosis with normal aortic root. In Keith, J. D., R. D. Rowe, P. Vlad: *Heart Disease in Infancy and Childhood* Macmillan, New York 1978a (pp. 761–788)

Rowe, R. D.: Pulmonary arterial stenosis. In Keith, J. D., R. D. Rowe, P. Vlad: *Heart Disease in Infancy and Childhood.* Macmillan, New York 1978b (pp. 789–801

Sakakibara, S., S. Konno: Congenital aneurysm of the sinuses of Valsalva: anatomy and classification. *Amer. Heart J.* 63 (1962) 405–424

Somerville, J., R. E. Bonham-Carter: The heart in lentiginosis. *Brit. Heart. J.* 34 (1972) 58–66

Thiene, G., V. Gallucci, F. J. Macartney, S. Del-Torso, P. A. Pellegrino, R. H. Anderson: Anatomy of aortic atresia: cases presented with a ventricular septal defect. *Circulation* 59 (1979) 173–178

Vollebergh, F. E. M. G., A. E. Becker: Minor congenital variations of cusp size in tricuspid aortic valves. Possible link with isolated aortic stenosis. *Brit. Heart J.* 39 (1977) 1006–1011

Zaret, B. L., R. C. Conti: Infundibular pulmonic stenosis with intact ventricular septum in the adult. *Johns Hopk. med. J.* 132 (1973) 50–60

14 Anomalien der ventrikulo-arteriellen Verbindung

Die abnormen ventrikuloarteriellen Verbindungen, die in diesem Kapitel besonders behandelt werden sollen, sind die ventrikuloarterielle Diskordanz bei atrioventrikulärer Konkordanz (komplette Transposition; die korrigierte Transposition wurde bereits in Kap. 11 im Rahmen der atrioventrikulären Diskordanz eingehend besprochen), die Doppelausflußventrikel und der Truncus arteriosus. Die anderen Varianten des Einzelausflusses aus dem Herzen, der solitäre Truncus pulmonalis mit Aortenatresie und der solitäre Aortenstamm mit Pulmonalatresie wurden schon in Kap. 13 zusammen mit dem solitären Arterienstamm („Truncus-Typ IV") abgehandelt.

Bevor wir uns mit diesen Verbindungsanomalien beschäftigen, ist es angebracht, die abnormen Arrangements zu betrachten, die man antreffen kann, wenn eine ventrikuloarterielle Konkordanz besteht, die großen Arterien aber sowohl untereinander als auch zu den Ventrikeln darunter abnorme räumliche Beziehungen haben. Wenn ventrikuloarterielle Konkordanz und atrioventrikuläre Konkordanz bei Situs solitus vorhanden sind, liegt die Aortenklappe gewöhnlich rechts hinter der Pulmonalklappe und steht in fibröser Kontinuität mit der linksseitigen Mitralklappe. Das sind die sogenannten „normalen Verhältnisse". Beim normalen Individuum mit Situs inversus, atrioventrikulärer Konkordanz und ventrikuloarterieller Konkordanz ist das Arrangement spiegelbildlich. Die Aortenklappe liegt links hinten und steht in fibröser Kontinuität mit der rechtsseitigen Mitralklappe. Bei diesen Arrangements besitzt die Pulmonalklappe fast immer ein komplett muskuläres Infundibulum, während die Aortenklappe eine durchgehende fibröse Verbindung zur Mitralklappe hat, wenn es auch manchmal vorkommt, wie im vorigen Kapitel besprochen, daß sich in normalen Herzen ein dünnes Muskelbündel zwischen der Aorten- und der Mitralklappe findet (Rosenquist u. Mitarb. 1976).

Bei den abnormen Arrangements, die bei ventrikuloarterieller Konkordanz beobachtet werden, sind sowohl die räumlichen Beziehungen der Arterien als auch die Infundibulummorphologie unterschiedlich. Die am häufigsten anzutreffende Anomalie ist – bei Situs solitus mit atrioventrikulärer Konkordanz – ein Abgang der Aortenklappe vom morphologisch linken Ventrikel links vor der Pulmonalklappe, die aus dem morphologisch rechten Ventrikel hervorgeht. Beide Arterienklappen ruhen auf einem komplett muskulären Infundibulum (Abb. 14.**1** u. 14.**2**). Jahrelang wurde bezweifelt, ob es ein solches Arrangement überhaupt gibt, obwohl über mehrere Fälle berichtet worden war. Als seine Existenz endgültig anerkannt wurde (Van Praagh u. Van Praagh 1967), bezeichnete man es als „anatomisch korrigierte Transposition", da die Aorta eine anteriore Position einnimmt – das damals anerkannte Kriterium für die Transposition; aber diese Transposition war „anatomisch korrigiert", weil die Aorta aus dem linken Ventrikel hervorgeht. Als sich allgemein die Auffassung durchsetzte, daß die ventrikuloarterielle Diskordanz das Kriterium für die Transposition werden solle, wurde die Anomalie in „anatomisch korrigierte Malposition" umbenannt (Van Praagh u. Mitarb. 1971). Wir zeigten (Anderson u. Mitarb. 1975), wie die abnorme

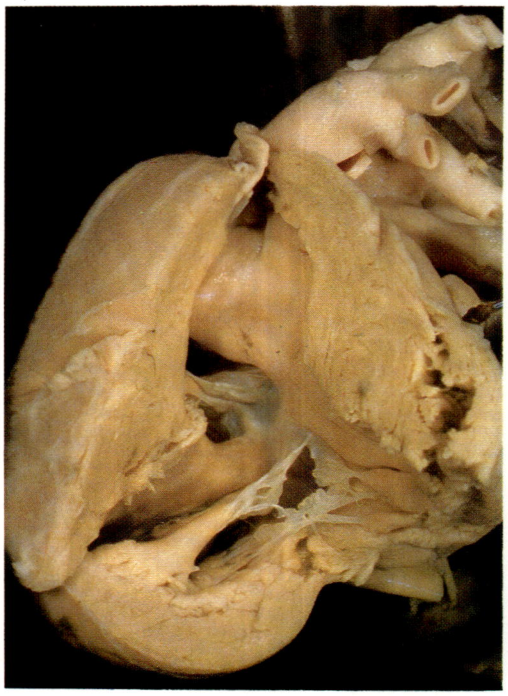

Abb. 14.**1** Links vorn liegende Aorta bei ventrikuloarterieller Konkordanz; man sieht das subaortale Infundibulum.

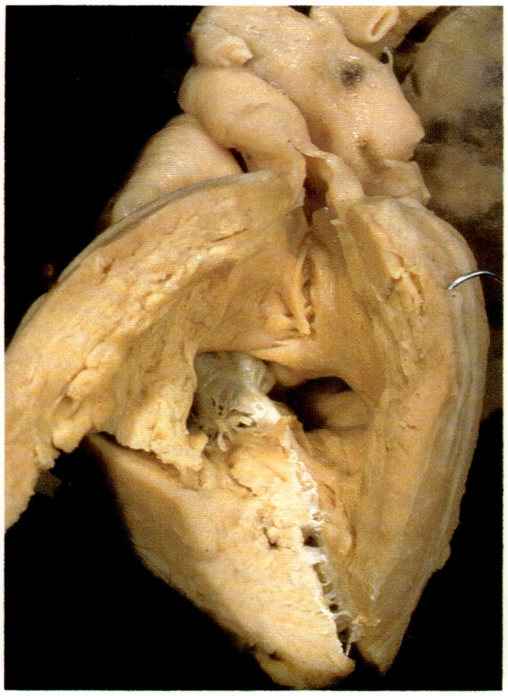

Abb. 14.**2** Vorn rechts liegender Truncus pulmonalis mit einem vollständig muskulären Infundibulum, von dem in Abb. 14.1 gezeigten Herzen.

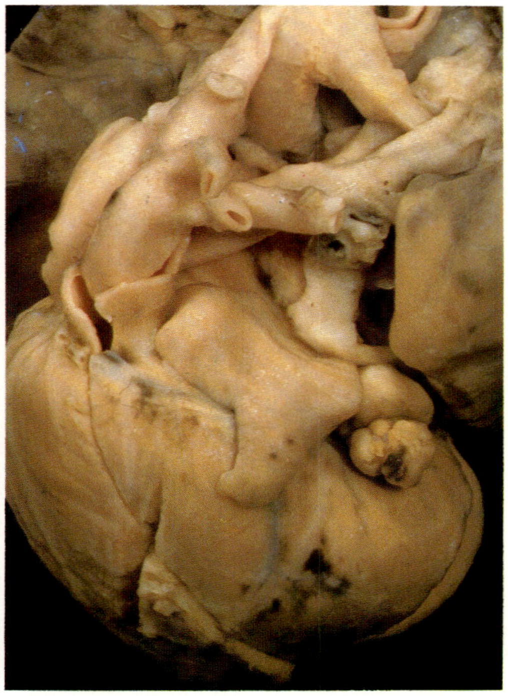

Abb. 14.**3** Bei dem Herzen von Abb. 14.1 und 14.2 besteht eine Juxtaposition der Herzohren, aber beide haben eine linke Morphologie, d. h., es handelt sich um eine linksatriale Isomerie.

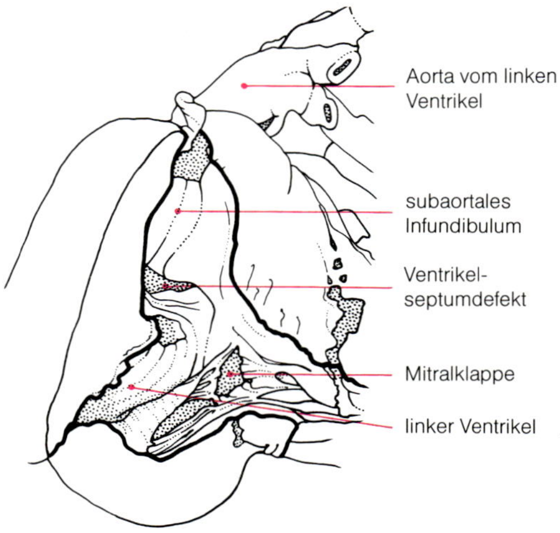

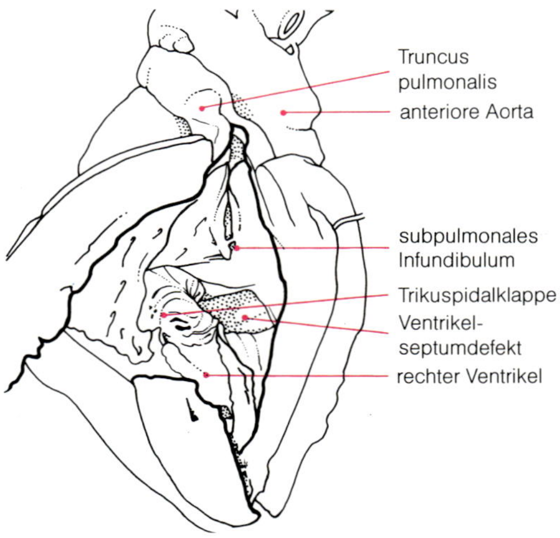

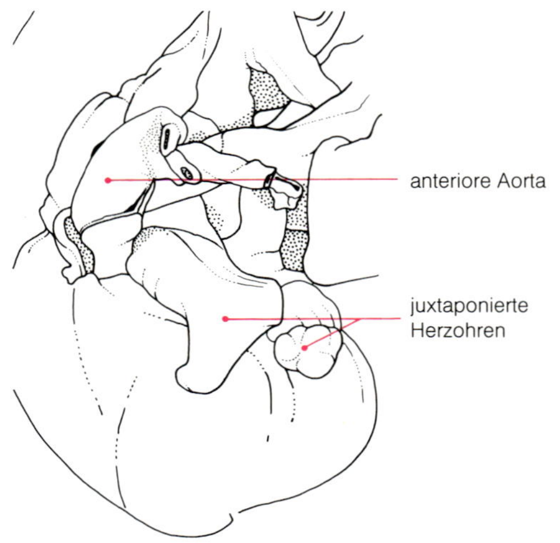

ventrikuloarterielle Verbindung bei Situs solitus oder inversus und bei atriaoventrikulärer Konkordanz oder Diskordanz existieren kann. Retrospektiv ist klar, daß bei einem dieser damals von uns beschriebenen Fälle eine linksatriale Isomerie bestand (Abb. 14.**3**), während bei einigen der vorher beschriebenen Fälle und einem weiteren aus unserem eigenen Material die rechte atrioventrikuläre Verbindung fehlte. Es kann also dieses Arrangement bei jeder beliebigen Vorhofanordnung und bei jeder möglichen atrioventrikulären Verbindung vorkommen, solange ein separater morphologisch rechter und linker Ventrikel vorhanden ist. Wie Freedom u. Harrington (1974) aufzeigten und wie unsere eigene Erfahrung bestätigte, sind Trikuspidalatresie und Juxtaposition der Herzohren häufige Begleiterscheinungen.

Es gibt noch ein abnormes Arrangement der Ventrikuloarterialverbindung, das bei ventrikuloarterieller Konkordanz beobachtet werden kann und das viel mit der sogenannten „anatomisch korrigierten Malposition" gemeinsam hat: Dabei entspringt bei atrioventrikulärer Diskordanz die Aorta in posteriorer Position aus dem morphologisch linken Ventrikel, aber auf der gleichen Seite wie der morphologisch rechte Vorhof. Bei diesem Arrangement ist daher bei Situs solitus die Aortenklappe rechtsseitig und steht in fibröser Kontinuität mit der rechtsseitigen Mitralklappe. Es wurde argumentiert, daß bei diesem Arrangement (Abb. 14.**4**, links) die Vorhöfe normal, die Ventrikel seitenverkehrt und die großen Arterien in normalen räumlichen Beziehungen für den Situs solitus sind. Aus diesem Grund wird das Arrangement „isolierte Ventrikelinversion" genannt (Van Praagh u. Van Praagh 1966). Wenn aber normale räumliche Beziehungen der großen Arterien bei Situs solitus existieren, steht die Aortenklappe in fibröser Kontinuität mit der linksseitigen Mitralklappe; wenn die großen Arterien normale Beziehungen zu den seitenverkehrten Ventrikeln hätten, wäre dagegen die Aortenklappe in posteriorer, linksseitiger Position und stünde in fibröser Kontinuität mit der rechtsseitigen Mitralklappe (Abb. 14.**4**, rechts). Demnach können die großen Arterien für die vorliegende Ventrikelarchitektur nicht als normal gelten. Es ergeben sich weitere Probleme, wenn man solche nominativen Termini benützt, denn das vergleichbare Arrangement mit atrioventrikulärer Diskordanz, ventrikuloarterieller Konkordanz und posteriorer, linksseitiger Aorta bei Situs inversus wird dann mit dem herrlich unklaren Titel „isolierte Ventrikel-Non-Inversion" ausgezeichnet!

Weiters kann zur möglichen Verwirrung bei diesen Anomalien beitragen, daß die Existenz eines dünnen Muskelbündels zwischen der anomal situierten Aortenklappe und der Mitralklappe aus einer „isolierten Ventrikelinversion" (oder Non-Inversion) eine „anatomisch korrigierte Malposition" machen würde; ferner wäre ein weiterer nominativer Terminus notwendig, wenn sich das Ventrikelarrangement der „isolierten Ventrikelinversion" bei Vorhofisomerie fände. Im Hinblick auf diese realen oder potentiellen Probleme ziehen wir es bei diesen sehr seltenen Herzmißbildungen vor, die Segmentverbindungen vollständig zu beschreiben und dann separat auf die abnormen Beziehungen und die Infundibulummorphologie im einzelnen einzugehen. Die Beschreibung „Situs inversus, atrioventrikuläre Diskordanz, ventrikuloarterielle Konkordanz mit linksseitiger, posteriorer Aorta und aorto-mitraler Kontinuität" (Abb. 14.**5**) ist zwar recht langatmig, doch werden es weit mehr sein, die dieses Arrangement erkennen, als solche, die auf Anhieb verstehen, was mit „isolierter Ventrikel-Non-Inversion" gemeint ist (Van Praagh 1977).

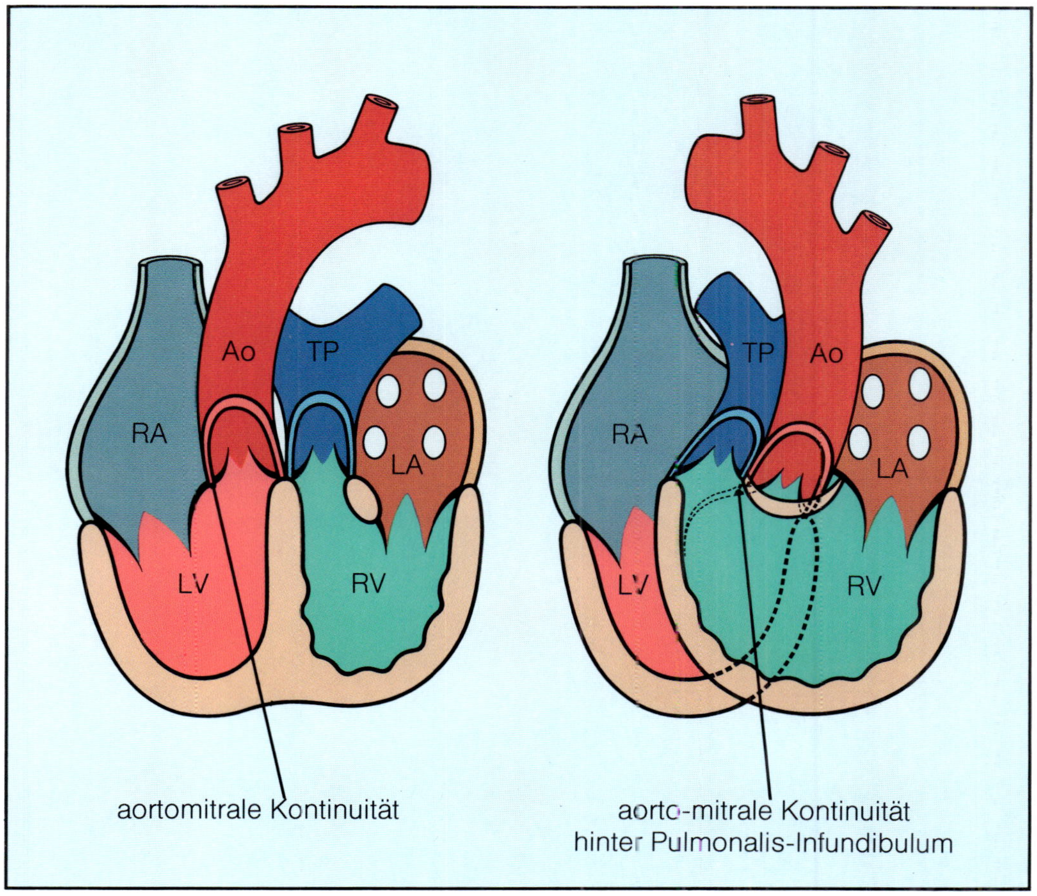

Abb. 14.**4** Dieses Arrangement (links) wurde „isolierte Ventrikelinversion" genannt; zum Vergleich (rechts) die ventrikuloarterielle Verbindung, die für die Linke-Hand-Ventrikelarchitektur „normal" wäre.

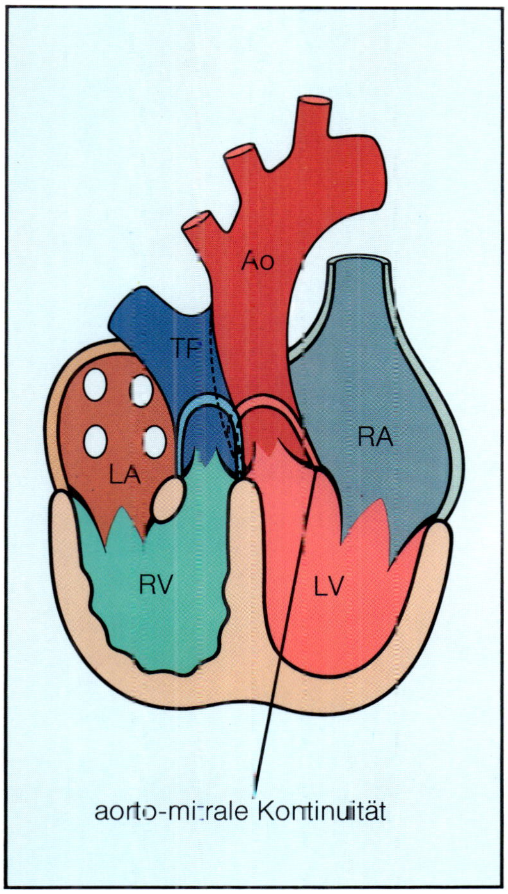

Abb. 14.**5** Situs inversus, atrioventrikuläre Diskordanz und ventrikuloarterielle Konkordanz mit links hinten liegender Aorta und aorto-mitraler fibröser Kontinuität, ein Arrangement, das die verwirrende Bezeichnung „isolierte Ventrikel-Non-Inversion" erhielt.

Komplette Transposition

Diese Herzmißbildung entsteht durch die spezifische Kombination von atrioventrikulärer Konkordanz und ventrikuloarterieller Diskordanz. Sie kann sich daher in Herzen mit Situs solitus (Abb. 14.**6**, links) oder Situs inversus (Abb. 14.**6**, rechts) finden. Der Ausdruck beschreibt nur Segmentverbindungen, und die Anomalie wird häufig einfach als „Transposition" oder „TGA" bezeichnet. Man beobachtet eine beträchtliche Heterogenität der Morphologie hinsichtlich der Beziehungen der Ventrikel und der großen Arterien, der Infundibulummorphologie und der Existenz von Begleitanomalien, etwa Ventrikelseptumdefekten, Obstruktion des linksventrikulären Ausflußtrakts und so fort.

Die Beziehungen der Arterien zueinander variieren erheblich. Gewöhnlich liegt die Aorta bei Situs solitus rechts vor dem Truncus pulmonalis (Abb. 14.**7**). Das ist aber keineswegs universell. In einer retrospektiven Untersuchung der Angiokardiogramme von 109 aufeinanderfolgenden Fällen war die Aorta in nur annähernd drei Fünfteln rechts vorn (Carr u. Mitarb. 1968). Gewiß sieht man die Varianten einer direkt vorn oder einer links vorn liegenden Aorta in Autopsieserien (Abb. 14.**8**, links), doch hat man seit jener Studie erkannt, daß eine komplette Transposition bei Situs solitus mit einer rechts hinten liegenden Aorta vorkommen kann („normale Verhältnisse", Abb. 14.**8**, rechts; Van Praagh u. Mitarb. 1971, Wilkinson u. Mitarb. 1975). Diese Ergebnisse, gekoppelt mit der Tatsache, daß eine links vorn liegende Aorta für die komplette Transposition bei Situs inversus die Norm darstellt, zeigen, daß es nicht empfehlenswert ist, den Ausdruck „d-Transposition" als Gesamtbezeichnung für diese Gruppe von Anomalien zu benützen (Aziz u. Mitarb. 1981). Auch als Hinweis auf die sogenannte „d-Schleife" (Rechte-Hand-Ventrikelarchitektur) ist der Ausdruck nicht korrekt, da die „l-Schleife" (Linke-Hand-Architektur) wiederum die Norm ist, wenn die komplette Transposition bei Situs inversus besteht (Abb. 10.**2**). Zwar geht die komplette Transposition bei Situs solitus fast universell mit einer Rechte-Hand-Architektur einher, doch sind die Ventrikelbeziehungen nicht immer so wie erwartet, und man kann kreuzverkehrte Herzen mit kompletter (Guthaner u. Mitarb. 1976) sowie korrigierter Transposition finden (Anderson u. Mitarb. 1974, Anderson 1983).

Bezüglich der Infundibulummorphologie ist zu sagen, daß die Aortenklappe bei kompletter Transposition fast immer auf einem komplett muskulären Infundibulum ruht (Abb. 14.**9**, links), und daß zwischen der Pulmonal- und der Mitralklappe fibröse Kontinuität besteht (Abb. 14.**9**, rechts). In einem Zwanzigstel bis zu einem Zehntel der Fälle wird jedoch bilateral ein Infundibulum beobachtet (Abb. 14.**10**). In den seltenen Fällen mit Transposition der Aorta in posteriorer Position findet sich üblicherweise eine fibröse Kontinuität zwischen Aorten- und Mitralklappe über das Dach eines koexistenten Ventrikelseptumdefektes (Abb. 14.**10**, links), während die Pulmonalklappe ein vollständig muskuläres Infundibulum besitzt (Abb. 14.**10**, rechts).

Die Vorhöfe sind bei kompletter Transposition gewöhnlich normal, wenn auch jede beliebige Venenmündungsanomalie koexistent sein kann (Shaher 1973). Eine Juxtaposition der Herzohren ist eine häufige Begleitanomalie, ein Vorhofseptumdefekt die Regel. Gewöhnlich ist es ein

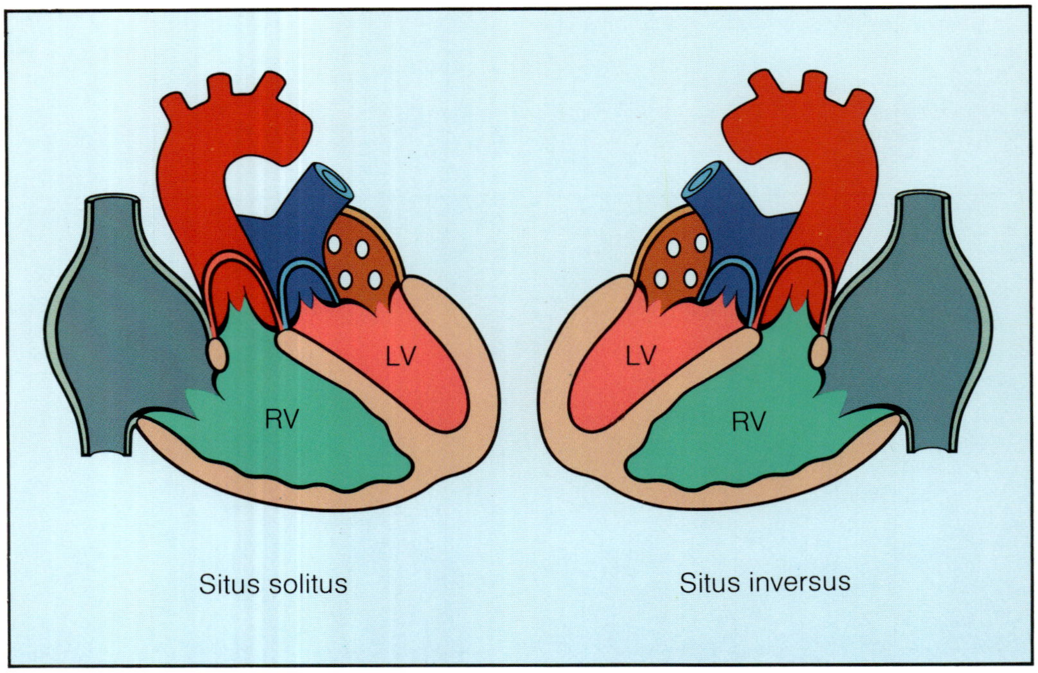

Abb. 14.**6** Segmentkombinationen, die eine komplette Transposition verursachen.

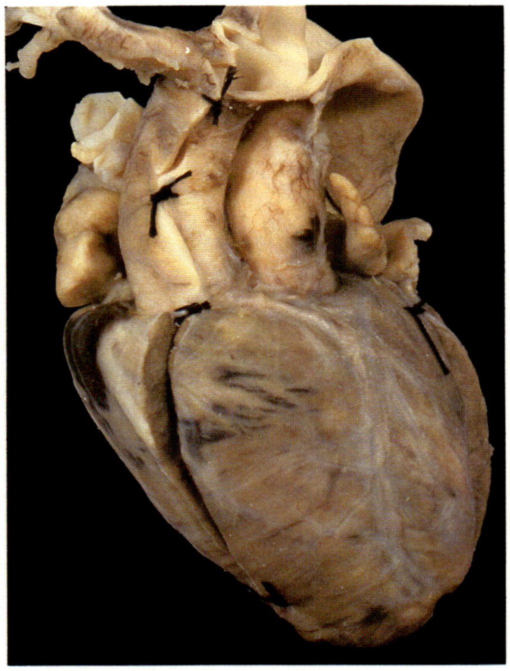

Abb. 14.**7** Übliche Lage der Aorta rechts vorn bei kompletter Transposition und Situs solitus.

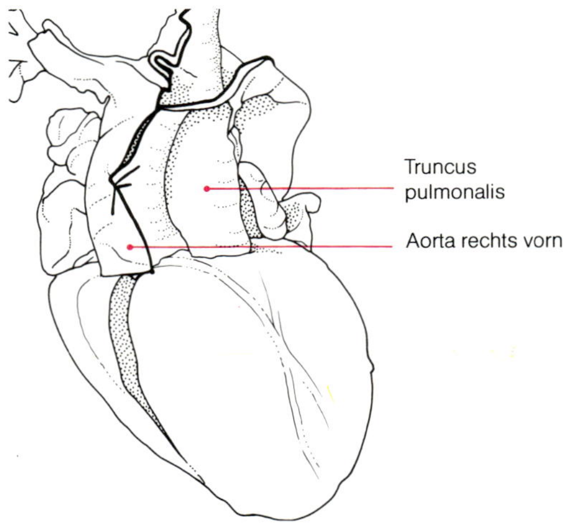

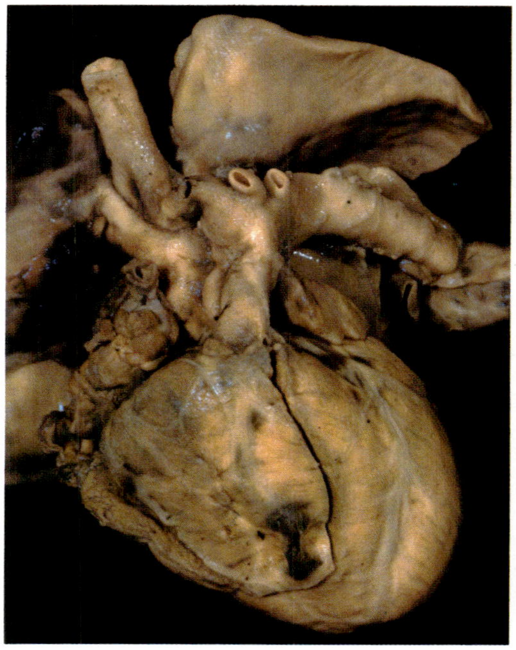

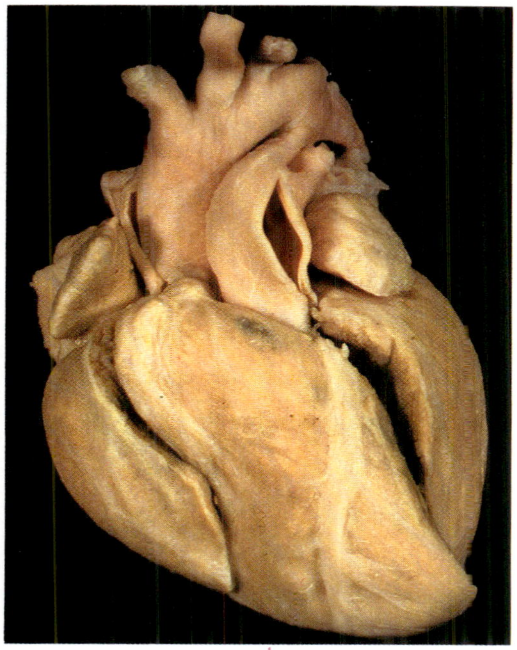

Abb. 14.**8** Komplette Transposition bei Situs solitus mit links vorn liegender Aorta (links) und komplette Transposition bei Situs solitus und rechts hinten liegender Aorta („normale Verhältnisse") (rechts).

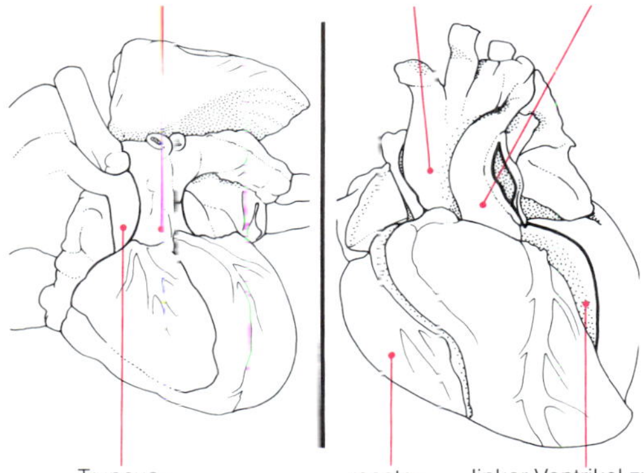

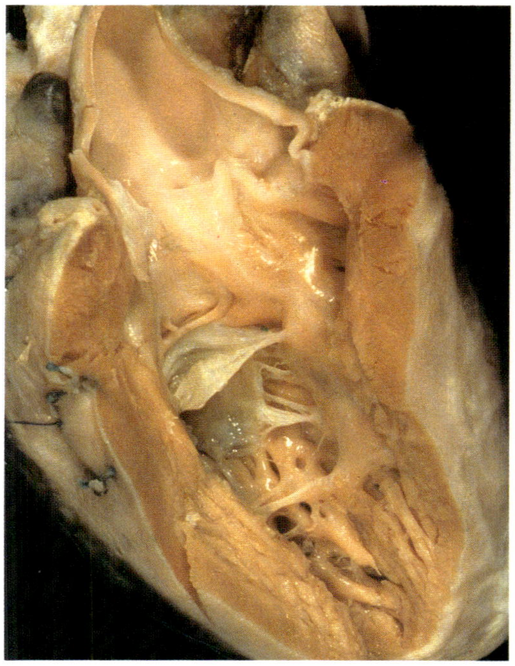

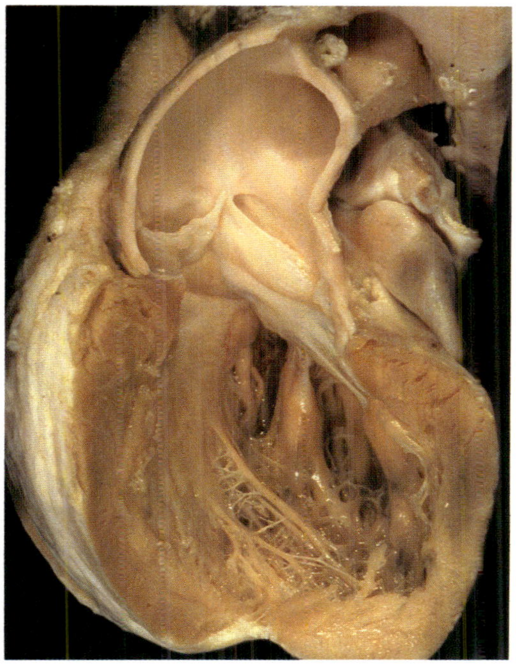

Abb. 14.**9** Komplettes subaortales Infundibulum (links) und Kontinuität zwischen Pulmonal- und Mitralklappe (rechts), der übliche Befund bei kompletter Transposition.

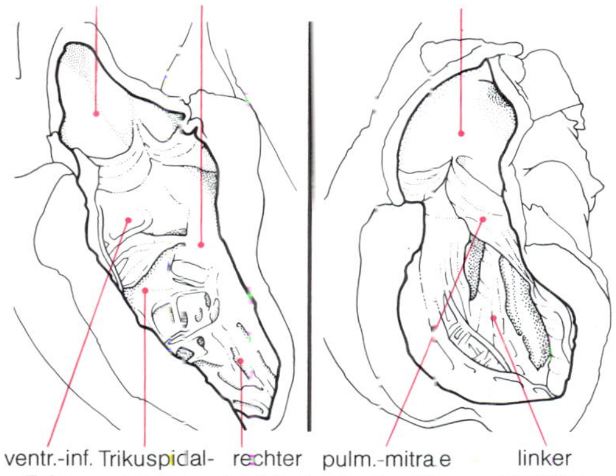

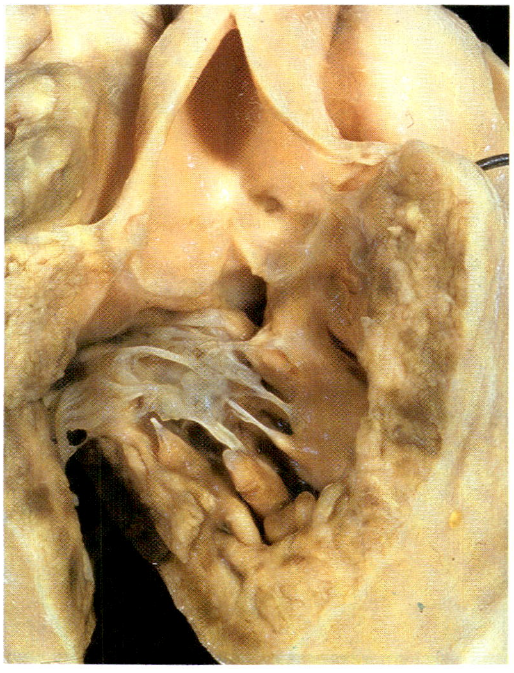

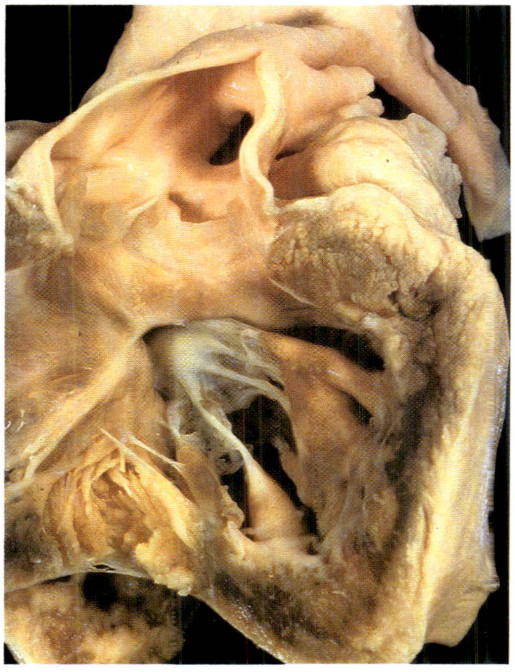

Abb. 14.**10** Übliche Infundibulummorphologie bei kompletter Transposition mit posteriorer Aorta. Es besteht aorto-mitrale Kontinuität (links) über einen Ventrikelseptumdefekt und ein vollständiges subpulmonales Infundibulum (rechts).

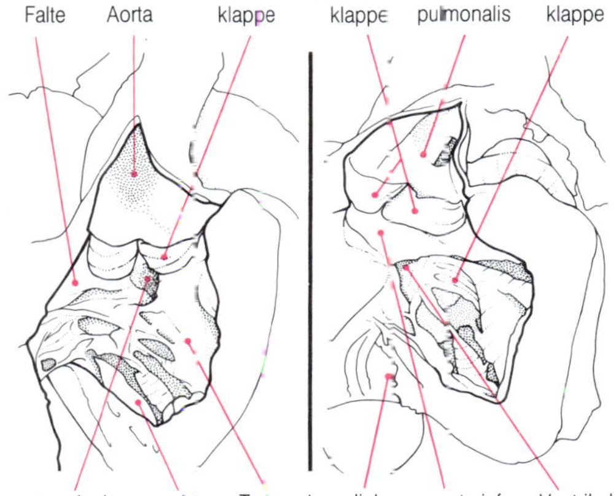

Defekt vom Fossa-ovalis-Typ; heutzutage findet man bei der Autopsie häufig noch einen weiteren Einriß des Septums als Folge einer Ballon-Vorhofseptostomie (Abb. 14.**11**). In anderen Fällen findet der Pathologe unter Umständen eine Umlenkung aller venösen Ströme nach einer Mustard- (Abb. 14.**12**) oder Senning-Operation vor. Aufgrund der praktisch normalen Vorhofmorphologie befindet sich das Erregungsleitungsgewebe an der gleichen Stelle wie im normalen Herzen (Ullal u. Mitarb. 1989), wenn auch die Position des Sinusknotens durch die Juxtaposition des Herzohrs verschoben sein kann (Ho u. Mitarb. 1979).

Die atrioventrikulären Verbindungen sind definitionsgemäß konkordant, und die Morphologie der Trikuspidal- und der Mitralklappe ist praktisch normal, wenn es auch feine Unterschiede in der Anordnung des Klappenspannapparats und in der Anatomie des Atrioventrikularseptums gibt (Smith u. Mitarb. 1983). Die Ventrikel sind bei der Geburt fast gleich dick, aber bald danach wird der morphologisch rechte Ventrikel dominant, da er die Arbeitslast für den Körperkreislauf übernimmt (Bano-Rodrigo u. Mitarb. 1980, Smith u. Mitarb. 1982). Die stärksten Abweichungen der Ventrikelanatomie sind zu beobachten, wenn Begleitanomalien vorhanden sind. Häufig besteht ein Ventrikelseptumdefekt. Gewöhnlich ist es der Typ, der auf der Richtungsabweichung des Ausflußzonenseptums beruht, wobei das im rechten Ventrikel inserierende Infundibularseptum und das durch die Trabecula septomarginalis verstärkte Trabekelzonenseptum deutlich auseinanderklaffen (Abb. 14.**13**). Aus diesem Grund liegt der Defekt unmittelbar subpulmonal, und die Pulmonalklappe reitet über dem Trabekelzonenseptum. Es gibt eine Reihe von Übergängen zwischen der kompletten Transposition und dem rechten Doppelausflußventrikel mit subpulmonalem Defekt (s. unten), je nachdem, welche Verbindung die reitende Klappe gerade herstellt. Wir teilen diese Reihe in der Mitte und weisen die reitende Klappe dem Ventrikel zu, mit dem sie zum größten Teil verbunden ist (Kirklin u. Mitarb. 1973); von anderen wird die ganze Reihe jedoch als Taussig-Bing-Anomalie bezeichnet (Bharati u. Mitarb. 1978). Diese Septumdefekte im Ausflußtrakt können entweder perimembranös sein (Abb. 14.**13**) oder einen muskulären posteroinferioren Saum haben (Abb. 14.**14**). Für den Chirurgen ist ein wesentlicher Punkt, daß ihre rechtsventrikuläre Seite oft vom Spannapparat der Trikuspidalklappe gekreuzt wird (Abb. 14.**15**). Wenn sich die Aorta links vorn befindet, liegt ein Defekt im Ausflußtrakt unmittelbar subaortal, was wieder für die Therapie Bedeutung hat, weil solche Defekte und andere Ausflußseptumdefekte direkt zur Aorta verbunden werden können (Rastelli u. Mitarb. 1969). Defekte im Ausflußzonenseptum sind zwar die Regel, doch kann sich bei der kompletten Transposition jeder beliebige Typ einschließlich perimembranöser oder muskulärer Einflußseptumdefekte finden. Eine wichtige Begleitanaomalie bei perimembranösen Einflußseptumdefekten ist ein Reiten der Trikuspidalklappe, aber dabei erstreckt sich das Septum nicht bis zur Crux. Das verursacht eine grobe Anomalie der atrioventrikulären Leitungsachse (s. Abb. 11.**59**). Bei einem durch Verlagerung des Ausflußzonenseptums bedingten Defekt findet sich manchmal eine reitende Mitral-

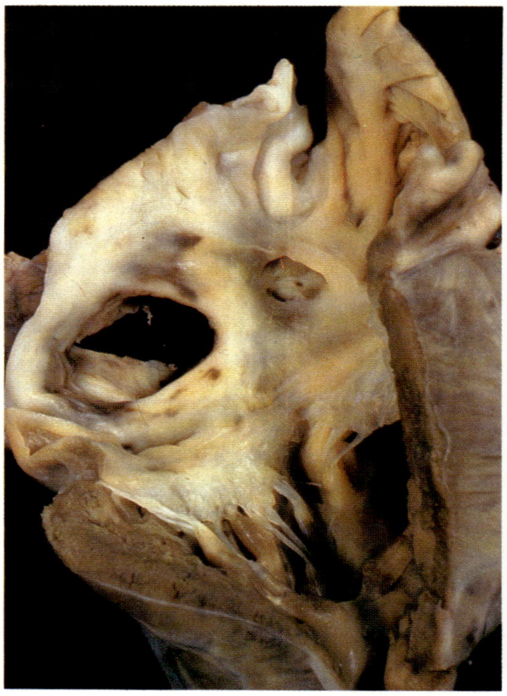

Abb. 14.**11** Ruptur des Vorhofseptums als Folge einer Ballon-Vorhofseptostomie (von Dr. *M. J. Tynan*).

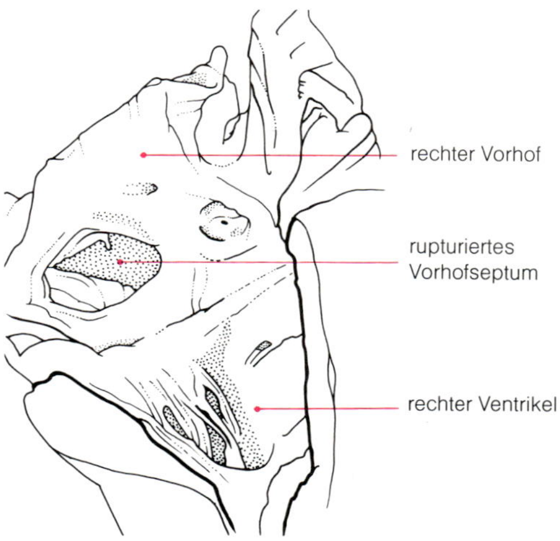

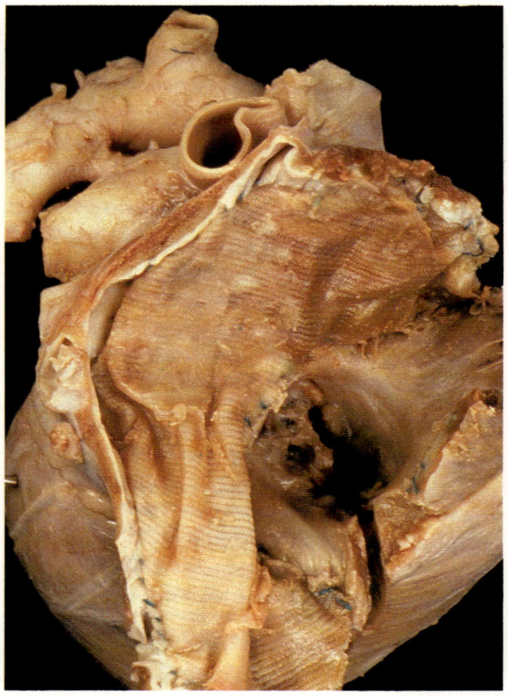

Abb. 14.**12** Die bei einer Mustard-Operation eingesetzte Ablenkplatte („Baffle") lenkt das einströmende Pulmonalvenenblut zur Trikuspidalklappe, während das Blut aus den Körpervenen hinter der Ablenkplatte zur Mitralklappe fließt. Vorhöfe von oben gesehen.

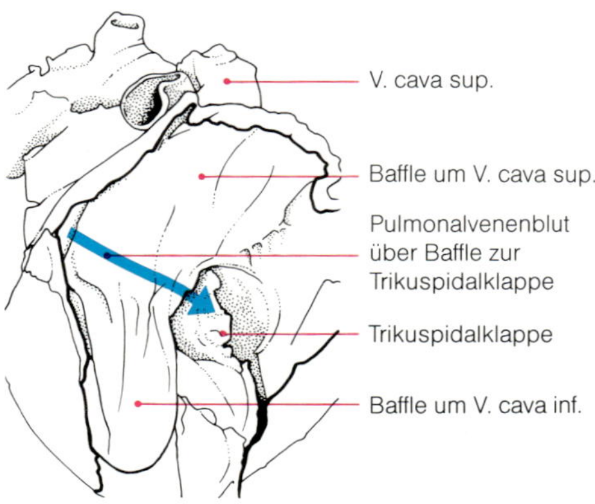

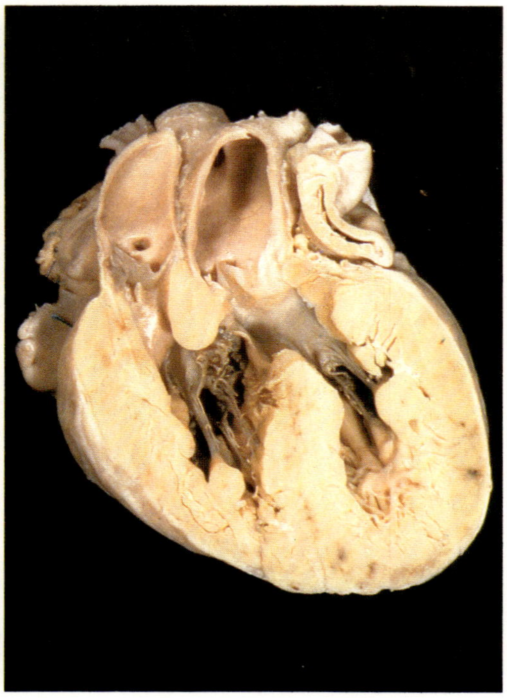

Abb. 14.**13** Ausflußbahnen bei kompletter Transposition mit perimembranösem, durch Septumverlagerung bedingtem Septumdefekt.

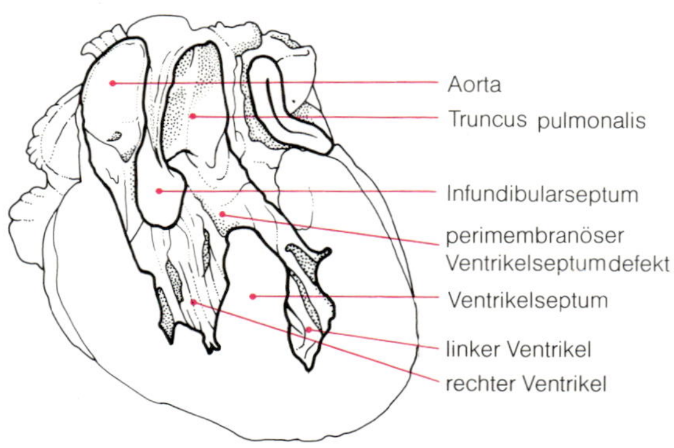

klappe. Abgesehen von dem Arrangement mit reitender Trikuspidalklappe ist die Anordnung des Erregungsleitungsgewebes so, wie es für einen isolierten Ventrikelseptumdefekt zu erwarten ist (Abb. 12.13).

Wie in Kap. 13 besprochen, kann jede der Fehlbildungen, die im morphologisch linksventrikulären Ausflußtrakt vorkommen, bei kompletter Transposition eine Pulmonalstenose verursachen. Eine valvuläre Stenose kann isoliert existieren, öfter aber kompliziert sie eine subvalvuläre Stenose. Immer häufiger wird bekannt, daß eine dynamische Obstruktion angiokardiographisch beobachtet wird, daß aber die Druckmessung bei der Operation kein signifikantes Gefälle am Ausflußtrakt ergibt und daß keines nach der Operation persistiert. Das Hauptproblem bilden daher die fixierten Obstruktionen. Besondere Bedeutung haben fibromuskuläre Diaphragmen oder Tunnel wegen ihrer Beziehung zum Erregungsleitungssystem sowie Gewebezipfel (Crupi u. Mitarb. 1977). Diese können mit oder ohne Ventrikelseptumdefekt vorkommen, aber wenn ein Defekt besteht, ist es die Verlagerung des Infundibularseptums in den linksventrikulären Ausflußtrakt, die am häufigsten eine Obstruktion verursacht (Abb. 14.**16**). Eine subaortale Obstruktion ist bei kompletter Transposition nicht so häufig, und eine valvuläre Aortenstenose ist außerordentlich selten. Wenn sie jedoch besteht, geht die Aortenausflußstenose fast immer mit Koarktation, Isthmushypoplasie und Ductus arteriosus persistens einher. Das Offenbleiben des Ductus Botalli ist eine wichtige Begleitanomalie von selbständiger Bedeutung, die isoliert oder gemeinsam mit anderen Anomalien vorkommen kann.

Unabhängig davon, ob Begleitanomalien vorhanden sind oder nicht, sind bei der kompletten Transposition Anomalien im epikardialen Verlauf der Koronararterien häufig (Rowlatt 1962, Elliot u. Mitarb. 1963, Shaher u. Puddu 1966). Diese Verlaufsanomalien betreffen jedoch selten den Ursprung der Koronararterien, die fast ausnahmslos aus den beiden dem Truncus pulmonalis anliegenden Aortensinus entspringen (die „opponierten" Sinus, Abb. 14.**17**). Das ist für den Chirurgen sehr wertvoll, weil es bedeutet, daß sich die Koronararterien beim „Arterien-Switch-Verfahren" (Platztausch von Aorta und Pulmonalis) leicht zum Truncus pulmonalis transferieren lassen (Jatene u. Mitarb. 1976; Yacoub u. Radley-Smith 1978). Wenn man diese Verlagerung durchführt, muß man aber den Ursprung der Sinusknotenarterie berücksichtigen.

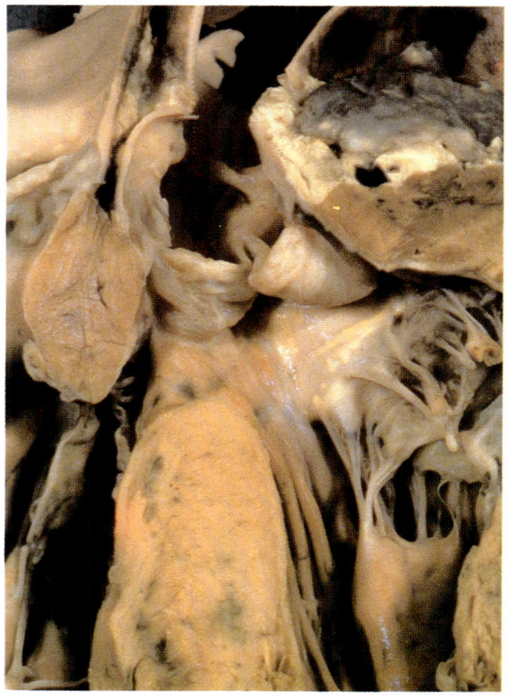

Abb. 14.**14** Durch Septumverlagerung bedingter Ausflußseptumdefekt, der einen posteroinferioren muskulären Randsaum besitzt, bei kompletter Transposition.

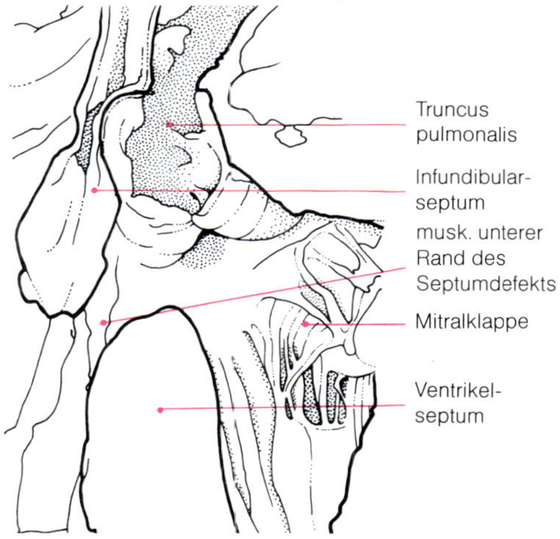

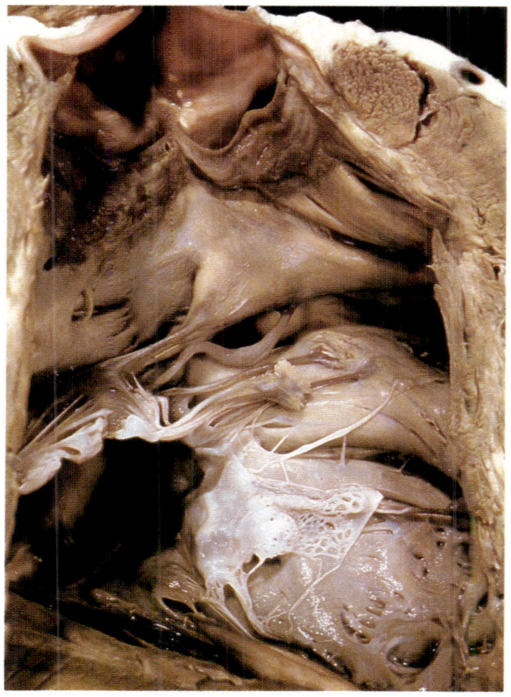

Abb. 14.**15** Durch Septumverlagerung bedingter Ausflußseptumdefekt vom rechten Ventrikel gesehen: der Spannapparat der Trikuspidalklappe zieht über den Defekt.

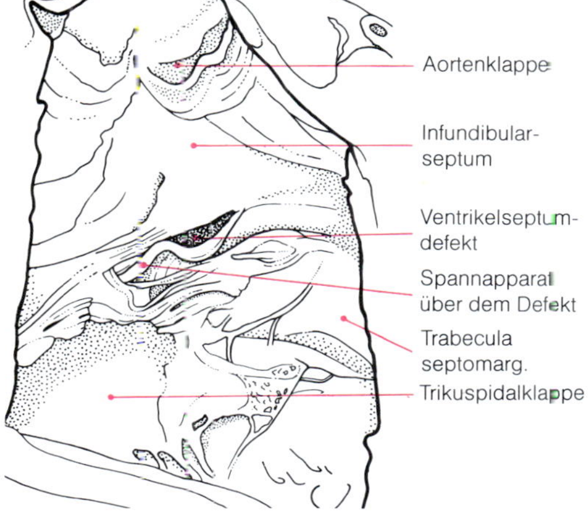

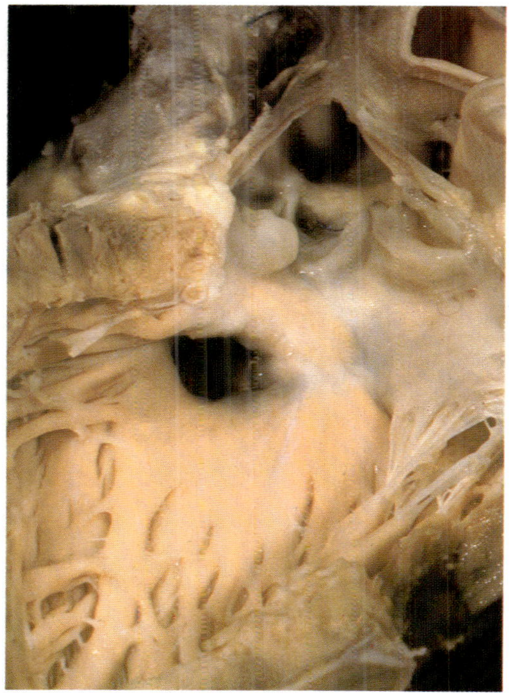

Abb. 14.**16** Durch die Verlagerung des Ausflußzonenseptums bedingte subpulmonale Obstruktion bei kompletter Transposition.

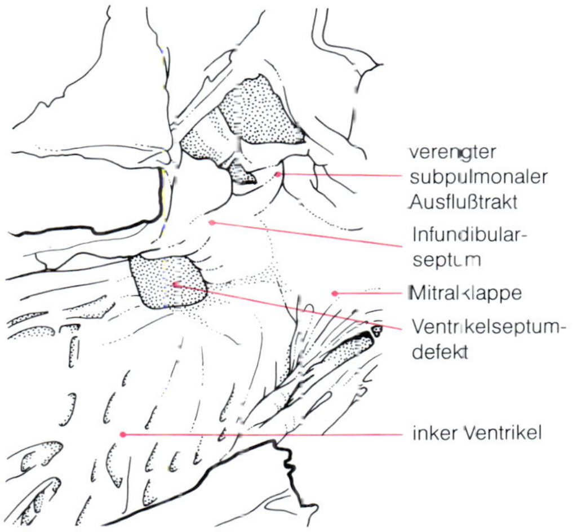

Doppelausflußventrikel

Für uns bedeutet der Ausdruck Doppelausflußventrikel nur die Beschreibung einer Verbindung zwischen den Ventrikeln und den großen Arterien. Wie oben angeführt, weisen wir eine reitende Arterienklappe jenem Ventrikel zu, mit dem sie zu ihrem größeren Teil verbunden ist (Kirklin u. Mitarb. 1973). Ein Doppelausflußventrikel kann daher als die Anordnung definiert werden, bei der mehr als die Hälfte beider Arterienklappen mit demselben Ventrikel verbunden ist. Dieser kann eine rechte, linke oder unbestimmte Morphologie aufweisen. Diese ventrikuloarteriellen Verbindungen können mit jeder beliebigen atrioventrikulären Verbindung kombiniert sein; den Doppelausfluß bei atrioventrikulärer Diskordanz und Doppeleinflußventrikel (s. Kap. 11) und bei Vorhofisomerie (s. Kap. 10) haben wir aber bereits besprochen. In diesem Kapitel befassen wir uns in erster Linie mit den häufigsten Formen des Doppelausflußventrikels, nämlich mit dem rechten oder linken Doppelausflußventrikel bei Situs solitus und atrioventrikulärer Konkordanz.

Rechter Doppelausflußventrikel

Wie bereits gesagt, betrachten wir diese Anomalie bei atrioventrikulärer Konkordanz als gegeben, wenn mehr als die Hälfte beider Arterienklappen mit dem morphologisch rechten Ventrikel verbunden ist; der rechte Ventrikel ist mit dem rechten Vorhof verbunden, der linke Vorhof mit dem morphologisch linken Ventrikel (Wilcox u. Mitarb. 1981). Von manchen wird für die Definition des rechten Doppelausflußventrikels die Existenz eines bilateralen Infundibulums gefordert (Sridaromont u. Mitarb. 1978); das scheint aber nicht sehr logisch zu sein, da dieselben Autoren ein bilaterales Infundibulum nicht als Kriterium des Doppelausflusses heranziehen, wenn eine ventrikuloarterielle Diskordanz vorliegt. Darüber hinaus wird von anderen die Fallot-Tetralogie vom Doppelausfluß sogar dann abgegrenzt, wenn bei vorhandener Tetralogiemorphologie der Großteil der Aortenklappe gemeinsam mit der Pulmonalklappe am rechten Ventrikel ansetzt und aorto-mitrale fibröse Kontinuität besteht (Baron 1971). Auch in dieser Übereinkunft sehen wir wenig Meriten, da eine der Eigenheiten des rechten Doppelausflußventrikels seine offensichtliche Heterogenität ist; wir sehen auch kein Problem darin, die Koexistenz einer Fallot-Tetralogie mit einem rechten Doppelausflußventrikel zu beschreiben (s. Abb. 13.**12**).

Der rechte Doppelausflußventrikel ist demnach eine ventrikuloarterielle Verbindung, die eine sonst äußerst heterogene Gruppe von Fehlbildungen vereint. Diese Heterogenität erfordert Unterscheidungen hinsichtlich der Position und Morphologie des Ventrikelseptumdefekts, der Beziehungen der großen Arterien zueinander, der Infundibulummorphologie und der Existenz von Begleitanomalien. In jedem Einzelfall ist es physisch möglich, daß jede beliebige Variante eines dieser Merkmale mit jeder möglichen Variante der übrigen koexistiert, so daß sich eine Unzahl

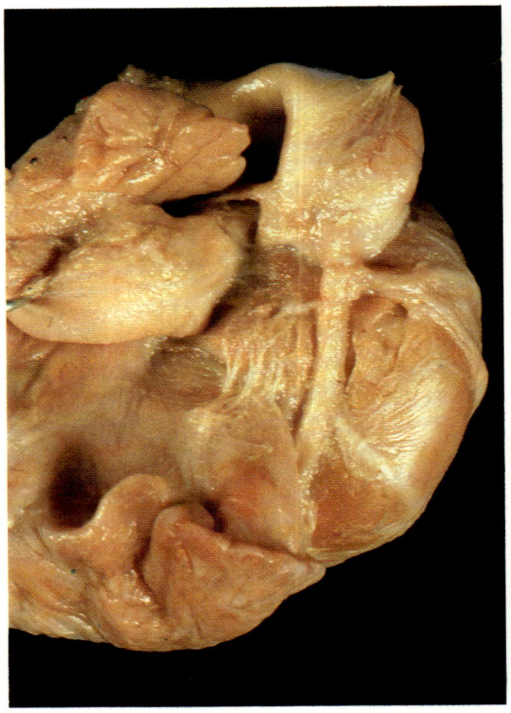

Abb. 14.**17** Ursprung der Koronararterien aus den „opponierten" Sinus der Aorta bei kompletter Transposition.

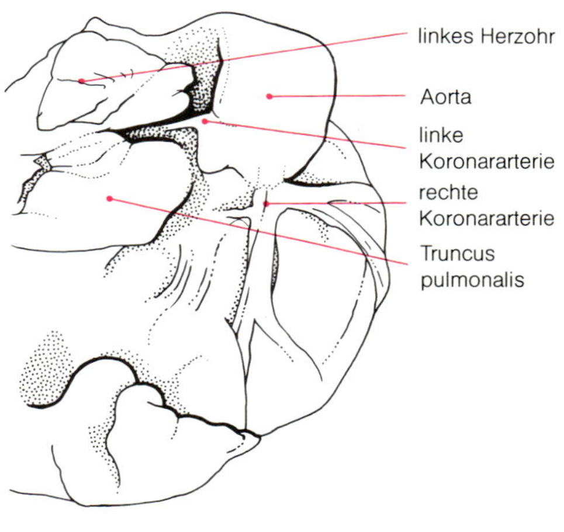

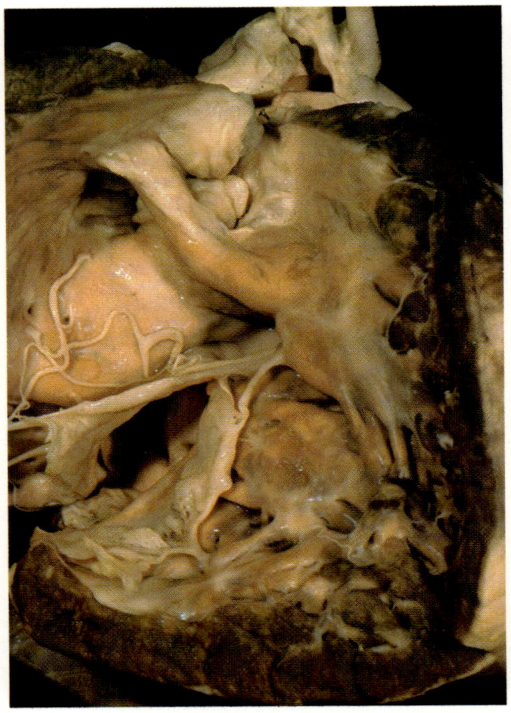

Abb. 14.**18** Subaortaler perimemb. Defekt bei rechtem Doppelausflußventrikel m. rechts hinten liegender Aorta u. großem bil. Infundibulum.

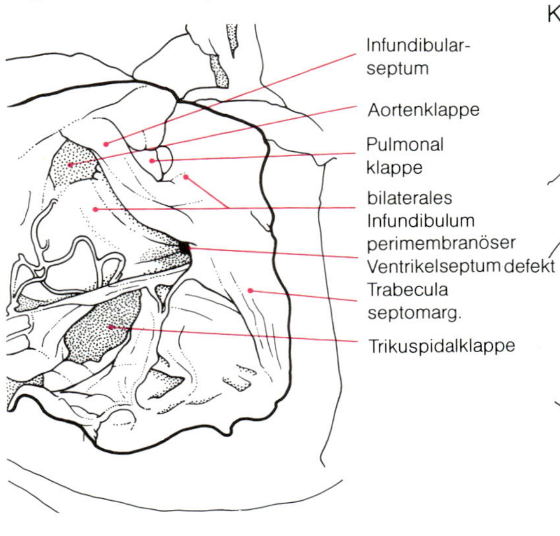

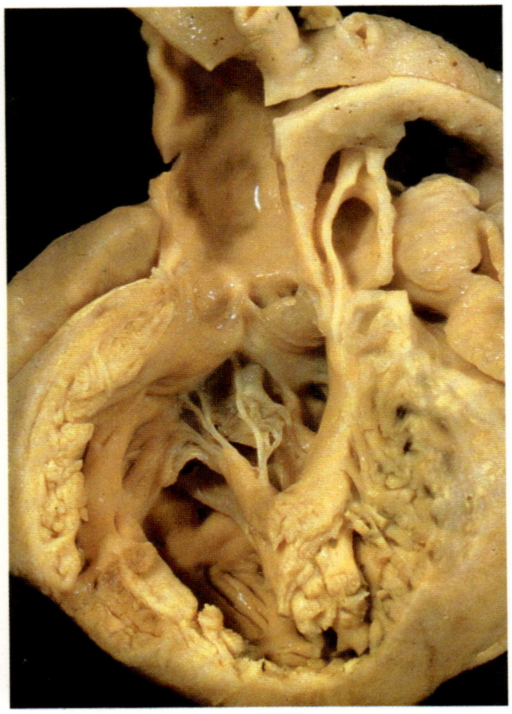

Abb. 14.**19** Subaortaler perimemb. Defekt bei rechtem Doppelausflußventrikel mit rechts hinten liegender Aorta u. aorto-mitral-trikuspidaler fibr. Kontinuität.

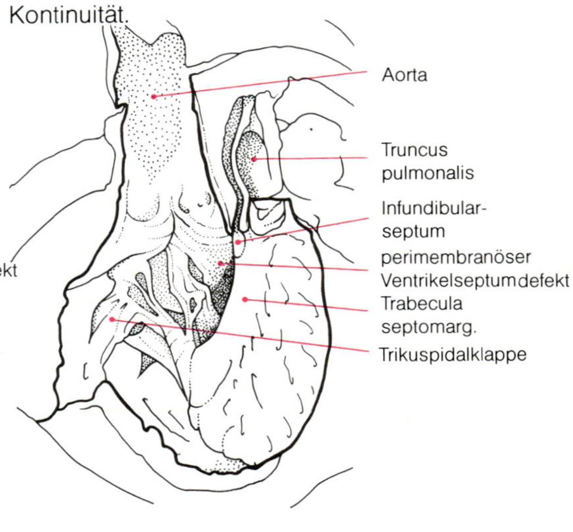

von Kombinationen ergibt (Wilcox u. Mitarb. 1981). Trotzdem besteht selbstverständlich eine gewisse Vorhersagbarkeit, die eine Klassifizierung des rechten Doppelausflußventrikels erlaubt. Bei früheren Klassifizierungen standen entweder die Lagebeziehungen der großen Arterien zueinander (Van Praagh u. Mitarb. 1975) oder die Lagebeziehung des Ventrikelseptumdefekts zu den großen Arterien im Vordergrund (Lev u. Mitarb. 1972). In neuerer Zeit hat Kirklin vorgeschlagen (persönliche Mitteilung, 1982), diese beiden Wege zu kombinieren, um dem Chirurgen eine brauchbare Klassifikation in die Hand zu geben.
Allgemein gesprochen können die Lagebeziehungen der großen Arterien drei Formen zugeordnet werden: die Aorta hat mehr oder weniger normale Beziehungen zum Truncus pulmonalis, die Aorta liegt vorn rechts oder die Aorta liegt vorn links. Bei mehr oder weniger normalen Verhältnissen der großen Arterien befindet sich der Ventrikelseptumdefekt meist unterhalb der posterioren Aorta (Abb. 14.**18**). Der Ansatz des verlagerten Ausflußzonenseptums am Trabekelzonenseptum trennt den subpulmonalen Ausflußtrakt vom Defekt. Wie nahe die Aortenklappe ist, hängt von der Größe der ventrikuloinfundibulären Falte ab. Bei einem großen subaortalen Infundibulum ist die Klappe weiter vom Defekt entfernt (Abb. 14.**18**) als bei fibröser Kontinuität zwischen Aorten- und Atrioventrikularklappe (Abb. 14.**19**). Die Lage des Erregungsleitungsgewebes zum Defektrand hängt davon ab, ob der Defekt perimembranös ist (es besteht aorto-trikuspidale Kontinuität) oder ob der hintere Schenkel der Trabecula septomarginalis mit der ventrikulo-infundibulären Falte zu einem muskulären posterinferioren Randsaum verschmilzt. Wie bei den isolierten Defekten schützt dieser Muskelstreifen die Leitungsachse, wenn sie dort verläuft. Perimembranöse Defekte bei grundsätzlich normalen Lagebeziehungen der großen Arterien können sich in das Einflußzonenseptum ausdehnen, und auch dadurch wird die Entfernung des Defekts von der Aorta größer (in Richtung auf einen nicht-zugeordneten Defekt). Ein nicht so häufiger Typ eines Defekts bei grundsätzlich normalen Lagebeziehungen der großen Arterien ist der unter beiden großen Arterien liegende Defekt („doppelt zugeordneter subarterieller Defekt"). Auch dieser kann perimembranös sein oder einen muskulären posteroinferioren Randsaum besitzen (Abb. 14.**20**). Muskuläre Einflußseptumdefekte ohne Beziehung zu den großen Arterien („nicht-zugeordnete" Defekte) (Abb. 14.**21**) sind selten, und einen subpulmonalen Defekt bei dieser Anordnung der großen Arterien haben wir nie gesehen. Eine häufige Begleiterscheinung in dieser Gruppe ist eine subpulmonale Obstruktion, und eine durch Undurchgängigkeit der Klappe bedingte Mitralatresie ist keineswegs selten (s. Abb. 11.**68**).

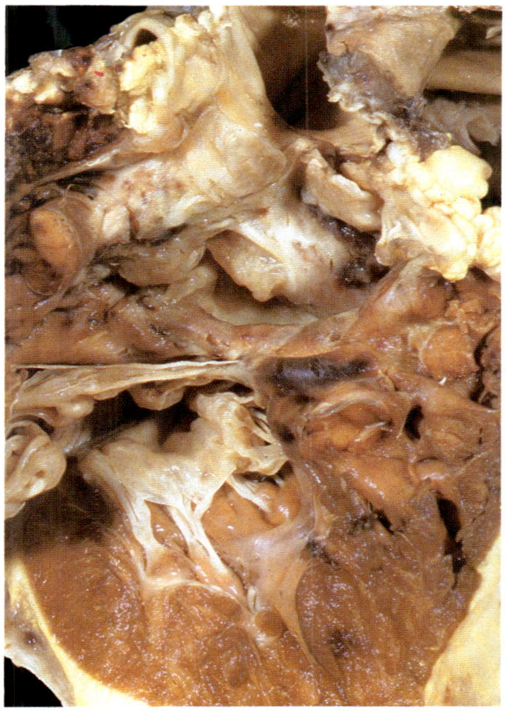

Abb. 14.**20** Defekt unter beiden Arterien mit post.-inf. musk. Rand bei rechtem Doppelausflußventrikel mit rechts hinten liegender Aorta.

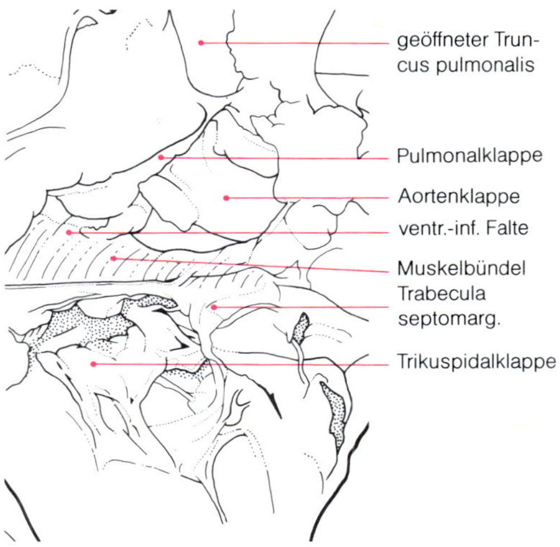

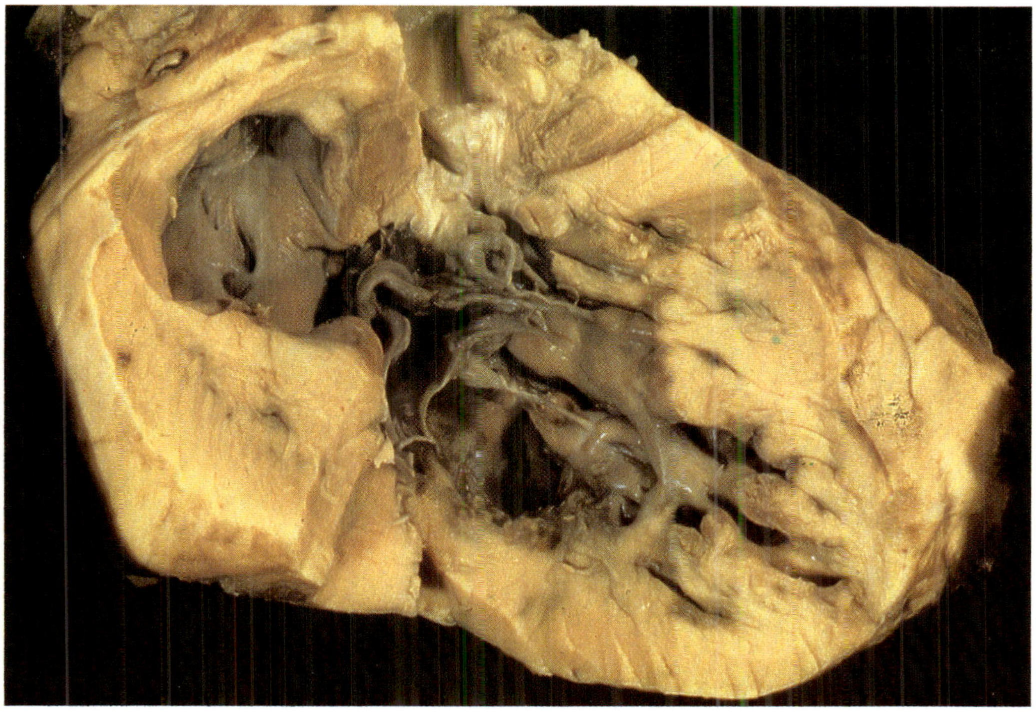

Abb. 14.**21** Muskulärer Defekt im Einflußzonenseptum ohne Beziehung zu den großen Arterien bei rechtem Doppelausflußventrikel mit rechts hinten liegender Aorta.

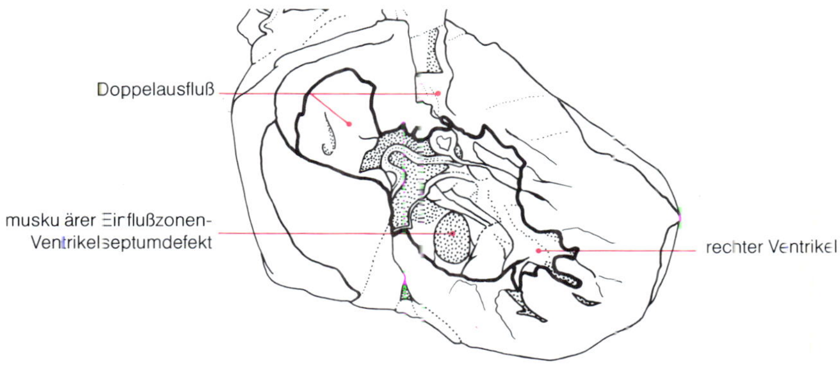

Bei der zweiten Form der Lagebeziehungen liegt die Aorta parallel zum Truncus pulmonalis oder vorn rechts – ein Arrangement, das bei kompletter Transposition häufiger gefunden wird. Der Defekt liegt meist subpulmonal (Abb. 14.**22**). Es gibt eine Reihe von Übergängen zwischen dem Doppelausfluß und der kompletten Transposition, abhängig davon, welche Verbindung die Pulmonalklappe genau eingeht. Sie werden von manchen als Taussig-Bing-Gruppe zusammengefaßt. Der Defekt, den die Schenkel der Trabecula septomarginalis umfassen, liegt subpulmonal, weil das Infundibularseptum mit dem hinteren Schenkel der Trabecula septomarginalis und gewöhnlich mit der ventrikulo-infundibulären Falte verschmilzt. Üblicherweise hat der Defekt daher einen muskulären posteroinferioren Randsaum, der das Erregungsleitungsgewebe schützt (Abb. 14.**22**), er kann aber bei größerer Ausdehnung perimembranös werden, wenn eine mitral-trikuspidale Kontinuität besteht. Unter diesen Umständen kann sich der Defekt in das Einflußzonenseptum ausdehnen und zu einem nicht-zugeordneten Defekt werden (Abb. 14.**23**). Die Nähe der Pulmonalklappe zum Defekt hängt wiederum von der Integrität der ventrikulo-infundibulären Falte ab, das heißt, ob bilateral ein Infundibulum vorhanden ist oder nicht. Wir haben weder subaortale noch doppelt zugeordnete Defekte beobachtet, wenn die Aorta rechts vorn liegt. Bei dem üblichen subpulmonalen Defekt dieses Typs sind häufig obstruktive Veränderungen am Aortenbogen, eine reitende Mitralklappe (Kitamura u. Mitarb. 1974) oder eine Kombination dieser beiden Anomalien zu finden.

Bei der letzten Gruppe liegt die Aorta links vorn (Van Praagh u. Mitarb. 1975, Lincoln u. Mitarb. 1975). Bei dieser weitaus seltensten Gruppe liegt der Defekt gewöhnlich subaortal, kann aber doppelt zugeordnet, subpulmonal oder nicht zugeordnet sein. Hinsichtlich der Morphologie des Defekts selbst und der Integrität der ventrikulo-infundibulären Falte existiert die gleiche Variabilität wie bei den anderen Formen. Eine häufige Begleitanomalie ist eine Juxtaposition der Herzohren, desgleichen eine subpulmonale Stenose. Bei der letztgenannten wird der verengte Ausflußtrakt oft von einer großen Koronararterie gekreuzt (Lincoln 1972); das kommt auch bei vorn rechts liegender Aorta und subpulmonalem Defekt vor (Wilcox u. Mitarb. 1981).

Linker Doppelausflußventrikel

Ursprünglich als embryologische Unmöglichkeit angesehen (Van Mierop u. Wiglesworth 1963), wurde die Existenz dieser Fehlbildung eindeutig bewiesen, als sie mit einem intakten interventrikulären Septum beobachtet wurde (Paul u. Mitarb. 1970). Sie wird heute einfach als eine ventrikuloarterielle Verbindung betrachtet (Abb. 14.**24**) und immer häufiger erkannt (Brandt u. Mitarb. 1976, Bharati u. Mitarb. 1978, Otero

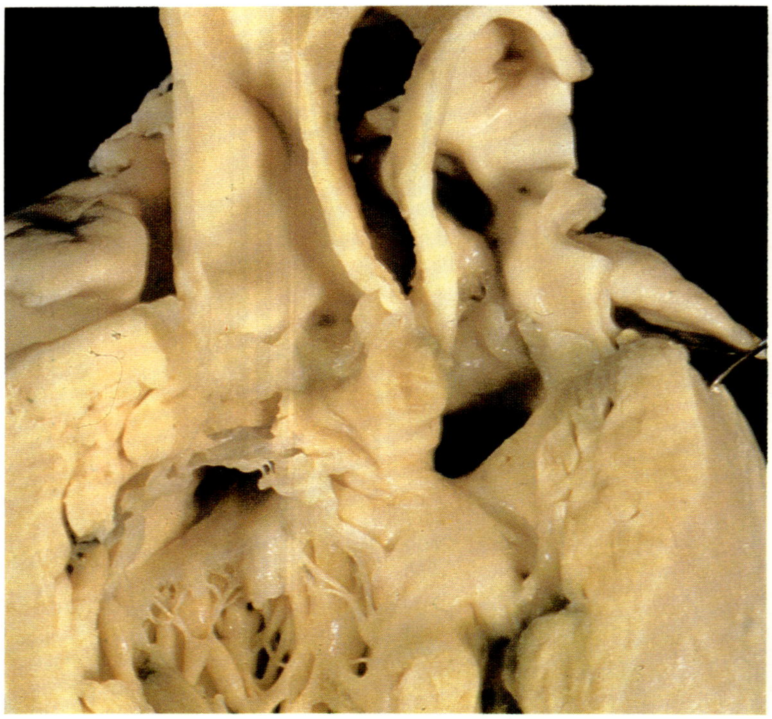

Abb. 14.**22** Subpulmonaler Defekt bei rechtem Doppelausflußventrikel mit rechts vorn liegender Aorta. Der Defekt besitzt einen posteroinferioren muskulären Randsaum.

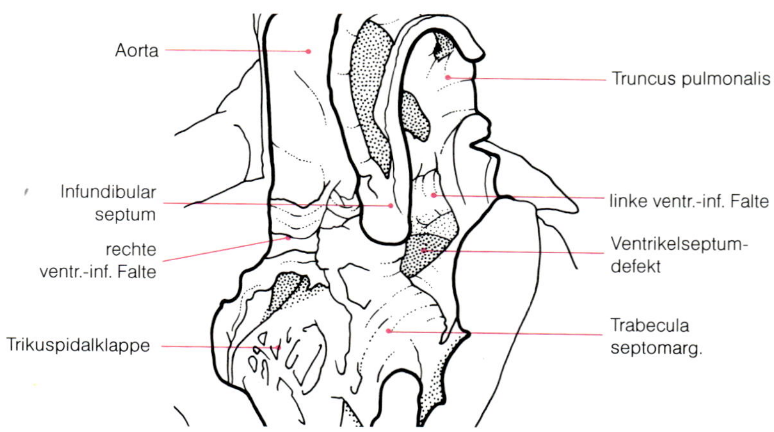

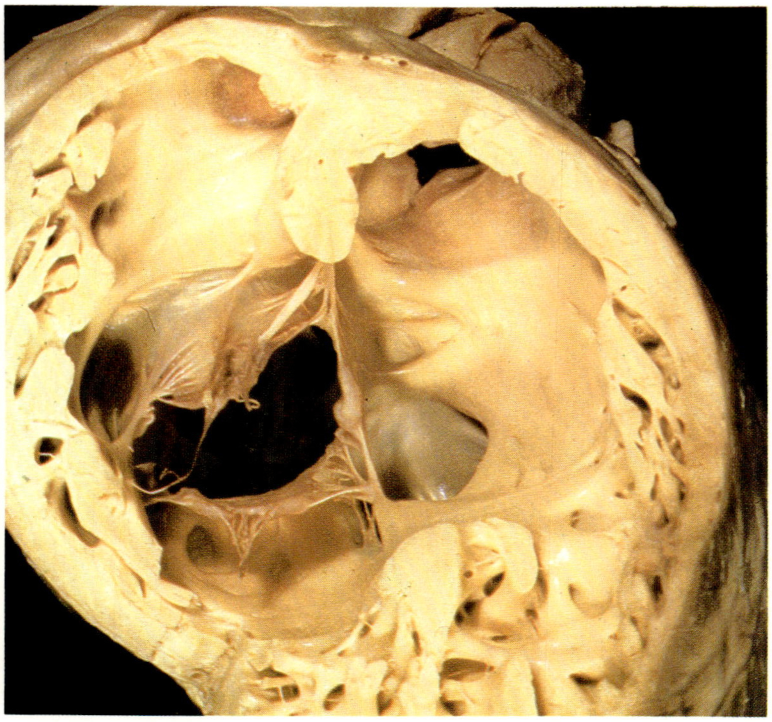

Abb. 14.**23** Perimembranöser Einflußseptumdefekt ohne Beziehung zu den großen Arterien bei rechtem Doppelausflußventrikel mit rechts vorn liegender Aorta und bilateralem Infundibulum.

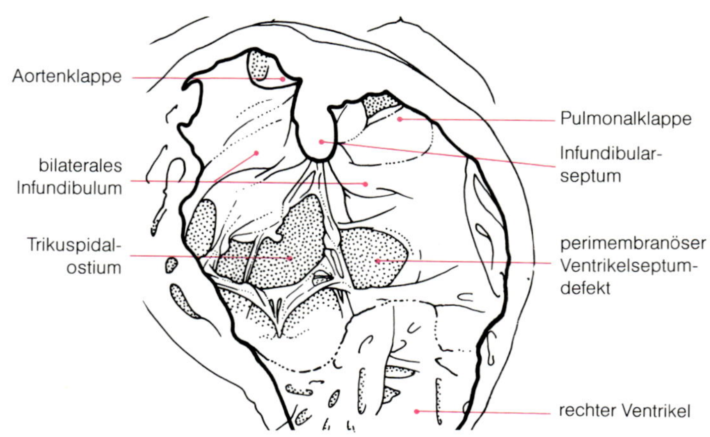

Coto u. Mitarb. 1983). Ebenso wie der rechte Doppelausflußventrikel ist der linke, auch wenn atrioventrikuläre Konkordanz besteht, eine heterogene Fehlbildung und erfordert eine Analyse der Position und der Morphologie des Septumdefekts, der Lagebeziehungen der großen Arterien, der Infundibulummorphologie und der Existenz von begleitenden Fehlbildungen. Alles diese Faktoren sind ebenso variabel wie beim rechten Doppelausflußventrikel (s. oben; Otero Coto u. Mitarb. 1983)

Truncus arteriosus

Die als Einzelausfluß des Herzens bezeichnete ventrikuloarterielle Verbindung kommt in drei Varianten vor (s. Kap. 9), von denen hier nur eine, der Truncus (arteriosus communis) besprochen werden soll. Ein solitärer Aortenstamm mit Pulmonalatresie liegt vor, wenn es möglich ist, zwei Arterienstämme zu erkennen, wobei der Truncus pulmonalis atretisch und sein ventrikulärer Ursprung nicht bestimmbar ist. Diese Form wurde zusammen mit der Variante, bei der keine intraperikardialen Pulmonalarterien auffindbar sind („Trunkus-Typ IV“, solitärer Arterienstamm), in Kap. 13 beschrieben; dort wurde auch die Variante des solitären Truncus pulmonalis mit Aortenatresie behandelt, bei der es nicht möglich ist, den ventrikulären Ursprung der atretischen Aorta zu erkennen. In diesem Abschnitt beschäftigen wir uns daher nur mit dem Trunkus, der als solitärer, das Herz über eine solitäre Arterienklappe verlassender, direkt die Koronararterien, mindestens eine Pulmonalarterie und die Körperarterien abgebender Arterienstamm definiert wird (Crupi u. Mitarb. 1977). Wie die anderen ventrikuloarteriellen Verbindungen kann sich der Trunkus bei jeder beliebigen atrioventrikulären Verbindung finden; hier wollen wir uns aber auf die Beschreibung von Fällen mit Situs solitus und atrioventrikulärer Konkordanz beschränken.

Die erste Variable, die besprochen werden soll, ist die Verbindung des Gefäßstamms mit den Ventrikeln. Gewöhnlich reitet die Trunkusklappe über dem Septum und ist in beiden Ventrikeln verankert (Abb. 14.**25**), sie kann aber ausschließlich mit dem morphologisch rechten (Abb. 14.**26**) oder dem linken Ventrikel verbunden sein. Wenn der Gefäßstamm ausschließlich mit einem der beiden Ventrikel Verbindung hat, ist wie beim Doppelausflußventrikel der einzige Ausgang für einen Ventrikel der Ventrikelseptumdefekt. Geht der Trunkus ausschließlich oder auch nur vorwiegend aus dem rechten Ventrikel hervor, so können sich bei der chirurgischen Korrektur Probleme ergeben, wenn der Defekt restriktiv ist. Die zweite wichtige Variable beim Trunkus ist daher die Morphologie des Ventrikelseptumdefekts.

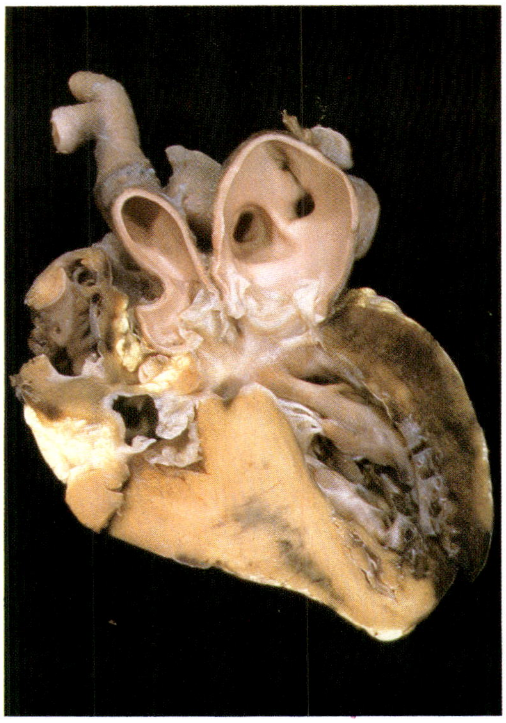

Abb. 14.**24** Linker Doppelausflußventrikel, demonstriert durch Abtragung der Herzwand.

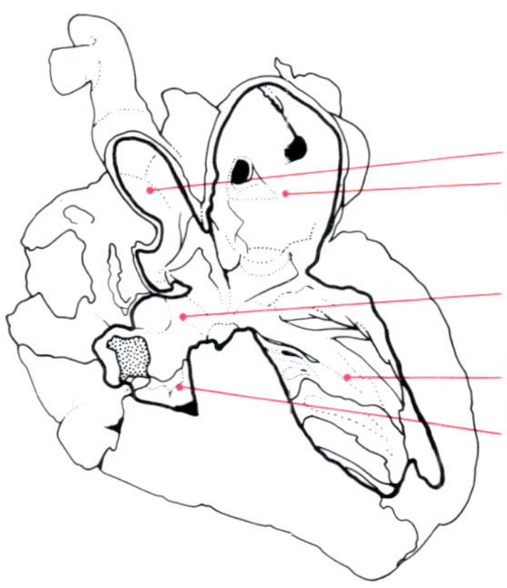

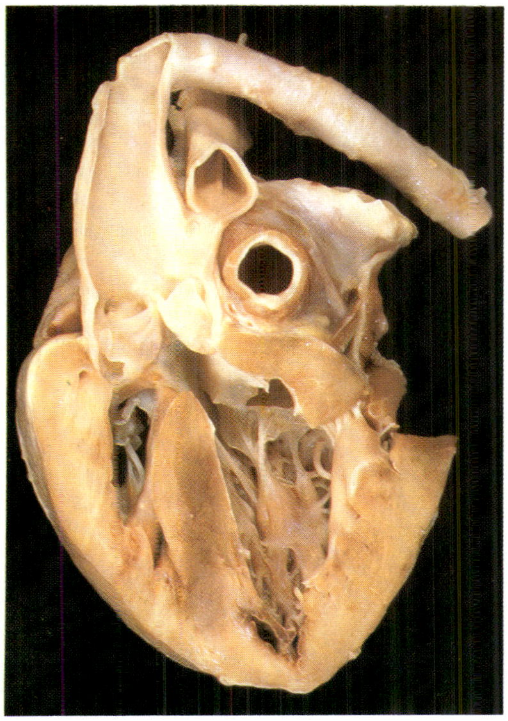

Abb. 14.**25** Truncus arteriosus mit Verbindung zum rechten und zum linken Ventrikel.

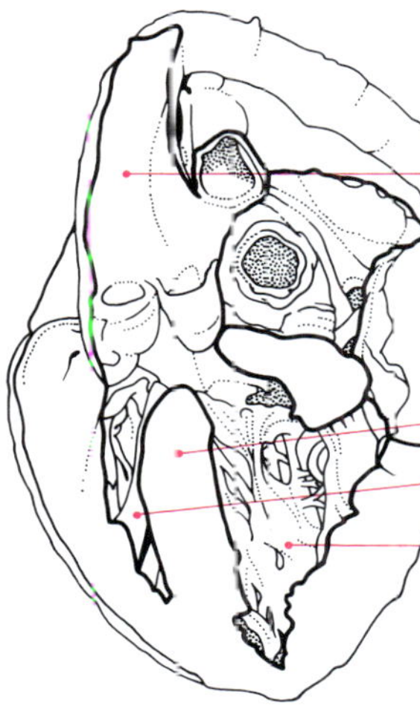

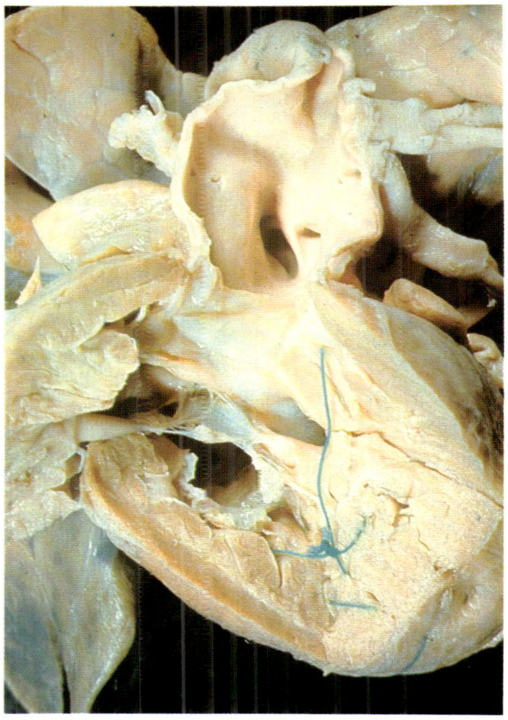

Abb. 14.**26** Ausschließlich mit dem morph. rechten Ventrikel verbundener Truncus arteriosus, mit komplettem Infundibulum.

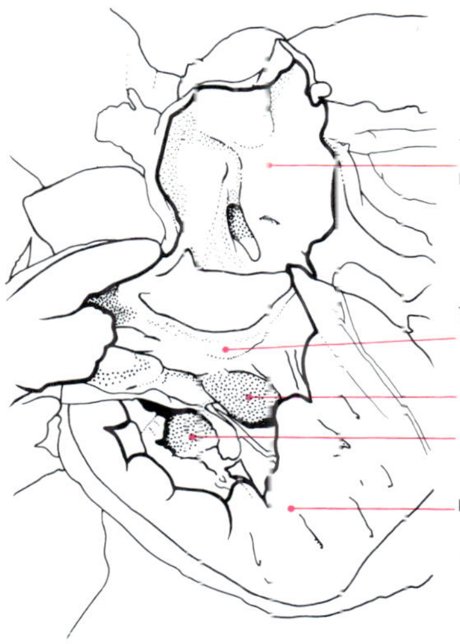

Während der Ventrikelsystole besteht immer eine Kommunikation oberhalb des Ventrikelseptums, aber manchmal ist das Septum so gut ausgebildet, daß die Semilunarklappen des Trunkus während der Diastole auf den Septumkamm zurücksinken, so daß bei geschlossener Trunkusklappe keine interventrikuläre Kommunikation besteht (Carr u. Mitarb. 1979). Gewöhnlich ist aber in der Diastole wie in der Systole eine Lücke vorhanden, die durch das vollständige Fehlen des Ausflußzonenseptums zustandekommt. Wie der Defekt unter beiden Arterien - mit zwei Arterienklappen - wird der Defekt von den Schenkeln der Trabecula septomarginalis eingefaßt, das variiert aber, je nachdem, ob der hintere Schenkel der Trabecula septomarginalis mit der ventrikulo-infundibulären Falte verschmolzen ist (Abb. 14.**27**), oder ob der Defekt so groß ist, daß er perimembranös wird (Abb. 14.**28**). Die Leitungsachse liegt bei einem perimembranösen Defekt näher am Defektrand, doch ist bei beiden Defektformen in dem am vorderen Schenkel der Trabecula septomarginalis liegenden Bereich eine gefahrlose Resektion möglich (Thiene u. Mitarb. 1976). Wir haben zwar keine Defekte des muskulären Einfluß- oder Trabekelzonenseptums beobachtet, doch gibt es keinen Grund, warum sie beim Trunkus nicht vorkommen sollten.

Am häufigsten besitzt der Trunkus eine trikuspide Arterienklappe, es sind aber tetrakuspide Klappen einigermaßen häufig und bikuspide nicht selten (Calder u. Mitarb. 1976). Über penta- und hexakuspide Klappen wurde berichtet, sie sind aber selten (Bharati u. Mitarb. 1974). Oft wird eine Dysplasie der Semilunarklappen beobachtet, besonders bei Verstorbenen im Säuglingsalter, die eine Stenose oder Insuffizienz zur Folge hat (Becker u. Mitarb. 1971). Gewöhnlich steht die Trunkusklappe in fibröser Kontinuität mit der Mitralklappe, wird aber von der Trikuspidalklappe durch das Muskelbündel getrennt, das durch die Verschmelzung der Trabecula septomarginalis mit der ventrikuloinfundibulären Falte entsteht. Eine Kontinuität zwischen Mitral-, Trunkus- und Trikuspidalklappe ist nicht so häufig (perimembranöser Defekt), und selten befindet sich ein komplett muskuläres Infundibulum unter dem Trunkus, gewöhnlich dann, wenn der Trunkus ausschließlich mit dem morphologisch rechten Ventrikel verbunden ist (Abb. 14.**26**). Schließlich

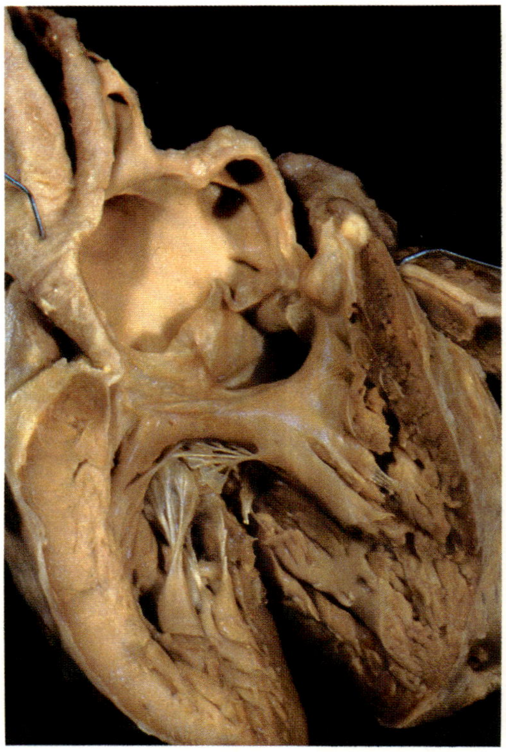

Abb. 14.**27** Truncus arteriosus, bei dem der subarterielle Defekt einen posteroinferioren muskulären Randsaum besitzt.

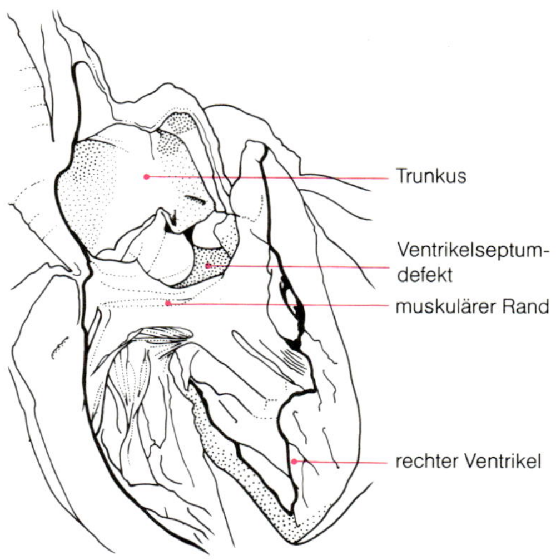

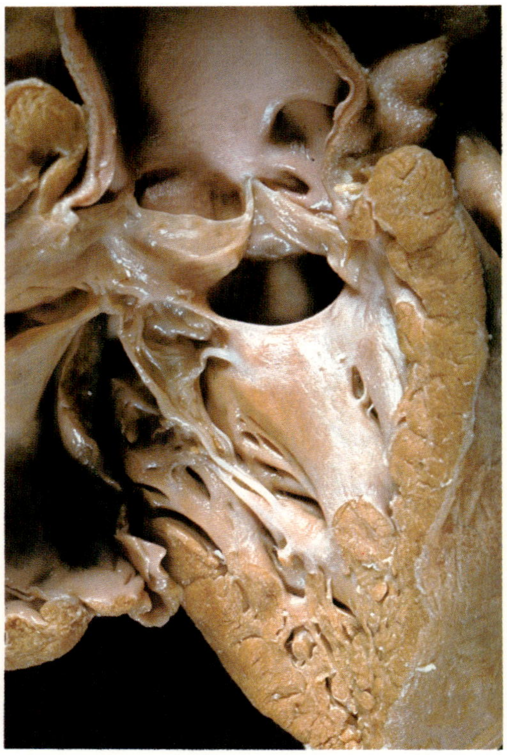

Abb. 14.**28** Perimembranöser subarterieller Defekt bei Truncus arteriosus.

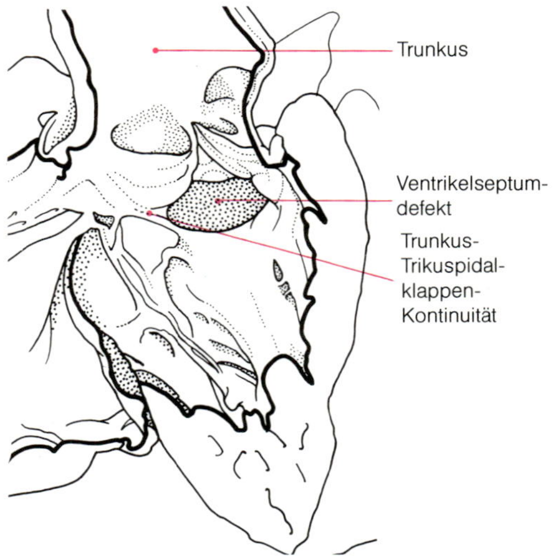

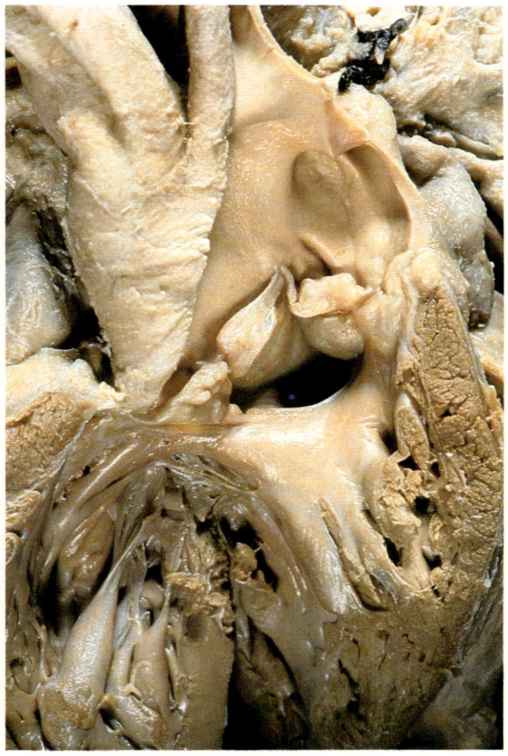

Abb. 14.**29** Getrennter Ursprung der rechten und der linken Pulmonalarterie von der Hinterseite des Trunkus (Trunkus-Typ II).

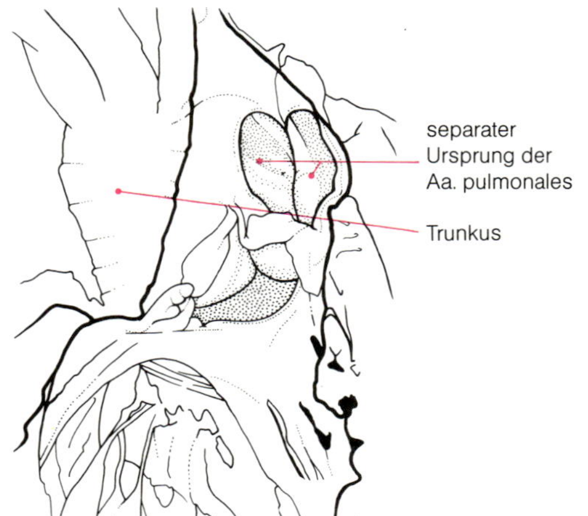

gibt es noch eine Variabilität beim Trunkus, die auch am häufigsten zu Subklassifizierungen herangezogen worden ist, nämlich die Morphologie der Aorten- und Pulmonalarterienäste. Die Anordnung der Pulmonalarterien ist gewöhnlich so, daß die Aa. pulmonalis dextra und sinistra sehr knapp nebeneinander links an der Hinterfläche des Trunkus entspringen (Abb. 14.**29**, „Trunkus-Typ II"; Collet u. Edwards 1949). Weniger oft findet sich ein gut ausgebildeter Pulmonalishauptstamm, der sich dann in den rechten und den linken Ast teilt (Abb. 14.**30**, „Trunkus-Typ I"). Die Variante mit Ursprung der rechten und der linken Pulmonalarterie von den Seiten des Trunkus („Trunkus-Typ III") ist außerordentlich selten. Ebenfalls selten ist die Form, bei der intraperikardiale Pulmonalarterien vollständig fehlen („Typ IV"). Wir halten es für besser, diese Anomalien als solitären Arterienstamm zu klassifizieren und sie in die Gruppe der Pulmonalatresie mit Ventrikelseptumdefekt aufzunehmen. Wenn *eine* Pulmonalarterie separat aus dem Ductus arteriosus entspringt, fällt die Anordnung noch in die Kategorie des Trunkus; die Variante jedoch, bei der eine Pulmonalarterie von der Aorta ascendens und die andere vom Infundibulum entspringt (manchmal „Hemitrunkus" genannt) soll unserer Ansicht nach nicht zum Trunkus gerechnet werden. Bezüglich der Aorta liegt die Hauptvariabilität in der Anlage des Aortenbogens – ob er unterbrochen ist oder nicht. Meist besteht keine Unterbrechung, und in diesem Fall ist ein Duktus oder Ligament ebenfalls ungewöhnlich. In einer Minderzahl der Fälle ist allerdings der transversale Aortenbogen an einer Stelle unterbrochen, und die Aorta descendens wird von einem offenen Ductus arteriosus gespeist (Abb. 14.**31**), manchmal zusammen mit den Kopf- und Halsarterien. Es kann sich genau dieselbe Variabilität der Arterienanordnung finden, wenn eine Unterbrechung des Aortenbogens mit einem Trunkus einhergeht, als wenn die Unterbrechung bei zwei Arterienstämmen vorkommt (s. Kap. 15). Unabhängig vom Typ des Trunkus ist oft ein rechter Aortenbogen zu beobachten.

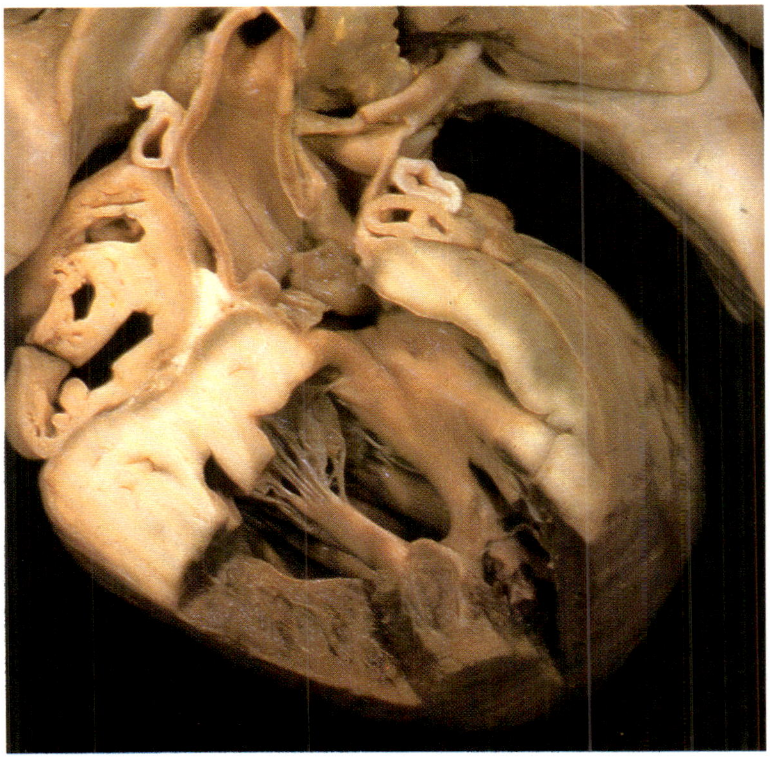

Abb. 14.**30** Ursprung der Pulmonalarterien aus einem eigenen Truncus pulmonalis, der selbst von dem Truncus arteriosus communis abgeht („Trunkus-Typ I).

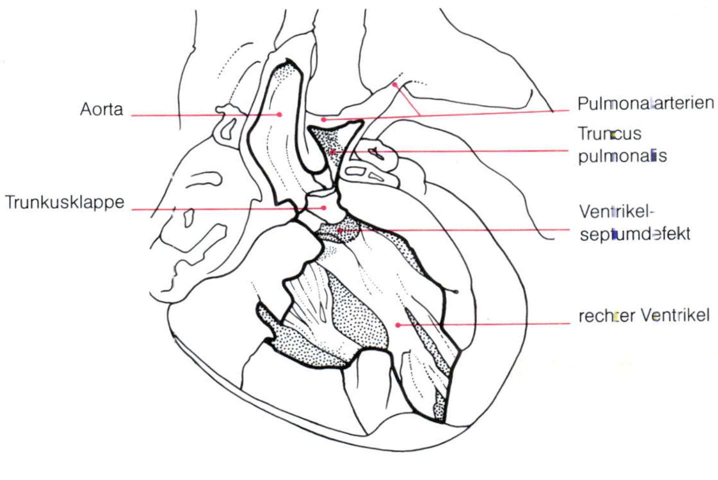

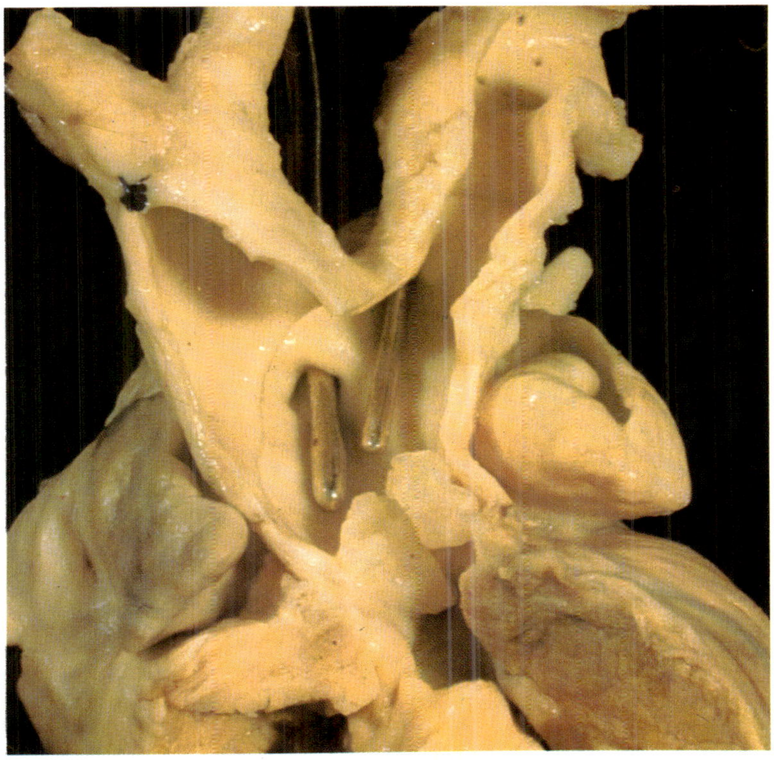

Abb. 14.**31** Truncus arteriosus mit unterbrochenem Aortenbogen; die Aorta descendens wird über einen Duktus gespeist.

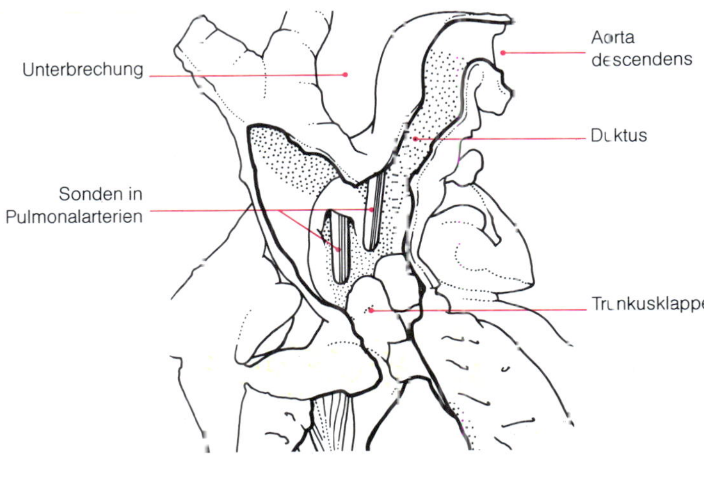

Literatur

Anderson, R.H.: Criss-Cross hearts revisited. *Paediat. Cardiol.* 3 (1982) 305–313

Anderson, R.H., A.E.Becker, T.G.Losekoot, L.M.Gerlis: Anatomically corrected malposition of the great arteries. *Brit. Heart J.* 37 (1975) 993–1013

Anderson, R.H., E.A.Shinebourne, L.M.Gerlis: Criss-cross atrioventricular relationships producing paradoxical atrioventricular concordance or discordance. Their significance to nomenclature of congenital heart disease. *Circulation* 50 (1974) 176–180

Aziz, K.U., M.H.Paul, S.Bharati, R.B.Cole, A.J.Muster, M.Lev, F.S.Idriss: Twodimensional echocardiographic evaluation of Mustard operation for d-transposition of the great arteries. *Amer. J. Cardiol.* 47 (1981) 654–664

Bano-Rodrigo, A., M.Quero-Jimenez, F.Moreno-Granado, G.Gamallo-Amat: Wall thickness of ventricular chambers in transposition of the great arteries. *J. thorac. cardiovasc. Surg.* 79 (1980) 592–597

Baron, M.G.: Radiologic notes in cardiology: angiographic differentiation between tetralogy of Fallot and double outlet right ventricle. *Circulation* 43 (1971) 451–455

Becker, A.E., M.J.Becker, J.E.Edwards: Pathology of the semi-lunar valve in persistent truncus arteriosus. *J. thorac. cardiovasc. Surg.* 62 (1971) 16–26

Bharati, S., M.Lev: The conduction system in double outlet right ventricle with sub-pulmonic ventricular septal defect and related hearts (the Taussig-Bing group). *Circulation* 54 (1976) 459–466

Bharati, S., M.Lev, R.Stewart, H.A.McAllister, J.W.Kirklin: The morphologic spectrum of double outlet left ventricle and its surgical significance. *Circulation* 58 (1978) 558–565

Bharati, S., H.A.McAllister, G.C.Rosenquist, R.A.Miller, C.J.Tatooles, M.Lev: The surgical anatomy of truncus arteriosus communis. *J. thorac. cardiovasc. Surg.* 67 (1974) 501–510

Brandt, P.W.T., A.L.Calder, B.G.Barratt-Boyes, J.M.Neutze: Double outlet left ventricle: morphology, cineangiography, diagnosis and surgical treatment. *Amer. J. Cardiol.* 38 (1976) 897–909

Calder, L., R.Van Praagh, S.Van Praagh, W.P.Sears, R.Corwin, A.Levy, J.D.Keith, M.H.Paul: Anatomic study of truncus arteriosus communis: clinical, angiographic, and pathologic findings in 100 patients. *Amer. Heart J.* 92 (1976) 23–38

Carr, I., S.Bharati, V.S.Kusnoor, M.Lev: Truncus arteriosus communis with intact ventricular septum. *Brit. Heart J.* 42 (1979) 97–102

Carr, I., M.J.Tynan, E.Aberdeen, R.E.Bonham-Carter, G.Graham, D.J.Waterson: Predictive accuracy of the loop rule in 109 children with classical complete transposition of the great arteries. (Abstract). *Circulation* 38 (1968) V1–52

Collett, R.W., J.E.Edwards: Peristent truncus arteriosus: a classification according to anatomic types. *Surg. Clin. N. Amer.* 29 (1949) 1245

Crupi, G., F.J.Macartney, R.H.Anderson: Persistent truncus arteriosus. A study of 66 autopsy cases with special reference to definition and morphogenesis. *Amer. J. Cardiol* 40 (1977) 569–578

Elliott, L.P., H.N.Neufeld, R.C.Anderson, P.Adams, J.E.Edwards: Complete transposition of the great vessels. I. An anatomic study of sixty cases. *Circulation* 27 (1963) 1105–1117

Freedom, R.M., D.P.Harrington: Anatomically corrected malposition of the great arteries. Report of 2 cases, one with congenital asplenia; frequent association with juxtaposition of atrial appendages. *Brit. Heart J.* 36 (1974) 207–215

Guthaner, D., C.B.Higgins, J.F.Silverman, W.G.Hayden, L.Wexler: An unusual form of the transposition complex. Uncorrected levotransposition with horizontal ventricular septum: report of two cases. *Circulation* 53 (1976) 190–195

Ho, S.Y., J.L.Monro, R.H.Anderson: The disposition of the sinus node in left-sided juxtaposition of the atrial appendage. *Brit. Heart J.* 41 (1979) 129–132

Jatene, A.D., V.F.Fontes, P.P.Paulista, L.C.B.De Souza, F.Neger, M.Galantier, J.E.M.R.Souza: Anatomic correction of transposition of the great vessels. *J. thorac. cardiovasc. Surg.* 72 (1976) 364–370

Kirklin, J.W., A.D.Pacifico, L.M.Bargeron, B.Soto: Cardiac repair in anatomically corrected malposition of the great arteries. *Circulation* 48 (1973) 153–159

Kitamura, N., A.Takao, M.Ando, Y.Imai, S.Konno: Taussig-Bing heart with mitral valve straddling: case reports and post-mortem study. *Circulation* 49 (1974) 761–767

Lev, M., S.Bharati, C.C.L.Meng, R.R.Liberthson, M.H.Paul, F.Idriss: A concept of doubleoutlet right ventricle. *J. thorac. cardiovasc. Surg.* 64 (1972) 271–281

Lincoln, C.: Total correction of d-loop double-outlet right ventricle with bilateral conus, l-transposition and pulmonary stenosis. *J. thorac. cardiovasc. Surg.* 64 (1972) 435–440

Lincoln, C., R.H.Anderson, E.A.Shinebourne, T.A.H.English, J.L.Wilkinson: Double outlet right ventricle with l-malposition of the aorta. *Brit. Heart J.* 37 (1975) 453–463

Otero Coto, E., M.Quero Jimenez, R.H.Anderson, A.R.Castaneda, A.E.Becker, R.M.Freedom, F.Attie: Double outlet left ventricle and univentricular heart of left ventricular type. In Anderson, R.H., F.J.Macartney, M.J.Tynan, E.A.Shinebourne: *Paediatric Cardiology vol. V.* Churchill-Livingstone, Edinburgh

Paul, M.H., S.N.Sinha, A.J.Muster, R.B.Cole, R.Van Praagh: Double outlet left ventricle. Report of an autopsy with an intact ventricular septum and consideration of its development implications. *Circulation* 41 (1970) 129–135

Rastelli, G.C., D.C.McGoon, R.B.Wallace: Anatomic correction of transposition of the great arteries with ventricular septal defect and subpulmonary stenosis. *J. thorac. cardiovasc. Surg.* 58 (1969) 545–552

Rosenquist, G.C., E.B.Clark, L.J.Sweeney, H.A.McAllister: The normal spectrum of mitral and aortic valve discontinuity. *Circulation* 54 (1976) 298–301

Rowlatt, U.F.: Coronary artery distribution in complete transposition. *J. Amer. med. Ass.* 179 (1962) 269–278

Shaher, R.M.: *Complete Transposition of the Great Arteries.* 1973 (pp.178–179) Academic Press, New York

Shaher, R.M., G.C.Puddu: Coronary arterial anatomy in complete transposition of the great arteries. *Amer. J. Cardiol.* (1966) 355–361

Smith, A., J.L.Wilkinson, R.Arnold, D.F.Dickinson, R.H.Anderson: Growth and development of ventricular walls in complete transposition of the great arteries with intact septum (simple transposition). *Amer. J. Cardiol.* 49 (1982) 362–368

Smith, A., J.L.Wilkinson, R.Arnold, D.F.Dickinson, R.H.Anderson: The architecture of the ventricular mass and atrioventricular valves in complete transposition of the great arteries with intact septum. A comparison with the normal heart. *Peadiat. Cardiol.* (1983)

Sridaromont, S. D.G.Ritter, R.H.Feldt, G.D.Davis, J.E.Edwards: Double-outlet right ventricle. Anatomic and angiographic correlations. *Mayo Clin. Proc.* 53 (1978) 555–577

Thiene, G., U.Bortolotti, V.T.Gallucci, P.A.Pellegrino: Anatomical study of truncus arteriosus communis with embryological and surgical considerations. *Brit. Heart J.* 38 (1976) 1109–1123

Ullal, R.R., R.H.Anderson, C.Lincoln: Mustard's operation modified to avoid dysrhythmias and pulmonary and systemic venous obstruction. *J. thorac. cardiovasc. Surg.* 78 (1979) 431–439

Van Mierop, L.H.S., F.W.Wiglesworth: Pathogenesis of transposition complexes. 111. True transposition of the great vessels. *Amer. J. Cardiol.* 12 (1963) 233–239

Van Praagh, R.: Terminology of congenital heart disease: glossary and commentary. *Circulation* 56 (1977) 139–143

Van Praagh, R., S.Van Praagh: Isolated ventricular inversion. A consideration of the morphogenesis, definition and diagnosis of nontransposed and transposed great arteries. *Amer. J. Cardiol.* 17 (1966) 395–406

Van Praagh, R., S.Van Praagh: Anatomically corrected transposition of the great arteries. *Brit. Heart J.* 29 (1967) 112–119

Van Praagh, R., C.Perez-Trevino, M.Lopez-Cuellar, F.W. Baker, J.R.Zuberbuhler, M.Quero, V.M.Perez, F.Moreno, S.Van Praagh: Transposition of the great arteries with posterior aorta, anterior pulmonary artery, subpulmonary conus and fibrous continuity between aortic and atrioventricular valves. *Amer. J. Cardiol.* 28 (1971) 621–631

Van Praagh, R., C.Perez-Trevino, J.Reynolds, C.A.F.Moes, J.D.Keith, D.L.Roy, C.Belcourt, P.M.Weinberg, L.F.Parisi: Double outlet right ventricle (S-D-L) with subaortic ventricular septal defect and pulmonary stenosis. *Amer J. Cardiol.* 35 (1975) 52–53

Wilcox, B.R., S.Y.Ho, F.J.Macartney, A.E.Becker, L.M.Gerlis, R.H.Anderson: Surgical anantomy of double-outlet right ventricle with situs solitus and atrioventricular concordance. *J. thorac. cardiovasc. Surg.* 82 (1981) 405–417

Wilkinson, J.L., F.Acerete: Terminological pitfalls in congenital heart disease. Reappraisal of some confusing terms, with an account of a simplified system of basic nomenclature. *Brit. Heart J.* 35 (1973) 1166–1177

Wilkinson, J.L., R.Arnold, R.H.Anderson, F.Acerete: 'Posterior' transposition reconsidered. *Brit. Heart J.* 37 (1975) 757–766

Yacoub, M.H., R.Radley-Smith: Anatomy of the coronary arteries in transposition of the great arteries and methods for their transfer in anatomical correction. *Thorax* 33 (1978) 418–424

15 Anomalien der großen Arterien

In diesem Kapitel beschäftigen wir uns mit anomalen Kommunikationen zwischen den großen Arterienstämmen und mit Anomalien ihrer Verzweigung. Bezüglich der Kommunikationen werden wir die verschiedenen Formen des aortopulmonalen Fensters beschreiben und den Ductus arteriosus und seine Pathologie behandeln. Bezüglich der Verzweigungsanomalien werden wir stenotische Veränderungen (Coarctatio) und die vollständige Unterbrechung des Aortenbogensystems gemeinsam mit den komplexeren Arrangements, die allgemein als Gefäßringe bezeichnet werden, beschreiben. Dazu kommen auf seiten der Pulmonalis die Gefäßschlinge (anomaler Ursprung der einen Pulmonalarterie aus der anderen mit Bronchuskompression), die Kreuzung der Pulmonalarterien und der anomale Abgang einer Pulmonalarterie.

Aortopulmonales Fenster

Als aortopulmonales Fenster, Fenestration oder Kommunikation bezeichnet man einen Defekt zwischen den aufsteigenden Segmenten des Aorten- und des Pulmonalisstammes. Collett u. Edwards (1949) klassifizierten diese Anomalien auf embryologischer Grundlage als partielle Form des Truncus arteriosus persistens, während Van Praagh u. Van Praagh (1965) und später Calder und Mitarb. (1976) sie in ihre alphanumerische Einteilung des Trunkus aufnahmen. Aber das Hauptunterscheidungsmerkmal zwischen den aortopulmonalen Fenstern und dem Trunkus ist die Existenz einer separaten Aorten- und Pulmonalklappe bei den ersteren (Abb. 15.**1**), im Gegensatz zur gemeinsamen Klappe beim letzteren. Die Größe des Defekts kann erheblich schwanken, von einer kleinen umschriebenen Lücke bis zur ausgedehnten Kommunikation, die sich von den Klappenringen bis zur Pulmonalisgabelung zieht. Gewöhnlich ist die Lücke einfach ein Fenster zwischen den Gefäßstämmen, aber manchmal beobachtet man eine mehr röhrenförmig ausgebildete Kommunikation, die gelegentlich mehr als einen Zentimeter lang ist (Belcourt u. Mitarb. 1979). Oft finden sich diese Fenster zugleich mit anderen Anomalien, etwa einem Ventrikelseptumdefekt, einem rechten Aortenbogen oder einem anomalen Abgang einer Koronararterie vom Truncus pulmonalis (Faulkner u. Mitarb. 1974). Meistens sind zwei durchgängige Arterienklappen vorhanden, doch können Fenster auch bei Aortenatresie (Rosenquist u. Mitarb. 1974) oder Pulmonalatresie (Lau u. Mitarb. 1982) vorkommen. Die Verbindung mit einer Unterbrechung des Aortenbogens erschwert die klinische Diagnose entschieden (Fisher u. Mitarb. 1974), müßte aber bei der Autopsie leicht zu erkennen sein.

Ductus arteriosus

Der aus dem linken sechsten Aortenbogen gebildete Ductus arteriosus (Botalli) ist ein lebenswichtiger Teil des normalen fetalen Blutkreislaufs, der es ermöglicht, daß das sauerstoffarme, vom Kopf zurückkehrende Blut über den rechten Ventrikel zur Aorta descendens und damit zur Plazenta zum Zweck der Sauerstoffaufnahme geleitet wird. In der Fetalzeit ist der Isthmus aortae relativ bedeutungslos, so daß die arterielle Hauptstrombahn vom Duktus zur Aorta descendens verläuft. Die Pathologie dieser Strombahn kann mehrere Formen annehmen. Bei einer dieser Formen persistiert der Duktus als wesentlicher Bestandteil des Kreislaufs, wenn eine Atresie oder Stenose eines der beiden Arterienstämme besteht, und es ist sogar möglich, daß zwei Duktus vorhanden sind, denn beim Embryo ist der sechste Bogen bilateral angelegt. Aber wir wollen uns hier nicht mit der Pathologie des Duktus in solchen Situationen befassen, sondern speziell mit der Pathologie des Duktus in einem „normalen" Bogensystem. Die Anomalien, die besprochen werden sollen, sind daher der vorzeitige Verschluß, das Offenbleiben und die aneurysmatische Erweiterung des Duktus.

Ein vorzeitiger Verschluß des Duktus während der Fetalzeit ist ein seltener aber bezeichnender Befund bei Autopsien von Totgeborenen und Neugeborenen (Becker u. Mitarb. 1977, Kohler 1978). Der äußere Durchmesser des Duktus ist verringert (Abb. 15.**2**), und obwohl die Wand histologisch normal ist (s. unten), ist das Lumen verengt. Ein solcher vorzeitiger Verschluß wird mittels Inspektion festgestellt, da sich der funktionelle Verschluß gewöhnlich öffnen läßt, wenn der Duktus nach dem ersten Lebenstag sondiert wird. Die Verengung des Lumens ist am besten von der Aortenseite aus zu sehen. Für den erfahrenen Pathologen sind auch Anzeichen einer Rechtsinsuffizienz erkennbar, nämlich eine Flüssigkeitsansammlung in der Bauchhöhle oder eine minimale Dilatation der rechten Herzhöhlen. Obwohl 5 ml Peritonealflüssigkeit normalerweise belanglos sind, hat dieses Volumen bei einem Totgeborenen pathologische Bedeutung.

Ein persistierendes Offenbleiben muß von einem verzögerten Verschluß

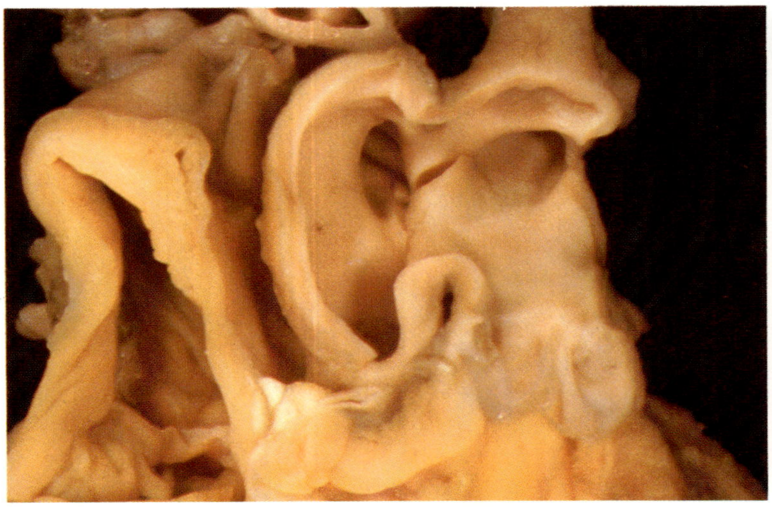

Abb. 15.**1** Aortopulmonales Fenster zwischen den beiden getrennten Arterienstämmen.

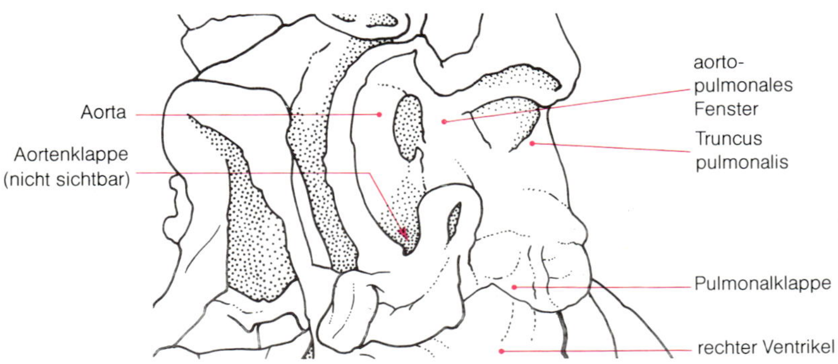

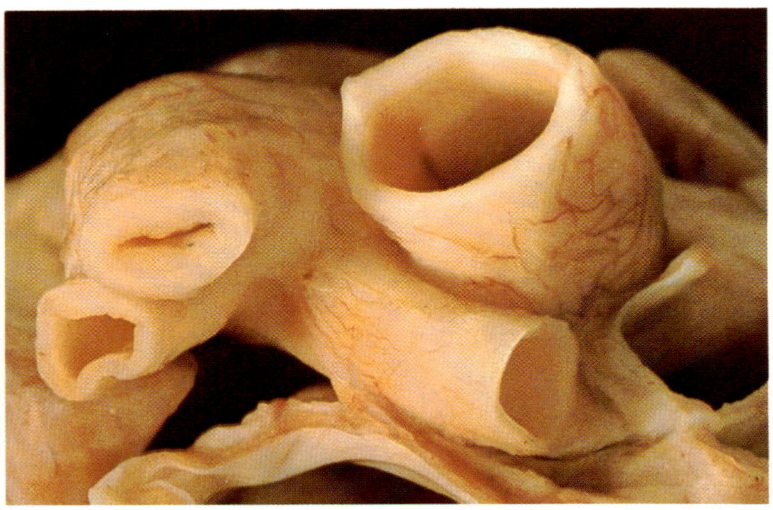

Abb. 15.**2** Vorzeitiger Verschluß des Ductus arteriosus: der äußere Durchmesser des aortalen Endes ist reduziert.

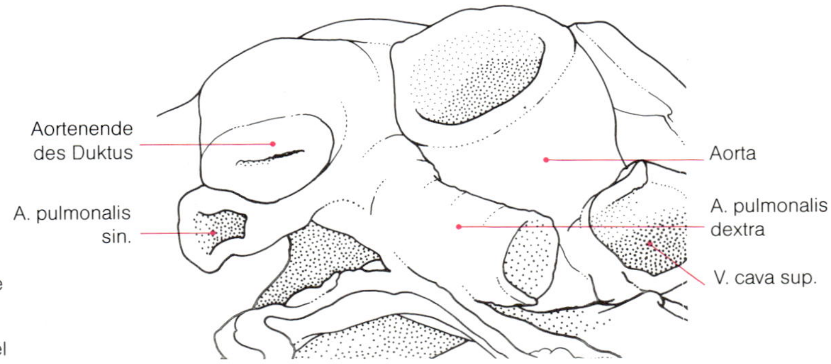

des Duktus unterschieden werden. Der Duktus ist zwar im Fetalkreislauf eine wichtige Gefäßbahn, hat aber unter normalen Verhältnissen postnatal keine Funktion. Er ist so gebaut, daß ein schneller Verschluß nach der Geburt möglich ist, denn er hat im Vergleich zur elastischen Wand der Aorta und des Truncus pulmonalis eine muskuläre Wand (Abb. 15.**3**, links); überdies finden in den fünf Wochen vor der Geburt weitere Veränderungen in der Wand statt, die den Verschluß vorbereiten, und zwar eine Fragmentation der Lamina elastica interna, Bildung von „Kissen" in der Intima und Ansammlung von Mukoidseen im inneren Teil der Media. Bei der Geburt führt die normale Konstriktion der muskulären Gefäßwand als Reaktion auf die erhöhte Sauerstoffspannung, Prostaglandine und andere Faktoren (nachzulesen bei OLLEY u. COCEANI 1979) zum funktionellen Verschluß. Danach erfolgt der definitive Verschluß durch sekundäre Intimafibrose und -proliferation. Eine Verzögerung des Verschlusses ist daher bei frühgeborenen, für den Geburtstermin zu kleinen oder Schnittentbindungskindern ein üblicher Befund, da alle anatomischen und physiologischen Vorbereitungen für den Verschluß noch nicht stattgefunden haben. Es gibt nun einige Anhaltspunkte dafür, daß eine echte Persistenz selbst eine angeborene Fehlbildung ist. Die histologische Untersuchung solcher Duktus hat ergeben, daß die Lamina elastica interna intakt erhalten bleibt (Abb. 15.**3**, rechts; GITTENBERGER DE GROOT 1977, HO u. ANDERSON 1979). Allerdings ist dies eine histologische Diagnose, und beim Lebenden wird die Unterscheidung zwischen einer Verzögerung des Verschlusses und einer Duktuspersistenz getroffen, indem man den Verschluß des Duktus abwartet oder mit der Gabe von Prostaglandininhibitoren wie Indomethacin fördert. Heute findet man eine isolierte Persistenz im Autopsiegut außerordentlich selten, ebenso Komplikationen wie Lungengefäßschäden, bakterielle Endokarditis oder dissezierende Aneurysmen (EDWARDS 1958). Ein Aneurysma dissecans ist zwar heute selten, doch kann man möglicherweise ein angeborenes Aneurysma des Duktus antreffen, wenn auch nur etwa 70 Fälle beschrieben worden sind (MENDEL u. Mitarb. 1980). Alle bei Säuglingen gefundenen Aneurysmen hatten ein verschlossenes Pulmonalis- und ein offenes Aortenende. Diese Tatsache veranlaßte FALCONE u. Mitarb. (1972) zu der Vermutung, daß ein verzögerter Verschluß auf der Aortenseite des Duktus zur Bildung eines Divertikels führt, das sich unter dem Einfluß des Druckes im Körperkreislauf aneurysmatisch erweitert. Die meisten Aneurysmen des Kindes- oder späteren Alters sind im Gegensatz dazu an beiden Enden offen (Abb. 15.**4**). Die Pathogenese dieses Typs ist noch unklar. Die Todesursache bei einem angeborenen Duktusaneurysma ist gewöhnlich eine Komplikation, etwa eine Ruptur, Dissektion, Thrombose mit oder ohne Embolie oder eine Infektion.

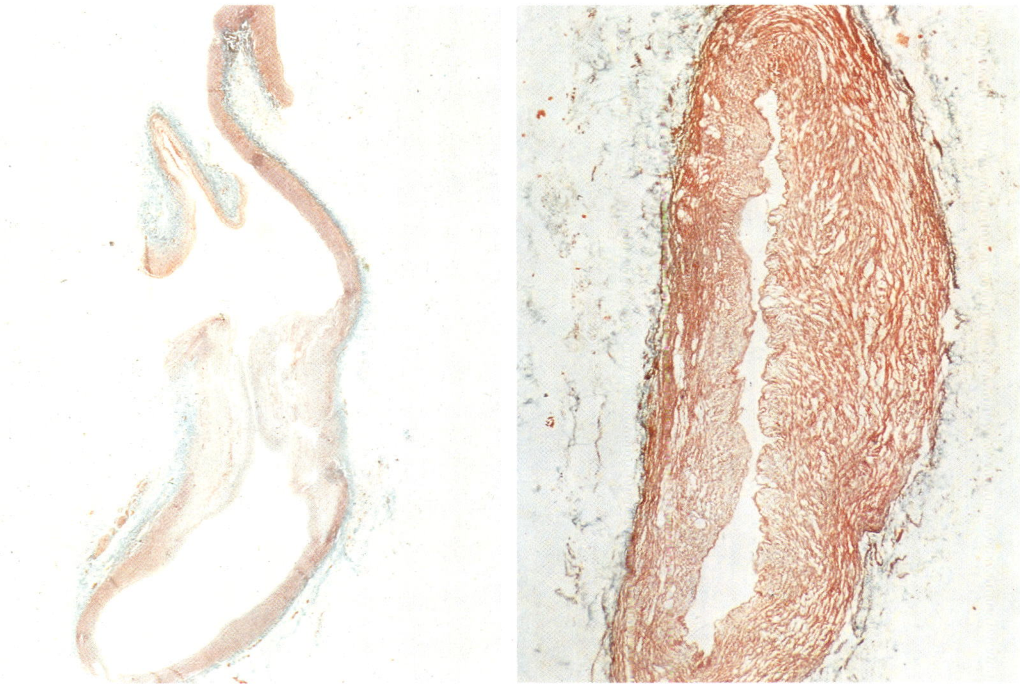

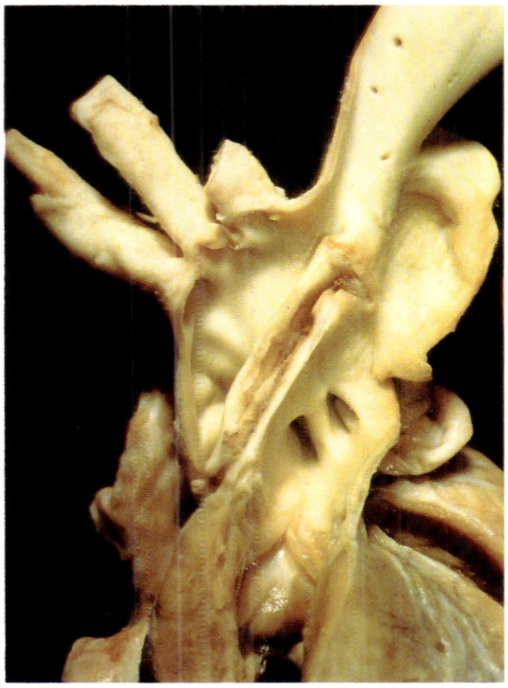

Abb. 15.**3** Links: Histologischer Vergleich zwischen dem muskulären Duktus und der elastischen Aorta und Pulmonalis; rechts: intakte Lamina elastica interna in einem Fall von Duktuspersistenz. Masson-Trichrom-Färbung (von Dr. *S. Y. Ho*).

Abb. 15.**4** Aneurysmatisch erweiterter Ductus arteriosus, der an beiden Enden offen ist.

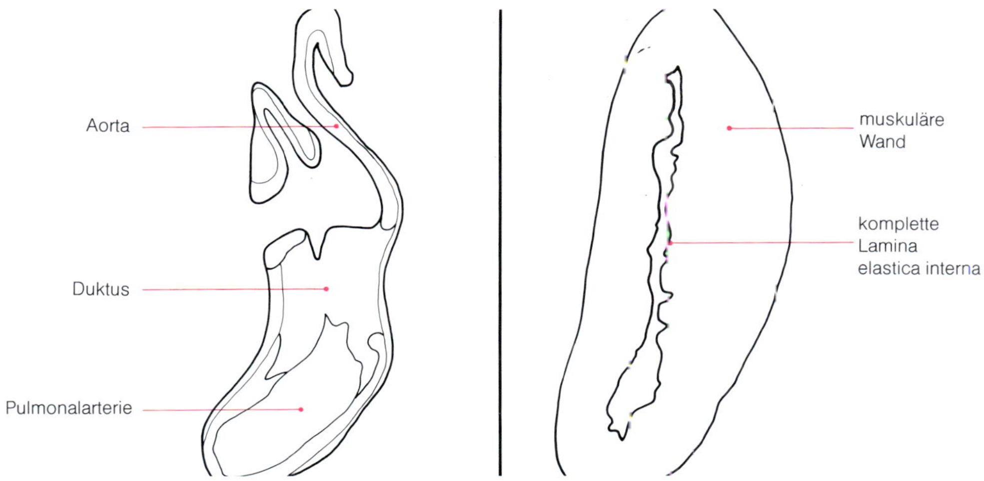

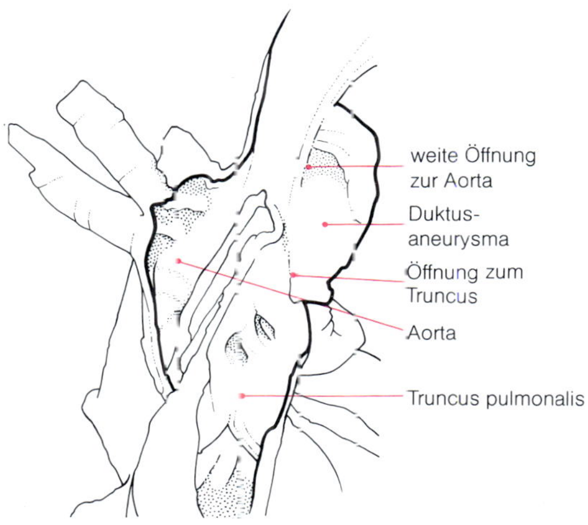

Coarctatio aortae (Aortenisthmusstenose)

Koarktation bedeutet wörtlich ein „Zusammendrängen". Unter diesen Begriff fallen zwei Typen von obstruktiven Veränderungen des Aortenbogens. Zwar können diese beiden Varianten zugleich vorhanden sein, doch ist es vorzuziehen, zwischen ihnen zu unterscheiden (Edwards 1968, Becker 1972). Zumeist findet sich eine umschriebene spornartige Bildung an einer Stelle im Aortenbogen, zu der sich der proximale Abschnitt des Bogens allmählich konisch verjüngt (Abb. 15.**5**). Diese Form kann als umschriebene Koarktation bezeichnet werden. Viel seltener ist eine gleichmäßige Verengung eines bestimmten Bogensegments, die als tubuläre Hypoplasie bezeichnet wird (Abb. 15.**6**).

Die umschriebene Koarktation war Gegenstand zahlreicher und verschiedenartiger Klassifikationen (nachzulesen bei Ho u. Anderson 1979). Im wesentlichen deckt die Klassifikation von Edwards (1968) die meisten Bedürfnisse, denn sie berücksichtigt den Ort der Verengung, den offenen oder geschlossenen Zustand des Duktus sowie das Vorkommen von begleitenden Fehlbildungen, besonders solcher der Aa. subclaviae. Am häufigsten bildet sich die umschriebene Koarktation zwischen dem Isthmus und der Aorta descendens (Abb. 15.**5**). Bei dieser typischen Variante hat man den Eindruck, daß der Isthmus in die Hauptstrombahn des (gewöhnlich vorhandenen) Duktus und der Aorta descendens einmündet, anstelle der normalen Situation einer Duktuseinmündung in die isthmische Aortenbogenstrombahn (Rosenberg 1973). Wenn der Duktus auf diese Weise offen ist, beobachtet man bei jungen Individuen, daß das Ostium des Isthmus von einem Kissen aus Duktusgewebe ringförmig umgeben wird (Abb. 15.**7**). Bei älteren Kindern oder geschlossenem Duktus ist dieser Ring aus Duktusgewebe weniger auffällig, und die Koarktation befindet sich vor dem Ligamentum Botalli. Diese Position der Stenose vor dem Duktus oder Ligament ist bei weitem die häufigste. In nur 8 von 71 von Becker u. Mitarb. (1970 a) untersuchten Fällen lag die stenosierende Veränderung der Mündung eines offenen Duktus gegenüber, während sie sich in weiteren 9 Fällen jenseits des Duktus (Abb. 15.**8**) oder des Ligaments befand. Eine umschriebene Koarktation kann auch weiter proximal im Aortenbogen vorkommen, beispielsweise zwischen der linken A. carotis communis und der linken A. subclavia (Abb. 15.**9**). Auch in

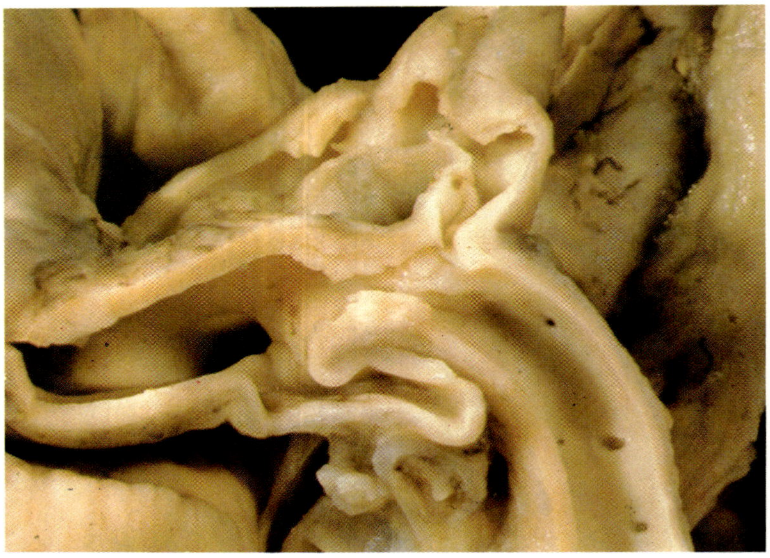

Abb. 15.**5** Unmittelbar vor dem Duktus lokalisierter Gefäßwandwulst bei umschriebener Coarctatio.

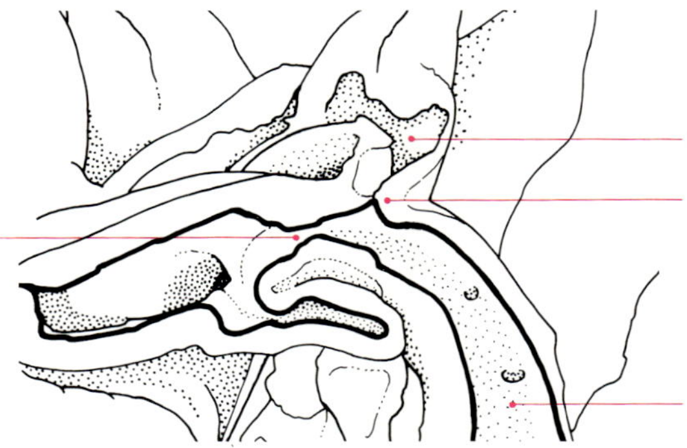

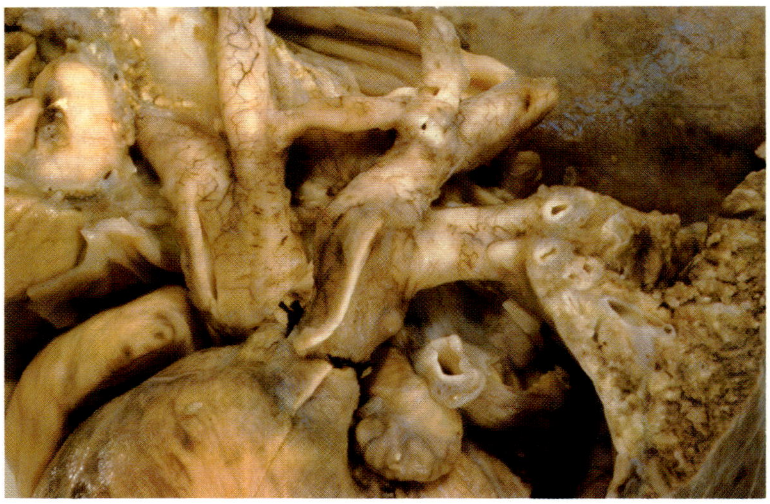

Abb. 15.**6** Tubuläre Hypoplasie des Aortenbogens mit offenem Duktus, der die Aorta descendens versorgt.

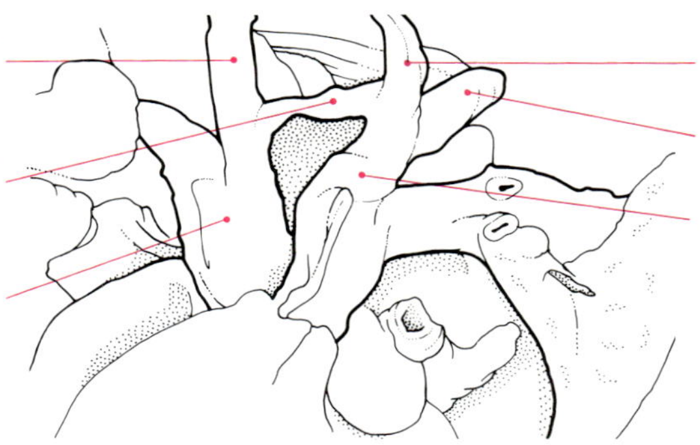

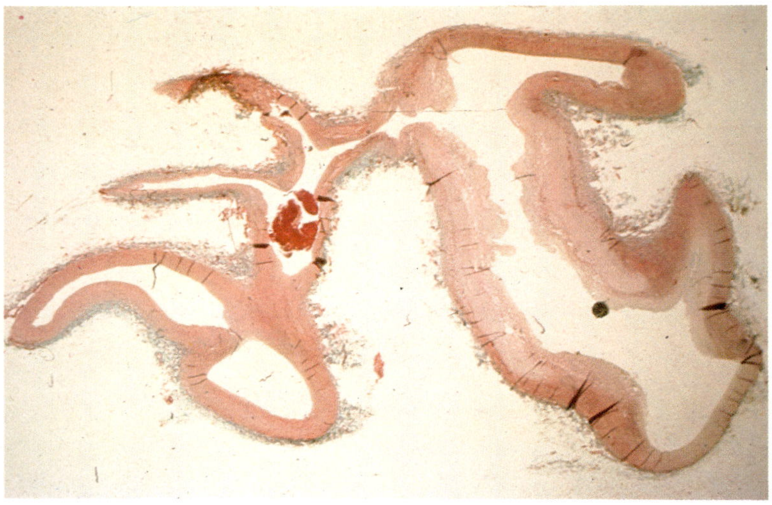

Abb. 15.**7** Das Isthmusostium wird von Duktusgewebe umgeben; es besteht eine präduktale Coarctatio mit offenem Ductus arteriosus. Masson-Trichrom-Färbung (von Dr. *S. Y. Ho*).

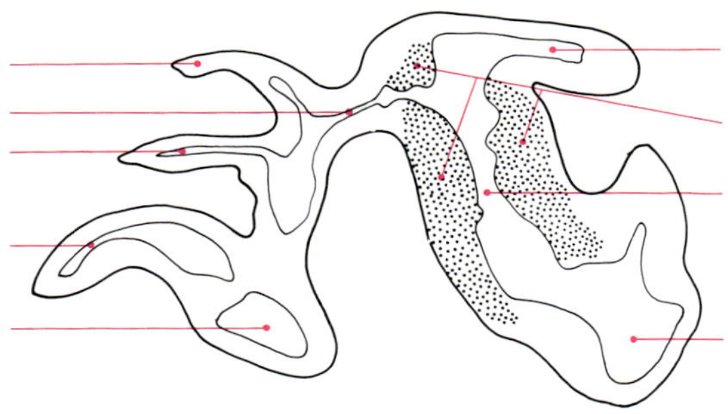

der Aorta thoracica oder abdominalis kann sich eine Koarktation finden, aber das geht über den Rahmen dieser Besprechung hinaus.

Wie gesagt, ist der Duktus meist offen. Wenn das der Fall ist, bestehen im Herzen gewöhnlich andere Fehlbildungen, die dazu dienen, das Blut während der Fetalzeit von der Aorta wegzuleiten, etwa eine Obstruktion der interventrikulären Kommunikation, wenn nur der linke Ventrikel eine atrioventrikuläre Verbindung besitzt und ventrikuloarterielle Diskordanz besteht. Diese Zusammenhänge gaben Anlaß zur Förderung hämodynamischer Konzeptionen für die Pathogenese der Koarktation (Rudolph u. Mitarb. 1972) zuungunsten der Theorien über die Rolle des Duktusgewebes (Shinebourne u. El Seed 1974). Wie wir gezeigt und Wielenga u. Dankmeijer (1968) demonstriert haben, besteht jedoch kein Zweifel, daß das Isthmusostium in vielen Fällen von Koarktation von Duktusgewebe umgeben ist; ebenso wichtig sind aber die Strömungsverhältnisse. An der Entwicklung der Koarktation sind wahrscheinlich beide Faktoren beteiligt. Eine Koarktation bei geschlossenem Duktus tritt viel eher isoliert auf, aber eine bikuspide Aortenklappe ist auch in diesen Fällen sehr häufig (Reifenstein u. Mitarb. 1947, Becker u. Mitarb. 1970a). Eine poststenotische Dilatation der Aorta ist bei einer Koarktation mit geschlossenem Duktus am auffälligsten (Abb. 15.**10**). Bei geschlossenem Duktus ist auch die Entwicklung eines Kollateralkreislaufs von Bedeutung. Die dadurch bedingte Erweiterung der Interkostalarterien verursacht die auf dem Thoraxröntgenbild sichtbaren charakteristischen Rippenusuren. Wichtig ist bei jedem Typ der Koarktation ein retroösophagealer Ursprung der rechten A. subclavia (Edwards 1968).

Die tubuläre Hypoplasie ist viel seltener als die umschriebene Koarktation. Fast immer ist sie mit anderen Fehlbildungen vergesellschaftet. Sie kann entweder den Isthmus (Abb. 15.**6**) oder das Bogensegment zwischen der linken A. carotis communis und der linken A. subclavia betreffen.

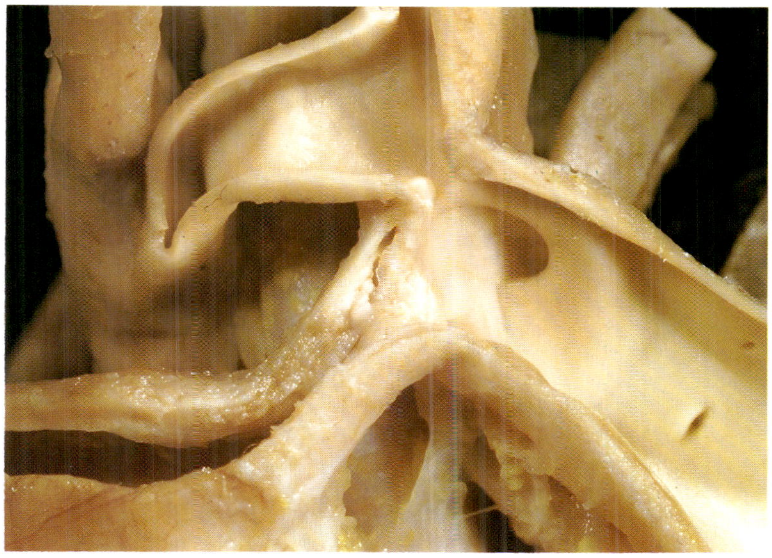

Abb. 15.**9** Umschriebene Coarctatio zwischen der linken A. carotis communis und der linken A. subclavia mit teilweise geschlossenem Duktus, der die Aorta descendens speist.

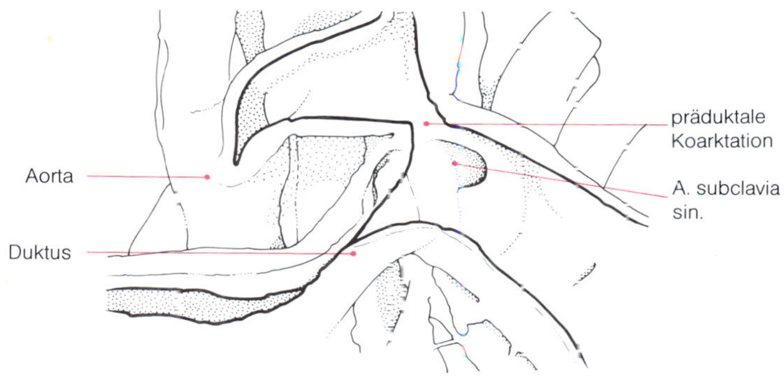

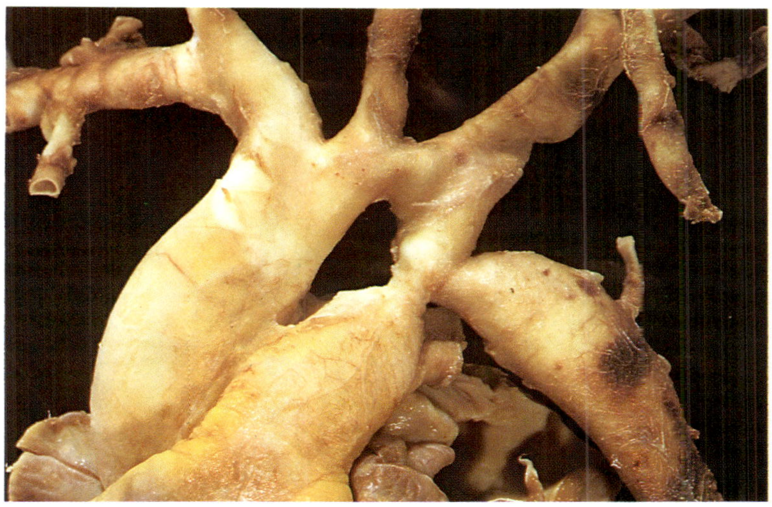

Abb. 15.**8** Postduktale Coarctatio der Aorta mit koexistenter tubulärer Hypoplasie des Aortenbogens zwischen der linken A. carotis communis und der linken A. subclavia, außerdem offener Duktus.

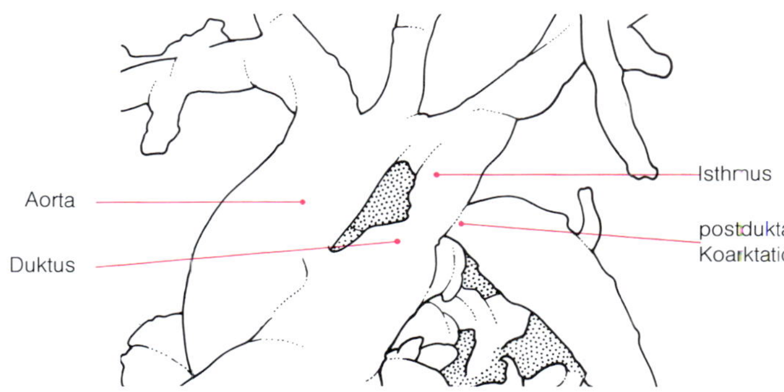

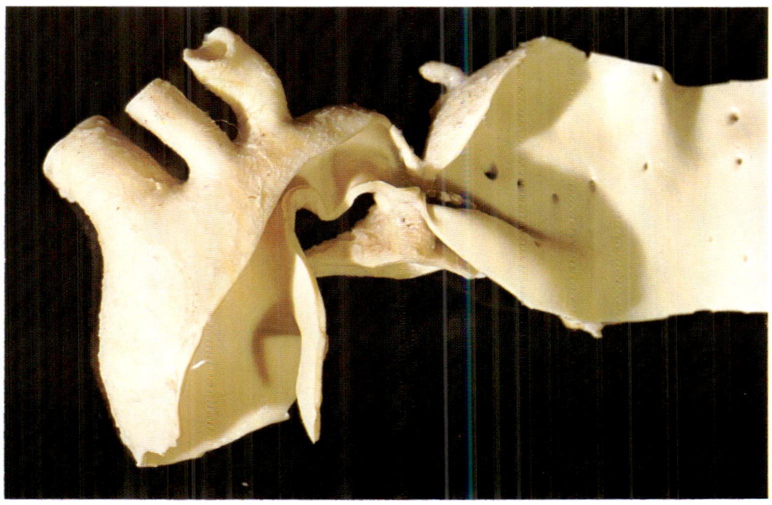

Abb. 15.**10** Umschriebene Coarctatio mit geschlossenem Duktus und starker poststenotischer Dilatation der Aorta descendens. Man beachte die Erweiterung der Interkostalarterienostien infolge der Entwicklung von Kollateralarterien.

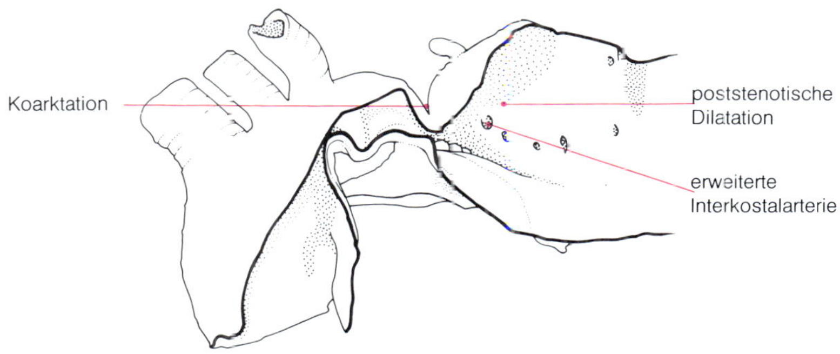

Unterbrechung und Atresie des Aortenbogens

Diese beiden Fehlbildungen sind am besten als Fortsetzung des pathologischen Prozesses, der zur tubulären Hypoplasie führt, zu betrachten. Bei der tubulären Hypoplasie ist ein ganzes Bogensegment dünn und verengt. Bei der Atresie des Aortenbogens ist das Lumen des verengten Segments obliteriert und der Aortenbogen bildet einen fibrösen Strang. Wie die tubuläre Hypoplasie findet sich die Atresie entweder am Isthmus oder zwischen der linken A. carotis communis und der linken A. subclavia (Abb. 15.**11**). Fast ausnahmslos begleiten andere Fehlbildungen die Atresie, wozu die Versorgung der Aorta descendens durch den Duktus gehört. Die Unterbrechung des Aortenbogens ist die Fortsetzung des oben beschriebenen Prozesses in dem Sinne, daß der atretische Strang verschwunden ist und keinerlei Verbindung, weder eine atretische noch eine durchgängige, zwischen dem aufsteigenden und dem absteigenden Abschnitt der Aorta existiert.

Auch die Unterbrechung des Aortenbogens ist am häufigsten am Isthmus oder zwischen der linken A. carotis communis und subclavia zu beobachten, doch kann sie in selteneren Fällen zwischen dem Truncus brachiocephalicus und der linken A. carotis communis liegen. Bei allen diesen Varianten kann ein normaler Abgang der rechten A. subclavia aus dem Truncus brachiocephalicus oder ein retroösophagealer Abgang aus dem absteigenden Teil der Aorta vorkommen (Abb. 15.**12**). Wenn sich die Unterbrechung an der A. brachiocephalica befindet und die rechte A. subclavia retroösophageal entspringt, wird nur die rechte A. carotis communis über die Aorta ascendens versorgt. Diese Kombinationen zwischen dem Ort der Unterbrechung und der Existenz oder dem Fehlen einer aberranten rechten A. subclavia bildeten den Eckpfeiler der Klassifikationen seit Celoria u. Patton (1959). Das Problem ist, daß spätere Untersucher andere alphanumerische Systeme zur Bezeichnung derselben Fehlbildungen benützt haben, so daß die B1-Anomalie des einen Autors die 2a eines anderen sein kann (Freedom u. Mitarb. 1977, Esplugas 1979). Die Lösung dafür ist einfach: Man vermeide die unnötigen und kryptischen alphanumerischen Abkürzungen! Fast immer geht die Unterbrechung mit der Versorgung der Aorta descendens durch den Duktus einher, es existieren aber mehrere gut dokumentierte Beispiele einer isolierten Unterbrechung, bei der die Aorta descendens über Kollateralgefäße versorgt wird. Eine genaue Übersicht über diese Fälle wurde von Dische und ihren Kollegen veröffentlicht (1975), und die ganze Literatur über den unterbrochenen Aortenbogen wurde von Corno u. Mitarb. (1982) zusammengefaßt. Aus diesen und anderen Arbeiten (Freedom u. Mitarb. 1977) geht hervor, daß ein Ventrikelseptumdefekt, falls vorhanden, fast immer dem Typ angehört, der durch Septumverlagerung mit Obstruktion des subaortalen Ausflußtraktes bedingt ist. Das wird von unserer eigenen Erfahrung bestätigt (s. Abb. 12.**8**), und wir haben dies nicht nur bei perimembranösen Defekten infolge Septumverlagerung, sondern auch bei einem unterhalb beider großer Arterien liegenden Defekt beobachtet (Abb. 15.**13**).

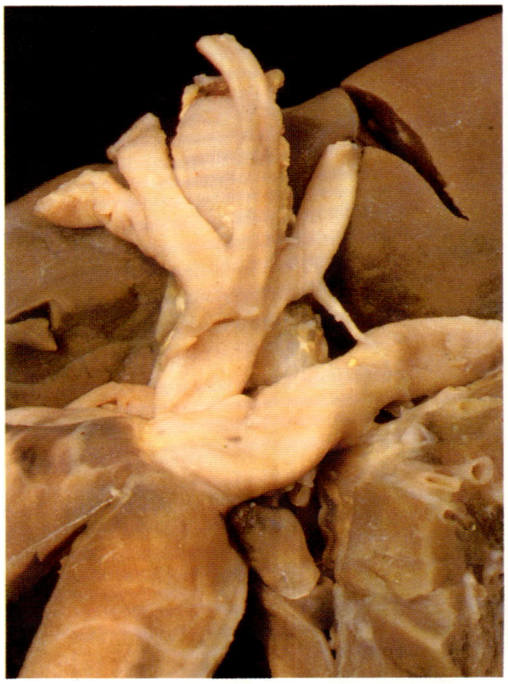

Abb. 15.**11** Atresie des Aortenbogens am Isthmus.

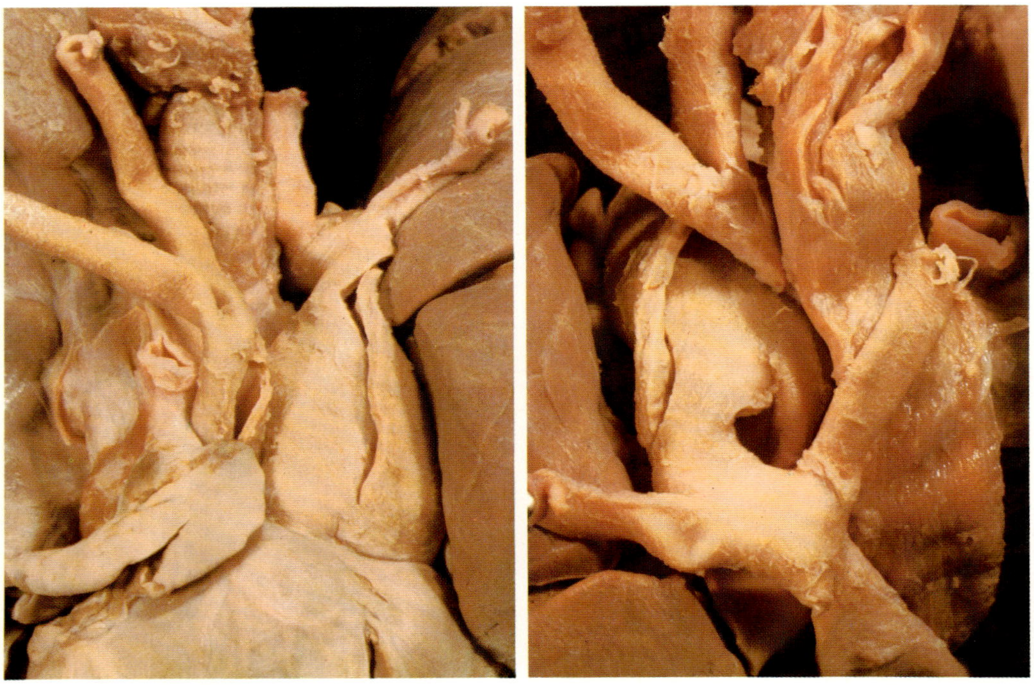

Abb. 15.**12** Links: Unterbrechung des Aortenbogens zwischen der linken A. carotis communis und der linken A. subclavia; rechts: retroösophagealer Ursprung der rechten A. subclavia aus dem absteigenden Teil der Aorta.

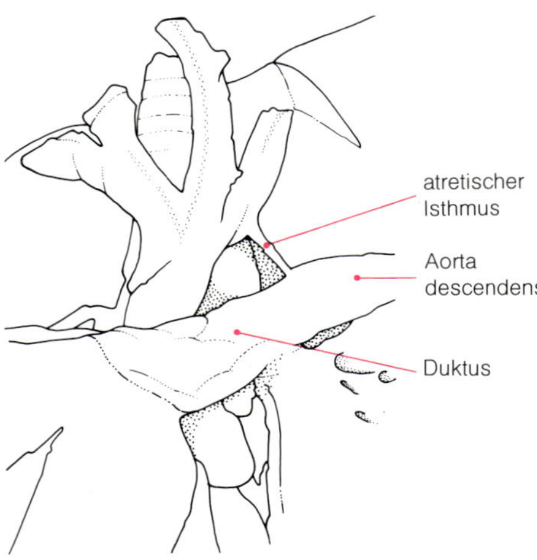

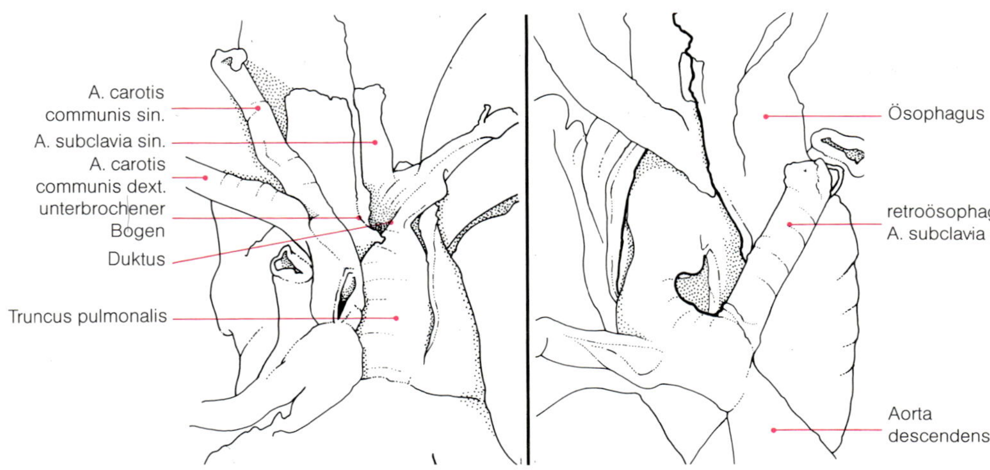

Gefäßringe und damit verbundene Aortenfehlbildungen

Die Mißbildungen des Aortenbogensystems sind am besten verständlich, wenn man sich vor Augen hält, daß das Bogensystem in der Embryonalzeit bilateral symmetrisch angelegt ist. Die verschiedenen Ringbildungen lassen sich dann als Persistenz des gesamten doppelten Bogensystems oder eines Teils davon erklären. Ursprünglich von Rathke (1843) als Verständnisgrundlage vorgelegt, ist das Modell, das meist zur Erklärung der verschiedenen Anomalien herangezogen wird, der von Edwards (Stewart u. Mitarb. 1964) vorgeschlagene hypothetische Doppelbogen. In diesem Modell (Abb. 15.**14**) umgreifen der rechte und der linke Bogen ringförmig den Tracheoösophagealstiel und vereinigen sich dorsal zur Aorta descendens. Aus dem transversalen Segment jedes Bogens entspringt eine A. subclavia und eine A. carotis, und auf beiden Seiten verbindet ein Duktus den Bogen mit der rechten bzw. der linken A. pulmonalis. Das System persistiert nicht in seiner Gesamtheit, doch lassen sich fast alle der bisher beschriebenen verschiedenen Fehlbildungen leicht als Persistenz eines Teils dieses Doppelbogensystems erklären.

Wohl die einfachste Fehlbildung, die an sich keine negativen Auswirkungen hat, ist der rechtsläufige Aortenbogen. Es muß betont werden, daß als rechter Bogen der querverlaufende Aortenabschnitt bezeichnet wird, der den rechten Bronchus anstelle des linken überkreuzt, unabhängig davon, auf welcher Seite die Aorta descendens liegt, die selbst rechts- oder linksseitig sein kann. Bei einem rechtsläufigen Bogen besteht gewöhnlich eine entsprechende rechtsläufige Anordnung der Kopf- und Halsarterien, so daß der Truncus brachiocephalicus, aus dem die linke A. subclavia und die linke A. carotis communis hervorgehen, auf der linken Seite liegt (Abb. 15.**15**). Es überrascht aber vielleicht, daß der Duktus, wenn er bei einem rechten Bogen vorhanden ist, gewöhnlich auf der linken Seite liegt und von dem linken Truncus brachiocephalicus abgeht, was dem proximalen Teil des transversalen linken Bogens im hypothetischen Doppelbogen entspricht (Abb. 15.**14**). Der rechte Aortenbogen in der beschriebenen Form kommt als Begleitanomalie bei anderen Fehlbildungen vor, etwa bei einer Fallot-Tetralogie in etwa einem Viertel der Fälle oder bei einem Trunkus sogar in der Hälfte der Fälle. Der rechte Bogen hat als solcher demnach keine andere Bedeutung als die seiner anomalen Position.

Die rechtsläufige Anlage des Aortenbogens und seiner Äste kann jedoch auch mit einer Persistenz eines größeren Teils des hypothetischen Doppelbogens kombiniert sein, und diese Arrangements sind komplizierter. Ein rechter Bogen ohne irgendwelche intrakardialen Begleitdefekte geht fast immer mit einem retroösophagealen Ursprung der linken A. subclavia einher, die, statt als erster Ast aus dem linken Truncus brachiocephalicus zu entspringen, als letzter Ast aus dem absteigenden Aortenbogen abgeht. Die gleiche Fehlbildung gibt es bei einem linksläufigen Aortenbogen, wenn die rechte A. subclavia als letzter Ast aus der Aorta ent-

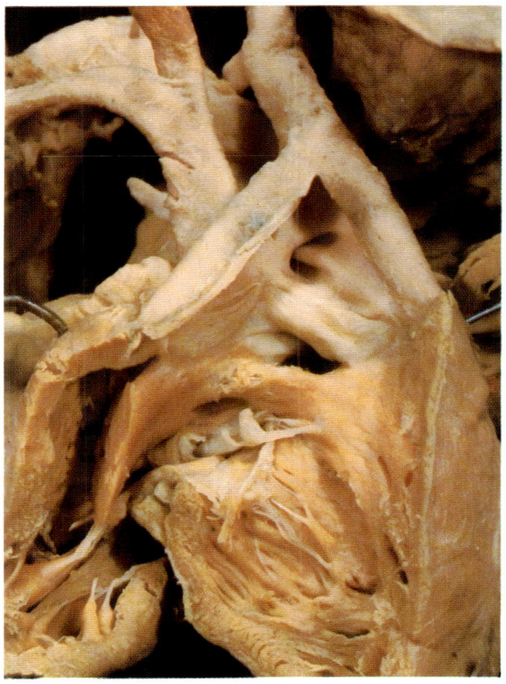

Abb. 15.**13** Ventrikelseptumdefekt unterhalb beider großer Arterien, bei dem das arterielle Septum den subaortalen Ausflußtrakt einengt; des Aortenbogens.

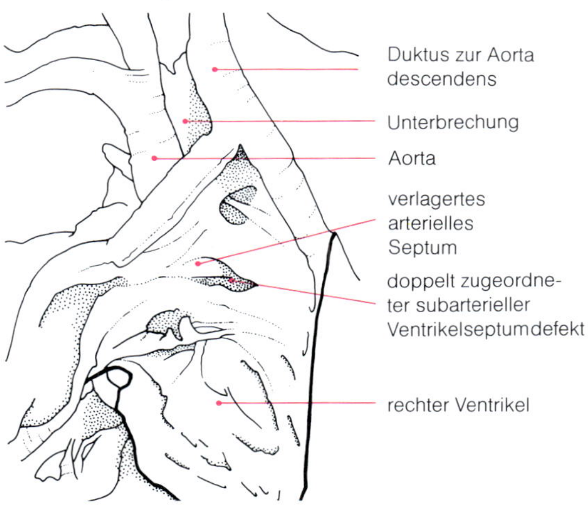

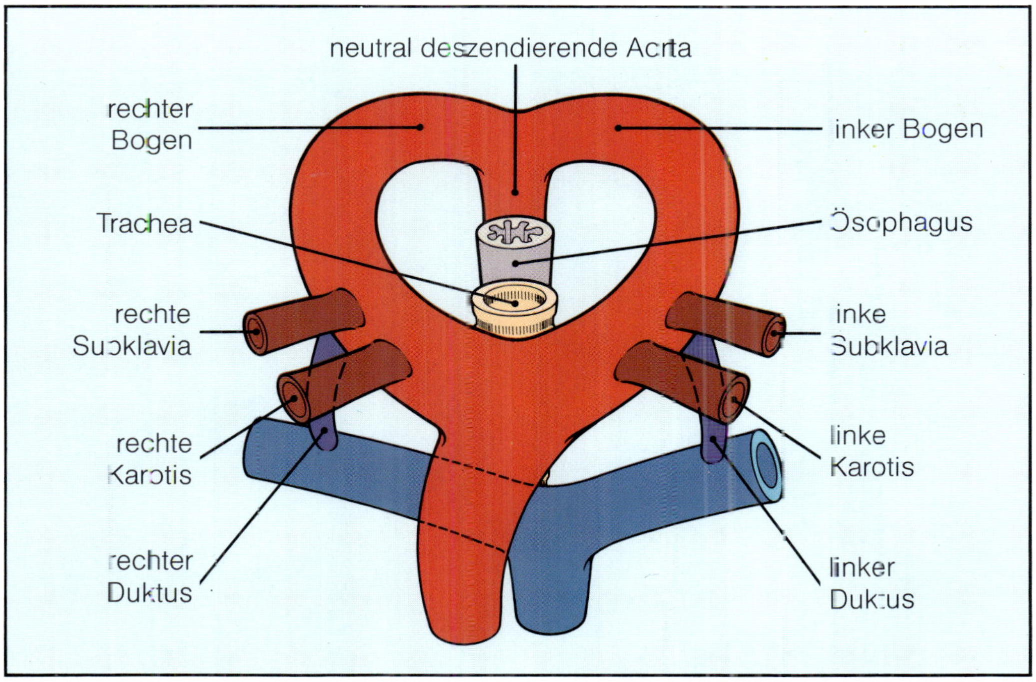

Abb. 15.**14** Der von *Edwards* als Verständnisgrundlage für Gefäßringe vorgeschlagene hypothetische doppelte Aortenbogen mit bilateralem Duktus.

springt und retroösophageal verläuft (Abb. 15.**16**). Der retroösophageale Verlauf der rechten oder der linken Subklavia erklärt sich aus einer Teilung des hypothetischen Bogens zwischen A. carotis und A. subclavia auf der dem dominierenden Bogen gegenüberliegenden Seite. Die A. carotis communis persistiert dann als der erste Ast, der vom proximalen Teil des rudimentären Bogens gespeist wird, während der distale Teil als der vierte Ast des dominierenden Bogens retroösophageal verläuft. Bei diesem Arrangement der Persistenz von Teilen beider Bögen wird der Tracheoösophagealstiel von Gefäßen eingefaßt und es entwickelt sich beispielsweise wie im illustrierten Fall (Abb. 15.**16**) ein unvollständiger Gefäßring. Es ist selten, daß solche Anomalien eine Einschnürung des Ösophagus verursachen (Dysphagia lusoria). Sicher kann man sie als „Possen der Natur“ (lusoria) bezeichnen, und sie können auch tatsächlich eine Dysphagia bewirken, doch ist dies eher die Ausnahme als die Regel (Ho 1982).

Es wurden viele Varianten partieller Gefäßringe bei rechten und linken Bögen beschrieben, aber alle lassen sich auf der Basis einer Unterbrechung des hypothetischen Doppelbogens an einer bestimmten Stelle mit persistierendem proximalem und distalem Teil des nicht-dominierenden Bogens in Form von anomalen Arterien oder fibrösen Strängen leicht erklären (Stewart u. Mitarb. 1964, Becker u. Anderson 1981, Ho 1982). Oft persistiert bei diesen Fehlbildungen der Ursprung der nicht dominierenden Arterie aus der Aorta descendens (ursprünglich die Stelle der Vereinigung des embryonalen rechten und linken transversalen Bogens) als Ausbuchtung, die als Kommerell-Divertikel bezeichnet wird. In seiner extremen Ausbildung persistiert der Gefäßring jedoch in Form von zwei durchgängigen transversalen Bögen, die den Tracheoösophagealstiel ringförmig umfassen und sich dorsal vereinigen, um die Aorta descendens zu bilden (Abb. 15.**17**). Diese Doppelbögen verursachen viel eher eine Dysphagie, aber dieses Symptom ist nicht durchweg vorhanden. Es ist selten, daß die beiden Querschenkel eines solchen Doppelbogens ähnliche Größe haben (Abb. 15.**17**). Häufiger ist der rechte Bogen weiter (Neuhauser (1946). Wie die anderen Aortenfehlbildungen begleiten Doppelbögen gewöhnlich intrakardiale Anomalien; das illustrierte Bogensystem stammte beispielsweise von einem Fall mit Fallot-Tetralogie. Sie können aber auch isoliert vorkommen.

In dieser Besprechung haben wir bis jetzt die Entwicklungsanomalien des Aortenbogensystems beschrieben, die sich aus der ursprünglichen bilateralen Symmetrie ergeben. Das Bogenschema von Rathke illustrierte jedoch auch das wohlbekannte Phänomen, daß in der Embryonalzeit sechs Kiemenbogenpaare vorhanden sind. Die aortalen Komponenten dieser Bögen bilden sich zum größten Teil zurück, abgesehen von der vierten (Aorta) und sechsten Gefäßbahn (Duktus). Wir haben aber gesehen, daß der fünfte Bogen als Quelle für die Arterienversorgung der Lunge bei Pulmonalatresie persistieren kann (s. Abb. 13.**30**). In seltenen Fällen kann auch der transversale Teil des dritten Bogens als zervikaler Aortenbogen persistieren (Tiraboschi u. Mitarb. 1980).

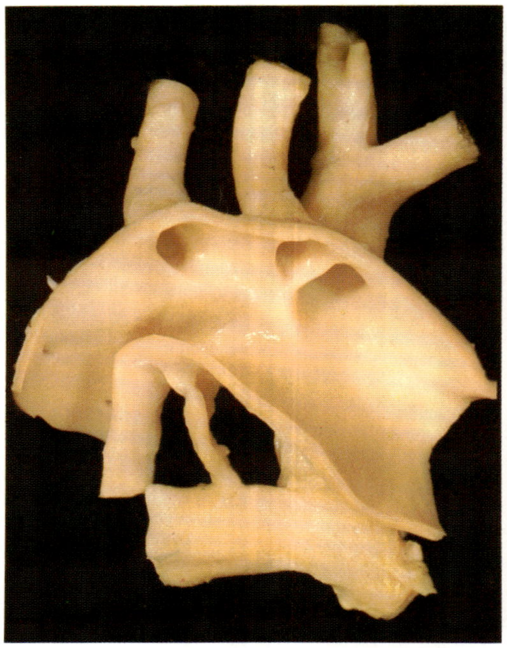

Abb. 15.**15** Spiegelbildliche Anordnung der Kopf-, Hals- und Armarterien bei rechtem Aortenbogen (von Dr. *S. Y. Ho*).

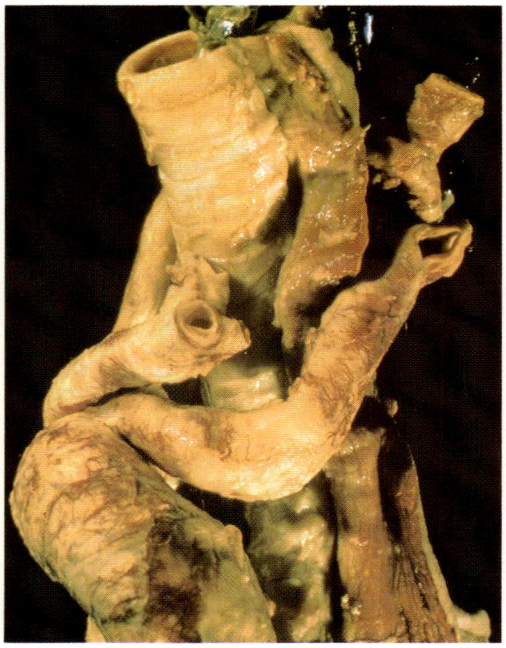

Abb. 15.**16** Retroösophagealer Abgang der rechten A. subclavia bei linkem Aortenbogen.

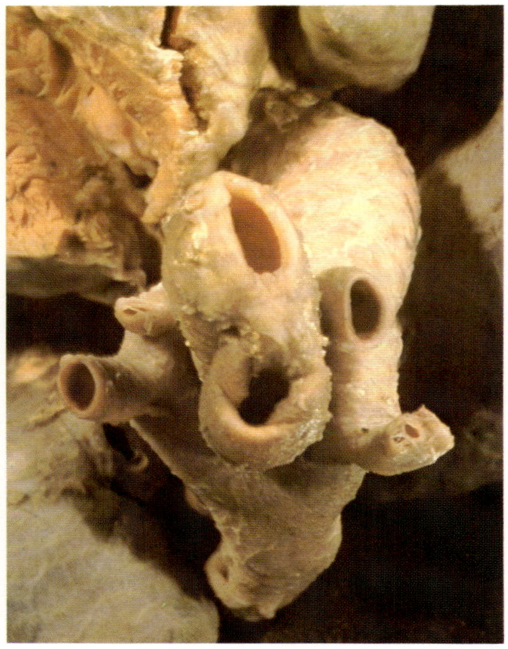

Abb. 15.**17** Doppelter Aortenbogen mit ziemlich gleich großen transversalen Abschnitten (photographiert mit freundlicher Genehmigung von Dr. *J. L. Wilkinson*).

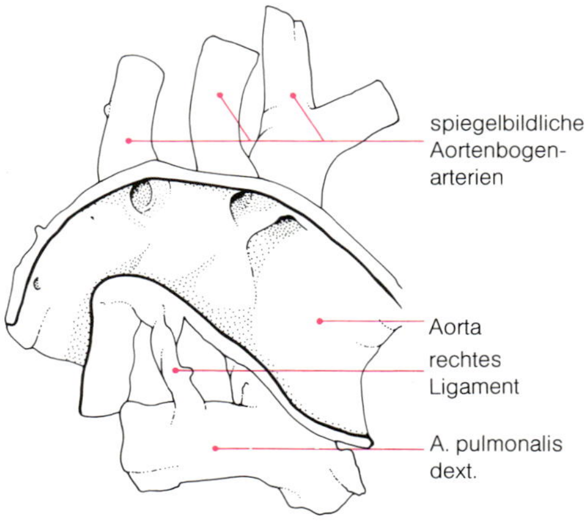

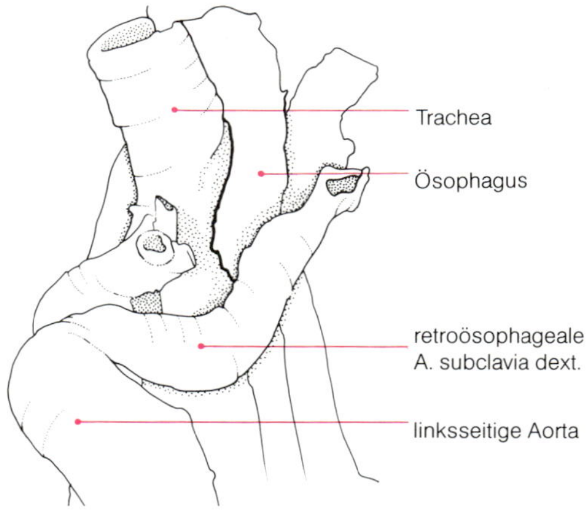

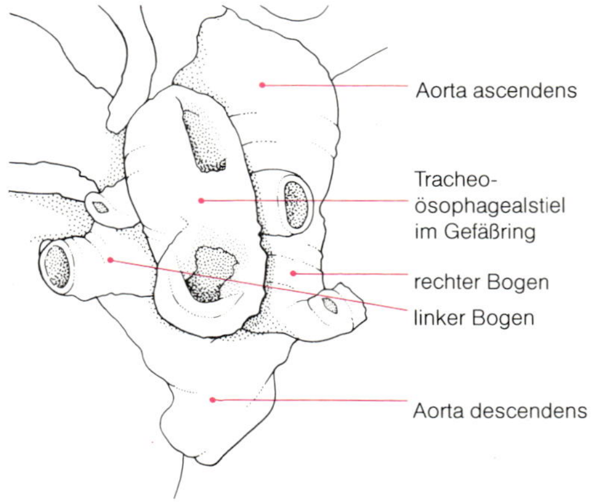

Anomalien der Pulmonalarterien

Obwohl die Aufzweigung des Truncus pulmonalis durchaus nicht so komplex ist wie die der Aorta, gibt es ganz beachtliche Kombinationen abnormer Verzweigungsmuster. So kann etwa eine Pulmonalarterie abartig aus der anderen Pulmonalarterie, aus dem aufsteigenden Abschnitt der Aorta oder aus irgendeinem Teil des Aortenbogensystems über einen Ductus arteriosus entspringen.

Die linke Pulmonalarterie verläuft bei einem abartigen Ursprung aus der rechten Pulmonalarterie gewöhnlich zwischen Ösophagus und Trachea zum Hilus (Abb. 15.**18**). Dieses Arrangement kann eine Kompression der Trachea verursachen, besonders wenn durch die Existenz eines Ligaments oder Duktus der Ring um die Trachea vollständig geschlossen wird (Jue u. Mitarb. 1965). Das wird als Gefäßschlinge bezeichnet (Lubbers u. Mitarb. 1975). Anatomisch eng verwandt, aber ohne Ringbildung oder posttrachealen Verlauf, ist das Arrangement, bei dem sich der Truncus pulmonalis in der Weise verzweigt, daß die rechte Pulmonalarterie vor der linken abgeht und sich die beiden Gefäße dann überkreuzen, wenn sie zu ihren entsprechenden Lungenhili ziehen (Abb. 15.**19**). Gekreuzte Pulmonalarterien sind an sich außerordentlich selten; gewöhnlich beobachtet man sie in der Form, wie es beim Trunkus beschrieben wurde (Becker u. Mitarb. 1970b), es können aber auch normale Verbindungen der großen Arterien bestehen (Jue u. Mitarb. 1966). Es gibt noch eine andere Gruppe verschiedener Fehlbildungen von Lungenarterien mit normalen Verbindungen, die Edwards (1968) in einer ausgezeichneten Übersicht behandelt hat. Zu dieser Gruppe gehören die idiopathische Pulmonalisdilatation, lokalisierte Arterienstenosen und Fisteln zwischen Pulmonalarterie und linkem Vorhof.

Wenn eine der beiden Lungenarterien aus einem Gefäß des Körperkreislaufs entspringt, erhält die von ihr versorgte Lunge natürlich arterielles statt venöses Blut aus dem Körperkreislauf. Das kann in partieller oder kompletter Form vorkommen. Ein Beispiel für eine partiell anomale arterielle Versorgung ist das Szimitar-Syndrom, bei dem nicht nur die arterielle Versorgung abnorm ist, sondern auch eine Fehldrainage der Pulmonalvenen zur V. cava inferior erfolgt (s. Kap. 10). Die komplette Form der anomalen arteriellen Versorgung ist eine schwerere Mißbildung. Dieses Arrangement wird oft „fehlende Pulmonalarterie" genannt, es ist aber selten, daß eine Pulmonalarterie vollständig fehlt. Wenn das der

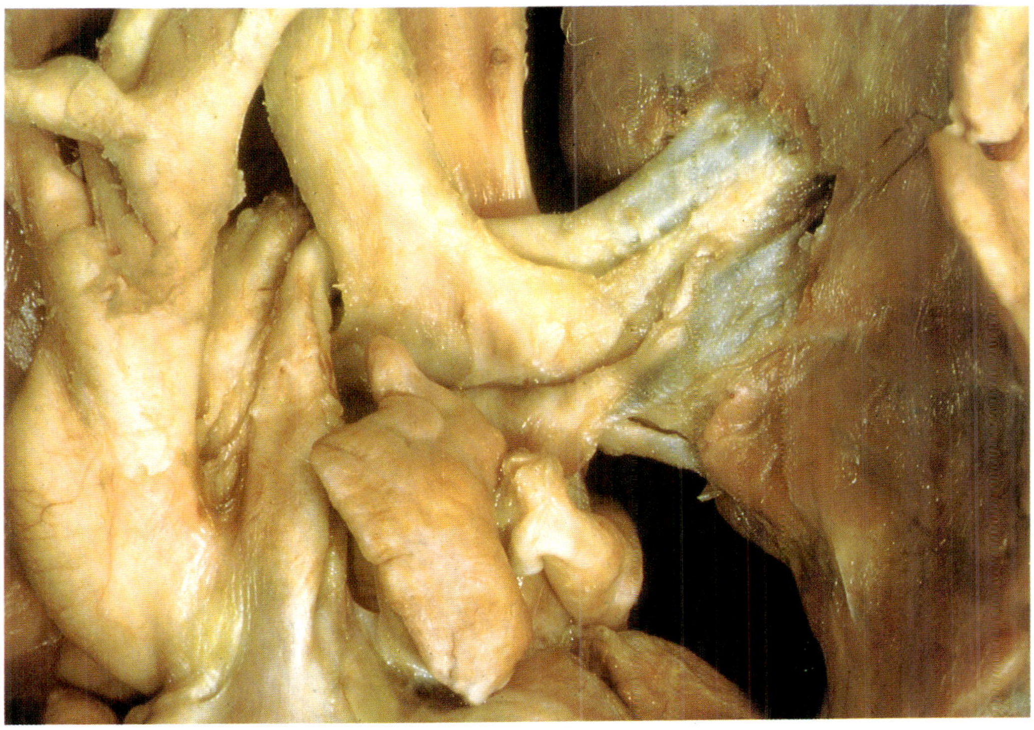

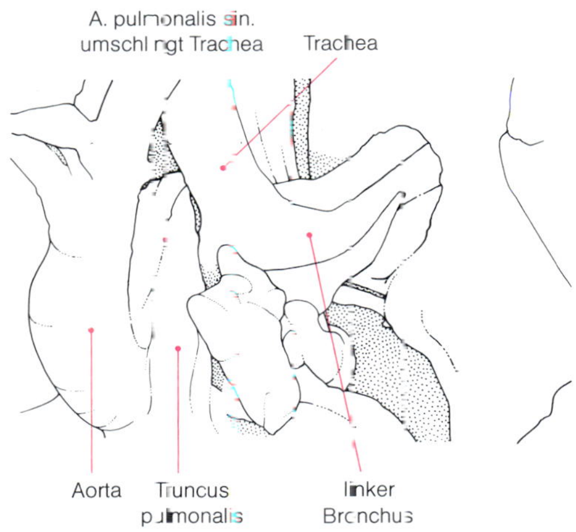

Abb. 15.**18** Anomaler Ursprung der linken A. pulmonalis aus der rechten; der Verlauf um die Trachea wird als Gefäßschlinge bezeichnet.

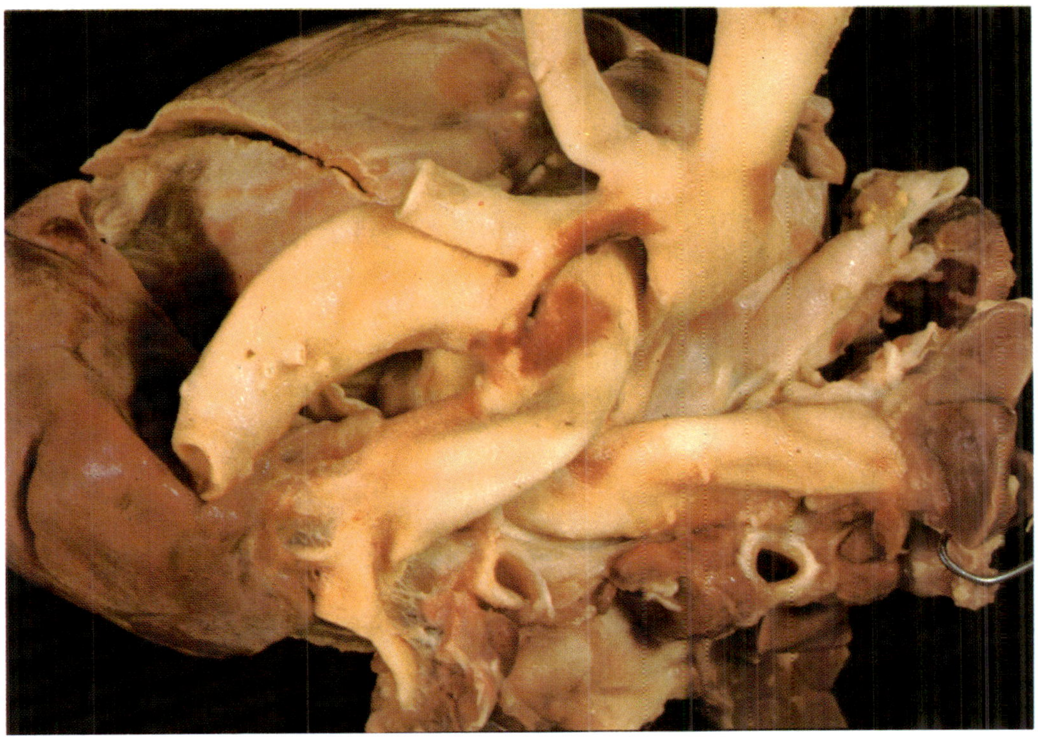

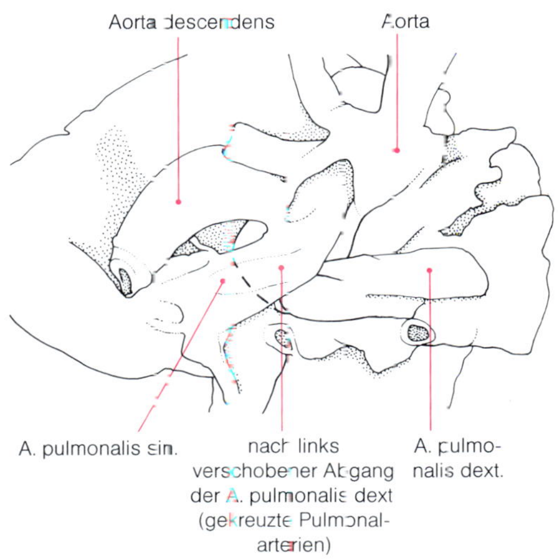

Abb. 15.**19** Gekreuzter Abgang der rechten und der linken A. pulmonalis bei einem Truncus arteriosus (photographiert mit freundlicher Genehmigung von Dr. *J. Somerville*).

Fall ist, fehlt gewöhnlich die Lunge ebenfalls, und die verbleibende Lunge unterliegt einer kompensatorischen Hypertrophie. Häufiger ist die „fehlende" Pulmonalarterie in Wirklichkeit vom Truncus pulmonalis isoliert und wird aus dem Aortenbogen über einen persistierenden Duktus gespeist (Abb. 15.**20**), der links oder rechts liegen kann. Andernfalls können die intrapulmonalen Arterien der isolierten Lunge wie bei der Pulmonalatresie mit Ventrikelseptumdefekt über große aortopulmonale Kollateralen versorgt werden (Pool u. Mitarb. 1962). Es gibt noch eine weitere Situation, bei der man die isolierte Pulmonalarterie nicht als fehlend ansprechen darf – das ist der direkte Abgang der Arterie aus der Aorta ascendens. Dieses Arrangement wurde als „Hemitrunkus" bezeichnet; das kann aber zu Verwechslungen führen, da man es finden kann, wenn die verbleibende Pulmonalarterie aus dem Truncus pulmonalis und rechten Ventrikel hervorgeht, ein Arrangement, das kein Trunkus ist, oder wenn die Arterie von einem gemeinsamen Arterienstamm – also einem echten Trunkus – entspringt. Die Isolierung einer Pulmonalarterie bei Versorgung der anderen über den rechten Ventrikel hat deshalb Bedeutung, weil sich in der Lunge mit der normalen Gefäßversorgung rasch die Gefäßschäden einer pulmonalen Hypertonie entwikkeln, falls nicht gleichzeitig eine Pulmonalstenose besteht. Das beruht wahrscheinlich darauf, daß das unilaterale Pulmonalarterienbett im Vergleich zum Gesamtvolumen des rechtsventrikulären Blutauswurfs unproportional klein ist (Pool u. Mitarb. 1962).

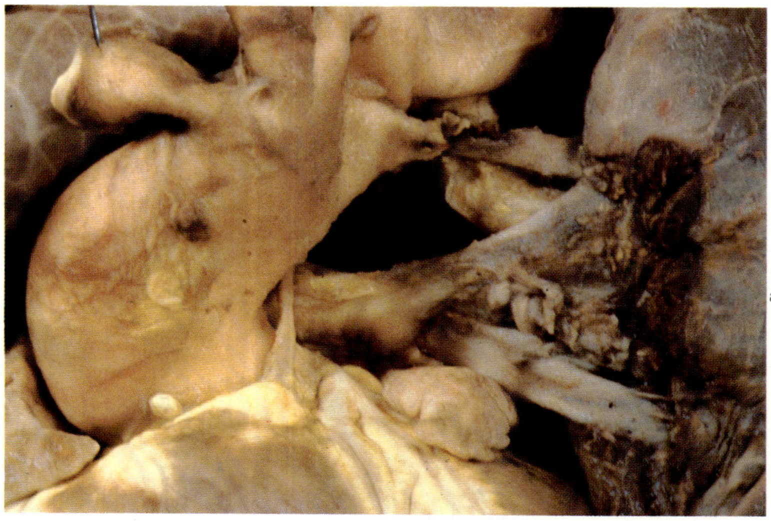

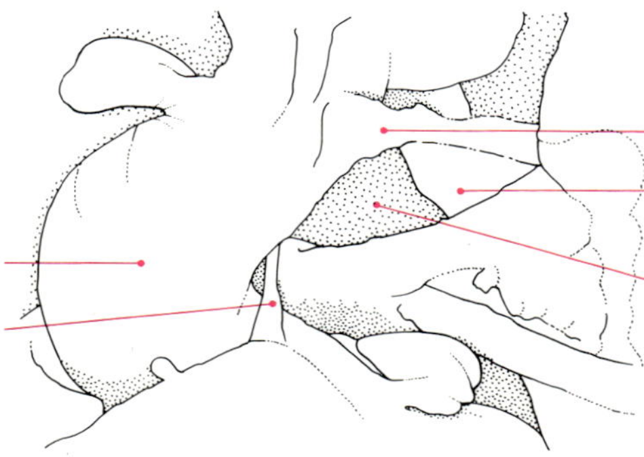

Abb. 15.**20** Die linke Pulmonalarterie ist vom Truncus pulmonalis isoliert und wird über einen linken Duktus versorgt.

Literatur

Becker, A.E.: Congenital obstructive malformations of the aortic arch. *Cardiovasc. Clin.* (1972) 1–18

Becker, A.E., R.H. Anderson: Malformations of the aortic arch. In: *Pathology of Congenital Heart Disease.* Butterworths, London 1981 (pp. 321–338)

Becker, A.E., M.J. Becker, J.E. Edwards: Anomalies associated with coarctation of the aorta. Particular reference to infancy. *Circulation* 41 (1970a) 1067–1075

Becker, A.E., M.J. Becker, J.E. Edwards: Malposition of pulmonary arteries (crossed pulmonary arteries) in persistent truncus arteriosus. *Amer. J. Roentgenol.* 110 (1970b) 509–514

Becker, A.E., M.J. Becker, C.A. Wagenvoort: Premature contraction of the ductus arteriosus: a cause of fetal death. *J. Path.* 121 (1977) 187–191

Belcourt, C.L., K. Alterman, D.A. Gillis, D.L. Roy: Aortopulmonary window or aortopulmonary communication. *Chest* 75 (1979) 397–399

Calder, L., R. Van Praagh, S. Van Praagh, W.P. Sears, R. Corwin, A. Levy, J.D. Keith, M.H. Paul: Anatomic study of truncus arteriosus communis: clinical, angiographic, and pathologic findings in 100 patients. *Amer. Heart J.* 92 (1976) 23–38

Celoria, G.C., R.B. Patton: Congenital absence of the aortic arch. *Amer. Heart J.* 58 (1959) 407–426

Collett, R.W., J.E. Edwards: Persistent truncus arteriosus: a classification according to anatomic types. *Surg. Clin. N. Amer.* 29 (1949) 1245

Corno, A., J. Lam, A.E. Becker, C. Marcelletti: Aortic arch interruption. *G. ital. Cardiol.* 11 (1981) 679–685

Dische, M.R., M. Tsai, H.A. Baltaxe: Solitary interruption of the arch of the aorta. Clinicopathologic review of 8 cases. *Amer. J. Cardiol.* 35 (1975) 271–277

Edwards, J.E.: Aortic arch system. In Gould, S.E.: *Pathology of the Heart and Blood Vessels, 3rd ed.* Thomas, Springfield/Ill. 1968 (pp. 416–454)

Esplugas, E.: Interruption of the aorta: anatomical, clinical and angiocardiographic observations. In Godman, M.J., R.M. Marquis: *Paediatric Cardiology, vol. II. Heart Disease in the Newborn.* Churchill-Livingstone, Edinburgh 1979 (pp. 187–195)

Falcone, H.W., J.K. Perloff, W.C. Roberts: Aneurysm of the non-patent ductus arteriosus. *Amer. Cardiol.* 29 (1972) 422–426

Faulkner, S.L., R.R. Oldham, G.F. Atwood, T.P. Graham: Aortopulmonary window, ventricular septal defect and membranous pulmonary atresia with a diagnosis of truncus arteriosus. *Chest* 65 (1974) 351–353

Fisher, E.A., I.W. Dubrow, F.A.O. Eckner, A.R. Hastreiter: Aorticopulmonary septal defect and interrupted aortic arch: a diagnostic challenge. *Amer. J. Cardiol.* 34 (1974) 356–359

Freedom, R.H., H.H. Bain, E. Esplugas, R. Dische, R.D. Rowe: Ventricular septal defect in interruption of aortic arch. *Amer. J. Cardiol.* 39 (1977) 572–582

Gittenberger de Groot, A.C.: Persistent ductus arteriosus: most probably a primary congenital malformation. *Brit. Heart J.* 6 (1977) 610–618

Ho, S.Y.: Morphology of Aortic Arch Malformations. *PhD Thesis, London* 1982 (pp. 1–158)

Ho, S.Y., R.H. Anderson: Coarctation, tubular hypoplasia and the ductus arteriosus: a histological study of 35 specimens. *Brit. Heart J.* 41 (1979) 268–274

Jue, K.L., L.A. Lockman, J.E. Edwards: Anomalous origins of pulmonary arteries from pulmonary trunk (crossed pulmonary arteries). *Amer. Heart J.* 71 (1966) 807–812

Jue, K.L., G. Raghib, K. Amplatz, P. Adams Jr., J.E. Edwards: Anomalous origin of the left pulmonary artery from the right pulmonary artery. *Amer. J. Roentgenol.* 95 (1965) 598–610

Kohler, H.G.: Premature closure of the ductus arteriosus (P.C.D.A.): a possible cause of intrauterine circulatory failure. *Early hum. Dev.* 2 (1978) 15–23

Lau, K.C., G. Calcaterra, G.A.H. Miller, S.C. Lennox, M. Paneth, R.H. Anderson, E.A. Shinebourne, J.C. Lincoln: Aorto-pulmonary window. *J. cardiovasc. Surg.* 23 (1982) 21–27

Lubbers, W.J., W.H.H. Tegelaers, T.G. Losekoot, A.E. Becker: Aberrant origin of left pulmonary artery (vascular sling). *Europ. J. Cardiol.* 2 (1975) 477–483

Mendel, V., J. Luhmer, H. Oerlert: Aneurysma des Ductus arteriosus bei einem Neugeborenen. *Herz* 5 (1980) 320–323

Neuhauser, E.B.D.: The roentgen diagnosis of double aortic arch and other anomalies of the great vessels. *American Journal of Roentgenology* 52 (1946) 1–12

Olley, P.M., F. Coceani: Mechanism of closure of the ductus arteriosus. In Godman, M.J., R.M. Marquis: *Paediatric Cardiology, vol. II.* Churchill Livingstone, Edinburgh 1979 (pp. 15–24)

Pool, P.-E., J.H.K. Vogel, S.G. Blunt Jr.: Congenital unilateral absence of a pulmonary artery. The importance of flow in pulmonary hypertension. *Amer. J. Cardiol* 10 (1962) 706–732

Rathke, H.: Über die Entwicklung der Arterien, welche bei den Säugetieren von dem Bogen der Aorta ausgehen. *Arch. Anat. Physiol. (wissenschaftliche Med.)* 1843, 270–302

Reifenstein, G.H., S.A. Levine, R.E. Gross: Coarctation of the aorta: a review of 104 cases of the 'adult' type, 2 years of age or older. *Amer. Heart J.* 33 (1947) 146–168

Rosenberg, H.S.: Coarctation of the aorta: morphology and pathogenic considerations. *Perspect. pediat. Path.* 1 (1973) 339–368

Rosenquist, G.C., J.F.N. Taylor, J. Stark: Aortopulmonary fenestration and aortic atresia. Report of an infant with ventricular septal defect, persistent ductus arteriosus and interrupted aortic arch. *Brit. Heart J.* 36 (1974) 1146–1148

Rudolph, A.M., M.A. Heymann, U. Spitznas: Hemodynamic considerations in the development of narrowing of the aorta. *Amer. J. Cardiol.* 30 (1972) 514–525

Shinebourne, E.A., M. El Seed: Relation between fetal flow patterns, coarctation of the aorta and pulmonary blood flow. *Brit. Heart J.* 36 (1974) 492–498

Stewart, J.R., O.W. Kincaid, J.E. Edwards: *An Atlas of Vascular Rings and Related Malformations of the Aortic Arch System.* Thomas, Springfield/Ill. 1964

Tiraboschi, R., G.C. Crupi, G. Locatelli, S.Y. Ho, L. Parenzan: Cervical aortic arch with aortic obstruction: report of two cases. *Thorax* 35 (1980) 26–30

Van Praagh, R., S. Van Praagh: The anatomy of common aortico-pulmonary trunk (truncus arteriosus communis) and its embryologic implications. *Amer. J. Cardiol.* 16 (1965) 405–426

Wielenga, G., J. Dankmeijer: Coarctation of the aorta. *J. Path. Bact.* 95 (1968) 265–274

16 Anomalien der Subsysteme

In diesem Schlußkapitel wollen wir uns kurz mit den angeborenen Anomalien befassen, die die Herzwand sowie die Koronararterien und das Erregungsleitungsgewebe, die sie versorgen, betreffen. Bei der Besprechung der Fehlbildungen der Arterien und des Erregungsleitungsgewebes werden wir uns jedoch auf deren primäre Mißbildungen beschränken, das heißt auf Anomalien bei normalen Segmentverbindungen des Herzens. Mißbildungen in Herzen, die selbst durch eine angeborene Anomalie deformiert sind, wurden bereits in den Abschnitten über die einzelnen Herzfehler miteinbezogen.

Myokard

Die angeborenen Anomalien des Myokards wurden schon in den vorigen Kapiteln abgehandelt. Wohl die schwerste Anomalie ist die hypertrophische Kardiomyopathie, die sich zwar oft erst relativ spät im Leben bemerkbar macht, hinter der aber fast sicher eine angeborene Störung steht. Die erheblichen Kontroversen und Verwirrungen im Umfeld dieser Krankheit und ihres histologischen Begleitmerkmals, des ungeordneten Faserverlaufs, wurden bereits ausführlich in dem den Kardiomyopathien gewidmeten Abschnitt des 3. Kapitels besprochen. Dort wurde auch die in neuerer Zeit entdeckte infantile Form der Kardiomyopathie, die mit Arrhythmien in den beiden ersten Lebensjahren in Erscheinung tritt, nämlich die schaumige Umwandlung der Herzmuskelzellen des Säuglingsalters (s. S. 69) beschrieben. Die spezifische angeborene Anomalie des morphologisch rechten Ventrikels schließlich, die sich in einem Fehlen des Myokards manifestiert, die Uhl-Anomalie, wurde in Kap. 12 besprochen.

Endokard

Isolierte angeborene Anomalien des Endokards sind selten; bei weitem die wichtigste ist die primäre oder idiopathische Endokardfibroelastose. Es handelt sich dabei um eine auffallende porzellanartige Verdickung des Endokards, die als isolierte Läsion fast immer den linken Ventrikel betrifft. Histologisch beruht die Verdickung auf geschichteten Auflagerungen von Kollagen- und elastischen Fasern auf einem normalen Myokard (Abb. 16.**1**). Es gibt auch sekundäre Veränderungen dieser Art, besonders bei Aortenatresie mit Mitralstenose und intaktem Ventrikelseptum (Abb. 16.**2**). Für die primäre Endokardfibroelastose wurde eine Kontraktions- und eine Dilatationsform beschrieben. Bei der Dilatationsform, die viel häufiger vorkommt (Becker u. Anderson 1981b), ist die ganze linksventrikuläre Trabekelzone dilatiert und das verdickte Endo-

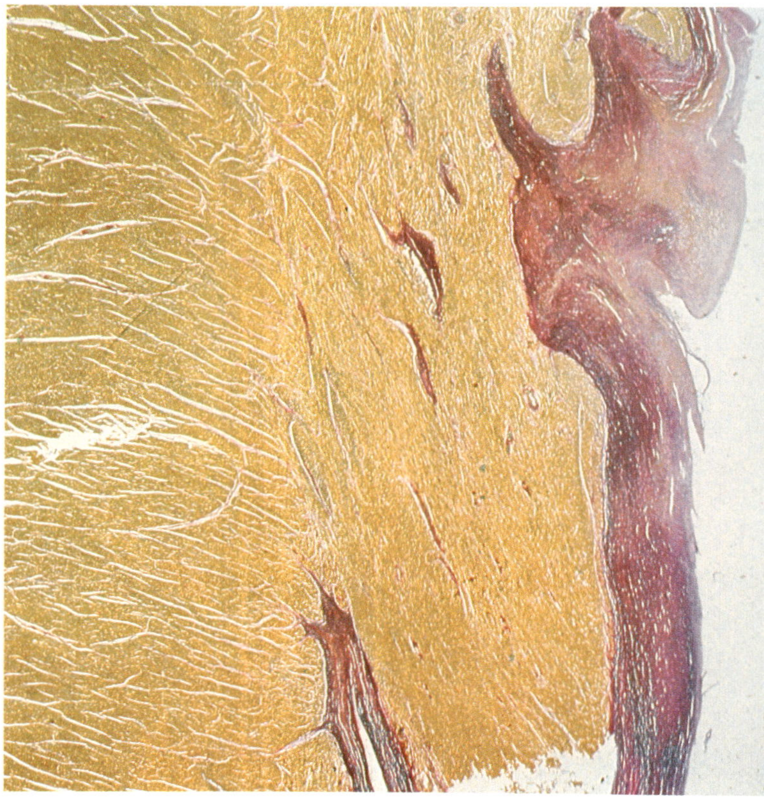

Abb. 16.**1** Histologie der perlmutterartigen endokardialen Auskleidung bei primärer Endokardfibroelastose. Elastika-Färbung.

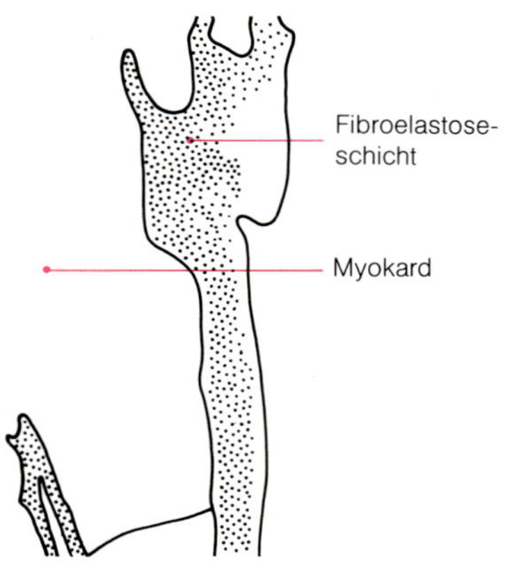

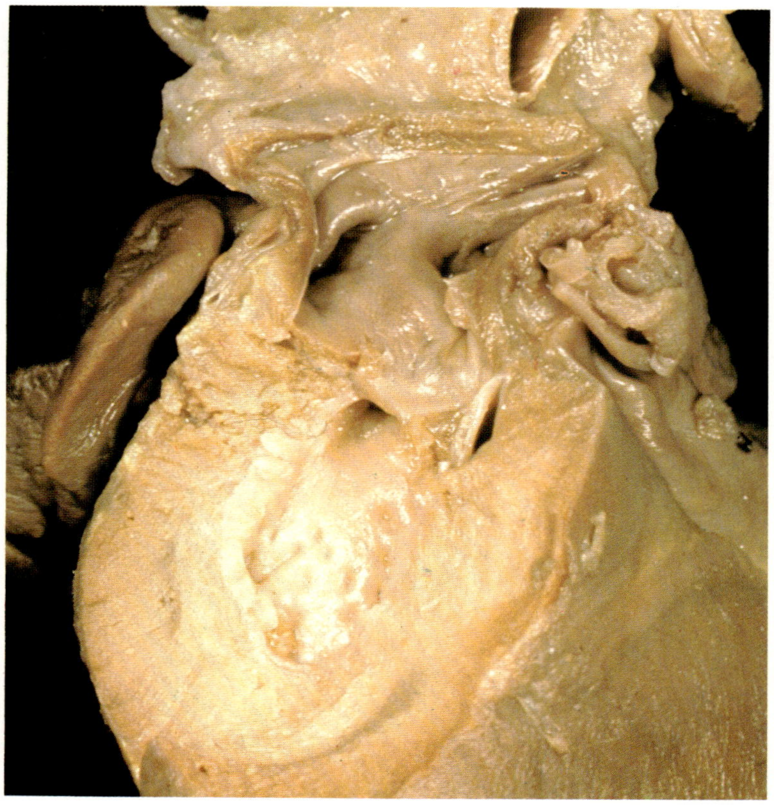

Abb. 16.**2** Hypoplastischer, mit einer perlmutterartigen Fibroelastoseschicht ausgekleideter linker Ventrikel in einem typischen Fall von Linksherzhypoplasie-Syndrom mit Mitralstenose.

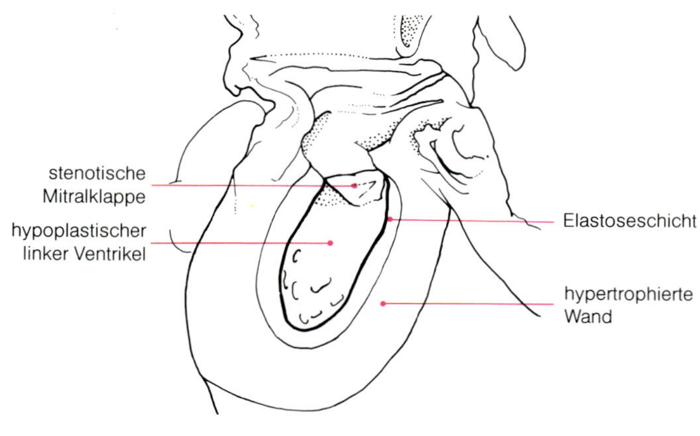

kard überzieht die gesamte Oberfläche wie eine Decke. Das Myokard ist aufgrund der Dilatation verdünnt, aber histologisch normal. Wegen der Dilatation scheint der Mitralklappenapparat hypoplastisch zu sein und einen abnormen Ursprung zu haben, aber bei genauer Untersuchung erweist sich das als sekundärer Effekt (Abb. 16.**3**). Bei langer Krankheitsdauer beobachtet man an der Mitralklappe einen eingerollten freien Rand, eine Folge der durch die Ventrikeldilatation bedingten Mitralinsuffizienz (s. Abb. 1.**5**, S. 3). Die Compliance des Ventrikels ist stark vermindert, daher der Name „konstriktive Endokarditis". Hinsichtlich der Pathogenese dieser primären Form ist man allerdings noch auf Spekulationen angewiesen. Es ist gut möglich, daß die Ursache wie beim sekundären Typ eine Dysfunktion des Myokards ist (Black-Schaffer 1957). Von anderen wurde vermutet, daß vielleicht eine Störung des Lymphabflusses oder eine vorangegangene Virusinfektion verantwortlich ist (nachzulesen bei Moller u. Edwards 1966, McKinney 1974).

Perikard

In dem dem Perikard gewidmeten 5. Kapitel beschränkten wir uns auf erworbene Krankheiten. Angeborene Defekte kommen vor, sind aber selten; sie wurden in einer ausführlichen Übersicht von Nasser besprochen (1976). Ein angeborenes Fehlen des Perikards kommt meist als pleuroperikardialer partieller oder kompletter Defekt vor. Bei einem partiellen Defekt ist gewöhnlich die linke Seite betroffen, und wenn er klein ist, kann sich das linke Herzohr durch die Lücke ausstülpen und strangulieren. Häufiger ist der Defekt größer und bleibt asymptomatisch (Abb. 16.**4**). In etwa einem Drittel der Fälle finden sich angeborene Anomalien des Herzens oder der Lunge. Defekte im diaphragmatischen Teil des Perikards sind außerordentlich selten. An weiteren angeborenen Fehlbildungen sind noch Zysten und Divertikel erwähnenswert. Genau genommen sollte man diese trennen, je nachdem, ob eine Kommunikation mit der Perikardhöhle vorhanden ist oder nicht, aber in der Praxis läßt sich diese Unterscheidung fast unmöglich treffen, und die beiden Bezeichnungen werden oft austauschbar gebracht (Lillie u. Mitarb. 1950). Sie sind selten und stellen meist einen Zufallsbefund bei der Autopsie dar.

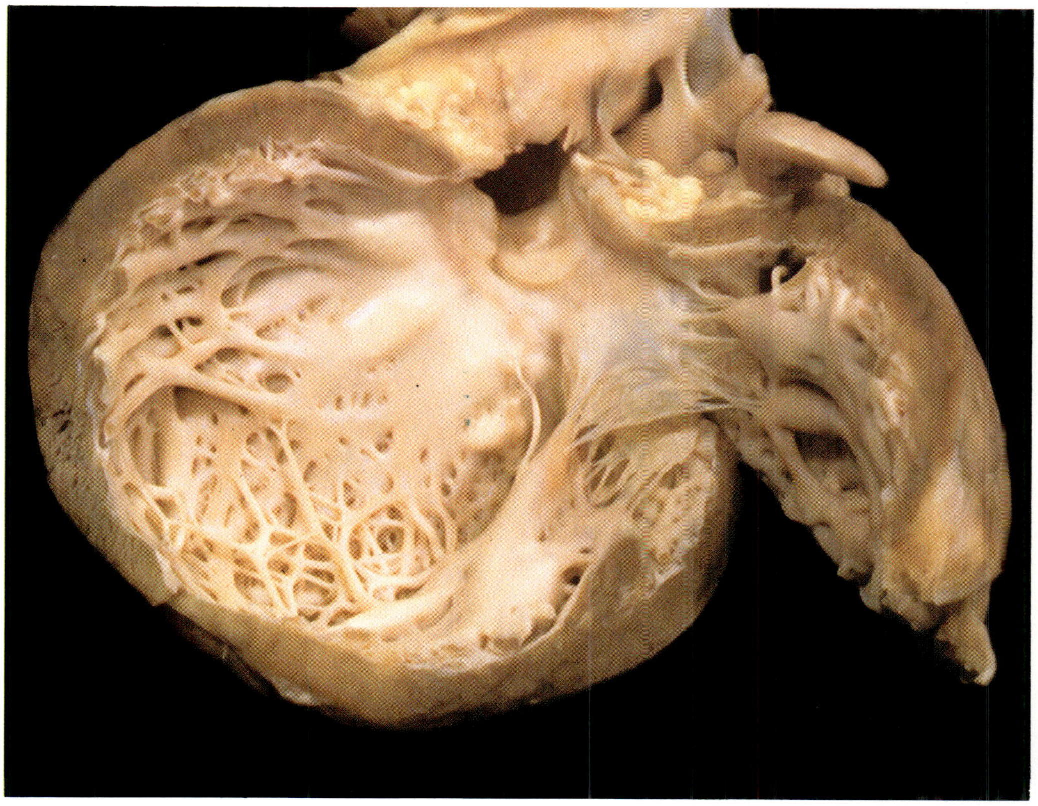

Abb. 16.**3** Dilatierter linker Ventrikel mit porzellanartigem Belag bei primärer Endokardfibroelastose.

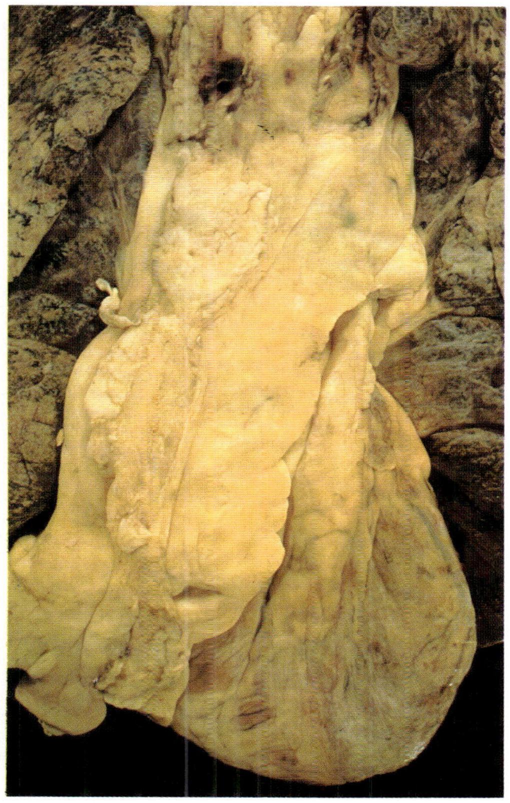

Abb. 16.**4** Teilweises Fehlen der linken Perikardseite als Zufallsbefund bei einem 68jährigen.

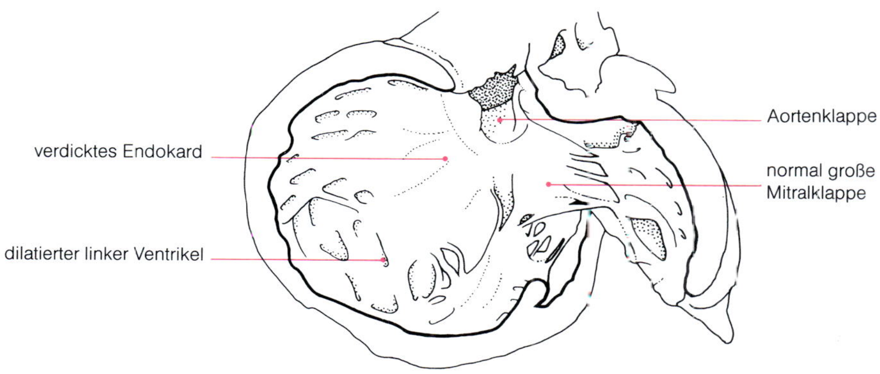

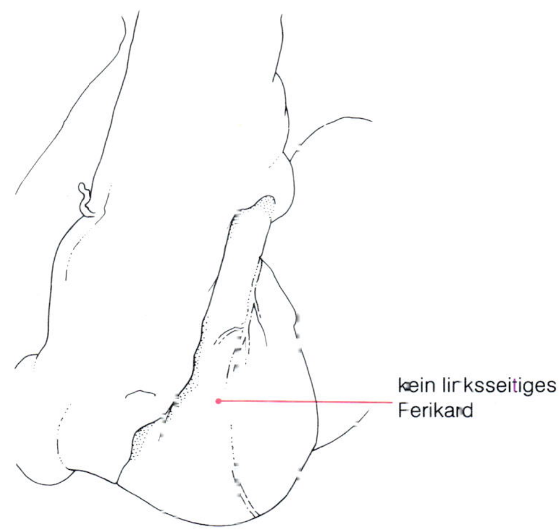

Fehlbildungen der Koronararterien

Die angeborenen Anomalien der Koronararterien bilden eine heterogene Gruppe. Im allgemeinen haben sie kaum klinische Bedeutung, es gibt aber lebensbedrohliche Formen. Die Gesamthäufigkeit in sonst normalen Herzen beträgt etwa 1%, sie werden aber öfter beobachtet, wenn aktiv nach ihnen gesucht wird. So wurden Abartigkeiten in 0,23% einer allgemeinen Autopsieserie beobachtet (ALEXANDER u. GRIFFITH 1956), aber in 1,2% einer Serie von Patienten, die einer Koronarographie unterzogen wurden (ENGEL u. Mitarb. 1975). Nach dem Beispiel OGDENS (1970) teilt man diese Veränderungen allgemein in schwere und leichte Formen ein. Wir ziehen es vor, sie auf deskriptiver Basis in vier Hauptgruppen zu unterteilen (BECKER 1981, BECKER u. ANDERSON 1981a), und zwar erstens Abweichungen der Koronarostienzahl, zweitens Abweichungen der Ostienhöhe, drittens Abweichungen der Ursprungsstelle und schließlich abnorme Kommunikationen zwischen Koronararterien und anderen Bluträumen.

Bezüglich der Zahl der Ostien ist die wichtigste Anomalie, daß nur eine einzige Koronararterie vorhanden ist. Dabei gibt es zwei Formen. Bei der schwersten Form folgt die solitäre Koronararterie dem Verlauf der normalen rechten Koronararterie, zieht aber dann über die Crux, umkreist das Mitralostium und endet als R. descendens anterior. Häufiger teilt sich eine solitäre Koronararterie sofort in einen rechten und einen linken Ast (Abb. 16.**5**). In diesem Zusammenhang ist erwähnenswert, daß in einem von LENOX u. BRINDER (1972) angegebenen Fall von Pulmonalatresie mit intaktem Septum keine aus der Aorta oder dem Truncus pulmonalis entspringenden Koronararterien vorhanden waren; die epikardialen Äste wurden über Myokardsinusoide gespeist. Multiple Ostien der beiden Koronararterien haben keine funktionelle Bedeutung, können aber gelegentlich Anlaß zu einer Fehlinterpretation von Koronarogrammen geben. Ein doppeltes Ostium der rechten Koronararterie kommt häufig vor, ein doppeltes Ostium der linken dagegen äußerst selten (ZUMBO u. Mitarb. 1965).

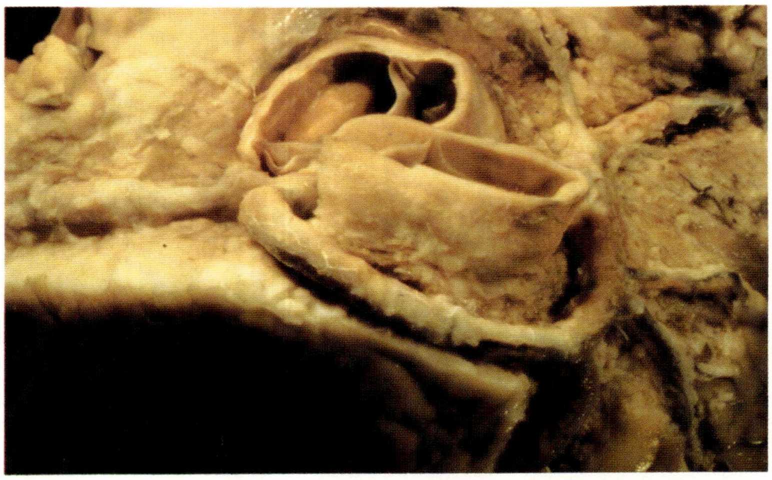

Abb. 16.**5** Im rechtskoronaren Sinus entspringt eine solitäre Koronararterie, die sich sofort in eine rechte und eine linke Koronararterie teilt.

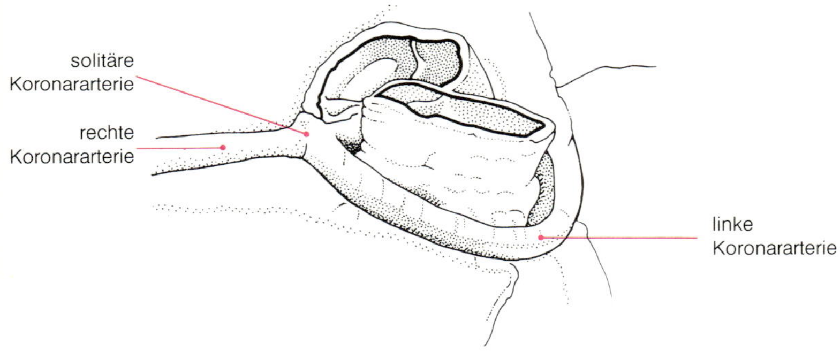

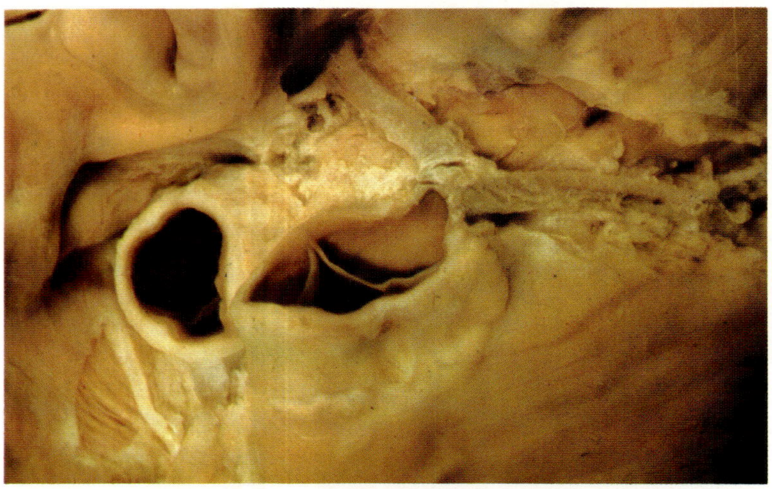

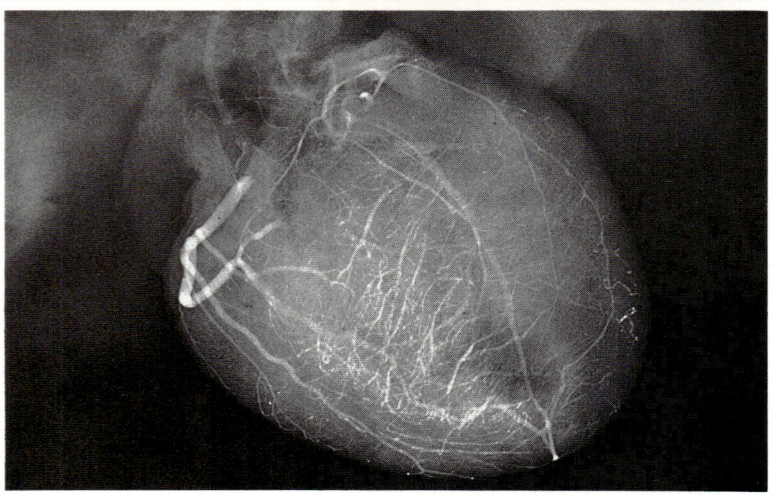

Abb. 16.**6** Anomaler Abgang der linken Koronararterie aus dem Truncus pulmonalis (oben); das postmortale Angiogramm (unten) zeigt Kollateralgefäße zwischen rechter und linker Koronararterie bei anomalem Abgang der linken Koronararterie aus dem Truncus pulmonalis.

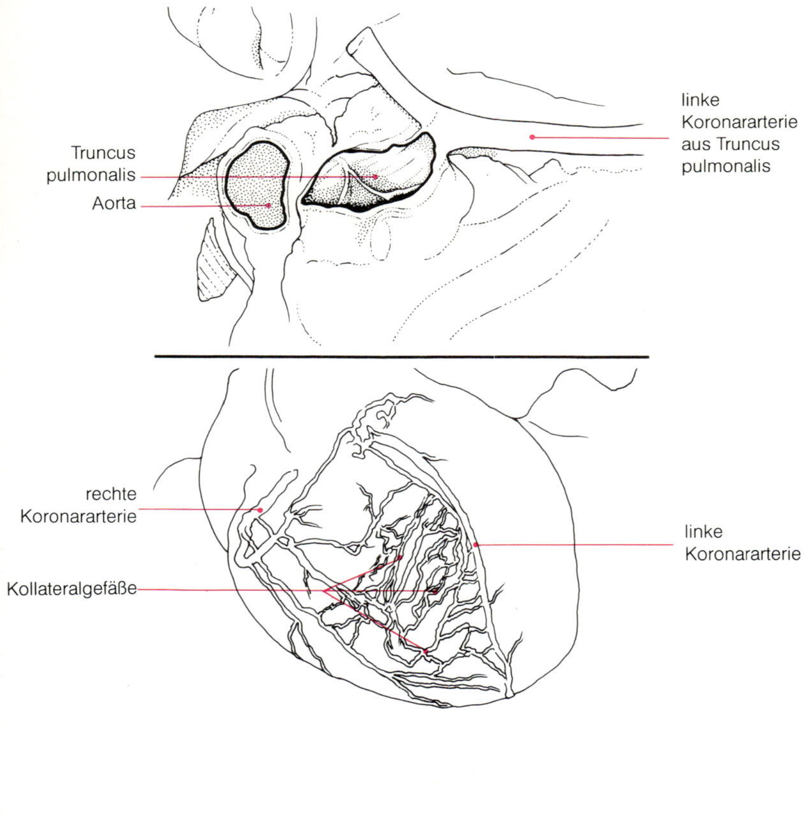

Üblicherweise liegen die Koronarostien an oder knapp unter der Verbindungslinie zwischen den Sinus und dem tubulären Teil der Aorta (Aortenleiste). Wenn eine Arterie mehr als einen Zentimeter oberhalb der Leiste abgeht, so gilt das als abnorm. Das hat zwar an sich keine funktionelle Bedeutung, doch könnte der dadurch bedingte schräge Abgang der Arterie eine Verengung des Ostiums bewirken.
Es kann ein anomaler Ursprung der Koronararterien aus der Aorta oder aus dem Truncus pulmonalis zu beobachten sein. Letzteres ist selbstverständlich von größerer Bedeutung und wird oft als Bland-White-Garland-Syndrom bezeichnet. Gewöhnlich ist es die linke Koronararterie, die anomal entspringt (Abb. 16.**6**, oben). Wird bei dieser Anomalie das Säuglingsalter überlebt, so entsteht durch die Kollateralversorgung von der rechten Koronararterie ein „Koronar-Steal“-Potential (Abb. 16.**6**, unten), das zu einer zusätzlichen Myokardischämie und zum Infarkt führen kann (Abb. 16.**7**). Auch in der kritischen ersten Lebensperiode kommt es zur Ischämie und zum Infarkt, und in diesem Stadium führen sie entweder zum Tod oder es tritt eine Kompensation ein. Dilatation und Fibrose, wie sie von Abb. 16.**7** illustriert werden, sind demnach nicht bei jenen Kindern zu beobachten, die in der Neugeborenenperiode sterben. Diese späteren Veränderungen können jedoch bei Patienten, die die kritische Neugeborenenperiode überleben, das auslösende Moment für einen plötzlichen Tod im Jugendalter bilden. Beim plötzlichen Tod eines Jugendlichen oder jungen Erwachsenen sollte man daher immer einen aberranten Abgang der linken Koronararterie aus der Pulmonalis, wenn er auch selten ist, als Todesursache in Betracht ziehen. In manchen Fällen beobachtet man nur einen aberranten Abgang des R. descendens anterior der linken Koronararterie aus der Pulmonalis (Schwartz u. Robiscek 1971). Ein aberranter Pulmonalisursprung der rechten Koronararterie kann ebenfalls zur Ischämie führen, ist aber selten und hat im allgemeinen keine klinische Bedeutung, obwohl man auch diese Anomalie mit einem plötzlichen, unerwarteten Tod in ursächlichen Zusammenhang gebracht hat (Wald u. Mitarb. 1971). Noch seltener ist ein anomaler Abgang beider Koronararterien aus dem Truncus pulmonalis; wenn nicht chirurgisch eingegriffen wird (Abb. 16.**8**), führt er in der Neugeborenenperiode zum Tod.

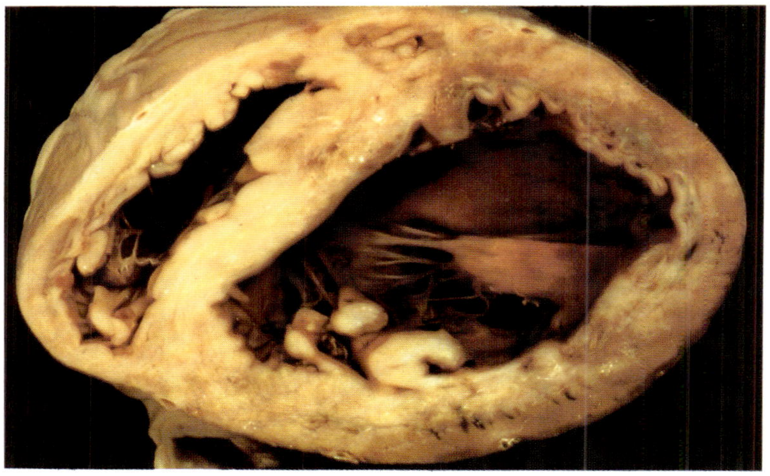

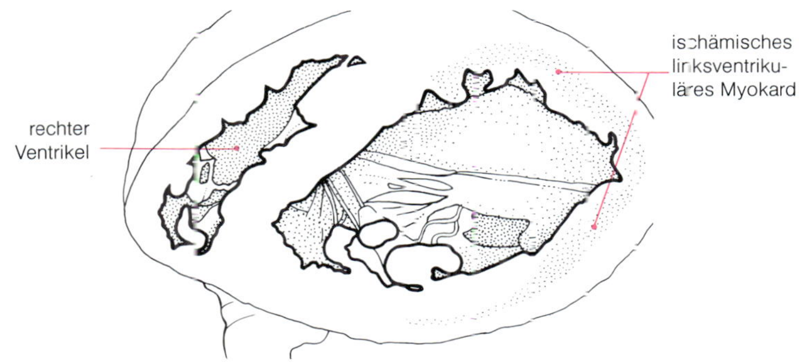

Abb. 16.**7** Dilatierte und infarzierte Wand des linken Ventrikels bei abartigem Ursprung der linken Koronararterie aus dem Truncus pulmonalis.

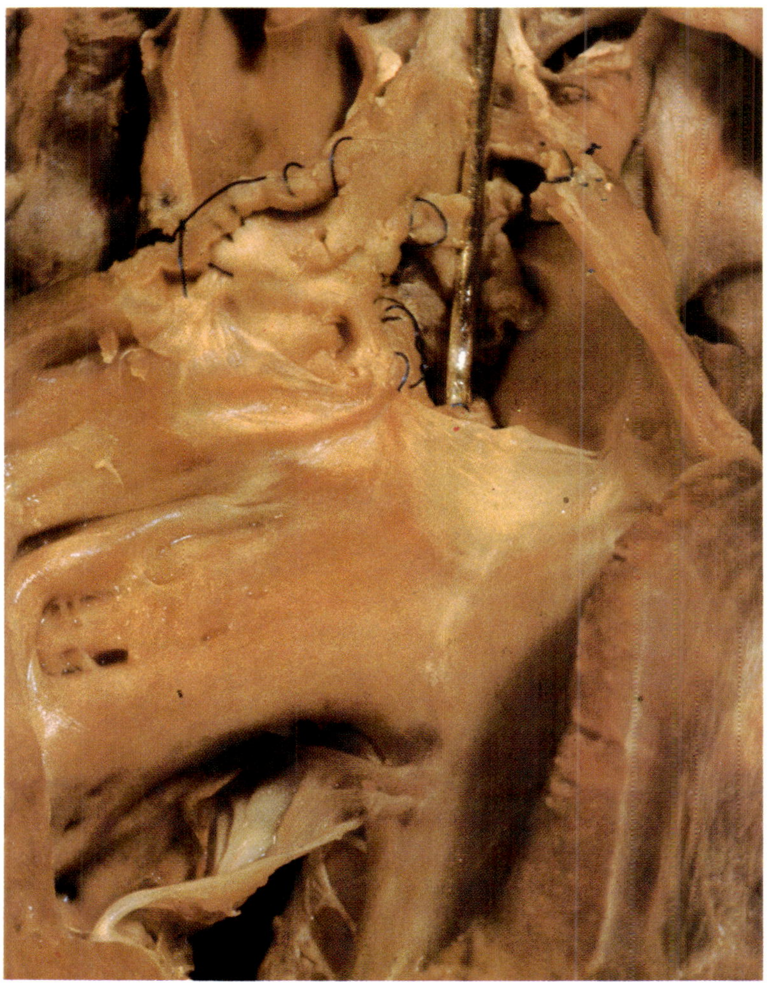

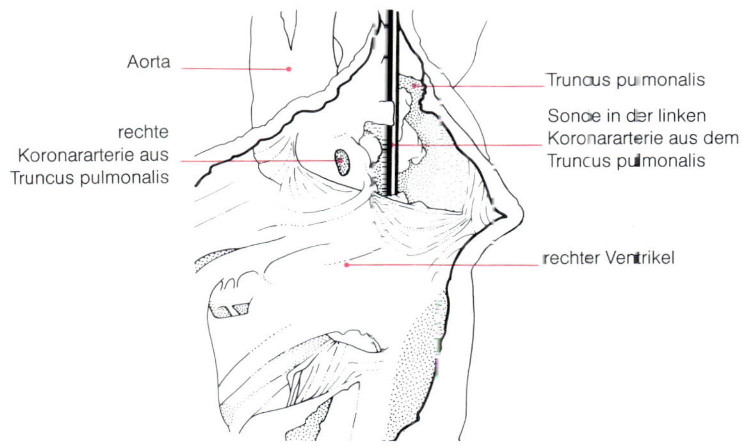

Abb. 16.**8** Anomaler Abgang beider Koronararterien aus dem Truncus pulmonalis. Durch Schaffung eines aortopulmonalen Fensters wurde eine Korrektur versucht (mit freundlicher Genehmigung v. Dr. *B. R. Keeton* u. *J. L. Monro*).

Ein aberranter Abgang der Koronararterien aus der Aortenwurzel hat viel geringere klinische Bedeutung. Es gibt viele Formen; sie wurden von VLODAVER u. Mitarb. (1976) in einer Übersicht zusammengestellt. Am üblichsten ist ein Abgang des linken Circumflexus-Astes aus dem rechten Aortensinus (Abb. 16.**9**) oder aus der rechten Koronararterie. Das hat aber selten klinische Bedeutung. Beachtenswerter sind jene Ursprungsanomalien, die dazu führen, daß der Hauptstamm der linken Koronararterie zwischen Aorta und Truncus pulmonalis zu liegen kommt (Abb. 16.**10**). Es wurde nachgewiesen, daß dieses Arrangement zur Myokardischämie führt (LIBERTHSON u. Mitarb. 1974, ZIJLSTRA u. Mitarb. 1979), wahrscheinlich aber eher infolge des abnormen schrägen Abgangs als wegen der Kompression zwischen den beiden großen Arterienstämmen.

Fistelverbindungen mit den Koronararterien findet man meist in Fällen von Aorten- oder Pulmonalatresie mit intaktem Ventrikelseptum, wie in dem bereits erwähnten, von LENOX u. BRINER (1972) beschriebenen Fall,

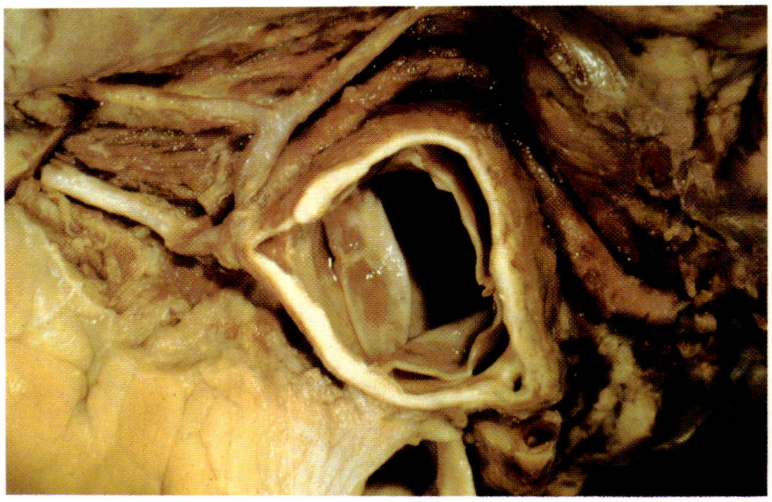

Abb. 16.**9** Der linke R. circumflexus geht aus dem rechten Aortensinus ab und verläuft dann hinter der Aorta.

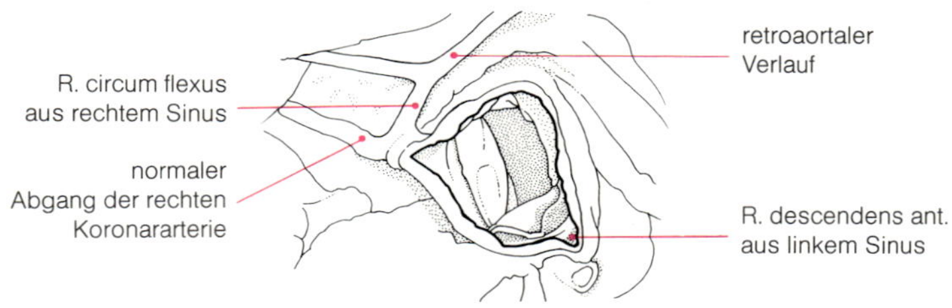

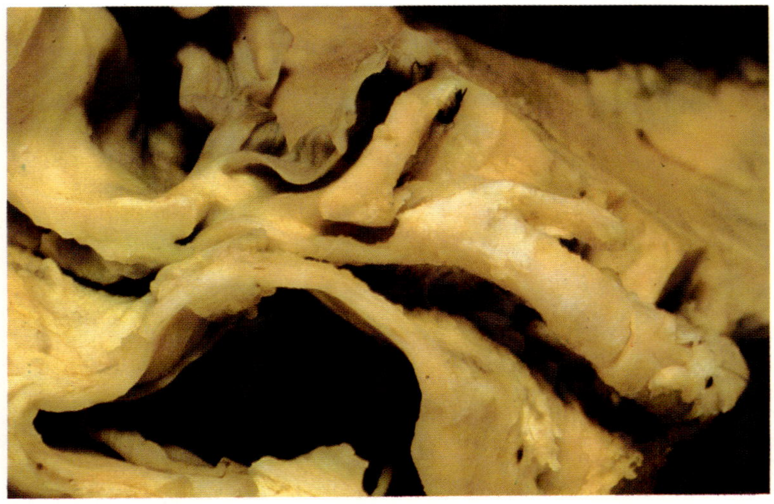

Abb. 16.**10** Anomaler Abgang der rechten Koronararterie aus dem linken Aortensinus und schräger Abgang des linken Hauptstammes, der zwischen den beiden großen Arterienstämmen eingelagert verläuft.

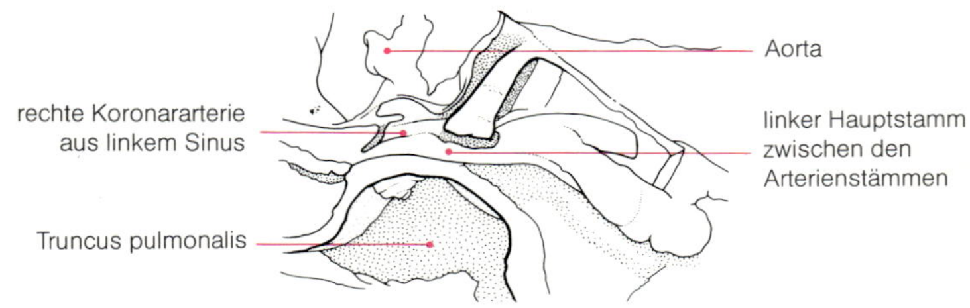

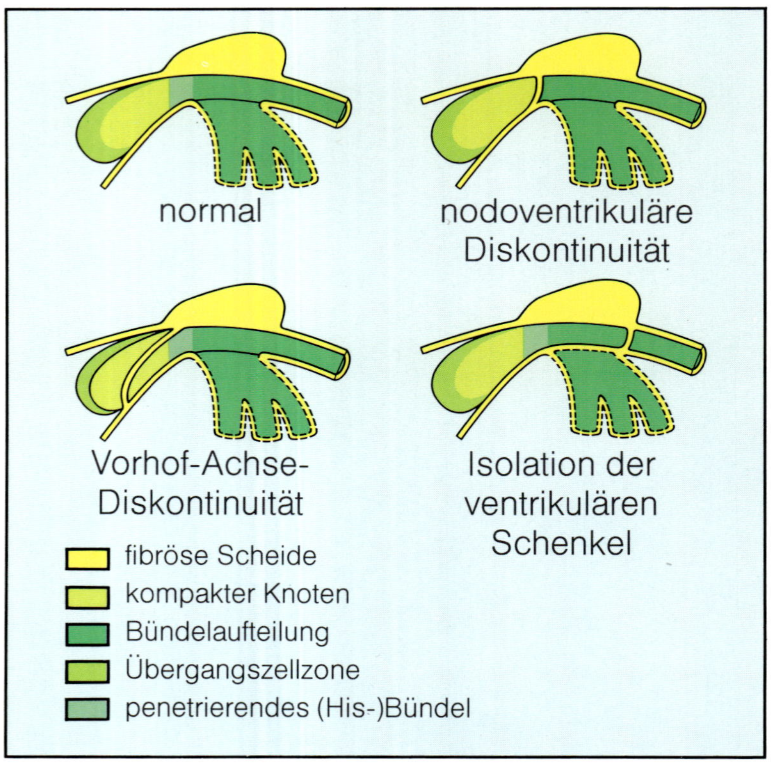

Abb. 16.**11** Die verschiedenen Typen des angeborenen kompletten Herzblocks: normales Leitungssystem und Vorhof-Leitungsachsen-Diskontinuität (oben u. unten links) sowie nodoventrikuläre Diskontinuität und Isolation der ventrikulären Schenkel (oben u. unten rechts).

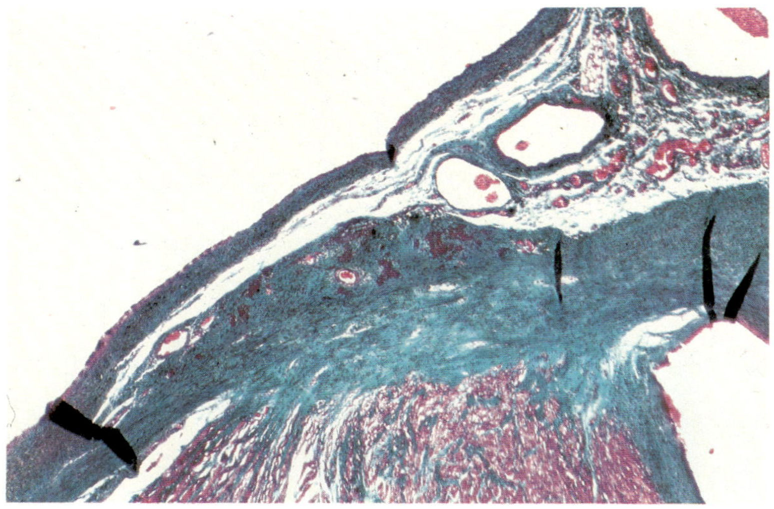

Abb. 16.**12** Totales Fehlen von Muskelfasern im unteren Teil des Vorhofseptums bei einem angeborenen kompletten Herzblock mit Vorhof-Achsen-Diskontinuität. Trichromfärbung.

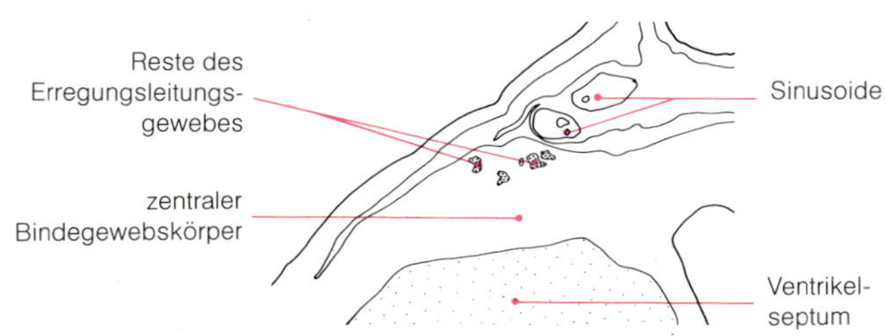

bei dem die Koronararterien ausschließlich durch solche fistelartigen Verbindungen versorgt wurden, da von keiner der beiden großen Arterien Koronararterien abgingen. Viel seltener beobachtet man allerdings isolierte Fistelverbindungen. Die Kommunikationen führen in abnehmender Reihenfolge der Häufigkeit zum rechten Ventrikel, rechten Vorhof, Truncus pulmonalis und linken Vorhof (DE NEF u. Mitarb. 1971). Es wurden auch noch seltenere Kommunikationen beschrieben, etwa mit den peripheren Ästen der Pulmonalarterien (MACCHI u. Mitarb. 1976).

Erregungsleitungssystem

Angeborene Anomalien des Erregungsleitungssystems in einem sonst normal gebauten Herzen kann man unter dem Oberbegriff des konnatalen kompletten Herzblocks und der ventrikulären Präexzitation abhandeln.

Im normalen Herzen ist die einzige muskuläre Verbindung, die die isolierende Ebene der Atrioventrikularfurche kreuzt, das spezialisierte Atrioventrikularbündel (His-Bündel). Die Schenkel des Atrioventrikularbündels sind jedoch in ihrem proximalen Abschnitt ebenfalls durch Bindegewebsscheiden vom Ventrikelseptum isoliert (Abb. 16.**11**, oben links). Wenn diese Erregungsleitungsachse an irgendeiner Stelle zwischen dem Ursprung des penetrierenden His-Bündels bis zu der Stelle, an der die ventrikulären Schenkel des Bündels Kontakt mit dem Ventrikelmyokard bekommen, unterbrochen ist, kommt es zu einem kompletten Herzblock. Es gibt drei Grundformen angeborener Anomalien, die eine solche Unterbrechung zur Folge haben (Abb. 16.**11**, unten links und rechts). Sie können in normal gebauten oder in konnatal mißgebildeten Herzen vorkommen (LEV 1972). Hier befassen wir uns nur mit den Befunden in sonst normalen Herzen. Es ist jedoch die Bemerkung angebracht, daß sich ein angeborener kompletter Herzblock einigermaßen häufig bei konnatal korrigierter Transposition und bei Atrioventrikularseptumdefekten findet. Vor kurzem wurde über eine ziemlich große Serie von Fällen mit Linksisomerie der Vorhöfe berichtet (GARCIA u. Mitarb. 1981). Eine der Grundformen ist eine Unterbrechung zwischen den Übergangszellen des Vorhofmyokards und dem distaleren Teil der Erregungsleitungsachse* (Abb. 16.**11**, unten links und 16.**12**). Früher bezeichneten wir dieses Arrangement als „atrionodale Diskontinuität" (ANDERSON u. Mitarb. 1977). LEV u. Mitarb. (1971) hatten diesen Blocktyp identifiziert und ihn „fehlende Kommunikation zwischen dem Vorhofmyokard und den peripheren Teilen des Erregungsleitungssystems" genannt. Dieser Ausdruck ist sicher genauer, denn nach unserer eigenen Definition ist der Knoten nur existent, wenn seine Zellen Kontakt mit dem Vorhofmyokard haben (ANDERSON u. Mitarb. 1975 a). Daher ist die genauere Bezeichnung für diese Variante Vorhof-Achse-Diskontinuität.

Die zweite, viel seltenere Form des angeborenen kompletten Blocks besteht in einer Kontinuitätsunterbrechung zwischen dem normal ausgebildeten Atrioventrikularknoten (Abb. 16.**13**, links) und den peripheren ventrikulären Bündelschenkeln (Abb. 16.**13**, rechts). An der Stelle, an der der penetrierende Abschnitt des Bündels zu erwarten wäre, befindet sich kein Erregungsleitungsgewebe (Abb. 16.**14**). Diese Form kann man exakt als nodoventrikuläre Diskontinuität bezeichnen (Abb. 16.**11**, oben rechts). Die letzte Form des angeborenen Blocks ist sogar noch seltener und kommt vor, wenn die peripheren ventrikulären Bündelschenkel keine Verbindung mit dem penetrierenden Atrioventrikularbündel haben (Abb. 16.**11**, unten rechts; HUSSON u. Mitarb. 1973).

Die ventrikuläre Präexzitation ist ebenfalls eine Folge angeborener Anomalien, die die Beziehung der Erregungsleitungsachse zur Atrioventrikularfurche und zu den isolierenden Scheiden betreffen. Während es sich aber beim Herzblock um eine angeborene Unterbrechung dieser Bahnen

* Mit „atrioventricular conduction dissue axis" oder „av nodal-bundle axis" wird der AV-Knoten-Bündel-Leitungsstrang bezeichnet („Leitungsachse"). (Anm. d. Übers.)

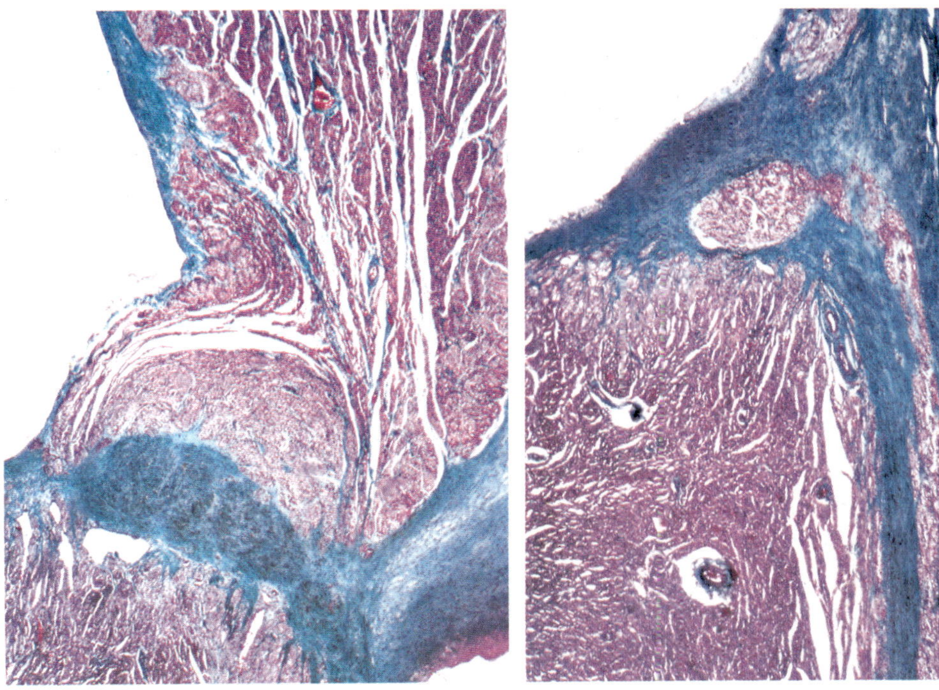

Abb. 16.**13** Normaler AV-Knoten bei einem angeborenen kompletten Herzblock mit nodoventrikulärer Diskontinuität (links); rechts: normale ventrikuläre Erregungsleitungsbahnen von demselben Fall. Trichromfärbung.

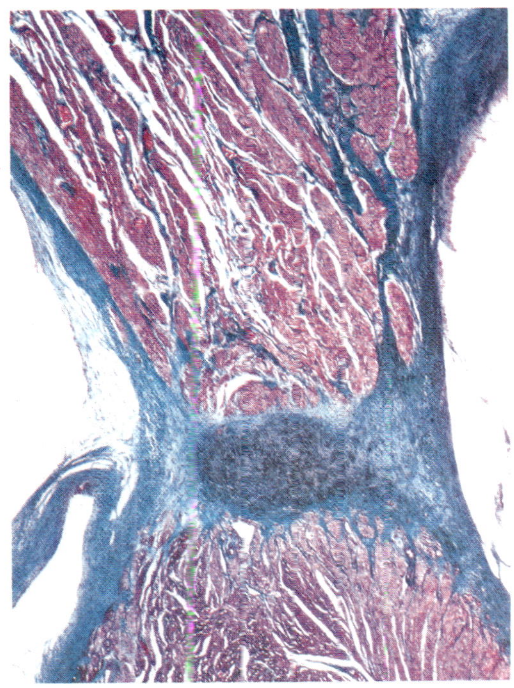

Abb. 16.**14** Fehlen des His-Bündels in dem Fall von Abb. 16.13, links. Trichromfärbung.

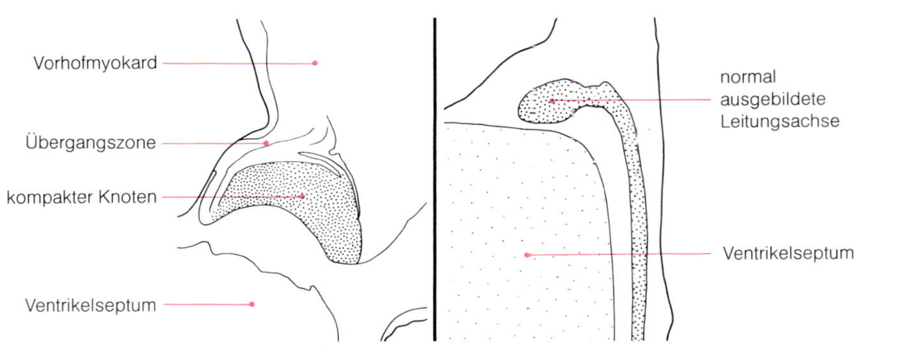

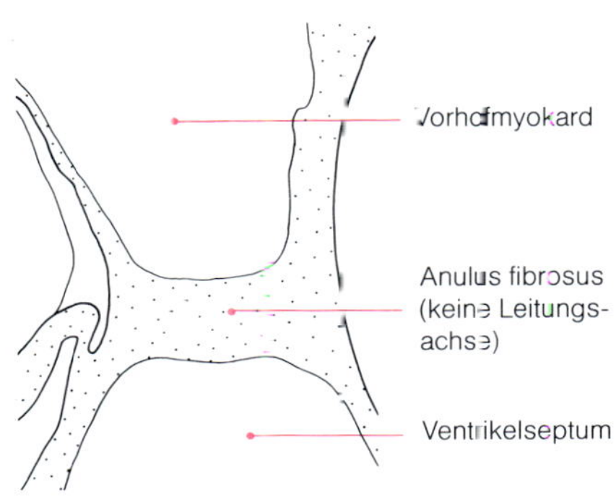

handelt, sind bei der Präexzitation zusätzliche anomale Bahnen vorhanden, die das Vorhofmyokard oder einen Teil der Leitungsachse mit der ventrikulären Myokardmasse verbinden.
Die Leitungsachse ist deshalb vom Myokard isoliert, damit der Atrioventrikularknoten eine Leitungsverzögerung bewirken und das ventrikuläre Erregungsleitungssystem die Aktivierungswelle dann von den Ventrikelspitzen aus verteilen kann (Abb. 16.**15**, oben). Eine ventrikuläre Präexzitation kann durch verschiedene anomale Bahnen hervorgerufen werden, die diese normalen Aktivierungsbahnen kurzschließen (Abb. 16.**15**, unten; ANDERSON u. Mitarb. 1975 b). Der geläufigste Typ der Präexzitation führt zum Wolff-Parkinson-White-Syndrom, das elektrokardiographisch durch ein kurzes PR-Intervall und einen breiten QRS-Komplex mit Deltawelle charakterisiert ist. Es wird von einer anomalen akzessorischen atrioventrikulären Verbindung verursacht, durch die die nodale Verzögerung umgangen wird - daher das kurze PR-Intervall -, und die es ermöglicht, daß die ventrikuläre Aktivierung von zwei Stellen erfolgt - daher die breite, verschmolzene QRS-Form und die Deltawelle. Solche akzessorischen Verbindungen können sich an jedem beliebigen Punkt in der Umgebung der Atrioventrikulargrenze finden. Sie können auf der linken Seite (Abb. 16.**16**), auf der rechten Seite (Abb. 16.**17**) oder am Septum liegen (Abb. 16.**18**). Linksseitige Bahnen verlaufen gewöhnlich an einem gut ausgebildeten Anulus fibrosus entlang und ziehen durch das epikardiale Fettkissen, wenn auch dicht am Anulus (OHNELL 1944). Sie bestehen fast immer aus gewöhnlichem Vorhofarbeitsmyokard (Abb. 16.**16**). Rechtsseitige Verbindungen können ebenfalls durch das epikardiale Fettkissen ziehen, können aber näher an der Endokardoberfläche durchtreten, weil die Trikuspidalklappe nie einen so gut ausgebildeten Ring wie die Mitralklappe besitzt. Obwohl diese Bahnen gewöhnlich aus Arbeitsmyokard bestehen, können sie aus einem atrioventrikularknotenartigen Gewebe hervorgehen (16.**19**), das dem Gewebe vergleichbar ist, das man bei angeborenen Herzfehlern wie der korrigierten Transposition findet (BECKER u. Mitarb. 1978; s. Kap. 11). Septale Bahnen können sich an jedem beliebigen Punkt des Septums außerhalb des His-Bündels befinden. Die einzige solche Verbindung, die wir studiert haben, ging von der Spitze des überlagernden rechtsatrialen Myokards in der Gegend des posterioren Knotens aus und zog über die Atrioventrikularfurche zur Ventrikelmuskelmasse. Es bestand aus gewöhnlichem Arbeitsmyokard (Abb. 16.**17**). Gewöhnlich handelt es sich bei diesen akzessorischen atrioventrikulären Verbindungswegen um Einzeltrakte, es können aber auch multiple Nebenwege vorkommen.
Die anderen Bahnen, die potentiell eine Präexzitation verursachen können, sind hinsichtlich ihrer anatomisch-klinischen Korrelationen viel weniger gut untersucht. BRECHENMACHER (1975) identifizierte eine akzessorische atriofaszikuläre Bahn in einem Fall, der den Präexzitationstyp mit kurzem PR und normalem QRS aufwies (Lown-Ganong-Levine-Syndrom). Bei dieser Variante ist der QRS-Komplex normal, weil die Aktivierung der Ventrikel über die normalen ventrikulären Leitungswege erfolgt. Es ist jedoch auch möglich, daß anomale Bahnen innerhalb des

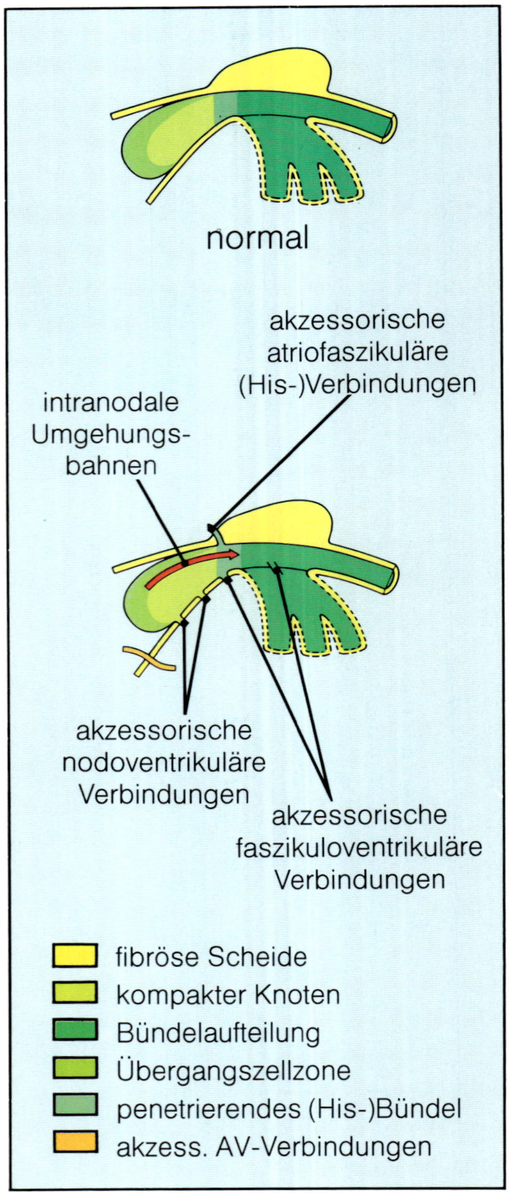

Abb. 16.**15** Hypothetische Bahnen für die ventrikuläre Präexzitation (unten) im Vergleich zum normalen Erregungsleitungssystem (oben).

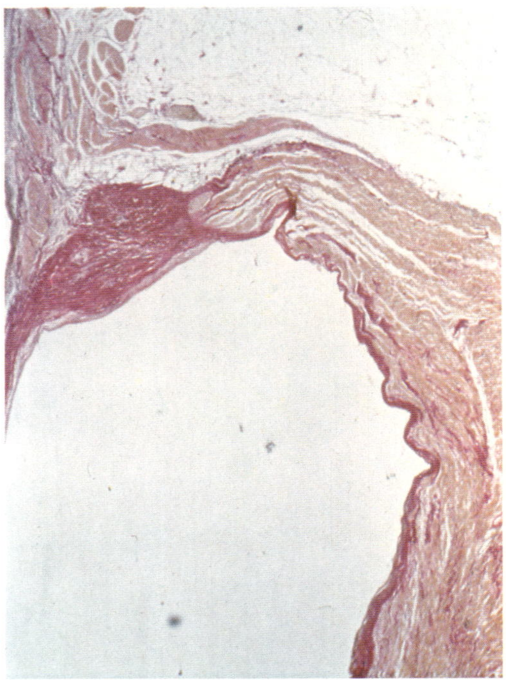

Abb. 16.**16** Linksseitige akzessorische atrioventrikuläre Verbindung, die an der epikardialen Seite des gut ausgebildeten Mitralrings entlangläuft. E-vG.

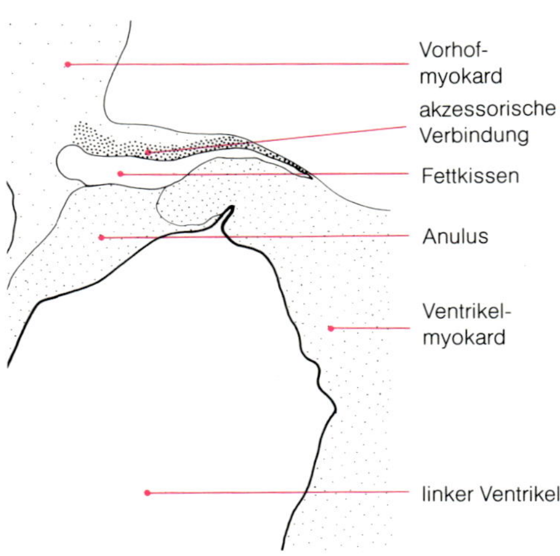

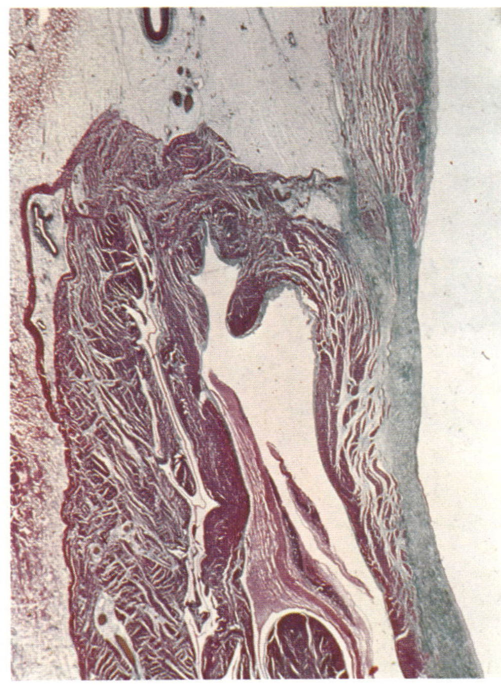

Abb. 16.**17** Rechtsseitige akzessorische atrioventrikuläre Verbindung, die dicht an der endokardialen Seite des Trikuspidalostiums durchtritt und aus spezialisiertem Erregungsleitungsgewebe besteht. Trichromfärbung.

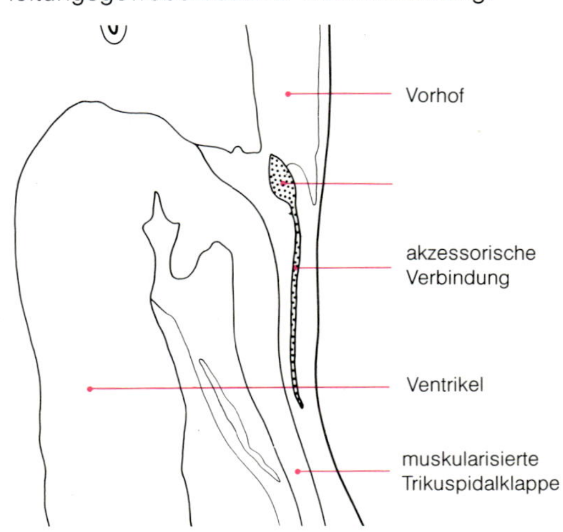

Atrioventrikularknotens oder sogar ein konnatal kleiner Knoten diesen EKG-Typ erzeugen könnten. Die übrigen anomalen Bahnen verbinden entweder den atrialen Teil der spezialisierten Atrioventrikularverbindung (nodoventrikuläre Fasern) oder das ventrikuläre Leitungsgewebe selbst (faszikuloventrikuläre Fasern) mit dem septalen Ventrikelmyokard. Diese Fasern würden, wenn sie funktionell wirksam wären, jenen Teil der Verzögerung kurzschließen, der durch den Verlauf des Impulses durch die isolierten ventrikulären Leitungsbahnen zustandekommt; das ist also die zusätzliche Verzögerung, die zu der im Atrioventrikularknoten ausgelösten hinzukommt. Diese Umgehungsbahn würde eine atypische Form des Wolff-Parkinson-White-Typs der Präexzitation mit kurzem PR-Intervall und verbreitertem QRS-Komplex mit Deltawelle erzeugen. Die ganze Gruppe dieser Fasern wurde von MAHAIM (1947) als „paraspezifische Fasern" beschrieben; sie werden häufig mit seinem Namen bezeichnet. Bis jetzt wurden sie nur in einem einzigen gut untersuchten Fall mit anatomischer Korrelation als Ursache der Präexzitation positiv identifiziert (LEV u. Mitarb. 1975). Aber nodoventrikuläre und faszikuloventrikuläre Fasern sind in allen Herzen während der Fetalentwicklung zu finden, und zu dieser Zeit fungieren sie nicht als Umgehungstrakte (JANSE u. Mitarb. 1976). Überdies zeigen sorgfältige Untersuchungen, daß sie in vielen Herzen von Kindern und auch Erwachsenen zu beobachten sein können, die, soweit man wissen kann, keine elektrokardiographische Instabilität des Herzrhythmus hatten. Diese Fasern, die im zentralen Bindegewebskörper archipelartig eingelagert sind (Abb. 16.**20**), hat man auch als mögliche Leitungen für Rhythmen mit kreisender Erregung angesehen, die, wie man vermutet, eine elektrische Instabilität erzeugen und *ein* Substrat für den plötzlichen, unerwarteten Tod von Säuglingen bilden können (JAMES 1968, 1976). Dafür, daß diese Bahnen etwas mit dem plötzlichen Tod von Säuglingen zu tun haben könnten, gibt es bestenfalls Indizienbeweise (VALDES-DAPENA u. Mitarb. 1973, ANDERSON u. Mitarb. 1974, LIE u. Mitarb. 1976). Es ist noch viel mehr Arbeit erforderlich, um das Wesen dieser Verbindungen zwischen der Leitungsachse und dem Ventrikelseptum festzustellen und ihre möglicherweise vorhandene Rolle bei der Entstehung einer ventrikulären Präexzitation und beim plötzlichen Tod von Säuglingen nachzuweisen.

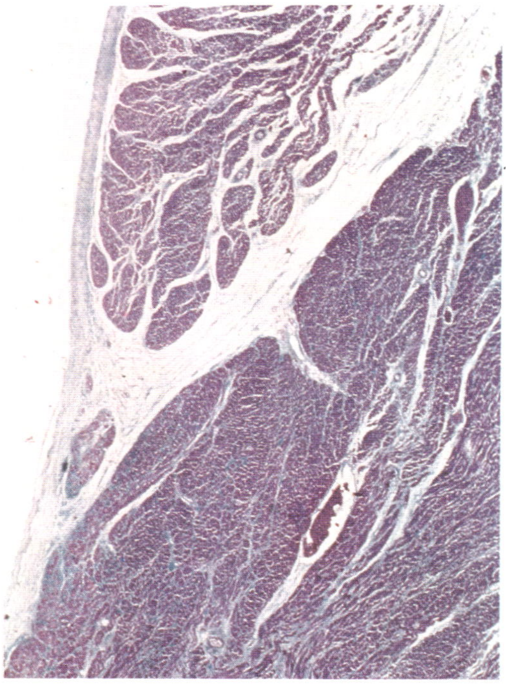

Abb. 16.**18** Septale akzessorische atrioventrikuläre Verbindung, die über die Trikuspidalklappenseite der septalen Atrioventrikularfurche zieht. Trichromfärbung.

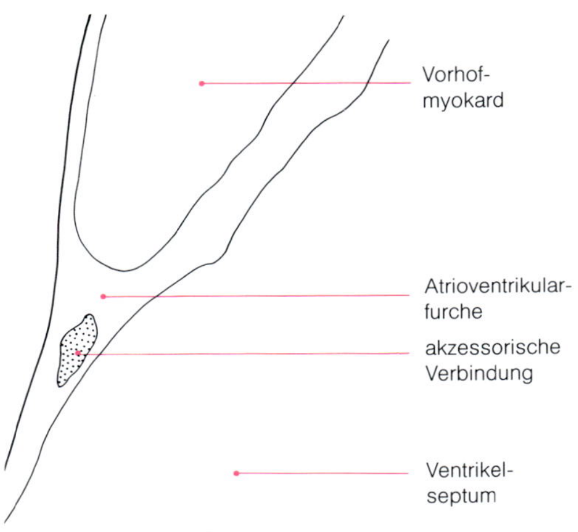

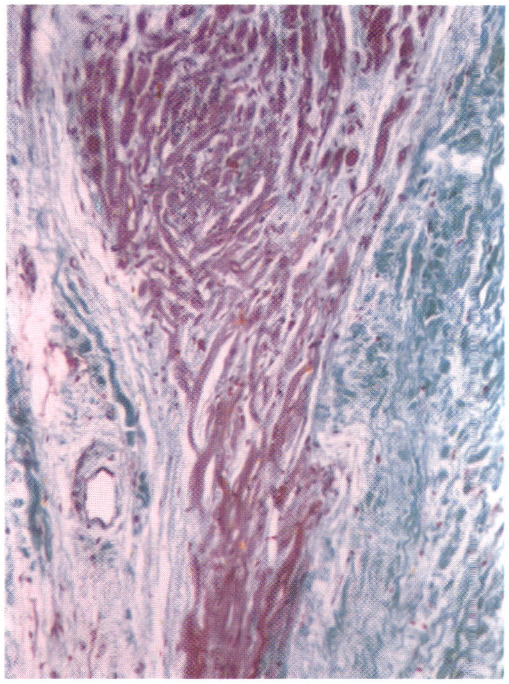

Abb. 16.**19** Knotenartige Masse aus Erregungsleitungsgewebe auf der Vorhofseite der in Abb. 16.17 gezeigten akzessorischen atrioventrikulären Verbindung. Trichromfärbung.

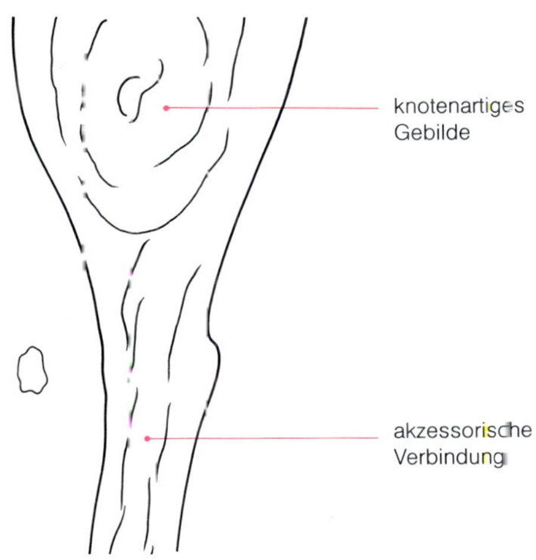

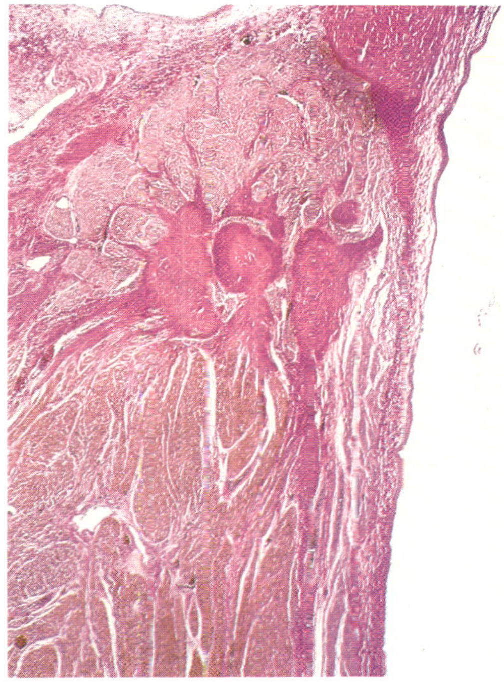

Abb. 16.**20** Archipele von Erregungsleitungsgewebe, die sich vom AV-Knoten in den zentralen Bindegewebskörper erstrecken („Mahaim-Fasern"); ihre Bedeutung muß erst geklärt werden. E-vG.

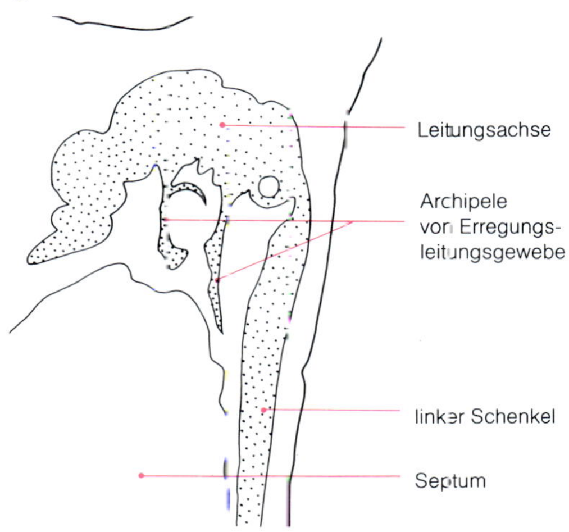

Literatur

Alexander, R.W., G.C. Griffth: Anomalies of the coronary arteries and their clinical significance. *Circulation* 14 (1956) 800–805

Anderson, R.H., J.Bouton, C.T.Burrow, A.Smith: Sudden death in infancy: a study of the cardiac specialized tissue. *Brit. med. 1974/II, J.* 135–139

Anderson, R.H., A.C.G.Wenink, T.G.Losekoot, A.E.Becker: Congenitally complete heart block. Developmental aspects. *Circulation* 56 (1977) 90–101

Anderson, R.H., A.E.Becker, C.Brechenmacher, M.J.Davies, L.Rossi: The human atrioventricular junctional area. A morphological study of the A-V node and bundle. *Europ. J. Cardiol.* 3 (1975 a) 11–25

Anderson, R.H., A.E.Becker, C.Brechenmacher, M.J.Davies, L.Rossi: Ventricular preexcitation. A proposed nomenclature for its substrates. *Europ. J. Cardiol.* 3 (1975 b) 27–36

Becker, A.E.: Congenital malformations of the coronary arteries. In Becker, A.E., T.G.Losekoot, C.Marceletti, R.H.Anderson: *Paediatric Cardiology, vol.III.* Churchill-Livingstone, Edinburgh 1981 (pp.263–277)

Becker, A.E., R.H.Anderson: Coronary artery anomalies. In *Pathology of Congenital Heart Disease.* Butterworths, London, 1981 a (pp.369–378)

Becker, A.E., R.H.Anderson: The endocardium. In: *Pathology of Congenital Heart Disease.* Butterworths, London 1981 b (pp.391–393)

Becker, A.E., R.H.Anderson, D.Durrer, H.J.J.Wellens: The anatomical substrates of Wolff-Parkinson-White syndrome: a clinico-pathologic correlation in seven patients. *Circulation* 57 (1978) 870–879

Black-Schaffer, B.: Infantile endocardial fibroelastosis. A suggested etiology. *Arch. Path.* 63 (1957) 281–306

Brechenmacher, C.: Atrio-Hits bundle tracts. *Brit. Heart J.* 37 (1975) 853–855

de Nef, J.J.E., J.P.Varghese, G.Losekoot: Congenital coronary artery fistula. Analysis of 17 cases. *Brit. Heart J.* 33 (1971) 857–862

Engel, H.J., C.Torres, H.L.Page Jr.: Major variations in anatomical origin of the coronary arteries: angiographic observations in 4,250 patients without associated congenital heart disease. *Cathet. cardiovasc. Diagn.* 1 (1975) 157–169

Garcia, O.L., A.V.Mehta, A.S.Pickoff, D.F.Tamer, P.L.Ferrer, G.S.Wolff, H.Gelband: Left isomerism and complete atrioventricular block: a report of six cases. *Amer. J. Cardiol.* 48 (1981) 1103–1107

Husson, G.S., M.S.Blackman, M.C.Rogers, S.Bharati, M.Lev: Familial congenital bundle branch system disease. *Amer. J. Cardiol.* 32 (1973) 365–369

James, T.N.: Sudden death in babies. New observations in the heart. *Amer. J. Cardiol.* 22 (1968) 479–506

James, T.N.: Sudden death of babies. *Circulation* 53 (1976) 1–2

Janse, M.J., R.H.Anderson, F.J.L.Van Capelle, D.Durrer: A combined electrophysiological and anatomical study of the human fetal heart. *Amer. Heart J.* 91 (1976) 556–562

Lenox, C.C., J.Briner: Absent proximal coronary arteries associated with pulmonary atresia. *Amer. J. Cardiol.* 30 (1972) 666–669

Lev, M.: Pathogenesis of congenital atrioventricular block. *Prog. cardiovasc. Dis.* 15 (1972) 145–157

Lev, M., J.Silverman, F.M.Fitzmaurice, M.H.Paul, D.E.Cassels, R.A.Miller: Lack of connection between the atria and the more peripheral conduction system in congenital atrioventricular block. *Amer. J. Cardiol.* 27 (1971) 481–490

Lev, M., S.M.Fox, S.Bharati, J.C.Greenfield, K.M.Rosen, A.Pick: Mahaim and James fibres as a basis for a unique variety of ventricular pre-excitation. *Amer. J. Cardiol.* 36 (1975) 880–888

Liberthson, R.R., R.E.Dinsmore, S.Bharati, J.J.Rubenstein, J.Caulfield, E.O.Wheeler, J.W.Harthrone, M.Lev: Aberrant coronary artery origin from the aorta. Diagnosis and clinical significance. *Circulation* 50 (1974) 774–779

Lie, J.T., H.S.Rosenberg, E.E.Erickson: Histopathology of the conduction system in the sudden infant death syndrome. *Circulation* 53 (1976) 3–8

Lillie, W.I., J.R.McDonald, O.T.Glagett: Pericardial celomic cysts and pericardial diverticula; concept of etiology and report of cases. *J. thorac. Surg.* 20 (1950) 494–504

Macchi, R.J., R.A.Fabregas, H.O.Chianelli, J.C.B.Bourdet, O.Lhez, R.Stagnaro: Anomalous communication of the left coronary artery with a peripheral branch of the right pulmonary artery. *Chest* 69 (1976) 565–568

Mahaim, I.: Kent's fiber in the A-V paraspecific conduction thorugh the upper connection of the bundle of His-Tawara. *Amer. Heart J.* 33 (1947) 651–653

McKinney, B.: Endocardial fibroelastosis. In: *Pathology of the Cardiomyopathies.* Butterworths, London 1974 (pp.11–28)

Moller, J.H., J.E.Edwards: Endocardial fibroelastosis. In Cassels, D.E.: *International Symposium on the Heart and Circulation in the Newborn Infant.* Grune & Stratton, New York 1966 (pp.237–242)

Nasser, W.K.: Congenital diseases of the pericardium. In Spodick, D.H.: *Pericardial Diseases.* Davis, Philadelphia 1976

Ogden, J.A.: Congenital anomalies of the coronary arteries. *Amer. J. Cardiol.* 25 (1970) 474–479

Ohnell, R.F.: Preexcitation, a cardiac abnormality. *Acta med. scand.* 152 (1944) 1–167

Schwartz, R.P., F.Robiscek: An unusual anomaly of the coronary system: origin of the anterior (descending) interventricular artery from the pulmonary trunk. *J. Pediat.* 78 (1971) 123–126

Valdes-Dapena, M.A., M.Greene, N.Basavarand, C.Catherman, R.C.Truex: The myocardial conduction system in sudden death in infancy. *New Engl. J. Med.* 289 (1973) 1179–1180

Vlodaver, Z., K.Amplatz, H.B.Burchell, J.E.Edwards: *Coronary Heart Disease Clinical, Angiographic and Pathologic Profiles, chapt. 3.* Springer, Berlin 1976

Wald, S., K.Stonecipher, B.J.Baldwin, D.O.Nutter: Anomalous origin of the right coronary artery from the pulmonary artery. *Amer. J. Cardiol.* 27 (1971) 677–681

Zijlstra, J.P., D.R.Duren, S.L.Tan, M.L.Yacoub, D.Durrer: Operatieve behandeling van de aberrante oorsprong van de A.coronaria sinistra bij een 12-jarige jongen. *Ned. T. Geneesk.* 123 (1979) 1681–1685

Zumbo, O., K.Fain, J.Jarmolych, A.S.Daoud: Coronary atherosclerosis and myocardial infarction in hearts with anomalous coronary arteries. *Lab. Invest.* 14 (1965) 571

Sachverzeichnis

G

H

I

J

K

L

M

U

V

W

Z